普通高等教育"十三五"规划教材

全国高等医药院校规划教材

药物分析学

主编　董钰明

清华大学出版社

北京

内 容 简 介

本书由药物分析学总论(第一章至第十章)、各论(第十一章至第十八章)和药物分析新技术与新方法(第十九章至第二十二章)三个模块组成。本书系统介绍了药物分析学的基本理论、基本概念和典型代表性药物的具体分析方法;新增加了计算机辅助药物分析概论和分子生物技术两章内容。本书可以作为药学专业本科生教材,也可以作为执业药师考试参考用书。本书每章都附有练习题和参考答案,以便读者理解和掌握相关知识。

图书在版编目(CIP)数据

药物分析学/董钰明主编. —北京:清华大学出版社,2018(2024.2重印)
(普通高等教育"十三五"规划教材·全国高等医药院校规划教材)
ISBN 978-7-302-51924-9

Ⅰ. ①药… Ⅱ. ①董… Ⅲ. ①药物分析—高等学校—教材 Ⅳ. ①R917

中国版本图书馆 CIP 数据核字(2018)第 288526 号

责任编辑:罗 健 周婷婷
封面设计:戴国印
责任校对:赵丽敏
责任印制:杨 艳

出版发行:清华大学出版社
　　　网　　　址:https://www.tup.com.cn,https://www.wqxuetang.com
　　　地　　　址:北京清华大学学研大厦 A 座　　　　邮　　编:100084
　　　社 总 机:010-83470000　　　　　　　　　　邮　　购:010-62786544
　　　投稿与读者服务:010-62776969,c-service@tup.tsinghua.edu.cn
　　　质量反馈:010-62772015,zhiliang@tup.tsinghua.edu.cn
印 装 者:三河市龙大印装有限公司
经　　　销:全国新华书店
开　　　本:185mm×260mm　　印 张:42.25　插 页:1　　字　　数:1027 千字
版　　　次:2018 年 12 月第 1 版　　　　　　　　　　印　　次:2024 年 2 月第 2 次印刷
定　　　价:99.80 元

产品编号:075106-01

《药物分析学》编委会

FOREWORD

前言

　　药物分析学(pharmaceutical analysis)是运用化学、物理学、生物学的方法和技术,研究与药物相关的分析方法和质量控制的科学。它利用分析测定手段,研究与药物发现、药物开发、药物生产以及使用相关的分析方法和药物质量规律,对药物进行全面质量控制。该学科涉及创新药物研究、药物质量控制、临床药物分析、中药与天然药物分析、药物代谢分析、法医毒物分析,以及药品上市后的再评价等。可以说,哪里有药物,哪里就有药物分析。

　　药物分析学在与生物学、医学、化学等多学科的交叉融合过程中,逐步突破传统的"方法学科""眼睛学科"的固有定位,不断探索从"服务支撑"向"创新引领"的战略转变。药物分析学已不仅仅是药物质量检验的工具,在支撑药物源头发现、开发、临床评价及临床合理用药监测等药学与生命科学研究领域正发挥着日益重要的作用。2008年国家自然科学基金委员会将药物分析学正式列入学科方向目录(代码H3010)。

　　药物分析学的发展日新月异,新的分析方法与技术不断涌现,如亲水胶束液相色谱法、以整体柱为固定相的液相色谱法、二维色谱法、超高效液相色谱法、流动注射分析法、微流控分析法等。现代药物分析无论在分析领域,还是在分析技术方面都已经取得了巨大进步。由静态分析发展到动态分析,由体外分析发展到体内分析,由品质分析发展到生物活性分析,由单一技术发展到联用技术,由小样本分析发展到高通量分析,从人工分析发展到计算机辅助分析,药物分析已从20世纪初的一种专门技术逐步发展成为一门日臻成熟的学科。

　　《中国药典》2015年版已于2015年12月1日起正式实施,其中采用大量现代分析技术对药物质量进行控制,如高效液相色谱法、气相色谱法、毛细管电泳法、色谱指纹图谱法和液相色谱-质谱联用法等。2018年5月1日生效的《美国药典》(USP 41-NF36)对药品的检测项目和程序做了更严谨合理的调整,使其能更好地对药物质量进行控制。《欧洲药典》第9版已于2017年1月生效,它包含了更多生物制品、血液和血浆制品、疫苗和放射药品标准及其相关的免疫分析方法。除此之外,世界上还有许多国家拥有自己的药典,如在日本具有法律效力的《日本药局方》第17修订版、作为英国制药标准的《英国药典》2018年版和印度官方药典《印度药典》2018年版。各国药典作为保证药品质量的法典,虽然彼此间存在一定的理念差异,但始终在保持科学性、先进性、规范性和权威性的基础上,着力解决影响药品质量与安全的突出问题,重点提高药品质量标准控制水平,客观反映了各国当前医药工业、临床用药及检验技术的水平,在提高药品质量过程中发挥了重要的作用。

　　药物分析学是药学专业教学中不可缺少的组成部分,是药学专业的主干课程。在药物分析学教学过程中,通过理论课程与实验训练的有机结合,使学生充分体会和理解全面控制药品质量的意义和重要性;理解和熟悉药品质量控制与药物分析方法学之间的关系;掌握药品质量标准中收载的典型药物及其制剂的鉴别、检查、含量测定方法。国内外众多专家已经出版了大量优秀药物分析教材,代表性的有戴维 G. 沃森主编的《药物分析》、翁纳·麦克波林主编的《药物分析方法验证》和萨听德·阿胡加主编的《现代药物分析手册》。目前各医药院校主要选用的是中国药科大学杭太俊教授主编的《药物分析》第 8 版。然而,我国地域辽阔,各地经济、文化发展极不平衡,有必要编写一部适合不同地区实际情况的药物分析学教材,以便更多院校能结合实际情况组织教学,使学生系统掌握药物分析方法与技术,了解药物分析学的最新进展,尽早适应科研工作和实际生产的需要。本教材的培养目标是使学生掌握《中国药典》常用的分析方法和实验技术,掌握药物鉴别、检查和含量测定的基本原理及常用仪器的使用方法,同时了解《美国药典》《英国药典》《日本药局方》等主要外国药典的概况和使用方法,培养学生严谨的科学态度、缜密的研究思路和独立完成实验的技能。

本教材主要包括三个模块:药物分析总论、药物分析各论、药物分析新技术与新方法。选择具有代表性的药物为分析对象,包括化学药物及其制剂、中药材及其制剂等,涉及的分析方法有化学分析、光谱分析、色谱分析等。通过药物分析学课程的学习,增强学生对药物分析学理论的理解,使学生掌握药物鉴别、检查、含量测定的原理与方法,熟悉药品检验程序,具备检验常用药物及其制剂的能力;能够从药物结构出发,正确选择分析方法,并根据药品特点进一步解决药品质量控制中存在的问题,形成初步的科研能力。为了适应新时期药物分析的发展趋势,方便本科生扩展学习和开阔视野,本教材新增加了计算机辅助药物分析和分子生物技术两章。本教材也可以作为执业药师考试参考用书。每章都附有练习题和参考答案,以便读者理解和掌握相关知识。选用本教材的院校可以根据实际情况选择讲授内容,前后次序也可以灵活安排。自学本教材的同学要从药物的结构出发,熟悉药物的物理化学性质,理解药物的结构与其鉴别、杂质检查和含量测定方法之间的关系,系统地学习本教材方能取得良好效果。

本教材的编写分工情况如下:第一章、第二章和第十九章由董钰明编写;第三章由李乐编写;第四章和第五章由胡爽编写;第六章由彭红编写;第七章由陈安家编写;第八章由魏为力编写;第九章由李向阳编写;第十章由薛伟伟编写;第十一章由刘晖编写;第十二章由王兆彦编写;第十三章和第十八章由麦曦编写;第十四章由马学琴编写;第十五章由廖一静编写;第十六章由程庚金生编写;第十七章由李玉琴编写;第二十章由唐辉编写;第二十一章和第二十二章由王嗣岑编写。主编和副主编对全书进行了统稿和审定。

感谢兰州大学各级领导的支持,本教材得到了中央高校教育教学改革教材建设专项经费资助,感谢兰州大学药学院药物分析研究所的全体老师、研究生的辛勤劳动,感谢各编委所在单位对本教材编写的大力支持,感谢清华大学出版社领导和罗健编辑对本教材编写和出版的关心与指导。

本教材力求满足药物分析和药学相关专业人才培养的需要,但由于编者专业水平、能力和经验有限,教材中的错误或疏漏之处难免,敬请读者批评指正,欢迎广大读者将宝贵意见发送至邮箱:dongym@lzu.edu.cn,以便再版时改进。

编　者
2018 年 10 月

CONTENTS

目录

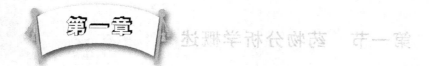

绪　论

学习要求

1. 掌握　药品、药物的定义、药物分析学的性质和任务。
2. 熟悉　药品的特殊性和药物分析的应用。
3. 了解　药物分析学的发展和学习要求。

药物（drugs 或 medicines 或 pharmaceutical substances）包括所有具有治疗功效的化学物质，不一定经过审批，也不一定是市面有售的化学物质。

《中华人民共和国药品管理法》[1]规定：药品是指用于预防、治疗、诊断人的疾病，有目的地调节人的生理机能并规定有适应证或功能主治、用法和用量的物质，包括中药材、中药饮片、中成药、化学原料药及其制剂、抗生素、生化药品、放射性药品、血清、疫苗、血液制品和诊断药品等。药品（medicinal products）是指必须经过国家食品药品监督管理部门审批，允许其上市生产、销售的药物，它不包括正在上市前临床试验的药物。

药物分析学（pharmaceutical analysis）是运用化学、物理学、生物学的方法和技术，研究与药物相关的分析方法和质量控制的科学。它利用分析测定手段，研究与药物发现、药物开发、药物生产及使用相关的分析方法和药物质量规律，对药物进行全面质量控制。该学科涉及创新药物研究、药物质量控制、临床药物分析、中药与天然药物分析、药物代谢分析、法医毒物分析，以及药品上市后的再评价等。可以说，哪里有药物，哪里就有药物分析。

无论是对药物进行鉴别、检查、含量测定还是制定药品标准，都要应用一定的分析方法，但药物分析学对方法和测定结果的要求与一般的分析化学不同。这是因为药品不同于一般产品，它是用于防病治病、诊断疾病、增强机体抵抗力的特殊商品。对于具体的某个药物而言，分析方法可能多种多样，但药典收载的方法必须是很成熟的方法，同时也是容易推广和掌握的方法，从方法上保证了分析结果的可靠性，使药品质量得到全面控制。

第一节　药物分析学概述

传统的药物分析,大多是应用化学方法分析药物分子,控制药品质量。然而,现代药物分析无论是从分析领域,还是分析技术方面都已经取得了巨大发展。药物分析由静态分析发展到动态分析,由体外分析发展到体内分析,由品质分析发展到生物活性分析,由单一技术发展到联用技术,由小样本分析发展到高通量分析,从人工分析发展到计算机辅助分析,这使得药物分析从 20 世纪初的一种专门技术,逐步发展成为一门日臻成熟的科学——药物分析学。

药物分析学有悠久的发展史,其发展不仅在药物分析技术和药物质量控制方法方面成果显著,也为医药技术的整体发展做出了巨大贡献。

在古代,限于当时的分析技术水平,人类在长期的生活过程中只能通过人体感官功能发现认识许多具有调节机体功能和治疗疾病作用的天然药材,如我国最有名的神农尝百草传说就是当时的典型代表。古代中医通过长期的治疗试验和经验总结形成了治疗药物体系,如我国的《神农本草经》和《本草纲目》等。当时的药物分析仅仅是根据药材的外观特征、色味等感官反应和治疗效果,对药材进行分类鉴别和质量控制,以保障用药的安全和有效。19世纪以后,随着化学科学的发展,人们开始尝试从植物中提取、分离天然活性物质以用于疾病的治疗,并逐步形成了现代化学制药工业。其中比较有代表性的案例:从罂粟中提取分离得到镇痛药吗啡;从柳树皮中提取水杨酸,进一步加工得到解热镇痛药阿司匹林;从中药青蒿中提取得到抗疟特效药青蒿素等。药物质量的分析和控制体系也逐步形成并不断发展,日臻成熟为药物分析科学。

药物分析学是伴随分析化学技术的发展而进步的,初期主要是应用化学分析方法对药物进行定性和定量分析测定,如最具代表性的例子是应用容量分析法对药物成分进行定量分析。随着色谱和光谱等仪器分析技术的发展和成熟以及它们在药物质量分析和控制方面的应用,药物分析逐渐走上以仪器分析为主的发展道路。特别是从 20 世纪 90年代开始,随着仪器分析技术的进一步发展和现代联用技术的广泛应用,药物分析技术进一步向自动化、智能化、高灵敏度和高通量方向发展,使与药物有关的微量物质分析鉴定和检查、药物体内过程分析和代谢研究、药物复杂体系的全面分析和质量控制、假冒伪劣产品的检查和打击等,得以有效、顺利地实施,药物质量的分析和控制水平得到了全面的提升。

药品质量直接影响药物的安全性,而药物安全与公众的健康安全直接相关,它是人民群众最关心、最直接、最现实的利益问题,也是我国重大的基本民生问题,而且还是重大的经济问题和政治问题,因此对药物进行全面有效的质量控制十分重要。

随着经济发展和社会进步,人们对药品安全有了更高的要求,药物分析技术面临更严峻的挑战。随着医药技术的不断发展,药物分析技术也不断进步。

第二节　药物分析学的性质和任务

一、药物分析学的性质

药品作为药物分析学的研究对象,不同于一般产品,是用于防病、治病、诊断疾病、增强机体抵抗力的特殊商品。药品的特殊性主要体现在以下三个方面:

1. 药品具有专属性　药品是直接和人体健康和生命安全相关的特殊商品,与人体机能和医学紧密相连,相辅相成,因此药品具有严格的专属性,主要表现为对症治疗,患什么病用什么药。不同的药品具有不同的适应证或者功能主治、用法和用量。患者只有通过医师的检查诊断,并在医师的指导下或按照药品说明书合理用药,才能达到防治疾病、保护健康的目的。

2. 药品具有严格的质量要求　因为药品是用于防病、治病、诊断疾病、增强机体抵抗力的特殊商品,直接关系到人们的生命安全,因此,确保药品质量显得尤为重要。为了确保药品质量,国家制定了《药品非临床安全性试验规范(或药品试验管理规范)》等一系列质量管理制度[2](表1-1),从药品研制、生产、流通、使用等各个环节进行严格质量监督管理。

表 1-1　我国药品管理规范相关文件

名　　称	英文名称/简称	性　　质
药物非临床研究质量管理规范	good laboratory practice, GLP	关于诊断和防治人体疾病的各种药品申报审批前所进行的非临床安全性研究的规定
药物临床试验质量管理规范	good clinical practice, GCP	关于在人体上进行生物医学研究的准则
药品生产质量管理规范	good manufacturing practice, GMP	药品生产企业管理药品生产和质量的基本准则
药品经营质量管理规范	good supply practice, GSP	药品经营企业保障药品质量应遵循的基本准则
中药材生产质量管理规范	good agriculture practice, GAP	对中药材生产过程进行规范化的质量管理

《中华人民共和国药品管理法》规定:"药品必须符合国家药品标准"。国家药品标准针对药品的有效性、安全性和质量可控性设置了相应的检查项目和限度指标,并对检查和测定方法做出了明确的规定[3]。国家药品标准是保证药品质量和划分药品合格和不合格的唯一依据。药品只有符合法定质量标准,才能保证疗效,才能被允许生产和在市场流通。

3. 药品具有时限性　药品的时限性表现在一方面只能药等病,不能病等药,即只有在有人生病时才需要用药,因此药品生产经营企业平时应当有适当数量的生产储备;另一方面是药品均有有效期,一旦到达有效期限,药品质量将会受到影响,必须进行报废处理。这两方面决定了药品具有一定的公共福利性,即使有些药品有效期短且用量少,无利可图,也要保证生产供应,适当储备。

药品这个研究对象的特殊性,决定了必须在其研制、生产、流通以及临床使用等所有环节实行严格的科学管理制度。应用各种有效的分析方法对药品进行严格的分析检验,对各个环节进行全面地控制,进而提高药品的质量,实现药品的全面质量控制。药品质量的全面控制不仅仅是某一个单位或部门的工作,所涉及的内容也不是一门课程可以单独完成的,它是一项涉及多方面、多学科的综合性工作。

二、药物分析学的任务

药物分析学的主要任务是根据药品质量标准及药品生产质量管理规范(GMP)的有关规定,采用各种有效分析方法,进行药品质量检验、药物生产过程的质量控制、药物储存过程的质量考察和临床药物分析,从各个环节全面控制与提高药品质量,保证用药的安全有效。因此,摆在药物分析学科和药物分析工作者面前的迫切任务,不仅仅是静态的常规检验,而是要深入到工艺流程、反应过程、生物体内代谢过程和综合评价的动态分析研究中去。药物分析应该采取更加灵敏、专属、准确和快速的分析方法,力求向自动化、最优化和智能化方向发展,促使药物质量控制研究达到新的水平。

(1) 药物分析工作应与生产单位的工作紧密配合,积极开展药物及其制剂在生产过程中的质量控制工作,严格控制中间体的质量,发现影响药品质量的主要工艺,优化生产工艺条件,促进生产和提高质量;也应与供应管理部门密切协作,注意药物在贮藏过程中的质量控制与稳定性考察,以便采取科学合理的贮藏条件和管理方法,保证药品的质量。

(2) 药物分析工作应配合医疗工作,开展体内药物分析工作。研究药物进入体内的变化,如药物在体内的吸收、分布、代谢和排泄过程,以更好地指导临床用药,减少药物的毒副作用。研究药物分子与受体之间的关系,也可为药物分子结构的改造,合成疗效更好且毒性更低的药物提供信息。

(3) 药物分析工作要满足各相关学科对药物分析提出的新要求。如药剂学的剂型研究不再局限于传统的片剂、胶囊剂或注射剂。我国自 20 世纪 70 年代末、80 年代初开始进行口服缓、控释制剂和靶向制剂,以及释药系统(drug delivery system,DDS)的研究开发。研究和制定制剂质量标准,开展生物利用度和药代动力学研究,必须采用灵敏度高、专属性好的分析方法。此外,药品标准的国际化对我国现行的国家药品标准提出了更高的要求,只有了解我国现行药品标准与国际标准的差别,并结合我国国情适当提高药品标准才能跟上药品国际标准的步伐。

(4) 药物分析工作要为我国新药的研发提供助力。随着改革开放的深入进行,国内外知识产权的保护措施正日益制约着专利药品的仿制,市场竞争也威胁着非保护品种生产的低水平重复,开展具有自主知识产权的新药研发势在必行。新药研究与开发要求多学科协作,当然也离不开现代分析手段的辅助。天然产物或中药的活性成分的化学结构的确定,必须采用多种结构分析方法,进行综合的波谱解析。研制能参与国际市场竞争的中草药新药和新制剂,要求高质量和稳定可靠的原料,对原料和成品要有科学可控的质量标准,对中成药质量的综合评价要运用现代分离、分析技术和计算机技术,药物分析起着至关重要的作用。运用现代生物技术研制的生化药物和基因工程药物可能含有与非生化产品不同的有害物质,在检测方法上,大多采用适合肽、蛋白质、多糖等大分子化合物的现代色谱、光谱等综合性方法。至于新药研制过程中所涉及的药动学、生物利用度、药物体内分布、体内代谢转化，乃至代谢物的分离鉴定，更离不开现代分离、分析技术和方法。

第三节 药物分析学应用及课程学习要求

一、药物分析学应用

药物分析在药物相关的各个环节广泛应用(图 1-1)。

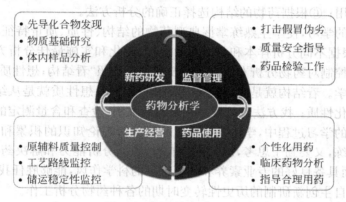

图 1-1 药物分析学的应用

创新药物的研究和开发(research and development)是一个复杂的高技术的系统工程，从先导化合物的发现到创新药物的临床验证和上市，涉及药物化学、药剂学、药物分析学、化学、生物学、临床医学和行政管理等多个领域和学科。每个学科都有各自的使命，但又互相联系，共同为药物的研发贡献自己的力量。作为重要的技术支撑和工具手段，药物分析学贯穿于药物相关的每一领域和学科中。药物分析学在药物研发中对先导化合物的发现、结构鉴定和活性筛选有一定的作用；在药品生产过程中对起始原料、反应液、中间体、精制纯化和残留溶剂等进行全面的跟踪监测和质量控制；在药品存储和流通中对药品稳定性进行跟踪和监控；在药品使用过程中指导个性化给药；在药品监督管理中帮助监管部门对药品实施监督和管理，维护药品生产和使用正常秩序，在打击假冒伪劣过程中起着举足轻重的作用。药物分析发挥着"眼睛"和"大脑"的作用，为药物研发、生产、流通、使用保驾护航，为人类社会不断增长的健康和生命安全需求服务。

总之，药物分析学是药学的重要分支学科，是药学研究的重要技术手段。药物分析学的任务就是对药物进行全面的分析研究，确立药物的质量规律，建立合理有效的药物质量控制方法和标准，保证药品的质量稳定与可控，保障药品使用的安全、有效和合理，为人类健康和生命安全需求服务。

二、药物分析学课程学习要求和方法

药物分析学课程是在分析化学、有机化学、生物学和药物化学等相关课程基础上开设的,是药学专业的一门主要课程,也是国家执业药师资格认证规定考试的专业课程之一。

学生学习药物分析学,应该时刻谨记药物的特殊性,要有很强的药品质量观念,掌握药物分析研究的方法和技能,熟悉药品质量标准,这样才能胜任药品研究、生产、流通、临床使用及监督管理过程中的分析、检验工作,要具备创新研究和解决药品质量问题的思维和能力[4-6]。

通过药物分析学课程的学习,学生应掌握以下六个方面的内容:①药物的特殊性及其在药物分析学中的要求和体现;②药品研发中可能存在的安全问题及其质量标准制定原则;③药物质量控制中主要的分析手段和应用方法;④《中国药典》的基本内容及外国主要药典的概况和使用方法及其在药物质量控制中的应用;⑤药物分析学在药品相关各环节中的研究内容和作用;⑥根据药物的结构选择正确的分析方法。

通过本课程的学习,使学生熟练掌握典型药物的结构、性质、质量特征与分析方法选择的原理,并具备根据不同分析样本和分析目的选择、优化和实施最佳分析方法的能力,以满足药品质量全面控制对药物分析专业人才的要求。应按照“看结构;想性质;找方法”的原则来学习药物分析学。看结构就是要研究药物的化学结构;想性质就是从结构出发,理解所研究的药物的理化性质;找方法就是要找到药物的鉴别、检查和含量测定的方法。

在药物分析的学习过程中,学生既要重视药物分析理论知识的积累和药物分析基本操作技能的规范训练,又要勤于思考,加强创新能力、独立分析能力和解决药物分析实际问题能力的锻炼,从而具备良好的专业素养和实事求是的科学作风,能够胜任我国药物研究和生产从仿制为主到自主创新研制的历史性转变时期的各种药物分析工作。

三、与药物分析学相关的机构和期刊简介

药物分析学的主要任务是根据药品质量标准及药品生产质量管理规范(GMP)的有关规定,采用各种有效分析方法,对药物进行全面的质量控制,保障药品的安全、有效和合理。这就需要及时掌握相关管理部门颁布的最新标准和规范,同时也要了解和掌握药物分析相关的新技术和新方法,更加准确、快速、高效地进行药物质量控制。为此,对药物分析相关的一些机构和期刊进行简要介绍:

(一)相关机构简介

1. 国家药品监督管理局　国家药品监督管理局是国家市场监督管理总局综合监督管理药品、医疗器械、化妆品和保健食品以及餐饮环节食品安全的直属机构,负责起草食品安全、药品、医疗器械、化妆品监督管理的法律、法规草案,制定食品行政许可的实施办法并监督实施,组织制定、公布《中国药典》等药品和医疗器械标准、分类管理制度并监督实施,制定食品、药品、医疗器械、化妆品监督管理的稽查制度并组织实施,组织查处重大违法行为。

2. 国家药典委员会　国家药典委员会(Chinese Pharmacopoeia Commission)(原名称为卫生部药典委员会)成立于1950年,根据《中华人民共和国药品管理法》的规定,负责组织编纂《中华人民共和国药典》及制定、修订国家药品标准,是法定的国家药品标准工作专业管理机构。其主要职责有:①编制《中国药典》及其增补本;②组织制定和修订国家药品标准以及直接接触药品的包装材料和容器、药用辅料的药用要求与标准;③负责药品试行标准转为正式标准的技术审核工作;④负责国家药品标准及其相关内容的培训与技术咨询;

⑤负责药品标准信息化建设,参与药品标准的国际交流与合作;⑥负责《中国药品标准》等刊物的编辑、出版和发行;负责国家药品标准及其配套丛书的编纂及发行;⑦承办国家食品药品监督管理局交办的其他事项。

3. 中国食品药品检定研究院 中国食品药品检定研究院是国家检验药品生物制品质量的法定机构和最高技术仲裁机构,依法承担实施药品、生物制品、医疗器械、食品、保健食品、化妆品、实验动物、包装材料等多领域产品的审批注册检验、进口检验、监督检验、安全评价及生物制品批签发,负责国家药品、医疗器械、标准物质和生产检定用菌毒种的研究、分发和管理,开展相关技术研究工作。

4. 人用药品注册技术要求国际协调会 1989年欧洲共同体、美国、日本三方政府药品注册管理部门和药品生产研发部门协商成立"人用药品注册技术要求国际协调会"(International Conference on Harmonisation of Technical Requirements for Registration of Pharmaceuticals for Human Use,ICH),遵循为患者利益服务的原则,尊重科学技术的规律,通过协商对话使三方对药品注册的技术要求取得共识,制定出质量、安全性和有效性共同技术文件,并在三方的药品审评中得到应用。

ICH文件分为四个类型,即质量(包括稳定性、验证、杂质、规格等,以Q表示)、安全性(包括药理、毒理、药代等,以S表示)、有效性(包括临床试验中的设计、研究报告、GCP等,以E表示)及综合类(包括术语、电子代码、共同技术文件、药品词典等,以M表示)。

(二)期刊

1. 中文期刊

(1)《药物分析杂志》:由中国科学技术协会主管,中国药学会主办,中国食品药品检定研究院编辑出版。它是中国自然科学核心期刊和中国中文核心期刊。

(2)《分析化学》:1972年创刊,由中国科学院长春应用化学研究所和中国化学会共同主办,主要报道我国分析化学创新性研究成果,反映国内外分析化学学科的前沿进展。

2. 外文期刊

(1)《药物生物分析杂志》(*Journal of Pharmaceutical and Biomedical Analysis*):是爱思唯尔公司旗下的一个发表药物和生物分析原创性研究论文和综述的国际性期刊。

(2)《色谱B》(*Journal of Chromatography B*):是爱思唯尔公司旗下一个主要发表与生物学和生物医学研究相关的分离科学技术论文的期刊。

(3)《分析化学》(*Analytical Chemistry*):是美国化学学会(American Chemical Society,ACS)旗下分析化学领域的老牌期刊,主要发表与分析测量的最新概念,以及提高分析结果的准确性、选择性、灵敏度和再现性的最佳新方法有关的论文。

(4)《分析化学学报》(*Analytica Chimica Acta*):是爱思唯尔公司旗下发表与现代分析科学相关的原创性研究成果的国际期刊,主要报道最新和具有重要意义的分析方法的研究进展。

(5)《药物分析学报》(*Journal of Pharmaceutical Analysis*,JPA):是爱思唯尔公司出版发行的一个同行评审的开放获取期刊,主要报道与药品分析相关的原创性研究文章、评论文章。该刊由西安交通大学与爱思唯尔公司联合出版,并与中国药学会合作。

(兰州大学　董钰明)

课后习题

GLP、GCP、GMP 和 GSP 的主要内容是什么？

参 考 文 献

[1] 全国人民代表大会常务委员会.中华人民共和国药品管理法：2015 年修订[S].北京：全国人民代表大会常务委员会,2015.

[2] 国家食品药品监督管理局.法规文件[DB/OL]. http://www.sfda.gov.cn/ws01/cl0053/.

[3] 国家药典委员会.中华人民共和国药典[S].2015 年版.北京：中国医药科技出版社,2015.

[4] 安登魁.现代药物分析选论[M].北京：中国医药科技出版社,2001.

[5] 杭太俊.药物分析[M].8 版.北京：人民卫生出版社,2016.

[6] SATINDER AHUJA, STEPHEN SCYPINSKI. Handbook of modern pharmaceutical analysis[M]. 2nd ed. San Diego：Academic Press,2010.

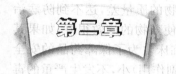

药品质量研究与药典概况

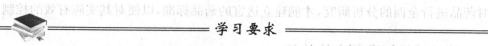

学习要求

1. 掌握　药品质量和稳定性研究的目的与内容、药品标准制定的方法和原则。
2. 熟悉　药物分析的术语、药品标准的类型、《中国药典》2015 年版和外国主要药典现行版的情况介绍。
3. 了解　药品检验的基本程序。

　　药品标准(药品质量标准)是指国家对药品的质量规格及检验方法所作的技术规定,是药品生产、流通、使用及检验、监督管理部门共同遵循的法定依据。法定的药品质量标准具有法律效力。生产、销售、使用不符合药品质量标准的药品是违法行为。药品标准是指根据药物来源、制药工艺等生产及储存过程中的各个环节所制定的、用以检测药品质量是否达到用药要求并衡量其是否稳定均一的技术规定。

　　药品标准的内涵包括真伪鉴别、纯度检查和品质要求三个方面,药品在这三个方面的综合表现决定了药品的安全性、有效性和质量可控性。

　　供分析检验的药物样品称为供试品。药物质量研究一般需采用多批样品进行,其工艺和质量应稳定。临床前的质量研究工作可采用有一定规模制备的样品(至少三批)进行。临床研究期间,应对中试或工业化生产规模的多批样品进行质量研究工作,进一步考察所拟定质量标准的可行性。工业化生产规模产品与临床前研究样品和临床研究用样品必须具有质量的一致性,但必要时,在保证药品安全有效的前提下,也可根据工艺中试研究或工业化生产规模产品质量的变化情况,对质量标准中的项目或限度做适当的调整。

第一节　药品质量研究的目的和主要内容

一、药品研究的目的

　　药品的质量首先取决于药物自身的疗效和不良反应等生物学特性,即药物的有效性和安全性。药物的生物学特性反映的是药物的内在质量。如果药物的质量差,达不到防病治病的目的,就没有临床应用的价值,也就没有任何质量可言。即使药物的疗效很好,如果其不良反应很大,治疗窗狭窄,临床使用风险高,通常也不宜用于临床。为了保障药品的安全性和有效性,要求药物在治疗剂量范围内,疗效肯定,不良反应(副作用)小,不发生严重的毒性反应。药物的疗效和不良反应等生物学特性是药理学研究的主要内容。

药品的质量同时也取决于药物的纯度与含量等外在质量。药品生产企业的生产工艺、技术水平、设备条件和贮藏运输状态的差异,都将影响药品的外在质量。

药品质量的优劣直接影响药品的安全性和有效性,关系到用药者的健康与生命安危。药品质量研究的目的是为了制定药品标准,加强对药品质量的控制及监督管理,保证药品的质量稳定均一并达到用药要求,保障用药的安全、有效和合理。

药品标准只是控制产品质量的有效措施之一。药品的质量还要靠实施《药品生产质量管理规范》及工艺操作规程,进行生产过程的控制加以保证。只有将药品质量的终点控制(按照药品标准进行分析检验)和生产的过程控制结合起来,才能全面控制产品的质量。

对药品进行全面的分析研究,才能建立适宜的药品标准,以便对其实施有效的控制。

二、药品质量标准制定的基础

把反映药品质量特性的技术参数、指标明确规定下来,形成技术文件,规定药品质量规格及检验方法,就是药品质量标准。药品质量标准是药品的纯度、成分含量、组分、生物有效性、疗效、毒副作用、热原、无菌、物理化学性质以及杂质的综合表现。

国务院药品监督管理部门颁布的《中华人民共和国药典》(Pharmacopoeia of the People's Republic of China,英文简称为 Chinese Pharmacopoeia,英文缩写为 ChP)和药品标准为国家药品标准[1]。《中华人民共和国药典》简称《中国药典》。药品质量标准的制定与新药的研制密切相关,对我国医药科学技术和药品生产管理产生良好的影响与促进作用,有利于促进药品国际技术交流、推动进出口贸易发展与新药的研制。

三、药品质量标准术语

药品标准对药品的质量(限度)、规格及检验方法也有技术规定。一般包括药品的性状、鉴别杂质、检查和含量测定等内容,用以检测药品质量是否达到用药标准,并衡量药品质量是否稳定均一。

现行《中国药典》2015 版由一部、二部、三部及四部组成,内容分别包括凡例、正文和通则。除特别注明版次外,本书中《中国药典》均指现行版。凡例(general notices)是为正确使用《中国药典》进行药品质量检定的基本原则,是对《中国药典》正文、附录及与质量检定有关的共性问题的统一规定。

(一)正文

药典收载的正文(monographs)就是药品标准。药品标准的内容根据品种和剂型的不同,按顺序分别列为:①品名(包括中文名、汉语拼音与英文名);②有机药物的结构式;③分子式与分子量;④来源或有机药物的化学名称;⑤含量或效价规定;⑥处方;⑦制法;

⑧性状；⑨鉴别；⑩检查；⑪含量或效价测定；⑫类别；⑬规格；⑭贮藏；⑮制剂,等等。

（二）通则

药典通则（general chapters）主要收载制剂通则、通用检测方法和指导原则。制剂通则是指按照药物的剂型分类,针对剂型特点所规定的基本技术要求。通用检测方法是指正文品种进行相同检查项目时所应统一采用的设备、程序、方法及限度等。指导原则是指执行药典、考察药品质量、起草与复核药品标准时所制定的指导性规定。

（三）药品名称

药品标准中收载的药品名称为药品通用名称,是药品的法定名称。在我国,药品的通用名称,是根据国际通用药品名称、卫生部药典委员会《新药审批办法》的规定命名的。药品使用通用名称,即同一处方或同一品种的药品使用相同的名称,有利于国家对药品的监督管理,有利于医生选用药品,有利于保护消费者合法权益,也有利于制药企业之间展开公平竞争。《商标法》第八条规定,药品通用名称不得作为商标注册；《药品广告审查标准》第十二条规定,通用名称是药品广告中必须宣传的内容。

（四）制法

制法是对药品生产制备的重要工艺和质量管理的要求。所有药品的生产工艺都必须经过验证,并经国家药品监督管理部门批准,生产过程均应符合《药品生产质量管理规范》的要求。

来源于动物组织的药品,其所用动物种属要明确,所用脏器均应来自检疫的健康动物；涉及牛源的应取无牛海绵状脑病地区的健康牛群；来源于人尿提取的药品,均应取自健康人群；上述药品均应有明确的病毒灭活工艺要求以及质量管理要求。

直接用于生产的菌群、毒种、来自人和动物的细胞、脱氧核糖核酸（deoxyribonucleic acid,DNA）重组工程菌及工程细胞,来源途径应经国家药品监督管理部门批准并符合国家有关部门的管理规范。

制剂中使用的原料药和辅料,均应符合现行版药典的规定；现行版药典未收载者,必须制定符合药用要求的标准,并经国家药品监督管理部门批准。

同一原料药用于不同制剂（特别是给药途径不同的制剂）时,必须根据临床用药要求制定相应的质量控制项目。

（五）性状

性状是对药品的外观、臭、味、溶解度以及物理常数等的规定,反映了药品特有的物理性质。

外观性状是对药品的色泽和外表感观的规定。当药物的晶型、细度或溶液的颜色必须严格控制时,在其质量标准的检查项下应另做具体的规定。

溶解度是药物的一种物理性质。各品种项下选用的部分溶剂及其在该溶剂中的溶解性能,可供精制或制备溶液时参考；对药物在特定溶剂中的溶解性能需做质量控制时,在该品种检查项下另做具体规定。

药品的近似溶解度用下列名词术语表示：①极易溶解系指溶质 1g（mL）能在溶剂不到 1mL 中溶解；②易溶系指溶质 1g（mL）能在溶剂 1～不到 10mL 中溶解；③溶解系指溶质 1g（mL）能在溶剂 10～不到 30mL 中溶解；④略溶系指溶质 1g（mL）能在溶剂 30～不到 100mL 中溶解；⑤微溶系指溶质 1g（mL）能在溶剂 100～不到 1000mL 中溶解；⑥极微溶解系

指溶质 1g(mL)能在溶剂 1000～不到 10000mL 中溶解；⑦几乎不溶或不溶系指溶质 1g(mL)在溶剂 10000mL 中不能完全溶解。

溶解度试验法：除另有规定外，称取研成细粉的供试品或量取液体供试品，置于 25℃±2℃一定容量的溶剂中，每隔 5min 强力振摇 30s；观察 30min 内的溶解情况，如无目视可见的溶质颗粒或液滴时，即视为完全溶解。

物理常数：包括相对密度、馏程、熔点、凝点、比旋度、折光率、黏度、吸光系数、碘值、皂化值和酸值等；其测定结果不仅对药品具有鉴别意义，也可反映药品的纯度，是评价药品质量的主要指标之一。

（六）鉴别

鉴别是指根据药物的某些物理、化学或生物学特性进行试验，以判定药物的真伪的过程。试验包括区分药物类别的一般鉴别试验和证实具体药物的专属性试验两种类型。不完全代表对药品化学结构的确证。原料药还应结合性状项下的外观和物理常数进行确认。

（七）检查

检查是对药物的安全性、有效性、均一性和纯度四个方面的状态所进行的试验分析，包括反映药物安全性和有效性的试验方法与限度、反映药物制备工艺的均一性和纯度等要求的内容。

药品标准中规定了各种杂质检查项目，杂质是指该药品在按既定工艺生产和正常贮藏过程中可能含有或产生并需要控制的杂质（如残留溶剂、有关物质等）。改变生产工艺时需另外考虑增修有关项目。

生产过程中引入的有机溶剂应在后续的生产环节予以有效去除。除标准正文中已明确列有"残留溶剂"检查的品种必须依法进行该项检查外，其他未在"残留溶剂"项下明确列出的有机溶剂与未在正文中列有此项检查的各品种，如生产过程中引入或产品中残留有机溶剂，均应按通则"残留溶剂测定法"检查并应符合相应溶剂的限度规定。

供直接分装成注射用无菌粉末的原料药，应按照注射剂项下相应的要求进行检查，并应符合规定。

各类制剂，除另有规定外，均应符合各制剂通则项下各项有关规定。

（八）含量测定

含量测定是指采用规定的试验方法对药品（原料及制剂）中有效成分的含量进行测定。一般可采用化学、仪器或生物测定方法。

（九）类别

药物的类别系指按药物的主要作用与主要用途或学科的归属划分，不排除在临床实践的基础上做其他类别药物使用。

（十）制剂的规格

制剂的规格是指每一支、片或其他每一个单位制剂中含有主药的重量（或效价）或含量（％）或装量，即制剂的标示量。注射液项下，如"1mL：10mg"是指 1mL 注射液中含有主药 10mg；对于列有处方或标有浓度的制剂，也可同时规定装量规格。

（十一）贮藏

药品的质量和有效期限直接受其储存与保管的环境和条件的影响。贮藏项下的规定，系为避免污染和降解而对药品储存与保管的基本要求。以下列名词术语表示：①遮光，系指用不透光的容器包装，例如棕色容器或黑纸包裹的无色透明、半透明容器；②避光，系指避免日光照射；③密闭，指将容器密闭，以防止尘土及异物进入；④密封，指将容器密封以防止风化、吸潮、挥发或异物进入；⑤熔封或严封，指将容器熔封或用适宜的材料严封，以防止空气与水分侵入和污染；⑥阴凉处，指不超过 20℃；⑦凉暗处，指避光并不超过 20℃；⑧冷处，指 2～10℃；⑨常温，指 10～30℃。

除另有规定外，贮藏项下未规定贮藏温度的一般指常温。

（十二）检验方法和限度

药品均应按其标准规定的方法进行检验；如采用其他方法，应该将该方法与规定的方法做比较试验，根据试验结果掌握使用该方法，但在仲裁时仍以现行版药典规定的方法为准。

标准规定各项纯度值和限度数值以及制剂的重（装）量差异，包括上限和下限两个数值本身及中间数值。规定这些数值不论是百分数还是绝对数字，其最后一位数字都是有效位。

在运算过程中，试验结果可比规定的有效数字多保留一位数，而后根据有效数字的修约规则进舍至规定有效位。计算所得的最后数值或测定读数值均可按照修约规则进舍至规定的有效位，取此数值与标准中规定的限度数值比较，以判断是否符合规定的限度。

原料药的含量（%），除另有注明者外，均按重量计。如规定上限为 100% 以上时，系指用现行版药典规定的分析方法测定时可能达到的数值，它为药典规定的限度或允许偏差，并非真实含有量；如未规定上限时，系指不超过 101.0%。

制剂的含量限度，是根据主药含量的多少、测定方法误差、生产过程不可避免偏差和储存期间可能产生降解的可接受程度而制定的范围。用标示量的百分含量表示时，限度范围一般是 95.0%～105.0%。生产中应按标示量 100% 投料。如已知某一成分在生产或储存期间含量会降低，在保障质量和安全的前提下，生产时可适当增加投料量，以保证有效期内药物含量能符合规定。

（十三）标准物质

药品标准物质是指供药品标准中物理和化学测试及生物方法试验用，具有确定特性量值，用于校准设备、评价测量方法或者给供试药品赋值的物质，包括标准品、对照品、对照药材、参考品。

药品标准物质由中国食品药品检定研究院负责标定。中国食品药品检定研究院可以组织有关省、自治区、直辖市药品检验所、药品研究机构或者药品生产企业协作标定国家药品标准物质。

（十四）计量

计算分子量以及换算因子等使用的原子质量均按最新国际原子量表推荐的原子质量。试验用的计量仪器均应符合国家质量技术监督管理部门的规定。

质量标准中采用的计量单位如下：

1. 法定计量单位名称和单位符号　①长度：米(m)、分米(dm)、厘米(cm)、毫米(mm)、微米(μm)、纳米(nm)；②体积：升(L)、毫升(mL)、微升(μL)；③质(重)量：千克(kg)、克(g)、毫克(mg)、微克(μg)、纳克(ng)；④压力：兆帕(MPa)、千帕(kPa)、帕(Pa)；⑤动力黏度：帕秒(Pa·s)、毫帕秒(mPa·s)；⑥运动黏度：平方米每秒(m²/s)、平方毫米每秒

(mm^2/s)；⑦波数：厘米的倒数(cm^{-1})；⑧密度：千克每立方米(kg/m^3)、克每立方厘米(g/cm^3)；⑨放射性活度：吉贝可（GBq）、兆贝可（MBq）、千贝可（kBq）、贝可（Bq）。

2. 滴定液和试液的浓度　以 mol/L（摩尔/升）表示者，其浓度要求精密标定的滴定液用"×××滴定液（YYYmol/L）"表示；做其他用途不需精密标定其浓度时，用"YYYmol/L×××溶液"表示，以示区别。

3. 温度　温度通常以摄氏度（℃）表示，必要时也可采用绝对温度（K）表示。有关温度描述，一般用以下名词术语表示：①水浴温度：除另有规定外，均指 98～100℃；②热水：系指 70～80℃；③微温或温水：系指 40～50℃；④室温（常温）：系指 10～30℃；⑤冷水：系指 2～10℃；⑥冰浴：系指约 0℃；⑦放冷：系指放冷至室温。

4. 常用比例符号　符号"％"表示百分比，系指重量的比例；但溶液的百分比，除另有规定外，系指溶液 100mL 中含有溶质若干克；乙醇的百分比，系指在 20℃时容量的比例。此外，根据需要可采用下列符号：①％（g/g）：表示溶液 100g 中含有溶质若干克；②％（mL/mL）：表示溶液 100mL 中含有溶质若干毫升；③％（mL/g）：表示溶液 100g 中含有溶质若干毫升；④％（g/mL）：表示溶液 100mL 中含有溶质若干克。

溶液后记示的"（1→10）"等符号，系指固体溶质 1.0g 或液体溶质 1.0mL 加溶剂使成 10mL 的溶液；未指明用何种溶剂时，均系指水溶液；两种或两种以上液体的混合物，名称间用半字线"-"隔开，其后括号内所示的"："符号，系指各液体混合时的体积（重量）比例。

5. 液体的滴　系在 20℃时，以 1.0mL 水为 20 滴进行换算。

6. 药筛　药品标准中所用药筛，选用国家标准的 R40/3 系列，分等如表 2-1 所示：

表 2-1　药筛分类

筛号	筛孔内径（平均值）	目号	筛号	筛孔内径（平均值）	目号
一号筛	$2000\mu m\pm 70\mu m$	10 目	六号筛	$150\mu m\pm 6.6\mu m$	100 目
二号筛	$850\mu m\pm 29\mu m$	24 目	七号筛	$125\mu m\pm 5.8\mu m$	120 目
三号筛	$355\mu m\pm 13\mu m$	50 目	八号筛	$90\mu m\pm 4.6\mu m$	150 目
四号筛	$250\mu m\pm 9.9\mu m$	65 目	九号筛	$75\mu m\pm 4.1\mu m$	200 目
五号筛	$180\mu m\pm 7.6\mu m$	80 目			

粉末分等如下：①最粗粉指能全部通过一号筛，但混有能通过三号筛不超过 20％的粉末；②粗粉指能全部通过二号筛，但混有能通过四号筛不超过 40％的粉末；③中粉指能全部通过四号筛，但混有能通过五号筛不超过 60％的粉末；④细粉指能全部通过五号筛，并含能通过六号筛不少于 95％的粉末；⑤最细粉指能全部通过六号筛，并含能通过七号筛不少于 95％的粉末；⑥极细粉指能全部通过八号筛，并含能通过九号筛不少于 95％的粉末。

7. 乙醇　乙醇未指明浓度时，均系指 95％（mL/mL）的乙醇。

（十五）精确度

药品检验中取样量的准确度和试验精密度必须按照现行版药典的规定。

1. 称重与量取　试验中供试品与试药等"称量"或"量取"的量，均以阿拉伯数字表示，其精确度可根据数值的有效数位来确定。

例如，称取"0.1g"系指称取重量可为 0.06～0.14g；称取"2g"，系指称取重量可为 1.5～2.5g；称取"2.0g"，系指称取重量可为 1.95～2.05g；称取"2.00g"，系指称取重量可为 1.995～2.005g。即遵循"4 舍 6 入 5 成双"的原则。

"精密称定"：系指称取重量应准确至所取重量的千分之一；

"称定"：系指称取重量应准确至所取重量的百分之一；

"精密量取"：系指量取体积的准确度应符合国家标准中对该体积移液管的精度要求；

"量取"：系指可用量筒或按照量取体积的有效数位选用量具；

取用量为"约"若干时，系指取用量不得超过规定量的±10%。

2. 恒重　恒重，除另有规定外，系指供试品连续两次干燥或炽灼后的重量差异在 0.3mg 以下的重量；干燥至恒重的第二次及以后各次称重均应在规定条件下继续干燥 1h 后进行；炽灼至恒重的第二次称重应在继续炽灼 30min 后进行。

3. 按干燥品(或无水物，或无溶剂)计算　试验中规定"按干燥品(或无水物，或无溶剂)计算"时，除另有规定外，应取未经干燥(或未去水，或未去溶剂)的供试品进行试验，并将计算中的取用量按检查项下测得的干燥失重(或水分，或溶剂)扣除。

4. 空白试验　试验中的"空白试验"，系指在不加供试品或以等量溶剂替代供试液的情况下，按同法操作所得的结果；含量测定中的"并将滴定的结果用空白试验校正"，系指按供试品所耗滴定液的量(mL)与空白试验中所耗滴定液的量(mL)之差进行计算。

5. 试验温度　试验时的温度，未注明者，系指在室温下进行；温度高低对试验结果有显著影响者，除另有规定外，应以 25℃±2℃为准。

(十六) 试药、试液、指示剂

试药系指供各项试验用的试剂，但不包括各种色谱用的吸附剂、载体与填充剂。除生化试剂与指示剂外，一般常用化学试剂分为基准试剂、优级纯、分析纯与化学纯 4 个等级。

选用时可参考下列原则：①标定滴定液用基准试剂；②制备滴定液可采用分析纯或化学纯试剂，但不经标定直接按称重计算浓度者，则应采用基准试剂；③制备杂质限度检查用的标准溶液，采用优级纯或分析纯试剂；④制备试液与缓冲液等可采用分析纯或化学纯试剂。

试验用的试药，除另有规定外，均应根据现行版药典附录试药项下的规定，选用不同等级并符合国家标准或国家有关行政主管部门规定的试剂标准。

试液、缓冲液、指示剂与指示液、滴定液等，均应符合现行版药典通则的规定或按照现行版药典通则的规定制备。

试验用水，除另有规定外，均系指纯化水。酸碱度检查所用的水，均系指新沸并放冷至室温的水。

酸碱性试验时，如未指明用何种指示剂，均系指石蕊试纸。

(十七) 动物试验

动物试验所使用的动物及其管理应按国家有关行政主管部门颁布的规定执行。动物品系、年龄、性别等应符合药品检定要求。

随着药品纯度的提高，凡是有准确的化学和物理方法或细胞学方法能取代动物试验进行药品质量检测的，应尽量采用，以减少动物试验。

(十八) 说明书、标签、包装

国家食品药品监督管理部门为规范药品说明书和标签的管理，根据《中华人民共和国药品管理法》[1]制定了《药品说明书和标签管理规定》。药品说明书、标签和包装均必须符合该规定的要求。

1. 药品说明书 药品说明书的内容应包括药品的品名、规格、生产企业、药品批准文号、产品批号、有效期、主要成分、适应证或功能主治、用法、用量、禁忌、不良反应和注意事项,中药制剂说明书还应包括主要药味(成分)性状、药理作用、贮藏等。药品说明书能提供用药信息,是医务人员、患者了解药品的重要途径。说明书的规范程度与医疗质量密切相关。

根据《药品管理法》第五十四条的规定,药品必须附有说明书。根据《药品说明书和标签管理规定》第九条规定,药品说明书的基本作用是指导安全、合理使用药品。考察我国药品管理相关法律,可以发现药品说明书有着更加广泛而重要的法律意义,药品说明书可以作为药品管理领域一系列法律事实的认定依据,包括判定假药劣药、缺陷药品、虚假药品广告和药品召回对象的认定依据。药品说明书是药品情况说明重要来源之一,也是医师、药师、护师和患者治疗用药时的科学依据,还是药品生产、供应部门向医药卫生人员和人民群众宣传介绍药品特性和指导合理、安全用药以及普及医药知识的主要媒介。我国对药品说明书的规定包括:药品名称、结构式及分子式(制剂应当附主要成分)、作用与用途、用法与用量(剧毒药品应有极量)、不良反应、禁忌证、注意事项、包装(规格、含量)、有效期、贮藏、生产企业、批准文号、注册商标等项内容。

2. 药品标签 药品的标签指药品包装上印有或者贴有的内容,分为内标签和外标签。药品内标签指直接接触药品包装的标签,外标签指内标签以外的其他包装的标签。

药品的内标签应当包含药品通用名称、适应证或者功能主治、规格、用法用量、生产日期、产品批号、有效期、生产企业等内容。包装尺寸过小无法全部标明上述内容的,至少应当标注药品通用名称、规格、产品批号、有效期等内容。药品外标签应当注明药品通用名称、成分、性状、适应证或者功能主治、规格、用法用量、不良反应、禁忌、注意事项、贮藏、生产日期、产品批号、有效期、批准文号、生产企业等内容。适应证或者功能主治、用法用量、不良反应、禁忌、注意事项不能全部注明的,应当标出主要内容并注明"详见说明书"字样。对贮藏有特殊要求的药品,应当在标签的醒目位置注明。

药品标签中的有效期应当按照年、月、日的顺序标注,年份用四位数字表示,月、日用两位数表示。其具体标注格式为"有效期至×××年××月"或者"有效期至×××年××月××日";也可以用数字和其他符号表示为"有效期至×××.××"或者"有效期××××/××/××"等。

3. 药品包装 直接接触药品的包装材料和容器应符合国家药品监督管理部门的有关规定,均应无毒,洁净,与内容药品应不发生化学反应,并不得影响内容药品的质量。

药品包装必须适合药品质量的要求,方便储存、运输和医疗使用。

药品包装必须按照规定印有或者贴有标签并附有说明书。

标签或者说明书上必须注明药品的通用名称、成分、规格、生产企业、批准文号、产品批号、生产日期、有效期、适应证或者功能主治、用法、用量、禁忌证、不良反应和注意事项。即应当尽可能多地包含药品信息。

麻醉药品、精神药品、医疗用毒性药品、放射性药品、外用药品和非处方药品的说明书和包装标签,必须印有规定的标识。

四、药品标准制定的原则

药品质量标准制定的原则：坚持质量第一，充分体现"安全有效、技术先进、经济合理、不断完善"的原则。制定既符合我国国情，又具较高水平的药品质量标准。具体地说，制订药品质量标准应遵循下述原则：

1. 从药物的安全有效性来考虑　要从有效性、安全性、稳定性和均一性四方面来考虑。

2. 从杂质的生理作用和危害性来考虑　药物安全性问题，一方面是由药物本身不良反应造成的，另一方面可能是由引入的杂质所造成的。因此，在制订药品质量标准时，除药物安全有效外，首先应考虑杂质的生理作用和危害性。

3. 从生产实际水平考虑　药物中的杂质应越少越好，若要全部除尽，势必增加过多的工艺过程与设备，从而增加成本，而且生产实际水平也不可能达到绝对纯净的要求。故为便于药品的生产制备、储存及降低成本，在不影响药物疗效和人体健康的前提下，对药品中某些杂质允许在一定限量内存在。

4. 从制剂和临床应用的特点考虑　药品质量标准的制定还应考虑制剂和临床应用的特点，如原料药比制剂的纯度要求严格，注射剂和内服制剂比外用药要求严格等。

5. 从检测技术来考虑　随着科学技术的不断发展，新技术、新仪器在药品生产和分析检验中不断应用，我国药品检测技术日益提高。

五、药品质量研究的内容

药物质量既受药物结构、性质和内在稳定性特征的制约，又受其生产工艺过程、贮藏运输条件等的影响。药物质量研究就是对药物自身的理化与生物学特性进行分析，对来源、处方、生产工艺、贮藏运输条件等影响药物杂质和纯度的因素进行考察，从而确立药物的性状特征，真伪鉴别方法，纯度、安全性、有效性和含量（效价）等的检查或测定项目与指标，以及适宜的贮藏条件，以保障药品质量达到用药要求，并确保其质量稳定均一。

原料药和制剂质量研究的侧重点略有不同。原料药的质量研究在确证化学结构或组分的基础上进行，更注重于自身的理化与生物学特性、稳定性、杂质与纯度控制。

制剂质量研究是在原料药研究的基础上进行的，结合制剂处方工艺，则更注重其安全性、有效性、均一性和稳定性。

（一）原料药的结构确证

原料药的结构确证研究是药物研发的基础，其主要任务是确认所制备原料药的结构是否正确，是保证药学其他方面的研究、药理毒理和临床研究能否顺利进行的决定性因素。原料药结构确证研究的过程一般包括样品准备、方案制定、测定研究与综合解析等步骤。具体的药物结构鉴定方法，可参考波谱解析教材或相关专著。

1. 样品要求　在结构确证研究中，首先要严格控制供试品的纯度，只有使用符合要求的供试品进行结构研究，才能获得药物正确的结构信息。

结构确证用供试品大都采用原料药制备工艺中的精制方法进一步精制，并经纯度和杂质检验合格。结构确证用供试品的纯度应大于 99.0%，杂质含量应小于 0.5%。

2. 方案制定　药物结构千差万别,制备(获得)方法也各不相同,应根据药物自身的结构特征和制备(获得)方法制定出合理、可行的结构确证方案,才能有效地进行药物的结构研究。

(1) 一般项目:药物结构确证一般均采用有机光谱分析法。常用的分析测试项目包括元素分析(必要时采用高分辨质谱)、紫外-可见吸收光谱(ultraviolet-visible absorption spectrometry,UV-Vis)、红外吸收光谱(infrared absorption spectroscopy,IR)、核磁共振谱(nuclear magnetic resonance spectroscopy,NMR)、质谱(mass spectrometry,MS)、粉末 X-射线衍射(powder X-ray diffraction,PXRD)和(或)单晶 X-射线衍射(X-ray single crystal diffraction,XRSD)、热分析(thermal analysis,TA)、差示扫描量热法(differential scanning calorimetry,DSC)、热重分析(thermal gravimetric analysis,TGA)等。

不含金属元素的有机盐类或复合物,根据结构确证的需要,可提供成盐前后的两套波谱和试验数据。对于某些波谱测定有困难或不易说明药物结构的盐或复合物,测定药物的酸根或碱基的波谱,并结合其他试验项目,亦可对其结构确证提供有效的信息。

金属盐类和络合物在进行一般要求的各项测试基础上,应再以适当的手段进行药物中金属元素的种类、存在形式和含量的确证试验。如原子发射光谱法(atomic emission spectrometry,AES)和原子吸收分光光度法(atomic absorption spectrophometry,AAS)可用于含有多种金属离子的药物中无机元素的测定分析。对于分子中含有顺磁性金属离子的药物,可采用顺磁共振测定和单晶 X-衍射等方法进行检测。不适于或不能进行金属盐测试时,可采用成盐前的酸分子或配位体的相应测试结果进行佐证。

半合成药物分子的母核结构为已知并在可提供明确证据证明母核结构在半合成的全过程中未发生改变的前提下,可以适当简化对母核结构的确证工作,仅对新引入的基团结构进行确证。

通过氨基酸分析、质谱测定、序列分析以及肽图测绘等试验,可基本获得合成多肽药物的结构信息。药物结构中如有半胱氨酸,应明确其状态(氧化态或还原态),对含有多个半胱氨酸的多肽药物,应明确二硫键的正确连接位点。如对各步中间体均进行了质谱测定,可根据相关中间体的结构信息,推测出进行反应的氨基酸种类。质谱是多肽药物结构确证的重要手段,紫外可见分光光度法、红外分光光度法、核磁共振波谱法、高效液相色谱法、比旋度测定等方法亦可对肽的结构确证提供帮助。对于多肽药物,应对目标物的化学纯度和对映体或非对映体纯度进行研究。

通过对单糖组成、分子质量、糖苷键连接方法和连接位置等的分析,可获得多糖类药物的基本结构信息。单糖的分离和鉴定可采用纸色谱、薄层色谱、高效液相色谱、液-质联用等技术。多糖的相对分子质量及分子质量分布测定可用凝胶色谱等方法。红外光谱、核磁共振、化学反应后产物的分析等实验,可帮助确定糖苷键的连接方式及位置。

多组分药物应明确各组分的组成比例,对其主要成分进行结构确证。对于结构比较特殊的药物,也可采用制备衍生物的方法间接证明药物的结构。对于存在顺反异构的药物,在一般结构确证的基础上,应增加顺反结构的研究。

(2) 手性药物:除进行上述各项化学结构确证测定外,还应采用其他有效的方法进一步研究手性药物。单一对映体的绝对构型(或通过衍生物的构型)确证常用的方法为比旋度法。

(3) 构型测定：可采用手性色谱法(chiral chromatography)、单晶 X-衍射，以及旋光色散(optical rotatory dispersion，ORD)或圆二色谱(circular dichroism，CD)等方法。其中单晶 X-衍射为直接方法，可提供最直接的信息。

例如，ChP2015 中左氧氟沙星需要进行比旋度测定并采用手性色谱法对光学异构体进行限度检查。

手性药物绝对构型的测试建议采用单晶 X-射线四圆衍射仪，Cu-Kα 靶，衍射实验的 θ 角范围不低于 57°。普通的单晶 X-衍射不能区分对映体，仅能推导出在空间的相对位置和药物的相对构型。

圆二色谱(CD)通过测定光学活性物质(药物)在圆偏振光下的科顿(Cotton)效应，根据科顿效应的符号获得药物结构中发色团周围环境的立体化学信息，并与一个绝对构型已知的与待测药物结构相似药物的科顿效应相比较，即可能推导出待测物的绝对构型。此外，对于一般具有刚性结构的环体系的羰基药物，通过比较其科顿效应的符号并结合经验规律"八区律"，亦可能预测某些羰基药物的绝对构型。

也可采用间接的方法，如说明在药物的制备反应过程中构型没有变化的情况下，根据已知的起始原料构型、化学合成方法的立体选择性以及中间体的结构，也可间接获得终产品药物的构型信息。

奥沃豪斯核效应谱(nuclear overhauser effect spectroscopy，NOESY)或奥沃豪斯核效应(nuclear overhauser effect，NOE)通过对具有刚性结构(或优势构象)药物官能团上质子的选择性照射，致使与其空间立体相关质子峰强度的增减和相互间偶合作用的消失，推测出邻近官能团的空间构象，从而获得药物构型的信息。

通过比较相关药物的旋光性，可得到手性药物的相关构型信息。如能得知药物旋光性的可测范围，则在一系列反应后，药物绝对构型可从用于制备该药物的起始化合物的构型推导中得到。在采用该方法测定药物绝对构型时，要在相同的溶剂中以相同的浓度和温度测定旋光度，以保证比较的可靠性。

药物分子中含有多个不对称因素时应对其绝对构型、对映体纯度或非对映体纯度进行相关的研究，并尽可能提供更多的构型确证信息。

立体异构混合物需进行各立体异构体比例的确证研究。对于已有实验证据或文献报道立体异构体在药效、药代动力学或毒理等方面有明显不同或相互作用的药物，更有必要测定混合物中各组分的构型和比例。

外消旋体或富集对映体可通过测定旋光度或采用手性色谱法及核磁共振等方法阐明其对映体的比例。

(4) 药物晶型：药物常常存在多晶型现象，并可能因晶型不同而具有不同的溶解度、稳定性、生物利用度和(或)生物活性，特别是水溶性差的口服固体药物。药物研发时应对其在不同结晶条件下(溶剂、温度、结晶速度等)的晶型进行深入研究，确认是否存在多晶型现象。对存在不同晶型的药品，应明确规定药品的有效晶型，并列入质量标准中，以保证其临床意义。

药物晶型测定方法通常有粉末 X-衍射、红外吸收光谱、熔点、热分析、偏光显微镜法等。采用粉末 X-衍射可直接区分药物的不同晶型。药物不同晶型的红外光谱也可能存在一定的差异，因此比较它们的 IR 也可以区分药物的晶型，但应注意研磨、压片时可能会发生药物晶型的改变。药物不同晶型的熔点常常也存在一定的差异,所以通过熔点或热分析测定,也能够区分药物的不同晶型。

示例 2-1 ChP2015 中利福平结晶性检查方法:取本品少许,依法检查(通则 0981),应符合规定。

多晶型药物在进行一般要求的各项测试基础上,应以适当方法获得药物晶型数据,明确药物晶型的类型和纯度。通过不同晶型对药物活性和毒性等影响的研究,可为其临床应用晶型的选择提供依据。连续多批样品晶型一致性研究,是判断药物制备工艺是否稳定的依据之一。

对于仿制已上市的药物,应进行自制药物的晶型与已上市药物晶型的比较研究,以保证自制品晶型的正确性。对于混合晶型药物,在无药理毒理等研究证明相应晶型的安全和有效性时,应测试其晶型组成(种类、比例),并与文献数据比较确证研制品与已上市药品晶型的一致性。

(5)结晶溶剂:通过热分析研究,结合干燥失重、水分或单晶 X-衍射等方法的测定结果,基本上可以达到确证药物中是否存在结晶水/溶剂,或吸附水/溶剂的目的。

热重分析可获得药物的吸附水/溶剂、结晶水/溶剂及初步的分解温度等信息。结合差热分析测试,可推测出测试药物的吸附水/溶剂、结晶水/溶剂,以及熔点和热熔值、是否存在熔融时分解、有无多晶型存在等情况。

干燥失重方法可以获得药物中的结晶水/溶剂、吸附水/溶剂的含量。水分测定可以获得样品中总含水量的信息(结晶水或吸附水)。例如,头孢他啶分子结构中含有 5 分子结晶水,其药品标准中规定"干燥失重"检查,在 60℃减压干燥至恒重(通则 0831),减失重量应为恒重 13.0%~15.0%。

单晶 X-衍射(XRSD)在提供药物元素组成、分子量及结构的同时,还可提供药物中以结晶形式存在的水/溶剂的信息,包括结晶水/溶剂的种类、数量、存在方式等。

通过核磁共振测试也有可能获得药物中含有的部分结晶溶剂的信息。

3. 测定研究

(1)元素组成:通常采用元素分析法。通过这种方法,可获得组成药物的元素种类及含量,比较测试结果与理论值差异的大小(一般要求偏差不超过 0.3%),即可初步判定供试品与目标药物的分子组成是否一致。

因药物自身结构特征而难以进行元素分析时,在保证高纯度情况下,可采用高分辨质谱方法获得药物元素组成的相关信息。

(2)紫外吸收光谱:通过对药物溶液在紫外-可见光区域内的不同波长吸光度的测定和吸收系数(尤其是摩尔吸收系数)的计算,以及对主要吸收谱带(如 K 带、R 带、E 带、B 带等)的归属分析,可获得药物结构中可能含有的发色团、助色团种类以及可能的连接方式等共轭结构信息,同时对药物的鉴别也有指导意义。

对于发色团上存在酸性或碱性基团的药物,通过在酸或碱溶液中(常用 0.1mol/L HCl 或 0.1mol/L NaOH)最大吸收波长的测试,观察其蓝移或红移现象,可为上述酸性或碱性基团的存在提供进一步的支持。

(3)红外吸收光谱:通过对药物进行红外吸收光谱测试,可推测出药物中可能存在的化学键、所含的官能团及其初步的连接方式,亦可给出药物的构型、晶型、立体构象等信息。

固态药物红外测试可分为压片法、糊法、薄膜法,液态药物可采用液膜法测试,气态药物则可采用气体池测定。

在研磨和压片过程中,部分多晶型药物晶型可能发生改变,可改用糊法测定,同时应根据药物的结构特点对糊剂的种类进行选择。盐酸盐药物在采用溴化钾压片时可能会发生离子交换现象,应分别对氯化钾压片和溴化钾压片法测得的结果进行比较,并根据结果选择适宜的压片基质。

(4)核磁共振:核磁共振谱(NMR)测试可获得药物结构中某些元素在分子中的类型、数目、相互连接方式、周围化学环境、空间排列等信息,进而推测出化合物相应官能团的连接状态及其初步的结构。常用的有氢核磁共振谱(^{1}H-NMR)和碳核磁共振谱(^{13}C-NMR)等。

核磁共振测试的重要参数有化学位移(δ)、偶合常数(J)、峰形、积分面积等。^{1}H-NMR中的 NOE 或 NOESY 试验,还可给出某些官能团在分子中的位置、优势构象及构型。

溶剂峰或部分溶剂中溶剂化水峰可能会对药物结构中的部分信号产生干扰,因此测试时应选择适宜的溶剂和方法,以使药物所有信号得到充分显示。对含有活泼氢的药物必须进行氘代实验(D_2O 交换),以提供活泼氢的存在以及位置的信息。

碳核磁共振谱可获得供试品结构中不同碳原子的类型以及所处的不同化学环境信息。无畸变极化转移技术(distortionless enhancement by polarization transfer,DEPT)可进一步明确区分碳原子的类型,对于结构复杂的药物,DEPT 谱对结构解析可给予更加有力的支持。

常用的二维核磁共振测试包括相关氢谱(H-H correlation spectroscopy,H-H COSY)、异核多碳相关谱(heteronuclear multiple bond correlation,HMBC)、异核单量子关系谱(heteronuclear singular quantum correlation,HSQC)等,对于结构复杂或用一维 NMR 方法难以完全确认结构的化合物,二维谱测试可更有效地确证药物的结构。

分子结构中含 F 或 P 元素的药物,进行 F 或 P-NMR 谱测试,除可提供相应元素的种类、在分子中所处的化学环境等信息外,对药物元素组成测试亦有佐证作用。

(5)质谱:质谱(MS)可用于药物的分子式和分子质量的测定、同位素的分析、定性或定量的分析,重要的结构信息包括母离子峰、同位素离子峰、碎片离子峰和它们的相对丰度等。

母离子峰是确证药物分子式的有力证据,应根据药物自身结构特性选择适宜的离子化方式如电子轰击电离(electron impact ionization,EI)、化学电离(chemical ionization,CI)、电喷雾电离(electrospray ionization,ESI)、大气压化学电离(atmospheric pressure chemical ionization,APCI)、基质辅助激光解析电离(matrix-assisted laser desorption ionization,MALDI 等),同时尽可能地获取母离子峰和较多的可反映药物结构特征的碎片离子峰。

对含有 Cl、Br 等特征同位素元素的药物,利用母离子峰及其同位素峰丰度间的特征关系,可以判断药物中部分组成元素的种类、数量。

高分辨率质谱通过精确测定离子的质量确定药物的分子式,但它不能反映药物的纯度、结晶水、结晶溶剂、残留溶剂等情况。

随着科学技术的发展,在药物研究中也采用了 GC-MS、LC-MS、MS-MS 等方法,研究时应根据药物的组成和结构特征选用适宜的方法。

(6)X-衍射:粉末 X-衍射可用于固态单一化合物的鉴别与晶型确定、晶态与非晶态物质的判断、多种化合物组成的多相(组分)体系中的组分(物相)分析(定性或定量)、原料药

(晶型)的稳定性研究等。

单晶 X-衍射可获得有关药物晶型的相关信息、药物的相对或绝对构型,以及与药物以结晶形式存在的水/溶剂及含量等一系列信息。

(7) **热分析**:热分析法是在程序控制温度下,准确记录物质理化性质随温度变化的关系,研究其在受热过程所发生的晶型转化、熔融、蒸发、脱水等物理变化,或热分解、氧化还原等化学变化,以及伴随发生的温度、能量或重量改变的方法。

热分析测定主要包括热重分析和差示扫描量热分析两种类型。由于物相变化(如失去结晶水、结晶溶剂,或晶型转化、熔融、热分解等)时的温度基本保持不变,所以,热分析可反映药物的多晶型、物相转化、结晶水、结晶溶剂、相容性、热分解和稳定性等特征。TGA 曲线通常呈台阶状,重量基本不变的区段称为平台,利用这种特性,可以方便地区分供试品所含的水分/溶剂是吸附状态还是结晶状态,并可根据平台之间的失重率计算出所含水分/溶剂的比例;TGA 也可用于干燥失重测定。

4. 参考文献和对照品 在结构确证研究中,参考文献和结构确证用对照品具有重要的佐证意义,但不是药物结构确证研究的必要条件。

引用的参考文献应选自国内外权威期刊或专利,并应注意不同的测试条件所得测试结果可能存在的差异。药物不同研发阶段的参考文献对药物结构确证所起的佐证作用可能也不同。

不同来源的结构确证用对照品对药物结构确证的佐证程度不同。对于从制剂中提取、精制所得的结构确证用对照品,如未能验证在提取过程中晶型是否变化,此结构确证用对照品不能作为晶型测定和与晶型有关的其他图谱(如 IR、粉末 X-射线衍射)以及理化性质(如熔点、差热分析、热重分析)检测的对照依据。结构确证用对照品和测试样品应在同一仪器上采用相同的测试条件进行测试,其纯度不低于精制品纯度,以保证结构确证用对照品对药物结构确证的支持。

5. 综合解析 药物结构确证研究中,不同方法所获得的结构信息相对分散,需要通过综合的关联分析和归纳,才能实现药物结构的完整确证。综合解析不是对各项试验结果的简单罗列。

仿制药物的结构确证工作相对简单,可借助文献数据或对照品数据的比对分析进行结构确证。对原料药制备工艺的分析可为药物的结构确证提供间接的依据。

对于创新药物,由于没有相关的文献和对照品,单一的信息往往不能证明药物的结构,需要对各种方法所得结果进行综合分析,才能准确地解析药物结构,包括绝对构型以及晶型、结晶水/结晶溶剂的情况。

(二)命名原则

药品中文名称须按照《中国药品通用名称》收载的名称及其命名原则命名。《中国药典》收载的药品中文名称均为法定名称。药品英文名称除另有规定外,均采用国际非专利药名(International Nonproprietary Names for Pharmaceutical Substances,INN)。

1. 药物命名的主要原则

1) 药品名称应科学、明确、简短;应尽量采用词干已确定的译名,使同类药品能体现系统性。

根据中文表述的习惯,药品中文名称大都以 4 个左右的汉字命名为宜。如头孢他啶

（ceftazidime）、环丙沙星（ciprofloxacin）、硝苯地平（nifedipine）和普鲁卡因（procaine）等；其中，头孢（cef-）、沙星（-oxacin）、地平（-dipine）和卡因（-caine）分别是头孢菌素类抗生素、喹诺酮类合成抗菌药、二氢吡啶类钙通道阻滞药和卡因类局部麻醉药的词干。

2）没有 INN 名称的药物，可根据 INN 命名原则进行英文名命名。

例如，创新药物安妥沙星（antofloxacin），为喹诺酮类合成抗菌药，其命名符合《中国药品通用名称》和 INN 的命名原则。

3）药品的命名应避免采用可能给患者暗示的有关药理学、解剖学、生理学、病理学或治疗学的药品名称，并不得用代号命名。

例如，药物"对乙酰氨基酚"（paracetamol，acetaminophen）已经不能再命名为"扑热息痛"、"地西泮"（diazepam）也不再命名为安定。法国 Roussel-Uclaf 公司研制成功的抗早孕药 RU-486（代号）注册上市的药品通用名称为米非司酮（mifepristone）。

4）对于沿用已久的药品名称，如必须改动，可列出其曾用名作为过渡。药品通用名称不采用药品的商品名（包括外文名和中文名）。药品的通用名称（包括 INN）及其专用词干的英文及中文译名，也均不得作为商品名或用以组成商品名或用于商标注册。

2. 化学原料药的命名原则

1）中文通用名称尽量与 INN 英文名称相对应。可采用音译、意译或音意合译的方法，一般以音译为主。如阿司匹林（asprin）、安替比林（antipyrine，phenazone）、对乙酰氨基酚（paracetamol）等。

2）无机化学药品，若化学名称常用且较简单，应采用化学名称；若化学名称不常用，可采用通俗名称。如盐酸；酸式盐以"氢"表示；碳酸氢钠不用"重"字。

3）有机化学药品，其化学名称较短者，可采用化学名称，如苯甲酸；已习用的通俗名称，如符合药用情况，可尽量采用，如糖精钠、甘油等。INN 名称较冗长者，可根据实际情况，采用下列方法命名。

（1）音译命名：音节少者，可全部音译，如可待因（codeine）；音节较多者，可采用简缩命名，如阿米替林（amitriptyline）。音译要注意顺口、易读，用字通俗文雅，字音间不得混淆，重音要译出。

（2）意译（包括化学命名和化学基团简缩命名）或音意结合命名：在音译发生障碍，如音节过多等情况下，可采用此法命名，如氯丙嗪（chlorpromazin）。

（3）与酸成盐或酯类的药品：统一采取酸名列前，盐基（或碱基）名列后，如：硫酸链霉素（streptomycin sulfate）、醋酸氢化可的松（hydrocortisone acetate）、棕榈氯霉素（chloramphenicol palmitate）。与有机酸成盐的药品，一般可略去"酸"字，如：桂利嗪氯贝特（cinnarizine clofibrate）为桂利嗪的氯贝丁酸盐。英文词尾为"-ate"的酯类药，可直接命名为"××酯"，如氯贝丁酯（clofibrate）为氯贝丁酸的乙酯。与缩合基加合成酯类的药品亦可将"××酯"列后，如头孢卡奈达酯（cefcanel daloxate）。

（4）季铵盐类药品，一般将氯、溴置于铵前，如苯扎溴铵（benzalkonium bromide）。除沿用已久者外，尽量不用"氯化××"，"溴化××"命名，如溴化新斯的明（neostigmine bromide）已经规范命名为溴新斯的明。与有机酸组成的季铵类药品，酸名列于前，一般亦可略去"酸"字，如甲硫阿镁铵（amezinium metilsulfate）。

4）对于光学异构体的命名，左旋或右旋，以左或右冠于通用名前，英文冠以 levo 或

dex,如：左氧氟沙星(levofloxacin)和右美沙芬(dextromethorphan)；天然氨基酸或糖类不标出 L 构型或 D 构型,如脯氨酸(proline)。合成的 D 构型或消旋的氨基酸要标出；合成的 L 构型或消旋的糖类同样处理。

5) 对于特指的消旋体的命名,以消旋冠于通用名前,英文冠以 race-,如消旋甲酪氨酸(racemetirosine)。

6) 对于几何异构体的命名,顺式或反式,以顺或反冠于通用名前,英文冠以 cis 或 trans,如：顺铂(cisplatin)。

7) 生化药的英文名称一般仍以 INN 为准；如无 INN 名称,可参照中国生化协会审定的生化名词,并结合药学的特点或常规使用名称拟定。如尿激酶(urokinase)、胰蛋白酶(trypsin)、腺苷三磷酸(adenosine triphosphate)。生长素类药根据其来源和药学特点等,采用音意结合拟定中文译名,如生长释素(somatorelin)、牛亮氨生长素(somavubove)、猪诺生长素(somenopor)。

8) 单克隆抗体和白细胞介素类药,采用音意结合简缩命名,如阿托度单抗(dorlimomab aritox)、比西单抗(biciromab)、替西白介素(teceleukin)。

9) 放射性药品,在药品名称中的核素后加直角方括号注明核素符号及其质量数,如碘[131 I]化钠。

10) 化学结构已确定的天然药物提取物,其外文名称系根据其属种来源命名者,中文名可结合其属种名称命名,如青蒿素(artemisinin)、青霉胺(penicillamine)；外文名称不结合物种来源命名者,中文名可采用音译,如吗啡(morphine)、阿米卡星(amikacin)。化学结构不完全清楚者,可根据来源或功能简缩命名,如杆菌肽(bacitracin)、配糖体。缀合词根的命名采用"苷"命名,以便与化学命名相一致,如去乙酰毛花苷(deslanoside)、依托泊苷(etoposide)。

3. 化学药物制剂的命名细则

1) 药品制剂的命名,原料药名称列前,剂型名称列后,如吲哚美辛胶囊(indometacin capsules)、盐酸普鲁卡因注射液(procaine hydrochloride injection)、盐酸丙卡特罗气雾剂(procaterol hydrochloride aerosol)。

2) 药品制剂名称中,说明用途或特点的形容词,宜列于药品名称之前,如吸收性明胶海绵(absorbable gelatin sponge)、吸入用硫酸沙丁胺醇溶液(salbutamol sulfate solution for inhalation)。对于注射用无菌粉末,原则上命名为"注射用×××",如注射用头孢唑林钠(cefazolin sodium for injection)。

3) 复方制剂根据处方组成的不同情况可采用以下方法命名：

(1) 两组分：原则上将两个药品名称并列,如注射用头孢哌酮钠舒巴坦钠(cefoperazone sodium and sulbactam sodium for injection)；因为使用词干构成的通用名称太长,亦可将每个组分选取 1~2 个字的缩字法构成通用名称(不得使用词干),如酚咖片(paracetamol and caffeine tablets)、氨酚可待因片(paracetamol and codeine phosphate tablets)；若组分相同,处方量不同,使用(量/量)或罗马数字Ⅰ、Ⅱ等标识。

(2) 三组分及以上：采用缩字法命名,可使用"复方",取两到三个组分,分别选取一到两个字,构成通用名称。如复方门冬维甘滴眼液(compound aspartate, vitamin B_6 and dipotassium glycyrrhetate eye drops)、酚麻美敏片(paracetamol, pseudoephedrine

hydrochloride,dextromethorphan hydrobromide and chlorphenamine maleate tablets)。

（3）多组分复方制剂：难以简缩命名者，可由"复方"加主成分的通用名称进行命名，如复方酮康唑乳膏（compound ketoconazole cream）、复方磺胺甲噁唑片（compound sulfamethoxazole tablets)等；也可采取药名结合品种数进行命名，如复方氨基酸注射液（18AA-Ⅰ,18AA-Ⅱ)[compound amino acid injection（18AA-Ⅰ,18AA-Ⅱ），由 18 种氨基酸组成，并有不同规格]、多维元素片（21）[vitamins with minerals tablets（21），由氨基酸和微量元素共 21 种成分组成]。

4.中药通用名称命名细则

（1）中药材：中药材系指用于中药饮片、中药提取物、中成药原料的植物、动物和矿物等材料。中药材名称应包括中文名称（附汉语拼音）和拉丁名称（属名，或属名＋种＋药用部位）。可直接选用动物、植物或矿物的名称，应明确药用部位，并区分人工和天然制品。如青蒿（Artemisiae Annuae Herba）、人参叶（Ginseng Folium）、人工牛黄（Bovis Calculus Artifactus）。

（2）中药饮片：中药饮片系指中药材经过净制、切制或炮制后的加工品，其名称应与中药材名称相对应。中药饮片名称包括中文名称和拉丁名称（中药材拉丁名称后加上 Praeparata）。净制、切制的生用饮片，按原中药材命名；特殊管理的毒性药材，名称前应加"生"字；鲜品饮片在名称前可加上"鲜"字。以炒、蒸、煅等方法炮制的中药饮片，在中药材名前冠以炮制方法或后缀以炮制后的形态名；加辅料炮制的中药饮片，应冠以辅料名。如甘草（Glycyrrhizae Radix Et Rhizoma）、草乌（Aconiti Kusnezoffii Radix）、制草乌（Aconiti Kusnezoffii Radix cocta）、炙红芪（Hedysari Radix Praeparata Cummelle）。

（3）中药提取物：中药提取物系指净药材或炮制品经适宜的方法提取、纯化制成的供中成药生产的原料。中药提取物的名称一般以中药材名称加提取物构成，同时给出英文名称，不设拉丁名称。已提纯至某一类成分的应以药材名称加成分类别命名。如甘草流浸膏（licorice liquid extract）、人参总皂苷（total Ginsenoside Ginseng Root）等。

（4）中成药：中成药系指以中药材、中药饮片或中药提取物及其他药物，经适宜的方法制成的各类制剂。中成药名称包括中文名和汉语拼音。单味制剂一般应采用中药材、中药饮片或中药提取物加剂型命名。复方制剂主要采用君药味的名称，或其成分、功能，结合剂型的命名方法。如双黄连口服液、银翘解毒片、云南白药等。

5.生物制品通用名称细则

（1）已有 INN 名称的生物制品中文通用名称应尽量与其英文名相对应。如狂犬病人免疫球蛋白（human rabies immunoglobulin）、卡介苗（BCG vaccine）、重组人促红素（recombinant human erythropoietin）。

（2）尚无 INN 名称的，可以疾病、微生物、特定组成成分或材料等命名，并应标明药品剂型，如重组人白介素-2（recombinant human interleukin-2）等。

（三）药物的性状

药品的性状既是其内在特性的体现，又是其质量的重要表征。在性状研究中，应考察和记载药品的外观、臭、味、溶解度、物理常数以及内在的稳定性特征等。

1.外观与臭味　外观是对药品的色泽和外表的感官规定。药品外观性状可因生产条件的不同而有差异，或因放置、贮藏等环境因素影响而发生变化。

臭是指药品本身所固有的气味,不包括因混有不应有的残留有机溶剂而带入的异臭。药品若出现不应有的异臭,则表明其质量有问题。如青霉素钠"无臭或微有特异性臭"。

具有特有味觉的药品,必须加以记述。如阿司匹林"味微酸"、盐酸氯丙嗪"味极苦"。但是,对于毒品药物、剧毒药物、麻醉药物,为保障分析检验者的安全,则不做"味觉"的记述。如盐酸吗啡的一般性状描述:"本品为白色、有丝光的针状结晶或结晶性粉末;无臭;遇光易变质"。

凡药品有引湿性、风化、遇光变色等与贮藏条件有关的性质,应重点考察记述,并与"贮藏"条件要求相呼应,以保障药品质量合格。

如盐酸四环素的一般外观性状规定:本品为黄色结晶性粉末;无臭,味苦;略有引湿性;遇光色渐变深,在碱性溶液中易破坏失效。其"贮藏"项下规定:遮光,密封或严封,在干燥处保存。

如药物的晶型、细度或制成溶液后的颜色对质量有较大影响时,须做严格控制,并在"检查"项下另做具体规定。如棕榈氯霉素混悬液须对 A 晶型进行限度检查。

药物的引湿性(与风化相反)是指在一定温度及湿度条件下,该药物吸收水分的能力或程度的特性。供试品为符合药品标准的药物,试验结果可作为选择适宜的药品包装和储存条件的参考。试验方法如下:

(1) 取干燥的具塞玻璃称量瓶(外径为 50mm,高为 15mm)于适宜的 25℃±1℃恒温干燥器(下部放置氯化铵或硫酸铵饱和溶液)或人工气候箱(设定温度为 25℃±1℃,相对湿度为 80%±2%)中放置 24 小时后,精密称定重量(m_1)。

(2) 取供试品适量,平铺于上述称量瓶中,供试品厚度一般约为 1mm,精密称定重量(m_2)。

(3) 将称量瓶敞口,并与瓶盖同置于上述恒温、恒湿条件下 24 小时。

(4) 盖好称量瓶盖子,精密称定重量(m_3)。

(5) 引湿性特征描述与引湿性增重的界定:①潮解指吸收足量水分形成液体;②极具引湿性指引湿增重不小于 15%;③有引湿性指引湿增重小于 15%但不小于 2%;④略有引湿性指引湿增重小于 2%但不小于 0.2%;⑤无或几乎无引湿性指引湿增重小于 0.2%。

引湿增重:百分率=$(m_3-m_2)/(m_2-m_1)×100\%$

2. 溶解度 溶解度指在一定的温度、压力和溶剂条件下一定量的饱和溶液中溶质的含量。药物溶解度测定的试验方法和近似溶解度表述的名词术语要执行现行版药典的规定。

通常根据药物的性质,选择精制工艺或制备溶液等所需要的常用溶剂进行溶解度考察试验。常用的溶剂有水、乙醇、乙醚、三氯甲烷、无机酸和碱溶液等。避免使用有毒、昂贵或不常用的溶剂。

药品标准"性状"项中溶解度的描述,按溶解度从大到小依次排列,溶解度相似的溶剂按极性从大到小排列,在酸或碱溶液中的溶解度列于最后。

药品晶型的不同、所含结晶溶剂的不同、杂质及其含量的不同、成盐状态的异常等情况,都会影响其溶解度。所以,测定药品溶解度,或检查使用特定溶剂制成的溶液的澄清度与颜色等,既观测了性状,也反映了质量。

示例 2-2 ChP2015 中阿司匹林的溶解度规定:本品在乙醇中易溶,在三氯甲烷或乙醚中溶解,在水或无水乙醚中微溶,在氢氧化钠溶液或碳酸钠溶液中溶解,但同时分解。其"溶液的澄清度"要求：取本品 0.50g，放入加热至约 45℃的 10mL 碳酸钠试液溶解后，溶液应澄清。阿司匹林的化学结构式见图 2-1。

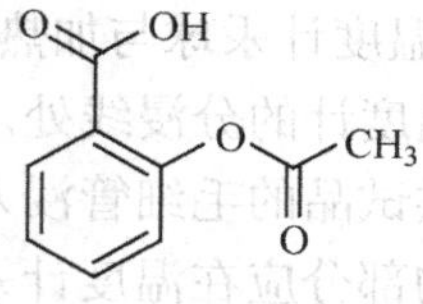

3. 物理常数　物理常数系指药物固有的物理性质特征，故应采用质量合格的精制品进行测定，并应明确说明精制方法和纯度，并列出实验数据。但是，在药品标准中规定的物理常数，则是根据符合临床用药要求的供试品测定结果制定的。

图 2-1　阿司匹林结构式

通过物理常数的测定，可对药品进行鉴别及纯度检查。测定时应严格按照现行版药典中规定的方法和要求进行测定，并参考国内外现行版药典及其他文献的结果，以便设置合理的范围。至于选择哪些物理常数纳入到药品标准中以进行质量控制，则应根据不同药品的具体情况有针对性地选定。

常见物理常数测定的方法、要求、注意事项等要点分别概述如下：

1) 熔点：熔点系为结晶物质在一定压力（除另有说明外，均为大气压）下被加热到一定温度，当其固液两态的蒸汽压达到平衡时，即从固态转变为液态所对应的温度。大多数受热稳定的化合物都有固定的熔点，即在一定压力下，固液两态之间的变化非常敏锐，自初熔至全熔的温度范围称为熔距（或称为熔程、熔点范围），通常为 0.5~1.0℃。熔点是多数固体有机药物的重要物理常数，常用毛细管法测定，也可以采用差示扫描量热法或用显微熔点仪观测。

如果被测药物含有杂质，其熔点往往较其纯品低，且熔程较长。因此，可以根据熔点的变化和熔程的长短来检验药品的纯度。如果测得未知物质与某已知物质的熔点相同，再按不同比例混合，测定熔点，若无降低现象，两者即为同一物质；若熔点下降（少数情况会升高），熔点范围显著增大，则两者是不同物质。所以，熔点测定是简单而可靠的药物鉴别方法和纯度检查手段。

药品熔点的测定须照现行版药典通则 0612 规定的测定法进行。依照待测物质性质的不同，分别有适用于易粉碎固体药品、不易粉碎固体药品、凡士林或其他类似物质熔点测定等三种方法。

(1) 易粉碎固体药品的测定法（ChP2015 四部，通则 0612）：药品标准的熔点项下未注明测定方法时，均系指第一法。

取供试品适量，研成细粉，除另有规定外，应按照各品种标准项下干燥失重的条件进行干燥。若该药品为不检查干燥失重、熔点范围低限在 135℃以上、受热不分解的供试品，可采用 105℃干燥；熔点在 135℃以下或受热分解的供试品，可在五氧化二磷干燥器中干燥过夜或用其他适宜的干燥方法干燥，如恒温减压干燥。

分取供试品适量，置熔点测定用毛细管（用中性硬质玻璃管制成，长 9cm 以上，内径 0.9~1.1mm，壁厚 0.10~0.15mm，一端熔封；当所用温度计浸入传温液中 6cm 以上时，管长应适当增加，应露出液面 3cm 以上）中，轻击管壁或借助长短适宜的洁净玻璃管，垂直放在表面皿或其他适宜的硬质物体上，将毛细管自上口放入使自由落下，反复数次，使粉末紧密集结在毛细管的熔封端。装入供试品的高度为 3mm。另将温度计（分浸型，具有 0.5℃刻度，经熔点测定用对照品校正）放入盛装传温液（熔点在 80℃以下者，用水；熔点介于 80~200℃之间者，用黏度不小于 $50mm^2/s$ 的硅油；熔点高于 200℃者，用黏度不小于 $100mm^2/s$ 的硅油）的容器中，温度计汞球部的底端与容器的底部距离应在 2.5cm 以上（用内加热的容器,温度计汞球与加热器表面距离为 2.5cm 以上);加入传温液,使传温液受热后的液面达到温度计的分浸线处。将传温液加热,当温度上升至较规定的熔点低限约低 10℃时,将装有供试品的毛细管浸入传温液,贴附在温度计上(可用橡皮圈或毛细管夹固定),毛细管的内容物部分应在温度计汞球中部;继续加热,调节升温速率为每分钟 1.0~1.5℃,加热时须不断搅拌使传温液温度保持均匀,记录供试品从初熔至全熔时的温度,重复测定 3 次,取其平均值,即得。

"初熔"系指供试品在毛细管内开始局部液化出现明显液滴时的温度。

"全熔"系指供试品全部液化时的温度。

测定熔融同时分解的供试品中,方法如上所述,但调节升温速率为每分钟上升 2.5~3.0℃;供试品开始局部液化时(或开始产生气泡时)的温度为初熔温度;供试品固相消失全部液化时的温度为全熔温度。若固相消失不明显时,应以供试品分解物开始膨胀上升时的温度作为全熔温度。某些药品无法分辨其初熔、全熔时,可以其发生突变时的温度作为熔点。

(2) 不易粉碎固体药品的测定法(ChP2015 四部,通则 0612):不易粉碎的固体药品(如脂肪、脂肪酸、石蜡、羊毛脂等)。

取供试品,注意用尽可能低的温度熔融后,吸入两端开口的毛细管(同第一法,但管端不熔封)中,使供试品高达 10mm。在 10℃ 或 10℃ 以下冷处静置 24h,或置冰上放冷不少于 2h,凝固后用橡皮圈将毛细管紧缚在温度计(同第一法)上,使毛细管的内容物部分处于温度计汞球中部。照第一法将毛细管连同温度计浸入传温液中,供试品的上端应在传温液液面下约 10mm 处;小心加热,使温度上升至较规定的熔点下限尚低 5℃时,调节升温速率(每分钟上升不超过 0.5℃),至供试品在毛细管中开始上升时,检读温度计上显示的温度,即得。

(3) 熔点测定注意事项:供试品受热后出现的"发毛""收缩""软化"等变化过程,均不做初熔判断。以上过程后形成的"软质柱状物"尚无液滴出现,也不做初熔判断。

熔点测定用毛细管的内径过大,全熔温度常常会偏高 0.2~0.4℃。传温液不同,同一药物熔点的测定结果也常常有所不同。升温速度一般为 1~1.5℃/min,如果升温太快,如每分钟升温 3℃,熔点可偏低约 1℃。所以,熔点测定用毛细管、传温液和升温速度均必须符合测定法的规定。

熔点测定用温度计应经熔点测定用对照品校正。熔点测定用对照品通常有以下几种:香草醛 83℃,乙酰苯胺 116℃,非那西汀 136℃,磺胺 166℃,茴香酸 185℃,磺胺二甲嘧啶 200℃,双氰胺 210.5℃,糖精钠 229℃,咖啡因 237℃,酚酞 263℃。校正时,用待校温度计按规定方法测定选取的校正用对照的熔点,温度计读数与对照品规定值之差即为校正值。然后,在同一条件下测定供试品的熔点,其读数经校正值校正,即得实际熔点。

结晶性药物一般均有明确的熔点。进行熔点测定的药物,应该在熔点以下遇热时不分解,晶型不转化,并且要易于判断其初熔和全熔。所以,β-内酰胺类抗生素的药品标准中均无熔点测定;熔点在 200℃ 以上,熔融并同时分解的药物,熔点一般也不列入其药品标准。

药品标准中规定的熔点范围一般为 4℃。合格供试品的熔点应在规定的熔点范围内,并且熔距一般不应超过 2℃。供试品初熔前的变化阶段越长,熔距越长,或与规定熔点差距越大,常常反映供试品的质量越差。

示例 2-3　ChP2015 中乙琥胺的熔点（通则 0612 第三法）：应为 43～47℃（以液状石蜡为传温液），结构式见图 2-2。ChP2015 中卡马西平的熔点（通则 0612）：应为 189～193℃，结构式见图 2-3。

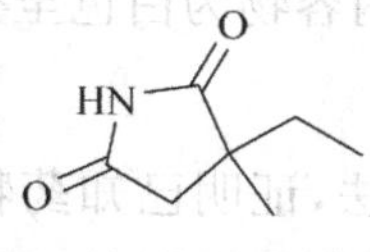

图 2-2　乙琥胺结构式 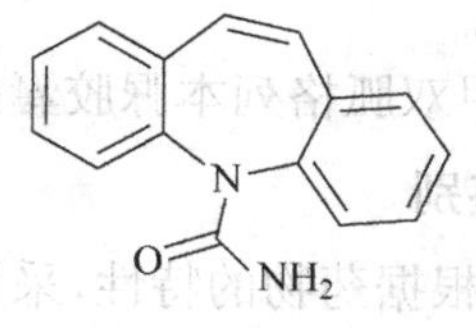　　　　　　　图 2-3　卡马西平结构式

2）旋光度：分子结构中具有不对称的碳原子，并以单一对映体形式存在的有机化合物，它们的溶液对平面偏振光大都有旋光作用，常常称这些手性化合物为光学活性化合物。

平面偏振光通过含有某些光学活性化合物的液体或溶液时，能引起旋光现象，使偏振光的平面向左或向右旋转。旋转的度数称为旋光度。偏振光透过长 1dm 并且每 1mL 中含有 1g 旋光性物质的溶液，在一定波长与温度下测得的旋光度称为比旋度。

（1）旋光度测定法：除另有规定外，旋光度测定法系用钠光谱的 D 线（589.3nm）测定旋光度，测定管长度为 1dm（如使用其他管长，应进行换算），测定温度为 20℃±0.5℃（或各品种项下规定的温度）。使用度数至 0.01°并经过检定的旋光计。旋光计的检定可用标准石英旋光管进行，读数误差应符合规定。

（2）旋光度测定注意事项：每次测定前应以溶剂做空白校正，测定后，再校正一次，以确定测定时零点有无变动；如第 2 次校正时发现零点有变动，则应重新测定旋光度。配制溶液及测定时，均应调节温度至 20℃±0.5℃（或各品种项下规定的温度）。

物质的旋光度与测定光源、测定波长、溶剂、浓度和温度等因素有关，因此，旋光度测定研究时应注意比较选择，表示物质的比旋度应注明测定条件。

（3）旋光度测定应用：旋光度的大小与手性光学活性化合物的分子立体结构特征相关。大多数手性药物的左旋体和右旋体的生物活性也显著不同。

所以，旋光度测定是保证手性光学活性药品质量的重要措施。旋光度测定（或比旋度）可用于手性药物的含量测定，又可以用于手性药物的区分鉴别或纯杂程度的检查。如：葡萄糖及其注射液等。

3）其他：对于液体药物还有相对密度、馏程、凝点、折光率和黏度等物理常数。这些物理常数均应按照现行版药典附录相应的测定法测定，可用于区分不同药物、检查某些药品的纯杂程度。

示例 2-4　药用辅料，湿润剂乙醇为无色澄清液体，易挥发，易燃烧，燃烧时显淡蓝色火焰；加热至约 78℃，即沸腾。其性状项下分别测定相对密度、折光率和溶解度。

相对密度：本品的相对密度（通则 0601）不大于 0.8129，相当于含 C_2H_6O 不少于 95.0%（mL/mL）。

折光率：本品的折光率为 1.3624，比水稍高。

溶解度：与水、甘油、三氯甲烷或乙醚能任意混溶。

4. 制剂的性状　制剂的性状应重点考察其外形、颜色和（或）内部（内容物）特征。制剂的性状可能因生产条件的正常波动而略有差异,只要这些差异不影响药品的质量,一般是允许的,并应在性状中有所体现。

示例 2-5   二甲双胍格列本脲片的性状:本品为白色至类白色片或薄膜衣片,除去包衣后显白色或类白色。

示例 2-6   二甲双胍格列本脲胶囊的性状:本品的内容物为白色至类白色颗粒或粉末。

(四)药物的鉴别

药物的鉴别是根据药物的特性,采用专属可靠的方法,证明已知药物真伪的试验,不是对未知物质进行定性鉴定或确证分析的试验。用于区分药物类别的试验称为"一般鉴别试验",能够证实具体药物的试验称为"专属鉴别试验"。

"药物的鉴别试验"详细内容见本书第三章。

1. 常用鉴别试验的方法与特点   药物的鉴别试验要采用专属性强、灵敏度高、重复性好、操作简便的方法。常用的方法有化学、色谱、光谱或生物学方法等。

2. 鉴别试验选择的原则   制定药品标准时,鉴别试验的方法很多,选取并纳入药品标准的基本原则如下:

(1)要有一定的专属性、灵敏性和简便性;

(2)尽可能采用现行版药典已收载的方法;

(3)一般选用 2～4 种不同类型的方法,化学法与仪器法相结合,相互取长补短;

(4)原料药应侧重于具有指纹性的光谱方法,制剂应侧重于抗干扰的专属性色谱方法。

药品鉴别应根据其结构特征进行试验方法的设计和建立,机制要明确,耐用性要好,并注意结构相似药物可能存在干扰和鉴别区分。

对手性药物,应特别注意立体构型的专属鉴别,如已制定比旋度测定或立体异构体检查项时,可不考虑鉴别方法的立体专属性。

(五)药物的检查

药品标准中的检查项目包括对药物的安全性、有效性、均一性和纯度四个方面的状态所进行的试验分析,是按照批准的来源、处方、生产工艺、贮藏运输条件等所制定的质量控制指标。所以,药品的检查项目要结合生产工艺、供应和使用过程中可能的变化,有的放矢,全面研究,将能够反映药品质量稳定均一性、有利于药品质量控制的项目和指标纳入药品标准,以保障药品的安全和有效。

1. 安全性检查   药品的安全性(safety)系指合格的药品,在正常的用法和用量下,不应引起与用药目的无关和意外的严重不良反应。

药品中存在的某些微量杂质可能对生物体产生特殊的生理作用,影响用药的安全。体现药品安全性的主要指标包括异常毒性、热原、细菌内毒素、升压物质、降压物质、无菌、微生物、过敏性等。这些指标大都采用生物检定法检查,对于注射给药的药品质量控制尤其重要。眼用制剂、烧伤或严重创伤治疗用的外用制剂也必须进行无菌检查。在药品质量研究过程中,应结合药物的自身特性,照药典通则中规定的检查法,进行药品的安全性检查试验研究、方法验证和适宜指标的设置。

药品的安全性也指药物开发研究中所进行的急性毒性、长期毒性、致畸、致癌、致突变等试验考察;以及药品按规定的适应证、用法和用量使用后,人体产生的不良反应的情况。药物的这些安全性特征均须在药品上市销售前进行系统的研究确定,并在临床使用过程中注意跟踪考察和完善,确保用药安全。这些内容一般不是药品质量分析检验时安全性检查控制的项目内容。

2. 有效性检查　药品内在的有效性(efficacy)指在规定的适应证、用法和用量的条件下,能满足预防、治疗、诊断人的疾病,有目的地调节人的生理功能的要求。在大多数情况下,药品内在的有效性均是以动物试验为基础,并最终以临床疗效来评价。

与药品内在的有效性不同,药品质量控制的有效性则是指研究建立的药品标准所使用的分析检测方法必须有效地满足药品质量检定的专属灵敏、准确可靠的要求,所设置的项目和指标限度必须达到对药品的特定临床使用目标的有效控制。

药品的有效性大都通过各种形式的药物制剂来实现,所以制剂的有效性检查常常显得更为重要。制剂必须符合《中国药典》2015 年版四部制剂通则(通则 0100)的要求。制剂的有效性还可以通过《中国药典》2015 年版四部通则中有关的检查项目进行控制。如崩解时限、融变时限、溶出度、释放度、含量均匀度、最低装量、片剂脆碎度、吸入剂的雾滴(粒)分布、贴剂黏附力等检查或测定。

3. 均一性检查　药品的均一性(uniformity)是指药物及其制剂按照批准的来源、处方、生产工艺、贮藏运输条件等所生产的每一批次的产品,都符合其质量标准的规定,满足用药的安全性和有效性要求。原料药的均一性主要体现为产品的纯杂组成不变,程度可控,质量恒定。

药物制剂的均一性则体现为各单位剂量之间的均匀程度。如片剂等固体制剂的重量差异、含量均匀度、溶出度等。由于临床用药都是按单位剂量进行,制剂均一性不合格则有可能造成患者用药达不到目的,甚至危及患者生命安全,所以制剂的均一性检查是保障用药安全的重要措施。

4. 纯度检查　药品的纯度(purity)检查系指对药品中所含的杂质进行检查和控制,以使药品达到一定的纯净程度而满足用药的要求。任何影响药品纯度的物质均称为杂质。药品中的杂质无治疗作用,或者影响药物的稳定性和疗效,甚至影响药物的安全性。药品的纯度检查也就是杂质检查,目的是为了保证药品的质量,保障临床用药的安全和有效。

杂质的研究是药品研发的一项重要内容。它包括选择合适的分析方法,准确地分辨与测定杂质的含量并综合药学、毒理及临床研究的结果确定杂质的合理限度,这一研究贯穿于药品研发的整个过程。由于药品在临床使用中产生的不良反应除了与药品本身的药理活性有关外,有时与药品中存在的杂质也有很大关系。例如,青霉素等抗生素中的多聚物等高分子杂质是引起过敏的主要原因。规范地进行杂质研究,并将其控制在一个安全、合理的限度范围之内,将直接关系到上市药品的质量及安全性。

药品质量标准中规定进行检查的杂质系指在按照规定的工艺和规定的原辅料生产的药品中,由其生产工艺或原辅料带入的杂质,或在储存过程中产生的杂质;不包括变更生产工艺或原辅料而产生的其他杂质,也不包括掺入或受污染而引入的外来物质。

药品不得掺入或受污染引入其组分以外的外来物质。对于假冒伪劣药品,必要时应根据各自的情况,可采用法定方法以外的专属灵敏方法予以检查。

(1) 药品标准中杂质检查项目的确定:研发药品时,必须参照 ICH 等的指导原则对杂质进行系统研究,并对有关物质进行安全性评价,采用有效的方法进行分离分析和检验。对含量在 0.1% 及其以上的杂质以及含量在 0.1% 以下具有强烈生物作用的杂质或毒性杂质，予以定性或确证结构。对在稳定性试验中出现的降解产物，也应按上述要求进行研究。

（2）药品标准中的杂质检查项目应该包括研究和稳定性试验考察检出的，并在批量生产中出现的杂质和降解产物，并包括相应的限度，结构已知或未知的这类杂质属于特定杂质。在药品标准中，那些没有针对性指标，但是通过总量检查和限度控制的杂质，则称为非特定杂质。

除降解产物和毒性杂质外，在原料中已经控制的杂质，在制剂中一般不再控制。制剂还应重点考察制剂处方工艺和贮藏过程中可能产生的降解杂质，并注意和排除辅料对杂质检查的干扰。

（3）杂质检查方法：杂质的检查法应专属、灵敏，满足杂质限度检查的要求。有关物质常用色谱法进行检查。必须充分考察分离效能，如用药物的粗制品，或用成品加中间体，或将成品经强酸、强碱、光照、加热等苛性条件进行破坏处理后，在色谱试验条件下进行样品的分离，以考察色谱系统的适用性。杂质检查分析方法的建立应按相关要求进行方法验证。

药物研究中出现的杂质和降解产物，应进行分离纯化制备或合成制备，以供安全性和质量研究所需。无法制得的杂质应在药品申报注册资料和质量标准起草说明中明确依据。

杂质分离分析时，特定杂质中的已知杂质和毒性杂质，应使用杂质对照品进行定位，无法获得对照品的杂质及特定杂质中的未知杂质，可用相对保留值进行定位。

特定杂质中未知杂质的定量可用主成分自身对照法进行计算。已知杂质或毒性杂质对主成分的相对影响因子在 0.9～1.1 范围内时，可以采用主成分的自身对照法计算含量，超出该范围时，宜采用对照品对照法计算含量。

（4）杂质限度的设置：杂质限度的制定应考虑以下因素：杂质及含一定量杂质的药品毒理学研究结果；给药途径；每日剂量；给药人群；杂质毒理学的研究结果；原料药的来源；治疗周期；在保证药品安全有效前提下的生产成本和价格等。

应参照 ICH 等的指南进行研究并设置合理限度。对于非特定杂质的限度，一般均规定为不超过 0.10%。毒性杂质和毒性残留溶剂应严格规定限度。

杂质的检查及其限量设置的原则：首先，要有针对性，应针对药物的生产工艺、稳定性、可能存在的杂质进行系统研究，确定待检查杂质的项目和限度。例如，硝苯地平遇光不稳定，其原料药和其制剂标准中均有杂质 I 和杂质 II 的限度检查。其次，要有合理性，在药物质量标准的研究阶段，考察的检查项目应尽可能全面，但在制定药品质量标准时应合理设置其检查的项目。例如，对于非特定杂质重金属和砷盐，在研究阶段，必须进行检查研究；但是，许多药品标准的检查项下并没有设置重金属和砷盐的检查，主要原因是这些药品中的重金属和砷盐的含量在批准的生产条件和临床使用剂量条件下，均能满足药品使用的安全性要求。

杂质限度的设置，既要从安全有效的角度出发，标准不可太低；也应结合生产和成本的实际，标准不宜过高，以便有效地进行生产，经济地提供药品保障。总之，应根据相关指导原则要求和生产工艺水平，参考有关文献及各国药典，综合考虑确定比较合理的限度。

示例 2-7　盐酸二甲双胍及其制剂检查项中有关物质双氰胺的限度均不得过 0.02%。双氰胺较严格的低限度，既与该杂质的毒性较大有关，又与盐酸二甲双胍的临床使用剂量较高相关。盐酸二甲双胍结构式见图 2-4。

示例 2-8　阿司匹林及其片剂、肠溶片和泡腾片检查项中游离水杨酸的限度分别不得超过标示量的 0.1%、0.3%、1.5% 和 3.0%。阿司匹林及其制剂中游离水杨酸的限度相对宽松,并有不同的限度,既与该杂质相对较低的毒性有关,又与不同的制剂工艺及控制难度有关。

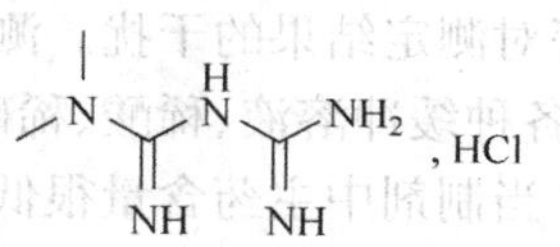

图 2-4　盐酸二甲双胍结构式

(六) 药物的含量(效价)测定

药品(原料及制剂)中所含特定成分的绝对重量占药品总重量的分数为该成分的含量。药品的含量测定是指采用规定的试验方法对药品(原料及制剂)中有效成分的含量进行的测定。药品的含量测定是评价药品质量、保证药品疗效的重要手段。含量测定必须在鉴别无误、杂质检查合格的基础上进行。

凡采用理化方法对药品中特定成分的绝对重量进行的测定称为含量测定。凡以生物学方法或酶化学方法对药品中特定成分以标准品为对照、采用量反应平行线测定法等进行的生物活性(效力)测定称为效价测定。

药物的种类多样,药品含量测定的方法也有许多类型,主要包括容量分析法、光谱分析法、色谱分析法和生物检定法等。在众多的分析方法中,如何选用合适的方法,如何验证方法的适用性,如何确定药品含量的限度,这些问题就是药物含量测定方法学研究的内容。

1. 含量测定方法选择的基本原则　含量测定方法的选择,首先应有针对性,适用于被分析药物的理化和生物学特性,满足其质量控制的要求;其次,应有依据,包括文献、理论及试验依据,建立的方法应符合分析规律;并尽量参考和采用现行版药典收载的方法。

(1) 化学原料药:化学原料药一般纯度要求高,杂质检查限度控制严格,因此对测定方法与结果的要求是准确度高,重复性与精密度好,一般首选容量分析法。方法建立的要求:供试品的取样量应满足滴定精密度的要求;滴定终点应明确;为了排除因加入试剂对测定结果的影响,可采用空白试验进行校正。

容量分析测定法中,应采用《中国药典》2015 年版术语,依操作次序,准确叙述每一操作步骤。并尽可能采用《中国药典》2015 年版四部通则中收载的各种试剂、试液、缓冲液、指示液、滴定液等。如必须另法配置或操作(要特别注意时),应在方法中详尽说明,例如,温度、避光、放置时间等。

具有良好分离效果的色谱法主要用于多组分药物,其他方法测定易受杂质干扰的药物等的含量测定,如硫酸庆大霉素 C 组分、盐酸四环素的含量测定等。所用对照品必须满足纯度高、易于制备和性质稳定等条件。如采用内标法,内标物质应选易得,不得对测定产生干扰,且保留时间和响应值与被测物接近的化学物质。

紫外-可见分光光度法的专属性较色谱法低,准确性又不如容量分析法,所以,原料药的含量测定一般不用紫外分光光度法。如必须采用,可用对照品同时测定,进行比较计算,以减少不同仪器的测定误差;采用吸收系数法时,应给出 $E_{1cm}^{1\%}$ 值,且不宜小于 100,如维生素 A 的含量测定。

用生物效价法测定的原料药,若改用理化方法测定,需对两种测定方法进行比较。

(2) 药物制剂:制剂含量测定要求采用具有良好专属性和准确性的方法。制剂的含量测定首选色谱法。在色谱法中,采用率最高的是 HPLC 法,而 GC 法、TLC 法则应用较少。当辅料不干扰测定时,也可选用 UV 法。同时还应充分考虑辅料、共存物质和降解产物等对测定结果的干扰。测定中应尽量避免使用易挥发、有毒及价格昂贵的有机溶剂,宜用水、各种缓冲溶液、稀酸、稀碱溶液做溶剂。

当制剂中主药含量很低或无较强的发色团,以及杂质影响紫外分光光度法测定时,可考虑选择显色较灵敏、专属性和稳定性较好的比色法或荧光分光光度法。

(3)药物研发:对于药物研发过程中的含量测定,应针对性地选用测定原理不同的多种方法进行含量测定方法学的比较研究,再择优纳入药品标准草案。而对于没有太多合适含量测定方法的药品,如疫苗类、血液制品类等,均应参照《中国药典》2015 年版中有关生物制品的相关规定进行鉴定及试验。

2. 含量测定方法的验证 创新药物的含量测定方法需要研究、建立并验证。即使是仿制药品,有参考资料可循,仍然需要针对生产时的实际情况,如来源、处方、生产工艺和稳定性等,对分析方法进行研究和验证。分析方法的验证首先应包括对实验仪器设备等硬件条件的要求,在此基础上,才能够进行药品质量分析方法的研究建立及其验证考察。

1)对实验室的要求:从事药品质量研究用的实验室应符合国家药品监督管理部门颁布的《药品生产质量管理规范》及其中有关"质量控制实验室管理"的特定要求,即人员、设施、设备应当与产品性质和生产规模相适应;所用仪器设备均应按法定标准进行计量检定;所用试剂应符合相关试剂标准的规定;试验操作者应有良好的专业素质。药品的法定监督检验机构还应符合《药品检验所实验室质量管理规范(试行)》的要求。

2)分析方法的验证:药品含量测定时,对不同的样品常采用不同的分析方法,因此方法的验证内容也各不相同。验证试验所用样品,一般均为原料药精制品(含量>99.5%)或对照品。详见本教材第五章第三节分析方法的验证。

3. 含量限度的制定 药品含量限度是指按规定的测定法测得药品应含"有效物质"的含量范围。凡规定有"含量(效价)测定"的药品,在其药品标准中,均应将其限度规定列在来源或 IUPAC 化学名之后。

药品含量限度的制定:首先,应基于对药品安全性和有效性的保证;其次,考虑生产工艺的实际,兼顾流通和使用过程的影响,并应考虑分析方法的误差;实际生产产品的质量不能低于进行安全性和有效性试验样品的质量,否则须重新进行安全性和有效性的评价。

(1)原料药的含量限度:原料药的含量(效价),除另有规定外,均按所含有效物质(以分子式表示)的质量分数表示(%),不必再加注"(g/g)";但是,液体或气体药品的含量百分数应明确加注。限度应规定有上、下限,其数值一般应准确至 0.1%;如规定上限为 100%以上时,系指用现行版药典规定的分析方法测定时可能达到的数值,它为现行版药典规定的限度或允许偏差,并非真实含有量;当含量上限规定不得超过 101.0%时,可以不标明。化学原料药的含量限度范围,大多数均规定为不得少于 98.5%;若其有关物质含量较高,在确保安全的前提下,主成分的含量限度则常常有所降低,如 β-内酰胺类抗生素药物等。

为了能够正确反映药品有效成分的含量,一般应按检查项下所规定的"干燥失重""水分"或其他溶剂测定结果,换算成干燥品或无水物(无溶剂物)的含量,并表示为"按干燥品计算"或"按无水物(无溶剂物)计算",除非没有这些检查项目;干燥失重的检查结果中通常包括水分和挥发性有机溶剂,所以"按干燥品计算"时,则不再扣除溶剂量。

所含有效物质非单一成分,而其测定方法又不专属时,可表示为"含量按×××计算"。用生物检定法进行"效价测定"的抗生素药品、生物制品等,用效价单位表示相应的限度要求。

示例 2-9　绒促性素,因其为孕妇尿中提取的绒毛膜促性腺激素产品,原料来源多样,含量波动一般较大,故其效价限度规定为:本品为孕妇尿中提取的绒毛膜促性腺激素。按干燥品计算,每 1mg 的效价不得少于 4500 单位。效价测定规定为:按照绒促性素生物检定法(通则 1209)测定,应符合规定,测得的结果应为标示量的 $80\%\sim125\%$。

示例 2-10　双氯芬酸钠,本品为白色或类白色结晶性粉末,有刺鼻感与引湿性。取本品约 0.25g,精密称定,加冰乙酸 40mL 溶解,按照电位滴定法(通则 0701),用高氯酸滴定液(0.1mol/L)滴定,并将滴定的结果用空白试验校正。每 1mL 高氯酸滴定液(0.1mol/L)相当于 31.81mg 的 $C_{14}H_{10}Cl_2NNaO_2$。本品按干燥品计算,含 $C_{14}H_{10}Cl_2NNaO_2$ 不得少于 98.5%。双氯芬酸钠的结构式见图 2-5。

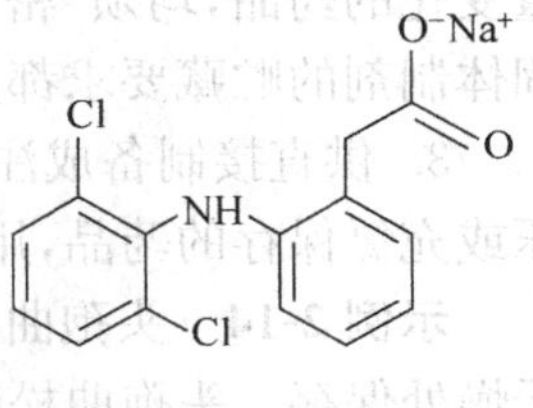

图 2-5　双氯芬酸钠结构式

(2) 制剂的含量限度:化学药物制剂的含量,一般均按照其原料药的分子式或药效单元的分子式进行计算。

含量限度的描述,一般均按标示量计算:当标准中列有"处方"或未列"规格"时,则规定其百分浓度,或每 1 单元制品中含有量的范围。注射剂必须简要标明来源和(或)制法。

制剂含量限度的范围,应根据药物的特性、剂型的特征,主药含量及其辅料量比例,原料药的含量限度,生产过程不可避免偏差,储存期间可能产生分降解的可接受程度,测定方法误差等,综合分析制定。

所以,不同的药物、不同制剂类型含量限度的要求常常也不同。按标示量的百分数表示时,制剂的含量限度范围,大多数均规定为标示量的 $95.0\%\sim105.0\%$。

示例 2-11　去乙酰毛花苷注射液(规格:2mL:0.4mg),本品为去乙酰毛花苷加 10% 乙醇制成的灭菌溶液。去乙酰毛花苷($C_{47}H_{74}O_{19}$)应为标示量的 $90.0\%\sim110.0\%$。本品含量测定按照高效液相色谱法(通则 0512)测定。以十八烷基硅烷键合硅胶为填充剂;以乙腈-甲醇-水(232:148:620)为流动相,检测波长为 220nm。理论板数按去乙酰毛花苷峰计算不低于 2000,去乙酰毛花苷峰与相邻杂质峰的分离度应符合要求。

示例 2-12　艾司奥美拉唑镁肠溶片,本品含艾司奥美拉唑镁按艾司奥美拉唑($C_{17}H_{19}N_3O_3S$)计算,应为标示量的 $93.0\%\sim105.0\%$。本品的含量测定按照高效液相色谱法(通则 0512)测定:以十八烷基硅烷键合硅胶为填充剂;以乙腈-磷酸盐缓冲液(pH 7.3)(每 1000mL 中含 0.0105mol 磷酸二氢钠与 0.0300mol 磷酸氢二钠)-水(35:50:15)为流动相;检测波长为 302nm。艾司奥美拉唑峰的保留时间应不小于 3.5min,理论板数按艾司奥美拉唑峰计算不低于 2000。

总之,药品的含量限度,应在确保安全有效的前提下,根据具体情况而定。标准太高,生产上难以达到;标准太低,药品质量无法保证。应本着既能保证药品质量,又能实现大生产的原则合理确定。

(七) 贮藏

药品标准中的贮藏要求,系为保障药品在生产后至临床使用前的质量稳定,而对药品的储存与保管作出的基本要求。药品不同,其理化和稳定性特性也不同,受储存和保管过程中的温度、光线、湿度、容器包装等的影响也存在差异。所以,对药品质量受这些因素的影响和变化规律应进行研究考察,为贮藏要求提供依据,以避免或减缓药品在正常的储存期限内的质量变化。常用贮藏条件见现行版药典凡例中的规定,药品通常的贮藏要求如下:

1. 已有熔封或严封独立包装的注射液、注射用药品或溶液制剂,均可"密闭保存"。

示例 2-13　注射用丙戊酸钠的贮藏要求:遮光,密闭保存。

2. 易吸潮、风化或有挥发性的药品,以及遇湿会引起质量变化的药品,均须"密封保存"。大多数化学原料药和口服固体制剂的贮藏要求都如此。丙戊酸钠的结构式见图 2-6。

3. 供直接制备成注射用无菌粉末的原料药,以及需要减压或充氮保存的药品,用"严封(或熔封)"保存。

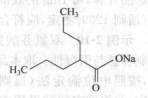

图 2-6　丙戊酸钠结构式

示例 2-14　头孢曲松钠的贮藏要求:遮光,严封,在阴凉干燥处保存。头孢曲松钠的结构式见图 2-7。丙酸倍氯米松的贮藏要求:密封,避光保存。

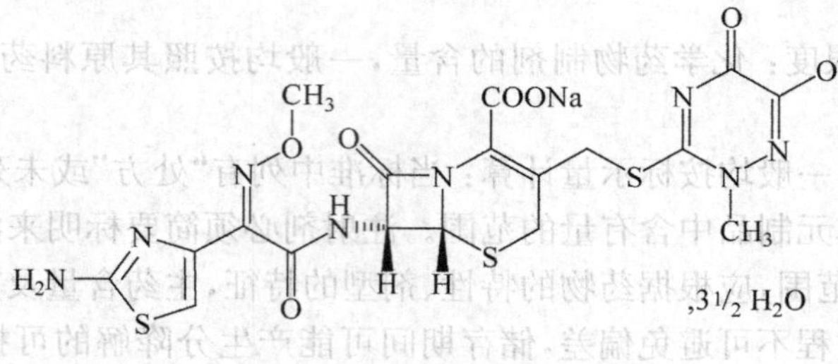

图 2-7　头孢曲松钠结构式

4. 遇光易变质的药品,要求遮光贮藏;遇空气易氧化变质的药品,可要求充氮气贮藏;对温度或湿度敏感的药品,应明确贮藏的场所要求。

示例 2-15　丙谷胺片的贮藏要求:遮光,密封保存;丙泊酚的贮藏要求:充氮,遮光,密封,15℃以下保存。

药品的贮藏要求及有效期限的设置,主要通过其质量和稳定性试验研究确定。

六、药品稳定性试验原则和内容

药品的稳定性特指其保持理化性质和生物学特性不变的能力。若药品的稳定性差,发生分解、降解而引起质量变化,则不仅有可能使药效降低,而且生成的杂质还有可能引起明显的不良反应,从而影响药品使用的安全性和有效性。

所以,药品稳定性试验的目的是考察药物在温度、湿度、光线等因素的影响下随时间变化的规律,为药品的生产、包装、储存、运输条件提供科学依据,同时通过试验确定药品的有效期,以保障用药的安全有效。

稳定性试验研究是药品质量控制研究的基本内容,与药品标准的建立紧密相关。稳定性试验研究具有阶段性特点,贯穿药品研究与开发的全过程。

(一) 稳定性试验的分类与供试品的要求

稳定性试验分为影响因素试验、加速试验与长期试验。

要求 1:影响因素试验用 1 批供试品进行(原料药或制剂)。加速试验与长期试验要求用 3 批供试品进行。

　　要求 2：原料药供试品应是一定规模生产的，供试品量相当于制剂稳定性试验所要求的批量，原料药合成工艺路线、方法、步骤应与大生产一致。

　　要求 3：药物制剂的供试品应是放大试验的产品，其处方工艺与大生产一致。药物制剂，如片剂或胶囊剂，每批放大试验的规模，至少应为 10000 片或粒。大体积包装的制剂，如静脉注射液等，每批放大规模的数量至少应为各项试验所需总量的 10 倍。特殊品种、特殊剂型所需数量，根据具体情况而定。

　　要求 4：供试品的质量标准应与临床前研究及临床试验和规模生产所使用的供试品质量标准一致。

　　要求 5：加速试验与长期试验所用供试品的包装应与上市产品一致。原料药所用包装应采用模拟小桶，但所用材料与封装条件应与大桶一致。实验室规模的产品仅可用作辅助性稳定性预实验。

　　要求 6：研究药物稳定性，要求采用专属性强、准确、精密、灵敏的药物分析方法与有关物质（含降解产物及其他变化所生成的产物）的检查方法，并对方法进行验证，以保证药物稳定性结果的可靠性。在稳定性试验中，应重视有关物质（特别是降解产物）的检查。

　　要求 7：由于放大试验比规模生产的数量要小，或者在最初注册申请时的资料不完整，故从放大试验转入批准后的生产规模时，对最初通过生产验证的 3 批规模生产的产品仍需进行加速试验与长期稳定性试验。

　　（二）稳定性试验的内容

　　原料药与制剂稳定性试验的内容和侧重点略有不同。原料药及主要剂型的稳定性重点考察项目见表 2-2。表中未列入的考察项目及剂型，可根据剂型的特点合理设置。

表 2-2　原料药及药物制剂稳定性重点考察项目参考表

剂　　型	稳定性重点考察项目
原料药	性状、熔点、含量、有关物质、吸湿性，以及根据品种性质选定的考察项目
片剂	性状、含量、有关物质、崩解时限或溶出度或释放度
胶囊剂	性状、含量、有关物质、崩解时限或溶出度或释放度、水分，软胶囊要检查内容物有无沉淀
注射剂	性状、含量、pH、可见异物、有关物质、无菌
栓剂	性状、含量、融变时限、有关物质
软膏剂	性状、均匀性、含量、粒度、有关物质
糊剂	性状、均匀性、含量、粒度、有关物质
凝胶剂	性状、均匀性、含量、粒度、有关物质
乳膏剂/乳胶剂	性状、均匀性、含量、粒度、有关物质、分层现象
眼用制剂	如为溶液，应考察性状、可见异物、含量、pH、有关物质；如为混悬液，还应考察粒度、再分散性；如为洗眼剂，应考察粒度与无菌
丸剂	性状、含量、有关物质、溶散时限
糖浆剂	性状、含量、澄清度、相对密度、有关物质、pH
口服溶液剂	性状、含量、澄清度、有关物质
口服乳剂	性状、含量、分层现象、有关物质
口服混悬剂	性状、含量、沉降体积比、有关物质、再分散性

剂　型	稳定性重点考察项目
散剂	性状、含量、粒度、有关物质、外观均匀度
气雾剂	泄漏率、每瓶主药含量、有关物质、每瓶总揿次、每揿主药含量、雾滴分布
粉雾剂	排空率、每瓶总吸次、每吸主药含量、有关物质、雾滴分布
喷雾剂	每瓶总吸次、每吸喷量、每吸主药含量、有关物质、雾滴分布
颗粒剂	性状、含量、粒度、有关物质、溶化性或溶出度或释放度
贴剂(透皮贴剂)	性状、含量、有关物质、释放度、黏附力
冲洗剂/洗剂/灌肠剂	性状、含量、有关物质、分层现象(乳状型)、分散性(混选型),冲洗剂应考察无菌
涂剂/涂膜剂/搽剂	性状、含量、有关物质、分层现象(乳状型)、分散性(混选型),涂膜剂还应考察成膜性
耳用制剂	性状、含量、有关物质、耳用散剂、喷雾剂与半固体制剂分别按相关剂型要求检查
鼻用制剂	性状、pH、含量、有关物质、鼻用散剂、喷雾剂与半固体制剂分别按相关剂型要求检查

　　注：有关物质(含降解产物及其他变化所生成的产物)应说明其生成产物的数目及量的变化,如有可能,应说明有关物质中何者为原料药中的中间体,何者为降解产物,稳定性试验重点考察降解产物。

1. 稳定性试验结果的界定　在药品稳定性试验过程中,质量的变化主要按照其药品标准、并结合稳定性重点考察项目的要求进行检测和评价。稳定性试验的结果为药品的生产、包装、储存、运输条件和有效期的确定提供科学依据。

在稳定性试验考察中,原料药的"显著变化"是指其质量指标不能满足其药品标准的要求。制剂的"显著变化"定义为：①含量较它的初始值变化了5%或用生物或免疫学方法检测效价时不符合标准限度；②任何降解产物超过了它的标准限度；③外观、物理特性和功能性检查(如颜色、相分离、重新混悬能力、结块、硬度、每次给药剂量)不符合标准规定,但是,加速条件下有些物理特性的改变可以除外(如栓剂的软化、乳剂的熔化)；④pH不符合标准限度；⑤12个剂量单位的溶出度不符合标准限度。

2. 原料药稳定性试验的内容

1) 影响因素试验：影响因素试验是将药品置于比加速试验更为剧烈的条件下进行的稳定性考察。其目的是探讨药物的固有稳定性、了解影响其稳定性的因素及可能的降解途径与降解产物,为制剂生产工艺、包装、储存条件和建立降解产物分析方法提供科学依据。

(1) 高温试验：供试品开口置于适宜的洁净容器内,在60℃条件下放置10天,于第5天和第10天取样,按稳定性重点考察项目进行检测。若供试品有明显变化(如含量低于规定限度),则在40℃条件下同法进行试验。若60℃无明显变化,不再进行40℃试验。

(2) 高湿度试验：供试品开口置于恒湿密闭容器中,在25℃和相对湿度90%±5%条件下放置10天,于第5天和第10天取样,按稳定性重点考察项目要求检测,同时准确称量试验前后供试品的重量,以考察供试品的吸湿潮解性能。若吸湿增重5%以上,则在相对湿度75%±5%条件下,同法进行试验；若吸湿增重5%以下,其他考察项目符合要求,则不再进行此项试验。恒湿条件可在密闭容器(如干燥器下部)放置饱和盐溶液,根据不同相对湿度的要求,可以选择NaCl饱和溶液(相对湿度75%±1%,15.5~60℃)和KNO_3饱和溶液(相对湿度 92.5%,25℃)。

（3）强光照射试验：供试品开口放在装有日光灯的光照箱或其他适宜的光照装置内，于照度 4500lx±500lx 的条件下放置 10 天，于第 5 天和第 10 天取样，按稳定性重点考察项目进行检测，要特别注意供试品的外观变化。光照装置最好采用定型设备"可调光照箱"，也可用光橱，在箱中安装日光灯数支使之达到规定照度。箱中供试品台高度可以调节，箱上方安装抽风机以排除可能产生的热量，箱上配有照度计，可随时监测箱内照度，光照箱应不受自然光的干扰，并保持照度恒定，同时防止尘埃进入光照箱内。

（4）破坏试验：根据药物的性质，必要时可设计破坏试验条件，探讨 pH 与氧及其他必要条件对药物稳定性的影响，并研究分降解产物的分析方法。并对分降解产物的性质进行必要的分析。

2）加速试验：加速试验是将药物置于模拟极端气候条件下进行的稳定性考察。其目的是通过加速药物的化学或物理变化，探讨药物的稳定性，为制剂设计、包装、运输、储存提供必要的资料。

要求提供 3 批供试品，按市售包装，在温度 40℃±2℃、相对湿度 75%±5% 的条件下放置 6 个月。所用设备应能控制温度±2℃，相对湿度±5%，并能对真实温度与湿度进行监测。试验期间，于第 1 个月、2 个月、3 个月、6 个月分别取样一次，按稳定性重点考察项目检测。

在上述条件下，如 6 个月内供试品经检测不符合制定的质量标准，则应在中间条件下，即在温度 30℃±2℃、相对湿度 65%±5% 的情况下（可用 Na_2CrO_4 饱和溶液，30℃，相对湿度 64.8%）进行加速试验，时间仍为 6 个月。

加速试验，建议采用隔水式电热恒温培养箱（20～60℃），箱内放置具有一定相对湿度饱和盐溶液的干燥器，设备应能控制所需温度，且设备内各部分温度应该均匀，并适合长期使用，也可采用恒温恒湿箱或其他适宜设备。

对温度敏感的药物，预计只能在冰箱中（4～8℃）保存，此种药物的加速试验可在温度 25℃±2℃、相对湿度 60%±10% 的条件下进行，时间为 6 个月。

3）长期试验：长期试验是将药物置于接近实际储存的条件下进行的稳定性考察。其目的是为制定药物的有效期提供依据。

3. 药物制剂稳定性试验的内容　药物制剂稳定性试验研究应以原料药的性质和稳定性试验的结果为基础，如温度、湿度、光线对原料药稳定性的影响，并在处方筛选、工艺设计、包装选择的过程中，根据主药与辅料的性质，参考原料的试验方法，进行影响因素试验、加速试验和长期试验。

（1）影响因素试验：进行药物制剂影响因素试验的目的是考察制剂处方、生产工艺和包装条件的合理性。

用 1 批供试品进行试验。将供试品，如片剂、胶囊剂、注射剂（注射用无菌粉末如为西林瓶装，不能打开瓶盖，以保持严封的完整性），除去包装，置适宜的开口容器中，进行高温试验、高湿度试验与强光照射试验。试验条件、方法和取样时间均与原料药的影响因素试验相同。

对于一些特殊制剂还需要进行低温/冻融稳定性试验研究考察。包括：难溶性药物的注射剂，考察其冰冻后重新置于常温下的再溶解性能；凝胶等外用制剂，考察其冰冻后复熔时凝胶体流变学性质的保持能力；脂质体、纳米粒等新剂型，其冰冻后产生的冰晶可能会刺破微球体脂质膜,破坏剂型结构,导致包封率下降,进而引发体内药动/药效行为不可预知的变化。

（2）加速试验：药物制剂加速稳定性试验的目的是通过加速药物制剂的化学或物理变化,探讨药物制剂的稳定性,为处方设计、工艺改进、质量研究、包装改进、运输、储存提供必要的依据。试验设备与原料药稳定性试验的要求相同。

要求提供 3 批供试品,按市售包装,在温度 $40℃±2℃$、相对湿度 $75\%±5\%$ 的条件下放置 6 个月。在试验期间,于第 1 个月、2 个月、3 个月、6 个月末分别取样一次,按稳定性重点考察项目检测。

在上述条件下,如 6 个月内供试品经检测不符合制订的质量标准,则应在中间条件下,即温度 $30℃±2℃$、相对湿度 $65\%±5\%$ 的情况下进行加速试验,时间仍为 6 个月。

溶液剂、混悬剂、乳剂、注射液等含有水性介质的制剂可不要求相对湿度。

对温度特别敏感的药物制剂,预计只能在冰箱（$4\sim8℃$）内保存使用,此类药物制剂的加速试验,可在温度 $25℃±2℃$、相对湿度 $60\%±10\%$ 的条件下进行,时间为 6 个月。

乳剂、混悬剂、软膏剂、糊剂、凝胶剂、眼膏剂、栓剂、气雾剂、泡腾片及泡腾颗粒宜直接采用温度 $30℃±2℃$、相对湿度 $65\%±5\%$ 的条件进行试验,要求与上述相同。

对于包装在半透性容器中的药物制剂,例如低密度聚乙烯制备的输液袋、塑料安瓿、眼用制剂容器等,则应在温度 $40℃±2℃$、相对湿度 $25\%±5\%$ 的条件（可用 $CH_3COOK·1.5H_2O$ 饱和溶液）进行试验。

（3）长期试验：要求提供 3 批供试品,市售包装,进行长期稳定性试验,按照稳定性重点考察项目进行检测。试验条件、取样间隔、数据分析、有效期的建立等均与原料药的长期试验相同。

对于包装在半透性容器中的药物制剂,则应在温度 $25℃±2℃$、相对湿度 $40\%±5\%$ 或温度 $30℃±2℃$、相对湿度 $35\%±5\%$ 的条件进行试验。

（4）配伍稳定性试验：对临床使用时需临时配制成溶液再使用的药物制剂,还应考察配伍和使用过程中的稳定性,以防发生沉淀、分解变质等反应,为临床安全用药提供依据。

示例 2-16 注射液头孢噻肟钠与 5% 葡萄糖注射液配伍时,产生白色浑浊;注射用阿昔洛韦与 5% 或 10% 葡萄糖注射液配伍时,发生颜色变化。所以,存在配伍禁忌。

（三）稳定性试验的分析方法与要求

适用于药物稳定性试验样品质量检测的分析方法称为稳定性指示分析法。稳定性指示分析法应能够准确检测出药物原料和制剂的质量随着稳定性试验考察因素的作用和时间的延长而可能出现的变化。即稳定性指示分析法应能够不受降解产物、工艺杂质、赋形剂或其他潜在杂质的影响,而准确测定药物中的活性成分,并能够定性和定量地监测药物中的杂质。

稳定性试验所用的含量测定方法应当具备稳定性指示能力。如果所用含量测定方法的专属性不能满足稳定性试验的要求,则必须增加能够进行杂质（包括降解产物）定性和定量监测的分析方法,对其进行补充,所以,常用的稳定性指示分析法主要是色谱分析法,如 HPLC,HPTLC 等。

建立稳定性指示分析法时,为了保障其适用性,通常要求在试验样品的制备、分析条件的建立和试验方法的验证 3 个方面进行全面的试验研究。

1. 试验样品的制备 试验样品包括起始原料、中间体、粗品原料、药物成品,以及将药物经过破坏（苛性）处理使主成分含量下降 $5\%\sim20\%$ 而包含分解和降解产物的样品。对于复方制剂,则需要对各药效成分既分别、又合并进行破坏处理。常用的破坏处理方法是将药物固体和(或)其适宜的溶液置于比加速和影响因素试验更为剧烈的条件下进行破坏。生成分解、降解产物。这样既可以满足考察稳定性指示分析法适用性的需求,又可以建立药物的分解、降解行为与途径、鉴定可能的分解、降解产物,并获得药物的内在稳定性特征。为预测药物在贮藏过程中可能出现的分解、降解产物,并为药物的生产制备工艺、制剂处方工艺、包装与贮藏等条件的优化与建立提供参考。破坏试验与条件见表 2-3。

表 2-3　破坏性试验与条件

破坏处理类型	条　　件	时　　间
酸水解	浓度 1mg/mL,0.1 或至 1mol/L HCl,室温或更高	1～7 天
碱水解	浓度 1mg/mL,0.1 或至 1mol/L NaOH,室温或更高	1～7 天
热水解	水溶液,70℃	1～7 天
氧化分解	0.3%～3.0%H_2O_2,室温,避光	1～7 天
热降解	70℃或以上	最长 2 周
湿热降解	70℃/75%RH	最长 2 周
光降解	荧光或 UV 光	最长 2 周

药物的化学结构不同,理化性质有差异,其分解、降解行为也常常不同。水解、氧化、异构化或聚合等,是药物分解、降解的主要途径,并有可能出现多途径降解。所以,常用的破坏处理方法包括水解、氧化、高温和光照等。

当药物在通常的溶剂条件下的溶解度不合适时,还可以添加适宜的有机溶剂助溶,以便有效地产生分解、降解反应。

破坏处理时,需同时制备空白溶剂、平行破坏处理的空白溶剂、未经破坏处理的样品、平行破坏处理的样品,以便识别和鉴定分解、降解产物。并可适当调整破坏处理的程度,以便获得破坏程度适宜的降解样品。

对于具有手性、多晶型或顺反异构的药物,还必须特别考察破坏处理过程中的手性、晶型或异构的转化。

示例 2-17　含酯键结构的药物,如阿司匹林和普鲁卡因等,均易发生水解。因此,在它们的药品标准中均有对特征水解产物进行检查控制的项目。

示例 2-18　二氢吡啶类药物,如硝苯地平和尼莫地平等,均易发生光化学歧化降解反应。因此,在它们的药品标准中均有遮光贮藏、遮光分析操作的规定,并有对特征光化学歧化降解杂质进行检查控制的项目。

示例 2-19　盐酸多巴胺和维生素 C 等含酚羟基或烯醇基的药物,露置空气中,均易发生氧化分解、降解反应、颜色渐变深。因此,在它们的药品标准中常有充氮贮藏的规定,并有溶液的澄清度与颜色检查项目,以控制氧化分解、降解杂质的含量。

2. 分析条件的建立　常用的稳定性指示分析法均为色谱方法。为了检验稳定性指示分析法的专属性和适用性,应采用起始原料、中间体、粗品原料及药物经过破坏处理生成分解、降解产物的样品,进行分离效能的考察,确保所使用的方法满足药物中活性成分的专属性与准确测定的要求,满足有关物质的定性和定量检查的要求。

所以,在稳定性指示色谱测定条件的建立过程中,必须对主成分峰以及需要逐一进行定量测定的所有特定杂质峰,分别采用适宜的手段进行专属性的确证。专属性确证常用的方法包括色谱峰纯度的二极管阵列检测器(photo-diode array detector,PDA)或 MS 直接检查法;改变色谱条件或色谱系统,考察和比较色谱峰分离的间接检查法;以及添加杂质对照的验证检查法。

由于分解和降解产物与药物活性成分常常具有明显的理化和色谱行为差异,所以,在药物杂质检查和稳定性指示分析测定中,梯度 HPLC 的使用已变得越来越广泛。

当然,稳定性指示分析法并不一定要使破坏产生的所有分解、降解产物均能够获得专属的分离。尤其是那些能够证明在加速和长期稳定性试验中不可能产生的杂质,在建立稳定性指示分析法时,可以不予考虑。

3. 试验方法的验证　根据稳定性指示分析法的类型不同,应分别对方法的专属性、线性和范围、精密度、准确度、灵敏度和耐用性进行必要的验证,结果应与选用方法的类型相适宜。

七、药品标准的制定与起草说明

质量标准主要由检测项目、分析方法和限度三方面的内容组成。在全面、有针对性的质量研究基础上,充分考虑药物的安全性和有效性以及生产、流通、使用各个环节的影响,确定控制产品质量的项目和限度,制定出合理、可行并能反映产品特征和质量变化情况的质量标准,以有效地控制产品批间质量的一致性,保障生产工艺的稳定性。

质量标准中所用的分析方法应经过方法学验证,应符合"准确、灵敏、简便、快捷"的原则,质量标准的制定同时还应考虑原料药和其制剂质量标准的关联性。

(一) 质量标准项目确定的一般原则

质量标准项目的设置既要有通用性,又要有针对性(针对产品自身的特点),并能灵敏地反映产品质量的变化情况。

1. 化学原料药质量标准中的项目　主要包括药品名称(通用名、汉语拼音名、英文名)、化学结构式、分子式、分子质量、化学名、含量限度、性状、理化性质、鉴别、检查(纯度检查及与产品质量相关的检查项目)、含量(效价)测定、类别、贮藏、制剂、有效期等项内容。其中检查项主要包括酸碱度(主要对盐类及可溶性原料药)、溶液的澄清度与颜色(主要对抗生素类或供注射用原料药)、一般杂质(氯化物、硫酸盐、重金属、炽灼残渣、砷盐等)、有关物质、残留溶剂、干燥失重或水分等。

其他项目可根据具体产品的理化性质和质量控制的特点设置。例如:①多晶型药物,如果试验结果显示不同晶型产品的生物活性不同,则需要考虑在质量标准中对晶型进行控制。②手性药物,需要考虑对异构体杂质进行控制。消旋体药物,若已有单一异构体药物上市,应检查旋光度。③直接分装的无菌粉末,需考虑对原料药的无菌、细菌内毒素或热原、异常毒性、升压物质、降压物质等进行控制等。

2. 化学药物制剂质量标准中的项目　主要包括药品名称(通用名、汉语拼音名、英文名),含量限度,性状,鉴别,检查(与制剂生产工艺有关的及与剂型相关的质量检查项等),含量(效价)测定,类别,规格,贮藏,有效期等项内容。

其中口服固体制剂的检查项主要有:溶出度、释放度(缓释、控释及肠溶制剂)等;注射剂的检查项主要有:pH、溶液的澄清度与颜色、澄明度、有关物质、重金属(大体积注射液)、干燥失重或水分(注射用粉末或冻干品)、无菌、细菌内毒素或热原等。

其他项目可根据具体制剂的生产工艺及其质量控制的特点设置。例如,脂质体在生产过程中需要用到限制性(如 ICH 规定的二类溶剂)的有机溶剂,则需考虑对其进行控制;另还应根据脂质体的特点,设置载药量、包封率、泄漏率等检查项目。

3. 其他药物质量标准中的项目　中药及生物药物的药品标准中的项目,与化学药物既有一些相似性,更多的则是各自的特殊性,尤其是生物药物。

(二)质量标准限度确定的一般原则

质量标准限度的确定首先应基于对药品安全性和有效性的考虑,并应考虑分析方法的误差。在保证产品安全、有效的前提下,可以考虑生产工艺的实际情况,以及兼顾流通和使用过程的影响。同时必须要注意工业化生产规模产品与进行安全性、有效性研究样品质量的一致性,也就是说,实际生产产品的质量不能低于进行安全性和有效性试验样品的质量,否则要重新进行安全性和有效性的评价。

质量标准中需要确定限度的项目主要包括主药的含量,与纯度有关的性状项目(旋光度或比旋度、熔点等),纯度检查项(影响产品安全性的项目:残留溶剂、一般杂质和有关物质等)和有关产品品质的项目(酸碱度、溶液的澄清度与颜色、溶出度、释放度等)等。应参照现行版《中国药典》对一些常规检查项的限度进行规定,如一般杂质(氯化物、硫酸盐、重金属、炽灼残渣、砷盐等)、溶出度、释放度等。

对有关产品品质的项目,其限度应尽量体现工艺的稳定性,并考虑测定方法的误差。对有关物质和残留溶剂限度的确定,则需要有试验和(或)文献依据,还应考虑给药途径、给药剂量和临床使用情况等,根据技术规范的要求制定。

对化学结构不清楚或尚未确定的杂质,因没有合适的理化方法,可采用现行版《中国药典》通则规定的一些方法对其进行控制。如异常毒性、细菌内毒素或热原、升压物质、降压物质检查等,限度应按照药典的规定及临床用药情况确定。

(三)质量标准的格式和用语

质量标准的检测项目、分析方法和限度,应按现行版《中国药典》的格式和用语进行规范,注意用词准确,语言简练,逻辑严谨,避免产生误解或歧义。确保制定出科学性、先进性、规范性和权威性的药品质量标准。

(四)质量标准的起草说明

质量标准的起草说明是对质量标准的注释。起草说明依据药品标准中拟定的项目循序编写。应根据药品质量研究的结果、实测的数据、参考的标准和文献资料,详细论述质量标准中各项目设置的理由及其限度确定的依据,以及部分研究项目(包括成熟的、不成熟的、尚待完善的或失败的)不加入质量标准的原因等。

起草说明也是对质量控制研究和质量标准制定工作的总结。包括检测方法的选取、采用方法的原理、方法学验证,实际测定的结果及综合评价等。起草说明还是执行和修订质量标准的重要参考资料。

起草说明与其质量研究报告不同,也不能以综述性讨论代替。起草说明应包括下列内容(以化学药物为例):

1. 药品名称　参照现行版药典的规格,先列出药品的中文通用名称,再列出英文名称。

药品名称下,列出化学结构式,分子式与分子量列于结构式的右下方。

对于化学结构明确,且系单一有机化合物的药物,再列出中、英文化学名及 CAS 编号。英文名称首字母大写。

然后,可列出曾用名,包括国内外沿用已久的通俗名称。一般不列入商品名和专利名。

2. 概况　不列标题,相当于注释的前言,简要说明药物的类别,主要的药理作用和临床适应证,体内代谢与吸收,具有光学异构体的药物应说明构型与药效的关系,药物不良反应,药物的研究开发的历程,如发现/发明人及年代,生产上市情况,国内外研究开发和有关知识产权的情况,质量控制水平,药典收载情况。

3. 制法(生产工艺)　扼要说明药物的来源与制法。用化学反应式表明合成的路线,或简明表述生产制备的工艺路线流程、成品的精制方法,以便了解生产中可能引入的杂质。如有采用不同的工艺路线或精制方法,应分别列出。

在反应符号的上方标注化学反应的名称。下方用化学结构式或分子式标示加入的主要试剂。具体条件,如反应温度、时间、试剂用量等,不必详列。

4. 标准制定的理由　按拟定标准的项目内容,依次说明制定的理由,并提供产品质量研究测定的具体数据与典型图谱(如 UV、IR、TLC、HPLC)等,或不同来源产品的检验结果统计。在性状、鉴别、检查和含量测定中采用的方法,除非已被药典通则收载,都必须根据研究的结果和引用的文献,说明方法原理、操作中的注意事项,并提供方法学研究验证的报告。

(1)性状:性状项下的内容一般已经明确表达,不必再叙述。有关药物的稳定性状态,如发生分解、降解、失效等变化的条件、因素和程度,可结合试验研究结果加以说明。

(2)鉴别:鉴别方法应明确说明依据。化学鉴别法,可以采用化学反应式,结合文字,扼要说明反应的原理、条件和现象。光谱和色谱鉴别法,应明确试验条件、影响因素,并附供试品和(或)对照品的典型图谱。

(3)检查:检查项目应侧重说明制定的依据和意义。对药品的有效性、安全性与生物活性的检查,应侧重说明方法的要点、操作注意事项与结果的正确判定等内容。有关物质的检查应结合制备工艺路线与稳定性研究结果等加以说明,明确杂质的来源,检查方法的原理与条件;并以试验数据说明限度制定的合理性,检查方法的专属性和灵敏度的适用性。还应说明,已经研究而未列入标准的检查项目和理由。一般杂质的检查,如果无特殊需要,可不说明。

(4)含量测定:含量测定应说明方法的原理、操作的注意事项、影响测定结果的因素。特别是反复处理操作,应逐条解释其原理和目的。对操作中易出现的异常现象和成功的经验要突出说明,并列出数据证明。对方法的专属性、准确度和精密度等验证结果应进行说明,并对方法的优缺点略加评述,对含量的计算方法和计算式做必要的说明。

(5)贮藏:贮藏的规定应结合稳定性试验结果进行注释,并尽量用数据表达,同时确定药品的合理有效期限。

5. 与已有标准的对比　如果研究的药品为已有标准的品种,则应将拟定的标准与已有标准进行对比评价。明确说明项目指标取舍的理由、限度设定或调整的依据。拟定标准应体现整体的先进性。

6. 其他内容　质量标准的起草说明,应列出起草和复核单位,及其对拟定标准的意见,包括标准中尚存在的问题以及改进的建议,并列出主要参考文献。

八、药品质量标准制定工作的长期性

世界上大多数国家对药物的研发、生产和使用均施行注册管理制度。我国为保证药品的安全、有效和质量可控,规范药品注册行为,根据《药品管理法》《行政许可法》《药品管理法实施条例》,制定了《药品注册管理办法》。在我国境内申请药物临床试验、药品生产和药品进口,以及进行药品审批、注册检验和监督管理,适用该办法。

药品注册,指国家药品监督管理局根据药品注册申请人的申请,依照法定程序,对拟上市销售的药品的安全性、有效性、质量可控性等进行审查,并决定是否同意其申请的审批过程。

药品注册申请人(简称申请人),指提出药品注册申请并承担相应法律责任的机构。药品注册申请包括新药申请、仿制药申请、进口药品申请及补充申请和再注册申请。新药申请是指未曾在中国境内上市销售的药品的注册申请;对上市药品改变剂型、改变给药途径、增加新适应证的药品注册按照新药申请的程序申报。仿制药申请,指生产国家食品药品监督管理局已批准上市的已有国家标准的药品的注册申请;但是生物制品需按照新药申请的程序申报。进口药品申请,是指境外生产的药品在中国境内上市销售的注册申请。补充申请,是指新药申请、仿制药申请或者进口药品申请经批准后,改变、增加或者取消原批准事项或者内容的注册申请。再注册申请,指药品批准证明文件有效期满后申请人拟继续生产或者进口该药品的注册申请。

为申请药品注册而进行的药物临床前研究,包括药物的合成工艺、提取方法、理化性质及纯度、剂型选择、处方筛选、制备工艺、检验方法、质量指标、稳定性、药理、毒理研究等。中药制剂还包括原材料的来源、加工以及炮制等研究。生物制品还包括菌毒种、细胞株、生物组织等起始原材料来源、质量标准、保存条件、生物学特征、遗传稳定性及免疫学研究等。

申请新药注册,还应当进行临床试验,临床试验分为Ⅰ、Ⅱ、Ⅲ、Ⅳ期。仿制药申请和补充申请应按《药品注册管理办法》中相应的规定确定是否进行临床试验。

第二节　药品质量标准的分类

药品标准是用以检测药品质量是否达到用药要求并衡量其质量是否稳定均一的技术规定。药品从研发到成功生产与使用,是一个动态过程,主要包括临床前研究(非临床研究)、临床试验和生产上市三个阶段。与之相应,药品标准的制定也经过研究起草、复核和注册的过程。药品标准准则分为国家药品标准和企业药品标准两种类型。

一、国家药品标准

为加强药品监督管理,保证药品质量,保障人体用药安全,维护人民身体健康和用药的合法权益,我国特制定了《药品管理法》(已由第九届全国人民代表大会常务委员会第二十次会议于2001年2月28日修订通过并实施),其中明确规定:"药品必须符合国家药品标准",即法定药品标准。

　　"国务院药品监督管理部门颁布的《中国药典》和药品修订为国家药品标准。国家药品监督管理部门组织药典委员会,负责国家药品标准的制定和修订。国家药品监督管理部门的药品检验机构负责标定国家药品标准品、对照品。"

　　国家食品药品监督管理局于 2007 年 6 月 18 日审议通过并施行的《药品注册管理办法》进一步明确,"国家药品标准,指国家食品药品监督管理局颁布的《中国药典》、药品注册标准和其他药品标准,其内容包括质量指标、检验方法以及生产工艺等技术要求"。

(一)药品注册标准

　　指国家食品药品监督管理局批准给申请人特定药品的标准,生产该药品的药品生产企业必须执行该注册标准。药品注册标准不得低于《中国药典》的规定。药品注册标准的项目及其检验方法的设定,应当符合《中国药典》的基本要求、国家食品药品监督管理局发布的技术指导原则及国家药品标准编写原则。

(二)临床试验用药品标准

　　根据《药品管理法》和《药品注册管理办法》的规定,研制新药,必须按照国务院药品监督管理部门的规定如实报送研制方法、质量指标、药理及毒理试验结果等有关资料和样品,经国务院药品监督管理部门批准后,方可进行临床试验。临床试验用药物应当在符合《药品生产质量管理规范》的车间制备。制备过程应当严格执行《药品生产质量管理规范》的要求。申请人对临床试验用药物的质量负责。申请人可以按照其拟定的临床试验用药标准自行检验临床试验用药物,也可以委托本办法确定的药品检验所进行检验;疫苗类制品、血液制品、国家食品药品监督管理局规定的其他生物制品,应当由国家食品药品监督管理局指定的药品检验所进行检验。临床试验用药物检验合格后方可用于临床试验。药品监督管理部门可以对临床试验用药物抽查检验。临床试验用药品标准仅在临床试验期间有效,并且仅供研制单位与临床试验单位使用。

　　临床研究用药品标准和药品注册标准均需经过复核。药品标准复核,是指药品检验所对申报的药品标准中检验方法的可行性、科学性、设定的项目和指标能否控制药品质量等进行的实验室检验和审核工作。

(三)监测期药品标准

　　国家食品药品监督管理局根据保护公众健康的要求,可以对批准生产的新药品种设立监测期。监测期自新药批准生产之日起计算,最长不得超过 5 年。对监测期内的新药,国家食品药品监督管理局不批准其他企业生产、改变剂型和进口。

二、企业药品标准

　　由药品生产企业研究制定并用于药品质量控制的标准,称为企业药品标准或企业内部标准。它仅在本企业的药品生产质量管理中发挥作用,属于非法定标准。企业药品标准大都必须高于法定标准的要求,否则其产品的安全性、有效性和质量可控性不能得到有效的保障,不得销售和使用。企业药品标准在提高产品的质量、增加产品竞争力、优质产品自身保护以及严防假冒等方面均可发挥重要作用。国内外很多医药企业在药品的生产和管理中均有企业药品标准,并对外保密。

第三节　《中国药典》的内容与进展

　　《中国药典》依据《药品管理法》组织制定和颁布实施。国务院药品监督管理部门颁布的《中国药典》和药品标准为国家药品标准,是药品研制、生产、经营、使用和监督管理等均应遵循的法定依据。所有国家药品标准应当符合《中国药典》凡例及通则的相关要求。

　　国家药品标准由凡例与正文及其引用的通则共同构成;药典收载的凡例与通则对未载入药典的其他药品国家标准具有同等效力。

　　《中国药典》2015年版(简称ChP2015)为中华人民共和国第十版药典,经过第十届国家药典委员会(Chinese Pharmacopoeia)执行委员会审议通过,于2015年6月5日经CFDA批准颁布(2015年第67号公告),自2015年12月1日起实施。

　　《中国药典》一经颁布实施,其同品种的上版标准或其原国家标准即同时停止使用。即:凡《中国药典》收载的品种,自执行之日起,原收载与历版药典、卫生部颁布药品标准、CFDA颁布新药转正标准和地方标准上升为国家标准的同品种药品标准同时废止。

一、《中国药典》2015年版的内容

　　ChP2015由一部、二部、三部和四部构成,收载品种总计5608种,其中新增1082种(与ChP2010相比)。

　　国家药品标准由凡例与正文及其引用的通则共同构成。药典收载的凡例与通则对未载入本版药典但经国务院药品监督管理部门颁布的其他中药标准具同等效力。

　　1. 凡例　凡例是正确使用《中国药典》进行药品质量检定的基本原则,是对《中国药典》正文、通则及与质量检定有关的共性问题的统一规定。凡例和通则中采用"除另有规定外"这一用语,表示存在与凡例或通则有关规定不一致的情况时,则在正文中另做规定,并按此规定执行。

　　2. 正文　正文所设各项规定是针对符合《药品生产质量管理规范》(good manufacturing practices,GMP)的产品而言的。任何违反GMP或有用未经批准添加物质生产的药品,即使符合《中国药典》或按照《中国药典》没有检出其添加物质或相关杂质,亦不能认为其符合规定。

　　一部收载药材和饮片、植物油脂和提取物、成方制剂和单味制剂等,品种共计2598种,其中新增440种,修订517种,不收载7种。

　　二部收载化学药品、抗生素、生化药品以及放射性药品等,品种共计2603种,其中新增492种,修订415种,不收载28种。

　　三部收载生物制品137种,其中新增13种,修订105种,不收载6种。

　　四部收载通则总计317个,其中制剂通则38个、检验方法240个、指导原则30个、标准物质和试液试药相关通则9个;收载药用辅料270种,其中新增137种,修订97种,不收载2种。

　　3. 通则　为解决以往各部药典检测方法的重复收录和方法间不协调、不统一、不规范

的问题,ChP2015对各部药典共性的检测方法进行了整合,将原药典"附录"更名为"通则",包括制剂通则、检定方法、标准物质、试液试药和指导原则。针对通则重新建立规范的编码体系,并首次将通则、药用辅料单独作为《中国药典》四部。

4. 索引 一部索引为中文、汉语拼音、拉丁语、拉丁学名索引。二部索引为中文和英文索引。

二、《中国药典》的进展

《药品管理法》(2015年修订)明确规定,国务院药品监督管理部门颁布的《中国药典》和药品标准为国家药品标准。自新中国成立以来,分别于1953年(第1版)、1963年(第2版)、1977年(第3版)、1985年(第4版)、1990年(第5版)、1995年(第6版)、2000年(第7版)、2005年(第8版)、2010年(第9版)和2015年(第10版)[2],先后出版了十版《中国药典》。2020年版《中国药典》编委会已经成了,编写工作已经开始。

1.《中国药典》历版收载药品情况 随着我国药品标准制度的逐步建立健全与完善,《中国药典》收载药品品种呈逐版增加的趋势。1953年版(第1版)《中国药典》共收载品种531种,其中化学药215种、植物药与油脂类65种、动物药13种、抗生素2种、生物制品25种以及各类制剂211种。2015年版(第10版)《中国药典》共收载品种5608种,一部收载品种2598种,二部收载品种2603种,三部收载品种137种;首次将药典附录整合为通则,并与药用辅料单独成卷作为《中国药典》四部。各版《中国药典》品种收载情况见表2-4。

表2-4 历版《中国药典》收载品种情况

版 次	年 份	收载总数	类 别
第1版	1953年	531种	化学药215种、植物药与油脂类65种、动物药13种、抗生素2种、生物制品25种、各类制剂211种。
第2版	1963年	1310种	一部收载中药材446种、中药成方制剂197种;二部收载化学药品667种。
第3版	1977年	1925种	一部收载中草药(含少数民族药材)、中草药提取物、植物油脂及单味药制剂等882种,成方制剂(含少数民族药成方)270种,共1152种;二部收载化学药品、生物制品等773种。
第4版	1985年	1489种	一部收载中药材、植物油脂及单味制剂506种,成方制剂207种,共713种;二部收载化学药品、生物制品等776种。
第5版	1990年	1751种	一部收载784种,其中中药材、植物油脂等509种,中药成方及单味制剂275种;二部收载化学药品、生物制品等967种。
第6版	1995年	2375种	一部收载920种,其中中药材、植物油脂等522种,中药成方及单味制剂398种;二部收载1455种,包括化学药、抗生素、生化药、放射性药品、生物制品及辅料等。
第7版	2000年	2691种	一部收载992种;二部收载1699种。
第8版	2005年	3217种	一部收载1146种;二部收载1970种;三部收载101种。
第9版	2010年	4567种	一部收载2165种;二部收载2271种;三部收载131种。
第10版	2015年	5608种	一部收载2598种;二部收载2603种;三部收载137种;四部收载药用辅料270种。

2.《中国药典》2015 年版的主要特点

1）收载品种大幅增加：《中国药典》2015 年版收载品种 5608 种，与 2010 年版的 4567 种相比，增幅达 22.8%。与其他国家的药典相比，以收载的化学药品种数为例，《中国药典》2015 年版收载数为 2603 种，《美国药典》(USP34) 为 3618 种，《英国药典》(BP 2014) 为 3686 种，《日本药典》(JP16) 为 1341 种。

2）药典标准更加系统化、规范化：通过对凡例、通则、总论的全面增修订，进一步完善了药典标准。《中国药典》2015 年版的凡例和总论，是对药品质量控制的总体要求；通则（附录）、指导原则是对药品质量控制的基本要求；各论是对药品质量控制的具体要求。《中国药典》2015 年版新增药典四部，主要收载通则 317 个，药用辅料 270 种。

3）健全药品标准体系：一是各论收载品种大幅增加；二是药用辅料品种增至 270 种，并新增相关指导原则；三是标准物质新增相关通则和指导原则；四是药包材新增相关指导原则。将药典附录整合为通则，在归纳、验证和规范的基础上，实现了《中国药典》各部共性检测方法的协调统一[2]。以制剂通则为例，《中国药典》2010 年版一部收载 26 种，二部收载 21 种，三部收载 12 种；《中国药典》2015 年版则整合为 38 种，并收载于四部中。又如检测方法通则，《中国药典》2010 年版一部收载 112 种，二部收载 149 种，三部收载 149 种；《中国药典》2015 年版则整合为共性检测方法 117 种，中药检测方法 16 种，生物制品检测方法 107 种。整合后的《中国药典》2015 年版收载通则 317 种，其中制剂通则 38 种，指导原则 30 种，检测方法 240 种，标准物质、对照品 9 种。

4）新增《中国药典》2015 年版四部总则：《中国药典》2015 年版将通则（附录）、辅料整合为四部，首次独立成卷。此外，还增加了以下内容：①新增药典通则导引图，便于迅速查询到相关内容，并使结构更加清晰，一目了然；②新增药典通则编码是药典和所有药品标准中引用通则的代号，是药典收载的各通则的专用身份证。

5）药用辅料标准明显提高：与《中国药典》2010 年版相比，《中国药典》2015 年版新增药用辅料 137 种，收载品种数显著增加，并强化了药用辅料的安全性和功能性控制；药用辅料可供注射用品种由 2 种（2010 年版）增至 23 种（2015 年版）。

6）强化检测手段　通过检测方法的完善和先进检测方法的建立，实现了"中药标准引领国际发展，化学药和生物制品标准与国际先进水平同步发展"的目标。具体体现在以下几个方面：①药品安全性控制手段和方法明显加强，提高了检测技术的专属性，扩大了现代分析技术的应用，加强了药品质量控制的检测技术储备。②加强了分析检测方法的建立。③新增检测方法，例如通则中对二氧化硫残留量测定检测方法，原来只有滴定法，现新增了气相色谱法和粒子色谱法；又如农药残留量测定检测方法中，原来只有气相色谱法，现新增了气相串联质谱法。④检测能力大幅提升，如农药残留量测定，由检测 9 种提升至检测 229 种农药残留量；二氧化硫残留量测定，提供更稳定的检测方法，可根据检验样品性质选择相应检测方法；黄曲霉素测定，检测稳定性提高，可提供 11 种检测方法。⑤新增指导原则：《中国药典》2015 年版收载指导原则 30 个，其中新增 15 个。⑥新增通则：在安全性方面，新增了汞和砷元素形态及其价态测定法、抑菌效力检查法；在质量控制方面，新增了超临界流体色谱法、临界点色谱法、拉曼光谱法；在标准物质方面，新增了国家药品标准物质通则；在生物制品方面，新增了人血浆病毒核酸检测技术要求、单抗纯度茨顶方法 CE-SDS 毛细管电泳、鼠神经生长因子生物学活性测定法、尼妥珠单抗生物学活性测定法、白介素-11 生物活性测定方法。

7) 项目安全性控制大幅提升

(1) 中药：制定了中药材及饮片中二氧化硫残留量标准；推进建立和完善重金属及有害元素、黄曲霉毒素、农药残留量等的检测限度标准；研究制定了人参、西洋参标准，增加了有机氯等16种农药残留的检查；在柏子仁等14味易受黄曲霉毒素感染药材及饮片的标准中，增加了黄曲霉毒素检查项目，并制定相应的限度标准；建立了X单晶衍射的检测方法，对滑石矿中可能伴生的有害成分——石棉进行检查；完成了67个中成药薄层色谱检测时使用的展开剂中毒性溶剂的替换(苯替换成甲苯)；取消紫河车药材饮片和含紫河车中药材品种的收载；修订银杏叶提取物银杏酸的测定方法，提升质量控制能力。

(2) 化学药：对于有关物质，增加了正文所涉及448个杂质的结构式、化学名、分子式与分子量等信息。加强了杂质定性和定量测定方法的研究，实现对已知杂质和未知杂质的区别控制，优化抗生素聚合物测定方法；设定合理的控制限度，整体上进一步提高有关物质项目控制的科学性和合理性。加强对包括催化剂在内的无机杂质检测方法的研究与修订，提高方法的准确性，如采用原子吸收光谱法对雷米普利原料药合成工艺中使用的催化剂钯进行检查。针对剂型特点设置安全性项目，进一步增加适宜品种(如静脉输液及滴眼液)的渗透压控制；大输液增加细菌内毒素控制，严格限值的确定；乳状注射液增订乳粒等。

(3) 生物制品：增加相关总论的要求，严格生物制品全过程质量控制要求，以保证产品的安全性、有效性，同时增订"生物制品生产用原辅材料质量控制通用性技术要求"，从源头加强控制，最大程度降低安全性风险；提升标准，淘汰工艺落后、稳定性差的制品(如液体狂犬病疫苗、杂交瘤技术的单抗、间接酶联免疫等)；研究建立生物制品关键检测项目限度，如毒种基因序列稳定性、渗透压摩尔浓度，进一步加强生物制品的批件一致性；加强微生物以及外源因子污染的控制，如疫苗检测细菌内毒素、动物来源基质检测分枝杆菌等；加强生物制品有机溶剂残留及杂质的控制，以保障产品的安全性，如采用各种生产用宿主细胞DNA和蛋白残留量检测方法。

8) 有效性控制加强

(1) 中药：加强了中药材专属性鉴别和含量测定，如采用LC-MS特征图谱进行鉴别；采用PCR检测方法对川贝进行鉴别检查；增加了50种中药材显微鉴别；对某些中药材增加特征氨基酸的含量测定；对六味地黄丸等中药制剂建立了主要成分莫洛苷的检测方法；部分中药材(如黄连、丹参)增加了"一测多评"的方法；建立了有效成分的含量测定，完善检测方法，提高其专属性和可操作性。

(2) 化学药：①增加对制剂有效性指标的设置，进一步加强对不同剂型特点的研究，适当增加控制制剂有效性的指标，研究建立科学合理的检查方法。②完善溶出度和释放度检查法，加强对现有常释口服固体制剂(如降糖药等)和缓控释制剂有效性的控制；加强肠溶制剂释放度和耐酸力、治疗胃酸药品的制酸力的控制。③增加对难溶性晶型原料药的粒度、注射剂的复溶时间等指标的研究与控制，提高产品的有效性。④充分利用现代分析技术，将其用于药品的质量控制，同时强化理化测定方法和生物测定方法的关联性研究。鉴别：继续增加专属性较强的方法，将其用于药品的鉴别，扩大红外光谱在制剂鉴别中的应用；加强对多晶型品种的研究，建立适宜的检测方法。含量测定：在药品质量可控的前提下，继续研究建立原料药遗留品种的非水溶液滴定方法中采用乙酸汞试液的替代方法，解决环境污染问题；加强用于制剂含量测定的专属性强、适用性广的方法研究。加强与放射性药品活性相关的检查方法的研究和增订。

（3）生物制品：提高抗毒素、抗血清纯度要求；进一步加强效力测定的检测方法的规范性，以及体外法代替体内法的效力测定方法的研究，提高效力测定方法的准确性和可操作性。用重组技术法代替传统涉及病毒细胞病变的方法，减低生物制品的安全风险。

9）药典导向作用和国际影响力日益增强　《中国药典》2015 年版不再收载 2010 年版的43 个品种，主要淘汰了工艺落后、质量不高、安全性和稳定性差、剂型不合理的品种。引导企业采用专属性更强、灵敏度更高、稳定性更好、效率更高的检测方法。加强药典检测方法和技术指导原则的建立。全面提高制剂相关要求，逐步与国际标准一致。世界卫生组织、国外药典机构十分重视与中国药典委员会的合作；国家药典委员会主导的中美药典国际论坛、全球药典委员会领导者峰会已成为国际药品标准合作交流的重要平台，影响力与日俱增。

第四节　国外主要药典简介

一、《美国药典》

（一）《美国药典》的沿革和进展

《美国药典》（U. S. Pharmacopeia，USP）是目前世界上惟一一部由非政府机构（美国药典委员会）出版的法定药品汇编[3]，现已在 131 个国家销售，一些没有法定药典的国家通常都采用《美国药典》作为本国的药品法定标准。《美国药典》由美国药典委员会（The United States Pharmacopoeia Convention）编辑出版。19 世纪初，美国开始向工业化和城市化发展，与此同时，美国的医药工业也在迅速发展。为此，不少实业家们为医药质量控制和标准化开始努力。1820 年，11 位来自于各州的医师、药剂师及药学院的代表，自发在华盛顿特区召开会议，成立了美国药典委员会，共同制订了 USP，建立了美国第一部药品标准和质量控制（处方）系统，这就是《美国药典》的最早的版本。当时的 USP 为药品组成配方和化学物质提供一览表，包括天然（未加工）药物、不挥发油以及其他在传统上由药剂师保管的物质。而后，USP 又增加了确定药品纯度的各项检测项目。随着新药品、新处方、新检测方法的发明和更新，促使药剂师们频繁地对 USP 进行修订。1950 年以后每 5 年出一次修订版，从 2002 年（USP25 版）开始每年修订出版 1 次，并同时发行光盘版；现在则同时发行印刷版、USB和网络版。

1883 年《美国国家非法定处方集》（National Formulary of Unofficial-preparations，NF）首次出版。自 1896 年起，NF 为那些尚未编入 USP 的药品提供标准规范，1980 年，15 版NF 开始并入 USP，美国药典委员会将这两个法定药品标准——USP 和 NF 制成合订单行本出版，前面部分为 USP，后面部分为 NF，简称 USP/NF。

USP/NF 目前最新的版本为 USP41/NF36（2018 年 5 月 1 日起开始生效）。

（二）《美国药典》的主要内容

《美国药典》主要分为两部分：各论（monograph）和通则（general chapter）。各论正文药品名录（包括原料药和制剂）分别按法定药名字母顺序排列，各药品条目大都列有药名、结构式、分子式、CAS 号、包装和贮藏等一般信息，另外还包括性状、鉴别、检查、含量（效价）测定等质量控制项目。正文之后的通则列有详细的各种分析测试方法以及要求的通用章节及对各种药物的一般要求。

USP41-NF36 包括凡例（general notices）、通则、试剂（reagents）、参考图表（reference table）、食品补充剂（dietary supplements）、NF 正文（NF monograph）和 USP 正文（USP monograph）。卷 1 的主要内容为凡例、通则、试剂、参考图表、食品补充剂、NF 正文，卷 2 的主要内容为完整目录、凡例、USP 各论 A～I、完整索引，卷 3 的主要内容为完整目录、凡例、USP 各论 J～Z、完整索引。另外，还包括待发行的增补本 I 和 II。

1. 凡例 USP 凡例部分分为 10 大项，分别是：①名称与修订；②官方地位和法律认可；③标准一致性；④各论与通则：各论中标明名称、定义、规范，以及涉及包装、贮藏和标签的其他要求；规范包括试验、过程、能够帮助确定一致性、浓度、质量和纯度的可接受标准；通则部分描述应用于各论的检查方法和过程、应用条件、符合药典规定的贮藏、剂量和包装，以及生产指南；⑤各论结构；⑥检验程序与过程；⑦试验结果；⑧术语和定义，包括缩略语、大约、乙醇含量、原子量、空白测定、平行试验、干燥器、对数、菌毒株、可忽略的、不少于、不多于、气味、百分比、百分浓度、压力、反应时间、比重、温度、时间、转移、真空、水、重量与测量等；⑨开处方与配方；⑩保存、包装、贮藏和标签，本条目涉及以下内容：非特殊条件下的贮藏、容器、贮藏温度与湿度、标签，USP-NF 各论药品包装与贮藏指导原则等。

2. 各论 USP 中几乎所有的各论都是针对终产品的试验，即不是以生产方法为基础，而是以终产品的质量或处方为基础，其目的是保证各制品在质量上的一致性。USP 中同品种的制品一般情况下只收载 1 个标准。USP 各论的制定依据主要来自 FDA 提供的技术资料及生产厂家提供的实验方法数据和文献资料，而 USP 药品研究与实验室负责复核方法的可行性，主要是鉴别、色谱法检查纯度和含量测定。

USP-NF 收载的药物原料（official substance）及其制剂药品（official preparation）的法定标准。各论部分先列出原料药，然后依次列出其各种制剂品种。原料药标准开头列出正式药品的名称，其后依次给出结构式、分子式、分子量、化学名和化学文摘（CA）登记号，然后是定义。制剂标准直接以定义开头。正文中用符号"》"表示"定义"。本部分说明物质的含量限度，以化学分子式的百分含量计，按干燥品或无水物计算。合成药物的含量限度通常为 98.0%～102.0%。

各论中使用的对照品由美国药典委员会提供。杂质测定一般采用色谱法。原料药的含量测定多采用精密度较高的滴定法，制剂的含量测定多采用专属性较高的高效液相色谱法。抗生素的含量测定趋向于采用高效液相色谱法代替微生物效价测定法，但对于含有多个活性成分的抗生素来说，微生物效价测定法依然是最佳选择。专属性高的生物测定法通常用来测定生物物质、蛋白质和多肽类物质。鉴别项的首选方法是红外吸收光谱法，也采用薄层色谱法和紫外吸收光谱等方法。对于以盐的形式存在的药物，一般有酸、碱或盐的鉴别试验。有关物质多采用色谱法检查，也有采用专属性好、灵敏度高的光谱法和化学方法。此外,还包括水分测定、限度试验、灼炽残渣等纯度试验方法。依据不同的药物和处方,在各论中写明。某些固体制剂设有溶出度试验,用以反映药物的生物利用度。

3. 通则　USP 通则主要包括 3 部分:一般试验和含量测定方法、一般信息以及食品补充剂。根据 USP-NF 凡例规定,通则编号 1000 以下的为 FDA 或其他法规制定部门强制实施的规定,是"法定的";通则编号 1000 以上的规定,是作为信息发布的;通则编号 2000 以上者用于食品补充剂。

一般试验和含量测定方法中列出了通则编号为 1~999 的规定。这些规定包括检查和含量测定方法的一般要求、试验和测定用设备、微生物试验、生物学试验和测定、化学试验和含量测定(包括鉴别试验、限度检查、其他试验与含量测定)、物理试验与测定,共 6 大类。其中有关色谱学的方法和系统适用性等内容归在"物理试验与测定<621>"中。

一般信息中列出了编号 1000~1999 的规定,涉及药物的一般信息,例如生物制剂、细胞和基因治疗产品、分析仪器资质、离子色谱、拉曼光谱、命名法、药物稳定性、处方的药学计算、玻璃仪器的清洁等。

食品补充剂中列出了编号 2000 以上的规定,共有 7 个通则,分别是:微生物计数试验<2021>,无菌检查法<2022>,非灭菌营养和食品补充剂的生物学特征<2023>,植物药补充信息<2030>,食品补充剂的崩解和溶出<2040>,重量差异<2091>,食品补充剂的生产规范<2750>。

(三)《美国药典》委员会提供的产品、服务和资源

为了配合《美国药典》的应用与实施,美国药典委员会提供多种产品服务和资源,这些产品、服务和资源可以通过美国药典委员会主页 http://www.usp.org/ 进行订购或者获取。

1. 产品　包括①参考物质(reference substance);②USP-NF;③食品化学法典(food chemical code);④食品掺假数据库(food fraud database);⑤日常补充剂法典(dietary supplements compendium);⑥USP 化合物法典(USP compounding compendium);⑦其他产品(other products)。

2. 服务　包括①教育课程;②减少食品掺假伤害指南(food fraud mitigation guidance);③认证服务(verification services)。

3. 资源　包括①授权批发公司(authorized distributors);②药典工具(compendial tool);③溶出度 PVT 工具(dissolution PVT tools);④色谱柱(chromatographic columns);⑤草药典(herbal medicines compendium);⑥药品质量数据库(medicines quality database);⑦安全数据单(safety data sheets);⑧新闻快报和更新(newsletter & updates)。

二、《英国药典》

在英国有合法地位的药典是《英国药典》(British Pharmacopoeia,BP),包括 BP(兽医)和《欧洲药典》[European Pharmacopoeia (Ph. Eur.)]。BP 为英国原料药和制剂提供全面权威的官方质量标准[4],每年 8 月出版,次年 1 月生效。BP 和 Ph. Eur 有广泛的合作。BP 在药品研究、开发、生产、质量控制和分析方面是重要的参考工具。

《英国药典》2018 年版(BP 2018)于 2018 年 1 月生效。《英国药典》的内容主要有:①凡例(提供共有信息);②通论(应用于各种剂型);③各论(为原料药、辅料、制剂、草药及草药制剂、顺势疗法制剂所需的原料、血液相关产品、免疫制剂、放射性药物等提供强制标准);④红外光谱;⑤附录;⑥附加章节(提供额外的指南);⑦综合索引;⑧《英国药典(兽医)》;⑨《英国药典(兽医)》伴随 BP 的出版而出版,其所收载的标准和产品仅适用于英国的兽药,但和《欧洲药典》也有广泛的合作。

三、《欧洲药典》

《欧洲药典》(European Pharmacopoeia, EP)由欧洲药品质量和卫生保健管理局(the European Directorate for the Quality of Medicines & HealthCare, EDQM)起草和出版。《欧洲药典》委员会(The European Pharmacopoeia Commission)负责《欧洲药典》的出版。英国是《欧洲药典》委员会的成员之一,参与《欧洲药典》的所有专论发展的各个环节。《欧洲药典》是欧盟成员国家管理当局进行药品批准颁发的强制性执行标准,适用于药品生产者,药典各论标准作为品种采购的依据。

《欧洲药典》始创于 1964 年,在欧盟国家药品管理工作中发挥重要作用。欧洲药品管理和健康保障局是负责欧洲药品质量控制的主要部门。其主要职能部门之一欧洲药典会(The European Pharmacopoeia Department, EPD)负责同专家组一起编纂《欧洲药典》。目前《欧洲药典》委员会共有 48 个成员国,其中包括 25 个欧盟成员国;23 个观察员国,包括世界卫生组织。我国于 1994 年成为《欧洲药典》观察员国。EDQM 组建于 1996 年,位于法国斯特拉斯堡(Strasbourg France),现有工作人员约 160 人,下设 10 个部门,分别是欧洲药典会,发行和多媒体部,实验室,生物检定,官方药品控制实验室网络和健康保障部,药用物质认证部,标准物质和样品部,公共关系和档案部,资金和管理部,质量和环境小组,翻译小组。其中在《欧洲药典》协定国建立和推行官方标准及控制药品的质量是这些部门主要的任务之一。专家组成员来自官方实验室网络、大学及研究所和生产厂。到 2017 年底共有 17 个常设专家组和 37 个临时专业工作组作为补充[5]。EPD 对专家组成员的工作不支付酬金。目前《欧洲药典》已经成为国际上最具影响力的药典之一。

第 1 卷包括前言、绪论、欧洲药典委员会(包括主席、委员、专家及秘书处高级技术人员名单等)、正文内容、通则篇(包括凡例、分析方法、包装容器原材料与包装容器、通用文本)。通用文本包括各论通则与制剂通则等;第 1 卷中还包含了生物制品内容。第 2 卷全部为化学药和天然药各论。

四、《日本药典》

《日本药典》(The Japanese Pharmacopoeia, JP)又名《日本药局方》,由《日本药局方》编辑委员会编纂,由日本厚生省颁布执行[6]。分两部出版,第一部收载原料药及其基础制剂,第二部主要收载生药、家庭药制剂和制剂原料。《日本药典》有日文版和英文版。

1886 年 6 月 25 号颁布第一版,1887 年 7 月 1 日开始实施。目前最新版为 2016 年出版的第十七改正版(即 JP17)。

五、《国际药典》

《国际药典》(International Pharmacopoeia, Ph. Int)是世界卫生组织(World Health Organization, WHO)与成员国药品监督管理部门协调,由 WHO 药典委员会编辑出版。收载药物原料药(active pharmaceutical ingredient, API)、药用辅料和药物制剂的分析检验方法和质量指标要求。现行 Ph. Int 第 5 版于 2015 年出版[7]。印刷版与第四版相同。

第五节　药品检验的机构和程序

药品检验工作的根本目的就是保证人民用药安全、有效。

一、检验机构

《中华人民共和国药品管理法》规定"药品监督管理部门设置或者确定的药品检验机构,承担依法实施药品质量监督检查所需的药品检验工作。"

国家药品监督管理局领导下的国家级药品检验机构是中国食品药品检定研究院,各省、自治区、直辖市食品药品检验研究院/所分别承担各辖区内的药品检验工作。

二、检验程序

药品检验工作的基本程序一般是取样、检验、留样和写出检验报告。

1. 取样　取样的基本原则是取样必须具有科学性、真实性和代表性。收检的样品必须:检验目的明确,包装完整,标签批号清楚,来源确切。常规检品收检数量为一次全检用量的 3 倍,数量不够不予收检。特殊管理的药品(毒性药品、麻醉药品、精神药品、放射性药品等)、贵重药品,应由委托单位加封或者当面核对名称、批号、数量等后方可收检。

2. 检验　常规检验以国家药品标准[8]为检验依据,按照质量标准进行检验,做好检验记录。检品应由具备相应专业技术的人员检验,见习期人员、外来进修或实习人员不得独立进行检验分析。

检验结果不合格的项目或结果处于边缘的项目,除另有规定以一次检验结果为准不得复检外,一般应当复检。检验的内容主要包括药物的鉴别、杂质检查和含量测定等。

3. 留样　接收检品检验按照规定应当留样,留样数量要满足一次全检所需的量。放射性药品、毒品、麻醉药品、精神药品的剩余检品,其保管、调用、销毁均应按照国家特殊药品管理规定办理。易腐败、霉变、挥发性及开封后无保留价值的检品,注明情况后可不留样。

留样检品保存 1 年,进口检品保存 2 年,中药材保存半年,医院制剂保存 3 个月。

4. 检验报告　药品检验报告书是对药品质量作出的技术鉴定,是具有法律效力的技术文件。药检人员应本着严肃负责的态度,根据检验记录,认真填写检验结果,经逐级审核后,签发药品检验报告书。

药品检验报告书要做到依据准确,数据无误,结论明确,文字简洁,书写清晰,格式规范。每一份药品检验报告书只针对一个批号的检品。

全部项目检验完毕后,应明确写出检验报告,并根据检验结果得出明确结论,通常只有两种结论:全面检验后,各项指标均符合药品标准规定;全面检验后,不符合规定,并明确不符合规定的具体项目。

药物分析工作者在完成药品检验并写出检验报告书后,还可对不符合规定的药品提出处理意见,以供有关部门参考。

剩余检品、原始记录、检验报告书,均应该经核对人员核对和负责人审核。

(兰州大学　董钰明)

课后习题

1.《中国药典》2015 年版由几部组成?分别收载了哪些内容?

2. 药品质量研究涉及的学科有哪些?

3. 药品检验工作的基本程序是什么?如何保质保量地完成药品检验工作?

参 考 文 献

[1] 国家药典委员会.中华人民共和国药典[S]. 2015 年版.北京:中国医药科技出版社,2015.

[2] 王应泉.《中国药典》2015 年版的主要变化和特点[J].药学进展,2016,40(2):118-121.

[3] THE UNITED STATES PHARMACOPEIA CONVENTION. USP38-NF33(U. S. Pharmacopeia 38 National Formulary 33)[S]. Rockville:United Book Press,2014.

[4] THE BRITISH PHARMACOPOEIA COMMISSION. British Pharmacopeia[S]. 2015 ed. London: The Stationery Office,2014.

[5] European Directorate for the Quality of Medicines&Healthcare(EDQM)[S]. 8th ed. Strasbourg: Council of Europe,2013.

[6] SOCIETY OF JAPANESE PHARMACOPEIA. Japanese Pharmacopeia[S]. 16th ed. Tokyo:Yakuji Nippo Ltd,2011.

[7] WHO. WHO Expert Committee on Specifications for Pharmaceutical Preparations[S]. 5th ed. Geneva:World Health Organization,2015.

[8] 国家药典委员会.国家药品标准工作手册[M].3 版.北京:国家药典委员会,1998.

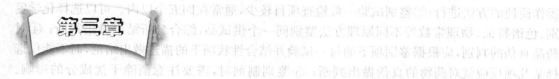

药物的鉴别

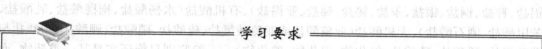

第一节　概　　述

一、药物鉴别的意义

　　药物鉴别试验是根据药物的分子结构和理化性质,采用物理、化学、物理化学或生物学方法,判断药物真伪的试验。它仅用于鉴别已知药物的真伪,不能对药物进行定性。鉴别试验是药物检验工作的首要任务,也是保证药品安全的前提。只有在药物鉴别无误的情况下,才能进行后续的检验工作。

　　药物鉴别试验方法要求操作简单,专属性强,灵敏度高。化学药物常采用化学法、光谱法、色谱法和生物学法鉴别。除了这些方法外,中药材及其提取物和制剂还可以采用显微鉴别法或指纹图谱鉴别法。随着科技的进步,质谱、核磁等新技术也逐渐应用于药物鉴别当中。

　　原料药的鉴别试验一般采用化学法、色谱法和光谱法。制剂的鉴别试验方法及要求与原料药类似,因为制剂中主成分含量往往较低,所以对其鉴别试验的专属性和灵敏度要求较高。色谱法作为一种灵敏度高、专属性好的检测方法,被广泛应用于制剂的鉴别试验中。

　　药物鉴别具有以下特点:①药物鉴别试验是药品质量检验工作中的首要任务,是已知药物的确证试验;②鉴别试验是个别分析,不是系统分析。一般采用专属性强、灵敏度高、操作简便的方法进行；③鉴别试验一般检查项目较少，通常在四五个以内。可以选择化学鉴别、色谱特征、物理常数等不同原理方法鉴别同一个供试品，综合分析结果做出判断；④对药品真伪的判别，应根据鉴别项下的每一试验并结合性状项下的描述做出结论，而不能仅选择某几项反应就对药物的真伪做出判断；⑤鉴别制剂时，需要注意消除干扰成分的影响。除了要考虑辅料的干扰，还要注意各有效成分之间的相互干扰。

二、药物鉴别试验分类

药物的鉴别试验可分为一般鉴别试验（general identification）和专属鉴别试验（specific identification）；按照鉴别方法的不同，可分为光谱鉴别、色谱鉴别、显微鉴别等。

药物一般鉴别试验以药物的化学结构及其物理化学性质为依据，通过化学反应来鉴别药物真伪。《中国药典》2015年版四部通则中一般鉴别试验包括：丙二酰脲类、托烷生物碱类、芳香第一胺类、有机氟化物类、无机金属盐类（钠盐、钾盐、锂盐、钙盐、钡盐、铵盐、铁盐、铝盐、锌盐、铜盐、银盐、汞盐、铋盐、锑盐、亚锡盐）、有机酸盐（水杨酸盐、枸橼酸盐、乳酸盐、苯甲酸盐、酒石酸盐）、无机酸盐（亚硫酸盐或亚硫酸氢盐、硫酸盐、硝酸盐、硼酸盐、碳酸盐与碳酸氢盐、醋酸盐、磷酸盐、氯化物、溴化物、碘化物）。一般鉴别只能证实是某一类药物，而不能证实是哪一种药物。通常仅确认药物质量标准中单一的化学药物，若为多种化学药物的混合体，则不适用该种试验。例如通过一般鉴别试验中的钠盐试验，可以证明某种药物为钠盐，并不能确认该药物是硫代硫酸钠还是碳酸钠，或者其他某种钠盐。如果需要确定是哪一种具体的药物，还需要专属鉴别试验。

药物专属鉴别试验是在一般鉴别试验的基础上，根据每一种药物化学结构的差异及其所引起的物理化学特性的不同，选用某些特有的反应来鉴别药物真伪的试验。它是证实某一种药物的依据。例如巴比妥类药物含有丙二酰脲母核结构，取代基不同构成了不同代表药物。苯巴比妥具有苯环取代，司可巴比妥的取代基含有双键，硫喷妥钠结构中含有硫原子，在鉴别过程中，可根据取代基的性质，采用各自专属反应进行鉴别[1]。

综上，一般鉴别以药物的共同化学结构为依据，根据理化性质进行药物的真伪鉴别。专属鉴别在一般鉴别的基础上，利用各种药物的化学机构差异进行鉴别。前者区分不同类别的药物，后者区分同类药物中不同种药物。

三、药物鉴别试验条件

药物鉴别的分析方法要求具有较强的专属性，因此一般需要对方法进行验证，包括专属性和耐用性验证。

鉴别试验的专属性系指有其他成分存在的情况下，采用的鉴别方法能否正确鉴别被测物质的特性。一般在鉴别试验中，会建立供试品组、阴性对照组（即不含待鉴别成分的供试品组）、阳性对照组（对照标准品），对于中药材或中成药鉴别通常还设立对照药材组，均按照供试品组的鉴别方法操作。供试品组中待鉴别成分的试验结果应与相应的阳性对照组一致，而阴性对照组不应有相应的响应值或响应结果。由于每种鉴别方法都存在一定的局限性，因此鉴别试验一般采用两种以上不同类型的方法，如化学法和光谱法等。

鉴别试验的耐用性是指测定条件发生小的变动时,测定结果受到影响的程度。测定条件有小的变动,试验结果不受影响,说明该试验方法耐用性比较好。在鉴别试验中,如果药物结构中其他部分也可发生反应,则会干扰鉴别试验现象的观察。这时需要选择专属性更好的鉴别方法或者将其分离后再进行试验[2]。

鉴别试验必须在规定条件下完成,否则会影响结果的判断。影响鉴别试验结果的条件包括溶液浓度、溶液温度、试验时间、溶液酸碱度等。

1. 溶液的浓度　鉴别试验中,多采用观察沉淀、颜色变化等来判定结果,供试品的浓度会影响试验结果,需要严格规定。

2. 溶液的温度　温度对化学反应速度影响很大,一般情况下,每升高 10℃,反应速度可以增加 2～4 倍。温度的升高又可使某些生成物分解,导致结果发生改变,因此鉴别试验对溶液温度也有一定的要求。

3. 试验时间　有机化合物一般以共价键相结合,较为牢固,化学反应进行取决于共价键的断裂和新价键的形成。通常反应时间较慢,需要留下足够的反应时间。

4. 溶液的酸碱度　鉴别反应需要在一定的酸碱度条件下进行,溶液在合适的酸碱度条件下,能够有足够的浓度,使反应物处于活化状态,便于产物的生成。

5. 干扰成分的存在　在鉴别试验中,如药物结构中的其他部分或药物制剂中的其他组分也可参与反应,则会产生干扰,应选择专属性更高的鉴别反应将其消除或将干扰组分离后再进行鉴别。

6. 灵敏度　灵敏度是指在反应条件下,尽可能少的药品发生反应时,反应满足该条件的程度。在实际工作中,常采用加入与水互不相溶的有机溶剂提高反应的灵敏度。例如生成物颜色很浅时,可利用加入少量与水互不相溶的有机溶剂,浓集生成物,使有机溶剂中颜色变深,有利于观测终点,也可通过改进观测方法,提高鉴别试验灵敏度。

第二节　性状鉴别

一、性状

性状反映药物特有的物理性质,一般包括外观、臭、味、溶解度和物理常数等。

1. 外观　外观是指药品的色泽和外表感观的规定,包括药品的聚集状态、晶型、色泽及臭、味等性质。同一种药物不同剂型,性状差异很大。例如 ChP2015 中对于阿司匹林原料药的性状描述:本品为白色结晶或结晶性粉末;无臭或微带乙酸臭;遇湿气即缓慢水解。本品在乙醇中易溶,在三氯甲烷或乙醚中溶解,在水或无水乙醚中微溶;在氢氧化钠溶液或碳酸钠溶液中溶解,但同时分解。阿司匹林片的性状描述为:本品为白色片。阿司匹林的肠溶片的性状描述为:本品为肠溶包衣片,除去包衣后显白色。

2. 溶解度　溶解度是药品的重要性质之一。在一定温度下,某固态物质在 100g 溶剂中达到饱和状态时所溶解的质量,叫做这种物质在这种溶剂中的溶解度。如果没有指明溶剂,通常所说的溶解度就是物质在水里的溶解度。溶解度可以反映药品的纯度,也可供精制或制备药物时参考。试验方法除另有规定外,称取研成细粉的供试品或量取液体供试品,于

25℃±2℃环境和一定容量的溶剂中,每隔5min强力振摇30s,观察30min内的溶解情况,如无目视可见的溶质颗粒或液滴时,即视为完全溶解。如果药品的溶解度检查不合格,也提示其纯度出现问题。

二、物理常数

物理常数是物质的特性常数,具有鉴别和估测药物纯度的意义,是评价药品质量的重要指标。ChP2015收载的物理常数包括:相对密度、熔点、凝点、比旋度、折光率、解离常数、黏度、酸值、皂化值、羟值、碘值和吸收系数。

1. 熔点 熔点是指一种物质按规定的方法测定,由固体熔化成液体的温度、熔融同时分解的温度或在熔化时自初熔至全熔的一段温度。"初熔"系指供试品在毛细管内开始局部液化出现明显的液滴时的温度。"全熔"系指供试品全部液化时的温度。"熔融同时分解"是指样品在一定温度下熔融同时分解产生气泡、变色或浑浊。

ChP2015四部收载的熔点测定方法有三种。第一法用于测定易粉碎的固体药品,又分为传温液加热法和电热块空气加热法。第二法用于测定不易粉碎的固体药品(如脂肪、脂肪酸、石蜡、羊毛脂等)。第三法用于测定凡士林或其他类似物质。

示例3-1 ChP2015中甲硝唑的熔点:本品的熔点(通则0612)为159~163℃。丙酸睾酮的熔点(通则0612)为118~123℃。

熔点测定用毛细管由中性硬质玻璃管制成,长9cm以上,内径0.9~1.1mm,壁厚0.10~0.15mm,一端熔封。当所用温度计浸入传温液在6cm以上时,管长应适当增加,使露出液面3cm以上。该设备简单,操作方便,但存在加热速度难以控制,人为视觉误差以及有时初熔不易判断等缺点,目前部分国家采用差示扫描量热法测定药品熔点,可得到较好的准确度和精密度。

2. 旋光度 平面偏振光通过含有某种光学活性物质的液体或溶液时,能引起旋光现象,使偏振光的平面向左或向右旋转,旋转的度数称为旋光度。偏振光透过长1dm且每1mL含有旋光性物质1g的溶液,在一定波长与温度下测得的旋光度称为比旋度。

旋光度或比旋度是反映光学活性药物特性及纯度的主要指标,不仅用于鉴别药品、检查纯度,也可用于含量测定。因此,凡具有光学异构体的药品,应尽可能对其旋光度做出明确规定。

测定旋光度时,采用钠光谱的D线(589.3nm),测定管长度为1dm,温度为20℃,使用读数至0.01°并经过检定(可用标准石英旋光管进行检定)的旋光计。将测定管用供试液体或溶液冲洗数次,缓缓注入供试液,置于旋光计内检测,即得供试液的旋光度。使偏振光向右旋转者(顺时针方向)为右旋,以"+"表示;向左旋转者(反时针方向)为左旋,以"一"表示。取3次读取的旋光度的平均值按下式计算,即得供试品的比旋度。

$$对液体供试品 \quad [\alpha]_D^t = \frac{\alpha}{ld}, \quad 对固体供试品 \quad [\alpha]_D^t = \frac{100\alpha}{lc}$$

如果已知比旋度,根据测得的旋光度按式(3-1)计算药物的含量

$$C = \frac{100\alpha}{[\alpha]_D^t l} \tag{3-1}$$

式中[α]为比旋度；D为钠光谱的D线；t为测定时的温度；l为测定管的长度,单位是dm；α为测得的旋光度；d为液体的相对密度；c为每100mL溶液中含有被测物质的重量(按干燥品或无水物计算),单位是g。

示例3-2 ChP2015中维生素C的比旋度测定：取本品,精密称定,加水溶解并定量稀释制成每1mL中约含0.10g的溶液,依法测定(通则0621),比旋度为+20.5°~+21.5°。

3. 折光率 光线自一种透明介质进入另一透明介质的时候,由于两种介质的密度不同,光速发生变化,即发生折射现象。一般折光率系指光线在空气中的速度与在供试品中的速度之比值,用n_D^t表示。D为钠光谱的D线,t为测定时的温度。折光率与水溶液中溶质浓度的关系可见式(3-2)：

$$n_D^t = n_{D水}^t + F \cdot P, \quad P = (n_D^t - n_{D水}^t)/F \tag{3-2}$$

式中：P表示百分浓度,即100mL水溶液中所含的溶质克数；n_D^t为供试液的折光率；$n_{D水}^t$为同温度时水的折光率；F表示折光因素,即被测溶液浓度每增加1%时,其折光率的增长数。

4. 其他常数 相对密度系指在相同的温度(ChP2015规定为20℃)和压力下,某物质的密度与水的密度之比。物质的相对密度在特定条件下为常数,物质的纯度发生变化,其相对密度也会随之而改变。因此,测定药物的相对密度可以检查药品的纯度,也可以根据相对密度计算药物的浓度。

例如ChP2015中肉桂油的相对密度：应为1.055~1.070(通则0601)。茶油的相对密度在25℃时应为0.909~0.915(通则0601)。

黏度系指流体(分为牛顿流体和非牛顿流体两类)对流动的阻抗能力。以动力黏度、运动黏度或特性黏数表示。测定药品的黏度可用于鉴别和检查纯度。黏度计有三种：平氏黏度计(适于测定牛顿流体的黏度)、旋转式黏度计(适于测定非牛顿流体)和乌氏黏度计(适于测定高聚物溶液的特性黏数)。ChP2015收载三种黏度测定方法。第一法用平氏黏度计测定运动黏度或动力黏度,第二法用旋转式黏度计测定动力黏度,第三法用乌氏黏度计测定特性黏数。

示例3-3 ChP2015中乙基纤维素的黏度测定：精密称取本品2.5g(按干燥品计),置具塞锥形瓶中,精密加乙醇-甲苯(1∶4)溶液50mL,振摇至完全溶解,静置8~10h,调节温度至25℃±0.1℃,测定动力黏度(第一法,选择不同内径的毛细管,使得流出时间大于200s)。标示黏度大于或等于10mPa·s者,黏度应为标示黏度的90.0%~110.0%；标示黏度为6~10mPa·s之间者,黏度应为标示黏度的80.0%~120.0%；标示黏度小于或等于6mPa·s者,黏度应为标示黏度的75.0%~140.0%。

解离常数(pK_a)是水溶液中具有一定解离度的溶质的极性参数,它是药物的溶解度与酸碱性之间的重要理化常数,是药物分离提取和分析条件选择、处方及制备工艺筛选等的重要参数之一。解离常数的测定方法有电位滴定法、分光光度法、电导率法和毛细管电泳法等。

第三节 化学鉴别法

化学鉴别法是依据某一类药物的化学结构或物理性质的特征,通过化学反应来鉴别药物的真伪。化学鉴别法包括测定生成物熔点,在反应条件下产生颜色、荧光或使试剂褪色,发生沉淀,生成气体。用于化学鉴别的试验要求反应快速,现象明显。在使用过程中,要注意结构相似药物之间可能会发生类似反应。另外化学鉴别试验还需要进行验证,并明确反应原理。

一、化学鉴别法分类

常见化学鉴别法有以下几种:

1. 呈色反应 供试品溶液中加入适当试剂,在一定条件下反应生成易于观测的有色物。如酚羟基可在一定条件下与三氯化铁反应生成紫堇色物质。

2. 沉淀反应 供试品溶液中加入适当溶剂,一定条件下反应生成不同状态的沉淀物。如氯化物的银盐沉淀反应;部分含氮杂环的生物碱沉淀剂反应;丙二酰脲类药物的硝酸银反应等。

3. 荧光反应 供试品溶液在适当溶剂中可发射荧光。如维生素 B_1 的硫色素反应。

4. 气体生成反应 药物在一定条件下可以产生气体的反应,如一些酰胺类药物在强碱条件下,加热可产生氨气,可以使湿润的石蕊试纸变蓝。

5. 褪色反应 供试品加入某种溶剂中,可使溶剂褪色。如司可巴比妥加碘试液适量,所显棕黄色在 5min 内消失。

选择化学鉴别法的原则是,专属性强,重现性好,操作简便、快速,反应现象明显。通常情况下,无机药物可以根据其组成的阴离子和阳离子的特殊反应,而有机药物大多采用典型的官能团反应。

二、常见无机离子的鉴别

不同的无机金属盐可根据焰色反应用于鉴别,如钠离子显鲜黄色;钾离子显紫色;钙离子显砖红色;钡离子显黄绿色,自绿色玻璃种透视,火焰显蓝色。

(一)钠盐

示例 3-4 ChP2015 中钠盐的鉴别方法:取铂丝,用盐酸湿润后,蘸取供试品,在无色火焰中燃烧,火焰即显鲜黄色。

反应原理:钠盐的焰色反应。钠的火焰光谱主要谱线为 589.0nm、589.6nm,故显黄色。本反应极灵敏,最低检出量为 0.1ng 钠离子。若由于试药和所用仪器引入微量钠盐时,均能出现鲜黄色火焰。故应在测试前,将铂丝烧红,趁热浸入盐酸中,如此反复处理,直至火焰不现黄色,再蘸取试样进行试验。只有当强烈的黄色火焰持续数秒钟不退,才能确认为正反应。

(二)钾盐

示例 3-5 ChP2015 中钾盐的鉴别方法:取铂丝,用盐酸湿润后,蘸取供试液,在无色火焰中燃烧,火焰即显紫色;但有少量的钠盐混存时,须隔蓝色玻璃透视,方能辨认。

反应原理:钾焰光谱的主要谱线有 766.49nm 和 769.90nm,由于人眼在此波长附近敏感度较差,故显紫色。若有钠盐混存,因钠焰灵敏度很高,遮盖了钾焰的紫色,需透过蓝色钴玻璃将钠焰的黄色滤去,此时火焰显粉红色。

(三)铵盐

示例 3-6 ChP2015 中铵盐的鉴别方法:取供试品,加过量的氢氧化钠试液后,加热,即分解,发生氨臭;遇用水湿润的红色石蕊试纸,变蓝。并能使硝酸亚汞试液湿润的滤纸显黑色。

反应原理:铵盐与氢氧化钠反应生成氨气,氨气可使红色石蕊试纸变蓝,与硝酸亚汞反应生成汞沉淀。

(四)铁盐

示例 3-7 ChP2015 中铁盐的鉴别方法一:取供试品溶液,滴加亚铁氰化钾试液,即生成深蓝色沉淀;分离,沉淀在稀盐酸中不溶,加氢氧化钠试液,即生成棕色沉淀。

反应原理:高铁离子与亚铁氰化钾反应生成普鲁士蓝,普鲁士蓝能被氢氧化钠所分解,生成 $Fe(OH)_3$ 棕色沉淀。该反应可见图 3-1:

$$4Fe^{3+} + 3Fe(CN)_6^{4-} \longrightarrow Fe_4[Fe(CN)_6]_3\downarrow$$

$$Fe_4[Fe(CN)_6]_3 + 12NaOH \longrightarrow 3Na_4[Fe(CN)_6] + 4Fe(OH)_3\downarrow$$

图 3-1 铁盐与亚铁氰化钾的反应方程式

示例 3-8 ChP2015 中铁盐的鉴别方法二:取供试品溶液,滴加硫氰酸铵试液,即显血红色。

反应原理:高铁离子在酸性中与 SCN^- 生成血红色的络离子 $Fe(SCN)_6^{3-}$。本反应需要在稀盐酸溶液中进行,不能用硝酸。因为硝酸中可能含有亚硝酸,对试验产生干扰。该反应可见图 3-2:

$$HNO_2 + SCN^- + H^+ \longrightarrow NO \cdot SCN(红色) + H_2O$$

图 3-2 亚硝酸与硫氰酸根的反应方程式

(五)锌盐

示例 3-9 ChP2015 中锌盐的鉴别方法一:取供试品溶液,加亚铁氰化钾试液,即生成白色沉淀;分离,沉淀在稀盐酸中不溶解。

示例 3-10 ChP2015 中锌盐的鉴别方法二:取供试品制成中性或碱性溶液,加硫化钠试液,即生成白色沉淀。

(六)锑盐

示例 3-11 ChP2015 中锑盐的鉴别方法一:取供试品溶液,加乙酸成酸性后,置水浴上加热,趁热加硫代硫酸钠试液数滴,逐渐生成橙红色沉淀。

示例 3-12 ChP2015 中锑盐的鉴别方法二:取供试品溶液,加盐酸成酸性后,通硫化氢气,即生成橙色沉淀;分离,沉淀能在硫化铵试液或硫化钠试液中溶解。

(七)铝盐

示例 3-13 ChP2015 中铝盐的鉴别方法一:取供试品溶液,滴加氢氧化钠试液,即生成白色胶状沉淀;分离,沉淀能在过量的氢氧化钠试液中溶解。

示例 3-14 ChP2015 中铝盐的鉴别方法二：取供试品溶液,加氨试液至生成白色胶状沉淀,滴加茜素磺酸钠指示液数滴,沉淀即显樱红色。

(八) 氯化物

示例 3-15 ChP2015 中氯化物的鉴别方法：取供试品溶液,加稀硝酸使成酸性,滴加硝酸银试液,即生成白色凝乳状沉淀;分离,沉淀加氨试液即溶解,再加稀硝酸酸化后,沉淀再次生成。如供试品为生物碱或其他有机碱的盐酸盐,须先加氨试液使成碱性,将析出的沉淀滤过除去,取滤液进行试验。白色的氯化银沉淀可被光分解,变为灰黑色,故试验应避光进行。

(九) 硫酸盐

示例 3-16 ChP2015 中硫酸盐的鉴别方法一：取供试品溶液,滴加氯化钡试液,即生成 $BaSO_4$ 白色沉淀;分离,沉淀在盐酸或硝酸中均不溶解。

示例 3-17 ChP2015 中硫酸盐的鉴别方法二：取供试品溶液,滴加醋酸铅试液,即生成 $PbSO_4$ 白色沉淀;分离,沉淀在乙酸铵试液或氢氧化钠试液中溶解。硫酸盐与乙酸铅的反应见图 3-3：

$$SO_4^{2-} + Pb(Ac)_2 \longrightarrow 2Ac^- + PbSO_4\downarrow(白色)$$

$$PbSO_4 + 2CH_3COONH_4 \longrightarrow Pb(CH_3COO)_2 + (NH_4)_2SO_4$$

$$PbSO_4 + 4OH^- \longrightarrow SO_4^{2-} + H_2O + PbO_2^-$$

图 3-3 硫酸盐乙酸反应的反应方程式

示例 3-18 ChP2015 中硫酸盐的鉴别方法三：取供试品溶液,加盐酸,不生成白色沉淀(与硫代硫酸盐区别)。

(十) 硝酸盐

示例 3-19 ChP2015 中硝酸盐的鉴别方法一：取供试品溶液,置试管中,加等量的硫酸混匀,冷却后,沿管壁加硫酸亚铁试液,使成两液层,液层界面显棕色。

示例 3-20 ChP2015 中硝酸盐的鉴别方法二：取供试品溶液,加硫酸与铜丝(或铜屑),加热,即发生红棕色的蒸气。

(十一) 磷酸盐

示例 3-21 ChP2015 中硫酸盐的鉴别方法一：取供试品的中性溶液,加硝酸银试液,即生成浅黄色沉淀;分离,沉淀在氨试液或稀硝酸中均易溶解。

示例 3-22 ChP2015 中硫酸盐的鉴别方法二：取供试品溶液,加氯化铵镁试液,即生成白色结晶性沉淀。

示例 3-23 ChP2015 中硫酸盐的鉴别方法三：取供试品溶液,加钼酸铵试液与硝酸后,加热即生成黄色沉淀;分离,沉淀能在氨试液中溶解。

三、常见有机官能团的鉴别

(一) 丙二酰脲类

含有丙二酰脲结构(二酰亚胺基团,—CONHCONHCO—)的药物,在适当的碱性条件下,与某些重金属离子反应,生成可溶性或不溶性的有色物质。

示例 3-24 ChP2015 中巴比妥类药物的鉴别方法:取供试品约 0.1g,加碳酸钠试液 1mL 与水 10mL,振摇 2min,滤过,滤液中逐滴加入硝酸银试液,即生成白色沉淀,振摇,沉淀即溶解;继续滴加过量的硝酸银试液,沉淀不再溶解。

反应原理: 巴比妥类药物含有丙二酰脲结构,在碳酸钠溶液中,与硝酸银作用,生成可溶性的一银盐;继续反应生成不溶性的二银盐白色沉淀。

(二)有机氟化物

示例 3-25 ChP2015 中有机氟化物的鉴别方法:取供试品约 7mg,按照氧瓶燃烧法进行有机破坏后,用水 20mL 与 0.01mol/L 氢氧化钠溶液 6.5mL 为吸收液,燃烧完毕后分振摇;取吸收液 2mL,加茜素氟蓝试液 0.5mL,再加 12% 乙酸钠的稀乙酸溶液 0.2mL,用水稀释至 4mL,加硝酸亚铈试液 0.5mL,即显蓝紫色。同时做空白对照试验。

反应原理: 有机氟化物经氧瓶燃烧法破坏,被碱性溶液吸收,成为无机氟化物,与茜素氟蓝、硝酸亚铈在 pH 4.3 溶液中,形成蓝紫色络合物。

(三)水杨酸盐

示例 3-26 ChP2015 中水杨酸的鉴别方法一:取供试品的稀溶液,加三氯化铁试液 1 滴,即显紫色。该反应极为灵敏,可检出 0.1μg 的水杨酸。稀释溶液进行试验即可产生现象,如取用量大,产生的颜色过深,可加水稀释后观察。

反应原理: 游离酚羟基在中性或弱酸性(pH 4~6)条件下,与三氯化铁生成配位化合物,在中性时呈红色,弱酸性时呈紫色。

示例 3-27 ChP2015 中水杨酸的鉴别方法二:取供试品溶液,加稀盐酸,即析出白色水杨酸沉淀;分离,沉淀在醋酸铵试液中溶解。

反应原理: 水杨酸在水中的溶解度为 1:460。将水杨酸盐溶于水,加盐酸即析出游离水杨酸;由于水杨酸的酸性大于乙酸的酸性,故能分解乙酸铵,生成水杨酸铵而溶于水。水杨酸与乙酸铵的反应见图 3-4:

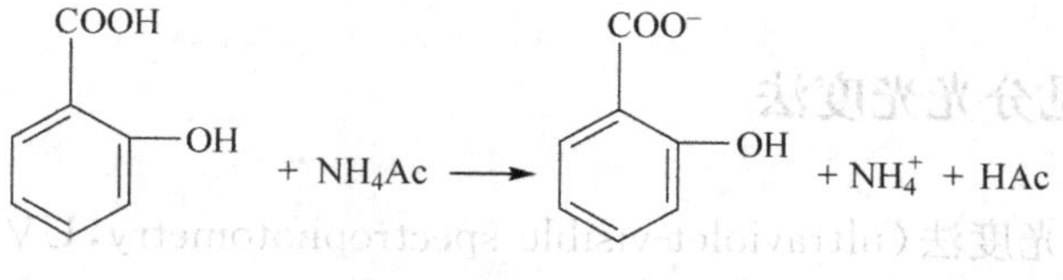

图 3-4　水杨酸乙酸铵反应的反应方程式

(四)苯甲酸盐

示例 3-28 ChP2015 中苯甲酸盐的鉴别方法一:取供试品的中性溶液,滴加三氯化铁试液,即生成赭色沉淀;再加稀盐酸,变为白色沉淀。

反应原理: 苯甲酸盐在中性溶液中,与三氯化铁反应,生成碱式苯甲酸铁盐赭色沉淀。加稀盐酸后,铁盐沉淀分解,苯甲酸游离呈白色沉淀。

示例 3-29 ChP2015 中苯甲酸盐的鉴别方法二:取供试品,置干燥试管中,加硫酸后,加热,不炭化,但析出苯甲酸,并在试管内壁凝结成白色升华物。

（五）酒石酸盐

示例 3-30 ChP2015 中酒石酸盐的鉴别方法一：取供试品的中性溶液，置洁净的试管中，加氨制硝酸银试液数滴，置水浴中加热，银游离后附在试管的内壁形成银镜。

示例 3-31 ChP2015 中酒石酸盐的鉴别方法二：取供试品溶液，加乙酸成酸性后，加硫酸亚铁试液 1 滴和过氧化氢试液 1 滴，待溶液褪色后，用氢氧化钠试液碱化，溶液即显紫色。

（六）柠檬酸盐

示例 3-32 ChP2015 中柠檬酸盐的鉴别方法一：取供试品溶液 2mL（约相当于柠檬酸 10mg），加稀硫酸数滴，加热至沸，加高锰酸钾试液数滴，振摇，紫色即消失；溶液分成两份，一份中加硫酸汞试液 1 滴，另一份中逐滴加入溴试液，均生成白色沉淀。

示例 3-33 ChP2015 中柠檬酸盐的鉴别方法二：取供试品约 5mg，加吡啶-乙酸酐（3：1）约 5mL，振摇，即生成黄色到红色或紫红色的溶液。

（七）芳香第一胺类

示例 3-34 ChP2015 中含芳伯氨基类药物的鉴别方法：取供试品约 50mg，加稀盐酸 1mL，必要时缓缓煮沸使溶解，放冷，加 0.1mol/L 亚硝酸钠溶液数滴，滴加碱性 β-萘酚试液数滴，视供试品不同，生成由橙色到猩红色沉淀。

反应原理：具有芳伯氨基的药物，与亚硝酸钠反应生成重氮盐；在碱性条件下，与 β-萘酚偶合生成猩红色的偶氮染料。

第四节　光谱鉴别法

光谱分析法是利用光谱学的原理和实验方法以确定物质的结构和化学成分的分析方法。其优点是灵敏，迅速，在药物分析中应用广泛。比较常见的光谱鉴别方法包括紫外-可见分光光度法，红外分光光度法等。

一、紫外-可见分光光度法

紫外-可见分光光度法（ultraviolet-visible spectrophotometry，UV）的原理是含有共轭体系、芳香环等发色团的有机化合物，在紫外光区（200～400nm）或可见光区（400～850nm）显示特征吸收光谱，根据吸收光谱的形状、吸收峰数目、吸收峰（或谷）波长的位置、吸收强度以及相应的吸收系数等作为鉴别的依据。该鉴别法操作简便，仪器普及，被广泛运用于药物的鉴别及含量测定中。但是，紫外光谱的波长范围较窄、光谱简单、曲线形状变化不大，作为鉴别的专属性远不如红外光谱，需要结合其他方法，才能对药物的真伪做出判断。在指定的溶剂中测定 2～3 个特定波长处的吸收度比值，可以提高专属性。

吸收系数系指吸光物质在单位浓度及单位厚度时的吸光度。有两种表示方式：摩尔吸收系数和百分吸收系数。ChP2015 中采用百分吸收系数（$E_{1cm}^{1\%}$），系指溶液浓度为 1%（g/mL）、液层厚度为 1cm 时的吸光度。在给定单色光、溶剂和温度下，物质对光的选择性吸收波长，以及相应的吸收系数是该物质的物理常数。它常用于考察原料药的质量，也作为其制剂采用紫外法测定含量时的计算依据。例如 ChP2015 中盐酸氨溴索的吸收系数测定：取本品适量，精密称定，加 0.01mol/L 盐酸溶液溶解并定量稀释制成每 1mL 中约含 25μg 的溶液，按照紫外-可见分光光度法（通则 0401），在 244nm 的波长处测定吸光度，百分吸收系数为 233～247。

测定用溶剂应满足该物质光学特性的需要，易得、价廉、低毒。避免使用低沸点、易挥发的溶剂。水虽价廉易得，但对于极性化合物，因易受水溶质的影响而使其溶液的 pH 值不恒定，进而影响药品的紫外吸收光谱特征，可改用 0.1mol/L 的盐酸、氢氧化钠溶液或缓冲溶液。供试液的浓度以测得的吸光度介于 0.3～0.7 为宜。吸收系数限度的范围要考虑到测定误差，一般采用三位有效数字。

利用 UV 光谱进行鉴别，常用的方法包括测定最大吸收波长或最小吸收波长；测定一定浓度的供试品溶液在最大吸收波长处的吸光度；规定吸收波长和吸收系数法；规定吸收波长和吸收度比值法[4]。现就其中几类方法进行简要介绍。

（一）测定最大吸收波长或最小吸收波长

通过测定物质最大吸收波长、最小吸收波长进行鉴别。例如 ChP2015 中布洛芬原料药的鉴别：取本品，加 0.4％氢氧化钠溶液制成每 1mL 中含 0.25mg 的溶液，测定 UV 光谱，在 265nm 与 273nm 的波长处有最大吸收，在 245nm 与 271nm 的波长处有最小吸收。

（二）测定一定浓度的供试液在最大吸收波长处的吸光度

通过测定物质在最大吸收波长处的吸光度进行鉴别。例如 ChP2015 中奋乃静原料药的鉴别：取本品，加无水乙醇制成每 1mL 中含 7μg 的溶液，在 258nm 的波长处有最大吸收，吸光度约为 0.65。

（三）测定特定波长及其吸光度比值

对不只一个吸收峰的化合物，可以采用峰位和在不同吸收峰（或峰与谷）处的吸光度比值作为鉴别依据。例如 ChP2015 中地蒽酚的鉴别：取含量测定项下的溶液，于 240～400nm 的波长范围内测定吸光度，在 257nm、289nm 与 356nm 的波长处有最大吸收。在 257nm 与 289nm 处吸光度的比值应为 1.06～1.10；在 356nm 与 289nm 处吸光度的比值应为 0.90～0.94。

USP40 采用对照品对比法，按同法处理样品与对照品，在紫外波长范围内扫描两种溶液，要求在相同的波长处有最大吸收、最小吸收和相同的吸收系数，或吸收比在规定的限度内。

JP17 与我国相似，大多采用与标准图谱特征对比[3]。

二、质谱法

质谱法（mass spectrophotometry，MS）系将被测物质离子化后，在高真空状态下按照离子的质荷比大小分离，而实现物质成分和结构分析的方法。质谱图通过离子谱峰及相互关系，提供与分子结构有关的信息。不同的物质均有不同的质谱信息，可利用这一性质进行药物的定性鉴别和定量测定。

分子离子的各种化学键发生断裂后形成了碎片离子，由此可推断其裂解方式，得到相应的结构信息。质谱法常用的鉴别方式为：用准分子离子峰确认化合物，进行二级质谱扫描，推断结构化合物断裂机制，确定碎片离子的合理性，结合其他信息，推测化合物分子结构。ChP2015 已收载了质谱法，USP40 已将该方法应用于大分子多肽和蛋白类药物的鉴别。

示例 3-35 USP40 中乙酸去氨加压素采用质谱进行鉴别。乙酸去氨加压素是合成的八肽激素类抗尿剂，质谱鉴别方法如下：

稀释剂：水-甲醇(1∶1)。

标准溶液：精密称取乙酸去氨加压素对照品，用稀释剂溶解并稀释成 $5\mu g/mL$ 的溶液。

供试品溶液：精密称取乙酸去氨加压素，用稀释剂溶解并稀释制成 $5\mu g/mL$ 的溶液。

液-质系统：LC-MS/MS 采用电喷雾借口，鞘气(质谱中用来雾化、去溶剂气体叫鞘气，一般这些气体用氮气)辅助雾化，正离子模式。

测定法：分别将标准溶液和供试品溶液以 $5\mu g/min$ 速度注入质谱仪，获得质荷比为 1069 的离子的一级质谱和二级质谱的谱图。在一级质谱图中应能观察到质荷比为 1069 的主峰，并且在二级质谱中应该有其质荷比为 641、742 和 995 的碎片离子。

三、红外及近红外分光光度法

红外光谱法(infrared spectroscopy, IR)是一种专属性很强的鉴别方法，广泛应用于固体、液体和气体样品的鉴别。特别适用于其他方法不易区分的同类药物之间，如抗生素药物的鉴别。此外，该方法法也常用于晶型鉴别，而且越来越多的制剂经提取后也采用红外光谱法进行鉴别。$3\beta,11\beta$-二羟基大戟烷-8-烯-7,24-二酮的红外图谱可见图 3-5。

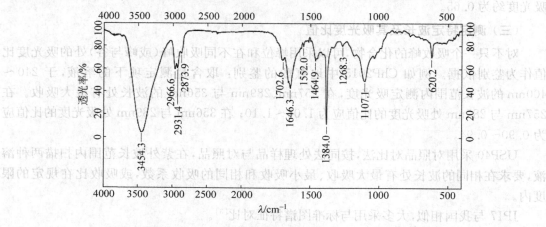

图 3-5 化合物 $3\beta,11\beta$-二羟基大戟烷-8-烯-7,24-二酮的红外图谱

红外光谱测定前需要对样品进行制备，ChP2015 中常用的制备方法有以下几种：

1. 压片法 该种方法是红外光谱测定中最常用的样品制备方法。取供试品约 1mg，置玛瑙研钵中，加入干燥的溴化钾或氯化钾细分约 200mg，充分研末混匀，置于直径为 13mm 的压膜中，铺布均匀，抽真空约 2min 后，加压至 0.8～1GPa，保持 2～5min，除去真空，去除支撑的供试片，目视检查均匀透明，无明显颗粒。

2. 糊法 取供试品约 5mg，置玛瑙研钵中，滴加少量液体石蜡或其他适宜的液体，制成均匀的糊状物,取适量夹于两个溴化钾片之间,作为供试片;以溴化钾约300mg制成空白片作为背景补偿,绘制光谱图。

3. 膜法 参照糊法方法,将液体供试片铺展于溴化钾片或其他适宜的盐片中,或置于适宜的液体池内,进行光谱测定。如果供试片为高分子聚合物,可制成适宜厚度的薄膜,然后置于样品光路中测定。

通过红外法进行鉴别试验时,ChP2015采用标准图谱对照法,即首先按规定绘制供试品的IR图谱,然后与《药品红外光谱集》中的对照图谱对比,对照关键谱带的有无以及各谱带的相对强弱,若供试品的光谱图与对照光谱图一致,通常判定两化合物为同一物质(某些光学异构体如对映异构体、大分子同系物和高分子聚合物除外)。例如棕榈氯霉素的鉴别:取本品(A晶型或B晶型),用糊法测定,其IR图谱应与同晶型对照图谱一致。采用红外光谱法进行原料药鉴别时,除另有规定外,一般按照中国药典委员会编订的《药品红外光谱集》收载的光谱图所规定方法制备样品。对于制剂进行鉴别时,需采取提取分离,经过适当干燥后再压片绘制图谱。提取时要注意选择合适的溶剂,减少辅料干扰及避免晶型的转变。大多数制剂可以直接用有机溶剂提取主成分,去除辅料干扰后进行红外测定,与标准红外图谱进行对比。对于有机酸的碱盐或者有机碱的酸盐,可加酸液或者碱液来使有机酸或碱沉淀,取沉淀干燥制作红外图谱进行比较。

示例3-36 ChP2015中罗红霉素的鉴别:本品的红外光吸收图谱应与对照的图谱一致。如不一致时,取本品1g,置10mL具塞试管中,加80%丙酮溶液2mL,加热振摇使溶解,自然或冰浴降温结晶,如结晶为糊状或絮状,重新加热溶解后再结晶,抽滤,取残渣60℃下减压干燥后测定。

USP40则采用对照品法。如阿莫西林的鉴别:取本品,经干燥后用溴化钾压片法测定,所得图谱与同时测定的USP阿莫西林对照标准品的图谱应一致。

JP17中将红外光谱鉴别分为3种:对照品鉴别法、对照光谱鉴别法、吸收波数鉴别法。

红外光谱法受仪器型号及压片时样品的制备条件影响较大,进行光谱对比时应考虑各种因素。该方法对存在多晶现象,又无可重复转晶方法的药物不适用。

近红外光谱法(near-infrared spectrophotometry,NIR)系通过测定被测物在近红外谱区的特征光谱并利用适宜的化学计量学方法提取相关信息后,对被测物质进行定性定量分析的一种分析技术。近红外光是指介于可见光与中红外之间的电磁波,谱区范围是750~2526nm,通常又将此波长范围划分为近红外短波区(780~1100nm)和近红外长波区(1100~2526nm)。与中红外相比,该区域主要是O—H、N—H、C—H和S—H等含氢基团振动光谱的倍频及合频吸收,谱带宽,重叠较严重,而且吸收信号弱,信息解析复杂,所以尽管该谱区被发现较早,但其分析价值一直未能得到足够的重视。

近年来,由于计算机与化学计量学软件的发展,特别是化学计量学的深入研究和广发应用,近红外光谱分析技术发展迅速。与传统的分析方法比较,NIR光谱分析技术拥有分析速度快、多指标同时测定、样品无损等许多独到之处。

该方法需要对药物建立参考谱库,然后进行数据预处理和数据评估,再对数据库的专属性和耐用性进行验证。

四、拉曼光谱分析法

拉曼光谱(raman spectra)是一种散射光谱。1928 年印度物理学家拉曼发现光穿过透明介质,被分子散射的光发生频率变化,这个现象被称为拉曼散射。光照射到物质上发生弹性散射和非弹性散射,弹性散射的散射光是与激发光波长相同的成分,非弹性散射的散射光有比激发光波长长的和短的成分,统称为拉曼效应。1930 年他因此获得了诺贝尔物理学奖。

拉曼效应是光子与光学支声子相互作用的结果。基于这种效应,对与入射光频率不同的散射光谱进行分析,以得到分子振动、转动方面信息,并应用于分子结构研究的分析方法被称为拉曼光谱分析。

五、X线粉末衍射

X线由伦琴发现,曾被称为伦琴射线。它可以产生衍射,绕过障碍物边缘向前传播。一束准直的单色 X线照射旋转单晶或粉末晶体时,产生衍射现象,发生衍射的条件应符合布拉格(Bragg)方程: $d_{hkl} = \dfrac{n\lambda}{2\sin\theta}$,式中,$d_{hkl}$ 为面间距(hkl 为晶面指数),θ 为掠射角(入射角的余角)。X线粉末衍射常用于结晶质和非晶质以及结晶质的不同晶型的鉴别。

晶体化合物,无论是单晶还是多晶,组成晶体的分子或原子(质点)在空间做周期性的有序排列,形成所谓"三维衍射光栅"状的晶格结构,产生特定的 X线衍射图,衍射极大点间的距离及其相对强度可用作结晶物质的定性或定量分析。非晶体化合物中质点的空间排列是无序的,不具有"三维衍射光栅"状的晶格结构,所以反射的 X线相干性差,衍射图呈弥散状,与结晶质样品特征性的衍射图存在明显区别。

当 X线以 θ 入射角照射晶体的平面点阵时,若两相邻点阵间距为 d,则两平面光程差为 $2d\sin\theta$,凡符合布拉格公式就发生衍射。分子在晶格中的排列方式不同,则分子的重复形式不同,从而产生不同的 X线衍射图谱。具有不同晶格参数的多晶型物,可相应得到不同的 X-射线衍射图。

结晶物质的鉴别可通过比较供试品与已知物质(包括晶型)的衍射图或标准衍射数据完成。各衍射线的衍射角(2θ)、相对强度(衍射图上各衍射谱线与最强谱线的强度比值)和面间距是鉴别的依据。例如曾苏等[4]测定了西咪替丁的 X线 A 晶型和 B 晶型,测定数据见表 3-1 所示,图谱见图 3-6:

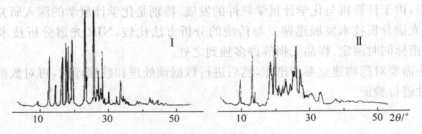

图 3-6　西咪替丁 A 晶型(Ⅰ)、B 晶型(Ⅱ)的 X线图谱

表 3-1　西咪替丁 A 晶型和 B 晶型的 X 线测定数据

A 晶型			B 晶型		
衍射角/°	面间距	丰度比	衍射角/°	面间距	丰度比
9.28	9.421	6	9.56	9.240	35
12.92	5.292	35	13.08	6.763	61
14.66	6.038	18	13.92	6.357	25
16.44	5.388	23	18.48	4.797	62
17.74	5.292	34	18.98	4.672	41
17.76	4.990	50	19.38	4.576	25
18.38	4.823	41	19.78	4.485	53
19.06	4.653	9	20.06	4.423	100
19.64	4.516	44	20.98	4.231	37
19.84	4.471	28	22.18	4.005	37
20.44	4.341	6	23.14	3.841	46
23.24	3.824	28	23.48	3.786	29
23.46	3.789	100	24.46	3.636	43
23.78	3.739	23	25.22	3.528	59
25.70	3.464	10	25.54	3.485	59
26.00	3.424	75	26.10	3.411	75
26.34	3.381	5	26.38	3.376	100
27.24	3.271	27	28.44	3.136	28
28.44	3.136	37			

六、核磁共振法

核磁共振法(nuclear magnetic resonance,NMR)系利用原子核的物理性质,采用电子和计算机技术,用于各种分子物理和化学结构的研究。近年来随着科技水平的进步,新技术新方法不断涌现和完善,该方法在化学、医药、生物学和物理化学等领域都有着广泛的应用。在 USP41-NF36 及 BP2017 中,已用于药物的鉴别。由于大多数药物中都含有质子,所以最常用的是[1]H-NMR。

USP40 中,肝素钠和肝素钙用重水做溶剂,采用[1]H-NMR 光谱,用标准品对照法进行鉴别;依诺肝素钠采用[13]C-NMR 谱进行鉴别。

BP2017 中促性腺激素释放激素类似物布舍瑞林和戈舍瑞林,以及人工三文鱼油均采用了 NMR 方法鉴别。

该方法在测定分析时,药品不会受到破坏,属于无破损分析方法。用于药物分析具有以下优势:样品制备方法简单,NMR 样品预处理环节少,便于质控;鉴定和检测可以同步进行,制备一个样品即能完成对样品中物质的鉴别和含量测定;可以实现多个组分同时鉴别分析,为定量分析中基准物的选择提供了较为宽松的空间;对于异构体独特的识别能力超过其他检测技术。另外,该方法除了样品制备试剂外,几乎不需要其他额外耗材,样品可以回收,属于经济型和环境友好型检测技术。

近年来的药物分析鉴别过程中,核磁共振技术得到了充分的应用和发展,形成了检测手法"多元化"的趋势。定量分析已经不再局限于^{1}H-NMR实验,二维NMR定量分析也已经出现。大多数化合物拥有多组核磁共振谱线,从理论上讲可以作为定量分析的标定目标,为混合物的检测提供了便利。核磁共振通过信号的直接比对获取定量分析的数据信息,实验中可以采用内标、外标等多种模式提供参比信号。在药物分析鉴别试验中,核磁共振具有很广阔的应用前景[5]。

七、原子吸收分光光度法

原子吸收分光光度法(atomic absorption)系利用原子蒸气可以吸收由该元素作为阴极的空心阴极灯发出的特征谱线的特性,根据供试品溶液在特征谱线处的最大吸收和特征谱线强度减弱程度,可以进行定性、定量分析。

示例 3-37　ChP2015中检查维生素C的铁杂质:取本品5.0g两份,分别置25mL量瓶中,一份中加0.1mol/L硝酸溶液溶解并稀释至刻度,摇匀,作为供试品溶液(B);另一份中加标准铁溶液(精密称取硫酸铁铵863mg,置1000mL量瓶中,加1mol/L硫酸溶液25mL,用水稀释至刻度,摇匀,精密量取10mL,置100mL量瓶中,用水稀释至刻度,摇匀)1.0mL,加0.1mol/L硝酸溶液溶解并稀释至刻度,摇匀,作为对照溶液(A)。照原子吸收分光光度法,在248.3nm的波长处分别测定,应符合规定。

第五节　色谱鉴别法

色谱鉴别法,系将供试品与对照品(或经确证的已知药物)在相同条件下进行色谱分离并进行比较的鉴别试验。此法操作较费时,受实验条件的影响较大,一般在检查或者含量测定项下已采用色谱法的情况下,采用此法鉴别。测定前需按要求进行系统适用性试验,以检查色谱系统是否符合要求。

一、薄层色谱法

薄层色谱法(thin layer chromatography,TLC)系将供试品溶液点样于薄层板上,经展开、检视所得的色谱图,与适宜的对照物按同法所得的色谱图对比。该方法简便、快速、灵敏,专属性强,在药物鉴别中被广泛应用,尤其适用于一些中药材的鉴别。

单独使用TLC鉴别时,需要进行色谱的系统适应性试验,对斑点的比移值(R_f)和分离效能等进行考察。比移值系指从基线至展开斑点中心的距离与从基线至展开剂前沿的距离的比值。分离效能系指药物对照品与结构相似的化合物对照品制成的混合对照溶液按规定方法展开后,应显示两个清晰分离的斑点。

鉴别过程中常用的方法有:①将浓度相同的对照品溶液和供试品溶液,在同一块薄层板上点样、展开与检视,供试品溶液所显主斑点的位置(R_f)与颜色(或荧光)应与对照品溶液的主斑点一致,而且两斑点的大小、颜色的深浅也应大致相同。②有时化学药品可采用供试品溶液与标准溶液混合点样、展开,与标准物质相应斑点应为单一、紧密斑点。③选用与供试品化学结构相似药物对照品或者杂质对照品,两者的比移值应不同。④将上述两种溶液等体积混合,应显示两个清晰分离的斑点。TLC鉴别过程见图3-7所示。

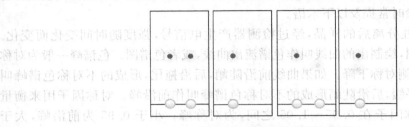

图3-7　薄层色谱鉴别示意图

薄层色谱法除比较色谱斑点比移值外,还可以将斑点颜色作为鉴别依据。

示例3-38　ChP2015中人工牛黄的鉴别:取本品0.1g,置10mL量瓶中,加甲醇适量,超声处理5min,加甲醇稀释至刻度,摇匀,静置,取上清液作为供试品溶液。另取胆酸对照品、猪去氧胆酸对照品,加甲醇制成每1mL各含1mg的混合溶液,作为对照品溶液。照薄层色谱法(通则0502)试验,吸取供试品溶液4μL、对照品溶液2μL,分别点于同一硅胶G薄层板上,以正己烷-乙酸乙酯-乙酸-甲醇(20∶25∶2∶3)上层溶液为展开剂,展开,取出,晾干,喷以10%磷钼酸乙醇溶液,在105℃加热至斑点显色清晰。供试品色谱中,在与对照品色谱相应的位置上,显相同颜色的斑点。

二、气相色谱法

气相色谱法(gas chromatography,GC)系采用气体为流动相(载气)流经装有填充剂的色谱柱进行分离测定的色谱方法。物质或其衍生物气化后,被载气带入色谱柱进行分离,各组分先后进入检测器,用记录仪、积分仪或数据处理系统记录色谱信号。

根据分离原理不同,可以分为吸附色谱法和分配色谱法。吸附色谱是利用固定相吸附中对物质分子吸附能力的差异实现对混合物的分离,它的色谱过程是流动相分子与物质分子竞争固定相吸附中心的过程。利用固定相与流动相之间对待分离组分子溶解度的差异来实现分离。分配色谱过程本质上是组分分子在固定相和流动相之间不断达到溶解平衡的过程。分配色谱的固定相一般为液相的溶剂,依靠键合、吸附等手段分布于色谱柱或者担体表面。气固色谱法属于吸附色谱法,气液色谱法属于分配色谱法。

气相色谱仪型号各异,但是基本结构相同,主要由载气系统、进样系统、分离系统、检测和记录系统、控制系统五个主要部分组成,基本结构见图3-8。

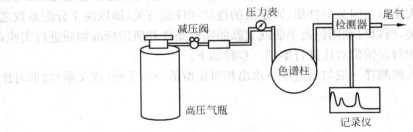

图3-8　气相色谱仪的基本结构

气相色谱法具有分离效能高、选择性强、灵敏度高、重现性好、分析速度快等优点,但受样品蒸气压限制是其弱点。挥发性小的样品需采用衍生或裂解以增加挥发性,增加操作麻烦,而且样品也不易复原。因此,气相色谱法常用于含挥发油或其他挥发性成分的鉴别。色谱法进行药品鉴别试验时常提及以下术语。

1. 色谱峰 色谱柱分离后的样品,经过检测器产生电信号,强度随时间变化而变化。将信号强度对时间作图,绘制出的曲线叫作色谱流出曲线,或者色谱图。色谱峰一般为对称正态分布曲线,曲线两侧对称下降。如果曲线前沿陡峭,后沿拖尾,形成的不对称色谱峰叫作拖尾峰。如果前沿平缓,后沿陡峭形成的不对称色谱峰叫作前沿峰。对称因子用来衡量色谱峰是否正常。对称因子在 $0.95 \sim 1.05$ 之间,为对称峰。小于 0.95 为前沿峰,大于 1.05 为拖尾峰。根据色谱流出曲线,可以判断样品中至少含有的组分数,根据峰值在曲线上的位置,可以进行定性鉴别,根据峰面积或者峰高,可以进行定量分析。根据色谱峰的保留值,可以对色谱柱的分离效能进行评价。

2. 基线 当仅有载气通过检测系统时,产生的响应信号应该是一条平行于横轴的直线。这条线被称为基线。基线反映了仪器的噪声随着时间变化的情况。

3. 峰高 色谱峰的峰顶与基线的垂直距离称为峰高。

4. 峰面积 色谱峰与基线所围成的面积总和。

5. 保留值 样品中各组分在色谱柱中滞留时间的数值,是定性分析的重要参数,一般用时间或者体积来表示。被测组分从进样到某各组分的色谱峰定点的时间间隔叫保留时间。

气相色谱法难以对未知物质的成分定性,需要根据已知的纯物质或有关的色谱定性数据,才能进行定性鉴别,同时还可通过气相色谱与质谱、红外色谱联用技术进行定性分析。对照品对照法与利用相对保留值常用于鉴别试验当中。

对照品对照法是最常用于实际工作的定性方法。根据同一种物质在相同色谱条件下保留时间相同的原理进行定性,在条件相同的情况下,分别测得已知样品和未知样品各组分的保留值,然后将已知样品与未知样品的色谱图进行比较,若在已知样品的保留值位置上未知样品出现色谱峰,则可能含有已知样品相同组分,反之则不存在。

在面对较难准确测定保留值,如复杂的检测样品,色谱峰间距过近,或者操作稳定性差的情况下,可以采用在测定的试样中加入对照品进行混合后再进样,如加入对照的试样测定组分的峰较不加对照品的峰高增加,则测定原试样中可能存在该成分。而在面对两种或两种以上物质在同一色谱柱上出现相同保留值无法定性时,可采用性质差别较大的双柱进行定性,若两柱色谱峰高均增加,则可能是同一物质。

利用相对保留值法适用于没有对照品或组成较简单且已知范围的混合物的定性实验。因组分相对保留值的大小只与组分的性质、固定液的性质和柱温有关(即取决于分配系数之比),而与其他因素无关,所以可利用色谱手册或文献的实验条件和所用标准物质进行实验,再与色谱手册或文献相对保留值对比进行鉴别。步骤如下:

取规定标准物加入被测样→混匀后进样→求出相对保留值→与手册(或文献)数据对比定性。

三、高效液相色谱法

高效液相色谱法(high performance liquid chromatography，HPLC)系采用高压输液泵将规定的流动相泵入装有填充剂的色谱柱进行分离测定的色谱方法。注入的供试品由流动相带入柱内，各成分在柱内被分离，并依次进入检测器，由记录仪、积分仪或数据处理系统记录色谱信号。要求供试品和对照品色谱峰的保留时间应该一致。

与经典液相色谱相比，高效液相色谱法具有如下特点：①使用了颗粒极细、规则均匀的固定相，装填耐压柱内；②流动相通过高压输液泵进入高柱压的色谱柱，扩散速度大大加快，从而在短的分析时间内获得高柱效和高分离能力；③采用了高性能的检测器，提高了检测灵敏度和准确度。

与气相色谱相比，高效液相色谱法具有如下特点：①不易受试样挥发性、稳定性限制，在已知化合物中，能用气相色谱分析的约占 20%，而能用液相色谱分析的约占 70%～80%；②在室温下即可分离；无需高柱温；③可选用不同性质的溶剂作为流动相，可显著提高试样分离的选择性。

在高效液相色谱法中应用最广的是化学键合相色谱，化学键合相色谱是利用化学反应通过共价键将有机分子键合在载体(硅胶)表面，形成均一、牢固的单分子薄层而构成的固定相。其分离机制为吸附和分配两种机制兼有。对多数键合相来说，以液-液分配机制为主。液-液分配色谱法分为正相液-液分配色谱法和反相液-液分配色谱法两种。

高效液相色谱仪主要包括高压输液系统、进样系统、色谱柱系统、检测系统和数据记录处理系统五个部分。检测器(detector)是高效液相色谱仪的关键部件之一。它的作用是把色谱洗脱液中组分的量(或浓度)转变成电信号。按其适用范围检测器可分为通用型和专属型两大类，专属型检测器只能检测某些组分的某一性质，紫外检测器、荧光检测器属于这一类，它们只对有紫外吸收或荧光发射的组分有响应；通用型检测器检测的是一般物质均具有的性质，示差折光和蒸发光散射检测器属于这一类。

高效液相色谱法的系统适用性试验包括理论塔板数、分离度、重复性和拖尾因子。该分离效能高、选择性强、重现性好、精密准确、不受样品挥发性影响等特点，已成为药物分析中应用最广、发展最快的方法。在高效液相法中，保留时间与组分的结构和性质有关，是定性的关键参数，可用于药物的鉴别，杂质检查和含量测定当中。

示例 3-39　ChP2015 中青霉素钾的鉴别：在含量测定项下记录的色谱图中，供试品溶液主峰的保留时间应与对照品溶液主峰的保留时间一致。

第六节　其他鉴别法

一、显微鉴别法

显微鉴别主要用于中药及其制剂的鉴别，通常采用显微镜对药材的粉末、解离组织或表面制片，以及含饮片粉末的制剂中饮片的组织、细胞或内含物等特征进行鉴别的一种方法。

鉴别时选择有代表性的供试品根据各品种鉴别项的规定制片。制剂根据不同剂型适当处理后制片。

示例 3-40 ChP2015 中人参的显微鉴别。本品横切面：木栓层为数列细胞。栓内层窄。韧皮部外侧有裂隙，内侧薄壁细胞排列较紧密，有树脂道散在，内含黄色分泌物。形成层成环。木质部射线宽广，导管单个散在或数个相聚，断续排列成放射状，导管旁偶有非木化的纤维。薄壁细胞含草酸钙簇晶。粉末淡黄白色。树脂道碎片易见，含黄色块状分泌物。草酸钙簇晶直径 $20\sim68\mu m$，棱角锐尖。木栓细胞表面观类方形或多角形，壁细波状弯曲。网纹导管和梯纹导管直径 $10\sim56\mu m$。淀粉粒甚多，单粒类球形、半圆形或不规则多角形，直径 $4\sim20\mu m$，脐点点状或裂缝状；复粒由 $2\sim6$ 分粒组成。人参的显微鉴别图见彩图 3-9。

近年来随着扫描电子显微镜的应用，显微鉴别的水平也有了提高，药材不需要制作切片和染色即可直接进行表面或者断面的观察，获得更细微的三维结构特征。

二、生物学方法

生物学方法是利用药效学和分子生物学等有关技术来鉴定药物品质的一种方法，主要用于抗生素、生物药物以及中药的鉴别，通常分为生物效应鉴别法和基因鉴别法两大类。按照鉴定的目的不同，可分为免疫鉴别法、细胞生物学鉴别法、生物效价测定法等。ChP2015 中部分药物采用此法进行鉴别。

示例 3-41 ChP2015 中缩宫素的鉴别：采用缩宫素生物测定法（ChP2015 通则 1210）进行鉴别，规定应有子宫收缩反应。方法如下：取选定的大鼠迅速处死，剖腹取出子宫，仔细分离附在子宫肌上的结缔组织，注意避免因牵拉使子宫肌受损。在子宫分叉处剪下左右 2 条，取一条将其下端固定于离体器官恒温水浴装置的浴杯底部，上端用线与记录装置相连，以描记子宫收缩；浴杯中加入一定量的子宫肌蓄养液（约 $30\sim50mL$），连续通入适量空气。蓄养液应调节至 $32\sim35℃$并保持恒温（$\pm0.5℃$），子宫放入浴杯后，静置约 15min，按次序准确注入等体积的标准品或供试品两种浓度的稀释液（$0.3\sim0.8mL$），待子宫肌收缩至最高点开始松弛时（约 $60\sim90s$），放去蓄养液并用蓄养液洗涤一次，再加入等量蓄养液，静置；相邻两次给药的间隔时间应相等（约 $3\sim5min$），每次给药应在前一次反应恢复稳定以后进行。标准品稀释液和供试品稀释液各取高低两个剂量（dS2、dS1、dT2、dT1）为一组，按随机区组设计的次序轮流注入每组 4 个剂量，重复 $4\sim6$ 组。测量各剂量所致子宫收缩的高度，按照生物检定统计法（通则 1431）中的量反应平行线测定法计算效价及实验误差。

生物免疫鉴别技术主要利用不同种动物药含有的特异性蛋白质及免疫特异性来进行分析，可用于亲缘关系比较接近的动物药的鉴别和分析。例如可区分虎、豹、猫等骨骼检测。

DNA 分子标记是指通过比较药材间 DNA 分子遗传多样性差异来鉴别药材济源、确定学名的方法。随着分子生物技术的发展，该方法广泛应用于中药材的鉴别研究中。

三、指纹图谱鉴别法

中药指纹图谱建立的目的是通过对所得到的能够体现中药整体特性的图谱识别，提供一种能够比较全面控制中药质量的方法，从化学物质基础的角度保证中药制剂的稳定和可靠。

指纹图谱并不能适应全部中药自身的特点。中药成分复杂，如果要求中药成分分析图谱始终不变是不合实际的,不同企业对同种药材公艺也不能保证一致,也不能用同一个指纹图谱进行质量控制。

中药指纹图谱建立的内容包括:中药指纹图谱分析方法的建立、指纹图谱方法认证、方法验证、数据处理和分析。

中药指纹图谱按照测试样品来源可以分为中药材、饮片、提取物或中间体、成方制剂指纹图谱。按照获取方式可以分为色谱、光谱及其他分析手段。其中色谱方法是中药指纹图谱建立的首选和主要方式。

ChP2015 中,部分中药制剂、植物油脂和提取物,制定了指纹图谱。

示例 3-42 ChP2015 中三七总皂苷指纹图谱鉴别。色谱条件与系统适用性试验以十八烷基硅烷键合硅胶为填充剂;以乙腈为流动相 A,以水为流动相 B,按下表中的规定进行梯度洗脱;流速每分钟为 1.5mL;检测波长为 203nm;柱温 25℃。人参皂苷 Rg1 与人参皂苷 Re 的分离度应大于 1.5。理论板数按人参皂苷 Rg1 峰计算应不低于 6000。梯度洗脱条件见表 3-2:

表 3-2 三七总皂苷的梯度洗脱流动相配比

时间/min	流动性 A/%	流动性 B/%
0~20	20	80
20~45	20→46	80→54
45~55	46→55	54→45
55~60	55	45

对照提取物溶液的制备:取三七总皂苷对照提取物适量,精密称定,加 70%甲醇溶解并稀释制成每 1mL 含 2.5mg 的溶液,即得。

供试品溶液的制备:取本品 25mg,精密称定,置 10mL 量瓶中,加 70%甲醇溶解并稀释至刻度,摇匀,即得。

测定法:分别精密吸取对照提取物溶液与供试品溶液各 $10\mu L$,注入液相色谱仪,测定,即得。供试品指纹图谱中应呈现 5 个特征峰。按中药色谱指纹图谱相似度评价系统,供试品指纹图谱与对照指纹图谱经相似度计算,5min 后的色谱峰,其相似度不得低于 0.95。相关图谱见图 3-10:

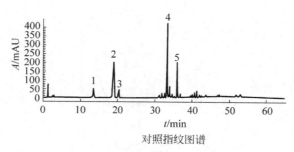

对照指纹图谱

图 3-10 三七总皂苷的指纹图谱

1:三七皂苷 R_1;2:人参皂苷 Rg_1;3:人参皂苷 Re;4:人参皂苷 Rb_1;5:人参皂苷 Rd

(石河子大学 李 乐)

课后习题

1. 简述药物分析鉴别试验的分类及区别。
2. 影响鉴别实验的条件。
3. 什么是化学鉴别法?
4. 简述紫外-可见分光光度法用于药物鉴别的方法。
5. 简述薄层色谱法鉴别药物的方法。
6. 在色谱鉴别中,对照品对照法如何用于药物的鉴别?

参 考 文 献

[1] 国家药典委员会. 国家药品标准工作手册[M]. 4 版. 北京:中国医药科技出版社,2013.
[2] 国家药典委员会. 中华人民共和国药典[S]. 2015 年版. 北京:中国医药科技出版社,2015.
[3] 杭太俊. 药物分析[M]. 8 版. 北京:人民卫生出版社,2016.
[4] 曾苏. 药物分析学[M]. 2 版. 北京:高等教育出版社,2014.
[5] 邓志威,李璟. 核磁共振技术在药物分析鉴定中的应用[J]. 分析测试学报,2012,31(9):1081-1088.

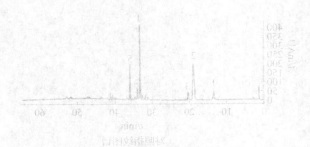

第四章

药物的杂质检查

学习要求

1. 掌握　药物中杂质的来源与分类,杂质限量检查的意义、杂质限量的概念与计算,药物中一般杂质和特殊杂质的检查方法。
2. 熟悉　药物中杂质的研究规范和鉴定方法。
3. 了解　常用国外药典中收录的药物杂质检查方法。

第一节　药物的杂质与限量

一、药物的纯度

药物的纯度是指药物中所含有的活性成分相较于其自身之外的其他物质的程度。任何影响药品纯度的物质均称为杂质。

药品在临床使用中产生的不良反应除了与药品本身的药理活性有关外,有时与药品中存在的杂质也有很大关系。例如,青霉素等抗生素中的聚合物等高分子杂质是引起过敏的主要原因;葡萄糖注射液中的5-羟甲基糠醛对人体横纹肌和内脏有损害;普罗布考中微量杂质会导致严重的眼毒性。由此可见,药物中的杂质无治疗作用,还影响药物疗效和稳定性,甚至对人体健康有害。当其超过一定限度时,就有可能使药物的外观性状、物理常数发生变化,影响药物的稳定性,使药物的纯度下降、效力减弱或增加不良反应。故而,药物的纯度应该由其外观性状、理化常数、鉴别、杂质检查和含量测定等多个方面的结果来综合评定。其中,杂质检查是药品标准检查项目中非常重要的内容之一,亦可称之为药物的纯度检查。因此,规范地进行杂质的研究,并将其控制在一个安全、合理的限度范围之内,将直接关系到药物质量的可控性及安全性。杂质研究是药品研发的重要环节,且贯穿于药品研究的始终。

二、杂质的来源

《中国药典》2015 年版规定,杂质是指在经国家有关药品监督管理部门依法审查批准的规定工艺和原辅料生产的药品中,由其生产工艺或原辅料带入的杂质,或在储存过程中产生的杂质;它不包括变更生产工艺或变更原辅料而产生的新的杂质,也不包括掺入或污染的外来物质。

药品生产企业变更生产工艺或原辅料,并由此带进新的杂质,对原质量标准的修订,均应依法向有关药品监督管理部门申报批准。药品中不得掺入或污染药品或其组分以外的外来物质。对于假劣药品,必要时应根据其具体情况,可采用非法定分析方法予以检测。

对杂质来源及可能存在的杂质种类进行研究,将为合理制订药物中杂质检查的项目和采用合适的分析方法提供依据。

1. 生产过程中引入 在原料药的合成过程中,反应中用到的试剂、溶剂,若最终残留于药物中也成为杂质而存在;所用原料不纯或未反应完全、反应的中间体或副产物在精制时未能完全除去而引入杂质。

如有机溶剂提取、精制后,会在产品中残留有机溶剂,如地塞米松磷酸钠在生产中使用了大量的甲醇、乙醇和丙酮,ChP2015 规定了其残留量的检查;使用酸、碱试剂处理后,可能使产品中引入酸性或碱性杂质,如二盐酸奎宁规定了“酸度”检查项目,要求其溶液 pH 应为 2.0~3.0;对乙酰氨基酚合成中以铁粉作还原剂而可能引入铁盐。阿司匹林的合成是以苯酚钠为起始原料制成的,如果原料不纯或反应不完全会引入苯酚;水杨酸是合成中间体,若乙酰化反应不完全而成为杂质;合成过程中还会生成一系列的副产物,如乙酸苯酯、水杨酸苯酯、乙酰水杨酸苯酯等。山梨醇可由葡萄糖催化加氢得到,葡萄糖氢化是否彻底的一个重要指标是山梨醇的还原糖含量。

许多药物在制剂生产过程中,原有的杂质量会增加(如阿司匹林制剂中的游离水杨酸);也会产生新的杂质,如葡萄糖注射液在生产中,高温条件下可使葡萄糖脱水产生 5-羟甲基糠醛。

此外,在生产过程中使用的金属器皿、装置及不耐酸、碱的金属工具,都可能将砷盐以及铅、铁、铜、锌等金属杂质引入药物中。

2. 贮藏过程中引入 当药物在贮藏和运输过程中,因贮藏条件不适或贮藏时间过长,受到温度、湿度、日光、空气等外界条件的影响,药物因其结构和性质特点,可能会发生水解、氧化、分解、异构化、晶型转变、聚合或潮解等变化而产生杂质。如结构中具有酯、内酯、酰胺、环酰胺或苷键的药物,在有水分存在的情况下易水解,尤其在酸、碱性或较高温度下,水解反应更易发生,如盐酸普鲁卡因酯键水解生成对氨基苯甲酸,盐酸利多卡因酰胺键水解产生 2,6-二甲基苯胺而使药物颜色加深。结构中具有酚羟基、巯基、亚硝基、醛基以及长链共轭双键的药物,则容易被空气中的氧氧化,如维生素 A 易氧化成醛、酸及环氧化物;维生素 C 在空气中被氧化成去氢维生素 C;肾上腺素在光和氧气存在下,生成酮体或聚合物而变色等。

三、杂质的分类

药物中杂质的分类方法很多,大致如下[1-3]:

1. 按来源分类　药物中的杂质按来源可分为一般杂质和特殊杂质。一般杂质是指在自然界中分布较广泛,在多种药物的生产和贮藏过程中均容易引入的杂质,如酸、碱、水分、铁盐、铵盐、氯化物、硫酸盐、砷盐、重金属、残留溶剂等。特殊杂质系指在特定药物的生产和贮藏过程中引入的杂质,因其与主药的化学结构类似或具有渊源关系,故常称为有关物质(related substances),包括反应原料、中间体、副产物等(如阿司匹林中的游离水杨酸、盐酸普鲁卡因中的对氨基苯甲酸等生产工艺中引入的杂质)和贮藏中的降解产物。

按照来源,杂质还可以分为工艺杂质(包括合成中未反应完全的反应物及试剂、中间体、副产物等)、降解产物、从反应物及试剂中混入的其他杂质等。

2. 按化学性质分类　药物中的杂质按化学类别和性质可分为无机杂质、有机杂质及残留溶剂。无机杂质是指在原料药及制剂生产或传递过程中产生的杂质,这些杂质通常是已知的,主要包括反应试剂、配位体、催化剂、重金属、其他残留的金属、无机盐、助滤剂、活性炭等,如氯化物、硫酸盐、硫化物、氰化物、铁盐、重金属、砷盐和炽灼残渣等。

有机杂质包括工艺中引入的杂质和降解产物,可能是已知的或未知的、挥发性的或非挥发性的,这类杂质即有关物质。

残留溶剂是指在原料药及制剂生产过程中使用而残留的有机溶剂。

按结构与药物的关系,杂质又可分为其他甾体、其他生物碱、几何异构体、光学异构体和聚合物等。

3. 按毒性分类　药物中的杂质按其毒性又可分为毒性杂质和信号杂质。毒性杂质如重金属、砷盐,即使微量存在也会对人体有显著毒害作用,药品质量标准需要采用专属性强的方法,对药物中的此类杂质进行定性鉴别并加以严格的限量控制。信号杂质如氯化物、硫酸盐等,一般无毒,但其含量的多少可反映药物纯度和生产工艺或生产过程中的问题。

四、杂质的限量

由杂质来源分析,完全除去药物中的杂质几乎不可能,而且也没有必要,因此,药物中的杂质虽然无效,甚至对人体有害,但仍然允许其微量存在。即综合考虑药物的安全性、生产的可行性、产品的稳定性、分析能力及其允许误差范围,在不影响疗效、不发生不良反应的原则下,药物中允许存在一定量的杂质。杂质限量是指药物中所含杂质的最大允许量,通常用百分之几(%)或百万分之几(parts per million,ppm)表示[见式(4-1)]。

$$杂质限量(\%) = \frac{杂质最大允许量}{供试品量} \times 100\% \tag{4-1}$$

(一)杂质限量的控制方法

药物中杂质的控制方法分为两种:一是杂质的定量测定;二是杂质的限量检查(limit test)。限量检查法通常无需准确测定杂质的含量,仅需检查其是否超过规定限量,在药品标准中多采用此法对杂质进行控制。常用的限量检查法包括标准对照法、灵敏度法和限值比较法。

1. 标准对照法　标准对照法是取一定量的待检杂质对照品溶液与一定量的供试品溶液,在相同条件下处理后比较试验结果,来判断供试品中所含杂质是否超过规定限量。采用该法时,为使试验结果具有可比性,必须遵循平行原则,即供试品溶液和杂质对照溶液应在完全相同的条件下操作,如加入的试剂、反应的温度、放置的时间及其他操作条件等均应一致。以这种方法控制杂质时,杂质限量(L)可表示为式(4-2):

$$L(\%) = \frac{C \times V}{S} \times 100\% \qquad (4-2)$$

式(4-2)中,C、V 分别为杂质对照品溶液的浓度和体积,S 为供试品的质量。

示例 4-1 ChP2015 地西泮中氯化物的检查:取本品 1.0g,加水 50mL,振摇 10min,滤过,分取滤液 25mL,依法检查(通则 0801),与标准氯化钠溶液(每 1mL 相当于 $10\mu g$ 的 Cl^-)7.0mL 制成的对照液比较,不得更浓。求地西泮中氯化物的限量。

$$L(\%) = \frac{C \times V}{S} \times 100\% = \frac{(10 \times 10^{-6})g/mL \times 7mL}{1.0g \times \dfrac{25mL}{50mL}} \times 100\% = 0.014\%$$

示例 4-2 ChP2015 乙酰谷酰胺中重金属的检查:取本品 1.0g,加水 23mL,必要时加热使溶解,放冷,加乙酸盐缓冲液(pH 3.5)2mL 与水适量使成 25mL,依法检查(通则 0821 第一法),含重金属不得过百万分之十。求应取标准铅溶液(每 1mL 相当于 $10\mu g$ 的 Pb)的体积。

$$V = \frac{L \times S}{C} = \frac{10 \times 10^{-6} \times 1.0g}{(10 \times 10^{-6})g/mL} = 1.0(mL)$$

示例 4-3 ChP2015 阿米卡星中卡那霉素的检查:取本品,加水溶解并稀释制成每 1mL 中约含 25mg 的溶液,作为供试品溶液;精密称取卡那霉素对照品适量,加水溶解并稀释制成每 1mL 中约含 0.25mg 的溶液,作为对照品溶液;另取阿米卡星和卡那霉素对照品各适量,加水溶解并稀释制成每 1mL 中分别约含阿米卡星 25mg 和卡那霉素 0.75mg 的溶液,作为对照品混合溶液。照薄层色谱法(通则 0502)试验,吸取上述 3 种溶液各 $5\mu L$,分别点于同一硅胶 G 薄层板上,以二氯甲烷-甲醇-浓氨溶液(25∶40∶30)为展开剂,展开,晾干,喷以 0.2%茚三酮的水饱和正丁醇溶液,在 100℃加热数分钟。对照品混合溶液中阿米卡星与卡那霉素斑点应完全分离。供试品溶液如显卡那霉素斑点,与对照品溶液的主斑点比较,不得更深。

$$L(\%) = \frac{C \times V}{S} \times 100\% = \frac{0.25mg/mL \times 5\mu L}{25mg/mL \times 5\mu L} \times 100\% = 1\%$$

2. 灵敏度法 灵敏度法是指在供试品溶液中加入一定量的试剂,在一定反应条件下观察反应结果,不得出现正反应,以此来判断供试品中所含杂质是否符合规定限量,即以检测条件下反应的灵敏度来控制药物中的杂质。如灭菌注射用水中的氯化物检查,利用氯离子与银离子生成氯化银沉淀反应的灵敏度来控制灭菌注射用水中氯化物符合限量规定:在 50mL 灭菌注射用水中加入硝酸 5 滴与硝酸银试液 1mL,不得发生浑浊。

3. 限值比较法 限值比较法系指取一定量的供试品依法检查,测得待检杂质的吸光度或旋光度等参数,与规定值比较不得更大。如葡萄糖注射液中 5-羟甲基糠醛的检查:供试品的稀释液在 284nm 波长处测定吸光度,不得大于 0.32。

示例 4-4 ChP2015 硫酸阿托品中莨菪碱的检查:取本品,按干燥品计算,加水溶解并制成每 1mL 中含 50mg 的溶液,依法测定(通则 0621),旋光度不得过 $-0.40°$。已知莨菪碱的比旋度 $[\alpha]_D^{20}$ 为 $-32.5°$,求硫酸阿托品中莨菪碱的限量。

$$L(\%) = \frac{C \times V}{S} \times 100\% = \frac{-0.40 \times 10^3}{-32.5 \times 50} \times 100\% = 24.6\%$$

此处，莨菪碱对照品溶液浓度 $C=\dfrac{\alpha}{[\alpha]_D^{20}}$，单位为 g/mL，故需将质量单位统一。

第二节　杂质的检查方法

药物中微量杂质检查，要求分析方法应专属、灵敏。由于杂质种类的多样化和复杂化，尤其是有机杂质检查应尽量采用现代分离分析手段，使主成分与杂质和降解产物均能分开，其检出限应满足限度检查的要求；对于需做定量检查的杂质，方法的定量限应满足相应要求。

一、杂质的研究规范

杂质的研究是药品研发的重要内容，贯穿于药品研究的始终。它包括选择合适的分析方法准确地分辨与测定杂质的含量，并综合药学、毒理学及临床研究的结果确定杂质的合理限度。因此，规范地进行杂质的研究，并将杂质控制在一个安全、合理的范围之内，将直接关系到上市药品的质量可控性与安全性[1,3,4]。

（一）有机杂质的命名

1. 检查对象为已知化合物时，在药品标准中以该杂质的化学名作为检查项目名称　如磷酸可待因中的"吗啡"、氯贝丁酯中的"对氯酚"、盐酸苯海索中的"哌啶苯丙酮"、盐酸林可霉素中的"林可霉素 B"以及胰蛋白酶中的"糜蛋白酶"等。如果该杂质的化学名太长，又无通用的简称，可参考螺内酯项下的"巯基化合物"、肾上腺素中的"酮体"、盐酸地芬尼多中的"烯化合物"等，选用相宜的简称或习称作为项目名称，在质量标准起草说明中应写明已知杂质的结构式。

2. 检查对象仅知为某一类物质而不能明确为单一物质时，则其项目名称可采用这类物质的总称　如"其他甾体""其他生物碱""其他氨基酸""还原糖""残留溶剂"或"有关物质"等。

3. 待检查杂质结构未知，可根据检查方法命名该杂质项目　如"杂质吸光度""易炭化物""挥发性杂质""不挥发物"等。

（二）杂质检查项目的确定

在新药研发中，对于表观含量在 0.1% 及其以上的杂质，以及表观含量在 0.1% 以下的具强烈生物作用的杂质或毒性杂质，予以定性或确证其结构；对在稳定性试验中出现的降解产物，也应按上述要求进行研究。药品质量标准中的杂质检查项目，应包括在质量研究和稳定性考察中检出的并在批量生产中出现的杂质和降解产物。原料药和制剂中的杂质，均应根据其生产工艺、起始原料情况确定检查项目；对于毒性杂质，在质量标准中均应规定其检查项目。除降解产物和毒性杂质外，在原料中已控制的杂质，在制剂中一般不再控制。

在单一对映体药物中，可能共存的其他对映体应作为杂质检查，并设比旋度项目；对消旋体药物，必要时可以设旋光度检查项目。残留溶剂，应根据生产工艺中所用有机溶剂、毒性及其残留情况,确定检查项目。

(三)杂质限量的确定

药物中杂质限量的确定首先应从安全性方面进行考虑,尤其对于有药理活性或毒性的杂质;在保证药物安全有效的前提下,其次应考虑生产的可行性及批与批之间的正常波动,还要考虑药物本身的稳定性。即确定杂质限度的基本原则是"在合理可行情况下,控制在尽可能低的水平"(as low as reasonable practicable,ALARP)[5]。

具体来说,当杂质有特殊的药理活性或毒性时,分析方法的定量限及检出限应与该杂质的控制限度相适应。设定的杂质限度不能高于安全性数据所能支持的水平,同时也要与生产的可行性及分析能力相一致。在确保产品安全的前提下,杂质限度的确定主要基于中试规模以上产品的实测情况,考虑到实际生产情况的误差及产品的稳定性,往往对限度做适当放宽。如果各批次间的杂质含量相差很大,则应以生产工艺稳定后的产品为依据,确定杂质限度。

药物中非特定杂质(unspecified impurities)的限度一般为不得超过 0.10%。通常,质量标准中应有单个杂质限度和总杂质限度的规定。

杂质限度的制订应考虑如下因素:杂质及含一定限量杂质的药品的毒理学研究结果;给药途径;每日剂量;给药人群;杂质药理学可能的研究结果;原料药的来源;治疗周期;在保证安全有效的前提下,药品生产企业对生产高质量药品所需成本和消费者对药品价格的承受力等。

(四)杂质检查方法的选择与验证

分析方法的选择直接关系到杂质测定结果的专属性与准确性,因此,在进行杂质研究时,首要问题是选择合适的杂质分析方法。

有机杂质的检测方法包括化学法、光谱法、色谱法等,因药物结构及降解产物的不同采用不同的检测方法。目前采用的检测方法主要有高效液相色谱法(high performance liquid chromatography,HPLC)、薄层色谱法(thin layer chromatography,TLC)、气相色谱法(gas chromatography,GC)和毛细管电泳法(capillary electrophoresis,CE),应根据药物及杂质的理化性质、化学结构、杂质的控制要求等确定适宜的检测方法。由于各分析方法均具有一定的局限性,因此在进行杂质分析时,应注意不同原理的分析方法间的相互补充与验证,如HPLC 与 TLC 及 HPLC 与 CE 的互相补充,反相 HPLC 系统与正相 HPLC 系统的相互补充,HPLC 不同检测器检测结果的相互补充等。

在研究时,应采用几种不同的分离分析方法或不同测试条件以便比对结果,选择较佳的方法作为质量标准的检查方法。杂质检查分析方法的建立,应考虑普遍适用性,所用的仪器和试验材料应容易获得。在杂质分析的研究阶段,将可能存在的杂质、强制降解产物,分别或加入主成分中,配制供试溶液进行色谱分析,调整色谱条件,进行系统适用性试验,保证方法专属、灵敏。分析方法的检测限不得大于该杂质的报告限度。

对于无机杂质,各国药典都收载了经典、简便而又行之有效的检测方法。对于成熟生产工艺的仿制,可根据实际情况,采用药典收载的方法进行质量考察及控制。对于采用新生产工艺生产的新药,鼓励采用离子色谱法及电感偶合等离子发射光谱-质谱等分析技术,对产品中可能存在的各类无机杂质进行定性、定量分析,以便对其生产工艺进行合理评价,并为制订合理的质量标准提供依据。

二、杂质的检查方法

杂质的检查主要是依据药物与杂质在物理性质或化学性质上的差异来实现的,常用的方法有色谱法、光谱法、化学法和物理法等。

(一)色谱分析法

药物中的特殊杂质(或有关物质)主要包括合成过程中的起始原料、中间体、副产物、聚合体、异构体以及降解产物等,其结构往往与主成分的结构差异很小,理化性质相似,因此,除部分药物可用化学法或光谱法进行有关物质的检查外,目前有关物质检查一般多采用色谱法,其中,HPLC法最常用,为首选方法,有时也采用 TLC 和 GC 等其他方法。

1. 薄层色谱法　TLC 的特点是快速、简便、易于操作。虽灵敏度较低,但对测定无紫外吸收的有关物质尤具应用价值。因此,TLC 仍被各国药典用于药物中特殊杂质的检查。TLC 测定有关物质的方法可分为杂质对照品法、供试品溶液自身稀释对照法、杂质对照品法和供试品溶液自身稀释对照法并用和对照药物法。

(1)杂质对照品法:适用于已知杂质并已获得其对照品的情况。根据杂质限量,将供试品溶液和一定浓度的杂质对照品溶液分别点样于同一薄层板上,展开,检视。要求:供试品溶液除主斑点外的其他斑点与相应的杂质对照品溶液或系列浓度杂质对照品溶液的相应主斑点比较,不得更深。

示例 4-5　ChP2015 右酮洛芬氨丁三醇中葡辛胺的检查:取本品,加甲醇溶解并稀释制成每 1mL 中约含 50mg 的溶液,作为供试品溶液;另取葡辛胺适量,加甲醇溶解并稀释制成每 1mL 中约含 0.25mg 的溶液,作为对照品溶液。吸取供试品溶液与对照品溶液各 4μL,分别点于同一硅胶 GF$_{254}$ 薄层板上,以甲醇-三氯甲烷-无水甲酸(30∶70∶2)为展开剂,展开,晾干,将薄层板置氯气中 1min,取出薄层板,在冷流通空气中挥去氯气,喷以新鲜配制的碘化钾-淀粉溶液(新制的淀粉指示液 100mL 中加碘化钾 0.5g,摇匀,即得)。供试品溶液如显杂质斑点,与对照品溶液的主斑点比较,不得更深。

如某类杂质仅有其中一种杂质的对照品,也可用来控制其他同类有关物质。

示例 4-6　ChP2015 碘海醇注射液中去丙二醇基碘海醇与其他有关物质的检查:精密量取本品适量,用水定量稀释制成每 1mL 中含碘海醇 100mg 的溶液,作为供试品溶液;另取去丙二醇基碘海醇对照品,精密称定,加水溶解并定量稀释制成每 1mL 中含 0.2mg 与 0.1mg 的溶液,作为对照品溶液(1)与(2)。吸取上述三种溶液各 10μL,分别点于同一硅胶 GF$_{254}$ 薄层板上,以丙酮-异丙醇-浓氨溶液-甲醇(50∶35∶20∶20)为展开剂,展开,晾干,置紫外光灯(254nm)下检视。供试品溶液如显杂质斑点,与对照品溶液(1)主斑点比较,不得更深(0.2%),各杂质斑点与对照品溶液(1)、(2)主斑点比较,总量不得过 0.4%。

(2)供试品溶液自身稀释对照法:适用于杂质成分少且尚未获得杂质对照品的情况。该法仅限于杂质斑点颜色与主成分斑点颜色相同(或相近)时可用。根据杂质限量,将供试品溶液稀释至一定浓度作为对照溶液,将供试品溶液和对照溶液分别点样于同一薄层板上,展开,检视。要求:与供试品溶液自身稀释对照溶液或系列浓度自身稀释对照溶液的相应主斑点比较,不得更深。

示例 4-7　ChP2015 泼尼松龙中有关物质的检查:取本品,加三氯甲烷-甲醇(9∶1)溶解并稀释制成每1mL中约含3mg的溶液,作为供试品溶液;精密量取2mL,置100mL量瓶中,用三氯甲烷-甲醇(9:1)稀释至刻度,摇匀,作为对照溶液。吸取上述两种溶液各5μL,分别点于同一硅胶G薄层板上,以二氯甲烷-乙醚-甲醇-水(77:12:6:0.4)为展开剂,展开,晾干,在105℃干燥10min,放冷,喷以碱性四氮唑蓝试液,立即检视。供试品溶液如显杂质斑点,不得多于3个,其颜色与对照溶液的主斑点比较,不得更深。

也可采用系列对照品或主成分溶液进行梯度点样,"半定量"地评估杂质量。通常应规定杂质的斑点数和单一杂质量,当采用系列自身稀释对照溶液时,也可规定估计的杂质总量。

(3)杂质对照品法和供试品溶液自身稀释对照法并用:适用于杂质成分较多的情况,采用杂质对照品法检查有对照品的杂质,对未知杂质或无对照品的杂质,则同时采用供试品溶液自身稀释对照法检查。

示例 4-8 ChP2015 盐酸黄酮哌酯中有关物质的检查:取本品,加溶剂[三氯甲烷-甲醇(1:1)]溶解并稀释制成每1mL中含20mg的溶液,作为供试品溶液;精密量取适量,加上述溶剂定量稀释制成每1mL中含0.1mg的溶液,作为对照溶液;另取3-甲基黄酮-8-羧酸(杂质D)对照品,精密称定,加上述溶剂溶解并定量稀释制成每1mL中含0.10mg的溶液,作为对照品溶液。吸取上述三种溶液各10μL,分别点于同一硅胶GF$_{254}$薄层板上,以环己烷-乙酸乙酯-甲醇-二乙胺(8:2:2:1)为展开剂,展开,晾干,置紫外光灯(254nm)下检视,供试品溶液如显杂质斑点,不得多于2个,其中在与对照品溶液相同位置上所显杂质斑点的颜色与对照品溶液的主斑点比较,不得更深,另一杂质斑点颜色与对照溶液的主斑点比较,不得更深。

(4)对照药物法:适用于无杂质对照品,或供试品杂质斑点颜色与主成分斑点颜色有差异的情况。采用符合杂质限量要求且稳定性好的对照药物,来判断供试品中的杂质限量是否符合规定。

示例 4-9 ChP2015 马来酸麦角新碱中有关物质的检查:取本品,精密称定,加乙醇-浓氨溶液(9:1)溶解并定量稀释制成每1mL中含5mg的溶液与每1mL中含0.2mg的溶液,分别作为供试品溶液(1)与供试品溶液(2);另取马来酸麦角新碱对照品,精密称定,用上述溶剂溶解并定量稀释制成每1mL中含5mg的溶液,作为对照品溶液。吸取上述三种溶液各10μL,分别点于同一硅胶G薄层板上,以三氯甲烷-甲醇-水(25:8:1)为展开剂,展开,晾干,置紫外光灯(365nm)下检视。供试品溶液(1)主斑点的位置和颜色应与对照品溶液的主斑点相同,如显杂质斑点,其颜色与对照品溶液对应的杂质斑点比较,不得更深,并不得显对照品溶液以外的杂质斑点;供试品溶液(2)除主斑点外,不得显任何杂质斑点。

2. 高效液相色谱法 药物中的有关物质含量少,类型多样,HPLC具有分离效力高、专属性强、灵敏度高、重现性好等特点,因此非常适合于杂质的限量检查和定量测定。HPLC是目前在杂质检查中应用最多和首选的方法,使用HPLC测定含量的药物,常常会采用同一色谱条件进行杂质检查。

采用HPLC进行杂质检查和控制,如等度洗脱可以有效检出有关物质,可作为首选的测定方法。但药物杂质情况比较复杂,通常都是未知物,其极性、分配系数有时相差较大,等度洗脱法难以在较短时间内完全洗脱所有杂质,且时间太长会降低检测灵敏度;梯度洗脱则往往可通过调节不同分析时间的流动相组成,在较短时间内有效检出极性相差悬殊的有关物质,还可以改善峰形、提高检测灵敏度。因此,必要时可采用梯度洗脱方式,研究时两种方法可互做验证,以明确拟定的洗脱方式是否全面检出了药物中的杂质[6]。

HPLC 用于杂质检查包括四种方法：外标法（杂质对照品法）、加校正因子的主成分自身对照法、不加校正因子的主成分自身对照法和面积归一化法。前两种方法可对杂质做定量测定，后两种方法均为限量检查。无论采用哪种方法，都要进行色谱系统适用性试验（ChP2015 通则 0512），以保证仪器系统符合杂质检查的技术要求。

（1）外标法（杂质对照品法）：适用于杂质结构明确且能获得杂质对照品的情况。

分别配制杂质对照品溶液和供试品溶液，各取一定量注入色谱仪，测得杂质对照品溶液和供试品溶液中杂质峰的响应（峰面积），按外标法计算供试品中的该杂质量。

示例 4-10 ChP2015 阿昔洛韦及其各种剂型中鸟嘌呤（合成阿昔洛韦的起始原料以及储存中的分解产物）的限量控制：供试品溶液浓度为 0.2mg/mL，鸟嘌呤对照品溶液浓度为 2μg/mL。用十八烷基硅烷键合硅胶为填充剂；以水为流动相 A，甲醇为流动相 B，按表 4-1 进行梯度洗脱；柱温 35℃；检测波长为 254nm。调节色谱系统，使阿昔洛韦峰与鸟嘌呤峰之间的分离度大于 3.0。将鸟嘌呤对照品溶液与供试品溶液分别注入液相色谱仪，记录色谱图。供试品溶液色谱图中如有与鸟嘌呤对照品保留时间一致的色谱峰，按外标法以峰面积计算。阿昔洛韦原料药含鸟嘌呤不得过 0.7%，有关制剂如片剂、咀嚼片、乳膏剂、胶囊、葡萄糖注射液、滴眼液、颗粒剂、注射用粉末不得过阿昔洛韦标示量的 1.0%。

表 4-1　阿昔洛韦及其各种剂型中鸟嘌呤限量控制的洗脱程序

t/min	流动相 A/%	流动相 B/%
0	94	6
15	94	6
40	65	35
41	94	6
51	94	6

（2）加校正因子的主成分自身对照法：该法仅适用于结构已知杂质的控制。在建立方法时，以主成分为对照，用杂质对照品测定杂质的校正因子，并将杂质的校正因子和相对保留时间载入各品种质量标准中。在常规检验时，这些需做校正计算的杂质，通常以主成分为参照，采用相对保留时间定位；杂质的校正因子用于校正该杂质的实测峰面积。

测定方法：将杂质对照品和药物对照品配制成一定浓度的测定杂质校正因子的溶液，进行色谱分离、分析后，按式（4-3）计算杂质相对于主成分的校正因子（f）：

$$f = \frac{C_S/A_S}{C_R/A_R} \tag{4-3}$$

式（4-3）中：A_R 为药物对照品的峰面积；A_S 为杂质对照品的峰面积；C_R 为药物对照品的浓度；C_S 为杂质对照品的浓度。

上述方法较简便，可以快捷地量化特定杂质与主成分响应特征的差异，多用于评估采用主成分自身对照法定量杂质时是否需要校正。为了使求得的校正因子更准确并具代表性，最常用的是标准曲线法：将药物对照品和杂质对照品均制成与杂质限度相当范围（覆盖有关物质的限度水平和可能的含量范围）的系列浓度标准溶液，分别记录色谱图、建立主成分和杂质的线性回归方程，用主成分与杂质回归方程的斜率之比计算校正因子。

测定杂质含量时，按各品种项下规定的杂质限度，将供试品溶液稀释成与杂质限量相当的溶液作为对照溶液,进样,调节检测灵敏度(信噪比合格),使对照溶液的主成分色谱峰的峰高约为满量程的 10%～25% 或其峰面积满足杂质限量测定要求(通常含量低于 0.5% 的杂质,其峰面积的 RSD 应小于 10%;含量在 0.5%～2% 的杂质,其峰面积的 RSD 应小于 5%;含量大于 2% 的杂质,其峰面积的 RSD 应小于 2%)。然后,取供试品溶液和对照溶液,分别进样,除另有规定外,供试品溶液的记录时间应为主成分色谱峰保留时间的 2 倍。测量供试品溶液色谱图中各杂质的峰面积,分别乘以相应的校正因子后,与对照液主成分的峰面积比较,计算杂质含量。

该法不需长期提供标准物质,因而成为现阶段杂质控制较为理想可行的手段,但这种方法有时会因不同仪器及色谱条件的波动而产生一定范围的误差,需进行充分的方法耐用性验证,并结合色谱峰定位控制等措施,使误差得到有效控制。

示例 4-11 ChP2015 阿卡波糖中有关物质的检查:取本品适量,精密称定,加水溶解并稀释制成每 1mL 中约含 20mg 的溶液,作为供试品溶液;精密量取此溶液 1mL,置 100mL 量瓶中,用水稀释至刻度,摇匀,作为对照溶液;取对照溶液适量,用水稀释制成每 1mL 约含 10μg 的溶液,作为灵敏度试验溶液。

用氨基键合硅胶为填充剂,以磷酸盐缓冲液(取磷酸二氢钾 600mg 与无水磷酸氢二钠 279mg,加水溶解并稀释至 1000mL)-乙腈(25:75)为流动相;检测波长为 210nm;柱温 35℃。配制 20mg/mL 的阿卡波糖溶液作为系统适用性溶液,取 10μL 注入液相色谱仪,记录色谱图,杂质 I 峰相对阿卡波糖峰的保留时间约为 0.9,杂质 I 的峰高(H_P,从基线至杂质 I 峰的最高点)与杂质 I 和阿卡波糖两峰之间的峰谷(H_v,从基线至两峰之间的最低点)之比(H_P/H_v)不得低于 2.0,理论板数按阿卡波糖峰计算不得低于 2000。

取灵敏度溶液 10μL 注入液相色谱仪,记录色谱图,阿卡波糖峰的信噪比应大于 10;精密量取供试品溶液与对照溶液各 10μL,分别注入液相色谱仪,记录色谱图至主成分峰保留时间的 2.5 倍。供试品溶液的色谱图中如有杂质峰,按乘以校正因子的主成分自身对照法计算杂质含量,均应符合表 4-2 中限度规定。含量小于 0.05% 的杂质峰忽略不计。

表 4-2　阿卡波糖中的有关物质

杂　　质	相对保留时间	校正因子	限度/%
杂质 IV	0.5	0.75	1.0
杂质 II	0.8	0.63	0.5
杂质 I	0.9	1.0	0.6
杂质 III	1.2	1.0	1.5
其他单个杂质	—	1.0	0.2
杂质总量			3.0

(3) 不加校正因子的主成分自身对照法:适用于杂质结构未知,或尚未获得杂质对照品,抑或校正因子可以忽略(即杂质与主成分响应因子相近)的情况。通常,杂质相对于主成分的校正因子在 0.9～1.1 时可不予校正,直接采用不加校正因子的自身对照法定量;超出该范围,如采用主成分自身对照法控制杂质,须用校正因子进行校正[7]。

测定方法:将供试品溶液稀释成与杂质限量相当的溶液作为对照溶液,调节检测灵敏度后,取供试品溶液和对照溶液,分别进样,除另有规定外,供试品溶液的记录时间至少应为主成分色谱峰保留时间的 2 倍以上,测量供试品溶液色谱图上各杂质的峰面积,并与对照溶液主成分的峰面积比较,计算杂质含量。

示例 4-12　ChP2015 阿魏酸钠中有关物质的检查:避光操作(阿魏酸钠分子结构中含有酚羟基,极易被氧化成一系列醌型有色物质,使有效成分含量降低,且使注射液色泽加深,碱、光线、升高温度等均可促进该氧化反应的进行)。取本品,加流动相溶解并稀释制成每1mL 中约含 0.7mg 的溶液,作为供试品溶液;精密量取上述溶液 1mL,置 200mL 量瓶中,用流动相稀释至刻度,摇匀,作为对照溶液。以十八烷基硅烷键合硅胶为填充剂;甲醇-水-乙酸(30∶69∶1.5)为流动相;检测波长 322nm;理论板数按阿魏酸钠峰计算不低于 2000,阿魏酸钠峰与相邻杂质峰的分离度应符合要求。精密量取供试品溶液与对照溶液各 10μL,分别注入液相色谱仪,记录色谱图至主成分峰保留时间的 2.5 倍。供试品溶液色谱图中如有杂质峰,各杂质峰面积之和不得大于对照溶液的主峰面积(0.5%)。

由于该法操作简便,无需杂质对照品;且多数有关物质结构与主成分相近,在同一色谱条件下具有相近的响应因子,因而不加校正因子的主成分自身对照法是目前最常用的有关物质检查和控制方法。但由该法求得的杂质量的百分率并非真正意义上的杂质含量,仅是色谱峰面积比的相对值。

(4)面积归一化法:适用于供试品中结构与主成分相似、相对含量较高的杂质量的粗略考察。这种杂质控制方法要求主成分峰面积线性范围较宽。

测定方法:取供试品溶液适量进样,记录色谱图。测量各峰的面积和色谱图中除溶剂峰以外的总色谱峰面积,计算各杂质峰面积占总峰面积的百分率,应不得超过限量。

该法简便快捷,但在杂质与主成分结构相差较大或主成分峰面积线性范围窄时,可能会有较大的定量误差,因此,该法一般不宜用于微量杂质的检查。

目前,ChP2015 主要采用该法进行 β-内酰胺类抗生素中"异构体"的检查。如头孢呋辛酯 A 异构体峰面积与头孢呋辛酯 A、B 异构体峰面积和之比应为 0.48~0.55。

3. 气相色谱法　气相色谱法受其分析特点和对象的限制,主要用于挥发性有关物质和残留溶剂等杂质的限量检查。检查方法包括外标法、内标法、标准曲线法、面积归一化法、不加校正因子的主成分自身对照法以及标准溶液加入法(详见第五章第二节的相关内容)。

示例 4-13　ChP2015 恩氟烷中有关物质的检查:取本品 1mL,置 100mL 量瓶中,加正己烷稀释至刻度,摇匀,作为供试品溶液。以 2-硝基对苯二酸改性的聚乙二醇 20M 为固定液的毛细管柱为色谱柱;柱温 60℃;进样口温度 150℃;采用电子捕获检测器,检测器温度为 220℃。理论板数按恩氟烷峰计算不低于 15000,恩氟烷峰与相邻杂质峰的分离度应符合要求。取供试品溶液 1μL 注入气相色谱仪,记录色谱图。按面积归一化法计算,各杂质峰面积的和不得大于主峰面积的 8.0%。

4. 毛细管电泳法　毛细管电泳法主要用于立体异构体杂质的检测和多肽中有关物质的控制。检查方法与 HPLC 类似。如佐米曲普坦分子结构中有 1 个手性碳原子,形成两个光学异构体:S-(+)型和 R-(-)型,有抗偏头痛药效的是 S 构型右旋体。

示例 4-14　ChP2015 佐米曲普坦中 R-异构体的检查

电泳条件与系统适用性试验:用弹性石英毛细管柱为分离通道;以 30mmol/L 羟丙基-β-环糊精溶液(用磷酸调节 pH 至 2.2 的 50mmol/L 磷酸二氢钠缓冲溶液配制)为运行缓冲液,检测波长为 225nm,分离电压为 20kV,进样端为正极,柱温 25℃,0.5psi 压力进样 5s。

进样前需用运行缓冲液预清洗 10min。分别取佐米曲普坦对照品与 R-异构体对照品适量，加 0.1mol/L 盐酸溶液溶解并稀释成每 1mL 中含佐米曲普坦 0.5mg 与 R-异构体 2.5μg 的混合溶液作为系统适用性溶液，按上述方法进样，理论板数按佐米曲普坦峰计算不低于5000，佐米曲普坦峰与 R-异构体峰间的分离度应符合要求。

测定法：取本品约 50mg，置 100mL 量瓶中，加 0.1mol/L 盐酸溶液溶解并稀释至刻度，摇匀，作为供试品溶液；精密量取 1mL，置 200mL 量瓶中，用 0.1mol/L 盐酸溶液稀释至刻度，摇匀，作为对照溶液。分别取供试品溶液与对照溶液进样，记录色谱图。供试品溶液色谱图中如有与异构体保留时间一致的色谱峰，其峰面积不得大于对照溶液主峰面积（0.5%）。

（二）光谱分析法

光谱分析法是利用杂质和药物对光选择性吸收的差异来进行杂质的限量检查。

1. 紫外-可见分光光度法 杂质与药物在紫外-可见吸收光谱特征上的差异用于杂质检查。

（1）依据杂质在某一波长处有最大吸收，而药物在该波长附近无吸收，则可在此波长（波长范围内）测定供试品溶液的吸光度，不得大于规定吸光度值或对照品溶液的吸光度。

示例 4-15 ChP2015 盐酸甲氧明中酮胺的检查：取本品加水溶解并稀释制成每 1mL 中约含 1.5mg 的溶液，在 347nm 的波长处测定，吸光度不得过 0.06（图 4-1）。

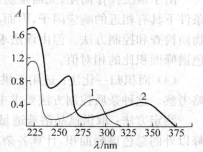

图 4-1　盐酸甲氧明及其杂质酮胺的紫外吸收光谱

1. 盐酸甲氧明；2. 酮胺

（2）杂质和药物的紫外吸收光谱重叠，但在某一波长区间二者变化趋势差异较大，所以杂质的存在可以改变药物在该区间两个波长处的吸光度比值。因此，可通过测定供试品溶液的吸光度比值来控制杂质的量。

示例 4-16 五肽胃泌素中杂质的检查：配制 50μg/mL 的供试品溶液，在 280nm 与 288nm 的波长处测得的吸光度比值应为 1.12~1.22。

（3）杂质与药物在某一波长附近均有最大吸收，但二者吸收系数差异较大，通过测定该波长处的吸光度范围控制药物的纯度。

示例 4-17 ChP2015 头孢噻吩钠中杂质的检查：取本品，加水溶解并定量稀释制成每 1mL 中含 20μg 的溶液，在 237nm 的波长处测定，其吸光度为 0.65~0.72。

头孢噻吩钠是由 7-氨基头孢烷酸和噻吩乙酰氯缩合而成，经乙酸丁酯提取，再加甲醇醋酸钠成盐。噻吩乙酰基在 237nm 有特征吸收，如果产品在精制过程中未能有效地除去，则会使吸光度上升；或若有部分产品降解，则吸光度下降。故 ChP2015 规定供试品吸光度的上下限，可在一定程度上控制产品的纯度。

2. 红外分光光度法 一些固体药物存在多晶型现象，其理化性质和临床疗效都可能有较大差别，因此需要对多晶型现象进行研究。由于晶型状态的不同，一些化学分子间非共价键作用的键长、键角等发生不同程度的变化，从而导致红外吸收光谱中某些特征峰的频率、峰形和强度出现特征的差异。因而，红外分光光度法（infrared spectrophotometry，IR）可用于检查药物中低效或无效晶型杂质。

ChP2015 采用 IR 分别检查甲苯咪唑和棕榈氯霉素混悬液中无效的 A 晶型。其中，甲苯咪唑包括 A、B、C 三种晶形，C 晶型为有效晶形，A 晶型为无效晶形，B 晶形疗效有待证明。A 晶型在 $640cm^{-1}$ 处有强吸收，C 晶型有弱吸收；A 晶型在 $662cm^{-1}$ 的波数处有弱吸收，C 晶型有强吸收。当供试品中有 A 晶型时，在上述两波数处吸光度比值将发生改变。

示例 4-18　ChP2015 甲苯咪唑中 A 晶型的检查：取本品与含 A 晶型为 10% 的甲苯咪唑对照品各约 25mg，分别加液体石蜡 0.3mL，研磨均匀，制成厚度约 0.15mm 的石蜡糊片，同法制作厚度相同的空白液体石蜡糊片做参比，测定 $803\sim620cm^{-1}$ 处的红外光谱。在约 $620cm^{-1}$ 和 $803cm^{-1}$ 处的最小吸收峰间连接一基线，再在约 $640cm^{-1}$ 处和 $662cm^{-1}$ 处的最大吸收峰顶处做垂线与基线相交，用基线吸光度法求出相应吸收峰的吸光度值，供试品在约 $640cm^{-1}$ 和 $662cm^{-1}$ 处吸光度之比，不得大于含 A 晶型为 10% 的甲苯咪唑对照品在该波数处的吸光度之比。

3. 原子吸收分光光度法　原子吸收分光光度法主要用于药物中金属杂质（尤其是重金属）的检查，灵敏度高。常采用标准加入法来控制重金属杂质的限量。测定方法：取供试品，按各品种项下的规定，制备供试品溶液；另取等量的供试品，加入限度量的待测元素溶液，制成对照品溶液。设对照品溶液的读数为 a，供试品溶液的读数为 b，b 值应小于（$a-b$）。如重质碳酸镁中汞的检查。也可用标准曲线法，如重组人胰岛素中锌的检查。

（三）化学分析法

通常利用杂质在一定条件下能与合适的试剂发生化学反应（而药物不发生反应），产生肉眼可辨的显色、浑浊现象，或产生气体，使适宜的试纸呈现明显的变化，以此来对药物中的杂质进行限量检查。也可采用滴定分析法定量测定杂质的量。

示例 4-19　ChP2015 间苯二酚中邻苯二酚的检查：取本品 0.50g，加水 10mL 溶解后，加稀乙酸 2 滴与乙酸铅试液 0.5mL，不得发生浑浊。

示例 4-20　托吡卡胺结构中有酰胺键，可以水解生成 N-乙基-甲基吡啶胺，该杂质可与亚硝基铁氰化钠在碱性条件下显蓝色。ChP2015 托吡卡胺中 N-乙基-甲基吡啶胺的检查：取本品 0.10g，加水 2mL，加热溶解，放冷，加乙醛溶液（1→20）1mL，摇匀，加亚硝基铁氰化钠试液 3～4 滴与碳酸氢钠试液 3～4 滴，摇匀，溶液不得显蓝色。

示例 4-21　生育酚既是维生素 E 的合成中间体，又是维生素 E 的水解产物。由于酚羟基的存在，极易被氧化变色，使疗效下降。ChP2015 维生素 E 中生育酚（天然型）的检查：取本品 0.10g，加无水乙醇 5mL 溶解后，加二苯胺试液 1 滴，用硫酸铈滴定液（0.01mol/L）滴定，消耗的硫酸铈滴定液（0.01mol/L）不得超过 1.0mL。

（四）物理分析法

物理分析法是根据药物与杂质在物理性质上的差异对药物中的杂质进行限量控制。

1. 颜色　药物本身无色，从生产中引入了有色的有关物质，或其分解产物有颜色。采用检查供试品溶液颜色的方法，可以控制药物中有色杂质的量。

示例 4-22　碘化钾片中游离碘的检查：取本品 0.20g，加氢氧化钠试液 2.0mL 溶解后，加稀硫酸 2.5mL 使析出，放置 10min，加三氯甲烷 5mL，振摇，三氯甲烷层不得显色。碘化钾为白色片剂，使三氯甲烷层显色的游离碘来源于合成原料未反应完全或氧化产物。

2. 臭味　某些杂质具有特异气味而药物没有,则能根据药物与杂质的臭味差异判断杂质存在与否。熊去氧胆酸中异臭的检查:取本品2.0g,加水100mL,煮沸2min,应无臭。

3. 挥发性　药物本身有挥发性,而杂质不易挥发。将药物挥发后遗留的残渣称定重量,不得超过规定值,以此来控制不挥发性杂质。如樟脑、乙醇、七氟烷、甲酚、冰乙酸、苯酚等中的"不挥发物"检查。

4. 溶解性　药物可溶于水、有机溶剂、酸或碱性溶液中,而其杂质难溶,可通过"溶液的澄清度"进行难溶性杂质的检查。

5. 旋光性　手性药物有特征的比旋度(或旋光度)值,规定该数值范围一方面可用于鉴别,还可反映药物的纯度。如尼莫地平的旋光度检查:取本品,加丙酮溶解并定量稀释制成每1mL中含50mg的溶液,测定旋光度为-0.10°~+0.10°。

消旋体药物中的光学异构体杂质也可通过旋光度的测定来控制其限量。如硫酸阿托品中莨菪碱的检查:取本品,按干燥品计算,加水溶解并制成每1mL中含50mg的溶液,测定旋光度,不得过-0.40°。

(五) 热分析法

热分析法(thermal analysis, TA)是测量物质的理化性质与温度关系的一种技术。物质在加热或冷却过程中,往往会发生脱水、挥发或相变(熔化、冷凝、升华、沸腾)等物理变化以及分解、氧化、还原等化学变化,必然伴随着热量的吸收或释放;同时根据相律,物相转化时的温度(如熔点、沸点等)保持不变。纯物质具有特定的物相转换温度和相应的热熔变化值(ΔH),这些常数可用于物质的定性分析,而供试品的实际测定值与这些常数的偏离及其偏离程度又可用于供试品的纯度检查。

TA就是在程序控制温度下,准确测量物质理化性质随温度变化的关系,研究其受热过程中所发生的晶型转变、熔融、蒸发、脱水等物理变化或热分解、氧化等化学变化以及伴随发生的温度、能量或重量改变的方法。该法具有样品用量少、快速、简便、准确等特点,广泛应用于物质的多晶型、物相转化、结晶水、结晶溶剂、热分解以及药物的纯度、相容性与稳定性等研究中。

目前,常用的热分析法包括:热重分析法、差热分析法和差示扫描量热分析法。

1. 热重分析法　热重分析法(thermogravimetric analysis, TGA)是在程序控制温度下,记录物质的重量随温度变化的曲线,即热重曲线(TG曲线,图4-2)。

由于物相变化(如失去结晶水、结晶溶剂,或热分解等)时的温度保持不变,所以热重曲线通常呈台阶状,重量基本不变的区段称平台(图4-3中的AB和CD段)。利用这种特性,可以方便地区分样品中所含水分是吸附水(或吸附溶剂)还是结晶水(或结晶溶剂),并根据平台之间的失重率计算所含结晶水(或结晶溶剂)的分子比。通常,在加热过程中,吸附水(或吸附溶剂)的失去是一个渐进过程,而结晶水(或结晶溶剂)的失去则发生在特定的温度或温度范围(与升温速率有关),在此温度下,由于失重率发生了突跃而呈台阶状。与干燥失重法相比,TGA具有供试品用量少、检测快速、数据处理方便且信息量大等优点[8]。如USP 40采用TGA测定抗癌药硫酸长春碱的水分,供试品仅需10mg,升温速度为5℃/min,温度范围从室温到200℃;而ChP2015采用105℃干燥2h,供试品约需1g。

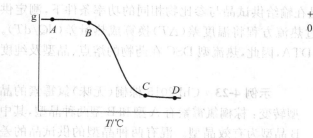

图 4-2 硫酸长春碱 TG 曲线

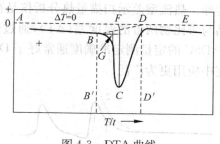

图 4-3 DTA 曲线

热重法可用于某些药物的干燥失重或水分测定。当选择热重法作为样品中的水分测定方法时,应确保样品中不含有其他挥发性成分。

2. 差热分析法与差示扫描量热分析法 在对供试品与热惰性的参比物(即在加热过程中不发生相变和化学变化,与被测物具有相似热容的物质)同时加热或冷却的条件下,当供试品发生某种物理或化学变化时,将使热效应改变,供试品和参比物之间将产生温差(ΔT)。这种在程序控制温度下,测定供试品与参比物之间温差与温度(或时间)关系的技术称为差热分析法(differential thermal analysis,DTA),将供试品与参比物的温差作为温度的函数连续记录下来,即得到差热分析曲线(DTA 曲线),如图 4-3 所示;而测量传输给供试品与参比物的热量差(dQ/dT)与温度(或时间)关系的技术称为差示扫描量热分析(differential scanning calorimetry,DSC),以热量差对温度所做的曲线即为差示扫描量热分析曲线(DSC曲线),如图 4-4 所示。

在差热分析或差示扫描量热分析中,可使用 α-氧化铝作为惰性参比物,通常可以采用α-氧化铝空坩埚或其他惰性空坩埚作为参比物应用。

仪器应根据操作规程,定期使用有证标准物质(高纯铟或锌等)对温度进行校准,以保证检测结果的准确性。

图 4-3 中,AB、DE 基线部分的 ΔT 不变,表示供试品未发生吸热或放热反应;BCD 部分的 ΔT 为负值,是吸热峰(供试品发生吸热反应,温度低于参比物),反之,ΔT 为正值,是放热峰(供试品发生放热反应,温度高于参比物);BD 称为峰宽。当供试品发生物理变化,其 DTA 曲线常常出现尖峰,而发生化学变化则相应于较宽的峰形。差热分析法可用于测定药物的熔点,根据吸热或放热峰的数目、形状和位置与相应的温度,可对供试品进行晶型鉴别和纯度测定。

差示扫描量热分析过程中,若供试品发生吸热变化,则温度下降,系统需补充热量使其温度与参比物质相同;反之,供试品发生放热反应时,温度升高,系统减少供给的热量。由于系统供给供试品与参比物的热量差相当于供试品发生变化时所吸收或释放的热量,因而DSC 曲线与 DTA 曲线极为相似:横坐标均为温度 T(或时间 t),DTA 曲线的纵坐标为ΔT,而 DSC 曲线的纵坐标为 dQ/dT。在两者的曲线上,随样品不同而显示不同的吸热峰或放热峰。

差示扫描量热分析仪可分为功率补偿型和热流型。功率补偿型差示扫描量热分析仪可自动调节输给供试品的加热功率,以补偿供试品发生变化时的热效应,从而使供试品与参比物之间的温度始终保持不变($\Delta T = 0$)。由于 $\Delta T = 0$,所以供试品与参比物之间没有附加的热传导。热流型差示扫描量热分析仪是在输给供试品与参比物相同的功率条件下,测定供试品与参比物两者的温度差(ΔT),通过热流方程将温度差(ΔT)换算成热量差(dQ/dT)。由于 DSC 的定量测定准确度通常好于 DTA,因此,热流型 DSC 在药物的熔点、晶型及纯度研究中应用更为广泛。

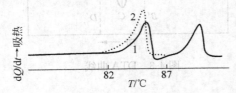

图 4-4 棕榈氯霉素的 DSC 曲线

1. 第一次升温的曲线(两吸热峰);2. 第二次升温的曲线(单吸热峰)

示例 4-23 ChP2015 棕榈(无味)氯霉素的晶型转变:棕榈氯霉素有 A 型和 B 型两种晶型,其中 B 晶型为有效晶型。混有两种晶型的供试品的差示扫描量热分析曲线有两个吸热峰:85℃是 B 晶型吸热特征峰,90℃是 A 晶型吸热特征峰。冷却至室温再升温,则只剩下 85℃的单个熔融吸热峰。说明熔融再凝固后,混合晶型已全部转化为具有生理活性的 B 晶型(图 4-4)。

第三节 一般杂质的检查

从化学性质上来说,一般杂质主要属于无机杂质。由于许多无机杂质直接影响药物的稳定性,并可反映生产工艺本身的情况,了解药物中无机杂质的情况对评价药物生产工艺的状况具有重要意义[9]。为了避免在药典正文中重复,一般杂质的检查方法收载在 ChP2015 四部通则中。

一、氯化物检查

在药物的合成工艺中常常用到盐酸或将药物制成盐酸盐的形式,极易引入氯化物(chloride)。因此,氯化物作为一种信号杂质,多数药物都要求检查。

1. 检查原理 药物中微量氯化物在硝酸酸性条件下与硝酸银作用生成氯化银胶体微粒的白色浑浊(反应方程式见图 4-5),与一定量的标准

$$Cl^- + Ag^+ \longrightarrow AgCl\downarrow (白)$$

图 4-5 氯化物检查的反应方程式

氯化钠溶液在相同条件下生成的氯化银浑浊进行浊度比较,判断供试品中氯化物是否符合限量规定。

2. 检查方法 除另有规定外,取各品种项下规定量的供试品,加水溶解使成 25mL 溶液(如显碱性,可滴加硝酸使成中性),再加稀硝酸 10mL;溶液如不澄清,应滤过;置 50mL 纳氏比色管中,加水使体积达 40mL,摇匀,即得供试品溶液。另取各药品项下规定量的标准氯化钠溶液($10\mu g\ Cl^-/mL$),置 50mL 纳氏比色管中,加稀硝酸 10mL,加水使成 40mL,摇匀,即得对照溶液。在供试品溶液与对照溶液中,分别加入硝酸银试液 1.0mL,用水稀释使体积达 50mL,摇匀,在暗处放置 5min,同置黑色背景上,从比色管上方向下观察、比较,即得。

3. 注意事项 ①检查条件下以 50mL 中含 50~80μg 的 Cl^- 为宜,在此范围内浑浊梯度明显,便于比较。②加入硝酸可避免形成弱酸银盐或氧化物(如碳酸银、磷酸银、氧化银)沉淀的干扰,且能加速氯化银浑浊的生成并产生较好的乳浊。酸度以 50mL 反应液中含稀

硝酸 10mL 为宜。③供试品溶液如不澄清：可预先用含有硝酸的水洗净滤纸上可能含有的氯化物,溶液再用滤纸滤过。④供试品溶液如带颜色,采用"内消色法"消除干扰:除另有规定外,取供试品溶液两份,分别置于 50mL 纳氏比色管中,一份中加硝酸银试液 1.0mL,摇匀,放置 10min,如显浑浊,可反复滤过,至滤液完全澄清,再加规定量的标准氯化钠溶液与水适量使 50mL,摇匀,在暗处放置 5min,作为对照溶液;另一份中加硝酸银试液 1.0mL 与水适量使体积达 50mL,摇匀,在暗处放置 5min,按上述方法与对照溶液比较,即得。⑤检查有机氯杂质,可根据含氯杂质结构,将有机结合的氯转变为无机离子状态,再依法检查。若杂质为氯代脂烃或氯在环的侧链上,可在碱性溶液中加热使其水解生成 Cl⁻;若氯元素连接于环上,需进行有机破坏,如用氧瓶燃烧法使其分解后,再依法检查。

示例 4-24 ChP2015 伏立康唑中含氯化合物的检查:取本品约 20mg,按照氧瓶燃烧法(通则 0703)进行有机破坏,以 0.4%氢氧化钠溶液 20mL 为吸收液,将吸收液用稀硝酸 10mL 中和,移至 50mL 纳氏比色管,按照氯化物检查法(通则 0801)检查,与对照溶液(与供试品同法操作,但燃烧时滤纸中不含供试品,并加标准氯化钠溶液 6.0mL)比较,不得更浓(0.3%)。

二、硫酸盐检查

药物中存在的微量硫酸盐(sulfate)也是一种信号杂质。

1. 检查原理 药物中的微量硫酸盐在稀盐酸酸性溶液中与氯化钡生成硫酸钡微粒的白色浑浊(反应方程式见图 4-6),与一定量标准硫酸钾溶液在相同条件下生成的硫酸钡浑浊进行比浊,判断供试品中硫酸盐是否符合规定限量。

$$SO_4^{2-} + Ba^{2+} \xrightarrow{H^+} BaSO_4\downarrow(白色)$$

图 4-6 硫酸盐检查的反应方程式

2. 检查方法 除另有规定外,取各品种项下规定量的供试品,加水溶解使体积达 40mL(溶液如显碱性,可滴加盐酸使成中性);溶液如不澄清,应滤过;置 50mL 纳氏比色管中,加稀盐酸 2mL,摇匀,即得供试品溶液。另取该品种项下规定量的标准硫酸钾溶液(100μg SO₄²⁻/mL),置 50mL 纳氏比色管中,加水使体积达 40mL,加稀盐酸 2mL,摇匀,即得对照溶液。在供试品溶液与对照溶液中,分别加入 25%氯化钡溶液 5mL,用水稀释至 50mL,充分摇匀,放置 10min,同置黑色背景上,从比色管上方向下观察、比较,即得。

3. 注意事项 ①硫酸盐的适宜比浊浓度为 50mL 中含 0.1～0.5mg 的 SO₄²⁻。②检查时加入盐酸,可避免形成弱酸钡盐(如碳酸钡、磷酸钡等)沉淀而影响比浊。酸度以 50mL 中含 2mL 稀盐酸(pH 约为 1)为宜。若酸度过大可增大硫酸钡溶解度,检查灵敏度下降。③加入氯化钡的浓度在 10%～25%范围内,所呈硫酸钡的浑浊度差异不大,ChP2015 采用 25%氯化钡溶液。该试剂存放过久,如有沉淀析出,应予重配。④供试品溶液如带颜色,也可采用"内消色法"消除干扰:除另有规定外,可取供试品溶液两份,分别置 50mL 纳氏比色管中,一份中加 25%氯化钡溶液 5mL,摇匀,放置 10min,如显浑浊,可反复滤过,至滤液完全澄清,再加入规定量的标准硫酸钾溶液与水适量使体积达 50mL,摇匀,放置 10min,作为对照溶液;另一份中加 25%氯化钡溶液 5mL 与水适量使体积达 50mL,摇匀,放置 10min,按上述方法与对照溶液比较,即得。⑤供试品溶液如不澄清,应先用含盐酸的水洗净滤纸中可能带来的硫酸盐,再滤过,依法检查。⑥药物如在水中不易溶解,可加热溶解或加入适量与水互溶的有机溶剂使药物溶解,将待测杂质释放后,再依法检查。

示例 4-25 ChP2015 左奥硝唑中硫酸盐的检查:取本品 1.0g,加乙醇 10mL 使溶解,加水至 40mL,依法检查(通则 0802),与标准硫酸钾溶液 2.0mL 制成的对照液比较,不得更浓(0.02%)。

三、铁盐检查

微量铁盐(iron)会加速药物的氧化和分解,因此需要控制其限量。ChP2015 与 USP41 均采用硫氰酸盐法。

1. 检查原理　三价铁盐在盐酸酸性溶液中与硫氰酸盐作用生成红色可溶性的硫氰酸铁配离子(反应方程式见图 4-7),与一定量的标准铁溶液用同法处理后所呈颜色进行比较,判断供试品中的铁盐是否超过限量。

$$Fe^{3+} + 6SCN^- \xrightarrow{H^+} [Fe(SCN)_6]^{3-} (红色)$$

图 4-7　铁盐检查的反应方程式

2. 检查方法　除另有规定外,取各品种项下规定量的供试品,加水溶解使体积达 25mL,移置 50mL 纳氏比色管中,加稀盐酸 4mL 与过硫酸铵 50mg,用水稀释使体积达 35mL 后,加 30%硫氰酸铵溶液 3mL,再加水适量稀释,使体积达 50mL,摇匀;如显色,立即与一定量标准铁溶液($10\mu g/mL$ Fe^{3+})同上法制成的对照溶液比较,即得。

3. 注意事项

(1) 铁盐的适宜目视比色浓度为 50mL 溶液中含 $10\sim50\mu g$ Fe^{3+},在此范围内色泽梯度明显,易于分辨;在 50mL 溶液中含 $5\sim90\mu g$ Fe^{3+},吸光度与 Fe^{3+} 浓度呈良好线性关系。

(2) 标准铁溶液用硫酸铁铵$[FeNH_4(SO_4)_2 \cdot 12H_2O]$配制,并加入硫酸(1000mL 中加入 2.5mL)防止铁盐水解,利于保存。标准铁储备液应存放于阴凉处,存放期如出现浑浊或其他异常情况时,不得使用。临用前,标准铁储备液以水稀释成标准铁溶液。

(3) 反应时加入盐酸,可防止 Fe^{3+} 水解而干扰检查。以 50mL 溶液中含稀盐酸 4mL 的酸度为宜。

$$2Fe^{2+} + (NH_4)_2S_2O_8 \longrightarrow 2Fe^{3+} + (NH_4)_2SO_4 + SO_4^{2-}$$

图 4-8　过硫酸铵与亚铁的反应方程式

(4) 过硫酸铵作为氧化剂加入,可将供试品中的 Fe^{2+} 氧化成 Fe^{3+}(见图 4-8);同时也能防止光线使硫氰酸铁配离子还原或分解褪色。

另外,铁盐与硫氰酸盐的反应为可逆反应,加入过量的硫氰酸铵,除了可以增加生成的红色配离子的稳定性,还能消除 Cl^-、PO_4^{3-}、SO_4^{2-}、枸橼酸根等阴离子与 Fe^{3+} 形成有色配合物而带来的干扰。

(5) 如供试管与对照管色调不一致,或所呈硫氰酸铁颜色较浅难于比较时,可分别移至分液漏斗中,各加正丁醇(或异戊醇)20mL 提取,俟分层后,取醇层比色。这是因为硫氰酸铁配离子在正丁醇等有机溶剂中的溶解度较大,提取后比色能增加比色灵敏度,并能消除上述阴离子的干扰。

(6) 某些药物如葡萄糖、糊精和硫酸镁等,检查时可用硝酸替代过硫酸铵,但必须加热煮沸以除去一氧化氮。因硝酸中可能含有亚硝酸,能与硫氰酸根离子作用,生成红色亚硝酰硫氰化物影响比色(反应见图4-9)。

(7) 环状结构的有机药物,在实验条件下不溶解或对检查有干扰,需经炽灼破坏,使铁盐形成三氧化二铁留于残渣,经处理后再依法检查。

$$HNO_2 + SCN^- + H^+ \longrightarrow NO \cdot SCN + H_2O$$

图4-9 亚硝酸与硫氰酸盐的反应方程式

此外,BP2017采用巯基乙酸法,其原理为:巯基乙酸将Fe^{3+}还原成Fe^{2+},在氨碱性溶液中进一步与Fe^{2+}作用生成配离子(见图4-10),与一定量的标准铁溶液经同法处理后产生的颜色进行比色。检查时,需在加巯基乙酸试液之前先加20%枸橼酸溶液2mL,使其与铁离子形成配离子,以免在氨碱性溶液中生成氢氧化铁沉淀。此法灵敏度较高,但试剂较贵。

$$2Fe^{3+} + 2HSCH_2COOH \longrightarrow 2Fe^{2+} + (SCH_2COOH)_2 + 2H^+$$

$$Fe^{2+} + 2HSCH_2COOH \longrightarrow Fe(SCH_2COOH)_2 + 2H^+$$

$$Fe(SCH_2COOH)_2 + 2OH^- \longrightarrow [Fe(SCH_2COO)_2]^{2+} + 2H_2O$$

图4-10 巯基乙酸法检查铁盐的原理

四、重金属检查

药物中的重金属(heavy metals)系指在规定实验条件下能与硫代乙酰胺或硫化钠作用显色的金属杂质,如银、铅、汞、铜、镉、铋、锑、锡、砷、钴、锌、镍等。重金属的存在将影响药物稳定性及用药安全性。因在药品生产中遇到铅的机会较多,且铅在人体内易蓄积中毒,故各国药典均以铅为代表,用其限量表示重金属限度,以控制这类毒性杂质。

如需对某种(些)特定金属离子或上述方法不能检测到的金属离子做限度要求,可采用专属性较强的原子吸收分光光度法或其他方法进行针对性的检查和控制,如中药中的铅、镉、汞、铜测定法(ChP2015通则2321)。

按照实验条件与方法的不同,ChP2015中规定了三种重金属检查方法:硫代乙酰胺法、炽灼后的硫代乙酰胺法和硫化钠法。

(一)第一法硫代乙酰胺法

本法适用于溶于水、稀酸或与水互溶的有机溶剂(如乙醇)的药物,供试品不经有机破坏即可在酸性溶液中与硫代乙酰胺显色的药物。

$$CH_3CSNH_2 + H_2O \xrightarrow{pH3.5} CH_3CONH_2 + H_2S$$

$$Pb^{2+} + H_2S \xrightarrow{pH3.5} PbS\downarrow + 2H^+$$

图4-11 硫代乙酰胺法检查重金属的原理

1. 检查原理 硫代乙酰胺在弱酸性(pH 3.5)条件下水解产生的硫化氢,与微量重金属离子生成黄色至棕黑色的硫化物混悬液(见图4-11),与一定量标准铅溶液经同法处理后所呈颜色进行比较,判断供试品中重金属是否符合规定的限量。

ChP1985之前曾使用H_2S显色,因其有毒性、恶臭、不稳定且浓度难以控制,故从ChP1990起改用硫代乙酰胺替代H_2S做显色剂检查和控制重金属。

2. 检查方法 除另有规定外,取25mL纳氏比色管三支,甲管中加标准铅溶液($10\mu g\ Pb^{2+}/mL$)一定量与乙酸盐缓冲液(pH 3.5)2mL后,加水或各品种项下规定的溶剂稀释成25mL,乙管中加入按各品种项下规定的方法制成的供试品溶液25mL,丙管中加入与乙管相同量的供试品,加配制供试品溶液的溶剂适量使其溶解,再加与甲管相同量的标准铅溶液与乙酸盐缓冲液(pH 3.5) 2mL后,用溶剂稀释成25mL;再在甲、乙、丙三管中分别加硫代乙酰胺试液各2mL,摇匀,放置2min,同置白纸上,自上向下透视,当丙管中显出的颜色不浅于甲管时,乙管中显示的颜色与甲管比较,不得更深。如丙管中显出的颜色浅于甲管,则应重新取样按第二法检查。

3. 注意事项

(1) 27mL溶液中以含10~20μg Pb^{2+}的色泽梯度明显,相当于标准铅溶液1~2mL。

(2) 在pH 3~3.5时,重金属离子与硫化氢生成的硫化铅最完全,故在乙酸盐缓冲液(pH 3.5)中进行检查。若酸度增大呈色变浅,酸度太大时甚至不显色。因此供试品若用强酸溶解,在加入乙酸盐缓冲液和硫代乙酰胺之前,应先加氨水调节至对酚酞显浅红色。

(3) 若供试品溶液带颜色,可在加硫代乙酰胺试液之前,于甲管中滴加少量的稀焦糖溶液或其他无干扰的有色溶液,使之与乙管、丙管一致,再加硫代乙酰胺反应比色。如照上法操作,仍不能使颜色一致时,应重新取样按第二法检查。

(4) 若供试品中含有高铁盐,在弱酸性溶液中,它会氧化硫化氢析出硫,产生浑浊而影响检查。此时可在甲、乙、丙三管中分别加入相同量的维生素C 0.5~1.0g,将Fe^{3+}还原成Fe^{2+},消除干扰。

若供试品自身为铁盐,必须先将供试品自身的高铁离子除去,再进行检查。如在枸橼酸铁铵中检查重金属时,利用Fe^{3+}在一定浓度的盐酸中形成HFeCl$_4^{2-}$,用乙醚提取除去,再调节供试液至碱性,用氰化钾试液掩蔽微量的铁后进行检查。

(二)第二法炽灼后的硫代乙酰胺法

本法适用于难溶于水、稀酸或与水互溶有机溶剂的药品,其结构中含芳环、杂环,自身有颜色或者药品中的重金属不呈游离状态或重金属离子与药品形成配位化合物等,供试品需经炽灼破坏,残渣经处理后再按第一法进行检查。如卡马西平、克拉霉素中的重金属检查。

1. 检查原理 重金属可能与芳环、杂环形成较牢固的价键,或者供试品不溶解,而影响直接检出。因此,需将供试品进行有机破坏转变成金属盐后,再按第一法进行检查。

2. 检查方法 除另有规定外,取各品种项下规定量的供试品,按炽灼残渣检查法(通则0841)进行炽灼处理,然后取遗留的残渣;或直接取炽灼残渣项下遗留的残渣;如供试品为溶液,则取各品种项下规定量的溶液,蒸发至干,再按上述方法处理后取遗留的残渣;加硝酸0.5mL,蒸干,至氧化氮蒸气除尽后(或取供试品一定量,缓缓炽灼至完全炭化,放冷,加硫酸0.5~1mL,使恰湿润,用低温加热至硫酸除尽后,加硝酸0.5mL,蒸干,至氧化氮蒸气除尽后,放冷,500~600℃炽灼使完全灰化),放冷,加盐酸2mL,置水浴上蒸干后加水15mL,滴加氨试液至对酚酞指示液显微粉红色,再加乙酸盐缓冲液(pH 3.5)2mL,微热溶解后,移至纳氏比色管中,加水稀释成25mL,作为乙管;另取配制供试品溶液的试剂,置瓷皿中蒸干后,加乙酸盐缓冲液(pH 3.5)2mL与水15mL,微热溶解后,移至纳氏比色管中,加标准铅溶液一定量,再用水稀释成25mL,作为甲管;再在甲、乙两管中分别加硫代乙酰胺试液各2mL,摇匀,放置2min,同置白纸上,自上向下透视,乙管中显出的颜色与甲管比较,不得更深。

3. 注意事项

(1) 炽灼温度必须控制在500~600℃,因为在高温下重金属会逸失。实验表明,炽灼温度在 700℃ 以上时,多数重金属盐都有不同程度的损失。铅在 700℃ 经 6h 炽灼,损失达 68%。

（2）含钠盐或氟的药物,如安乃近、诺氟沙星等,在炽灼时能腐蚀瓷坩埚而带入重金属,应改用石英坩埚或铂坩埚操作。

（3）炽灼残渣加硝酸处理后,必须蒸干,除尽氧化氮蒸气,否则会氧化 H_2S 析出硫,干扰比色。

（4）为了消除盐酸或其他试剂可能夹杂的重金属,在配制供试品溶液时,如使用盐酸超过 1mL（或与盐酸 1mL 相当的稀盐酸）,使用氨试液超过 2mL,以及用硫酸或硝酸进行有机破坏,或加入其他试剂进行处理者,除另有规定外,对照溶液应取同样同量试液蒸干后,依法检查。

（三）第三法硫化钠法

本法适用能溶于碱而不溶于稀酸溶液（或在稀酸中即生成沉淀）的药物,如磺胺类和巴比妥类药物等。

1. 检查原理　在碱性介质中,以硫化钠为显色剂,使 Pb^{2+} 生成 PbS 微粒的混悬液（见图 4-12）,与一定量的标准铅溶液经同法处理后所呈颜色进行比较,判断供试品中重金属是否符合规定的限量。

$$Pb^{2+} + NaS \xrightarrow{NaOH} PbS\downarrow + 2Na^+$$

图 4-12　硫化钠法检查重金属的原理

2. 检查方法　除另有规定外,取供试品适量,加氢氧化钠试液 5mL 与水 20mL 溶解后,置纳氏比色管中,加硫化钠试液 5 滴,摇匀,与一定量的标准铅溶液同样处理后的颜色比较,不得更深。

3. 注意事项　硫化钠试液对玻璃有腐蚀作用,久置会产生絮状物,临用应新制。

五、砷盐检查

砷盐（arsenic）为有毒杂质,由药物生产过程中所使用的无机试剂引入。砷盐和重金属一样,在多数药物中要求检查,并严格控制其限量。ChP2015 采用古蔡氏（Gutzeit）法和二乙基二硫代氨基甲酸银（silver diethyldithiocarbamate,Ag-DDC）法检查砷盐。

（一）第一法古蔡氏法

1. 检查原理　金属锌与酸作用产生新生态氢,后者与药物中微量砷盐生成具有挥发性的砷化氢;砷化氢遇溴化汞试纸产生黄色至棕色的砷斑,与一定量的标准砷溶液在相同条件下所产生的砷斑进行比较,判断供试品中砷盐是否符合规定限量。反应式见图 4-13。

$$As^{3+} + 3Zn + 3H^+ \longrightarrow AsH_3\uparrow + 3Zn^{2+}$$

$$AsO_3^{3-} + 3Zn + 9H^+ \longrightarrow AsH_3\uparrow + 3Zn^{2+} + 3H_2O$$

$$AsH_3 + 3HgBr_2 \longrightarrow 3HBr + As(HgBr)_3（黄色）$$

$$AsH_3 + 2As(HgBr)_3 \longrightarrow 3AsH + (HgBr)_2（棕色）$$

$$AsH_3 + As(HgBr)_3 \longrightarrow 3HBr + As_2Hg_3（棕黑色）$$

图 4-13　古蔡氏法检查砷盐的原理

2. 操作方法 古蔡氏法检砷装置如图 4-14 所示。测定时,于导气管 C 中装入乙酸铅棉花 60mg(装管高度 60～80mm),再在旋塞 D 的顶端放一片溴化汞试纸(试纸大小以能覆盖孔径而不露出平面外为宜),盖上旋塞盖 E 并旋紧,即得。

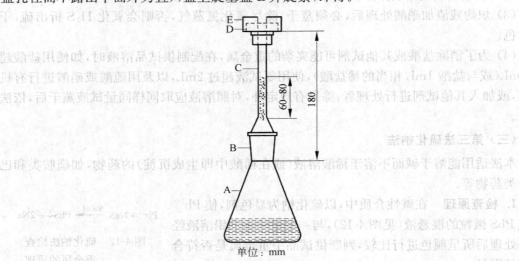

单位：mm

图 4-14 古蔡氏法检砷装置

A. 100mL 标准磨口锥形瓶；B. 中空的标准磨口塞；C. 导气管(外径 8.0mm,内径 6.0mm,全长约 180mm)；D. 具孔旋塞；E. 具孔旋塞盖(孔径 6.0mm)

标准砷斑制备：精密量取标准砷溶液(每 1mL 相当于 1μg 的 As)2mL,置 A 瓶中,加盐酸 5mL 与水 21mL,再加碘化钾试液 5mL 与酸性氯化亚锡试液 5 滴,在室温放置 10min 后,加锌粒 2g,立即将已装妥的导气管 C 密塞于 A 瓶上,并将 A 瓶置 25～40℃水浴中,反应 45min,取出溴化汞试纸,即得。

供试品砷斑制备：取按各品种项下规定方法制成的供试品溶液,置 A 瓶中,照标准砷斑的制备,自"再加碘化钾试液 5mL"起,依法操作。将生成的砷斑与标准砷斑比较,不得更深。

若供试品需经有机破坏后再行检砷,则应取标准砷溶液代替供试品,照该品种项下规定的方法处理后,依法制备标准砷斑。

3. 注意事项

(1) 用三氧化二砷制备标准砷储备液(0.132g/L),临用前取储备液稀释制成标准砷溶液(1μg As/mL)。ChP2015 规定用 2mL 标准砷溶液制备标准砷斑(相当于 2μg As),所得砷斑色度适中、清晰,便于分辨,过深或过浅均影响比色的正确性。

(2) 药物中微量砷常以三价亚砷酸盐或五价砷酸盐形式存在,五价砷生成砷化氢速度较三价砷慢,故先加入碘化钾和氯化亚锡使五价砷还原为三价砷。碘化钾被氧化生成的碘又可被氯化亚锡还原成碘离子,后者还可与反应中生成的锌离子形成稳定的配离子,有利于砷化氢的生成不断进行(见图 4-15)。

氯化亚锡还可在锌粒表面形成锌-锡齐,起去极化作用,使氢气均匀连续地发生,有利于砷斑的形成。

$$AsO_4^{3-} + 2I^- + 2H^+ \longrightarrow AsO_3^{3-} + I_2 + 2H_2O$$

$$AsO_4^{3-} + Sn^{2+} + 2H^+ \longrightarrow AsO_3^{3-} + Sn^{4+} + 2H_2O$$

$$I_2 + Sn^{2+} \longrightarrow 2I^- + Sn^{4+}$$

$$4I^- + Zn^{2+} \longrightarrow [ZnI_4]^{2-}$$

图 4-15　碘化钾与氯化亚锡在古蔡氏法中的还原作用

（3）供试品及锌粒中可能含有少量的硫化物,在酸性溶液中会产生硫化氢气体,与溴化汞试纸生成硫化汞色斑,干扰检查,故在导气管 C 中装入乙酸铅棉花吸收硫化氢,以消除硫化物的干扰。乙酸铅棉花填充的松紧度应以既能消除硫化氢（100μg 的 H_2S）干扰、又能使砷化氢以适宜的速度通过为宜。药典规定用 60mg 的乙酸铅棉花,装管高度约 60～80mm来达到这个目的。

（4）溴化汞试纸的质量对生成砷斑的色泽有影响。定量滤纸质地疏松,所显砷斑色调鲜明、梯度规律,因此必须选用质量较好、组织疏松的中速定量滤纸。溴化汞试纸宜新鲜制备,置棕色磨口瓶内保存。

（5）锌粒大小影响反应速度。为使反应速度及产生砷化氢气体适宜,锌粒宜选用 2mm左右的粒径,较大则应酌情增加用量或延长反应时间。

（6）供试品若含有锑盐,也可被还原成锑化氢,与溴化汞试纸作用生成灰色的锑斑或与二乙基二硫代氨基甲酸银试液反应,干扰检查。在实验条件下,碘化钾和氯化亚锡可消除100μg 锑的干扰。若供试品本身为锑盐,如 ChP2015 收载的葡萄糖酸锑钠,则采用白田道夫（Betterdorff）法检查。其原理为利用氯化亚锡在盐酸溶液中将砷盐还原成棕褐色的胶态砷（反应见图 4-16）,与一定量的标准砷溶液用同法处理后的颜色比较。该反应灵敏度低,加入少量氯化汞能提高方法灵敏度。

$$2AsO_3^{3-} + 3Sn^{2+} + 12H^+ \longrightarrow 2As\downarrow + 3Sn^{4+} + 6H_2O$$

图 4-16　白田道夫法检查砷盐的原理

示例 4-26　ChP2015 葡萄糖酸锑钠中砷盐的检查:取本品 0.1g,置比色管中,加0.01％氯化汞溶液 0.3mL 与盐酸 9.2mL,再加氯化亚锡溶液（取氯化亚锡 22.5g,加盐酸12mL,加热使溶解）0.5mL,混匀,静置 30min 后,如显色,与对照液（取每 1mL 中含 As 5μg的溶液 0.3mL,加 0.01％氯化汞溶液 0.3mL 与盐酸 8.9mL,再加氯化亚锡溶液 0.5mL,混匀,静置 30min）比较,不得更深（0.0015％）。

（7）供试品若为铁盐,三价铁可消耗还原剂而影响检查,故反应前先将 Fe^{3+} 还原以消除干扰。如 ChP2015 收载的红氧化铁（Fe_2O_3）、黄氧化铁（$Fe_2O_3 \cdot H_2O$）、黑氧化铁（Fe_3O_4）及其混合物棕氧化铁中砷盐检查时,加盐酸、加热溶解后,滴加酸性氯化亚锡试液使黄色褪去,再依法检查。

（8）供试品若为硫化物、亚硫酸盐、硫代硫酸盐等,在酸性溶液中可生成大量的硫化氢或二氧化硫气体,与溴化汞试纸作用生成黑色硫化汞或金属汞,干扰检查。反应前应先加硝酸处理,使供试品氧化成硫酸盐,除去干扰。如硫代硫酸钠中砷盐的检查。

（9）供试品若为环状结构,可能与砷以共价键牢固结合,检出结果偏低或难以检出,需有机破坏后再依法检查。ChP2015 多采用碱性炽灼破坏,即在供试品中加氢氧化钙、氢氧化钠、无水碳酸钠或硝酸镁等,先缓缓烧灼炭化,再于 500~600℃ 完全灰化后依法检查。如呋塞米、吲哚菁绿、苯溴马隆、非洛地平、苯甲酸钠中砷盐的检查。

(二) 第二法 二乙基二硫代氨基甲酸银法

1. 检查原理 金属锌与盐酸作用生成新生态的氢,与微量的砷盐生成砷化氢气体,导入二乙基二硫代氨基甲酸银试液中,使其还原为红色胶态银;与一定量的标准砷溶液在相同条件下处理结果进行目视比色,以检查砷盐限量;或在 510nm 波长处测定吸光度,对供试品中的砷盐做定量测定。Ag-DDC 的结构为:

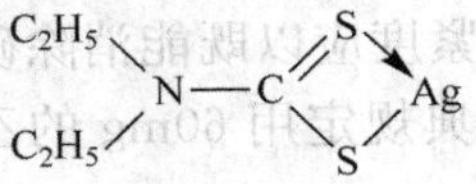

$$C_2H_5$$
$$N-C$$
$$C_2H_5$$

该法检查砷盐的化学反应式见图 4-17:

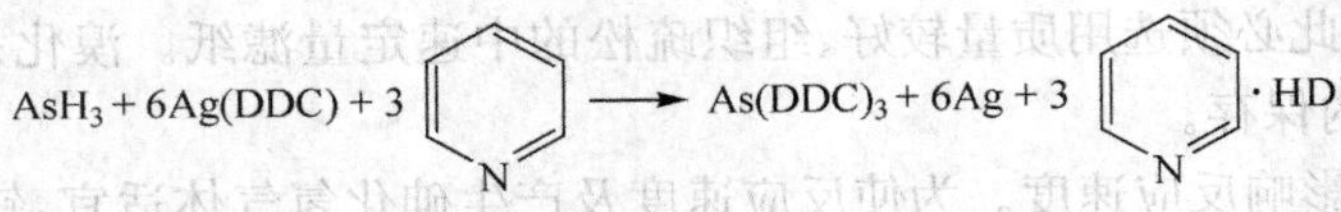

$$AsH_3 + 6Ag(DDC) + 3 \bigcirc_N \longrightarrow As(DDC)_3 + 6Ag + 3 \bigcirc_N \cdot HDDC$$

图 4-17 二乙基二硫代氨基甲酸银法检查砷盐的原理

2. 操作方法 二乙基二硫代氨基甲酸银法检砷装置如图 4-18 所示。测定时,于导气管 C 中装入乙酸铅棉花 60mg(装管高度约 80mm),并于 D 管中精密加入 Ag-DDC 试液 5mL。

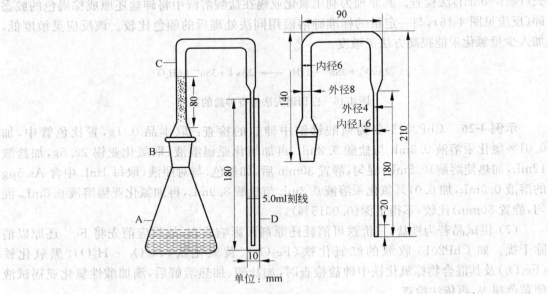

单位:mm

图 4-18 Ag-DDC 法检砷装置

A. 100mL 标准磨口锥形瓶;B. 标准磨口塞;C. 导气管(一端外径 8mm,内径 6mm,另一端长 180mm,外径 4mm,内径 1.6mm,尖端内径 1mm);D. 平底玻璃管(长 180mm,内径 10mm)

　　精密量取标准砷溶液 2mL,置 A 瓶中,加盐酸 5mL 与水 21mL,再加碘化钾试液 5mL 与酸性氯化亚锡试液 5 滴,在室温放置 10min 后,加锌粒 2g,立即将导气管 C 与 A 瓶密塞,使生成的砷化氢气体导入 D 管中,并将 A 瓶置 25～40℃水浴中,反应 45min,取出 D 管,添加三氯甲烷至 5.0mL,混匀,即得标准砷对照液;另取照各品种项下规定方法制成的供试品溶液,置 A 瓶中,自"再加碘化钾试液 5mL"起,依法操作。将所得溶液与标准砷对照液同置白色背景上,从 D 管上方向下观察,所得溶液的颜色不得比标准砷对照液更深。必要时,可将所得溶液转移至 1cm 吸收池中,以 Ag-DDC 试液作空白,在 510nm 处测定吸光度,与标准砷对照液按同法测得的吸光度比较,不得更大。

3. 注意事项

　　(1) 二乙基二硫代氨基甲酸银试液在配制后两周内稳定。当供试液中含砷(As)0.75～7.5μg 时,显色反应的线性关系良好,2h 内稳定,重现性好。

　　(2) Ag-DDC 法中需加入一定量的有机碱以中和反应中生成的二乙基二硫代氨基甲酸。ChP2015 使用 0.25% Ag-DDC 的三乙胺-三氯甲烷(1.8:98.2)溶液,呈色及试剂稳定性均良好,低毒,无臭,与砷化氢作用产生的颜色在 510nm 处有最大吸收。USP 则用 0.5% Ag-DDC 的吡啶-三氯甲烷溶液,检测灵敏度(0.5μg/30mL)更高,但吡啶有恶臭。

　　(3) 锑化氢与 Ag-DDC 的反应灵敏度低。当反应液中加入 40%氯化亚锡溶液 3mL 和 15%碘化钾溶液 5mL 时,500μg 的锑也不干扰砷盐检查。

　　JP16 亦采用古蔡氏法和 Ag-DDC 法检查砷盐;USP41 仅收载 Ag-DDC 法;BP2018 除古蔡氏法外,还规定了次磷酸法,其原理为:在盐酸酸性溶液中,次磷酸还原砷盐为棕色的游离砷,再与一定量的标准砷溶液用同法处理后所显示的颜色进行比较。反应式见图 4-19。

$$NaH_2PO_2 + HCl \longrightarrow H_3PO_2 + NaCl$$

$$3H_3PO_2 + 2H_3AsO_3 \longrightarrow 3H_3PO_3 + 2As\downarrow + 3H_2O$$

图 4-19　次磷酸法检查砷盐的原理

　　本法可用于硫化物、亚硫酸盐、含锑药物中砷盐的检查,不产生干扰,但灵敏度稍低。

六、溶液颜色检查法

　　药物溶液的颜色正常与否能在一定程度上反映药物的纯度,因此,溶液颜色(colour of solution)检查法是控制药物中有色杂质限量的方法,是对通常利用 HPLC-UV 法进行有关物质检查的有效补充。它系将药物溶液的颜色与规定的标准比色液比较,或在规定的波长处测定其吸光度。ChP2015 规定了三种溶液颜色的检查方法:目视比色法、紫外-可见分光光度法和色差计法。

　　如品种项下规定"无色",系指供试品溶液的颜色与水或所用溶剂的颜色相同;"几乎无色"系指供试品溶液的颜色不深于相应色调 0.5 号标准比色液。

　　标准比色液是以三原色的"比色用重铬酸钾液(0.800mg $K_2Cr_2O_7$/mL,黄色)""比色用硫酸铜液(62.4mg $CuSO_4 \cdot 5H_2O$/mL,蓝色)"和"比色用氯化钴液(59.5mg $CoCl_2 \cdot 6H_2O$/mL,红色)",按照一定比例与水混合配制成不同色调(绿黄色、黄绿色、黄色、橙黄色、橙红色、棕红色)标准储备液,再取各色调储备液加水稀释制得各种色调深浅不同的十个色号(0.5、1、2,…,10)的标准比色液。

(1) 第一法(目视比色法),即将供试品溶液与各色调标准比色液进行比较,以判断结果。

除另有规定外,取各品种项下规定量的供试品,加水溶解,置于 25mL 的纳氏比色管中,加水稀释至 10mL。另取规定色调和色号的标准比色液 10mL,置于另一 25mL 纳氏比色管中,两管同置白色背景上,自上向下透视,或同置白色背景前,平视观察,供试品管呈现的颜色与对照管比较,不得更深。

(2) 第二法(分光光度法)除另有规定外,取各品种项下规定量的供试品,加水溶解使体积达 10mL,必要时滤过,滤液照分光光度法在规定波长处测定,吸光度值不得超过规定值。

(3) 第三法(色差计法)通过色差计直接测定药物溶液的透射三刺激值(即在给定的红、绿、蓝三基色系统中,与待测色达到色匹配所需的三个原刺激量),对其颜色进行定量表述和分析的方法。当目视比色法较难判定供试品与标准比色液之间的差异时,如供试品溶液与标准比色液色调不一致,或颜色深浅相近难于准确判断时,应考虑采用本法进行测定与判定。规定测得的供试品溶液与水的色差值(ΔE^*),与标准比色液与水的色差值比较,不得更深。

七、易炭化物检查法

易炭化物(readily carbonizable substances)系指药物中存在的遇硫酸易炭化或易氧化而呈色的微量有机杂质。该类杂质结构多数未知,采用目视比色法可以简便地控制其限量。

1. 检查方法 取内径一致的两支比色管:甲管中加入各品种项下规定的对照液 5mL,乙管中加硫酸[含 H_2SO_4 94.5%~95.5%(g/g)]5mL 后,分次缓缓加入规定量的供试品,振摇使其溶解。除另有规定外,静置 15min 后,将甲、乙两管同置白色背景前,平视观察,乙管中所显颜色不得比甲管更深。

2. 注意事项

(1) 供试品如为固体,应先研成细粉;如需加热才能溶解时,可取供试品与硫酸混合均匀,加热溶解后,放冷,再移置比色管中。

(2) 对照液包括各种色调、色号标准比色液,比色用重铬酸钾溶液、比色用硫酸铜溶液、比色用氯化钴溶液及 0.02mol/L 高锰酸钾溶液。

(3) 易炭化物与硫酸呈现的颜色,与硫酸浓度、温度和放置时间有关,操作中应严格控制实验条件,如防止硫酸吸水改变浓度,必要时应标定。

示例 4-27 ChP2015 甘油中易炭化物的检查:取本品 4.0g,按照易炭化物检查法(通则 0842)项下方法检查,静置时间为 1h,如显色,与对照溶液(取比色用氯化钴溶液 0.2mL、比色用重铬酸钾溶液 1.6mL 与水 8.2mL 制成)比较,不得更深。

八、溶液澄清度检查法

药物溶液中如存在细微颗粒,当直射光通过溶液时,可导致光散射和光吸收的现象,使得溶液微显浑浊。溶液澄清度（clarity of solution）即药品溶液的浑浊程度（浊度），其检查结果可反映药物溶液中微量不溶性杂质的量，能在一定程度上反映药物质量和生产工艺水平，是控制注射剂原料药纯度的重要指标。

1. 检查方法 比浊法，即在室温条件下，将用水稀释至一定浓度的供试品溶液与等量的浊度标准液分别置于配对的比浊用玻璃管中，在浊度标准液制备 5min 后，于暗室内垂直同置伞棚灯下，照度为 1000lx，从水平方向观察、比较，以检查溶液的澄清度或其浑浊程度。除另有规定外，供试品溶解后应立即检视。如供试品溶液管的浊度接近标准管时，应将比浊管交换位置后再行观察。

ChP2015 规定的"澄清"指供试品溶液的澄清度与所用溶剂相同，或不超过 0.5 号浊度标准液的浊度；"几乎澄清"指供试品溶液的浊度介于 0.5 号至 1 号浊度标准液的浊度之间。

浊度标准储备液的制备：取 10% 的乌洛托品（六亚甲基四胺）溶液与 1.00% 硫酸肼溶液等量混合（反应式见图 4-20），摇匀，于 25℃ 避光静置 24h，即得。该溶液置冷处避光保存，可在两个月内使用，用前摇匀。

$$(CH_2)_6N_4 + 6H_2O \longrightarrow 6HCHO + 4NH_3$$
$$HCHO + H_2N-NH_2 \longrightarrow H_2C=N-NH_2\downarrow + H_2O$$

图 4-20 浊度标准储备液的配制原理

浊度标准原液的制备：取浊度标准储备液 15.0mL，置 1000mL 量瓶中，加水稀释至刻度，摇匀。取适量，置 1cm 吸收池中，在 550nm 的波长处测定，其吸光度应在 0.12～0.15 范围内。该溶液应在 48h 内使用，用前摇匀。

浊度标准液的制备：取浊度标准原液与水，按表 4-3 配制，即得。该溶液应临用新制，使用前充分摇匀。

表 4-3 不同级号浊度标准液

级 号	0.5	1	2	3	4
浊度标准原液/mL	2.50	5.0	10.0	30.0	50.0
水/mL	97.50	95.0	90.0	70.0	50.0

2. 注意事项

（1）温度对浊度标准储备液的制备影响显著，故规定两液混合时反应温度应保持 25±1℃。

（2）多数药物澄清度检查以水为溶剂，也有用硫酸溶液、氢氧化钠溶液、碳酸钠试液及乙醇、甲醇、三氯甲烷等有机溶剂为溶剂的。用于配制供试品溶液的水，均应为注射用水或新沸放冷的澄清水。对于有机酸的碱金属盐，由于水中可能溶解二氧化碳，将影响溶液的澄清度，即用"新沸过的冷水"溶解样品。

（3）供注射剂用原料药往往同时检查溶液的澄清度与颜色。如丙戊酸钠"溶液的澄清度与颜色"的检查：取本品 1.0g，加新沸过的冷水 10mL 使溶解后，溶液应澄清无色。如显色，与黄色 1 号标准比色液（通则 0901）比较，不得更深；如显浑浊，与 1 号浊度标准液（通则 0902）比较，不得更深。

九、炽灼残渣检查法

炽灼残渣(residue on ignition)系指有机或无机药物经加热炭化或分解、高温炽灼成为挥发性物质逸出后,遗留的非挥发性无机杂质成为硫酸盐。该项目主要用于控制有机和挥发性无机药物中的非挥发性无机杂质(如金属氧化物或无机盐)。

1. 检查方法 取供试品 1.0～2.0g 或各品种项下规定的重量,置已炽灼至恒重的坩埚中,精密称定,缓缓炽灼至完全炭化,放冷;除另有规定外,加硫酸 0.5～1mL 使湿润,低温加热至硫酸蒸气除尽后,700～800℃炽灼使完全灰化,移置干燥器内,放冷,精密称定后,再在 700～800℃炽灼至恒重,根据遗留残渣的量和供试品量,计算炽灼残渣的百分率。

$$炽灼残渣(\%) = \frac{炽灼后残渣及坩埚重 - 空坩埚重}{供试品重} \times 100\% \qquad (4\text{-}4)$$

2. 注意事项

(1) 供试品的取用量:应根据炽灼残渣限度及称量误差来定。一般炽灼残渣限度为 0.1%～0.2%,并应使残渣的量在 1～2mg 之间,故所取供试品一般在 1.0～2.0g。各药物炽灼残渣限度要求不同时,可酌情调整供试品的取用量。

(2) 如需将残渣留做重金属检查时,则供试品的取用量应为 1.0g,炽灼温度必须控制在 500～600℃。

(3) 如药物分子中含有碱金属(如依地酸钙钠等)或氟元素(如喹诺酮类、氢溴酸西酞普兰、氟马西尼、恩曲他滨等),可腐蚀瓷坩埚,应使用铂坩埚。

(4) 炽灼至恒重的第二次称重应在继续炽灼不少于 30min 后进行。

(5) 坩埚应编码标记,盖子与坩埚应编码一致;从高温炉中取出时的温度、先后次序、在干燥器内的放冷时间以及称量顺序,均应前后一致;同一干燥器内同时放置的坩埚最好不超过 4 个,否则不易达到恒重;坩埚放冷后干燥器内易形成负压,应小心开启干燥器,以免吹散坩埚内的轻质残渣。

十、干燥失重测定法

药物的干燥失重(loss on drying)系指药物在规定条件下经干燥后所减失重量占取样量的百分率。减失的重量包括药物中的水分、结晶水及其他挥发性物质,如残留的有机溶剂等。因此,干燥失重用于药物中的水分及其他挥发性杂质的检查和控制。

$$干燥失重(\%) = \frac{供试品加称量瓶重 - 干燥后供试品加称量瓶重}{供试品重} \times 100\% \qquad (4\text{-}5)$$

ChP2015 规定的干燥失重操作方法:取供试品,混合均匀(如为较大的结晶,应先迅速捣碎使成 2mm 以下的小粒),取约 1g 或各品种项下规定的重量,置与供试品相同条件下干燥至恒重的扁形称量瓶中,精密称定。除另有规定外,照各品种项下规定的条件干燥至恒重。"恒重"是指供试品经连续两次干燥或炽灼后的重量差异在 0.3mg 以下的重量;干燥至恒重的第二次及以后各次称重均应在规定条件下继续干燥 1h 后进行。

ChP2015 收载的干燥失重测定法：常压恒温干燥法、减压干燥法和恒温减压干燥法、干燥剂干燥法。

1. 常压恒温干燥法 适用于受热稳定的药物，采用烘箱干燥。测定方法：将供试品平铺在扁形称量瓶中，厚度不超过 5mm，如为疏松物质，厚度不可超过 10mm。除另有规定外，在 105℃干燥至恒重。放入烘箱或干燥器进行干燥时，应将瓶盖取下，置称量瓶旁，或将瓶盖半开，取出时，须将称量瓶盖好。置烘箱内干燥的供试品，应在干燥后取出置于干燥器中放冷，然后称定重量。

供试品如未达规定的干燥温度即融化时，应先将其在低于熔点 5～10℃的温度下干燥至大部分水分除去后，再按规定条件干燥。

示例 4-28 ChP2015 硫代硫酸钠（$Na_2S_2O_3 \cdot 5H_2O$）的干燥失重检查：先在 40～50℃干燥，然后渐次升高温度至 105℃，干燥至恒重，减失重量应为 32.0%～37.0%。这是因为硫代硫酸钠的熔点为 48.3℃，不宜直接高温加热干燥失重，故先在较低温度下使结晶水缓缓失去，再升高温度干燥至恒重。

示例 4-29 ChP2015 某些易吸湿，或受热发生相变而达不到恒重的药物，可采用一定温度下、干燥一定时间所减失的重量代表干燥失重。ChP2015 右旋糖酐 20 的干燥失重检查：取本品，在 105℃干燥 6h，减失重量不得过 5.0%。

示例 4-30 ChP2015 含有较多结晶水的药物，在通常的 105℃下不易除去结晶水；或结晶与吸附溶剂不易失去时，可适当提高干燥温度。ChP2015 规定泛影酸在 130℃干燥至恒重，减失重量不得过 6.0%；阿仑膦酸钠在 150℃干燥至恒重，减失重量应为 16.1%～17.1%。

2. 干燥剂干燥法 适合于受热易分解或升华的药物。将供试品置于放有干燥剂的干燥器中，利用干燥剂吸收水分而干燥至恒重。此法常用的干燥剂为五氧化二磷、无水氯化钙、硅胶或硫酸等。

干燥剂应保持在有效状态，即硅胶应显蓝色，五氧化二磷呈粉末状（如表面呈结皮现象时应除去结皮物），无水氯化钙呈块状。五氧化二磷的吸水率、吸水容量和吸水速度均较好，但价格较高，不能重复使用。无水氯化钙吸水效力较差，吸水容量及吸水速度次于五氧化二磷，吸水后与水结合成不稳定的水合物，温度升高能释放出水分，如果供试品是在较高温度干燥，放在氯化钙干燥器中不易恒重。硅胶的吸水率仅次于五氧化二磷，但具有使用方便、价格低廉、无腐蚀性、可重复使用的特点，为最常用的干燥剂。硫酸应置于烧杯或培养皿中，再放入干燥器内；用过的硫酸加热除水（含水硫酸于烧杯中加热至冒白烟，并在 110℃保持 30min）后可重新利用。

示例 4-31 ChP2015 间苯二酚的干燥失重检查：置于硫酸干燥器中干燥至恒重，减失重量不得过 1.0%；硝酸异山梨酯置硅胶干燥器中，干燥至恒重，减失重量不得过 0.5%。

3. 减压干燥法和恒温减压干燥法 减压可以降低干燥温度、缩短干燥时间，有助于除去水分与挥发性物质，故此法适用于对热较不稳定、水分较难除尽或熔点低、受热分解的药物。减压干燥法分为减压恒温干燥法和减压（室温）干燥法。

除另有规定外，采用减压干燥器（通常为室温）或恒温减压干燥器（温度按各品种项下的规定设置）干燥，压力应在 2.67kPa（20mmHg）以下。生物制品除另有规定外，温度为 60℃。减压干燥器中最常用的干燥剂为五氧化二磷，室温减压干燥法中尚可用无水氯化钙和硅胶做干燥剂。有时也可不用干燥剂。

示例 4-32 ChP2015 规定环吡酮胺置于五氧化二磷干燥器中,室温减压干燥至恒重,减失重量不得过 1.0%。

示例 4-33 两性霉素 B 结构中具有长不饱和碳链,高温下易裂解,以及阿司匹林酯基在高温下不稳定,易水解,ChP2015 均规定将其置于五氧化二磷为干燥剂的干燥器中,在 60℃减压干燥至恒重。

示例 4-34 泛昔洛韦的熔点为 102~104℃,ChP2015 规定在 80℃不加干燥剂,减压干燥至恒重;布洛芬的熔点为 74.5~77.5℃,规定将其置于五氧化二磷干燥器中,在 60℃减压干燥至恒重。

十一、水分测定法

药物中含有水分的多少,对其稳定性、理化性质及疗效均有重要影响,因此许多原料药及固体制剂的质量标准中都规定有水分检查项。ChP、USP、BP 均规定了费休氏法测定药物中的结合水和吸附水。费休氏法适用于遇热易破坏,可溶解于费休氏试液,但不与之起化学反应的药物,是大多数药物(如红霉素、苄星青霉素、吲哚菁绿、阿魏酸钠等)的水分测定方法。ChP2015 还收录了甲苯法用于颜色较深药物的水分测定,如软皂(呈黄白色至黄棕色或黄绿色)规定用甲苯法测定水分。此外,烘干法、减压干燥法、气相色谱法、热重分析法也可用于药物中水分的测定。

(一)费休氏法

1. 测定原理 碘和二氧化硫在吡啶和甲醇溶液中可发生氧化还原反应,但反应过程需要定量水的参与。碘和水以 1∶1 反应,故由消耗碘的重量即可计算出水分的量。费休氏反应见图 4-21。

吡啶和甲醇既是溶剂,又参与反应。上述反应可逆,但无水吡啶能吸收反应产物,无水甲醇可使吡啶的吸收产物更加稳定,从而避免不良反应的发生。吡啶还可与 SO_2 结合降低其蒸气压,使其在溶液中保持比较稳定的浓度。滴定的总反应式见图 4-22。

$$I_2 + SO_2 + H_2O \rightleftharpoons 2HI + SO_3 \qquad I_2 + SO_2 + 3C_5H_5N + CH_3OH + H_2O \longrightarrow 2C_5H_5N \cdot HI + C_5H_5N \cdot HSO_4CH_3$$

图 4-21 费休氏反应方程式　　　　　图 4-22 费休氏法测定水分的总反应式

2. 费休氏试液的制备 称取碘(置硫酸干燥器内 48h 以上)110g,置干燥的具塞锥形瓶中,加无水吡啶 160mL,注意冷却,振摇至碘全部溶解,加无水甲醇 300mL,称定重量,将锥形瓶置冰浴中冷却,在避免空气中水分侵入的条件下,通入干燥的二氧化硫至重量增至 72g,再加无水甲醇使体积达 1000mL,密塞、摇匀,在暗处放置 24h。也可以使用稳定的市售费休氏试液。市售的费休氏试液可以是不含吡啶的其他碱化试剂,或不含甲醇的其他伯醇类等制成;也可以是单一的溶液或由两种溶液(碘液与二氧化硫溶液分别配制)临用前混合而成。

费休氏试液均应遮光、密封,于阴凉干燥处保存。临用前应标定滴定度。

3. 费休氏试液的标定 在避免空气中水分侵入的条件下,精密称取纯化水 10~30mg,

用水分测定仪直接标定；或精密称取纯化水 10～30mg，置干燥的具塞锥形瓶中，除另有规定外，预先加无水甲醇适量，用费休氏试液滴定至溶液由浅黄色变为红棕色，或用电化学方法［如永停滴定法（通则 0701）等］指示终点；另做空白试验，按式（4-6）计算：

$$F = \frac{W}{A - B} \tag{4-6}$$

式中：F 为每 1mL 费休氏试液相当于水的重量（mg）；W 为称取纯化水的重量（mg）；A 为滴定所消耗费休氏试液的容积（mL）；B 为空白所消耗费休氏试液的容积（mL）。

4. 测定法 费休氏法包括容量滴定法和库仑滴定法，前者多用。

（1）容量滴定法：根据式（4-6）的反应原理测定。精密称取供试品适量（约消耗费休氏试液 1～5mL），除另有规定外，溶剂为无水甲醇，用水分测定仪直接测定；或精密称取供试品适量，置干燥的具塞锥形瓶中，加溶剂适量，在不断振摇（或搅拌）下用费休氏试液滴定至溶液由浅黄色变为红棕色，或用永停滴定法指示终点；另做空白试验，按式（4-7）计算：

$$供试品中水分含量（\%） = \frac{(A - B)F}{W} \times 100\% \tag{4-7}$$

式中：A 为供试品所消耗费休氏试液的体积（mL）；B 为空白所消耗费休氏试液的体积（mL）；F 为每 1mL 费休氏试液相当于水的重量（mg）；W 为供试品的重量（mg）。

如供试品吸湿性较强或毒性较大，可称取供试品适量，置干燥的容器中，密封（可在干燥的隔离箱中操作），精密称定，用干燥的注射器注入适量无水甲醇或其他适宜溶剂，精密称定总重量，振摇使供试品溶解，测定该溶液水分。洗净并烘干容器，精密称定其重量。同时测定溶剂的水分。按式（4-8）计算即得：

$$供试品中水分含量（\%） = \frac{(W_1 - W_3)c_1 - (W_1 - W_2)c_2}{W_2 - W_3} \times 100\% \tag{4-8}$$

式中：W_1 为供试品、溶剂和容器的总重量（g）；W_2 为供试品和容器的总重量（g）；W_3 为容器的重量（g）；c_1 为供试品溶液的水分含量（g/g）；c_2 为溶剂的水分含量（g/g）。

（2）库仑滴定法：仍以卡尔-费休氏（Karl-Fischer）反应为基础，应用永停滴定法测定水分。与容量滴定法相比，库仑滴定法中滴定剂碘不是从滴定管加入，而是由含有碘离子的阳极电解液电解产生。一旦所有的水被滴定完全，阳极电解液中就会出现少量过量的碘，使铂电极极化而停止碘的产生。根据法拉第定律，电极上产生碘的量与通过的电量成正比，因此，可以通过测量电量总消耗的方法来测定水分总量。本法主要用于测定含微量水分（0.0001%～0.1%）的供试品，特别适用于测定化学惰性物质如烃类、醇类和酯类中的水分。所用仪器也应干燥，并能避免空气中水分的浸入；测定操作应在干燥处进行。

按卡尔-费休氏库仑滴定仪的要求配制或使用市售费休氏试液，无需标定滴定度。

库仑滴定测定法操作：于滴定杯中加入适量费休氏试液，先将试液和系统中的水分预滴定除去，然后精密量取供试品适量（含水量约为 0.5～5mg），迅速转移至滴定杯中，以永停滴定法指示终点，从仪器显示屏上直接读取供试品中水分的含量，其中每 1mg 水相当于 10.72 库仑电量。

滴定完毕后，将费休氏试液移入储存瓶中密闭保存，滴定装置用甲醇洗涤，以防滴管头及磨口和活塞处析出结晶以致堵塞。

（二）甲苯法

1. 测定原理 利用水与甲苯在 69.3℃共沸蒸出，收集馏出液，因甲苯与水不互溶，待分层后由刻度管读取水的体积换算成所含水的质量。

2. 测定方法 取供试品适量(约相当于含水量1~4mL),精密称定,置500mL短颈圆底烧瓶中(图4-23),加甲苯约200mL,必要时加入干燥、洁净的无釉小瓷片或玻璃珠,顺次连接水分测定管和直形冷凝管,自冷凝管顶端加入甲苯至充满水分测定管的狭细部分。将烧瓶缓缓加热,待甲苯开始沸腾时,调节温度,使每秒钟馏出2滴。待水分完全馏出,即测定管刻度部分的水量不再增加时,将冷凝管内部先用甲苯冲洗,再用饱蘸甲苯的长刷或其他适宜方法,将管壁上附着的甲苯推下,继续蒸馏5min,放冷,拆卸装置。如有水黏附在水分测定管的管壁上,可用蘸甲苯的铜丝推下,放置使水分与甲苯完全分离(可加亚甲蓝粉末少量,使水染成蓝色,以便分离观察)。检读水量,并计算供试品的含水量(%)。

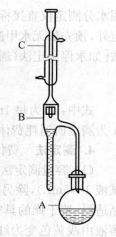

图 4-23 甲苯法水分
测定装置

十二、残留溶剂测定法

残留溶剂(residual solvents)是指在原料药或辅料的生产中以及制剂制备过程中使用的,但在工艺过程中未能完全除去的有机溶剂。

ChP2015和ICH均按照毒性程度[1,10],将常见的残留溶剂分为四类:第一类毒性较大,为明确或高度怀疑的致癌物且对环境有害,应尽量避免使用,共5种;第二类一般具有非基因毒性(如神经毒性或致畸性),应限制使用,共27种;第三类毒性低、对人体危害较小,推荐使用,共27种。除另有规定外,第一、二、三类有机溶剂的残留限度应符合表4-4中的规定;对第四类等其他溶剂,应根据生产工艺的特点,制定相应的限度,使其符合产品规范、GMP或其他基本的质量要求。

表 4-4 药物中常见的残留溶剂及限度

溶剂名称	限度/%	溶剂名称	限度/%	溶剂名称	限度/%
第一类溶剂(应该避免使用)					
苯	0.0002	1,2-二氯乙烷	0.0005	1,1,1-三氯乙烷	0.15
四氯化碳	0.0004	1,1-二氯乙烯	0.0008		
第二类溶剂(应该限制使用)					
乙腈	0.041	二氧六环	0.038	N-甲基吡咯烷酮	0.053
氯苯	0.036	2-乙氧基乙醇	0.016	硝基甲烷	0.005
三氯甲烷	0.006	乙二醇	0.062	吡啶	0.02
环己烷	0.388	甲酰胺	0.022	四氢噻吩	0.016
1,2-二氯乙烯	0.187	正己烷	0.029	四氢化萘	0.01
二氯甲烷	0.06	甲醇	0.3	四氢呋喃	0.072
1,2-二甲氧基乙烷	0.01	2-甲氧基乙醇	0.005	甲苯	0.089
N,N-二甲基乙酰胺	0.109	甲基丁基酮	0.005	1,1,2-三氯乙烯	0.008

续表

溶剂名称	限度/%	溶剂名称	限度/%	溶剂名称	限度/%
N,N-二甲基甲酰胺	0.088	甲基环己烷	0.118	二甲苯①	0.217
第三类溶剂(GMP 或其他质量要求限制使用)					
乙酸	0.5	乙醇	0.5	3-甲基-1-丁醇	0.5
丙酮	0.5	乙酸乙酯	0.5	丁酮	0.5
甲氧基苯	0.5	乙醚	0.5	甲基异丁基酮	0.5
正丁醇	0.5	甲酸乙酯	0.5	异丁醇	0.5
仲丁醇	0.5	甲酸	0.5	正戊烷	0.5
乙酸丁酯	0.5	正庚烷	0.5	正戊醇	0.5
叔丁基甲基醚	0.5	乙酸异丁酯	0.5	正丙醇	0.5
异丙基苯	0.5	乙酸异丙酯	0.5	异丙醇	0.5
二甲基亚砜	0.5	乙酸甲酯	0.5	乙酸丙酯	0.5
第四类溶剂(尚无足够毒理学资料)②					
1,1-二乙氧基丙烷		异丙醚		三氯乙酸	
1,1-二甲氧基甲烷		甲基异丙基酮		三氟乙酸	
2,2-二甲氧基丙烷		甲基四氢呋喃			
异辛烷		石油醚			

注:① 通常含有 60%间二甲苯、14%对二甲苯、9%邻二甲苯和 17%乙苯。
② 药品生产企业在使用时应提供该类溶剂在制剂中残留水平的合理性论证报告。

ChP2015 和其他各国现行版药典均采用气相色谱法测定残留溶剂。

1. 色谱柱　常用的色谱柱见表 4-5。

表 4-5　残留溶剂测定中常用的色谱柱

色 谱 柱	色谱柱类型	固定相/固定液
毛细管柱(极性相近的同类色谱柱之间可以互换使用)	非极性	100%的二甲基聚硅氧烷
	极性	聚乙二醇(PEG-20M)
	中极性	(35%)二苯基-(65%)二甲基聚硅氧烷
		(50%)二苯基-(50%)二甲基聚硅氧烷
		(35%)二苯基-(65%)二甲基亚芳基聚硅氧烷
		(14%)氰丙基苯基-(86%)二甲基聚硅氧烷
		(6%)氰丙基苯基-(94%)二甲基聚硅氧烷
	弱极性	(5%)苯基-(95%)甲基聚硅氧烷
		(5%)二苯基-(95%)二甲基聚硅氧烷共聚物
填充柱		二乙烯苯-乙基乙烯苯型高分子多孔小球或其他适宜的填料

2. 系统适用性试验

(1) 用待测物的色谱峰计算,毛细管色谱柱的理论板数一般不低于 5000;填充柱的理论板数一般不低于 1000。

(2) 色谱图中,待测物色谱峰与其相邻色谱峰的分离度应大于 1.5。

(3) 以内标法测定时,对照品溶液连续进样 5 次,所得待测物与内标物峰面积之比的相对标准偏差(RSD)应不大于 5%;若以外标法测定,所得待测物峰面积的 RSD 应不大于 10%。

3. 供试品溶液的制备

(1) 顶空进样：精密称取供试品 0.1～1g；通常以水为溶剂；对于非水溶性药物，可采用 N,N-二甲基甲酰胺、二甲基亚砜或其他适宜溶剂；根据供试品和待测溶剂的溶解度，选择适宜的溶剂且应不干扰待测溶剂的测定。根据各品种项下残留溶剂的限度规定配制供试品溶液，其浓度应满足系统定量测定的需要。

(2) 溶液直接进样精密称取供试品适量，用水或合适的有机溶剂使之溶解；根据各品种项下残留溶剂的限度规定配制供试品溶液，其浓度应满足系统定量测定的需要。

4. 对照品溶液的制备 精密称取各品种项下规定检查的有机溶剂适量，采用与制备供试品溶液相同的方法和溶剂制备对照品溶液；如用水作溶剂，应先将待测有机溶剂溶解在 50% 二甲基亚砜或 N,N-二甲基甲酰胺溶液中，再用水逐步稀释。

若为限度检查，根据残留溶剂的限度规定确定对照品溶液的浓度；若为定量测定，为保证定量结果的准确性，应根据供试品中残留溶剂的实际残留量确定对照品溶液的浓度；通常对照品溶液色谱峰面积不宜超过供试品溶液中对应的残留溶剂色谱峰面积的 2 倍。必要时，应重新调整供试品溶液或对照品溶液的浓度。

5. 测定法

(1) 第一法：毛细管柱顶空进样等温法，适用于需要检查的有机溶剂数量不多且极性差异较小的供试品。

色谱条件：柱温一般为 40～100℃；常以氮气为载气，流速 1.0～2.0mL/min；以水为溶剂时，顶空瓶平衡温度为 70～85℃，顶空瓶平衡时间为 30～60min；进样口温度为 200℃；如采用氢火焰离子化检测器（flame ionization detector，FID），温度为 250℃。

测定方法：取对照品溶液和供试品溶液，分别连续进样不少于 2 次，测定待测峰的峰面积。

(2) 第二法：毛细管柱顶空进样系统程序升温法，适用于需要检查的有机溶剂数量较多且极性差异较大的供试品。

色谱条件：柱温一般先在 40℃维持 8min，再以 8℃/min 的速率升至 120℃，维持 10min；以氮气为载气，流速 2.0mL/min；以水为溶剂时，顶空瓶平衡温度为 70～85℃、平衡时间为 30～60min；进样口温度为 200℃；如采用 FID，温度为 250℃。具体到某个品种的残留溶剂检查时，可根据该品种项下残留溶剂的组成类型调整升温程序。

测定方法：取对照品溶液和供试品溶液，分别连续进样不少于 2 次，测定待测峰的峰面积。

(3) 第三法：溶液直接进样法，主要适用于企业对生产工艺中特定的残留溶剂的控制。

可采用填充柱，亦可采用适宜极性的毛细管柱。取对照品溶液和供试品溶液，分别连续进样 2～3 次，每次 1～2μL，测定待测峰的峰面积。此法中，不应用酸或碱作溶剂。

6. 计算方法

(1) 限度检查：除另有规定外，按各品种项下规定的供试品溶液浓度测定。以内标法测定时，供试品溶液所得被测溶剂峰面积与内标峰面积之比不得大于对照品溶液的相应比值；以外标法测定时，供试品溶液所得被测溶剂峰面积不得大于对照品溶液的相应峰面积。

(2) 定量测定：按内标法或外标法计算各残留溶剂的量。

7. 注意事项

(1) 除另有规定外,顶空条件的选择:①应根据供试品中残留溶剂的沸点选择顶空平衡温度。对沸点较高的残留溶剂,通常选择较高的平衡温度;但此时应兼顾供试品的热分解特性,尽量避免供试品产生的挥发性热分解产物对测定的干扰。②顶空平衡时间一般为 $30\sim45\text{min}$,以保证供试品溶液的气-液两相有足够时间达到平衡。顶空平衡时间通常不宜过长,如超过 60min,可能引起顶空瓶的气密性变差,导致定量准确度的降低。③对照品溶液与供试品溶液必须使用相同的顶空条件。

因沸点较高,甲酰胺、2-甲氧基乙醇、2-乙氧基乙醇、乙二醇、N-甲基吡咯烷酮等不宜用顶空进样方法测定,宜采用溶液直接进样法测定。

(2) 定量方法的验证:当采用顶空进样时,供试品与对照品处于不完全相同的基质中,故应考虑气液平衡过程中的基质效应(供试品溶液与对照品溶液组成差异对顶空气-液平衡的影响)。由于标准加入法可以消除供试品溶液基质与对照品溶液基质不同所致的基质效应的影响,故通常采用标准加入法验证定量方法的准确性;当标准加入法与其他定量方法的结果不一致时,应以标准加入法的结果为准。

(3) 干扰峰的排除:供试品中的未知杂质或其挥发性热降解物易对残留溶剂的测定产生干扰。干扰作用包括在测定的色谱系统中未知杂质或其挥发性热降解物与待测物的保留值相同(共出峰);或热降解产物与待测物的结构相同(如甲氧基热裂解产生甲醇)。当测定的残留溶剂超出限度,但未能确定供试品中是否有未知杂质或其挥发性热降解物对测定有干扰作用时,应通过试验排除干扰作用的存在。对第一类干扰作用,通常采用在另一种极性不同的色谱柱系统中对相同供试品再进行测定,比较不同色谱系统中测定结果的方法。如两者结果一致,则可以排除测定中有共出峰的干扰;如两者结果不一致,则表明测定中有共出峰的干扰。对第二类干扰作用,通常要通过测定已知不含该溶剂的对照样品来加以判断。

(4) 碱性化合物的测定:普通气相色谱仪中的不锈钢管路、进样器的衬管等对有机胺等含氮碱性化合物具有较强的吸附作用,致使其检出灵敏度降低,应采用惰性的硅钢材料或镍钢材料管路;采用溶液直接进样法测定时,供试品溶液应不呈酸性,以免待测物与酸反应后不易气化。

通常采用弱极性的色谱柱或其填料预先经碱处理过的色谱柱分析含氮碱性化合物,如果采用胺分析专用柱进行分析,效果更好。

对不宜采用气相色谱法测定的含氮碱性化合物,如 N-甲基吡咯烷酮等,可采用其他方法(如离子色谱法等)测定。

(5) 对含卤族元素的残留溶剂(如三氯甲烷等),采用 ECD 易得到高的灵敏度。

示例 4-35 ChP2015 左羟丙哌嗪中残留溶剂的检查:取本品约 0.3g,精密称定,置顶空瓶中,加入氯化钠约 1.0g,精密加入二甲基亚砜 5mL,密封,作为供试品溶液;精密称取丙酮、二氯甲烷、三氯甲烷、甲苯各适量,用二甲基亚砜定量稀释制成每 1mL 中分别约含 $300\mu g$、$36\mu g$、$3.6\mu g$ 与 $53\mu g$ 的混合溶液,精密量取 5mL,置顶空瓶中,加入氯化钠约 1.0g,密封,作为对照品溶液。照残留溶剂测定法(通则 0861 第二法)试验,以 6%氰丙基苯基-94%二甲基聚硅氧烷为固定液(或极性相近);起始温度为 50℃,维持 10min,以每分钟 20℃的速率升温至 150℃,维持 5min;检测器温度为 250℃;进样口温度为 250℃。顶空瓶平衡温度为 80℃,平衡时间为 20min。取对照品溶液顶空进样 1.0mL,各成分峰之间的分离度均应符合要求。再取供试品溶液与对照品溶液分别顶空进样 1.0mL,记录色谱图。按外标法以峰面积计算,丙酮、二氯甲烷、三氯甲烷和甲苯的残留量均应符合规定。

第四节　特殊杂质的检查

　　与无机杂质和残留溶剂不同,药物中特殊杂质的研究与控制要复杂得多。这是因为,特殊杂质无论是在其分离鉴定、来源分析,还是其安全性研究和限度确定等方面,都需要结合药物的结构特点、制备工艺、贮藏稳定性和临床应用特点等进行大量深入细致的研究工作。

一、特殊杂质的分类

　　根据国家有关新药申报要求和 ICH 的文件 Q3A(新原料药中的杂质)和 Q3B(新制剂中的杂质)规定,对于表观含量在 0.1%(如以原料药的响应因子计算)及其以上的杂质以及表观含量在 0.1% 以下的具强烈生物作用的杂质或毒性杂质,均应予以定性或结构确证。上述杂质主要包括原料药合成工艺或制剂生产过程中引入的杂质和在稳定性试验中出现的分/降解产物。

　　共存的异构体和抗生素多组分一般不作为杂质检查项目,作为共存物质。必要时,在质量标准中规定其比例,以保证生产用的原料药与申报注册时的一致性。但当共存物质为毒性杂质时,该物质就不再认为是共存物质。单一对映体药物,其可能共存的其他对映体应作为杂质检查。消旋体药物,当已有其单一对映体药物的法定质量标准时,应在该消旋体药物的质量标准中设旋光度检查项目。具体示例可参见"第十八章抗生素类药物的分析"中的红霉素组分分析和乙酰螺旋霉素组分分析。

二、特殊杂质检查方法

　　由于特殊杂质(或有关物质)的结构往往与药物的结构差异很小、理化性质相似,因此特殊杂质的检查方法应专属、灵敏。杂质检查应尽量采用现代分离分析手段,主成分与杂质和降解产物均能分开,其检测限应满足限度检查的要求,对于需做定量检查的杂质,方法的定量限应满足检测的灵敏度和准确度要求。

　　特殊杂质检查分析方法的建立,应考虑普遍适用性,所用的仪器和试材应容易获得。除部分药物可用化学法和光谱法进行特殊杂质的检查外,目前,特殊杂质检查一般多采用HPLC 法,有时也采用 TLC 和 GC 等其他方法。除需重点考察各试验样品(如各原料药、原料药按处方比例混合物、辅料、原辅料混合物、制剂)的杂质检查结果及色谱行为外,还要注意观察样品外观性状、主药含量等的变化,以与杂质检查结果相互印证。这些研究过程,亦可进一步验证采用的检查方法及色谱条件是否可有效分离、检出药物中的杂质。

　　在用色谱技术对杂质进行分离分析时:①应确定杂质峰的位置。对特定杂质(specified

impurities)中的已知杂质和毒性杂质,应使用杂质对照品进行定位;如无法获得该对照品时,可用相对保留值进行定位;特定杂质中的未知杂质可用相对保留值进行定位。②应确定杂质的检测波长。使用多波长检测器研究杂质在不同波长下的检测情况,并求得在确定的一个波长下,已知杂质,特别是毒性杂质对主成分的相对响应因子。

如采用 HPLC 法检查药物的特殊杂质,须采用峰面积法,具体定量方法有:①外标法(即杂质对照品法);②加校正因子的主成分自身对照法;③不加校正因子的主成分自身对照法;④峰面积归一化法。其中,①法定量比较准确,采用时应确证杂质对照品结构,并制订质量要求;②法应对杂质的校正因子进行严格测定,仅适用于已知结构杂质的控制;③法的前提是假定杂质与主成分的响应因子基本相同,一般情况下,如杂质与主成分的分子结构相似,其响应因子差别不会太大;④法简便快捷,但因各杂质与主成分响应因子不一定相同,杂质量与主成分量不一定在同一线性范围内,仪器对微量杂质和常量主成分的积分精度及准确度不相同等因素,所以在质量标准中采用有一定的局限性。

有关物质中包括已知杂质和未知杂质。已知杂质或毒性杂质对主成分的相对响应因子(即校正因子)在 0.9～1.1 范围内时,可以用主成分的自身对照法计算含量,超出 0.9～1.1 范围时,宜用杂质对照品法计算含量,也可用加校正因子的主成分自身对照法。理想的定量方法为已知杂质对照品法与未知杂质不加校正因子的主成分自身对照法二者的结合。

在用薄层色谱法分析杂质时,可采用杂质对照品或主成分梯度浓度溶液比对,对杂质斑点进行半定量评估,后者仅限于杂质斑点的颜色与主成分斑点颜色一致的情况下使用。质量标准中应规定杂质的个数及其限度。

对于立体异构体杂质的检测广泛采用手性色谱法,尤其是手性高效液相色谱法,包括手性固定相法和手性流动相添加剂法、手性试剂衍生化法,其中手性固定相法由于其一般无需衍生化、定量分析准确性高、操作简便等特点,在手性药物的杂质检测中应用较多,缺点是每种固定相的适用对象有限制,需根据药物的结构特征选择合适的手性柱。对于立体异构体杂质检查方法的验证,立体专属性和手性转化是实验考察的重点;通常立体异构体杂质的出峰顺序在前,而母体药物在后,有利于二者的分离和提高检测灵敏度。另外,由于手性色谱法不能直接反映手性药物的光学活性,需要与旋光度或比旋度测定相互补充,以有效控制手性药物的质量。

由于各种分析方法均具有一定的局限性,因此在进行杂质分析时,应注意不同原理的分析方法间的相互补充与验证。

三、特殊杂质的鉴定

工艺过程中引入的杂质包括起始反应物、中间体、副产物、试剂、配位体、催化剂等,这部分杂质直接与原料药的制备工艺相关,通过对制备工艺的分析,基本可以确定工艺杂质的情况。

降解产物则与药物的结构特征密切相关,如药物结构中是否存在容易发生水解、氧化、开环、异构化等反应的特征官能团,通过对结构特征的分析,能预知可能的降解产物。此外,通过强制降解试验,考察药物在酸、碱、高温、高湿、光照、氧化等因素影响下的降解产物;必要时可进行以上因素综合存在时的强制降解试验,进一步分析药物可能产生的降解产物。

示例 4-36 注射用头孢地嗪钠的杂质结构鉴定和杂质谱研究[11]：头孢地嗪钠是第三代半合成头孢菌素和世界上第一个具有免疫增强功能的抗生素。最先由德国赫斯特·罗素（Hoechst Roussel）公司研制成功，于 1990 年在日本批准上市，我国于 1994 年批准进口其粉针剂。其作用机制为通过抑制细菌细胞壁黏肽的生物合成而达到杀菌作用，临床主要用于链球菌属、肺炎球菌等敏感菌所致的肺炎、支气管炎、妇科感染和败血症等，不良反应发生率较低，口服无效。注射用头孢地嗪钠为头孢地嗪钠无菌原料直接分装制得。头孢地嗪钠合成路线见图 4-24。

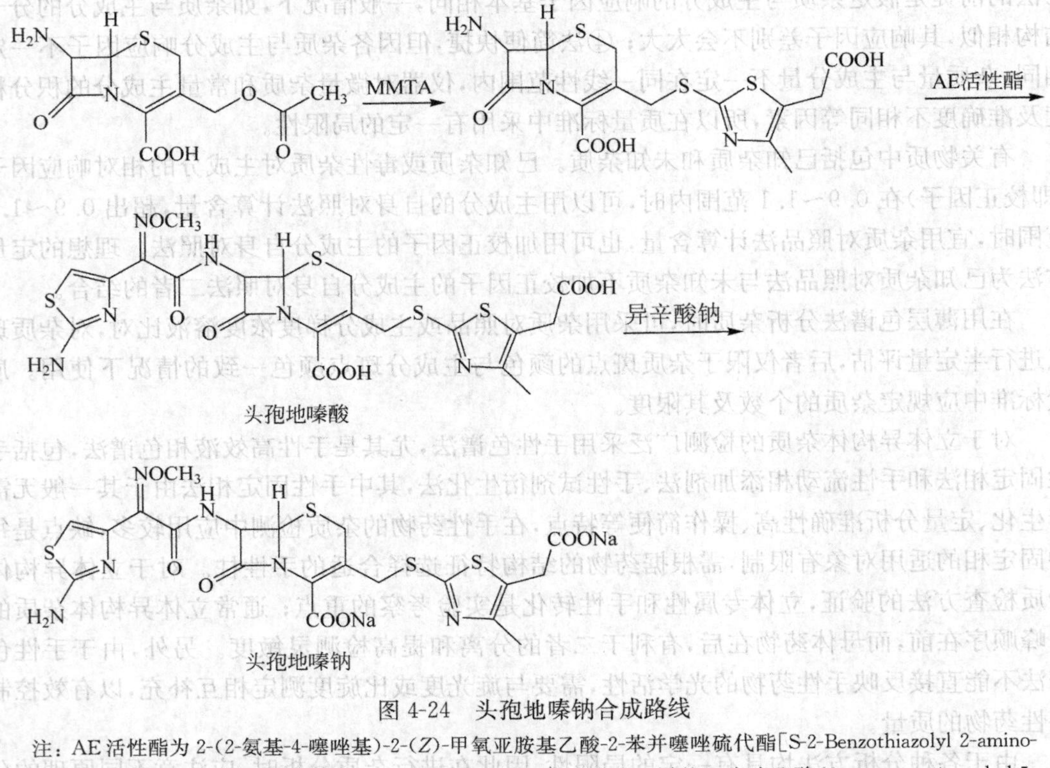

图 4-24　头孢地嗪钠合成路线

注：AE 活性酯为 2-(2-氨基-4-噻唑基)-2-(Z)-甲氧亚胺基乙酸-2-苯并噻唑硫代酯[S-2-Benzothiazolyl 2-amino-alpha-(methoxyimino)-4-thiazolethiol acetate]；MMTA 为 2-巯基-4-甲基-5-噻唑乙酸(2-mercapto-4-methyl-5-thiazoleaceticacid)

ChP2015 二部收载原料及制剂，标准中有关物质均以未知杂质进行控制，采用 HPLC 梯度洗脱法，C_{18} 色谱柱、磷酸盐缓冲液-乙腈(920∶80，V/V)为流动相。由于有机相比例较低，即使要求有关物质色谱图记录时间为主峰的 6 倍也很难将极性小的杂质冲出色谱柱；且随分析时间延长，含量较小杂质的峰形变差，不利于检出。因此，采用灵敏度更高、分离效能更好的超高效液相色谱(ultra-high performance liquid chromatography，UHPLC)梯度洗脱法测定头孢地嗪钠的有关物质，并以液质联用技术对不同来源样品中主要的共有杂质解析结构，进而分析杂质的来源。

1. 色谱条件

(1) UHPLC 色谱条件(一维)：Waters HSS T3 C_{18} 柱(100mm×2.1mm，1.8μm)；以

磷酸盐缓冲液（取磷酸二氢钾0.87g，无水磷酸氢二钠0.22g，加水溶解并稀释至1000mL）为流动相A，乙腈为流动相B，按表4-6进行线性梯度洗脱；柱温：35℃；流速：0.4mL/min；检测波长：215nm；进样量：3μL。

表 4-6　头孢地嗪钠梯度洗脱程序

t/min	A/%	B/%
0	95	5
8	83	17
11	78	22
11.5	95	5
14.5	95	5

（2）UHPLC色谱条件（二维）：色谱柱：Waters BEH C$_{18}$（50mm×2.1mm，1.7μm）；以0.1%甲酸水溶液为流动相A，0.1%甲酸的乙腈为流动相B，切峰后开始B相3min由2%到95%；柱温：35℃；流速：0.4mL/min。

2. 质谱条件　Xevo G2-XS QTof MS 系统，离子源为电喷雾电离源；离子源温度：110℃；毛细管电压：3.0kV；雾化器温度：450℃；雾化器流速：800 L/h；采集模式：MS^E。

3. 溶液的制备

（1）供试品溶液：取本品适量，精密称定，加溶剂［以磷酸盐缓冲液（取磷酸二氢钾0.87g，无水磷酸氢二钠0.22g，加水溶解并稀释至1000mL）-乙腈（950：50，V/V）］溶解并稀释制成含本品0.5mg/mL的溶液，作为供试品溶液。

（2）系统适用性溶液：取头孢地嗪对照品适量，加上述溶剂溶解并制成含头孢地嗪约1mg/mL的溶液，取该溶液5mL，置于10mL量瓶中，加0.1mol/L的NaOH溶液1mL，摇匀，室温放置20min后，加0.1mol/L的盐酸溶液1mL中和，室温放置12h后，用溶剂稀释至刻度，摇匀，即得。

4. 样品测定及杂质结构解析　选择国内21个厂家生产的共28批注射用头孢地嗪钠进行有关物质检查，系统适用性试验溶液及供试品溶液的典型色谱图见图4-25和图4-26。该色谱条件下可检出主要杂质13个，头孢地嗪质谱图和裂解规律见图4-27和图4-28，结合头孢地嗪质谱裂解规律和杂质的质谱信息，初步推断了杂质可能的结构见表4-7和表4-8。

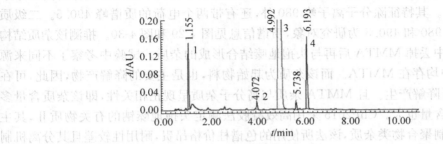

图 4-25　系统适用性试验色谱图
（1～4为表4-7中对应的杂质编号）

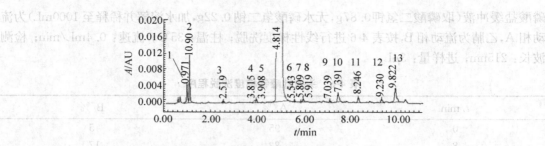

图 4-26　注射用头孢地嗪钠有关物质检查典型色谱图
(1~13 为表 4-8 中对应的杂质编号)

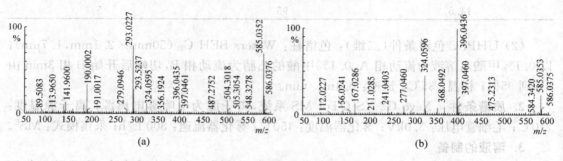

图 4-27　头孢地嗪二级质谱图
(a) 一级质谱；(b) 二级质谱

5. 杂质来源分析　杂质谱研究表明，头孢地嗪的有关物质主要包括合成过程中的起始原料、副产物、降解产物、多种杂质的异构体和头孢地嗪的异构体。已有研究表明，头孢菌素贮藏过程中在 6 和 7 位碳上可发生差向异构化，生成 6R,7S-异构体而失去抗菌活性，该反应在碱性条件下更易发生，头孢地嗪符合这种规律，系统适用性试验结果表明碱性条件下可产生多种头孢地嗪的同分异构体。由于头孢地嗪 Δ^3 异构体(杂质 5)的结构与头孢地嗪、头孢地嗪反式异构体和头孢地嗪(6R,7S)异构体差异较大，即环内双键位置不同，电子密度不同，从而获得了 m/z 352 的离子后进一步发生麦氏重排生成 m/z 201 和 m/z 152 的两个离子，而头孢地嗪和其他异构体的二级质谱中未出现该裂解方式，故可与头孢地嗪 Δ^3 异构体加以区分。

6. 高分子杂质分析　杂质谱研究表明，头孢地嗪杂质中有两个互为异构体的高分子杂质(杂质 9 和 13)。其特征除分子离子峰 980 外，还有带两个电荷的质谱峰 490.5。二级质谱分别选择 m/z 980 和 490.5 为研究对象，质谱信息见图 4-29 和图 4-30。推测该杂质结构为头孢地嗪结构中丢掉 MMTA 后再与头孢地嗪结合形成的杂质。试验中考察了不同来源的样品，各样品中均存在 MMTA。而该杂质为起始物料，也是主要的降解产物，因此，可在工艺中引入，也可降解产生。且 MMTA 杂质与高分子杂质呈现正相关性，即该杂质含量多则高分子杂质的含量也大。ChP2015 采用高效凝胶法测定头孢地嗪钠的有关物质 II，其主要目的是为了控制聚合物类杂质，该法所使用的色谱柱价格昂贵，耐用性较差且其分离机制除分子排阻作用外，还涉及吸附、疏水等作用。因此，高效凝胶色谱法分离的聚合物杂质通常为混合物，并非均为真正的聚合物杂质。

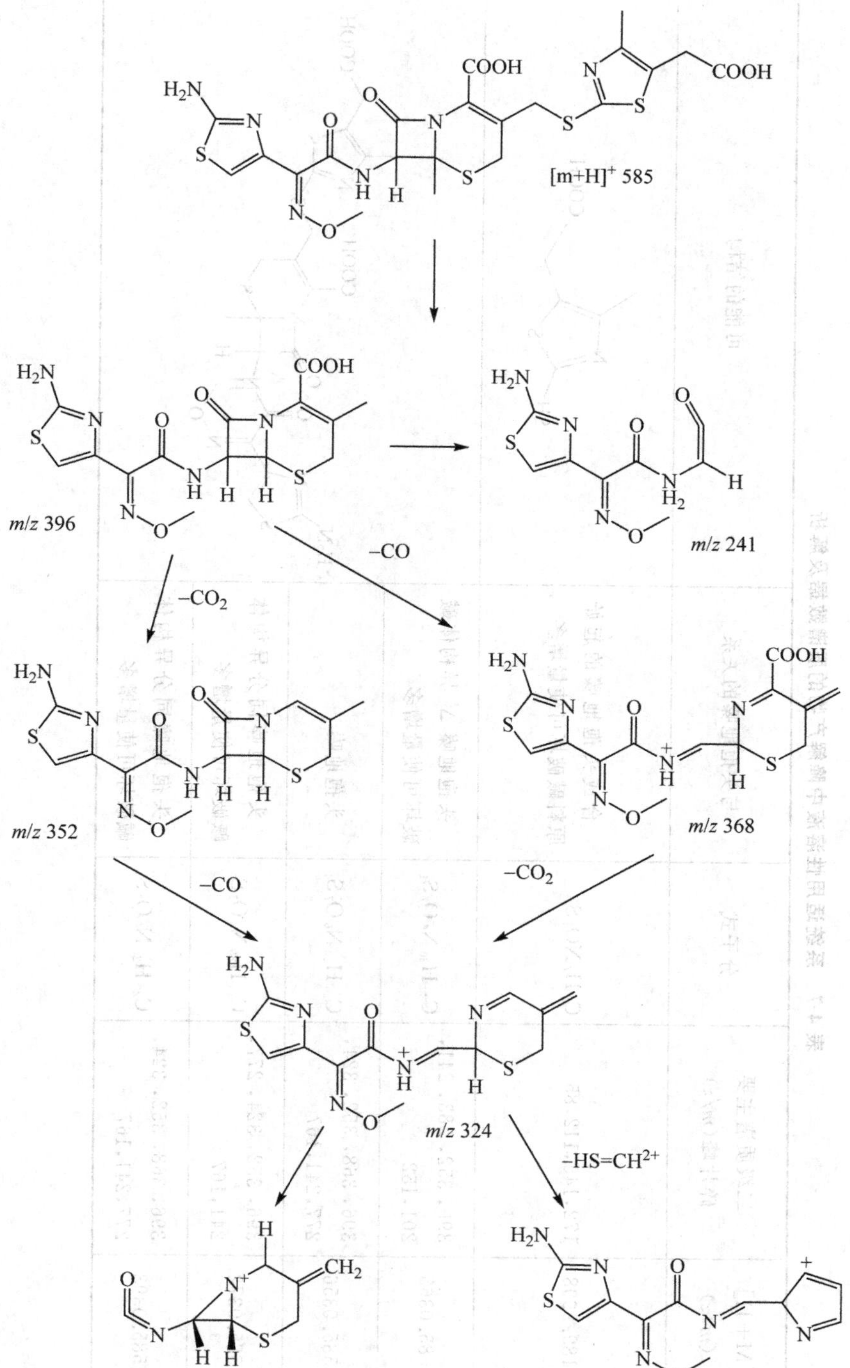

图 4-28　头孢地嗪质谱裂解规律

表 4-7　系统适用性溶液中降解产物的质谱数据及解析

杂质编号（保留时间/相对保留时间）	$[M+H]^+$ (m/z)	二级质谱主要碎片峰 (m/z)	分子式	与头孢地嗪的关系	可能的结构
1(1.16/0.23)	189.9998	172,145,112,85	$C_6H_7NO_2S_2$	合成头孢地嗪的起始原料碱破坏可使量增多	（结构图）
2(4.07/0.82)	585.0365	396,352,283,241,201,152	$C_{20}H_{20}N_6O_7S_4$	头孢地嗪 Δ^3 异构体碱破坏可使量增多	
头孢地嗪(4.99/1.00)	585.0356	396,368,352,324,277,241,167	$C_{20}H_{20}N_6O_7S_4$	头孢地嗪	（结构图）
3(5.74/1.15)	585.0372	396,352,324,277,241,167	$C_{20}H_{20}N_6O_7S_4$	头孢地嗪同分异构体碱破坏可使量增多	
4(6.19/1.24)	585.0393	396,368,352,324,277,241,167	$C_{20}H_{20}N_6O_7S_4$	头孢地嗪同分异构体碱破坏可使量增多	

表 4-8　头孢地嗪及主要杂质质谱数据及解析

杂质编号（保留时间/相对保留时间）	[M+H]+ (m/z)	二级质谱主要碎片峰(m/z)	分子式	与头孢地嗪的关系	可能的结构
1(0.97/0.20)	414.0549	370、352、326、201、169、126	$C_{14}H_{15}N_5O_6S_2$	头孢地嗪 3 位侧链改变后产物，杂质 3 的同分异构体	（化学结构）
2(1.09/0.23)	189.9996	172、145、112、85	$C_6H_7NO_2S_2$	起始原料	（化学结构）
3(2.52/0.52)	414.0553	396、368、324、285、257、241、227、210、167、156、126	$C_{14}H_{15}N_5O_6S_2$	杂质 1 的同分异构体	（化学结构）
4(3.82/0.79)	398.0593	380、351、285、257、241、210、209、195、182、156、140、126	$C_{14}H_{15}N_5O_5S_2$	头孢地嗪 3 位侧链改变的产物	（化学结构）
5(3.91/0.81)	585.0365	396、352、283、241、201、152	$C_{20}H_{20}N_6O_7S_4$	头孢地嗪 Δ^3 异构体	（化学结构）

续表

杂质编号(保留时间/相对保留时间)	[M＋H]⁺(m/z)	二级质谱主要碎片峰(m/z)	分子式	与头孢地嗪的关系	可能的结构
主峰(4.81/1.00)	585.0355	396,368,352,324,277,241,167	C₂₀H₂₀N₆O₅S₄	头孢地嗪	(结构图)
6(5.54/1.15)	585.0364	396,352,324,277,241,167	C₂₀H₂₀N₆O₇S₄	头孢地嗪同分异构体	
7(5.81/1.21)	442.0866	424,398,396,364,352,318,285,241,201,198,167,126	C₁₆H₁₉N₅O₆S₂	头孢地嗪3位侧链改变的产物,杂质12的异构体	(结构图)
8(5.94/1.23)	585.0364	396,368,352,324,277,241,167	C₂₀H₂₀N₆O₇S₄	头孢地嗪同分异构体	
9(7.04/1.46)	980.0733	791,747,730,703,636,396,360,324,227,190,167,126	C₃₄H₃₃N₁₁O₁₂S₅	杂质13的异构体	(结构图)

续表

杂质编号（保留时间/相对保留时间）	$[M+H]^+$ (m/z)	二级质谱主要碎片峰（m/z）	分子式	与头孢地嗪的关系	可能的结构
10(7.39/1.54)	460.0961	442,414,398,352,326,257,239	$C_{16}H_{21}N_5O_5S_2$	头孢地嗪 3 位侧链改变后的开环物	
11(8.25/1.71)	631.0750	442,398,396,380,241,201,198,195,167,152	$C_{22}H_{26}N_6O_6S_4$	头孢地嗪 3 位侧链改变的产物	
12(9.23/1.92)	442.0860	424,398,396,364,352,318,297,241,201,167,126	$C_{16}H_{19}N_5O_6S_2$	杂质 7 的异构体	
13(9.82/2.04)	980.0713	791,747,730,703,636,396,360,324,227,190,167,126	$C_{34}H_{33}N_{11}O_{12}S_6$	杂质 9 的异构体	

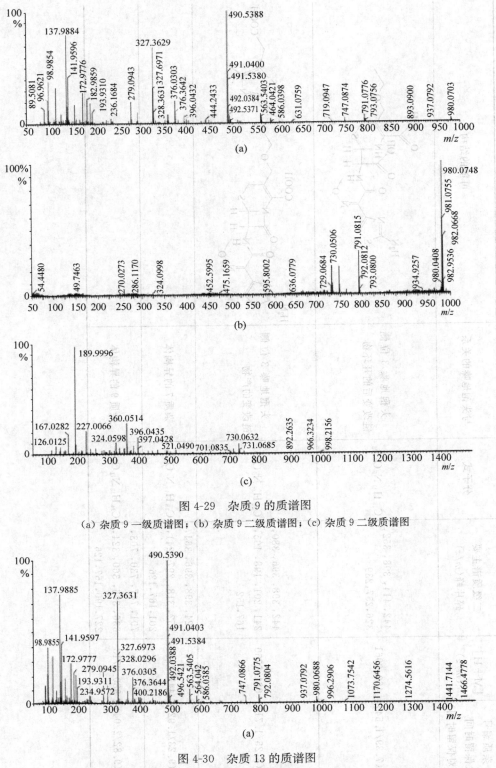

图 4-29 杂质 9 的质谱图

(a) 杂质 9 一级质谱图;(b) 杂质 9 二级质谱图;(c) 杂质 9 二级质谱图

图 4-30 杂质 13 的质谱图

(a) 杂质 13 一级质谱图;(b) 杂质 13 二级质谱图;(c) 杂质 13 二级质谱图

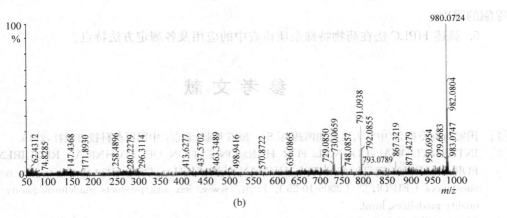

(b)

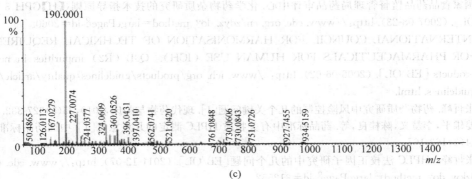

(c)

图 4-30 （续）

　　试验结果表明,不同原料生产企业样品的杂质谱存在一定差异,同一原料来源样品的杂质谱较为接近,但并非完全一致。杂质除在原料合成过程中引入,还与样品的分装、干燥条件、贮藏的温度和湿度等因素密切相关。因此,应对生产过程中的关键技术指标和贮藏环境条件加以控制。

（山西医科大学　胡　爽）

课后习题

1. 药物中杂质检查的意义是什么?
2. 简述特殊杂质和一般杂质的概念,并举例说明。
3. 苯巴比妥钠中重金属的检查:取本品适量,加水 32mL 溶解后,缓缓加 1mol/L 盐酸溶液 8mL,充分振摇,静置数分钟,滤过,取续滤液 20mL,加酚酞指示液 1 滴与氨试液适量至溶液恰显粉红色,加乙酸盐缓冲液(pH 3.5)2mL 与水适量使成 25mL,依法检查,含重金属不得超过百万分之十。所显颜色与 2.0mL 标准铅溶液(每 1mL 相当于 10μg Pb)同法所得结果比较,不得更深。问供试品应取多少?
4. 肾上腺素中肾上腺酮检查:取本品,加盐酸溶液(9→2000)溶解、稀释制成 2.0mg/mL 的溶液,在 310nm 波长处测定,吸光度不得大于 0.05。另取肾上腺酮对照品,加盐酸溶液 (9→2000)配制成 10μg/mL 的溶液,在相同条件下测得吸光度为 0.420。试计算杂质肾上腺酮的限度。

    5. 简述 HPLC 法在药物特殊杂质检查中的应用及各测定方法特点。

参 考 文 献

[1] 国家药典委员会. 中华人民共和国药典[S]. 2015 年版. 北京：中国医药科技出版社,2015.

[2] INTERNATIONAL COUNCIL FOR HARMONISATION OF TECHNICAL REQUIREMENTS FOR PHARMACEUTICALS FOR HUMAN USE（ICH）. Q3A（R2）Impurities in new drug substances［EB/OL］.（2006-10-25）. http://www. ich. org/products/guidelines/quality/article/quality-guidelines. html.

[3] 国家食品药品监督管理局药品审评中心. 化学药物杂质研究的技术指导原则(【H】GPH 3-1)［EB/OL］.（2007-08-23）. http://www. cde. org. cn/zdyz. do? method＝largePage&id＝2060.

[4] INTERNATIONAL COUNCIL FOR HARMONISATION OF TECHNICAL REQUIREMENTS FOR PHARMACEUTICALS FOR HUMAN USE（ICH）. Q3B（R2）impurities in new drug products［EB/OL］.（2006-06-02）. http://www. ich. org/products/guidelines/quality/article/quality-guidelines. html.

[5] 张哲峰. 药物杂质研究中风险控制的几个关键问题[J]. 现代药物与临床,2010,25(5)327-332.

[6] 姜雄平,李慧义,陈桂良,等. 药品标准中有关物质 HPLC 测定的几点意见[J]. 中国药品标准,2013,14(3)163-167.

[7] 张哲峰. HPLC 法校正因子研究中的几个问题［EB/OL］.（2011-12-07）. http://www. cde. org. cn/dzkw. do? method＝largePage&id＝312552.

[8] 于红. 热分析法在药物结构确证和质量控制中的应用［EB/OL］.（2006-03-28）. http://www. cde. org. cn/dzkw. do? method＝largePage&id＝1473.

[9] 杭太俊. 药物分析[M]. 8 版. 北京：人民卫生出版社,2016.

[10] INTERNATIONAL COUNCIL FOR HARMONISATION OF TECHNICAL REQUIREMENTS FOR PHARMACEUTICALS FOR HUMAN USE（ICH）. Q3C（R6）Impurities：guideline for residual solvents［EB/OL］.（2016-10-15）. http://www. ich. org/products/guidelines/quality/article/quality-guidelines. html.

[11] 杨倩,伏圣青,王静. 二维超高效液相色谱质谱联用技术测定注射用头孢地嗪钠的杂质谱[J]. 中国抗生素杂志,2018,43(2)198-205.

药物的含量测定与分析方法验证

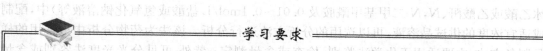

学习要求

1. 掌握　常用定量分析方法的特点与分析方法的验证内容。
2. 熟悉　定量分析样品前处理的方法。
3. 了解　光谱分析法与色谱分析法仪器装置、操作要点及注意事项。

　　药物的含量是指主成分占药物总重量(或标示量)的百分比。采用化学、物理学、生物学或微生物学的方法对药物中的有效成分进行测定,即为药物的含量测定。它是评价药物质量的重要手段,是药品标准的重要内容。含量测定应在药物的鉴别、检查项目合格的基础上来进行。药物的含量测定包括基于化学或物理学原理的"含量测定"和基于生物学原理的"效价测定"。本章内容主要涉及"含量测定",其方法主要包括容量分析法、光谱分析法、色谱分析法。

　　药物的形式不同,在选择含量测定方法时,考虑的出发点有所不同。化学原料药的含量测定,因其纯度较高、所含杂质较少,故应优先考虑方法的准确度和精密度,首选容量分析法;药物制剂的含量测定,因其组成较复杂、干扰物质多,故应着重考虑方法的专属性以及灵敏度,首选具有分离效能的色谱分析法,当辅料不干扰测定时,也可采用光谱分析法,甚至容量分析法。

　　为了确保分析结果的科学性和可靠性,无论采用哪种方法进行药物的鉴别、检查和含量测定,都必须首先对所采用的分析方法进行验证。验证内容包括八项[1-2]:准确度、精密度、专属性、检测限、定量限、线性、范围、耐用性。

第一节　分析样品的制备方法

　　样品的制备方法系指在样品分析之前,采用适当的方法对样品进行前处理,以使其转变为适宜的形式或状态后测定,以满足所选用的分析方法对分析样品的特定要求。

分析样品制备方法的选择,主要依据分析目的与所选用的分析方法的专属性和灵敏度及其他特定要求。同时,待测药物的结构与性质特点及所处基质环境也影响样品制备方法的选择。

样品制备常用的方法包括[3-4]溶解法、提取分离法、化学分解法、有机破坏法和化学衍生化法。

一、直接溶解法

多数药物结构中具有可被检测的特征官能团(如羧基、氨或胺基、酚羟基、芳环及其他共轭结构等),可将其直接溶解于适当溶剂或分散于适当稀释剂中,制成溶液或分散系供分析用,这就是直接溶解法。因而,该法适用于具有特征基团的化学原料药或其简单制剂(指有效成分单一、辅料组成简单的制剂,如单方常规片剂、注射剂等)的鉴别、检查与含量测定。

1. 溶剂溶解法 将供试样品直接溶解于适当的溶剂(常用水、不同浓度的甲醇或乙醇、冰乙酸或乙酸酐、N,N-二甲基甲酰胺及 $0.01\sim0.1$mol/L 盐酸或氢氧化钠溶液等)中,配制成适宜浓度的供试品溶液,再以选用的分析方法进行分析。该法为药物分析中最常用的样品制备方法,主要适用于化学法鉴别、检查或含量测定;紫外-可见分光光度法鉴别或含量测定;高效液相色谱法检查有关物质或测定含量;气相色谱法测定残留溶剂或含量等。

示例 5-1 司可巴比妥钠的鉴别(ChP2015):取本品 0.1g,加水 10mL 溶解后,加碘试液 2mL,所显棕黄色在 5min 内消失。

示例 5-2 盐酸氯丙嗪的含量测定(ChP2015):取本品约 0.2g,精密称定,加冰乙酸 10mL 与乙酸酐 30mL 溶解后,照电位滴定法(通则 0701),用高氯酸滴定液(0.1mol/L)滴定,并将滴定的结果用空白试验校正。

示例 5-3 盐酸氯丙嗪注射液的含量测定(ChP2015):避光操作。精密量取本品适量(约相当于盐酸氯丙嗪 50mg),置 200mL 量瓶中,用盐酸溶液(9→1000)稀释至刻度,摇匀;精密量取 2mL,置 100mL 量瓶中,用盐酸溶液(9→1000)稀释至刻度,摇匀,照紫外-可见分光光度法(通则 0401),在 254nm 的波长处测定吸光度,按 $C_{17}H_{19}ClN_2S \cdot HCl$ 的吸收系数($E_{1cm}^{1\%}$)为 915 计算,即得。

2. 固体分散法 系指将固体试样分散于固体或液体稀释剂中。如红外分光光度法通常采用压片法、糊法、膜法、溶液法和气体吸收法制备样品,其中最常用的是溴化钾压片法,即将固体药物分散于溴化钾中并压制成薄片后绘制红外光谱,或测定特征谱带。

二、萃取法

萃取法系指待测物质与样品基质分离的过程,通常是将待测物质从水溶性基质中萃取到有机溶剂中,这一过程使样品得到纯化,并可通过萃取溶剂的挥发,进一步浓集试样中的待测物质。萃取法包括液-液萃取法和固相萃取法,主要适用于复杂基质(如中药及其制剂或生物样品等)中的微量或痕量物质分析时的样品制备。

示例 5-4 大黄中总蒽醌的含量测定(ChP2015):取本品粉末约 0.15g,精密称定,置具塞锥形瓶中,精密加入甲醇 25mL,称定重量,加热回流 1h,放冷,再称定重量,用甲醇补足减失的重量,摇匀,滤过。精密量取续滤液 5mL,置烧瓶中,挥去溶剂,加 8%盐酸溶液 10mL,超声处理 2min,再加三氯甲烷 10mL,加热回流 1h,放冷,置分液漏斗中,用少量三氯甲烷洗涤容器,并入分液漏斗中,分取三氯甲烷层,酸液再用三氯甲烷提取 3 次,每次 10mL,合并三氯甲烷液,减压回收溶剂至干,残渣加甲醇使溶解,转移至 10mL 量瓶中,加甲醇至刻度,摇匀,滤过,取续滤液,即得。

三、化学分解法

当待测药物结构中存在某些潜在的官能团或特征元素原子与碳原子结合不牢固,可通过化学反应将其部分降解生成具有特征反应的官能团或特征元素离子,这一过程称为化学分解法。按照反应原理,化学分解法可分为水解法与锌粉还原法。

(一)水解法

主要适用于含潜在特征官能团(酯基或酰胺键)药物鉴别试验和结合不牢固的含金属或含卤素等有机药物定性与定量分析的样品制备。

1. 碱水解法　是指在强碱性(碳酸钠或氢氧化钠溶液)条件下将药物水解的方法,通常需要加热回流使其水解。

示例 5-5　三氯叔丁醇的含量测定(ChP2015):取本品约 0.1g,精密称定,加乙醇 5mL使溶解,加 20%氢氧化钠溶液 5mL,加热回流 15min,放冷,加水 20mL 与硝酸 5mL,精密加硝酸银滴定液(0.1mol/L)30mL,再加邻苯二甲酸二丁酯 5mL,密塞,强力振摇后,加硫酸铁铵指示液 2mL,用硫氰酸铵滴定液(0.1mol/L)滴定,并将滴定的结果用空白试验校正。反应式见图 5-1:

$$CCl_3C(CH_3)_2OH + 4NaOH \longrightarrow (CH_3)_2CO + 3NaCl + HCOONa + 2H_2O$$
$$NaCl + AgNO_3 \longrightarrow AgCl\downarrow + NaNO_3$$
$$AgNO_3 + NH_4SCN \longrightarrow AgSCN\downarrow + NH_4NO_3$$

图 5-1　三氯叔丁醇含量测定原理

盐酸氮芥加入氢氧化钾的乙醇溶液加热回流,也使有机结合的氯通过水解反应转变为氯离子,后者也进行类似的滴定反应来定量。

示例 5-6　贝诺酯的鉴别(ChP2015):取本品约 0.2g,加氢氧化钠试液 5mL,煮沸,放冷,滤过,滤液加盐酸适量至显微酸性,加三氯化铁试液 2 滴,即显紫堇色。

2. 酸水解法　是指将药物与适当的无机酸(如盐酸)溶液共热或回流,使药物结构中的卤素原子水解,或将不溶性金属盐类水解转换为可溶性盐,或使含有芳酰胺结构的药物水解产生游离的芳伯氨基,而利于分析。

示例 5-7　贝诺酯的鉴别(ChP2015):取本品约 0.1g,加稀盐酸 5mL,煮沸,放冷,滤过,滤液显芳香第一胺类的鉴别反应。

贝诺酯结构中既有酯基又有酰胺键,因此分别在碱性或酸性条件下都能被水解产生特征官能团(游离酚羟基和芳伯氨基)而显特征性鉴别反应。

示例 5-8　十一烯酸锌的含量测定(ChP2015):十一烯酸锌与盐酸溶液共沸,水解生成十一烯酸,趁热滤过。定量收集滤液,用乙二胺四乙酸二钠滴定液滴定其中的氯化锌。

（二）锌粉还原法

本法主要适用于碘原子直接与苯环上碳原子相连的药物分析的样品前处理。由于特征原子与碳原子结合较牢固，采用水解法难以使共价结合键断裂，但可在酸或碱性溶液中加入强还原剂锌粉，在室温下或加热回流使共价结合的 C-X 键断裂转化为无机离子而被测定。ChP2015 在测定泛影酸、碘他拉酸、碘海醇、碘番酸、胆影酸等含碘的造影剂时，均采用本法制备样品溶液。

示例 5-9　泛影酸的含量测定（ChP2015）：取本品约 0.4g，精密称定，加氢氧化钠试液 30mL 与锌粉 1.0g，加热回流 30min，放冷，冷凝管用少量水洗涤，滤过，烧瓶与滤器用水洗涤 3 次，每次 15mL，合并洗液与滤液，加冰乙酸 5mL 与曙红钠指示液 5 滴，用硝酸银滴定液 （0.1mol/L）滴定。反应式见图 5-2：

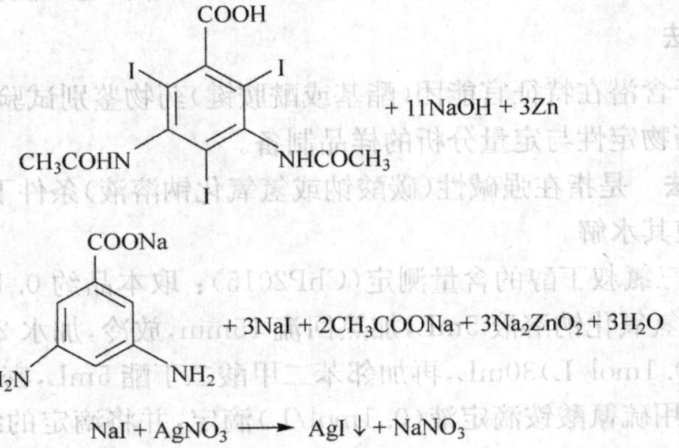

图 5-2　泛影酸含量测定原理

四、有机破坏法

对于含金属及卤素、氮、硫、磷等元素的有机药物结构中的待测元素原子与碳原子结合牢固者，采用前述的水解法和锌粉还原法，难以定量地将其转化成利于测定的无机形式。有机破坏法即采用高温，或高温加强烈的氧化条件，使有机药物结构分解，呈气态逸散，而原本有机结合的待测特征元素转化为可溶性无机物残留下来，再以适当方法进行分析。按照分解破坏方法的差异，有机破坏法分为干法破坏和湿法破坏两类，包括酸破坏法、碱破坏法和氧瓶燃烧法。

（一）酸破坏法

本法主要以硫酸为分解剂（又称消解剂或消化剂），通常会加入氧化剂（如硝酸、高氯酸、过氧化氢、高锰酸钾等）作为辅助分解剂。由于药物的有机破坏过程主要是在液体试剂中完成的，因此，本法属于湿法破坏。按照分解剂的组合，酸消解法可分为硫酸-硝酸法、硫酸-高氯酸法、硫酸-硫酸盐法、硝酸-高锰酸钾法、硝酸-高氯酸-硫酸法、硫酸-过氧化氢法和硝酸-过氧化氢法等。以下将简要介绍硫酸-硫酸盐法为消解剂的含氮有机药物定量分析方法——凯氏定氮法。

凯氏定氮法(Kjeldahl nitrogen determination 或 Kjeldahl digestion)于 1883 年由丹麦化学家凯达尔(Johan Kjeldahl)创立。ChP2015 将该法收载于四部通则 0704。本法系依据含氮有机物经硫酸消化后,生成的硫酸铵被氢氧化钠分解释放出氨,后者借水蒸气被蒸馏入硼酸液中生成硼酸铵,最后用强酸滴定,依据强酸消耗量可计算出供试品的氮含量。该法是测定总有机氮的最准确和操作较简便的方法之一,在国内外被普遍应用,目前主要用于蛋白质的含量以及其他含有氨基或酰胺(氨)基的药物的含量测定。按待测样品中含氮量水平和操作步骤,凯氏定氮法分为第一法(常量法)、第二法(半微量法)和第三法(定氮仪法)。

1. 仪器装置 凯氏烧瓶为 30～50mL(半微量法)或 500mL(常量法)硅玻璃或硼玻璃制成的硬质茄形烧瓶。半微量法的蒸馏装置(见图 5-3)组成为:1000mL 圆底烧瓶(A)、安全瓶(B)、连有氮气球的蒸馏器(C)、漏斗(D)、直形冷凝管(E)、100mL 锥形瓶(F)、橡皮管夹(G,H)。

2. 消解剂 本法操作包括消解(或消化)、蒸馏、滴定。其中,消解是本测定法成败的关键步骤。为使有机药物中的氮元素定量转化为无机形式,必须使有机结构分解完全,但消解液长时间受热可导致铵盐分解。因此,常在硫酸中加入硫酸钾(或无水硫酸钠)提高硫酸沸点,以提高消解温度;同时加入催化剂加快消解速度,以缩短消解时间。因其价廉、低毒、无挥发性,硫酸铜为常用的催化剂。

对某些难以分解的药物(如含氮杂环药物),在消解过程中常需加入氧化剂作为辅助消解剂,以使分解完全并缩短消解时间。常用的辅助消解剂为 30% 过氧化氢和高氯酸。其中,高氯酸为强氧化剂,用量不宜过大。若用量过大,可能生成高氯酸铵而分解或将氮元素氧化生成氮气(N_2)而损失,且高氯酸在高温加热时易发生爆炸。应注意慎重使用辅助消解剂,且不能在高温时加入,宜待消解液放冷后加入,并再次加热继续消解。

3. 操作法 第一法(常量法):取供试品适量(相当于含氮量 25～30mg),精密称定,供试品如为固体或半固体,可用滤纸称取,并连同滤纸置干燥的 500mL 凯氏烧瓶中;然后依次加入硫酸钾(或无水硫酸钠)10g 和硫酸铜粉末 0.5g,再沿瓶壁缓缓加硫酸 20mL;在凯氏烧瓶口放一小漏斗,并使凯氏烧瓶成 45°斜置,用直火缓缓加热,使溶液的温度保持在沸点以下,等泡沸停止,强热至沸腾,俟溶液呈澄明的绿色后,除另有规定外,继续加热 30min,放冷。沿瓶壁缓缓加水 250mL,振摇使混合,放冷后,加 40% 氢氧化钠溶液 75mL,注意使沿瓶壁流至瓶底,自成一液层,加锌粒数粒(以防暴沸),用氮气球将凯氏烧瓶与冷凝管连接。

另取 2% 硼酸溶液 50mL,置 500mL 锥形瓶中,加甲基红-溴甲酚绿混合指示液 10 滴;将冷凝管的下端插入硼酸溶液的液面下,轻轻摆动凯氏烧瓶,使溶液混合均匀,加热蒸馏,至接收液的总体积约为 250mL 时,将冷凝管尖端提出液面,使蒸气冲洗约 1min,用水淋洗尖端后停止蒸馏;馏出液用硫酸滴定液(0.05mol/L)滴定至溶液由蓝绿色变为灰紫色,并将滴定的结果用空白试验校正。每 1mL 硫酸滴定液(0.05mol/L)相当于 1.401mg 的 N。

第二法(半微量法):取供试品适量(相当于含氮量 1.0～2.0mg),精密称定,置干燥的 30～50mL 凯氏烧瓶中,加硫酸钾(或无水硫酸钠)0.3g 与 30% 硫酸铜溶液 5 滴,再沿瓶壁滴加硫酸 2.0mL;在凯氏烧瓶口放一小漏斗,并使烧瓶成 45°斜置,用小火缓缓加热,使溶液的温度保持在沸点以下,等泡沸停止,逐步加大火力,沸腾至溶液呈澄明的绿色后,除另有规定外,继续加热 10min,放冷,加水 2mL。

取 2% 硼酸溶液 10mL,置 100mL 锥形瓶中,加甲基红-溴甲酚绿混合指示液 5 滴,将冷凝管尖端插入液面下。然后将凯氏烧瓶中内容物经由 D 漏斗转入 C 蒸馏瓶中,用水少量淋洗凯氏烧瓶及漏斗数次,再加入 40%氢氧化钠溶液 10mL,用少量水再洗漏斗数次,关 G 夹,加热 A 瓶进行水蒸气蒸馏,至硼酸溶液开始由酒红色变为蓝绿色时起,继续蒸馏约 10min 后,将冷凝管尖端提出液面,使蒸气继续冲洗约 1min,用水淋洗尖端后停止蒸馏。馏出液用硫酸滴定液(0.005mol/L)滴定至溶液由蓝绿色变为灰紫色,并将滴定的结果用空白(空白和供试品所得馏出液的容积应基本相同,约 70~75mL)试验校正。每 1mL 硫酸滴定液(0.005mol/L)相当于 0.1401mg 的 N。

取用的供试品如在 0.1g 以上时,应适当增加硫酸的用量,使消解作用完全,并相应地增加 40%氢氧化钠溶液的用量。

蒸馏装置在使用之前应清洗 15min 以上。操作如下:连接蒸馏装置,A 瓶中加水适量与甲基红指示液数滴,加稀硫酸使成酸性,加玻璃珠或沸石数粒,从 D 漏斗加水约 50mL,关闭 G 夹,开放冷凝水,煮沸 A 瓶中的水,当蒸气从冷凝管尖端冷凝而出时,移去火源,关 H 夹,使 C 瓶中的水反抽到 B 瓶,开 G 夹,放出 B 瓶中的水,关 B 瓶及 G 夹,将冷凝管尖端插入约 50mL 水中,使水自冷凝管尖端反抽至 C 瓶,再抽至 B 瓶,如上法放掉。如此将仪器内部洗涤 2~3 次(图 5-3)。

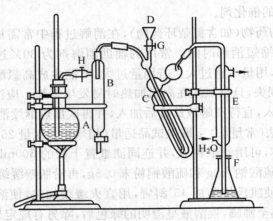

图 5-3 半微量氮测定法蒸馏装置

第三法(定氮仪法):本法适用于常量及半微量法测定含氮化合物中氮的含量。半自动定氮仪由消化仪和自动蒸馏仪组成;全自动定氮仪由消化仪、自动蒸馏仪和滴定仪组成。

根据供试品的含氮量参考常量法或半微量法称取样品置消化管中,依次加入适量硫酸钾、硫酸铜和硫酸,把消化管放入消化仪中,按照仪器说明书的方法开始消解[通常为 150℃,5min(去除水分);350℃,5min(接近硫酸沸点);400℃,60~80min]至溶液呈澄明的绿色,再继续消化 10min,取出,冷却。

将配制好的碱液、吸收液和适宜的滴定液分别置自动蒸馏仪相应的瓶中,按照仪器说明书的要求将已冷却的消化管装入正确位置,关上安全门,连接水源,设定好加入试剂的量、时间、清洗条件及其他仪器参数等。如为全自动定氮仪,即开始自动蒸馏和滴定;如为半自动定氮仪,则取馏出液照第一法或第二法滴定,测定氮的含量。

ChP2015 二部采用“氮测定法”进行含量测定的药物包括乙酰胺注射液、门冬酰胺及其片剂、双氯非那胺、扑米酮、氟尿嘧啶乳膏、硫酸胍乙啶片、注射用亚锡依替菲宁等。

示例 5-10　门冬酰胺的含量测定：本品为门冬酰胺一水合物，结构中含有一个酰胺氮和一个氨基氮。其结构式与分子式、相对分子质量见图 5-4。

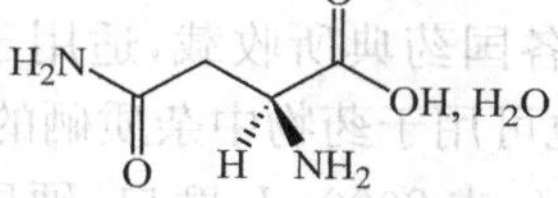

$C_4H_8N_2O_3 \cdot H_2O$　150.13

图 5-4　门冬酰胺结构式

ChP2015 采用凯氏定氮法测定含量：取本品约 0.15g，精密称定，照氮测定法（通则 0704 第一法）测定，每 1mL 硫酸滴定液（0.05mol/L）相当于 6.606mg 的 $C_4H_8N_2O_3$。

（二）碱破坏法

本法系将含待分析元素的有机药物置于瓷皿、镍皿或铂皿中，与分解剂（金属氧化物、氢氧化物或盐等）混合后经高温炽灼灰化，使有机结构分解而待测元素转化为可溶性无机盐的过程。本法采用高温炽灼破坏有机结构，故亦称为干法破坏或高温炽灼法。适用于可生成阴离子的特征元素，如卤素、硫、磷等元素的分解，主要用于含卤素或含硫药物的鉴别或含磷药物的含量测定时的样品制备。但当本法用于定量分析样品制备时，需注意操作过程的定量完成。根据药物结构分解难易及待分析元素的不同，常用无水碳酸钠、硝酸镁、氢氧化钙或氧化锌等作为辅助灰化剂。

1. 含碘药物的鉴别　将适量样品置于坩埚中，直火炽灼，或与无水碳酸钠混匀后，炽灼至紫色的碘蒸气生成。

2. 含氟、氯、溴等元素药物的鉴别　将适量样品置于坩埚中，与无水碳酸钠或碳酸钠-碳酸钾混合物混合，炽灼至完全灰化，加水溶解或必要时煮沸溶解后鉴别。

3. 含磷药物的定量测定　例如甘油磷酸钠注射液的磷含量测定。操作为：精密量取本品稀释液 1mL，置于瓷坩埚中，加氧化锌 1g，加热炭化后在 600℃炽灼 1h，放冷，加水与盐酸各 5mL，加热煮沸使溶解后，用钼蓝比色法测定。

4. 砷盐的检查　有机结合的砷与无水碳酸钠或氢氧化钙、硝酸镁共热转化为无机砷酸盐后，依法检查。本法主要用于高分子化合物，如右旋糖酐铁，或大豆油等植物提取物中砷盐的检查，亦用于少数有机药物如吡罗昔康、布美他尼等的检查。操作时炽灼温度不宜超过 700℃，温度过高易导致砷酸盐挥发。

采用高温炽灼法进行样品前处理，应注意：①干法破坏时，先小火加热，然后移入高温炉中灼烧，灼烧时温度控制在 420℃以下，以免某些待测金属化合物挥发；②灰化完全与否，直接影响测定结果的准确性。灰化完全的检查方法是将灰分放冷后，加入稍过量的硝酸-水（1：3）或盐酸-水（1：3）混合液，用力振摇，观察溶液是否呈色或有无不溶性成分存在。若呈色或有不溶性有机物，可将溶液蒸干，再行灼烧；③经本法破坏后，所得灰分有时不易溶解，此时切勿弃去，可经加热煮沸使溶解。

示例 5-11　乙胺嘧啶为 2,4-二氨基-6-乙基-5-对氯苯基嘧啶。结构中氯化物的鉴别（ChP2015）：取本品约 0.1g，加无水碳酸钠 0.5g，混合，炽灼后，放冷，残渣用水浸渍，滤过，滤液中滴加硝酸至遇石蕊试纸显红色后，显氯化物鉴别（1）的反应（通则 0301）。

（三）氧瓶燃烧法

氧瓶燃烧法（oxygen flask method）系将分子中含有卤素或硫等元素的有机药物在充满

氧气的燃烧瓶中进行燃烧,俟燃烧产物被吸入吸收液后,再根据待测元素的性质,采用适宜的分析方法进行鉴别、检查或含量测定。

本法是快速分解有机结构的最简单方法,不需要复杂设备,在极短的时间内即可使有机结合的待测元素定量转化为无机形式,故为各国药典所收载,适用于含卤素或硫、磷等元素的有机药物的鉴别、限度检查或含量测定,也可用于药物中杂质硒的检查。

1. 仪器装置 燃烧瓶为 500mL、1000mL 或 2000mL 磨口、硬质玻璃锥形瓶,瓶塞应严密、空心,底部熔封铂丝一根(直径为 1mm),铂丝下端做成网状或螺旋状,长度约为瓶身长度的 2/3,见图 5-5(a)。

燃烧瓶容积的选择,主要取决于被燃烧分解样品量的多少。通常取样量为 10～20mg 时,选用 500mL 燃烧瓶;加大取样量为 200mg 时,选用 1000mL 或 2000mL 的燃烧瓶。注意燃烧瓶使用前,应检查瓶塞是否严密。

2. 取样

(1) 固体样品 精密称取适量(应研细),除另有规定外,置于无灰滤纸(图 5-5(b))中心,按虚线折叠(图 5-5(c))后,固定于铂丝下端的网内或螺旋处,使尾部露出。

(2) 液体供试品 可在透明胶纸和滤纸做成的纸袋中称样,方法为将透明胶纸剪成规定的大小和形状(图 5-5(d)),中部贴一约 16mm×6mm 的无灰滤纸条,并于其突出部分贴一 6mm×35mm 的无灰滤纸条(图 5-5(e)),将胶纸对折,紧粘住底部及另一边,并使上口敞开(图 5-5(f));精密称定重量,用滴管将供试品从上口滴在无灰滤纸条上,立即捏紧粘住上口,精密称定重量,两次重量之差即为供试品的重量。将含有供试品的纸袋固定于铂丝下端的网内或螺旋处,使尾部露出。

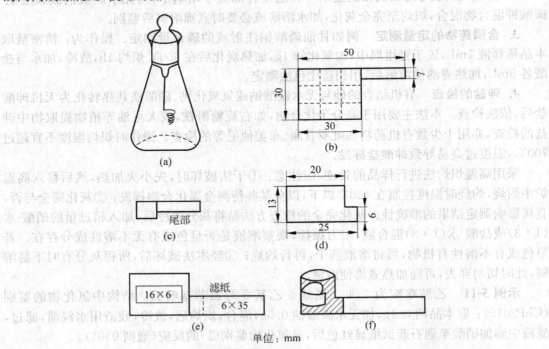

图 5-5 氧瓶燃烧装置与样品包装操作图

3. 燃烧操作　在燃烧瓶内按各品种项下的规定加入吸收液,并将瓶口用水湿润,小心急速通入氧气约 1min(通气管应接近液面,使瓶内空气排尽),立即用表面皿覆盖瓶口,移置他处;点燃包有供试品的滤纸包或纸袋尾部,迅速放入燃烧瓶中,按紧瓶塞,用水少量封闭瓶口,俟燃烧完毕(应无黑色碎片),充分振摇,使生成的烟雾被完全吸入吸收液中,放置15min,用水少量冲洗瓶塞及铂丝,合并洗液及吸收液。用同法另做空白试验,然后按各品种项下规定的方法进行检查或测定。操作中在燃烧时,务必要有防爆措施。

4. 吸收液的选择　根据待测元素的种类和选用的分析方法选择适宜的吸收液,可使样品燃烧分解成的不同价态的待测元素被定量地吸收并转化为单一价态,以满足分析方法的要求。如含氟药物使用本法进行有机破坏时,燃烧产物为单一的氟化氢,选用水作为吸收液。含氯药物燃烧产物亦是单一的氯化氢,应选用氢氧化钠溶液(有时也用水或过氧化氢溶液)作为吸收液。含溴药物分解产生的溴化氢可被氧气氧化成单质溴,其燃烧产物为单质溴与溴化氢的混合物,选用水-氢氧化钠吸收液,且需加入还原剂二氧化硫饱和溶液,将单质溴还原为溴负离子。测定含碘药物时,分解生成的碘化氢可被氧气氧化,燃烧产物主要为单质碘,并含有少量的五价碘(HIO_3)与一价碘(HIO)和微量的负一价碘(HIO)。当采用硝酸银滴定法测定含量时,选用水-氢氧化钠-二氧化硫饱和溶液作为吸收液。三种价态的碘均转变为碘负离子;当使用间接碘量法测定时,则以水-氢氧化钠溶液作为吸收液,待测物将转变为碘酸钠与碘化钠,用溴-乙酸溶液将它们氧化为同一价态的碘酸,再加碘化钾使其定量生成单质碘,最后用硫代硫酸钠滴定液滴定生成的碘。含硫药物的燃烧产物主要为三氧化硫,选用浓过氧化氢溶液与水的混合液作为吸收液。燃烧产物经吸收后转变为硫酸,加入盐酸溶液,煮沸除去剩余的过氧化氢后,加入氯化钡试液,使硫酸生成硫酸钡沉淀,用重量法测定含量。

示例 5-12　碘苯酯的含量测定(ChP2015):本品主要为 10-对碘苯基十一酸乙酯与邻、间位的碘苯基十一酸乙酯的混合物。结构式见图 5-6:

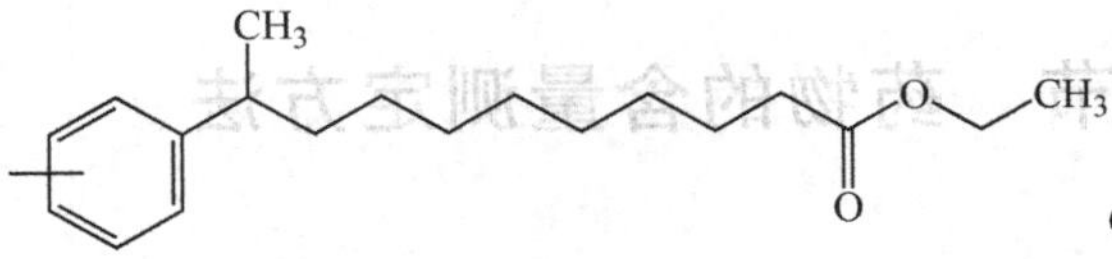

$C_{19}H_{29}IO_2$　　416.34

图 5-6　碘苯酯结构式

本品结构中碘原子以共价键与苯环相连,需经有机破坏,将有机碘转变成无机碘(碘化物与碘酸盐)后,再加入溴-乙酸溶液,使其全部转化为碘酸。过量的溴用甲酸还原及通空气去除。加入碘化钾,与碘酸反应析出游离碘,用硫代硫酸钠滴定液滴定。反应式见图 5-7。

含量测定操作:取本品约20mg,精密称定,照氧瓶燃烧法(通则0703)进行有机破坏,以氢氧化钠试液 2mL 与水 10mL 为吸收液,待吸收完全后,加溴乙酸溶液(取乙酸钾 10g,加冰乙酸适量使溶解,加溴 0.4mL,再加冰乙酸稀释至 100mL)10mL,密塞,振摇,放置数分钟,加甲酸约 1mL,用水洗涤瓶口,并通入空气流约 3～5min 以除去剩余的溴蒸气,加碘化钾 2g,密塞,摇匀,用硫代硫酸钠滴定液(0.02mol/L)滴定,至近终点时,加淀粉指示液,继续滴定至蓝色消失,并将滴定的结果用空白试验校正。每 1mL 硫代硫酸钠滴定液(0.02mol/L)

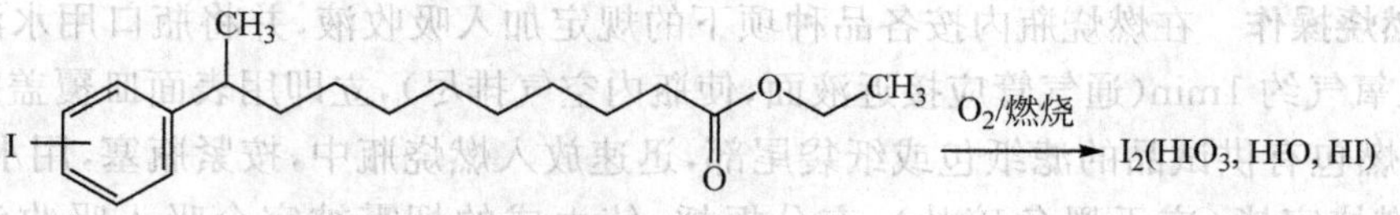

$$I_2 + 2OH^- \longrightarrow IO^- + I^- + H_2O$$
$$3IO^- \xrightarrow{OH^-} IO_3^- + 2I^-$$
$$3Br_2 + HI + 3H_2O \longrightarrow HIO_3 + 6HBr$$
$$Br_2(过量的) + HCOOH \longrightarrow 2HBr + CO_2\uparrow$$
$$HIO_3 + 5HI \xrightarrow{H^+} 3I_2 + 3H_2O$$
$$I_2 + 2Na_2S_2O_3 \longrightarrow 2NaI + Na_2S_4O_6$$

图 5-7　碘苯酯含量测定的原理

相当于 1.388mg 的 $C_{19}H_{29}IO_2$。

五、化学衍生化法

化学衍生化法是指在样品中加入适宜的衍生化试剂,通过化学反应,在待测物质结构中引入特殊官能团,使其转变成可被检测的衍生物的结构改造过程。该法适用于无适宜检测基团(包括游离的或潜在的具有特征属性的基团)或特征元素的药物分析时的样品制备,通常用于生物样品中的药物分析。按照衍生产物的可检测属性的差异,化学衍生化法主要分为针对高效液相色谱法的紫外衍生化、荧光衍生化、非对映衍生化(或手性衍生化)和针对气相色谱法的硅烷化、酰基化及烷基化等反应。具体内容详见本教材第九章体内药物分析的有关阐述。

第二节　药物的含量测定方法

目前,《中国药典》正文各品种项下的含量测定项或定量检查项所收载的定量分析方法,主要包括容量分析法、光谱分析法、色谱分析法。

一、容量分析法

容量分析法又称滴定分析法,系将已知准确浓度的滴定液(标准溶液)由滴定管滴加到待测物溶液中,直到滴定液中的标准物质与待测物完全反应(化学计量点)为止,再根据滴定液的浓度和消耗体积,按照化学计量关系计算出待测物的含量。

但是,在化学计量点时反应溶液一般没有明显的外观特征变化,因此,常通过加入的指示剂颜色变化或电子检测设备电信号的突变来指示实际的滴定终点。滴定终点不恰好在化学计量点,由滴定终点和化学计量点不相符合引起的误差叫作滴定误差,它是容量分析法中系统误差的重要来源之一。

（一）特点

容量分析法的特点为：

1. 简便、易行 所用仪器价廉易得，操作简单、快速。

2. 准确度较高 通常情况下测定的相对误差在 0.2% 以下。

3. 耐用性好 影响本法测定的试验条件与环境因素较少。

4. 专属性差 与待测物结构相近的杂质或其他共存成分通常会干扰本法测定。

因此，容量分析法主要适用于纯度高的化学原料药的含量测定。

（二）有关计算

1. 滴定度 滴定度系指每 1mL 规定浓度的滴定液所相当的待测药物的质量。《中国药典》用毫克（mg）表示。如采用酸碱滴定法测定阿司匹林的含量时，《中国药典》规定：每 1mL 氢氧化钠滴定液（0.1mol/L）相当于 18.02mg 的 $C_9H_8O_4$。

2. 滴定度的计算 在容量分析中，待测药物分子（A）与滴定剂（B）之间按一定的摩尔比进行反应，可表示为：

$$aA + bB \longrightarrow cC + dD$$

当反应达到完全时，待测药物的量（W_A）与滴定剂的量（W_B）之间的关系为 $\dfrac{a}{b} = \dfrac{W_A/M_A}{W_B/M_B}$，待测药物的量可由式（5-1）计算：

$$W_A = \frac{a}{b} \times \frac{W_B}{M_B} \times M_A = \frac{a}{b} \times n_B \times M_A = \frac{a}{b} \times m_B \times V_B \times M_A \tag{5-1}$$

式（5-1）中：a 与 b 分别为待测药物与滴定剂进行反应的最简摩尔数（mol）；M_A 与 M_B 分别为待测药物与滴定剂的摩尔质量（分子量，g/mol）；n_B 为反应完全待测药物消耗的滴定剂的摩尔数（mol）；m_B 为滴定液的规定摩尔浓度（mol/L）；V_B 为待测药物消耗的滴定液的体积（mL）。

单位体积（即 $V_B = 1mL$）的滴定液相当于待测药物的量 $W_A = \dfrac{a}{b} \times m_B \times M_A$，称作"滴定度"，以 T 表示，量纲为 mg/mL。T 是滴定液浓度的一种特殊表示形式；使用 T 可使滴定分析结果的计算简化：$W_A = T \times V_B$，因而，为各国药典所采用。

不同待测药物的摩尔质量及与滴定剂反应的摩尔比不同，故同一滴定液对不同待测药物的滴定度也是不同的。

$$T(\text{mg/mL}) = \frac{a}{b} \times m \times M \tag{5-2}$$

式（5-2）中：a、b 分别为待测药物与滴定剂完全反应的摩尔数；m 为滴定液的规定摩尔浓度（mol/L）；M 为待测药物的毫摩尔质量（以 mg 表示）。

示例 5-13 阿司匹林（$C_9H_8O_4$，$M_r = 180.16$）的含量测定（ChP2015）：氢氧化钠滴定液的摩尔浓度为 0.1mol/L，化学反应式为：

$$C_9H_8O_4 + NaOH \longrightarrow C_9H_7O_4Na + H_2O$$

由反应式可知，阿司匹林（$C_9H_8O_4$）与氢氧化钠（NaOH）的摩尔比为 1:1，滴定度 T 计算如下：

$$T = \frac{a}{b} \times m \times M = \frac{1}{1} \times 0.1 \times 180.16 = 18.016 (\text{mg/mL})$$

3. 含量的计算 采用容量分析法测定药物的含量,常用直接滴定法和间接滴定法,以下分别叙述其测定结果的计算方法。

1) 直接滴定法 为用滴定液直接滴定待测药物的方法。本法中待测药物的百分含量计算如式(5-3)所示:

$$\text{含量}(\%) = \frac{V \times T}{W} \times 100\% \tag{5-3}$$

在 ChP2015 收载的采用容量分析法测定含量的各品种项下,均给出了滴定度数值。根据供试品的称样量(W)、滴定液的消耗体积(V)和滴定度(T),即可计算出待测药物的百分含量。

实际工作中,所配制的滴定液的摩尔浓度与 ChP2015 中规定的摩尔浓度不一定恰好一致,就不能直接应用式(5-3)计算。此时,应将滴定度(T)乘以滴定液的浓度校正因子(F),换算成实际的滴定度($T' = T \times F$),或将滴定体积(V)校正为规定浓度时应消耗的体积($V' = V \times F$)。其中,$F = \dfrac{\text{滴定液实际浓度}}{\text{滴定液规定浓度}}$,则待测药物的百分含量可由式(5-4)求得:

$$\text{含量}(\%) = \frac{V \times T'}{W} \times 100\% \left(\text{或} = \frac{V' \times T}{W} \times 100\% \right) = \frac{V \times T \times F}{W} \times 100\% \tag{5-4}$$

在学习过程中应注意掌握滴定反应的原理,方能明确待测药物与滴定剂在反应中的摩尔比,即反应式中 a 与 b 的数值,进而正确计算滴定度和百分含量。其中的 F 值系通过滴定液的标定算得,V 值为滴定终点到达后的读取值。

2) 间接滴定法 包括生成物滴定法和剩余滴定法。

① 生成物滴定法:亦称置换滴定法,系指待测药物与化合物 A 作用,定量生成化合物 B,后者被滴定液滴定。该法的百分含量计算方法与直接滴定法相同,只是在计算滴定度时需考虑待测药物与化合物 B 以及化合物 B 与滴定剂三者之间的化学计量关系(摩尔比)。

示例 5-14 右旋糖酐铁的含量测定(ChP2015):取本品约 0.3g,精密称定,置碘瓶中,加水 34mL 与硫酸 2mL,加热至溶液显橙黄色,放冷,滴加高锰酸钾试液,至溶液恰显粉红色并持续 5s,加盐酸 30mL 与碘化钾试液 30mL,密塞,静置 3min,加水 50mL,用硫代硫酸钠滴定液(0.1mol/L)滴定,至近终点时,加淀粉指示液 2mL,继续滴定至蓝色消失。该测定的反应式见图 5-8,每 1mL 硫代硫酸钠滴定液(0.1mol/L)相当于 5.585mg 的 Fe。

$$2Fe^{3+} + 2I^- \longrightarrow 2Fe^{2+} + I_2$$
$$I_2 + 2S_2O_3^{2-} \longrightarrow 2I^- + S_4O_6^{2-}$$

图 5-8 右旋糖酐铁含量
测定的原理

可见,2mol 铁(右旋糖酐铁)与碘化钾作用生成 1mol 碘(I_2),而 1mol 碘(I_2)消耗 2mol 硫代硫酸钠。所以,硫代硫酸钠滴定液(0.1mol/L)对右旋糖酐铁(以 Fe=55.85 计算)的滴定度 $T = \dfrac{a}{b} \times m \times M = \dfrac{1}{1} \times 0.1 \times 55.85 = 5.585 (\text{mg/mL})$。

② 剩余滴定法:亦称返滴定法或回滴法,测定中先加入定量过量的第一种滴定液 A,使其与供试品溶液中的待测药物定量反应,待反应完全后,再用第二种滴定液 B 回滴反应后剩余的滴定液 A。在剩余滴定过程中,常涉及化学反应或加热、滤过、分取等操作步骤,使得测定误差显著增加。因此,剩余滴定法一般需要进行空白试验校正。含量按式(5-5)

计算：

$$含量(\%) = \frac{(V_B^0 - V_B^S) \times F_B \times T_A}{W} \times 100\% \tag{5-5}$$

式(5-5)中：V_B^0 为空白试验时滴定液 B 的消耗体积(mL)；V_B^S 为样品测定时滴定液 B 的消耗体积(mL)；F_B 为滴定液 B 的浓度校正因子；T_A 为滴定液 A 对待测药物的滴定度(mg/mL)；W 为供试品的称取量。

示例 5-15 安钠咖注射液中咖啡因的含量测定(ChP2015)：精密量取本品 5mL，置 50mL 量瓶中，加水稀释至刻度，摇匀。精密量取上述溶液 10mL，置 100mL 量瓶中，加水 20mL 与稀硫酸 10mL，再精密加碘滴定液(0.05mol/L)50mL，用水稀释至刻度，摇匀，在暗处静置 15min，用干燥滤纸滤过，精密量取续滤液 50mL，用硫代硫酸钠滴定液(0.1mol/L)滴定，至近终点时，加淀粉指示液 2mL，继续滴定至蓝色消失，并将滴定的结果用空白试验校正。每 1mL 碘滴定液(0.05mol/L)相当于 4.855mg 的 $C_8H_{10}N_4O_2$。

咖啡因滴定分析的反应式见图 5-9：

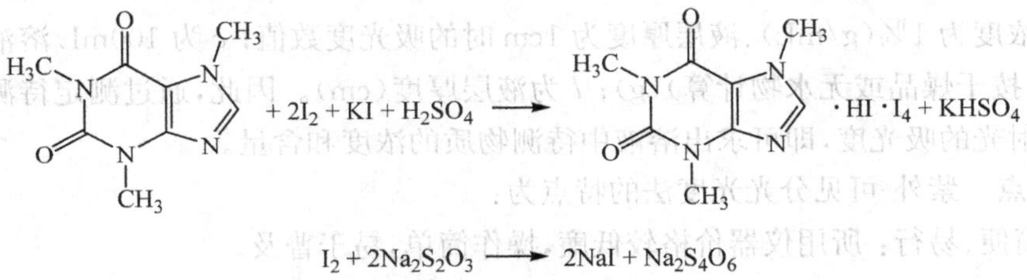

$$I_2 + 2Na_2S_2O_3 \longrightarrow 2NaI + Na_2S_4O_6$$

图 5-9　咖啡因含量测定的原理

在咖啡因含量测定中，碘滴定液(0.05mol/L)的滴定度为：

$$T = \frac{1}{2} \times 0.05 \times 194.19 = 4.855(mg/mL)$$

其中：1：2 为咖啡因和碘反应的摩尔比；194.19 为咖啡因的摩尔质量。

安钠咖注射液中咖啡因的百分标示量计算式为：

$$标示量(\%) = \frac{(V_0 - V_S)_{Na_2S_2O_3} \times c \times 4.855 \times \frac{100}{50} \times \frac{50}{10}}{0.1 \times 5 \times 标示量} \times 100\%$$

式中：V_0 为空白试验时消耗硫代硫酸钠滴定液的体积(mL)；V_S 为供试品测定时消耗硫代硫酸钠滴定液的体积(mL)；c 为硫代硫酸钠滴定液的实际摩尔浓度(mol/L)。

二、光谱分析法

当物质与辐射能发生相互作用时，物质内部发生能级跃迁，记录由能级跃迁所产生的辐射能强度随波长(或相应单位)的变化，所得的图谱称为光谱。利用物质的光谱进行定性、定量以及结构分析的方法，称为光谱分析法(简称光谱法)。光谱法主要分为吸收光谱法、发射光谱法和散射光谱法。通过测定待测物质在光谱的特定波长处或一定波长范围内的吸光度、发光强度或散射强度，对该物质进行定性、定量分析的方法称为分光光度法。

ChP2015 收录的分光光度法包括紫外-可见分光光度法、红外分光光度法、荧光分光光度法、原子吸收分光光度法等。以下主要对在药物定量分析中应用较多的紫外-可见分光光度法和荧光分光光度法加以介绍和讨论。

（一）紫外-可见分光光度法

紫外-可见分光光度法是利用物质分子吸收在190～800nm波长范围内的辐射，产生价电子在电子能级间的跃迁而建立的光谱分析法。该法广泛用于药物的鉴别、杂质检查和定量测定。用于定量时，在最大吸收波长处测量一定浓度样品溶液的吸光度，并与一定浓度的对照品溶液的吸光度进行比较或采用吸收系数法求算出样品溶液的浓度。

1. 朗伯-比尔定律 在理想溶液条件下，当单色光辐射穿过待测物质的透明溶液时，在一定浓度范围内，该物质所吸收的光的量与该物质的浓度和液层厚度（光程长度）呈正比，即为朗伯-比尔定律，可用式(5-6)表示：

$$A = \lg \frac{1}{T} = Ecl \tag{5-6}$$

式(5-6)中：A 为吸光度；T 为透光率；E 为吸收系数，常用的表示方法 $E_{1cm}^{1\%}$，其物理意义为溶液浓度为1%（g/mL）、液层厚度为1cm时的吸光度数值；c 为100mL溶液中所含物质的重量（按干燥品或无水物计算）（g）；l 为液层厚度（cm）。因此，通过测定待测溶液对一定波长入射光的吸光度，即可求出溶液中待测物质的浓度和含量。

2. 特点 紫外-可见分光光度法的特点为：

(1) 简便、易行：所用仪器价格较低廉，操作简单，易于普及。

(2) 灵敏度高：可达 $10^{-4}\sim10^{-7}$ g/mL，可用于较低浓度试样的测定。

(3) 精密度和准确度较高：测定的相对误差通常在2%以下，可满足药物的常规分析。

(4) 专属性较差：该法本身不具有分离功能，供试品会受到结构相近的杂质干扰。

因而，紫外-可见分光光度法可用于药物制剂的含量测定以及样本数量大的定量检查，如溶出度和含量均匀度等。个别情况下，也用于原料药的含量测定。

3. 仪器的校正和检定

1) 波长 由于环境因素对机械部分的影响，仪器的波长经常会略有变动，因此除应定期对所用的仪器进行全面校正检定外，还应于测定前校正测定波长。常用汞灯中的较强谱线237.83、253.65、275.28、296.73、313.16、334.15、365.02、404.66、435.83、546.07nm与576.96nm，或用仪器中氘灯的486.02nm与656.10nm谱线进行校正；钬玻璃在波长279.4、287.5、333.7、360.9、418.5、460.0、484.5、536.2nm与637.5nm处有尖锐吸收峰，也可做波长校正用，但因来源不同或随着时间的推移会有微小的变化，使用时应注意。近年来，常使用高氯酸钬溶液校正双光束仪器，以10%高氯酸溶液为溶剂，配制含4%氧化钬（Ho_2O_3）的溶液，该溶液的吸收峰波长为241.13、278.10、287.18、333.44、345.47、361.31、416.28、451.30、485.29、536.64nm 和640.52nm。

仪器波长的允许误差为：紫外光区±1nm，500nm附近±2nm。

2) 吸光度的准确度 可用重铬酸钾的硫酸溶液检定。取在120℃干燥至恒重的基准重铬酸钾约60mg，精密称定，用0.005mol/L硫酸溶液溶解并稀释至1000mL，在表5-1规定的波长处测定并计算其吸收系数，并与规定的吸收系数比较，应符合表中的规定。

表 5-1　吸光度准确度检定波长与吸收系数

波长/nm	235(最小)	257(最大)	313(最小)	350(最大)
吸收系数($E_{1cm}^{1\%}$)的规定值	124.5	144.0	48.6	106.6
吸收系数($E_{1cm}^{1\%}$)的许可范围	123.0~126.0	142.8~146.2	47.0~50.3	105.5~108.5

3）杂散光的检查　可按表 5-2 所列的试剂和浓度，配制成水溶液，置 1cm 石英吸收池中，在规定的波长处测定透光率，应符合表中的规定。

表 5-2　杂散光检查波长与透光率

试　剂	浓度/%(g/mL)	测定用波长/nm	透光率/%
碘化钠	1.00	220	<0.8
亚硝酸钠	5.00	340	<0.8

4. 对溶剂的要求　含有杂原子的有机溶剂，通常均具有很强的末端吸收。因此，当作溶剂使用时，它们的使用范围均不能小于截止使用波长。例如甲醇、乙醇的截止使用波长为 205nm。另外，当溶剂不纯时，也可能增加干扰吸收。因此，在测定供试品前，应先检查所用的溶剂在供试品所用的波长附近是否符合要求，即将溶剂置 1cm 石英吸收池中，以空气为空白（即空白光路中不置任何物质）测定其吸光度。溶剂和吸收池的吸光度，在 220～240nm 范围内不得超过 0.40，在 241～250nm 范围内不得超过 0.20，在 251～300nm 范围内不得超过 0.10，在 300nm 以上时不得超过 0.05。

5. 测定法　测定时，除另有规定外，应以配制供试品溶液的同批溶剂为空白对照，采用 1cm 的石英吸收池，在规定的吸收峰波长±2nm 以内测试几个点的吸光度，或由仪器在规定波长附近自动扫描测定，以核对供试品的吸收峰波长位置是否正确。除另有规定外，吸收峰波长应在该品种项下规定的波长±2nm 以内，并以吸光度最大的波长作为测定波长。一般供试品溶液的吸光度读数，以在 0.3～0.7 之间为宜。仪器的狭缝波带宽度宜小于供试品吸收带的半高宽度的 1/10，否则测得的吸光度会偏低；狭缝宽度的选择，应以减小狭缝宽度时供试品的吸光度不再增大为准。由于吸收池和溶剂本身可能有空白吸收，因此测定供试品的吸光度后应减去空白读数，或由仪器自动扣除空白读数后再计算含量。

当溶液的 pH 值对测定结果有影响时，应将供试品溶液的 pH 值和对照品溶液的 pH 值调成一致。

紫外-可见分光光度法在药物的含量测定中，一般有以下四种方法：

1）对照品比较法　按各品种项下的方法，分别配制供试品溶液和对照品溶液，对照品溶液中所含被测成分的量应为供试品溶液中被测成分规定量的 100%±10%，所用溶剂也应完全一致，在规定的波长处测定供试品溶液和对照品溶液的吸光度后，按式(5-7)计算供试品溶液中被测成分的浓度：

$$c_X = \frac{A_X}{A_R} \times c_R \tag{5-7}$$

式(5-7)中：c_X 为供试品溶液的浓度；A_X 为供试品溶液的吸光度；c_R 为对照品溶液的浓度；A_R 为对照品溶液的吸光度。

如测定原料药，其百分含量的计算式见式(5-8)：

$$含量（\%）= \frac{c_X \times D}{W} \times 100\% \tag{5-8}$$

式（5-8）中：D 为稀释体积；W 为供试品取样量；其他符号的意义同上。其中，D 需根据供试品溶液的浓度要求或制备过程计算。

如测定固体试剂，其测得的单剂量相当于标示量的百分数见式（5-9）：

$$标示量（\%）= \frac{c_X \times D \times \overline{W}}{W \times B} \times 100\% \tag{5-9}$$

式（5-9）中：$\overline{W}$ 为单位制剂的平均重量（如片剂）或装量（如胶囊剂、注射用无菌粉末）；B 为制剂的标示量，即规格；其他符号的意义同上。

示例 5-16 二氟尼柳片（规格：0.25g）的含量测定（ChP2015）：取本品 20 片，精密称定，研细，精密称取适量（约相当于二氟尼柳 0.1g），置 100mL 量瓶中，加 0.1mol/L 的盐酸乙醇溶液适量，超声使二氟尼柳溶解，放冷，用 0.1mol/L 的盐酸乙醇溶液稀释至刻度，摇匀，滤过，精密量取续滤液 5mL，置 100mL 量瓶中，用 0.1mol/L 盐酸乙醇溶液稀释至刻度，摇匀，作为供试品溶液，照紫外-可见分光光度法（通则 0401），在 315nm 的波长处测定吸光度；另取二氟尼柳对照品适量，精密称定，加 0.1mol/L 盐酸乙醇溶液溶解并定量稀释制成每 1mL 中约含 50μg 的溶液，作为对照品溶液，同法测定。计算即得。

二氟尼柳片含量测定结果的计算式为：

$$标示量（\%）= \frac{A_X \times c_R \times D \times \overline{W}}{A_R \times W \times B} \times 100\% \tag{5-10}$$

式（5-10）中：c_R 为 50μg/mL；D 为 2000mL；B 为标示量 0.25g/片。

2）吸收系数法 按各品种项下的方法配制供试品溶液，在规定的波长处测定其吸光度，再以该品种在规定条件下的吸收系数计算含量。用本法测定时，吸收系数通常应大于 100，并注意仪器的校正和检定。

供试品溶液浓度按式（5-11）计算：

$$c_X(g/mL) = \frac{A_X}{E_{1cm}^{1\%} \times 100} \tag{5-11}$$

式（5-11）中：c_X 为供试品溶液的浓度；A_X 为供试品溶液的吸光度；$E_{1cm}^{1\%}$ 为被测物质的百分吸收系数，100 为浓度换算因子，是将 g/100mL 换算成 g/mL。

示例 5-17 盐酸甲氧明注射液（规格：1mL：10mg）的含量测定（ChP2015）：精密量取本品适量（约相当于盐酸甲氧明 100mg），置 250mL 量瓶中，用水稀释至刻度，摇匀；精密量取 10mL，置 100mL 量瓶中，用水稀释至刻度，摇匀，照紫外-可见分光光度法（通则 0401），在 290nm 的波长处测定吸光度，按 $C_{11}H_{17}NO_3 \cdot HCl$ 的吸收系数（$E_{1cm}^{1\%}$）为 137 计算，即得。

盐酸甲氧明注射液的含量测定结果计算式为：

$$标示量（\%）= \frac{A_X \times D \times \overline{V} \times 1000}{E_{1cm}^{1\%} \times 100 \times V \times B} \times 100\% \tag{5-12}$$

式（5-12）中：D 为供试品溶液的稀释体积，$D = 250 \times \frac{100}{10} = 2500mL$；1000 表示单位 g 换算为 mg 的乘数；$\overline{V}$ 为注射液装量，1mL；V 为供试品的取样体积，本例为 10mL；B 为注射液的标示量，本例为 10mg。

3）计算分光光度法 计算分光光度法有多种，使用时应按各品种项下规定的方法进行。当吸光度处在吸收曲线的陡然上升或下降的部位测定时,波长的微小变化可能对测定结果造成显著影响,故对照品和供试品的测试条件应尽可能一致。计算分光光度法一般不宜用作含量测定。

4) 比色法　供试品本身在紫外-可见光区没有强吸收,或在紫外光区虽有吸收但为了避免干扰或提高灵敏度,可加入适当的显色剂,使反应产物的最大吸收移至可见光区,这种测定方法称为比色法。

用比色法测定时,由于显色时影响显色深浅的因素较多,应取供试品与对照品或标准品同时操作。除另有规定外,比色法所用的空白系指用同体积的溶剂代替对照品或供试品溶液,然后依次加入等量的相应试剂,并用同样方法处理。在规定的波长处测定对照品和供试品溶液的吸光度后,按上述对照品比较法计算供试品浓度。

当吸光度和浓度关系不呈良好线性时,应取数份梯度量的对照品溶液,用溶剂补充至同一体积,显色后测定各份溶液的吸光度,然后以吸光度与相应的浓度绘制标准曲线,再根据供试品的吸光度在标准曲线上查得其相应的浓度,并求出其含量。

(二) 荧光分光光度法

某些物质受紫外光或可见光照射激发后能发射出比激发光波长较长的荧光。物质的激发光谱和荧光发射光谱,可用于该物质的定性分析。当激发光强度、波长、所用溶剂及温度等条件固定时,物质在一定浓度范围内,其发射光强度与溶液中该物质的浓度呈正比关系,可以用于该物质的含量测定。荧光分光光度法的灵敏度一般较紫外-可见分光光度法高,但浓度太高的溶液会发生"自熄灭"现象,而且在液面附近溶液会吸收激发光,使发射光强度下降,导致发射光强度与浓度不呈正比,故荧光分光光度法应在低浓度溶液中进行。

1. 特点　荧光分光光度法的特点为:

1) 灵敏度高　可达 $10^{-9} \sim 10^{-12} \mathrm{g/mL}$,与紫外-可见分光光度法相比,荧光分析法的灵敏度要高 2~4 个数量级。

2) 干扰因素多　因其灵敏度较高,易受干扰,故必须做空白试验。

3) 浓度高易发生荧光自熄灭现象,故荧光分析法适用于低浓度样品的测定。

本身能发射荧光的物质种类有限,因此,荧光分析法在药物分析中的应用不多。可通过与荧光衍生化试剂的反应,使无荧光或弱荧光物质生成能发射较强荧光的物质,从而扩大荧光测定的范围、提高荧光测定的灵敏度。

2. 测定法　荧光测定所用的仪器为荧光计或荧光分光光度计。按各品种项下的规定,选定激发光波长和发射光波长,并制备对照品溶液和供试品溶液。

通常荧光分光光度法是在一定条件下,测定对照品溶液荧光强度与其浓度的线性关系。当线性关系良好时,可在每次测定前,用一定浓度的对照品溶液校正仪器的灵敏度;然后在相同的条件下,分别读取对照品溶液及试剂空白的荧光强度与供试品溶液及其试剂空白的荧光强度,用式(5-13)计算供试品浓度:

$$c_X = \frac{R_X - R_{Xb}}{R_r - R_{rb}} \times c_r \tag{5-13}$$

式(5-13)中:c_X 为供试品溶液的浓度;c_r 为对照品溶液的浓度;R_X 为供试品溶液的荧光强度;R_{Xb} 为供试品溶液试剂空白的荧光强度;R_r 为对照品溶液的荧光强度;R_{rb} 为对照品溶液试剂空白的荧光强度。

因荧光分光光度法中的浓度与荧光强度的线性较窄,故$(R_X - R_{Xb})/(R_r - R_{rb})$应控制在0.5~2之间为宜,如若超过,应在调节溶液浓度后再进行测定。当浓度与荧光强度明显偏离线性时,应改用标准曲线法进行含量测定。

对易被光分解或弛豫时间较长的品种,为使仪器灵敏度定标准确,避免因激发光多次照射而影响荧光强度,可选择一种激发光和发射光波长与供试品近似而对光稳定的物质配成适当浓度的溶液,作为基准溶液。例如蓝色荧光可用硫酸奎宁的稀硫酸溶液,黄绿色荧光可用荧光素钠水溶液,红色荧光可用罗丹明 B 水溶液等。在测定供试品溶液时选择适当的基准溶液代替对照品溶液校正仪器的灵敏度。

3. 荧光分析注意事项　荧光分析法因灵敏度高,易受干扰,故测定时应注意排除以下干扰因素:① 溶剂不纯会带入较大误差,应先做空白检查,必要时,应用玻璃磨口蒸馏器蒸馏后再用。② 溶液中的悬浮物对光有散射作用,必要时,应用垂熔玻璃滤器滤过或用离心法除去。③ 所用的玻璃仪器与测定池等也必须保持高度洁净。④ 温度对荧光强度有较大的影响,测定时应控制温度一致。⑤ 溶液中的溶解氧有降低荧光作用,必要时可在测定前通入惰性气体除氧。⑥ 测定时需注意溶液的 pH 对荧光强度的影响,应注意调整溶液的 pH。

三、色谱分析法

色谱分析法是根据混合物中各组分色谱性质的差异而将各组分分离后,再对其逐个分析的方法。因此,色谱分析法是分析复杂混合物最有力的手段。

根据其分离原理,色谱分析法可分为吸附色谱法、分配色谱法、离子交换色谱法与排阻色谱法等。其中,吸附色谱法是利用被分离物质在吸附剂上吸附能力的不同,用溶剂或气体洗脱使组分分离;常用的吸附剂有氧化铝、硅胶、聚酰胺等有吸附活性的物质。分配色谱法是利用被分离物质在两相中分配系数的不同使组分分离,其中一相被涂布或键合在固体载体上,称为固定相,另一相为液体或气体,称为流动相;常用的载体有硅胶、硅藻土、硅镁型吸附剂与纤维素粉等。离子交换色谱法是利用被分离物质在离子交换树脂上交换能力的不同使组分分离;常用的树脂有不同强度的阳离子交换树脂、阴离子交换树脂,流动相为水或含有机溶剂的缓冲液。分子排阻色谱法又称凝胶色谱法,是利用被分离物质分子大小的不同导致在填料上渗透程度不同使组分分离;常用的填料有分子筛、葡聚糖凝胶、微孔聚合物、微孔硅胶或玻璃珠等,根据固定相和供试品的性质选用水或有机溶剂作为流动相。

根据分离方法,色谱法又可分为纸色谱法、薄层色谱法、柱色谱法、气相色谱法、高效液相色谱法等。所用溶剂应与供试品不起化学反应,纯度要求较高。分离时的温度,除气相色谱法或另有规定外,系指在室温操作。分离后各成分的检测,应采用各品种项下所规定的方法。采用纸色谱法、薄层色谱法或柱色谱法分离有色物质时,可根据其色带进行区分;分离无色物质时,可在短波(254nm)或长波(365nm)紫外光灯下检视,其中纸色谱或薄层色谱也可喷以显色剂使之显色,或在薄层色谱中用加有荧光物质的薄层硅胶,采用荧光猝灭法检视。柱色谱法、气相色谱法和高效液相色谱法可用接于色谱柱出口处的各种检测器检测。柱色谱法还可分部收集流出液后用适宜方法测定。

以下着重介绍高效液相色谱法和气相色谱法在药物含量测定中的应用。

（一）高效液相色谱法

高效液相色谱法（high performance liquid chromatography，HPLC）系采用高压输液泵将规定的流动相泵入装有填充剂的色谱柱，对供试品进行分离测定的色谱方法。注入的供试品，由流动相带入色谱柱内，各组分在柱内被分离，并进入检测器检测，由积分仪或数据处理系统记录和处理色谱信号。

1. 特点　高效液相色谱法的特点为：①高专属性：HPLC 可将复杂混合物中的待测组分与结构相近的干扰物质分离开，从而能选择性地对待测物进行测定。②高灵敏度：根据色谱柱后连接的检测器类型不同，HPLC 的最低检出浓度可达 $10^{-9} \sim 10^{-12}\, g/mL$。③快速高效：HPLC 通常在 $10 \sim 20\, min$ 内可完成化学药物的含量测定；$60\, min$ 内可完成化学药物的有关物质检查。

因此，HPLC 常用于药物制剂，尤其是复方制剂的含量测定；也用于部分原料药（如抗生素类药物）的含量测定；在药物及其制剂的有关物质检查中，HPLC 是首选方法。

2. 对仪器的一般要求　高效液相色谱仪由高压输液泵、进样器、色谱柱、检测器、积分仪或数据处理系统组成。色谱柱内径一般为 $3.9 \sim 4.6\, mm$，填充剂粒径为 $3 \sim 10\, \mu m$。超高效液相色谱仪是适应小粒径（约 $2\, \mu m$）填充剂的耐超高压、小进样量、低死体积、高灵敏度检测的高效液相色谱仪。

1) **色谱柱**

① 反相色谱柱：以键合非极性基团的载体为填充剂填充而成的色谱柱。常见的载体有硅胶、聚合物复合硅胶和聚合物等；常用的填充剂有十八烷基硅烷键合硅胶、辛基硅烷键合硅胶和苯基键合硅胶等。

② 正相色谱柱：用硅胶填充剂，或键合极性基团的硅胶填充而成的色谱柱。常见的填充剂有硅胶、氨基键合硅胶和氰基键合硅胶等。氨基键合硅胶和氰基键合硅胶也可用作反相色谱。

③ 离子交换色谱柱：用离子交换填充剂填充而成的色谱柱。有阳离子交换色谱柱和阴离子交换色谱柱。

④ 手性分离色谱柱：用手性填充剂填充而成的色谱柱。

色谱柱的内径与长度，填充剂的形状、粒径与粒径分布、孔径、表面积、键合基团的表面覆盖度、载体表面基团残留量，填充的致密与均匀程度等均影响色谱柱的性能，应根据被分离物质的性质来选择合适的色谱柱。

温度会影响分离效果，正文中未指明色谱柱温度时系指室温，应注意室温变化的影响。为改善分离效果可适当提高色谱柱的温度，但一般不宜超过 $60\,℃$。

残余硅羟基未封闭的硅胶色谱柱，流动相 pH 一般应在 $2 \sim 8$ 之间。残余硅羟基已封闭的硅胶、聚合物复合硅胶或聚合物色谱柱可耐受更广泛 pH 的流动相，适合于 pH 小于 2 或大于 8 的流动相。

2) **检测器**　最常用的检测器为紫外-可见分光检测器（包括二极管阵列检测器），其他常见的检测器有荧光检测器、蒸发光散射检测器、示差折光检测器、电化学检测器和质谱检测器等。

紫外-可见分光检测器、荧光检测器、电化学检测器为选择性检测器，其响应值不仅与被测物质的量有关，还与其结构有关；蒸发光散射检测器和示差折光检测器为通用检测器，对所有物质均有响应,结构相似的物质在蒸发光散射检测器的响应值几乎仅与被测物质的量有关。

紫外-可见分光检测器、荧光检测器、电化学检测器和示差折光检测器的响应值与被测物质的量在一定范围内呈线性关系,但蒸发光散射检测器的响应值与被测物质的量通常呈指数关系,一般需经对数转换。

不同的检测器对流动相的要求不同。紫外-可见分光检测器所用流动相应符合紫外-可见分光光度法(通则 0401)项下对溶剂的要求;采用低波长检测时,还应考虑有机溶剂的截止使用波长,并选用色谱级有机溶剂。蒸发光散射检测器和质谱检测器不得使用含不挥发性盐的流动相。

3)流动相 反相色谱系统的流动相常用甲醇-水或乙腈-水溶剂系统,用紫外末端波长检测时,宜选用乙腈-水系统。流动相中应尽可能不用缓冲盐,如需用时,应尽可能使用低浓度缓冲盐。用十八烷基硅烷键合硅胶色谱柱时,流动相中有机溶剂一般不低于 5%,否则易导致柱效下降、色谱系统不稳定。

正相色谱系统的流动相常用两种或两种以上的有机溶剂,如二氯甲烷和正己烷等。

品种正文项下规定的条件除填充剂种类、流动相组分、检测器类型不得改变外,其余如色谱柱内径与长度、填充剂粒径、流动相流速、流动相组分比例、柱温、进样量、检测器灵敏度等,均可适当改变,以达到系统适用性试验的要求。调整流动相组分比例时,当小比例组分的百分比例 X 小于等于 33% 时,允许改变范围为 0.7X～1.3X;当 X 大于 33% 时,允许改变范围为 X-10%～X+10%。

若需使用小粒径(约 2μm)填充剂,输液泵的性能、进样体积、检测池体积和系统的死体积等必须与之匹配;如有必要,色谱条件也应做适当的调整。当对其测定结果产生争议时,应以品种项下规定的色谱条件的测定结果为准。

当必须使用特定牌号的色谱柱方能满足分离要求时,可在该品种正文项下注明。

3. 系统适用性试验 色谱系统的适用性试验(system suitability testing,SST)通常包括理论板数、分离度、灵敏度、拖尾因子和重复性五个参数。

按各品种正文项下要求对色谱系统进行适用性试验,即用规定的对照品溶液或系统适用性试验溶液在规定的色谱系统进行试验,必要时,可对色谱系统进行适当调整,以符合要求。

1)色谱柱的理论板数(n) 用于评价色谱柱的分离效能。由于不同物质在同一色谱柱上的色谱行为不同,采用理论板数作为衡量色谱柱效能的指标时,应指明测定物质,一般为待测物质或内标物质的理论板数。

在规定的色谱条件下,注入供试品溶液或各品种项下规定的内标物质溶液,记录色谱图,量出供试品主成分色谱峰或内标物质色谱峰的保留时间 t_R 和峰宽(W)或半高峰宽($W_{h/2}$),按式(5-14)或式(5-15)计算色谱柱的理论板数:

$$n = 16\left(\frac{t_R}{W}\right)^2 \tag{5-14}$$

$$n = 5.54\left(\frac{t_R}{W_{h/2}}\right)^2 \tag{5-15}$$

式(5-14)和式(5-15)中,各参数 t_R、W、$W_{h/2}$ 意义如图 5-10 所示,可用时间或长度计(下同),但应取相同单位。

2)分离度(R) 用于评价待测物质与被分离物质之间的分离程度,是衡量色谱系统分离效能的关键指标。可以通过测定待测物质与已知杂质的分离度,也可以通过测定待测物质与某一指标性成分(内标物质或其他难分离物质)的分离度,或将供试品或对照品用适当的方法降解,通过测定待测物质与某一降解产物的分离度,对色谱系统分离效能进行评价与调整。

无论是定性鉴别还是定量测定,均要求待测物质色谱峰与内标物质色谱峰或特定的杂质对照色谱峰及其他色谱峰之间有较好的分离度。除另有规定外,待测物质色谱峰与相邻色谱峰之间的分离度应大于1.5。分离度的计算式为:

$$R = \frac{2 \times (t_{R_2} - t_{R_1})}{W_1 + W_2} \tag{5-16}$$

或

$$R = \frac{2 \times (t_{R_2} - t_{R_1})}{1.70 \times (W_{1,h/2} + W_{2,h/2})} \tag{5-17}$$

式(5-16)和式(5-17)中:t_{R_2} 为相邻两色谱峰中后一峰的保留时间;t_{R_1} 为相邻两色谱峰中前一峰的保留时间;W_1、W_2 及 $W_{1,h/2}$、$W_{2,h/2}$ 分别为此相邻两色谱峰的峰宽及半高峰宽(图 5-10)。

当对测定结果有异议时,色谱柱的理论板数(n)和分离度(R)均以峰宽(W)的计算结果为准。

3)灵敏度 用于评价色谱系统检测微量物质的能力,通常以信噪比(S/N)来表示。通过测定一系列不同浓度的供试品或对照品溶液来测定信噪比。定量测定时,信噪比应不小于10;定性测定时,信噪比应不小于3。系统适用性试验中可以设置灵敏度试验溶液来评价色谱系统的检测能力。

4)拖尾因子(T) 用于评价色谱峰的对称性。拖尾因子计算公式为:

$$T = \frac{W_{0.05h}}{2d_1} \tag{5-18}$$

式(5-18)中:$W_{0.05h}$ 为 5%峰高处的峰宽;d_1 为峰顶在 5%峰高处横坐标平行线的投影点至峰前沿与此平行线交点的距离(图 5-11)。

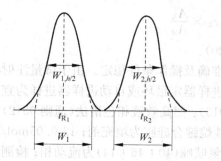
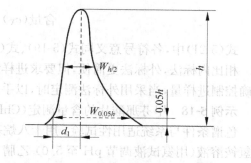

图 5-10　色谱峰分离度计算示意图　　图 5-11　色谱峰拖尾因子计算示意图

以峰高做定量参数时,除另有规定外,T 值应在 0.95~1.05 之间。

以峰面积做定量参数时,一般的峰拖尾或前伸不会影响峰面积的积分,但严重拖尾会影响基线和色谱峰起止的判断和峰面积积分的准确性,此时应在品种正文项下对拖尾因子做出规定。如 ChP2015 中,以 HPLC 法对甲芬那酸片进行含量测定,要求甲芬那酸峰拖尾因子应不大于 2.0。

5)重复性 用于评价色谱系统连续进样时响应值的重复性能。采用外标法时,通常取各品种项下的对照品溶液,连续进样 5 次,除另有规定外,其峰面积测量值的相对标准偏差应不大于 2.0%;采用内标法时,通常配制相当于 80%、100% 和 120% 的对照品溶液,加入规定量的内标溶液,配成 3 种不同浓度的溶液,分别至少进样 3 次,计算平均校正因子,其相对标准偏差应不大于 2.0%。

4. 测定法 采用 HPLC 法测定药物含量时,大多以峰面积计算,常用的定量分析方法包括内标法和外标法。

1) 内标法 按各品种正文项下的规定,精密称(量)取对照品和内标物质,分别配成溶液,各精密量取适量,混合配成校正因子测定用的对照溶液。取一定量进样,记录色谱图。分别测量药物对照品和内标物质的峰面积或峰高,按式(5-19)计算校正因子:

$$校正因子(f) = \frac{A_S/C_S}{A_R/C_R} \tag{5-19}$$

式(5-19)中:A_S 为内标物质的峰面积或峰高;A_R 为对照品的峰面积或峰高;C_S 为内标物质的浓度;C_R 为对照品的浓度。

再取各品种项下含有内标物的供试品溶液,进样,记录色谱图,测量供试品中待测物质和内标物色谱峰的峰面积或峰高,按式(5-20)计算含量:

$$含量(c_X) = f \times \frac{A_X}{\dfrac{A_S'}{c_S'}} \tag{5-20}$$

式(5-20)中:A_X 为供试品中待测药物的峰面积或峰高;c_X 为供试品溶液的浓度;A_S' 和 c_S' 分别为供试品溶液中加入的内标物质的峰面积(或峰高)和浓度;f 为校正因子。

采用内标法,可避免因供试品前处理及进样体积误差对测定结果的影响。

2) 外标法 按各品种项下的规定,精密称(量)取对照品和供试品,配成溶液,分别精密取一定量,进样,记录色谱图,测量对照品溶液和供试品溶液中待测物质的峰面积(或峰高),按式(5-21)计算含量:

$$含量(c_X) = c_R \times \frac{A_X}{A_R} \tag{5-21}$$

式(5-21)中,各符号意义同式(5-19)、式(5-20)。

相比内标法,外标法更简便,但要求进样量准确及操作条件稳定。由于微量注射器不易精确控制进样量,当采用外标法测定时,以手动进样器定量环或自动进样器进样为宜。

示例 5-18 甲芬那酸片的含量测定(ChP2015):照高效液相色谱法(通则 0512)测定。

色谱条件与系统适用性试验:用十八烷基硅烷键合硅胶为填充剂;以 0.05mol/L 磷酸二氢铵溶液(用氨试液调节 pH 至 5.0)-乙腈-四氢呋喃(40:46:14)为流动相;检测波长为 254nm。理论板数按甲芬那酸峰计算不低于 5000,拖尾因子应不大于 2.0。

测定法:取本品 20 片,精密称定,研细,精密称取适量(约相当于甲芬那酸 0.1g),置 100mL 量瓶中,加流动相溶解并稀释至刻度,摇匀,滤过,精密量取续滤液 5mL,置 25mL 量瓶中,用流动相稀释至刻度,摇匀,作为供试品溶液,精密量取 10μL 注入液相色谱仪,记录色谱图;另取甲芬那酸对照品,同法测定。按外标法以峰面积计算,即得。计算式如式(5-22)所示。

$$标示量(\%) = \frac{c_R \times \dfrac{A_X}{A_R} \times D \times \overline{W}}{W \times B} \times 100\% \tag{5-22}$$

式(5-22)中,各符号的意义同前。稀释体积 $D = 100\text{mL} \times \dfrac{25\text{mL}}{5\text{mL}} = 500\text{mL}$。

(二) 气相色谱法

气相色谱法(gas chromatography,GC)系采用气体为流动相(载气)流经装有填充剂的色谱柱进行分离测定的色谱方法。物质或其衍生物气化后,被载气带入色谱柱进行分离,各组分先后进入检测器,用数据处理系统记录色谱信号。气相色谱法适用于受热稳定、加热易气化的物质的分析,因此,本法主要用于本身易气化或经衍生化处理后可气化的药物及其有关物质和其他杂质(如残留溶剂)的测定。

1. 对仪器的一般要求　所用的仪器为气相色谱仪,由载气源、进样部分、色谱柱、柱温箱、检测器和数据处理系统等组成。进样部分、色谱柱和检测器的温度均应根据分析要求适当设定。

1) 载气源　气相色谱法的流动相为气体,称为载气。氦气、氮气和氢气可用作载气,可由高压钢瓶或高纯度气体发生器提供,经过适当的减压装置,以一定的流速经过进样器和色谱柱;根据供试品的性质和检测器种类选择载气,除另有规定外,常用载气为氮气。

2) 进样部分　进样方式一般可采用溶液直接进样、自动进样或顶空进样。

溶液直接进样采用微量注射器、微量进样阀或有分流装置的气化室进样;采用溶液直接进样或自动进样时,进样口温度应高于柱温 30～50℃;进样量一般不超过数微升;柱径越细,进样量应越少,采用毛细管柱时,一般应分流以免过载。

顶空进样适用于固体和液体供试品中挥发性组分的分离和测定。将固态或液态的供试品制成供试液后,置于密闭小瓶中,在恒温控制的加热室中加热至供试品中挥发性组分在液态和气态达到平衡后,由进样器自动吸取一定体积的顶空气注入色谱柱中。

3) 色谱柱　色谱柱为填充柱或毛细管柱。填充柱的材质为不锈钢或玻璃,内径为 2～4mm,柱长为 2～4 m,内装吸附剂、高分子多孔小球或涂渍固定液的载体,粒径为 0.18～0.25mm、0.15～0.18mm 或 0.125～0.15mm。常用载体为经酸洗并硅烷化处理的硅藻土或高分子多孔小球,常用固定液有甲基聚硅氧烷、聚乙二醇等。毛细管柱的材质为玻璃或石英,内壁或载体经涂渍或交联固定液,内径一般为 0.25mm、0.32mm 或 0.53mm,柱长 5～60m,固定液膜厚 0.1～5.0μm,常用的固定液有甲基聚硅氧烷、不同比例组成的苯基甲基聚硅氧烷、聚乙二醇等。

新填充柱和毛细管柱在使用前需老化处理,以除去残留溶剂及易流失的物质,色谱柱如长期未用,使用前应老化处理,使基线稳定。

4) 柱温箱　由于柱温箱温度的波动会影响色谱分析结果的重现性,因此柱温箱控温精度应在 ±1℃,且温度波动小于每小时 0.1℃。温度控制系统分为恒温和程序升温两种。

5) 检测器　适合气相色谱法的检测器有火焰离子化检测器(FID)、热导检测器(thermal conductivity detector,TCD)、氮磷检测器(nitrogen phosphorus detector,NPD)、火焰光度检测器(flame photometric detector,FPD)、电子捕获检测器(electron capture detector,ECD)、质谱检测器(mass spectrometer,MS)等。FID 对碳氢化合物响应良好,适合检测大多数的药物;NPD 对含氮、磷元素的化合物灵敏度高;FPD 对含磷、硫元素的化合物灵敏度高;ECD 适于含卤素的化合物;MS 还能给出供试品某个成分相应的结构信息,可用于结构确证。除另有规定外,一般用 FID,用氢气作为燃气,空气作为助燃气。在使用 FID

时,检测器温度一般应高于柱温,并不得低于150℃,以免水汽凝结,通常为250～350℃。

6)数据处理系统   可分为记录仪、积分仪以及计算机工作站等。

各品种项下规定的色谱条件,除载气和检测器种类、固定液品种及特殊指定的色谱柱材料不得改变外,其余如色谱柱内径、长度、载体牌号与粒度、固定液涂布浓度、载气流速、柱温、进样量、检测器的灵敏度等,均可适当改变,以适应具体品种并符合系统适用性试验的要求。一般色谱图约于30min内记录完毕。

2. 系统适用性试验   除另有规定外,应照高效液相色谱法(ChP2015 通则 0512)项下的规定。

3. 测定法   气相色谱法的测定法除了高效液相色谱法中介绍的内标法和外标法外,也可采用标准溶液加入法,该测定法具体为:精密称(量)取某个杂质或待测成分对照品适量,配制成适当浓度的对照品溶液,取一定量,精密加入到供试品溶液中,根据外标法或内标法测定杂质或主成分含量,再扣除加入的待测物对照品溶液含量,即得供试品溶液中某个杂质或主成分的含量。

由于加入对照品溶液前后校正因子相同,即:

$$\frac{A_{is}}{A_X} = \frac{c_X + \Delta c_X}{c_X} \tag{5-23}$$

则待测组分的浓度 c_X 可按式(5-24)进行计算:

$$c_X = \frac{\Delta c_X}{(A_{is}/A_X) - 1} \tag{5-24}$$

式(5-23)和式(5-24)中: c_X 为供试品中组分 X 的浓度; A_X 为供试品中组分 X 的色谱峰面积; Δc_X 为所加入的已知浓度的待测组分对照品的浓度; A_{is} 为加入对照品后组分 X 的色谱峰面积。

由于气相色谱法的进样量一般仅数微升,为减小进样误差,当采用手工进样时,由于留针时间和室温等对进样量也有影响,故以采用内标法定量为宜。当采用自动进样器时,由于进样重复性的提高,在保证分析误差的前提下,也可采用外标法定量。当采用顶空进样时,由于供试品和对照品处于不完全相同的基质中,故可采用标准溶液加入法,以消除基质效应的影响;当标准溶液加入法与其他定量方法结果不一致时,应以标准加入法结果为准。

第三节   分析方法验证

药品质量标准分析方法验证的目的是证明采用的方法适合相应检测要求。在建立药品质量标准时,分析方法需经验证;在药品生产工艺变更、制剂的组分变更、原分析方法进行修订时,则需要进行分析方法的再验证。方法验证理由、过程和结果均应记载在药品质量标准起草说明或修订说明中。

需要验证的分析项目有鉴别试验、限量或定量检查、原料药或制剂中有效成分的含量测定,以及制剂中其他成分(如防腐剂等,中药中其他残留物、添加剂等)的测定。药品溶出度、释放度等检查中,其溶出量等的测定方法也应进行必要的验证。

验证的指标包括准确度、精密度(包括重复性、中间精密度和重现性)、专属性、检测限、定量限、线性、范围和耐用性[1,2]。在分析方法验证中,须采用标准物质进行试验。由于分析方法具有各自的特点,并随分析对象而变化,因此需要视具体方法拟定验证的指标。表 5-3 中列出的分析项目和相应的验证指标可供参考。

表 5-3　分析项目和验证指标

验证内容	分析项目				
	鉴别	杂质测定		含量测定及溶出量测定	校正因子测定
		定量	限度		
准确度	−	+	−	+	+
精密度					
重复性	−	+	−	+	+
中间精密度	−	+①	−	+①	+
专属性②	+	+	+	+	+
检测限	−	−③	+	−	−
定量限	−	+	−	−	−
线性	−	+	−	+	+
范围	−	+	−	+	+
耐用性	+	+	+	+	+

注:①已有重现性验证,不需验证中间精密度;②如一种方法不够专属,可用其他分析方法予以补充;③视具体情况予以验证。

一、准确度

准确度(accuracy)系指采用该方法测定的结果与真实值或参考值接近的程度,一般用回收率(%)表示。准确度应在规定的范围内测定。

(一)含量测定方法的准确度

1. 原料药的含量测定　采用对照品进行测定,按式(5-25)计算回收率;或用本法所得结果与已知准确度的另一个方法测定的结果进行比较。准确度也可由所测定的精密度、线性和专属性推算出来。

$$回收率(\%) = \frac{测得量}{加入量} \times 100\% \tag{5-25}$$

2. 制剂的含量测定　主要考察制剂中的辅料和排除辅料干扰的操作对含量测定结果的影响。可在处方量空白辅料中,加入已知量被测物对照品进行测定;如不能得到制剂辅料的全部组分,可向待测制剂中加入已知量的被测物对照品进行加样回收试验,按式(5-26)计算回收率;或用所建立方法的测定结果与已知准确度的另一种方法测定结果进行比较。

$$回收率(\%) = \frac{C-A}{B} \times 100\% \tag{5-26}$$

式(5-26)中:C 为供试品中加入对照品后测得的总量;A 为供试品中本身所含待测成分的量;B 为加入供试品中待测成分对照品的量。在加样回收试验中,需注意对照品的加入量与供试品中待测成分含有量之和必须在标准曲线线性范围之内;加入对照品的量要适当,过小则引起较大的相对误差,过大则干扰成分相对减少,真实性差。

(二) 杂质定量测定方法的准确度

其准确度可通过向原料药或制剂处方量空白辅料中加入已知量杂质进行测定。如不能得到杂质或降解产物对照品,可用所建立方法测定的结果与另一成熟的方法进行比较,如药典标准方法或经过验证的方法。在不能测得杂质或降解产物的校正因子或不能测得对主成分的相对校正因子的情况下,可用不加校正因子的主成分自身对照法计算杂质含量。应明确表明单个杂质和杂质总量相当于主成分的重量比(%)或面积比(%)。

(三) 校正因子的准确度

对色谱方法而言,绝对(或定量)校正因子是指单位面积的色谱峰代表的待测物质的量。待测物质与所选定的参照物质的绝对校正因子之比,即为相对校正因子。相对校正因子计算法常应用于化学药有关物质的测定、中药材及其复方制剂中多指标成分的测定。校正因子的表示方法很多,色谱法中的校正因子是指气相色谱法和高效液相色谱法中的相对重量校正因子。

相对校正因子可通过替代物(对照品)和被替代物(待测物)标准曲线斜率比值比较获得;采用紫外吸收检测器时,可将替代物(对照品)和被替代物(待测物)在规定波长和溶剂条件下的吸收系数比值进行比较,计算获得。

(四) 数据要求

在规定范围内,取同一浓度(相当于 100%浓度水平)的供试品,至少测定 6 份样品的结果进行评价;或设计 3 种不同浓度,每种浓度分别制备 3 份供试品溶液进行测定,用 9 份样品的测定结果进行评价。如进行加样回收试验,对于化学药,一般中间浓度的对照品加入量与所取供试品中待测成分含有量之比控制在 1:1 左右,建议高、中、低浓度的对照品加入量与所取供试品中待测成分含有量之比分别控制在 1.2:1、1:1 和 0.8:1 左右,应报告已知加入量的回收率(%),或测定结果平均值与真实值之差及其相对标准偏差(RSD%)或置信区间(置信度一般为 95%);对于中药,建议高、中、低浓度对照品的加入量与所取供试品中待测成分含有量之比控制在 1.5:1、1:1 和 0.5:1 左右,应报告供试品取样量、供试品中含有量、对照品加入量、测定结果和回收率(%)计算值及其 RSD%或置信区间。对于校正因子,应报告测定方法、测定结果和 RSD%。样品中待测成分含量和回收率限度关系可参考表 5-4 中的规定。在基质复杂、待测组分含量低于 0.01%及多成分等分析中,回收率限度可适当放宽。

表 5-4　样品中待测成分含量水平和回收率限度要求

待测成分含量水平	回收率限度/%	待测成分含量水平	回收率限度/%
100%	98~101	0.01%	85~110
10%	95~102	10μg/g(×10⁻⁶,ppm)	80~115
1%	92~105	1μg/g(×10⁻⁶,ppm)	75~120
0.1%	90~108	1μg/kg(×10⁻⁹,ppb)	70~125

二、精密度

精密度(precision)系指在规定的条件下,同一份均匀供试品,经多次取样测定所得结果之间的接近程度。精密度一般用偏差(d)、标准偏差(SD)或相对标准偏差($RSD\%$)表示。含量测定和杂质的定量测定应考察方法的精密度。

（一）验证内容

精密度的验证内容包括重复性（repeatability）、中间精密度（intermediate precision）和重现性（reproducibility）。

1. 重复性　在相同条件下，由同一个分析人员测定所得结果的精密度称为重复性。

在规定范围内，取同一浓度（相当于100%浓度水平）的供试品，至少测定6份结果进行评价；或设计3种不同浓度，每种浓度分别制备3份供试品溶液进行测定，用9份样品的测定结果进行评价。采用9份测定结果进行评价时，高、中、低3种浓度的设计和操作与"准确度"测定项下相同。

2. 中间精密度　在同一个实验室，不同时间由不同分析人员用不同设备测定结果之间的精密度，称为中间精密度。

应设计方案进行中间精密度试验。需考察随机变动因素（如不同日期、不同分析人员、不同仪器）对精密度的影响。

3. 重现性　不同实验室不同分析人员测定结果之间的精密度称为重现性。国家药品质量标准采用的分析方法应进行重现性试验，即通过不同实验室的协同检验获得重现性结果。协同检验的目的、过程和重现性结果均应记载在起草说明中。应注意重现性试验用样品质量的一致性及储存运输中的环境对该一致性的影响，以免影响重现性结果。

（二）数据要求

均应报告偏差、标准偏差、相对标准偏差和置信区间。样品中待测成分的含量水平和精密度可接受限度要求的关系参见表5-5。在基质复杂、含量低于0.01%及多成分等分析中，精密度接受范围可适当放宽。

表 5-5　样品中待测成分含量水平和精密度 RSD 可接受限度要求

待测成分含量水平	重复性/$RSD\%$	重现性/$RSD\%$
100%	1	2
10%	1.5	3
1%	2	4
0.1%	3	6
0.01%	4	8
10μg/g(ppm)	6	11
1μg/g(ppm)	8	16
1μg/kg(ppb)	15	32

三、专属性

专属性（specificity）系指在其他成分（如杂质、降解产物、辅料等）存在下，采用的分析方法能正确测定被测物的能力。鉴别试验、杂质检查和含量测定方法均应考察其专属性。如方法专属性不强，应采用多种不同原理的方法予以补充。

（一）鉴别试验

应能区分可能共存的物质或结构相似化合物。不含待测成分的供试品以及结构相似或组分中的有关化合物，均应呈阴性。

（二）含量测定和杂质测定

采用色谱法和其他分离方法，应附代表性图谱，以说明方法的专属性，并应标明各成分在图中的位置，色谱法中的分离度应符合要求。

在杂质对照品可获得的情况下，对于含量测定，试样中可加入杂质或辅料，考察测定结果是否受干扰，并可与未加杂质或辅料的试样比较测定结果；对于杂质检查，也可向试样中加入一定量的杂质，考察各化合物（包括杂质）之间能否得到分离。

在杂质或降解产物不能获得的情况下，可将含有杂质或降解产物的试样进行测定，与另一个经验证了的方法或药典方法比较结果；也可用强光照射、高温、高湿、酸（碱）水解或氧化等方法进行加速破坏，以研究可能存在的降解产物和降解途径对含量测定和杂质测定的影响。含量测定方法应比对两种方法的结果，杂质检查应比对检出的杂质个数，必要时可采用光二极管阵列检测和质谱检测，进行峰纯度检查。

四、检测限

检测限（limit of detection，LOD 或 detection limit）系指试样中待测物能被检测出的最低量。药品的鉴别试验和杂质检查方法均应通过测试确定方法的检测限。LOD 仅作为限度试验指标和定性鉴别的依据，没有定量意义。因此，LOD 无需准确定量，这一验证指标旨在考察方法是否具备足够的灵敏检测能力。

（一）常用方法

1. 直观法 通过分析已知待测物浓度的样品，试验出能被可靠地检测出的最低浓度或量。本法通常适用于可视的非仪器分析法（如鉴别试验中的显色反应），但也可用于仪器分析法（如杂质检查的薄层色谱法）。

2. 信噪比法 本法用于能显示基线噪声的分析方法，如 HPLC 法。即把已知低浓度试样测出的信号与空白样品测出的信号（基线噪声）进行比较，计算出能被可靠地检测出的待测物质最低浓度或量。一般以信噪比（S/N）为 3：1 或 2：1 时相应浓度或注入仪器的量来确定 LOD。

3. 基于响应值标准差和标准曲线斜率法 本法适用于不能直观显示基线噪声的分析方法，如紫外-可见分光光度法。采用式（5-27）计算 LOD：

$$LOD = \frac{3.3\sigma}{S} \tag{5-27}$$

式（5-27）中：σ 为响应值的标准差；S 为标准曲线的斜率。其中，σ 可以通过下列方法测得：①测定空白值的标准差；②以标准曲线的剩余标准差或截距的标准差来代替。

（二）数据要求

上述计算方法获得的检测限数据须用含量相近的样品进行验证。应附测定图谱，说明试验过程和检测限结果。

随后人下限的一80%至上限的+20%，和规定了下流个限度值，测定范围应从下限的一20%至上限的+20%。

4. 溶量测定　若同一样品进行含量测定和溶量检查，则应满足含量的一20%～+20%。

五、定量限

定量限(limit of quantitation，LOQ 或 quantitation limit)系指试样中待测物能被定量测定的最低量，其测定结果应符合准确度和精密度要求。LOQ 用于考察分析方法是否具备灵敏的定量检测能力。对微量或痕量药物分析、定量测定药物杂质和降解产物时，应确定方法的 LOQ。

（一）常用方法

1. 直观法　用已知浓度的待测物，试验出能被可靠地定量测定的最低浓度或量。

2. 信噪比法　用于能显示基线噪声的分析方法，即把已知低浓度试样测出的信号与空白样品测出的信号进行比较，计算出能被可靠地定量的被测物质的最低浓度或量。一般以信噪比为 10∶1 时相应浓度或注入仪器的量确定定量限。

3. 基于响应值标准差和标准曲线斜率法　采用式(5-28)计算 LOQ：

$$LOQ = \frac{10\sigma}{S} \tag{5-28}$$

式(5-28)中，σ 和 S 的意义同式(5-27)。

（二）数据要求

上述计算方法获得的 LOQ 数据须用含量相近的样品进行验证。应附测定图谱，说明测试过程和定量限结果，包括准确度和精密度验证数据。

六、线性

线性(linearity)系指在设计的范围内，测定响应值与试样中待测物浓度呈正比例关系的程度。线性是定量测定的基础，对于定量分析(如含量测定)方法，均应验证线性。

应在规定的范围内测定线性关系。可用同一对照品储备液经精密稀释，或分别精密称取对照品，制备一系列对照品溶液的方法进行测定，至少制备 5 份不同浓度的对照品溶液。以测得的响应信号对待测物的浓度作图，观察是否呈线性，再用最小二乘法进行线性回归。必要时，响应信号可经数学转换，再进行线性回归计算。或者可采用描述浓度-响应关系的非线性模型。

数据要求：应列出回归方程、相关系数和线性图(或其他数学模型)。

七、范围

范围(range)系指分析方法能达到一定精密度、准确度和线性要求时的高低限浓度或量的区间。涉及定量测定的分析方法均需要对其范围进行验证。

范围应根据分析方法的具体应用及其线性、准确度、精密度结果和要求确定。

1. 原料药和制剂含量测定　范围一般为测定浓度的 $80\%\sim120\%$。

2. 制剂含量均匀度检查　范围一般为测定浓度 $70\%\sim130\%$，特殊剂型，如气雾剂和喷雾剂，范围可适当放宽。

3. 溶出度或释放度中的溶出量测定　范围一般为限度的 $\pm30\%$，如规定了限度范围，则应为下限的－20％至上限的＋20％；如规定了数个限度范围,则应为最低下限的－20％至最高上限的＋20％。

4. 杂质测定　范围应根据初步实际测定数据,拟订为规定限度的±20％。如果含量测定与杂质检查同时进行,用峰面积归一化法进行计算,则线性范围应为杂质规定限度的－20％至含量限度(或上限)的＋20％。

5. 校正因子测定　范围一般应根据其应用对象的测定范围来确定。

八、耐用性

耐用性(robustness)系指在测定条件有小的变动时,测定结果不受影响的承受程度。耐用性考察为所建立的方法用于日常检验提供依据。开始研究分析方法时,就应考虑其耐用性。如果测定条件要求苛刻,则应在方法中写明,并注明可以接受变动的范围,可以先采用均匀设计确定主要影响因素,再通过单因素分析等确定变动范围。

典型的变动因素有被测溶液的稳定性、样品的提取次数与时间等。高效液相色谱法中典型的变动因素有流动相的组成和 pH、同品牌或不同批号的同类型色谱柱、柱温、流速等;气相色谱法中典型的变动因素有不同品牌或批号的色谱柱、固定相、不同类型的担体、载气流速、柱温、进样口和检测器温度等。

经试验,测定条件小的变动应能满足系统适用性试验要求,以确保方法的可靠性。

(山西医科大学　胡　爽)

课后习题

1. 比较说明常用含量测定方法——容量分析法、紫外-可见分光光度法和色谱分析法的优缺点及主要应用。
2. 采用紫外-可见分光光度法对药物进行含量测定,请问建立方法时需考察哪些效能指标?
3. 简述凯氏定氮法的测定原理及其主要应用。
4. 简述氧瓶燃烧法的测定原理及其主要应用。
5. 高效液相色谱法和气相色谱法的系统适用性试验包括哪几项?

参 考 文 献

[1] 国家药典委员会.中华人民共和国药典[S].2015 年版.北京:中国医药科技出版社,2015.
[2] INTERNATIONAL COUNCIL FOR HARMONISATION OF TECHNICAL REQUIREMENTS FOR PHARMACEUTICALS FOR HUMAN USE (ICH). Q2 (R1) Validation of analytical procedures: text and methodology [EB/OL]. (1996-11-8). http://www.ich.org/products/guidelines/quality/article/quality-guidelines.htmL.
[3] 杭太俊.药物分析[M].8 版.北京:人民卫生出版社,2016.
[4] 于治国,宋粉云.药物分析[M].2 版.北京:中国医药科技出版社,2010.

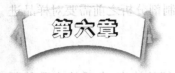

药物制剂分析概论

━━ 学习要求 ━━

1. 掌握　片剂和注射剂的分析。
2. 熟悉　复方制剂的分析。
3. 了解　药物制剂类型及分析特点、辅料对制剂的影响。

第一节　概　　述

一、药物制剂类型

　　药物制剂是原料药物或与适宜辅料制成的供临床使用的剂型,是活性药物成分的临床使用形式。《中国药典》2015 版第四部通则中包含了片剂、注射剂、胶囊剂、颗粒剂、眼用制剂、鼻用制剂、栓剂、丸剂、软膏剂、乳膏剂、糊剂、气雾剂、喷雾剂、凝胶剂、散剂、糖浆剂、涂剂、搽剂、贴剂、洗剂、合剂、冲洗剂、酒剂、膏药、露剂、茶剂、流浸膏剂、浸膏剂、胶剂、煎膏剂等多种剂型。药物制剂解决了药品的用法和用量问题,因此药物制剂分析是药物分析的重要组成部分。

二、药物制剂分析特点

　　与原料药分析相比,药物制剂分析有以下的特点:

(一)药物制剂分析较原料药分析复杂

　　药物制剂与原料药不同,除主药外,在生产过程中,通常要加入相应的辅料,如赋形剂、稀释剂、稳定剂、防腐剂、着色剂、抗氧化剂等。这些附加成分的存在,使制剂分析更具复杂性。如果是复方制剂，还要考虑其他成分的干扰。因此，一般在制剂分析之前需要对样品进行相应的预处理，如滤过、萃取、色谱分离等。

（二）药物制剂分析与原料药分析的项目和要求不同

药物制剂的检查项目包括按照药典"制剂通则"项目要求进行的检查、杂质检查及其所加添加剂成分的检查等。由于制剂是应用已合格的原料药进行投料，故不需要对药物制剂相应的原料药中杂质检查项逐一进行检查，而主要检查制剂在制备和储存过程中可能产生的杂质和有关物质，除了常规检查外，对某些制剂还需作一些特殊的检查，如对小剂量的片剂、胶囊剂等，需做含量均匀度检查，对水溶性较差的药物片剂等固体制剂，需做溶出度测定等。制剂的检查是为了保证药物的稳定性、均一性和有效性。药物制剂含量测定应根据药物的性质、含量的多少以及辅料对测定是否有干扰来确定，由于制剂的组分比较复杂，其含量测定方法常常和原料药不同，并且专属性和灵敏度要求更高。药物复方制剂的分析不但应当考虑附加剂的影响，还要考虑各药物之间的相互影响，因此复方制剂分析方法的选择，较一般制剂更为困难。

（三）药物制剂含量测定表示方法和限度要求与原料药不同

原料药以测定结果的百分含量来表示。药物制剂含量测定结果的表示方法则以标示量的百分含量来表示。如阿司匹林片质量标准规定"本品含阿司匹林应为标示量的 95.0%～105.0%"。

第二节　片　剂　分　析

片剂系指原料药物或与适宜的辅料制成的圆形或异形的片状固体制剂。中药还有浸膏片、半浸膏片和全粉片等。片剂以口服普通片为主，另有含片、舌下片、口腔贴片、咀嚼片、分散片、可溶片、泡腾片、阴道片、阴道泡腾片、缓释片、控释片、肠溶片与口崩片等。常用的辅料有淀粉、糊精、蔗糖、乳糖、滑石粉、硬脂酸镁等。

一、性状

按《中国药典》四部制剂通则片剂项下规定，片剂其外观应完整光洁，色泽均匀，有适宜的硬度和耐磨性。对于非包衣片，应符合片剂脆碎度检查法的要求，防止包装、运输过程中发生破碎或磨损。片剂脆碎度检查法采用片剂脆碎度检查仪进行。

二、鉴别试验

鉴别片剂时，一般采用提取、滤过、取续滤液制备供试品溶液的方法排除片剂中辅料的干扰，依据其原料药物的性质，利用药物的分子结构所表现的特殊的化学行为或光谱、色谱、生物学等特征来进行鉴别。

三、剂型检查

（一）重量差异

重量差异(weight variation)系指采用规定称量方法测得的每片重量与平均片重之间的差异程度。在生产过程中，生产设备和工艺、颗粒的均匀度和流动性等因素，都会使片剂产生重量差异，进而又会使各片间的主药含量产生差异。故此项检查的目的是通过控制各片重量的一致性来控制片剂中药物含量的均匀程度，从而保证用药剂量的准确性。

检查方法：取供试品 20 片，精密称定总重量，求得平均片重后，再分别精密称定每片的重量，计算每片重量与平均片重差异的百分率，即得。片剂重量差异限度的规定见表 6-1。

表 6-1　片剂重量差异限度

平均片重或标示片重	重量差异限度
0.30g 以下	±7.5%
0.30g 及 0.30g 以上	±5%

结果判定：20 片中超出重量差异限度的不得多于 2 片，并不得有 1 片超出限度 1 倍。

糖衣片的片芯应检查重量差异，符合规定后方可包衣，包糖衣后不再检查重量差异。薄膜衣片应在包薄膜衣后检查重量差异。凡规定检查含量均匀度的片剂，一般不再进行重量差异检查。

（二）含量均匀度

含量均匀度(content uniformity)系用于检查单剂量的固体、半固体制剂和非均相液体制剂含量符合标示量的程度。除另有规定外，片剂、硬胶囊剂、颗粒剂或散剂等，每一个单剂标示量小于 25mg 或主药含量小于每一个单剂重量 25%者；药物间或药物与辅料间采用混粉工艺制成的注射用无菌粉末；内充非均相溶液的软胶囊；单剂量包装的口服混悬液、透皮贴剂和栓剂等品种项下规定含量均匀度应符合要求的制剂，均应检查含量均匀度。复方制剂仅检查符合上述条件的组分，多种维生素或微量元素一般不检查含量均匀度。

除另有规定外，取供试品 10 个，照各药品质量标准中项下规定的方法，分别测定每一个单剂以标示量为 100 的相对含量 x_i，求其均值 X 和标准差 S 以及标示量与均值之差的绝对值 $A(A=|100-X|)$。

若 $A+2.2S \leqslant L$，则供试品的含量均匀度符合规定；

若 $A+S>L$，则不符合规定；

若 $A+2.2S>L$，且 $A+S \leqslant L$，则应另取供试品 20 个复试。

根据初、复试结果，计算 30 个单剂的均值 X、标准差 S 和标示量与均值之差的绝对值 A。再按下述公式计算并判定。

当 $A \leqslant 0.25L$ 时，若 $A^2+S^2 \leqslant 0.25L^2$，则供试品的含量均匀度符合规定；若 $A^2+S^2>0.25L^2$ 则不符合规定。当 $A>0.25L$ 时，若 $A+1.7S \leqslant L$，则供试品的含量均匀度符合规定；若 $A+1.7S>L$，则不符合规定。

上述公式中 L 为规定值。除另有规定外,$L = 15.0$;单剂量包装的口服混悬液、内充非均相溶液的软胶囊、胶囊型或泡囊型粉雾剂、单剂量包装的眼用、耳用、鼻用混悬剂、固体或半固体制剂 $L = 20.0$;透皮贴剂、栓剂 $L = 25.0$。如该品种项下规定含量均匀度的限度为 $\pm 20\%$ 或其他数值时,$L = 20.0$ 或其他相应的数值。

凡检查含量均匀度的制剂,一般不再检查重(装)量差异;当全部主成分均进行含量均匀度检查时,复方制剂一般亦不再检查重(装)量差异。

除另有规定外,片剂每片标示量不大于 25mg 或主药含量不大于每片重量 25% 者,均应检查含量均匀度。

(三)崩解时限

崩解系指口服固体制剂在规定条件下全部崩解溶散或成碎粒,除不溶性包衣材料或破碎的胶囊壳外,应全部通过筛网。如有少量不能通过筛网,但应软化或轻质上漂且无硬心。这一过程所需时间的限度即为崩解时限(disintergration)。

检查方法:仪器装置为升降式崩解仪,取供试品 6 片,分别置于崩解仪吊篮的 6 支玻璃管中,崩解介质为 $37^\circ\text{C} \pm 1^\circ\text{C}$ 的水,调节水位高度使吊篮上升时筛网在水下面 15mm 处。启动崩解仪进行检查,各片均应在 15min 内全部崩解。如有 1 片不能完全崩解,应另取 6 片复试,均应符合规定。

各种片剂崩解时限的检查方法及规定见表 6-2。咀嚼片不检查崩解时限。凡规定检查溶出度、释放度和融变时限的制剂不再进行崩解时限的检查。

表 6-2 不同片剂的崩解时限检查

片剂种类	崩解介质	介质温度	判断依据
普通片	水	$37^\circ\text{C} \pm 1^\circ\text{C}$	15min 内全部崩解
薄膜衣片	盐酸溶液(9→1000)	$37^\circ\text{C} \pm 1^\circ\text{C}$	30min 内全部崩解
糖衣片	水	$37^\circ\text{C} \pm 1^\circ\text{C}$	1h 内全部崩解
肠溶衣片	① 先在盐酸溶液(9→1000)中检查;	$37^\circ\text{C} \pm 1^\circ\text{C}$	① 2h 内,不得有裂缝、崩解或软化;
	② 每管加入挡板 1 块,再在磷酸盐缓冲液(pH 6.8)中检查	$37^\circ\text{C} \pm 1^\circ\text{C}$	② 1h 内全部崩解
含片	水	$37^\circ\text{C} \pm 1^\circ\text{C}$	30min 内全部崩解或溶化
舌下片	水	$37^\circ\text{C} \pm 1^\circ\text{C}$	5min 内全部崩解并溶化
可溶片	水	$15\sim25^\circ\text{C}$	3min 内全部崩解并溶化
结肠定位肠溶片	① 盐酸溶液(9→1000)及 pH 6.8 以下的磷酸盐缓冲液;② pH 7.8~8.0 的磷酸盐缓冲液	$37^\circ\text{C} \pm 1^\circ\text{C}$	① 不释放或不崩解;
		$37^\circ\text{C} \pm 1^\circ\text{C}$	② 1h 内全部释放或崩解,片芯亦应崩解
泡腾片	水 200mL,置 250mL 烧杯中	$20^\circ\text{C} \pm 5^\circ\text{C}$	5min 内全部崩解(有大量气泡放出,当气泡停止时,片剂应溶解或分散在水中,无聚集颗粒剩余)

(四)溶出度

溶出度系指活性药物在规定条件下从片剂、胶囊剂或颗粒剂等普通制剂溶出的速率和程度。片剂等固体制剂服用后,在胃肠道要经过崩解、溶解、吸收等过程,才能产生药效,片剂崩解是药物溶出的前提,但由于受辅料、工艺条件的影响,崩解以后药物溶出的速度仍然会有差别。溶出度是固体制剂质量控制的一个重要指标,对难溶性药物一般都应做出溶出度的检查。影响固体制剂药物溶出的主要因素包括药物的理化性质、表面积、制剂处方和工艺等。凡检查溶出度的制剂,不再进行崩解时限的检查。

药物的疗效和安全性与药物的生物利用度密切相关,有些品种的固体制剂,虽然药物成分和剂型相同,但临床疗效不一,其主要原因是与药物的生物利用度的不同有关。生物利用度系指药物被吸收进入全身血液循环的过程,生物利度的测定方法是根据人或动物用药后,其尿液或血液中药物的浓度来计算,此试验工作量大,过程复杂。药物的溶出度虽然与体内生物利用度不一定具有恒定的相关性,但因其简单可靠,已经成为新药开发和药品质量控制方面的一个重要工具。

1. 《中国药典》收载溶出度的试验方法 《中国药典》2015 年版收载了 5 种溶出度试验方法,即篮法、桨法、小杯法、桨碟法和转筒法。

(1)篮法:由转篮、溶出杯、电机等组成,将样品置于溶出度仪的转篮中,转篮通过篮轴与电动机相连,电动机的转速可任意调节。转篮置于溶出杯中,溶出杯为 1000mL 杯状容器中盛有溶出介质。仪器一般配有 6 套测定装置,可一次测定供试品 6 份。

普通制剂测定前,应对仪器装置进行必要的调试,使转篮或桨叶底部距溶出杯的内底部 25mm±2mm。分别量取溶出介质置各溶出杯内,实际量取的体积与规定体积的偏差应在 ±1% 范围之内,待溶出介质温度恒定在 37℃±0.5℃后,取供试品 6 片(粒、袋),分别投入 6 个干燥的转篮内,将转篮降入溶出杯中。注意供试品表面上不要有气泡,按各品种项下规定的转速启动仪器,计时,在规定的取样时间和取样点取样,立即用适当的微孔滤膜滤过,自取样至滤过应在 30s 内完成,照各品种项下规定的方法测定,计算每片(粒)的溶出量。

(2)桨法:除将转篮换成搅拌桨外,其他装置和要求与篮法相同。

(3)小杯法:小杯法的溶出杯为 250mL,桨杆与电动机相连,转速可调。其他操作和要求与桨法相同。小杯法溶出介质的体积较小,适用于药物含量较低的片剂溶出度的测定。

(4)桨碟法:由搅拌桨、溶出杯和不锈钢网碟等组成。用于测量透皮贴剂释放度时,将透皮贴剂固定于两层碟片之间或网碟上,溶出面朝上,尽可能使其保持平整,再将网碟水平放置于溶出杯下部,并使网碟与桨底旋转面平行,两者相距 25mm±2mm,按规定转速启动装置进行测定。

(5)转筒法:溶出杯同桨法一样,但搅拌桨另用不锈钢转筒装置替代。透皮贴剂可采用该法,分别量取溶出介质,置各溶出杯内,实际量取的体积与规定体积的偏差应在±1%范围之内,待溶出介质预温至 32℃±0.5℃,除另有规定外,按下述进行准备,除去贴剂的保护套,将有黏性的一面置于一片铜纺上,铜纺的边比贴剂的边至少大 1cm。将贴剂的铜纺覆盖面朝下放置于干净的表面,涂布适宜的胶黏剂于多余的铜纺边。如需要,可将胶黏剂涂布于贴剂背面。干燥 1min,仔细将贴剂涂胶黏剂的面安装于转筒外部,使贴剂的长轴通过转筒的圆心。挤压铜纺面除去引入的气泡。将转筒安装在仪器中,试验过程中保持转筒底部距溶出杯内底部 25mm±2mm。立即按质量标准中规定的转速启动仪器。在规定取样时间点,吸取溶出液适量,及时补充相同体积的温度为 32±0.5℃的溶出介质。

结果判定:普通制剂符合下述条件之一者,可判为符合规定:①6 片(粒、袋)中,每片

(粒、袋)的溶出量按标示量计算,均不低于规定限度(Q)。②6 片(粒、袋)中,如有 1～2 片(粒、袋)低于但不低于 $Q-10\%$,且其平均溶出量不低于 Q。③6 片(粒、袋)中,有 1～2 片(粒、袋)低于 Q,其中仅有 1 片(粒、袋)低于 $Q-10\%$,但不低于 $Q-20\%$,且其平均溶出量不低于 Q 时,应另取 6 片(粒、袋)复试;初、复试的 12 片(粒、袋)中有 1～3 片(粒、袋)低于 Q,其中仅有 1 片(粒、袋)低于 $Q-10\%$,但不低于 $Q-20\%$,且其平均溶出量不低于 Q。

以上结果判断中所示的 10%、20% 是指相对于标示量的百分率(%)。

2. 溶出度标准的建立　建立体外溶出度标准的目的是保证药品批间质量的一致性,并提示可能的体内生物利用度问题。对于新药申请,应根据可接受的临床试验样品、关键生物利用度试验和/或生物等效性试验用样品的溶出数据以及药品研发过程中的经验,确定溶出度标准。如果稳定性研究批次、关键临床试验批次及拟上市的样品生物等效,也可根据稳定性研究用样品的数据制定溶出度标准。对于仿制药申请,应根据可接受的生物等效性试验用样品的溶出数据,确定溶出度标准。一般仿制药的溶出度标准应与参比制剂一致。如果仿制药的溶出度与参比制剂存在本质差异,但证明体内生物等效后,该仿制药也可建立不同于参比制剂的溶出度标准。

普通口服固体制剂可采用下列两种溶出度控制方法:①单点检测。可作为常规的质量控制方法,适用于快速溶出的高溶解性药物制剂。②两点或多点检测。可反映制剂的溶出特征并可作为某些类型药物制剂(如水溶性差且缓慢溶解的药物制剂)的常规质量控制检验,采用两点或多点溶出度检测法能更好地反映制剂的特点,有助于质量控制。

1) 新化合物制剂溶出度标准的建立　考察药物制剂的溶出度特征时应考虑药物的 pH-溶解度曲线及 pK_a,同时,测定药物的渗透性或辛醇/水分配系数可能有助于溶出方法的选择和建立。应将关键临床试验和/或生物利用度试验用样品的溶出度数据作为制定溶出度标准的依据。应在适当、温和的试验条件下进行溶出度试验,比如篮法 50～100r/min 或桨法 50～75r/min,取样间隔 15min,获得药品的溶出曲线,并在此基础上制定溶出度标准。对快速溶出的药物制剂,可能需要以 10min 或更短的间隔期取样,以绘制完整的溶出曲线。对高溶解性和快速溶出的药物制剂,大多数情况下,标准中采用单点控制即可,取样时间点一般为 30～60min,溶出限度通常应不少于 70%～85%。对溶出较慢或水溶性差的药物,根据疗效和/或不良反应的特点,可采用两点检测法进行药品的溶出控制,第一个取样点在 15min,规定一个溶出度范围,第二个取样点(30min、45min 或 60min)的溶出量应不低于 85%。

2) 仿制药溶出度标准的建立　根据参比制剂是否有公开的溶出度试验方法,可考虑为以下三种仿制药溶出度标准建立方法:

(1)《中国药典》或国家药品标准收载溶出度试验方法的品种:建议采用《中国药典》或国家药品标准收载的方法。应取受试和参比制剂各 12 片(粒),按照 15min 或更短时间间隔取样,进行溶出曲线的比较。必要时,应进行不同溶出介质或试验条件下的溶出度试验,并根据试验数据确定最终的溶出度标准。复方制剂的国家药品标准未对所有成分进行溶出度测定时,应对所有成分进行溶出度研究并确定在标准中是否对所有成分进行溶出度检查。

(2) 国家药品标准未收载溶出度试验方法但可获得参考方法的品种:建议采用国外药典或参比制剂的溶出度测定方法,应取受试和参比制剂各 12 片(粒),按照 15min 或更短时间间隔取样,进行溶出度曲线的比较。必要时,应进行不同溶出度介质或试验条件下的溶出度试验,并根据试验数据确定最终的溶出度标准。

(3) 缺乏可参考的溶出度试验方法的品种：建议在不同溶出度试验条件下,进行受试制剂和参比制剂溶出度曲线的比较研究。试验条件可包括不同的溶出介质(pH 值 1.0~6.8)、加入或不加表面活性剂、不同的溶出装置和不同的转速。应根据生物等效性结果和其他数据制定溶出度标准。

3. 体内-体外相关性　对于一种药物制剂,如果能够建立其体内体外相关性,则采用溶出度试验来预测药物制剂体内行为的质量控制意义就会显著提高,通过体外溶出度测定就可区分合格和不合格的产品。溶出度合格的产品应是体内生物等效的产品,而不合格的产品则不具有生物等效性。为建立药品的体内体外相关性,应该至少得到三批具有不同体内或体外溶出行为的样品数据。如果这些样品的体内行为不同,可以通过调整体外溶出度试验的条件,使体外的数据能够反映体内行为的变化,从而建立体外体内相关性。如果这些批次的体内行为没有差异,但体外溶出特性有差别,则可能需要通过调整溶出度试验条件使其体外测定结果相同。大多情况下,体外溶出度试验比体内试验具有更高的灵敏性和更强的区分能力。因此,从质量保证的角度,建议采用较灵敏的体外溶出度试验方法,这样可以在药品的体内行为受到影响之前及时发现药品质量的变动。

4. 溶出度标准的验证和确认　一种体外检验方法的验证,可能需要通过体内研究来确认。在此情况下,应选用处方相同但关键工艺参数不同的样品开展研究。制备两批体外溶出行为不同的样品(绘图法),进行体内测试。如果两批样品显示了不同的体内行为,则可认为该体外溶出度试验方法得到了验证。但如果两批样品的体内行为没有差异,则可认为在绘图法中得到的溶出度数据作为溶出限度的合理性得到确认。总之,需要对溶出度标准进行验证或者确认。

5. 溶出曲线的比较　药品上市后发生较小变更时,采用单点溶出度试验可能就足以确认其是否改变药品的质量和性能。发生较大变更时,则推荐在相同的溶出条件下对变更前后产品进行溶出曲线比较。在整体溶出曲线相似以及每一采样时间点溶出度相似时,可认为两者溶出行为相似。可采用非模型依赖法或模型依赖法进行溶出曲线的比较。

6. 溶出条件选择

1) 溶出介质的选择　溶出度试验应尽可能在生理条件下进行,这样可以从药品体内行为的角度更好地理解体外溶出度数据。但常规的溶出度试验条件不需要与胃肠环境严格一致,应根据药物的理化性质和口服给药后可能的暴露条件确定适当的介质。

溶出介质的体积一般为 500mL、900mL 或 1000mL,溶出介质的体积最好能满足漏槽条件,一般应采用 pH 值 1.2~6.8 的水性介质。可采用不含酶的 pH 1.2~6.8 的溶出介质作为人工胃液和人工肠液。特殊情况下,可采用高 pH 的溶出介质,但一般不应超过 pH 8.0。有研究表明,胶囊制剂在储存过程中,由于明胶的交联作用可能会形成膜壳,因此可能需要在介质中加入胃蛋白酶或胰酶,以促使药物的溶出。但应根据具体情况考虑是否在人工胃液或人工肠液中加入酶,并充分证明其合理性。另外,尽量不采用水作为溶出介质,因为其 pH 和表面张力可能随水的来源不同而不同,且在试验过程中也可能由于药物、辅料的影响而有所改变。对于不溶于水或难溶于水的药物,可考虑在溶出介质中加入十二烷基硫酸钠或其他适当的表面活性剂,但需充分论证加入的必要性和加入量的合理性。另外,由于表面活性剂的质量可能存在明显差异,应注意不同质量的表面活性剂对试验结果带来的显著影响。使用标准化的或高纯度的表面活性剂可避免上述影响。

不建议在溶出介质中使用有机溶剂。某些药物制剂和组分对溶出介质中溶解的空气较为敏感,因此需要进行脱气处理。

2)温度、转速及其他 所有普通口服制剂的溶出试验均应在37±0.5℃的条件下进行。溶出度试验过程中应采用较缓和的转速,使溶出方法具有更好的区分能力。一般情况下篮法的转速为50~100r/min;桨法的转速为50~75r/min。对于容易产生漂浮的片剂或胶囊,在建立溶出度测定方法时建议采用篮法。当必须采用桨法时,可使用沉降篮或其他适当的沉降装置。

(五)释放度

释放度系指药物在规定条件下从缓释制剂、控释制剂、肠溶制剂以及透皮贴剂等释放的速度和程度。凡检查释放度的片剂,不再进行崩解时限的检查。释放度测定法参考溶出度测定,有五种方法。用于缓释制剂或控释制剂时,测定用的仪器和方法与溶出度法相同,但释放度要求在规定取样时间点,至少采用3个时间取样,计算每片的释放量。

缓释制剂或控释制剂除另有规定外,符合下述条件之一者,可判为符合规定:①6片(粒)中,每片(粒)在每个时间点测得的溶出量按标示量计算,均未超出规定范围。②6片(粒)中,在每个时间点测得的溶出量,如有1~2片(粒)超出规定范围,但未超出规定范围的10%,且在每个时间点测得的平均溶出量未超出规定范围。③6片(粒)中,在每个时间点测得的溶出量,如有1~2片(粒)超出规定范围,其中仅有1片(粒)超出规定范围的10%,但未超出规定范围的20%,且其平均溶出量未超出规定范围,应另取6片(粒)复试;初、复试的12片(粒)中,在每个时间点测得的溶出量,如有1~3片(粒)超出规定范围,其中仅有1片(粒)超出规定范围的10%,但未超出规定范围的20%,且其平均溶出量未超出规定范围。

以上结果判断中所示超出规定范围的10%、20%是相对于标示量的百分率(%)而言的,其中超出规定范围10%是指:每个时间点测得的溶出量不低于低限的10%,或不超过高限的10%;每个时间点测得的溶出量应包括最终时间测得的溶出量。

肠溶制剂除另有规定外,符合下述条件之一者,可判为符合规定:(1)酸中溶出量:①6片(粒)中,每片(粒)的溶出量均不大于标示量的10%;②6片(粒)中,有1~2片(粒)大于10%,但其平均溶出量不大于10%。(2)缓冲液中溶出量:①6片(粒)中,每片(粒)的溶出量按标示量计算均不低于规定限度(Q);除另有规定外,Q应为标示量的70%;②6片(粒)中仅有1~2片(粒)低于Q,但不低于$Q-10\%$,且其平均溶出量不低于Q;③6片(粒)中如有1~2片(粒)低于Q,其中仅有1片(粒)低于$Q-10\%$,但不低于$Q-20\%$,且其平均溶出量不低于Q时,应另取6片(粒)复试;初、复试的12片(粒)中有1~3片(粒)低于Q,其中仅有1片(粒)低于$Q-10\%$,但不低于$Q-20\%$,且其平均溶出量不低于Q。

以上结果判断中所示的10%、20%是指相对于标示量的百分率(%)而言的。

(六)发泡量

阴道泡腾片应检查发泡量。检查方法是:取25mL具塞刻度试管(内径1.5cm,若片剂直径较大,可改为内径2.0cm)10支,各加水2.0mL(平均片重在1.5g以及1.5g以下,若1.5g以上,则各加1.0mL),置37℃±1℃水浴中5min后,各管中分别投入供试品1片,密塞,20min 内观察最大发泡量的体积,平均发泡体积应不少于 6mL,且少于 4mL 的不得超过 2 片。

(七) 分散均匀性

分散均匀性是指片剂在水中能迅速崩解并均匀分散的程度。分散片需检查分散均匀性,检查时取供试品 6 片,置 250mL 烧杯中,加 15～25℃的水 100mL,振摇 3min,应全部崩解并通过二号筛。

四、含量测定

1. 含量测定方法及结果计算

(1) 含量测定方法:当片剂中主药含量较大或辅料影响很小时可以选用适宜的方法直接测定。如安乃近片经乙醇和 0.01mol/L 盐酸溶解后直接用碘量法测定其含量。但大多数情况下,辅料对主药的测定会产生干扰,此时,应根据辅料的性质和特点,采取分离等必要措施消除其干扰后再进行测定。

(2) 计算:在含量测定时,片剂一般取 20 片或 10 片或按规定取样(糖衣片需去除糖衣),精密称定,并计算出平均片重,然后研细,混匀,精密称取适量(约相当于规定的主药含量即规格量或标示量,或按规定称样),再用适宜的方法进行样品制备和测定含量。

片剂的含量测定结果通常以相当于标示量的百分率表示。计算公式如下:

片剂的含量测定结果,计算公式:

$$标示量(\%) = \frac{每片中药物的实际含量}{标示量} \times 100\%$$

$$= \frac{\dfrac{测得量(g)}{供试品量(g)} \times 平均片重(g/片)}{标示量(g/片)} \times 100\% \tag{6-1}$$

容量分析法计算公式:

直接滴定法计算公式:

$$标示量(\%) = \frac{T \times F \times V \times \overline{W}}{W \times 标示量} \times 100\% \tag{6-2}$$

直接滴定法同时进行空白试验计算公式:

$$标示量(\%) = \frac{T \times F \times (V - V_0) \times \overline{W}}{W \times 标示量} \times 100\% \tag{6-3}$$

剩余滴定法同时进行空白试验计算公式:

$$标示量(\%) = \frac{T \times F \times (V_0 - V) \times \overline{W}}{W \times 标示量} \times 100\% \tag{6-4}$$

式(6-1)、式(6-2)、式(6-3)中:T 为滴定度(mg/mL),每 1mL 规定浓度的滴定液相当于被测组分的毫克数;F 为滴定液校正因数;V 和 V_0 分别为样品和空白消耗滴定液的体积(mL);W 为片粉的取样量(g);$\overline{W}$ 为平均片重(g/片)。

紫外-可见分光光度法计算公式:

百分吸收系数法计算公式:

$$标示量(\%) = \frac{A_X \times V \times D \times \overline{W}}{E_{1cm}^{1\%} \times 100 \times W \times 标示量} \times 100\% \tag{6-5}$$

对照比较法计算公式：

$$标示量(\%) = \frac{C_R \times A_X \times V \times D \times \overline{W}}{A_R \times W \times 标示量} \times 100\% \tag{6-6}$$

式(6-5)及式(6-6)中：A_X 为供试品溶液的吸收度；D 为稀释倍数；V 为片粉的溶解体积(mL)；$\overline{W}$ 为平均片重(g/片)；$E_{1cm}^{1\%}$ 为百分吸收系数；100 为浓度换算因数,系将 g/100mL 换算为 g/mL；W 为片粉的取样量(g)；标示量(g/片)；C_R、A_R 分别为对照溶液的浓度和吸光度。

HPLC 法计算公式：

$$标示量(\%) = \frac{S_X \times C_R \times D \times V \times \overline{W}}{S_R \times W \times 标示量} \times 100\% \tag{6-7}$$

式(6-7)中：S_X 为供试品溶液的峰面积；D 为稀释倍数；V 为片粉的溶解体积(mL)；$\overline{W}$ 为平均片重；W 为片粉的取样量(g)；标示量(g/片)；C_R、S_R 分别为对照溶液的浓度和峰面积。

2. 常用辅料的干扰及排除　片剂在制备过程中加入的辅料如稀释剂、吸收剂、润滑剂、黏合剂、崩解剂等,往往会对主药的测定造成干扰,应根据它们的性质和特点设法排除。

(1) 糖类：片剂中常常含有淀粉、糊精、蔗糖、乳糖,它们经水解后均能产生具有还原性葡萄糖,可以被氧化成葡萄糖酸(图 6-1)。因此,糖类可能干扰氧化还原滴定。

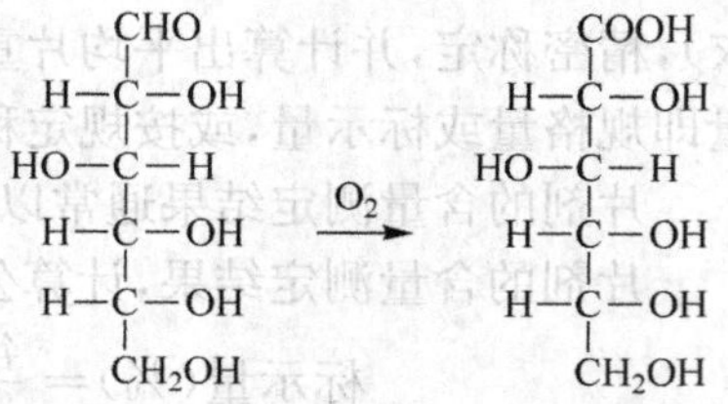

图 6-1　葡萄糖氧化反应

为了排除强氧化剂(如高锰酸钾、溴酸钾)在测定主药含量时的干扰,一般改用氧化电位较低的氧化剂做滴定剂。例如,硫酸亚铁原料药采用高锰酸钾法测定含量,而硫酸亚铁片改用铈量法进行测定。硫酸铈是比高锰酸钾弱的氧化剂,使用铈量法可以避免糖类附加剂的干扰。

(2) 硬脂酸镁：硬脂酸镁是片剂常用的润滑剂。硬脂酸镁的干扰包括 Mg^{2+} 和硬脂酸根离子的干扰。

Mg^{2+} 对配位滴定有干扰：Mg^{2+} 在一定条件下(pH 10 左右)可以和 EDTA 发生络合反应,生成稳定的配合物,从而影响测定,可以加入掩蔽剂,如草酸、酒石酸和硼酸等,生成难溶性的草酸镁(酒石酸镁)和硬脂酸,不干扰测定。也可以改变 pH 或换用其他指示剂。例如,当 pH<9 时,Mg^{2+} 不与 EDTA 发生络合反应；当 pH>12 时,Mg^{2+} 则与 OH^- 生成 $Mg(OH)_2$。

硬脂酸根离子可干扰非水溶液滴定法：在非水溶液滴定中,当主药的含量较大而硬脂酸镁含量小时,则对测定结果影响不大,可忽略不计,直接测定；当主药含量较少而硬脂酸镁含量较多时,硬脂酸镁的存在就会消耗高氯酸滴定液,使测定结果偏高。可选用适当的有机溶剂提取药物后再测定,从而排除干扰。例如,硫酸奎宁原料药直接采用非水溶液滴定法测定含量；其片剂则是取片粉适量,加氯化钠 0.5g 与 0.1mol/L 氢氧化钠溶液 10mL,用氯仿提取药物,分取氯仿液,再采用非水溶液滴定法测定含量。

为了避免硬脂酸镁对测定的干扰,也可以换用其他方法。多种有机碱性药物,如盐酸吗啡、盐酸氯丙嗪、奋乃静等,其原料药采用非水溶液滴定法测定含量；片剂则采用紫外分光光度法测定。

（3）其他干扰：有的片剂中还可能添加苯甲酸盐、羧甲基纤维素钠及聚乙烯吡咯烷酮等，均可消耗高氯酸滴定液，使测定结果偏高，在选择分析方法时应注意排除。

3. 应用示例

示例 6-1 艾司唑仑片的含量测定——紫外-可见分光光度法：取本品 30 片，精密称定，研细，精密称取适量（约相当于艾司唑仑 10mg），置 100mL 量瓶中，加盐酸溶液（9→1000）60mL，充分振摇使艾司唑仑溶解，用盐酸溶液（9→1000）稀释至刻度，摇匀，滤过，精密量取续滤液 5mL，置 50mL 量瓶中，用盐酸溶液（9→1000）溶液稀释至刻度，摇匀，照紫外-可见分光光度法，在 268nm 的波长处测定吸光度，按 $C_{16}H_{11}ClN_4$ 的吸收系数（$E_{1cm}^{1\%}$）为 352 计算，即得。

艾司唑仑片标示量为 2(mg/片)。含量测定结果的计算公式如下：

$$标示量(\%) = \frac{A_X \times D \times \overline{W}}{E_{1cm}^{1\%} \times 100 \times W \times 标示量} \times 100\%$$

$$= \frac{A_X \times D \times \overline{W}}{352 \times 100 \times W \times 2mg/片} \times 100\% \qquad (6-8)$$

式(6-8)中：A_X 为供试品溶液的吸光度；D 为稀释倍数 $\left(\frac{100 \times 50}{5} = 1000\right)$；$\overline{W}$ 为平均片重(g/片)；$E_{1cm}^{1\%}$ 为供试品中地西泮的百分吸收系数；100 为浓度换算因数，系将 g/100mL 换算为 g/mL；W 为片粉的取样量(g)；$\overline{W} = \frac{X}{30}$ g/mL。

示例 6-2 醋酸地塞米松片的含量测定——高效液相色谱法：高效液相色谱法专属性高、准确，目前已广泛应用于甾体激素类药物原料和制剂的含量测定。《中国药典》2015 年版醋酸地塞米松片采用高效液相色谱法测定含量，附加剂不会对测定造成干扰。

色谱条件与系统性试验：用十八烷基硅烷键合硅胶为填充剂；以乙腈-水（40∶60）为流动相，检测波长为 240nm。取有关物质项下的对照溶液 20μL 注入液相色谱仪，出峰顺序依次为地塞米松与醋酸地塞米松，地塞米松峰与醋酸地塞米松峰的分离度应大于 20.0。

含量测定方法：取本品 20 片，精密称定，研细，精密称取适量（约相当于醋酸地塞米松 2.5mg），置 50mL 量瓶中，加甲醇适量，超声处理使醋酸地塞米松溶解，加甲醇稀释至刻度，摇匀，滤过，精密量取续滤液 20μL 注入液相色谱仪，记录色谱图（图 6-2）；另取醋酸地塞米松对照品，精密称定，加甲醇溶解并定量稀释制成每 1mL 中约含 50μg 的溶液，同法测定，按外标法以峰面积计算，即得。

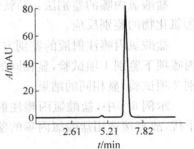

图 6-2 醋酸地塞米松片的高效液相图谱

十八烷基硅烷键合硅胶为应用最广泛的一种化学键合相，是非极性的固定相，流动相为甲醇和水的混合物，极性较大，属于反相色谱系统。采用外标法测定含量，计算公式为：

$$标示量(\%) = \frac{S_X \times C_R \times 50 \times 10^{-3} \times \overline{W}}{S_R \times W \times 标示量(mg/片)} \times 100\% \qquad (6-9)$$

式(6-9)中：S_X 和 S_R 分别为供试品溶液和对照品溶液中醋酸地塞米松的峰面积；C_R 为对照品溶液的浓度($\mu g/mL$)；W 为片粉的取样量(g)；$\overline{W}$ 为平均片重(g/片)。

第三节　注射剂分析

注射剂(injection)系指药物与适宜的辅料制成的供注入体内的无菌制剂,注射剂可分为注射液、注射用无菌粉末与注射用浓溶液等。

一、性状

注射剂的性状包括颜色、状态等等,应符合各品种项下的有关规定。色泽可按《中国药典》2015 年版通则(0900)方法配制比色对照液,并进行比较,色差一般不超过规定色号±1个色号。溶液型注射液应澄明;乳状液型注射液应稳定,不得出现相分离现象。

二、鉴别试验

依据药物成分的性质、参考注射液的原料药物鉴别方法,从化学法、光谱法、色谱法及其他方法中选用 2~4 种不同分析方法组成一组鉴别试验。

示例 6-3　鉴别维生素 B_{12} 注射液时,用水配成含维生素 B_{12} 25$\mu g/mL$ 的溶液,按分光光度法测定吸光度,在 361nm 和 550nm 的波长处有最大吸收,361nm 波长处的吸光度和550nm 波长处的吸光度的比值应为 3.15~3.45。

示例 6-4　ChP2015 盐酸氯丙嗪及其注射剂的鉴别。

盐酸氯丙嗪的鉴别法：①氧化显色反应；②紫外可见分光光度法；③红外分光光度法；④氯化物的鉴别反应。

盐酸氯丙嗪注射液的鉴别方法：①取本品适量(约相当于盐酸氯丙嗪 10mg),照盐酸氯丙嗪项下鉴别 1 项试验,显相同的反应；②取含量测定项下的溶液,照盐酸氯丙嗪项下的鉴别 2 项试验,显相同的结果。

示例 6-4 中,盐酸氯丙嗪注射液的辅料对盐酸氯丙嗪原料中鉴别试验 1 和试验 2 均无干扰,故直接选用盐酸氯丙嗪的鉴别试验 1 和试验 2 鉴别盐酸氯丙嗪注射液。

三、剂型检查及安全性检查

(一)剂型检查

1. 装量　注射液及注射剂的浓溶液需进行装量检查,以保证其注射用量。检查方法是：注射剂的标示装量不大于 2mL 者取供试品 5 支,2mL 以上至 50mL 者取供试品 3 支,开启,将内容物分别用相应体积的干燥注射器及注射针头抽尽,注入经标化的量入式量筒内,在室温下检视。进入油溶液或混悬液的装量时,应先加温摇匀,再用干燥注射器抽尽,同前法操作,放冷,检视,每支的装量均不得少于其标示量。标示装量为 50mL 以上的注射液及注射用浓溶液照最低装量检查法检查,应符合规定。

注射用无菌粉末需检查装量差异,以保证药物含量的均匀性。检查方法为:取供试品5瓶(支),除去标签、铝盖,容器外壁用乙醇擦净,干燥,开启时注意避免玻璃屑等异物落入容器中,分别迅速精密称定,倾出内容物,容器用水或乙醇洗净,在适宜条件下干燥后,再分别精密称定每一容器的重量,求出每瓶(支)的装量与平均装量。每瓶(支)装量与平均装量相比较,应符合下列规定,如有 1 瓶(支)不符合规定,应另取 10 瓶(支)复试,应符合规定(表 6-3)。

表 6-3　注射用无菌粉末重量差异限度

平均装量	装量差异限度	平均装量	装量差异限度
0.05g 及 0.05g 以下	±15%	0.15g 以上至 0.50g	±7%
0.05g 以上至 0.15g	±10%	0.50g 以上	±5%

凡规定检查含量均匀度的注射用无菌粉末,一般不再进行装量差异检查。

2. 渗透压摩尔浓度　溶剂通过生物膜(半透膜)由低浓度溶液向高浓度溶液扩散的现象称为渗透,阻止渗透所需施加的压力,即为渗透压(osmotic pressure)。在涉及溶质的扩散或通过生物膜液体转运的各种生物过程中,渗透压都起着极其重要的作用。因此,在制备注射剂、眼用液体制剂等药物制剂时,必须关注其渗透压。《中国药典》2015 年版规定,凡处方中添加了渗透压调节剂的制剂,均应控制其渗透压摩尔浓度(osmolality)。

渗透压摩尔浓度的单位,通常以每千克溶剂中溶质的毫渗透压摩尔来表示,可按下式计算毫渗透压摩尔浓度(mOsmol/kg):

$$毫渗透压摩尔浓度(mOsmol/L) = \frac{每千克溶剂中溶质的克数}{分子质量} \times n \times 1000 \quad (6\text{-}10)$$

式(6-10)中,n 为一个溶质分子溶解或解离时形成的粒子数,在理想溶液中,例如葡萄糖 $n=1$,氯化钠或硫酸镁 $n=2$,氯化钙 $n=3$,枸橼酸钠 $n=4$。

测定原理与方法:通常采用测量溶液的冰点下降来间接测定其渗透压摩尔浓度。测定仪器为渗透压摩尔浓度测定仪,由制冷系统、热敏探头和振荡器(或金属探针)组成。测定时将探头浸入供试溶液的中心,并降至仪器的冷却槽中。启动制冷系统,当供试溶液的温度降至凝固点以下时,仪器采用振荡器(或金属探针)诱导溶液结冰,自动记录冰点下降的温度。仪器显示的测定值可以是冰点下降的温度,也可以是渗透压摩尔浓度。

3. 可见异物　可见异物(visible foreign particulates)系指在规定条件下存在于注射剂、滴眼剂中目视可以观测到的不溶性物质,其粒径或长度通常大于 $50\mu m$。注射液中若存在不溶性微粒,使用后可能引起静脉炎、过敏反应,较大微粒甚至可以堵塞毛细血管。因此,必须进行可见异物检查。

检查方法:《中国药典》2015 年版收载有灯检法和光散射法两种,一般常用灯检法,也可采用光散射法。灯检法不适用的品种(如用深色透明容器包装或液体色泽较深的品种)应选用光散射法。

(1)灯检法:在暗室中进行。检查的装置为:带有遮光板的日光灯光源,光照度可在 $1000\sim4000lx$ 范围内调节。背景为不反光的黑色背景和白色背景(供检查有色异物)。检查人员的远距离和近距离视力均应在 4.9 及以上,无色盲。检查时,取供试品 20 支(瓶),除去容器标签,擦净容器外壁,置于遮光板边缘处,在明视距离(指供试品至人眼的清晰观测距离,通常为25cm),分别在黑色和白色背景下,手持供试品颈部,轻轻旋转和翻转容器(但应避免产生气泡),使药液中可能存在的可见异物悬浮,分别在黑色和白色背景下检查,重复观察,总检查时限为20s。无色供试品溶液,光照度应为1000~1500lx;透明塑料容器或有色的供试品溶液,光照度应为2000~3000lx;混悬型供试品溶液,光照度为4000lx。注射用无菌粉末,取供试品5支(瓶),溶解后再按上述方法检查。

结果判定:20支(瓶)供试品中,均不得检出明显的外来可见异物,如有检出,应另取20支(瓶)同法复试,初、复试的供试品中,检出微细可见异物的供试品不得超过2支(瓶)。

(2)光散射法:当一束单色激光照射到溶液时,若溶液中存在不溶性物质即可使入射光发生散射,光散射能量与不溶性物质的大小有关。该方法系通过对光散射能量的测量,并于规定的阈值比较,以检查可见异物。

4. 不溶性微粒 不溶性微粒(subvisible particulates)检查系用以检查静脉用注射剂(溶液型注射液、注射用无菌粉末、注射用浓溶液)及供静脉注射用无菌原料药中不溶性微粒的大小及数量。

《中国药典》2015年版收载有光阻法和显微计数法。一般首先用光阻法测定,当光阻法测定结果不符合规定或供试品不适于用光阻法测定时,应采用显微计数法进行测定,并以显微计数法的测定结果作为判定依据。

(1)光阻法:光阻法所用仪器包括取样器、传感器和数据处理器三部分。当液体通过一窄小的检测区时,由于液体中微粒的阻挡,与液体流向垂直的入射光被减弱,因此由传感器输出的信号降低,这种信号变化与微粒的截面积大小相关,由此检测微粒的大小和数量。检查时取供试品,小心翻转20次,使溶液混合均匀,立即小心开启容器,将供试品溶液倒入取样杯中,静置2min或适当时间脱气,置于取样器上,开启搅拌或以手缓缓转动,记录数据,即得。

(2)显微计数法:显微计数法所用仪器包括层流净化台、显微镜、微孔滤膜及平皿。检查方法是:取供试品,在层流净化台上小心旋转20次,使溶液混合均匀,立即开启容器,取供试品溶液25mL,置滤器中,抽滤至膜近干,然后用平头镊子将滤膜移置平皿上,置显微镜载物台上,放大100倍进行显微测量,分别测定有效滤过面积上最长粒径大于$10\mu m$和大于$25\mu m$的微粒数。另取至少两个供试品,同法测定,计算测定结果的平均值。

不溶性微粒检查结果判定:标示装量为100mL或100mL以上的静脉用注射液:每1mL中含$10\mu m$及$10\mu m$以上的微粒不得过25粒(光阻法)、12粒(显微计数法),含$25\mu m$及$25\mu m$以上的微粒不得过3粒(光阻法)、2粒(显微计数法);标示装量为100mL以下的静脉用注射液、注射用无菌粉末及注射用浓溶液:每个供试品容器中含$10\mu m$及$10\mu m$以上的微粒不得过6000粒(光阻法)、3000粒(显微计数法),含$25\mu m$及$25\mu m$以上的微粒不得过600粒(光阻法)、300粒(显微计数法)。

(二)安全性检查

1. 无菌检查 无菌检查应在环境洁净度10000级下的局部洁净度100级的单向流空气区域内或隔离系统中进行,其全过程必须严格遵守无菌操作。无菌检查法有薄膜滤过法和直接接种法两种。若供试品有抗菌作用或供试品性状允许,一般应采用薄膜滤过法。直接接种法适用于非抗菌作用的供试品。

《中国药典》2015 年版规定,在对供试品进行无菌检查前,必须对检查方法进行验证,以证明所采用的方法适合于该药品的无菌检查。若药品的组分或原检验条件发生改变时,检查方法应重新验证。验证时,取使用的培养基 2 份,分别加入规定量的试验菌,并于其中 1 管加入规定量的供试品,另 1 管作为对照,在规定温度下培养 3~5 天。如与对照管比较,含供试品各容器中的试验菌均生长良好,则供试品的该检验量在该检验条件下无抑菌作用,可照此检查法和检查条件进行供试品的无菌检验,否则应调整检查方法和条件,并重新进行方法验证,直至符合要求为止。

2. 热原检查 热原是指存在于注射剂中能使体温异常升高的致热物质,主要是微生物的代谢产物。当含有热原的注射液注入人体后,能引起发冷、寒战、体温升高、恶心呕吐等不良反应,严重者还会出现昏迷、虚脱,甚至危及生命。因此注射剂需进行热原的检查。

检查方法:取适用的家兔 3 只,测定其正常体温后 15min 以内,自耳静脉缓缓注入规定剂量并温热至约 38℃ 的供试品溶液,然后每隔 30min 测量其体温 1 次,共测 6 次,以 6 次中最高的一次体温减去正常体温,即为该家兔体温的升高温度。

结果判断:如果在初试的 3 只家兔中,体温升高均低于 0.6℃,并且 3 只家兔体温升高总和低于 1.3℃;或在复试的 5 只家兔中,体温升高 0.6℃ 或高于 0.6℃ 的家兔不超过 1 只,并且初试、复试合并 8 只家兔的体温升高总和为 3.5℃ 或低于 3.5℃,均判为供试品的热原检查符合规定。如在初试的 3 只家兔中,体温升高 0.6℃ 或高于 0.6℃ 的家兔超过 1 只;或在复试的 5 只家兔中,体温升高 0.6℃ 或高于 0.6℃ 的家兔超过 1 只;或在初试、复试合并 8 只家兔的体温升高总和超过 3.5℃,均判为供试品的热原检查不符合规定。

3. 细菌内毒素 细菌内毒素存在于细菌的细胞膜和固体膜之间,由脂多糖组成。热原主要来源于细菌内毒素,内毒素的量用内毒素单位 EU(endotoxin unit)表示。

检查方法:有凝胶法和光度测定法。供试品检测时,可使用其中任何一种方法进行试验。当测定结果有争议时,除另有规定外,以凝胶法结果为准。

凝胶法:凝胶法是利用鲎试剂和细菌内毒素产生凝集反应的原理来进行的。取分装有鲎试剂溶液的试管 8 支,其中 2 支加入按最大有效稀释倍数 MVD(maximum valid dilute double)稀释的供试品溶液,2 支加入内毒素标准溶液,作为阳性对照,2 支加入细菌内毒素检查用水作为阴性对照,2 支加入供试品阳性对照溶液(供试品溶液加细菌内毒素溶液)作为供试品阳性对照管。将试管轻轻混匀后,封闭管口,垂直放入 37℃±1℃ 的恒温器中,保温 60min±2min 后,将试管取出,缓缓倒转 180°,若管内形成凝胶,并且凝胶不变形、不从管壁滑脱者为阳性;未形成凝胶或形成的凝胶不坚实、变形并从管壁滑脱者为阴性。若供试品 2 管均为阴性,判定为符合规定;若 2 管均为阳性,判定为不符合规定;若 2 管中 1 管为阳性,1 管为阴性,则另取 4 支平行管复试,若 4 支平行管均为阴性,判定为符合规定,否则判定供试品不符合规定。阳性对照管和供试品阳性对照管应均为阳性,阴性对照管应均为阴性,否则试验无效。

光度测定法:分为浊度法和显色基质法。浊度法系利用检测鲎试剂与内毒素反应过程中的浊度变化而测定内毒素含量的方法。显色基质法系利用检测鲎试剂与内毒素反应过程中产生的凝固酶使特定底物释放出呈色团的多少而测定内毒素含量的方法。

光度测定试验需在特定的仪器中进行,温度一般为 37℃±1℃。供试品和鲎试剂的加样量、供试品和鲎试剂的比例以及保温时间等,参照所用仪器和试剂的有关说明进行。为保证浊度和显色试验的有效性,应预先进行标准曲线的可靠性试验及供试品的干扰试验。

热原检查和细菌内毒素检查时选择其中一种即可。

四、含量测定

1. 含量测定方法及结果计算 由于注射剂一般处方比较简单,主药含量较大,添加剂不干扰测定,此时可选择适宜的溶剂溶解、稀释或药经简单处理即可直接测定。但主药的含量比较小或添加剂干扰比较大时,应排除干扰后,再进行测定。

注射剂含量测定方法及结果计算:通常精密量取一定体积的样品(约相当于规定的主药含量或按规定取样),依法测定,计算出供试样品中药物的量(m,mg),再根据取样体积(V,mL)和标示量(mg/mL)计算注射剂中的药物相当于标示量的百分率。可按下式计算:

$$相当于标示量(\%) = \frac{m}{V \times 标示量} \times 100\% \tag{6-11}$$

2. 常用辅料的干扰及排除

(1) 抗氧剂:具有还原性的药物制成注射剂时,通常需加入抗氧剂以增加其稳定性。常用的抗氧剂有亚硫酸钠、亚硫酸氢钠、焦亚硫酸钠、硫代硫酸钠以及维生素 C 等。这些抗氧剂为还原性物质,会对氧化还原滴定法、重氮化法等产生干扰,使结果偏高。排除干扰的方法有以下几种:

加入掩蔽剂法:丙酮和甲醛是常用的掩蔽剂。例如,《中国药典》2015 年版采用碘量法测定维生素 C 注射液含量时,即加入丙酮以消除抗氧剂的干扰。反应式如图 6-3 所示。

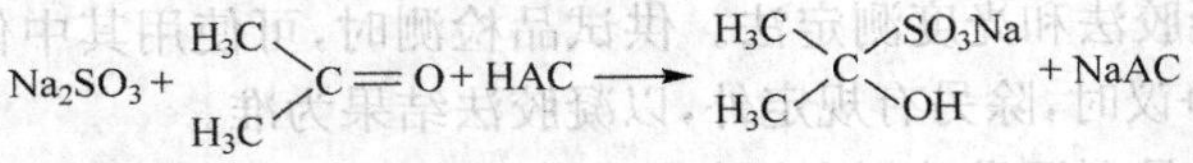

图 6-3 丙酮掩蔽抗氧剂的反应

又如,安乃近注射液中加有焦硫酸钠抗氧剂,当用碘量法测定含量时,加入甲醛溶液用以掩蔽消除干扰。但以甲醛用做掩蔽剂时,宜选用氧化电位比甲醛低的滴定剂,因为它也有还原性。

加入弱氧化剂氧化法:加入一种弱的氧化剂将抗氧剂(如 Na_2SO_3 或 $NaHSO_3$)氧化,但不影响被测组分和滴定剂,从而排除干扰。常用的弱氧化剂有过氧化氢和硝酸。

$$Na_2SO_3 + H_2O_2 \longrightarrow Na_2SO_4 + H_2O$$
$$NaHSO_3 + H_2O_2 \longrightarrow NaHSO_4 + H_2O$$
$$Na_2SO_3 + 2HNO_3 \longrightarrow Na_2SO_4 + H_2O + 2NO_2\uparrow$$
$$2NaHSO_3 + 4HNO_3 \longrightarrow Na_2SO_4 + 2H_2O + H_2SO_4 + 4NO_2\uparrow$$

加酸分解法:因亚硫酸钠、亚硫酸氢钠及焦亚硫酸钠均可被强酸分解,产生 SO_2 气体,经加热可全部逸出而除去。例如,采用亚硝酸钠滴定法测定磺胺嘧啶钠注射液的含量时,因其中加入了亚硫酸氢钠抗氧剂,消耗亚硝酸钠滴定溶液,若在滴定前加入一定量的盐酸,这既是亚硝酸钠滴定法所要求的条件,又可以使亚硫酸氢钠分解,从而排除干扰。其分解反应如下:

$$NaHSO_3 + HCl \longrightarrow NaCl + H_2O + SO_2 \uparrow$$
$$Na_2SO_3 + 2HCl \longrightarrow 2NaCl + H_2O + SO_2 \uparrow$$
$$Na_2S_2O_3 + 2HCl \longrightarrow 2NaCl + H_2O + S + SO_2 \uparrow$$
$$Na_2S_2O_5 + 2HCl \longrightarrow 2NaCl + H_2O + 2SO_2 \uparrow$$

提取分离法：利用溶解性的不同进行提取分离。例如，盐酸阿扑吗啡注射液中加入焦亚硫酸钠作抗氧剂，根据生物碱的溶解特性，采用乙醚提取碱化后游离的阿扑吗啡，然后再用间接酸碱滴定法测定。

其他方法：紫外吸收差异。当注射剂中主药具有紫外吸收时，可利用药物的这一性质进行含量测定，而抗氧剂不影响其测定。例如，重酒石酸间羟胺原料药采用溴量法测定含量，其注射剂则采用紫外-可见分光光度法测定，其所含的抗氧剂焦亚硫酸钠不会干扰主药的测定。

（2）pH调节剂：为了使注射剂保持一定的酸碱度，常需加入一定的pH调节剂（缓冲盐）。测定时根据具体情况可加入一定的酸或碱来调节，如用盐酸调节酸度，但应注意不宜采用银量法。

（3）渗透压调节剂：一般以氯化钠调节渗透压，氯化钠的存在可能会干扰测定。也可采用银量法测定氯化钠，然后从总量中减去。还可采用专属性强的高效液相色谱法测定而不受氯化钠的干扰。

（4）溶剂油：有些脂溶性的药物必须配制成油溶液。我国多采用麻油、茶油或核桃油作为注射用植物油。因植物油的存在对主药的测定会产生干扰。常见的处理方法有：

有机溶剂稀释法：对主药含量较高但取样量较少的注射剂，可用有机溶剂稀释后测定，油溶液不会对测定产生影响。例如，己酸羟孕酮注射液为灭菌油溶液，《中国药典》采用反相高效液相色谱法测定其含量。制备供试品溶液时，用内容量移液管精密量取注射液适量，加甲醇稀释制成每1mL中约含20μg的溶液，供测定用。供试品的取用量较小且可溶于甲醇溶液，可以准确地测定其含量。

空白对照：为了排除溶剂油的影响，可采用空白油对照校正测定结果。

提取分离后进行测定：选择适当的溶剂分离药物和溶剂油后再进行测定。《中国药典》2015年版对一些甾体激素类药物的油注射液，如丙酸睾酮注射液、苯丙酸诺龙注射液、黄体酮注射液等均采用分离后高效液相色谱法测定。在这些注射液测定方法中，选用乙醚做溶剂的原因是药物和溶剂油均易溶于乙醚中，这样可以准确地量取供试品，同时也易于挥散，药物易溶于甲醇，而油溶剂则不溶。因此，选用甲醇将药物提取分离后进行测定，这样溶剂油的干扰就被排除了。

3. 应用示例

示例6-5 盐酸异丙肾上腺素注射液的含量测定——高效液相色谱法

2015年版《中国药典》收载的盐酸异丙肾上腺素原料药的含量测定采用非水溶液滴定法，而盐酸异丙肾上腺素注射液的含量测定采用反相高效液相色谱法。

色谱条件与系统适用性试验：用十八烷基硅烷键合硅胶为填充剂；以庚烷磺酸钠溶液（取庚烷磺酸钠1.76g，加水800mL使溶解）-甲醇（80：20），用1mol/L磷酸溶液调节pH至3.0为流动相；检测波长为280nm。取重酒石酸肾上腺素对照品适量，加含1%焦亚硫酸钠的流动相溶解并稀释制成每1mL中含0.2mg的溶液作为溶液（1），取盐酸异丙肾上腺素对照品适量,加 0.1%焦亚硫酸钠溶液溶解并稀释制成每 1mL 中含 0.02mg 的溶液作为溶液(2),取溶液(1)1mL 与溶液(2)18mL,混匀,作为系统适用性溶液,取 20μL 注入液相色谱仪,理论板数按异丙肾上腺素峰不低于 2000 计算,肾上腺素峰与异丙肾上腺素峰的分离度应大于 3.5。

测定法:精密量取本品 2mL,置 50mL 量瓶中,用 0.1%焦亚硫酸钠溶液稀释至刻度,摇匀,作为供试品溶液,精密量取 20μL,注入液相色谱仪,记录色谱图;另取盐酸异丙肾上腺素对照品,精密称定,同法测定。按外标法以峰面积计算,即得。

第四节 复方制剂分析

一、特点

复方制剂是指含有两种或两种以上药物的制剂。复方制剂的分析比原料药和单方制剂复杂,在分析时,不仅要考虑辅料对主药测定的影响,还要考虑处方中各药物之间对测定成分的干扰。因此在分析中前处理和分析方法的选择十分重要,如何把欲测成分定量地从其他干扰组分中分离出来十分关键。色谱法(HPLC 法、GC 法等)同时具有分离和分析的功能,目前,高效液相色谱法在复方制剂分析中应用最为广泛。

如果复方制剂中各有效成分之间不发生干扰,就可以不经分离直接测出各成分的含量;有些干扰不大也可以经简单提取分离后进行测定。如一些主药的成分为无机元素或结构简单的有机物,也可以采用滴定分析法或重量分析法或原子吸收分光光度法测定其含量。复方铝酸铋片(胶囊)中的铋、铝、氧化镁测定,复方葡萄糖酸钙口服液中钙的测定,复方氢氧化铝片中氢氧化铝、氧化镁的测定,均采用络合滴定法测定;复方乳酸钠葡萄糖注射液的测定,分别采用原子吸收分光光度法测定氯化钾、氯化钙、氯化钠的含量;采用滴定分析法测定乳酸钠的含量。复方氯化钠注射液中总氮量采用银量法测定,氯化钾采用重量分析法测定,氯化钙采用络合滴定法测定;如欲测成分有旋光性,可采用旋光法测定;有紫外吸收,也可采用紫外-可见分光光度法测定。葡萄糖氯化钠注射液的含量测定,葡萄糖有旋光性,采用旋光法测定;采用银量法测氯化钠的含量。复方制剂还可以根据药物的性质,如为生物样品采用生物检定法进行测定。

二、方法的选择性

1) 若各有效成分之间互不干扰,利用各成分的物理化学性质的差异,用专一性较强方法,可不经分离直接分别测定各成分。

2) 若各有效成分之间相互干扰,可经处理、分离后测定,或者采用 HPLC 法、分光光度法测定。对于多种成分难于逐个分析,可先选择 1~2 个主成分测定以控制质量。

示例 6-6 2015 年版《中国药典》收载的复方磺胺甲噁唑片的分析

处方:磺胺甲噁唑 400g,甲氧苄啶 80g,辅料适量,制成 1000 片。本品含磺胺甲噁唑($C_{10}H_{11}N_3O_3S$)与甲氧苄啶($C_{14}H_{18}N_4O_3$)均应为标示量的 90.0%~110.0%,两种活性药物成分的结构式如图 6-4 所示。

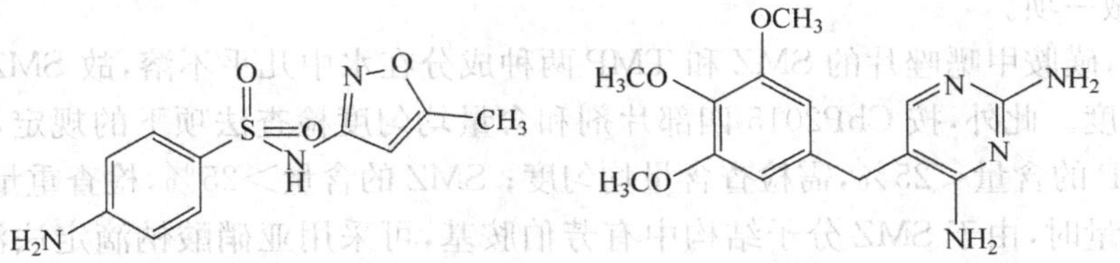

图 6-4　磺胺甲噁唑和甲氧苄啶结构式

性状：本品为白色片。

鉴别：

（1）取本品细粉适量（相当于甲氧苄啶 50mg），加稀硫酸 10mL，微热使甲氧苄啶溶解后，放冷，滤过，滤液加碘试液 0.5mL，即生成棕褐色沉淀。

（2）取本品细粉适量（相当于磺胺甲噁唑 0.2g），加甲醇 10mL，振摇，滤过，取滤液作为供试品溶液；另取磺胺甲噁唑对照品 0.2g 与甲氧苄啶对照品 40mg，加甲醇 10mL 溶解，作为对照品溶液。吸取上述两种溶液各 $5\mu L$，分别点于同一硅胶 GF254 薄层板上，以三氯甲烷-甲醇-N,N-二甲基甲酰胺（20：2：1）为展开剂，展开，晾干，置紫外灯（254nm）下检视。供试品溶液所显两种成分的主斑点位置和颜色应分别与对照品溶液的两个主斑点相同。

（3）在含量测定项下记录的色谱图中，供试品溶液两主峰的保留时间应与对照品溶液相应的两主峰的保留时间一致。

（4）取本品的细粉适量（约相当于磺胺甲噁唑 50mg），显芳香第一胺类的鉴别反应。

以上（2）（3）两项可选做一项。

检查溶出度：取本品，照溶出度与释放度测定法，以 0.1mol/L 盐酸溶液 900mL 为溶出介质，转速为 75r/min，依法操作，经 30min 时，取溶液适量，滤过，精密量取续滤液 $10\mu L$，照含量测定项下的方法，以法测定，计算每片中磺胺甲噁唑和甲氧苄啶溶出量。限度为标示量的 70%，应符合规定。

含量测定：照高效液相色谱法规定。

色谱条件与系统适用性试验：用十八烷基硅烷键合硅胶为填充剂；以乙腈-水-三乙胺（200：799：1）（用氢氧化钠试液或冰乙酸调节 pH 至 5.9）为流动相；检测波长为 240nm。理论板数按甲氧苄啶峰计算不低于 4000，磺胺甲噁唑峰与甲氧苄啶峰间的分离度应符合要求。

测定法：取本品 10 片，精密称定，研细，精密称取适量（约相当于磺胺甲噁唑 44mg），置 100mL 量瓶中，加 0.1mol/L 盐酸溶液适量，超声使两主成分溶解，用 0.1mol/L 盐酸溶液稀释至刻度，摇匀，滤过，取续滤液作为供试品溶液，精密量取 $10\mu L$，注入液相色谱仪，记录色谱图；另取磺胺甲噁唑对照品和甲氧苄啶对照品各适量，精密称定，加 0.1mol/L 盐酸溶液溶解并定量稀释制成每 1mL 中含磺胺甲噁唑 0.44mg 与甲氧苄啶 89mL 的溶液，摇匀，同法测定。按外标法以峰面积计算，即得。

示例 6-6 中，磺胺甲噁唑片的鉴别包括 SMZ 和 TMP 两种活性药物成分的鉴别。鉴别实验（1）和（4）直接采用 TMP 和 SMZ 原料药物的鉴别实验，分别鉴别复方制剂中 TMP 和

SMZ；鉴别实验(2)(3)均采用色谱法分离，同时鉴别复方制剂中的 SMZ 和 TMP 两种成分，故可选做一项。

检查时，磺胺甲噁唑片的 SMZ 和 TMP 两种成分在水中几乎不溶，故 SMZ 和 TMP 均需检查溶出度。此外，按 ChP2015 四部片剂和含量均匀度检查法项下的规定，复方磺胺甲噁唑片 TMP 的含量<25%，需检查含量均匀度；SMZ 的含量>25%，检查重量差异。

测定含量时，由于 SMZ 分子结构中有芳伯胺基，可采用亚硝酸钠滴定法测定其含量，TMP 不干扰；TMP 分子结构中有氮杂原子，具有碱性，可采用非水溶液滴定法测定其含量，但 SMZ 也有弱碱性，干扰测定，故不宜直接采用容量法测定复方磺胺甲噁唑片的含量。尽管可以考虑采用提取后容量法测定，但该法烦琐费时，误差较大。因此，采用具有分离、分析功能的 HPLC 法同时测定复方磺胺甲噁唑片中 SMZ 和 TMP 两种成分的含量，专属性强，准确度高，方便快捷。

示例 6-7 复方氯化钠滴眼液的含量测定：复方氯化钠滴眼液由氯化钠 9.00g、氯化钾 0.14g、碳酸氢钠约 0.20g、羟丙甲基纤维素适量、防腐剂适量、注射用水适量制成 1000mL。ChP2015 规定本品含氯化钠(NaCl)与氯化钾(KCl)均应为标示量的 90.0%～110.0%。

(1) 氯化钾含量测定 对照品溶液的制备：精密称取经 130℃ 干燥至恒重的基准氯化钾约 0.15g，根据使用仪器的灵敏度，用适量的水配制成合适浓度的对照品储备液，精密量取 5mL、10mL 与 15mL，分别置 3 个 100mL 量瓶中，再分别各加 10%氯化锶溶液 10mL，加水稀释至刻度，摇匀，作为对照品溶液(1)(2)和(3)。对照品溶液(2)的吸光度值应在 0.5 左右。

供试品溶液的制备：用内容量移液管精密量取本品适量，用水配制成与上述对照品储备液相当浓度的供试品储备液；精密量取 10mL，置 100mL 量瓶中，加 10%氯化锶溶液 10mL，加水稀释至刻度，摇匀，即得。

测定法：取对照品与供试品溶液，照原子吸收分光光度法，在 766.5nm 的波长处测定，计算即得。

(2) 氯化钠含量测定 用内容量移液管精密量取本品 10mL，置锥形瓶中，用水 50mL 分次洗出移液管内壁的附着液，洗液并入锥形瓶中，加铬酸钾指示液 10 滴，用硝酸银滴定液 (0.1mol/L)滴定至淡红色。按下式计算，即得。

$$标示量百分含量(\%) = \frac{58.44}{9.0} \times \frac{1}{100} \times \left(10MV - \frac{A \times 0.14}{74.55}\right) \times 100\% \qquad (6\text{-}12)$$

式(6-12)中：V 为消耗硝酸银滴定液(0.1mol/L)的体积(mL)；M 为硝酸银滴定液 (0.1mol/L)的实际浓度；A 为供试品中氯化钾(KCl)的百分标示含量(%)。

示例 6-8 复方樟脑酊的含量测定。复方樟脑酊处方：樟脑 3g、阿片酊 50mL、苯甲酸 5g、八角茴香油 3mL、乙醇(56%)适量，制成 1000mL。

ChP2015 规定本品每 1mL 含无水吗啡($C_{17}H_{19}NO_3$)应为 0.425～0.575mg。

色谱条件与系统适用性试验：用辛烷基硅烷键合硅胶为填充剂；0.05mol/L 磷酸二氢钾溶液-0.0025mol/L 庚烷磺酸钠水溶液-乙腈(2：2：1)为流动相，检测波长为 220nm。理论板数按吗啡峰计算不低于 1000，吗啡峰与相邻杂质峰之间的分离度应符合要求。

固相萃取柱系统适用性试验：用十八烷基硅烷键合硅胶为填充物；以测定法中相同的处理条件和洗脱条件试验。精密量取浓度为每 1mL 中含 0.25mg 吗啡对照品的 5%乙酸溶液 1mL,置处理后的固相萃取柱上,同法洗脱,用 5mL 量瓶收集洗脱液至刻度,摇匀,作为系统适用性溶液。分别精密量取系统适用性溶液与含量测定项下的对照品溶液各 10μL,依次注入液相色谱仪,记录色谱图。按下列公式计算,系统适用性结果(f_s)应为 0.97~1.03。

$$系统适用性试验结果(f_s) = \frac{A_X/C_X}{A_R/C_R} \tag{6-13}$$

式(6-13)中:A_X 为系统适用性溶液中吗啡峰面积;A_R 为对照品溶液中吗啡峰面积;C_X 为系统适用性溶液浓度;C_R 为对照品溶液浓度。

测定法:取固相萃取柱一支,依次用甲醇-水(3∶1)15mL 与水 5mL 冲洗,再用 pH 值约为 9 的氨水溶液(取水适量,滴加氨试液至 pH 为 9)冲洗至流出液 pH 约为 9,待用。取本品一瓶,超声处理 10min,取出摇匀;精密量取 5mL,置磨口锥形瓶中,蒸干,精密加 5%乙酸溶液 10mL,超声处理 10min 使吗啡溶解,取出,放至室温,滤过;精密量取续滤液 1mL,置上述固相柱上,滴加氨试液适量至柱内溶液的 pH 约为 9(上样前应取同体积续滤液预先调试,以确定滴加氨试液的量),摇匀,待溶剂滴尽后,用水 20mL 冲洗,用含 20%甲醇的 5%乙酸溶液洗脱,用 5mL 量瓶收集洗脱液至刻度,摇匀,精密量取 10μL 注入液相色谱仪,记录色谱图;另取吗啡对照品适量,精密称定,用含 20%甲醇的 5%乙酸溶液溶解并定量稀释制成每 1mL 中约含吗啡 0.05mg 的溶液,同法测定。按外标法以峰面积计算,即得。

第五节 辅料及其与药物相容性分析

药物制剂由活性药物成分(active pharmaceutical ingredient,API)及辅料共同发挥作用。理想的辅料需要满足剂量要求、提高制剂稳定性以及保证药物的合理释放等。随着科技进步、经济发展,新型给药体系的引入以及生物药剂学的发展,辅料需要满足一系列的稳定性及生物利用度要求。虽然传统认为辅料是惰性的,不发挥药理功效,不会影响用药安全,但在药物剂型的开发研究中,仍有三点必须考虑:一是 API 的性质及缺陷;二是辅料的性质和用途限定;三是制备工艺的影响。它们的出发点实际上是考虑药物与辅料稳定性影响因素,总结起来,这些因素包括药物或辅料因素、处方因素、环境因素,其中又以药物与辅料自身影响最为主要,因此传统理念上的"惰性"辅料其实对用药安全有重大影响。

国际药剂辅料协会(International Pharmaceutical Excipients Council,IPEC)对辅料的定义是:除 API 外需要进行适当安全评估的物质,该物质应为给药系统的一部分,用于辅助生产,保证和提高药物稳定性、生物利用度、患者顺应性,或者起识别作用及保证药物在贮藏和使用中的效果。辅料在合适条件下与药物发生有益的物理化学作用,发挥其功能,但由于制剂处方的复杂性可能会使辅料与药物之间发生负面相互作用,从而影响药物制剂的稳定性、安全性和有效性。另一方面,辅料中引入的杂质或其降解产物也可能会与药物发生化学反应,生成未知新杂质,降低药效甚至产生毒性。因此,药物与辅料相互作用研究(即相容性研究)已成为药物制剂研发阶段必不可少的一项重要内容。

一、辅料的质量分析

药用辅料按来源分类包括植物(淀粉)、矿物(滑石粉)动物的副产品(明胶)、化学合成

(羟甲基纤维素)等；按作用与用途分类，可分为溶剂、增溶剂、助溶剂、乳化剂、着色剂、黏合剂、崩解剂、填充剂、润滑剂等；按给药途径分类，可分为口服、经皮、注射、口腔吸入等。同一药用辅料可用于不同给药途径药物制剂且有不同的用途和作用。在制定药用辅料质量标准时，既要考虑药用辅料自身安全性，也要考虑辅料对制剂的生产、质量、安全性和有效性的影响。其质量标准内容主要包括两个方面：一是与生产工艺及安全性有关的常规试验(性质、鉴别、含量测定、检查等)；二是影响制剂性能的功能性试验(如黏度等)。

示例 6-9 药用辅料分析举例——乳糖分析

(一)鉴别

(1)取本品 0.2g，加氢氧化钠溶液 5mL，微热，溶液先显黄色，后变为棕红色，再加硫酸铜溶液数滴，即析出氢氧化亚铜红色沉淀。

(2)在含量测定项下记录的色谱图中，供试品溶液的主峰的保留时间应与对照品溶液主峰保留时间一致。

(3)本品的红外吸收图谱应与对照的图谱(ChP2015 光谱集 256 图)一致。

(二)检查

1. 酸度 取本品 1.0g，加水 20mL 溶解后，依法测定，pH 应为 4.0～7.0。

2. 溶液澄清度与颜色 取本品 1.0g，加沸水 10mL 溶解后，溶液应澄清无色；若显色，则与黄色 2 号标准比色液比较，不得更深。

3. 有关物质 取本品适量加水溶解，并稀释成每 1mL 含有 100mg 的溶液，作为供试品溶液；精密量取 1mL，置于 100mL 量瓶中，加水稀释至刻度，摇匀，作为对照溶液。照含量测定项下的方法试验，记录色谱图至主成分峰保留时间的 2 倍。供试品溶液的色谱图中除溶剂峰外，若显杂质峰，各杂质峰面积之和不得大于对照溶液峰面积的 0.5 倍。

4. 杂质吸光度 取本品，精密称定，加温水溶解并定量稀释成每 1mL 含有 100mg 的溶液，照紫外-可见分光光度法，在 400nm 处波长处测定吸光度，不得超过 0.04。再精密吸取上述溶液 1mL，置于 10mL 量瓶中，加水稀释至刻度，照紫外-可见分光光度法，在 210～220nm 的波长范围内测定吸光度，不得超过 0.25；在 270～300nm 的波长范围内测定吸光度，不得超过 0.07。

5. 蛋白质 取本品 5.0g 加热水 25mL 溶解后，放冷，加硝酸汞溶液 0.5mL，5min 内不得生成絮状沉淀。

6. 水分 取本品，以甲醇-甲酰胺(2∶1)为溶剂，照水分测定法测定，含水分应为 4.5%～5.5%。

7. 干燥失重 取本品，置硅胶干燥器内，80℃减压干燥至恒重，减失重量不得超过 1.0%。

8. 重金属 取本品 3.0g，加温水 20mL 溶解后，再加乙酸盐缓冲液(pH3.5)2mL 与水适量使成 25mL，依法检查，含重金属不得超过百万分之五。

9. 炽灼残渣 取本品 1.0g，依法检查，遗留残渣不得超过 0.1%。

10. 砷盐 取炽灼残渣项下残留物，加水 23mL 溶解后，加盐酸 5mL，依法检查，应符合规定(0.0002%)。

11. 微生物限度 取本品，依法检查，每 1g 供试品中除细菌数不得超过 1000 个、酵母菌和霉菌数不得超过 100 个外,不得检测出大肠埃希菌。

(三) 含量测定

照高效液相色谱法(按 ChP2015 通则 0512)测定。

1. 色谱条件与系统适用性试验 以氨基键合硅胶为填充剂;以乙腈-水(70∶30)为流动相,用示差折光检测器检测;柱温为 45℃,检测器温度为 40℃。取乳糖对照品和蔗糖对照品各适量,加水溶解并稀释成每 1mL 各含 1mg 的溶液,取其中 10μL,注入液相色谱仪,乳糖峰与蔗糖峰之间的分离度应符合要求,理论塔板数以乳糖峰计算不得低于 5000。

2. 测定法 取本品适量,精密称定,加水溶解后并稀释成每 1mL 约含乳糖 1mg 的溶液,精密量取 10μL,注入液相色谱仪,记录色谱图;另取乳糖对照品适量,同法测定,按外标法以峰面积计算即得。

二、辅料与药物的相互作用

辅料与药物的相互作用主要分为物理作用和化学作用两种。物理作用如络合、包埋、吸附、复合等,可改变药物的颜色、形态、溶解度等物理性质。化学作用可使药物与辅料发生各种反应而产生新的物质。

(一) 物理作用

药物与辅料的物理作用指未生成新物质的变化,并非完全不涉及化学变化。主药和辅料如果相容性差,可能会改变药物的稳定性和生物利用度,从而影响药物的安全性和有效性。

1. 吸附 是最常见的物理作用。药物分子通过范德华力或者静电作用吸附在辅料表面,减小药物粒子的粒径,增大药物与溶出介质的表面积,从而提高药物溶出度和生物利用度。但固体辅料表面吸附有时会使药物无法溶出或分散,最终降低其生物利用度。固体分散体技术可以加速和增加难溶性药物的溶出,提高其生物利用度,因为药物在固体辅料中粒径小且高度分散,形成了一种以固体形式存在的分散系统。如硬脂酸镁作为抗菌药物西吡氯铵片剂的润滑剂时,由于西吡氯铵阳离子与硬脂酸镁阴离子产生静电吸附后难于解吸附,西吡氯铵的生物利用度降低,抗菌活性下降。

2. 复合 复合物的形成常被用于改善药物的溶解性、溶出度和生物利用度,并能改变药物的稳定性。如环糊精类辅料将药物分子包嵌于空穴结构内形成复合物,也称包合物,可提高水难溶性药物的溶解度,增加不稳定性药物的稳定性,提高药物的生物利用度。

3. 包埋 包埋作用在片剂中较为常见。如果片剂中含有遇溶剂易产生膨胀和胶凝现象的辅料,如羟丙甲基纤维素、预胶化淀粉、聚氧乙烯等,则这种包埋作用就特别常见。药物分子在辅料基质内部的包埋会阻断药物的溶解和释放。例如,预胶化淀粉有强大的膨胀能力,可显著提高难溶性药物的溶出速率,但药物被其胶凝能力包埋于辅料中,影响药物的溶解释放,当凝胶速度大于膨胀速度时,药物的生物利用度明显降低。

4. 多组分晶体 共晶是指由两种或两种以上室温下呈固体状态的物质按照一定的化学计量比,在氢键或其他非共价键的作用下连接在一起的晶体物质,能形成共晶的官能团结构。FDA 针对药物共晶的研发趋势发布了《药物共晶监管分类指南》,当药物与某种辅料形成共晶后,可以将药物共晶作为"制剂中间体"来管理和控制。药物共晶可以用于改进药物性质,包括提高溶解度和溶出速率、提高化学稳定性、改善生物利用度等。共晶和盐的界限也并不明显,区分只是两种分子间是否发生质子转移。许多有机酸(马来酸,酒石酸和枸橼酸等)与药物既能成盐,又可能形成共晶。

物理作用除可以改变药物的物理性质,进而影响药物的有效性外,还会干扰药物制剂的分析。当物理作用较强时,药物因难以从辅料中解离而不能在溶剂中完全溶解,导致含量测定和回收率试验结果偏低,不利于药物制剂的质量控制。因此,在建立药物制剂的质量分析方法时,应考虑药物与辅料可能会发生物理作用,应选择合适的样品制备方法,以正确评价药物制剂质量。

(二)化学作用

辅料与药物之间可能发生多种化学反应,如麦拉德反应、氧化反应、水解反应、聚合反应、成盐反应、脱羧反应、异构反应等,都会使药物产生其他产物,因此大多数化学反应都会产生负面作用,导致辅料与药物不相容,不利于药物制剂的安全性、稳定性和有效性。

药物与辅料发生化学作用通常涉及多步反应,有中间产物存在或小分子生成。在正常干燥状态及储存条件下,固体制剂含水量很低或不含水分,药物的降解反应速度缓慢或仅在制剂表面发生。但对一些稳定性差的药物,微量水分的存在或与不适宜的辅料配伍时,能发生固-固相互作用或者促进药物降解。如质子泵抑制药奥美拉唑对酸不稳定,故不宜与酸性辅料配伍,羟丙基-L-半胱氨酸与蔗糖、微晶纤维素配伍时导致变色等。近年来,有关药物与辅料的化学作用的报道很多,不相容的药物与辅料间可能发生的反应类型见表6-4。

表6-4 常见药物-辅料不相容化学反应

药物类型	不相容辅料类型	反应类型
伯胺、仲胺	单糖或二糖	麦拉德反应
羧基酸	碱	成盐
酯、内酯	碱性成分	酯水解、水解开环
醇	氧化剂	氧化成醛和酮
巯基类	氧化剂	二聚化
明胶	阳离子表面活性剂	变性
酚	金属、氧化剂	氧化、配合

三、辅料与药物相容性分析

(一)分析方案设计

对于特定的药物和辅料,设计相容性分析方案时,主要依据药物的理化性质、药物制剂的剂型特点等选择相容性分析方法,并需要考虑辅料与药物比例、制剂制备工艺、环境因素等对辅料与药物相容性的影响。

相容性分析中大多数采用辅料与药物比例为1∶1(质量)的物理混合样品。为了探讨辅料与药物的不同比例对相容性的影响,需要设计不同配比的物理混合样品。而为了显著、快速地发现辅料与药物的相互作用,可提高辅料比例,放大辅料对药物的影响,使相容性分析的结果更具预测性。此外,还可以依据辅料在处方中所起的作用,设计药物与辅料的比例,样品与辅料的混合方式和处理方法也是相容性研究的一个内容,可采用简单搅拌、研磨方式制备样品并考察时间、温度、相对湿度对药物稳定性的影响。

(二)常用分析方法

由于制剂品种越来越多,影响 API 物理化学稳定性的因素也越来越复杂。API 可能与其中一种甚至多种不同辅料相互作用,给制剂的研发和分析带来困难。因此找寻精确的检测方法对研制稳定的制剂十分重要。

1. 热分析法 热分析法是一种简便、快速研究药物相互作用的方法。如果药物与辅料之间发生相互作用,则它们的混合物受热时,从热分析图谱可观察到这种相互作用引起的热分析曲线的变化。

2. 高效液相色谱法 在相容性分析中,高效液相色谱法通常作为热分析法的互补技术,可对热分析法结果的可靠性进行确证,考察药物有无降解;并将 HPLC 与 IR、MS、NMR 等技术联用,可以进一步确证降解产物的化学结构,分析其来源和降解途径,判断药物与辅料是否发生化学反应。

3. 傅里叶变换红外光谱法 此法特别适用于考察固体剂型中药物和辅料之间的化学作用。将药物、辅料以及药物-辅料混合物的红外光谱图进行比较,根据官能团的吸收峰强弱变化以及是否出现新的吸收峰,可判断药物和辅料之间是否发生相互作用。

4. X 线粉末衍射法 适用于固体剂型中药物与辅料的相容性分析,比较辅料与药物粉末的混合样品与单一药物粉末、单一辅料粉末的衍射图谱,根据晶面间距、相对衍射强度、衍射峰位置等的变化来明确药物的结构变化,判断辅料与药物之间是否存在相互作用。

5. 流变技术及偏光显微镜 流变技术是根据液态微粒在受到振动或挤压时所产生的应力不同,引起的流变性能变化来判断微乳或相态的形成。偏光显微镜法结合液晶体系的外观形态是鉴定层状相液晶、立方相液晶与六角相液晶的便捷有效的手段。层状相液晶为可流动的油状液体,在偏光显微镜下常呈现马耳他十字状偏光;立方相液晶外观呈透明凝胶状,且由于结构的对称性在偏光显微镜下无偏光现象;六角相液晶外观不透明,在偏光显微镜下呈现出扇形的偏光形态。此外一些新技术如冷冻蚀刻显微镜、圆二色谱等也逐渐得到了应用。

辅料影响制剂的稳定性、安全性、有效性,其影响程度主要取决于药物性质、辅料性质以及辅料在制剂中的比例。随着分析技术和检测技术的不断发展,药物与辅料的相容性分析方法向高效率、高准确度、高灵敏度、低样品量方向发展。

(江西中医药大学 彭 红)

课后习题

一、简答题

1. 与原料药分析相比,药物制剂分析有哪些特点?
2. 溶出度测定的意义是什么?
3. 片剂的剂型检查包含哪些项目?
4. 辅料与药物发生的物理化学变化常用哪些分析方法检测?

二、计算题

异烟肼片的含量测定：取本品（标示量为 0.1g/片）20 片，精密称定，重量为 2.1250g，研细，精密称取片粉 0.2125g，置 100mL 量瓶中，加适量的水振摇溶解并稀释至刻度。滤过，弃去初滤液，取续滤液 25mL，加水 50mL、盐酸 20mL 及甲基橙指示液 1 滴，用溴酸钾滴定液（0.01635mol/L）滴定至粉红色消失，消耗滴定液 16.10mL。1mL 溴酸钾滴定液（0.01667mol/L）相当于 3.429mg 的异烟肼。求异烟肼片的标示百分含量。

参 考 文 献

[1] 国家药典委员会. 中华人民共和国药典[S]. 2015 年版. 北京：中国医药科技出版社，2015.
[2] 黄红. 药物分析[M]. 武汉：湖北科技出版社，2014.
[3] 于治国. 药物分析[M]. 北京：中国医药科技出版社，2010.
[4] 周宁波. 药物分析[M]. 北京：化学工业出版社，2017.
[5] 马雪松. 药物分析[M]. 上海：上海科学技术出版社，2017.
[6] 赵春杰. 药物分析[M]. 北京：清华大学出版社，2012.
[7] 于治国. 药物分析学习指导与习题集[M]. 2 版. 北京：人民卫生出版社，2017.
[8] 梁生旺. 中药制剂分析习题集[M]. 北京：中国中医药出版社，2003.
[9] 国家食品药品监督管理总局. 普通口服固体制剂溶出度试验技术指导原则[S]. (2015-02-05). http://samr. cfda. gov. cn/.

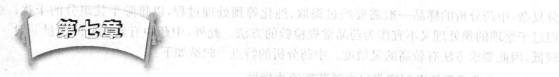

中药分析概论

第一节 概 述

中药是指在中医理论指导下,用于预防、治疗、诊断疾病并具有康复和保健作用的物质,包括中药材及饮片、提取物和中药制剂。中药为中国传统药物,是我国医药宝库中的重要组成部分。中药分析是以中医药理论为指导,运用现代分析方法和技术(包括化学、物理学、生物学和微生物学等),研究中药质量评价与控制的一门学科,是药物分析学科中一个重要组成部分。

中药分析的目的在于利用现代分析手段,通过评价与控制中药的质量,以保证中药质量稳定、疗效可靠和使用安全。

近年来,随着中药化学成分、物质基础及作用机制研究的不断深入,以及 ChP2015[1] 对中药及其制剂质量标准的大幅提升,中药分析在分析仪器、检测方法与手段等方面均取得较大进展,采用了符合中药特点的现代分析仪器和方法,强化了对中药的质量控制,突出了中药的整体性、特征性、模糊性质量控制特色。但由于中药成分复杂,不同成分其药理作用不同,中药质量评价的难度较大。

一、中药分析的特点

与化学药物比较,中药分析难度较大,问题较多,更具挑战性。这是由于中药的组成十分复杂,中药分析的样品一般需要经过提取、纯化等预处理过程,以排除干扰组分的干扰;但过于繁琐的预处理又不宜作为药品常规检验的方法。此外,中药中有效成分的含量一般较低,因此要求方法有较高的灵敏度。中药分析的特点[2]归纳如下:

(一)中药质量标准制定需以中医药理论为指导

中药是按中医理论和用药原则组方而成,由于中药成分的复杂性、药理作用的多样性,往往难以通过某个或某些成分的含量来评价中药质量。因此,在进行质量分析时,要根据药味的君、臣、佐、使地位,首选君药、贵重药和剧毒药建立分析方法。在检测成分的选择上,要注意与中药的功能主治以及现代药理学研究相结合,因为即便是同一味药,其作为主药和辅药时对药物的药理作用要求不同,因而检测的主成分也不尽相同。

(二)中药化学成分的多样性与复杂性

中药的化学成分十分复杂,包括各类型的有机和无机化合物,如人参中除含多种皂苷类成分外,还含有脂肪油、有机酸、甾醇、挥发油等脂溶性成分,以及多糖、氨基酸、肽类及维生素类等众多成分,其单味药本身就是一个混合物,所以由多味中药组成的中药制剂所含成分更为复杂,有些化学成分还会互相影响,致使含量发生较大变化,给质量分析增加了难度。例如,当黄连与黄芩、甘草、金银花等中药配伍时,黄连中所含的有效成分之一小檗碱能和黄芩中的黄芩苷、甘草中的甘草酸及金银花中的绿原酸等大分子有机酸形成难溶于水的复合物而沉淀析出,影响测定结果的准确性。又如在研究七种含柴胡的复方煎剂中,含牡蛎的三个处方中柴胡皂苷 d 的含量明显高于其他方剂约四倍,这主要是牡蛎在煎煮过程中,使煎液 pH 升高,减少了煎液中柴胡皂苷 d 的分解。

由于中药化学成分众多,各成分之间可能会相互作用,生成一些稳定、亚稳定的复杂化合物,给分析测定带来更大的困难。此外,在一个溶剂提取的分析部位中通常含有众多性质相近的化合物,往往需要经过复杂的分离、净化过程,才可用于分析测定,这些分离净化过程要最大限度地保留欲测定成分,除去非测定成分,使测定结果准确地反映中药的质量。

(三)中药质量易受多种因素影响

中药原料药材的品种、规格、产地、生长环境(温度、湿度、海拔等)、药用部位、采收季节、加工方法等均会影响药材中有效成分的含量,从而影响中药的质量和临床疗效;此外,中药材经加工炮制后,其化学成分、性味、药理作用等方面都会发生一定的变化。所以,为了保证中药的质量,应严格遵守中药炮制规范,对炮制工艺、成品质量都要严格把关,才能保证中药质量的稳定与可靠。

(四)中药杂质来源的多途径性

中药的杂质来源要比化学药物复杂得多,如药材中非药用部位及未除净的泥沙;药材产地水源、土壤、空气等生长环境的污染;农药化肥的滥用;包装、保管不当发生的霉变、走油、泛糖、虫蛀等多种途径均可混入杂质。因此,中药易含有较高的重金属、砷盐、残留农药、黄曲霉毒素等杂质,需制定严格的杂质检查标准。

(五)中药有效成分的非单一性

中药的疗效不是某单一成分作用的结果,也不是某些成分简单作用的加和,而是各成分之间协同作用的结果。即多成分通过多途径作用于机体的多靶点,通过修复、调整及调动人体的某些机能而发挥的综合作用,因而用任何一种成分衡量中药质量的优劣都可能有失偏颇,不能反映其所体现的整体疗效。只有从中医整体观出发,模糊与量化相结合,整体表征与局部指征相结合,在对中药进行物质基础研究的同时,采用多种手段,应用灵敏可靠的分析仪器,测定多种有效信息,才能更加科学、客观地评价中药的质量。

从某种意义上讲,与化学药分析相比,中药分析的难度更大,要求仪器的灵敏度更高。随着分析仪器、分析方法学以及中药化学成分研究的不断深入和发展,中药分析的灵敏度、准确度和稳定性将会逐步提高,以满足中药质量控制的实际需要。

二、中药及其剂型的分类与质量分析要点

ChP2015一部共收载中药品种2598个,分为药材和饮片、植物油脂和提取物、成方制剂和单味制剂三部分。

中药剂型多达30余种:传统剂型有丸、散、膏、丹、酒、汤、茶和锭等;现代剂型有片剂、颗粒剂、口服液、注射剂、软胶囊剂、滴丸和气雾剂等。中药及其制剂如按物态进行分类,可分为中药材及其炮制品、固体制剂、半固体制剂、液体制剂和气体制剂。每种剂型的制备工艺、辅料及存在形式差异很大,制备分析用供试品溶液时,有的剂型很容易操作,有的剂型则存在很大的干扰。

(一)中药材及其炮制品

中药材及其炮制品(饮片等)是中药制剂的生产原料,是中药生产过程中质量保证的首要环节,其质量控制应严格执行国家药品标准和中药材炮制规范。研制中药新药时,处方中的中药材均应符合法定药品标准规定,中药制剂中若含有未制订药品标准的中药材,则必须先制订其标准,然后按《新药注册管理审批办法》的规定报送相应资料。

显微鉴定是中药材及其饮片的特色鉴别方法,具有简便、快速、经济、准确等特点;药材和饮片的含量测定应强调专属性成分,并提倡和推广使用指纹图谱和特征图谱作为其质量控制的手段。

(二)固体制剂

固体制剂包括片剂、丸剂、颗粒剂、散剂、胶囊剂等。这类制剂若有直接用药材粉末者,可用显微鉴别法观察制剂中的植物组织与细胞,对其中的化学成分,则应充分考虑赋形剂的干扰,一般需经提取分离后方可进行含量测定。

1. 片剂　中药片剂系指中药提取物、饮片细粉或中药提取物加饮片细粉与适宜辅料混匀压制而成的圆片状或异型片状的制剂,分为全粉片和浸膏(半浸膏)片等。

中药片剂中常含有一定量的赋形剂,如淀粉、糊精、糖粉、硫酸钙等,有的还含有中药饮片细粉,其中某些成分仍保留在植物组织、细胞中。赋形剂的存在,有可能对片剂的分析产生影响,不过这些赋形剂大多是水溶性的,当用有机溶剂提取时,往往可去除它们的干扰。片剂的提取方法通常是将片剂研碎(糖衣片需除去糖衣)后,过一定目数的药筛,然后选择适宜的有机溶剂将被测成分提取出来进行分析。

中药片剂需做重量差异和崩解时限的检查。

2. 丸剂　丸剂系指原料药物(中药提取物或饮片细粉)与适宜的黏合剂或其他辅料制

成的球形或类球形固体制剂,分为蜜丸、水丸、水蜜丸、糊丸、浓缩丸、蜡丸、微丸等。

由于丸剂处方中往往含有某些饮片细粉,所以可采用显微组织观察作为鉴别方法之一。丸剂的检查项目包括水分、重(装)量差异、溶散时限和微生物限度检查等。进行理化鉴别或含量测定时,则需用适当溶剂将丸剂中组分提取出来后再分析。蜜丸由于加有炼蜜做黏合剂,软而黏,不便于直接研碎,一般将其切碎,加硅藻土适量作为分散剂,研匀后再提取。丸剂分析时常用的提取方法有加热回流提取法、索氏提取法、超声提取法、振荡提取法、浸渍提取法等。提取所选用的溶剂根据被检测成分的性质及杂质情况而定。由于丸剂往往是由多种原料药直接粉碎制成的,所含成分相当复杂,通过上述方法提取后,得到的提取液,通常必须经过净化处理后方能检测。常用的净化方法有柱色谱法、溶剂提取法、沉淀法等。

3. 颗粒剂 颗粒剂系指将原料药物(中药提取物或饮片细粉)与适宜的辅料混合制成具有一定粒度的干燥颗粒状制剂,分为可溶性颗粒、混悬颗粒、泡腾颗粒、肠溶颗粒、缓释颗粒和控释颗粒等。

含有饮片细粉的颗粒剂,可采用显微鉴别的方法进行鉴别;颗粒剂应做粒度、水分、溶化性、装量差异、微生物限度等质量检查项目;其在制备过程中所用饮片经提取、净化后,已除去了大部分杂质,有的还用乙醇沉淀做进一步的精制,这些都有利于颗粒剂的分析。当颗粒剂不含饮片细粉而全部为饮片提取物时,可用合适的溶剂进行溶解或提取;对于含饮片细粉的颗粒剂,则要注意提取溶剂的渗透性,可采用加热回流提取法或超声提取法。此外,大多数颗粒剂中均含有糖、糊精等辅料,对测定有干扰,通常会使提取液黏稠度增加,或者当用有机溶剂提取时,形成不溶性块状板结物,包裹和吸附指标成分,从而影响提取效率,因此需选择合适的提取溶剂。当提取液含杂质太多时,常需经萃取法、色谱法等精制后方能进行分析。

4. 散剂 中药散剂系指原料药物(中药饮片或提取物)与适宜辅料经粉碎、均匀混合制成的干燥粉末状制剂,分为内服散剂和外用散剂。

散剂饮片粉末中具有形态特征的组织碎片是显微鉴别的重要依据,可用于散剂的真伪鉴别;散剂质量控制的检查项目有外观均匀度、水分和装量差异等;在进行散剂的理化鉴定或含量测定时,需选择适宜的提取溶剂将其中的有效成分提出后再进行分析。除此之外,中药散剂应注意重点对剧毒成分和贵重药材进行质量控制。由于散剂中一般都使用中药饮片粉末,很多成分仍保留在被粉碎的药材组织中,而且分布也不均匀,所以,在分析取样时应注意样品的代表性。散剂的理化鉴别和含量测定大多要事先经过提取分离,常用的提取溶剂有水、乙醇、甲醇、乙醚、三氯甲烷等,常见的提取方法有冷浸法、加热回流法、连续回流提取法、超声提取法等,必要时还需对样品进行进一步的精制,以满足不同分析方法的需要。

5. 胶囊剂 胶囊剂依据囊壳材料不同分为硬胶囊、软胶囊和肠溶胶囊。硬胶囊剂是将药材提取物、药材细粉或药材提取物加药材细粉与适宜辅料制成的均匀粉末、细小颗粒、小丸、半固体或液体等填充于空心胶囊中的胶囊剂,所以在分析时应将药物从胶囊中全部倾出,然后参考颗粒剂或散剂的特点,设计提取、分离的实验方法;软胶囊剂是将提取物、液体药物或与适宜辅料混匀后用滴制法或压制法密封于软质囊材中的胶囊剂,取样时应剪破囊材,挤出内容物。如果内容物黏附在囊壳内壁,可用提取溶剂洗涤囊壳,洗涤液可与样品一同处理;肠溶胶囊系指其囊壳经高分子材料处理或其他方法加工后,在胃液中不溶,在肠液中才能崩解的胶囊剂。

胶囊剂需做水分、装量差异、崩解时限和微生物限度等质量检查项目。

（三）半固体制剂

半固体制剂主要包括煎膏剂、浸膏剂、凝胶剂和糖浆剂。

1. 煎膏剂　是指饮片用水煎煮后浓缩,加炼蜜或糖(或转化糖)制成的半流体制剂。因其黏稠度很大,在预处理时可向煎膏剂中加适量的惰性材料,如硅藻土、纤维素等,低温烘干后,按固体样品处理;有时也可先加水或稀醇稀释后,按液体中药的方法分离、净化。其质量控制检查的主要项目有相对密度、不溶物等。

2. 浸膏剂　是指饮片用适宜的溶剂提取,蒸去部分或全部溶剂,调整至规定浓度而成的制剂。即使是单味中药提取物做成浸膏形式,也是复杂的混合物,但相对杂质较少,个别制剂可经稀释后直接测定。若杂质较多需净化处理时,可采用稀释后提取法、回流提取法及柱色谱分离法等。

3. 糖浆剂　糖浆剂系指含有中药提取物的浓蔗糖水溶液。糖浆剂含蔗糖量应不低于45%(g/mL);所用防腐剂山梨酸和苯甲酸的用量不得超过0.3%,对羟基苯甲酸酯的用量不得超过0.05%。其质量控制检查的项目主要有相对密度、pH等。

4. 凝胶剂　系指中药提取物与适宜基质制成具凝胶特性的半固体或稠厚液体制剂。按基质不同可分为水性凝胶剂与油性凝胶剂。水性凝胶基质一般由水、甘油或丙二醇与纤维素衍生物、卡波姆、明胶、淀粉等构成;油性凝胶基质由液状石蜡与聚氧乙烯或脂肪油与胶体硅或铝皂、锌皂构成。在分析凝胶剂时,需根据所用基质性质的不同,采用不同的预处理方法。

一般来讲,对于半固体中药制剂,当其中的有效(指标)成分明确时,常以单一或多个代表性成分为指标进行评价,或结合特征图谱的方法进行质量控制,如肿节风浸膏等;对于单味药或药味组成较少的半固体中药制剂,杂质相对较少,可将样品稀释后直接测定,如当归流浸膏中阿魏酸的含量测定等;对于成分相对复杂的半固体中药制剂,可先采用液-液萃取法或柱色谱法等方法进行分离和纯化,以排除杂质的干扰;而对于指标成分尚不清楚的半固体中药制剂,可通过测定浸出物或总固体含量控制其质量。

在制备半固体中药制剂时,一般用水或不同浓度的乙醇作为提取溶剂,当用水作溶剂时,药液中含有大量的多糖、蛋白质等水溶性杂质;当用乙醇提取时,药液中的脂溶性杂质相对较多,样品的前处理方法应结合待测成分的性质合理选择。此外,半固体中药制剂较为黏稠,分析时常用水或稀醇稀释后,再进行纯化或检测;煎膏剂、浸膏剂、糖浆剂中常含有乙醇、糖或蜂蜜等辅料,在样品预处理时应注意排除辅料对检测的干扰。

（四）液体制剂

液体制剂包括合剂、口服液、酒剂、酊剂、注射剂等。分析此类样品时,需根据被测成分的理化性质、溶剂的种类、杂质的多少,选择合适的分离、净化方法,以消除其他成分或杂质的干扰。另外,分析液体制剂时,要注意取样的代表性,一般应先摇匀后再取样;设计分析方案时,还要注意避免所加入的防腐、矫味剂等对分析方法的影响。

1. 合剂与口服液　合剂系指中药饮片用水或其他溶剂,采用适宜方法提取、浓缩制成的口服液体制剂。其含杂质量较大,且具有一定的黏度,直接分析往往较为困难,大多需净化分离后方能进行。常用的净化方法有液-液萃取法及柱色谱法。液-液萃取法中还可利用被测成分的酸碱性,先将提取液调成碱性或酸性,然后再进行萃取,以使被测成分更易被提取出来。口服液是按注射剂工艺制成的一种口服液体制剂,杂质含量相对较少,有的可直接进行分析,但当药味较多且成分复杂时,也需经净化分离后再进行分析,净化方法与合剂相似。

2. 酒剂、酊剂 酒剂与酊剂因其含醇量较高,中药饮片中的蛋白质、黏液质、树胶、糖类等成分不易溶出,而酒剂与酊剂中这类杂质相对较少,澄明度也好,样品的前处理也相对较易,有的甚至可以直接进行分析。但对于一些成分复杂的样品,仍需经净化分离后才能进行分析。常用的净化方法是将酒剂或酊剂加热蒸去乙醇,然后再用适当的有机溶剂萃取。当被测成分为生物碱类时,可蒸去制剂中的乙醇,加碱(氨水)碱化,再用有机溶剂萃取;当被测成分为酸性成分时,蒸去乙醇后加酸酸化,再用有机溶剂萃取。有时也可用柱层析法(例如 C_{18} 柱、氧化铝柱、大孔树脂柱等)对蒸去乙醇后的样品进行净化分离。

3. 中药注射剂 系指中药饮片经提取、纯化后制成的供注入人体内的溶液、乳状液及供临床用前配制成溶液的无菌制剂,分为注射液、注射用无菌粉末和注射用浓溶液。中药注射剂大都为水性液体制剂,由于其在生产过程中已进行过提取、净化等精制,因此,相对于其他剂型,杂质相对较少,有效物质含量较高,多可直接分析或适当稀释后进行分析。但当药味较多,组成复杂,直接进样分析干扰大时,也需进行一定的净化。分离纯化的方法可依据被测组分的性质,采用液-液萃取法或柱色谱法等。若为注射用无菌粉末,则样品相对更纯净,可直接用适宜溶剂溶解后进行分析。

总体来讲,对于液体中药制剂,当处方中药味较少且有效成分明确时,可选择主要有效成分作为质控指标,如银黄口服液中的绿原酸和黄芩苷等;对于药味较多的处方,则可选择一个或几个有代表性的成分作为质控指标,如柴连口服液中的盐酸麻黄碱等;对于处方中药味较多,成分复杂,选择质控指标成分尚有困难的酒剂,可采用测定药酒中总固体的方法控制其质量,如舒筋活络酒总固体定为不少于 1.1% (g/mL)。另外,在对液体中药制剂进行分析时,还需根据被测成分的理化性质、溶剂的种类、杂质的多少,选择合适的分离与净化方法,以消除其他成分或杂质的干扰。同时分析时还要注意取样的代表性,一般应摇匀后再进行取样;设计分析方案时,还要注意避免所加入的防腐剂、矫味剂等对分析方法的影响。

(五) 气体制剂

气体制剂主要包括气雾剂和喷雾剂。气雾剂系指中药提取物、饮片细粉与适宜的抛射剂共同封装在具有特制阀门装置的耐压容器中,使用时借助抛射剂的压力将内容物喷出呈雾状、泡沫状或其他形态的制剂;喷雾剂系指不含抛射剂,借助手动泵的压力或其他方法将内容物以雾状等形态喷出的制剂。

气雾剂、喷雾剂应根据内容物的类型(溶液型、乳液或混悬型)及待测成分的理化性质来设计分析方案。对溶液型样品,因体系澄清,一般比较纯净,样品前处理相对较简单,可选择适宜的溶剂,采用超声法直接提取,制备供试品溶液,有的甚至可直接稀释后使用;对混悬型样品,取样前应振摇,以保证取样的均匀性。此外,气雾剂需注意将其中的抛射剂排除后再进行质量分析。

第二节　中药的鉴别

中药鉴别是指运用一定的方法和技术来检验中药的真伪,是中药检验工作的首要任务。只有在鉴别项合格的前提下,进行其他项目的分析才具有实际意义。中药鉴别主要包括性状鉴别、显微鉴别、理化鉴别和生物鉴别等,各项鉴别之间可以互相补充、相互佐证。

一、性状鉴别

性状鉴别是通过对中药的形状、形态、颜色、气味、质地等外观性状进行综合观察和描述,以判断中药真伪的方法。性状鉴别主要用感官来进行,如眼看、手摸、鼻闻、口尝等,属于经验鉴别,具有操作简便、迅速、实用等特点。

药材和饮片的性状鉴别包括药材和饮片的形状、大小、表面色泽与特征、质地、断面及气味等特征。

中药提取物的性状鉴别除对颜色、形状、气味等外观特征进行鉴别外,还包括溶解度、相对密度、馏程、熔点、凝点等物理常数的测定。挥发油和油脂应鉴别外观颜色、气味、溶解度、相对密度、折光率等;粗提物和有效部位提取物应鉴别外观颜色、气味等;有效成分提取物应鉴别外观颜色、溶解度、熔点、比旋度等。

中药制剂的性状是指去除包装后,成品的大小、形状、颜色、气味、表面特征、质地等。中药制剂的性状鉴别主要包括制剂的外观和内容物的形态、颜色、气味等特征。

二、显微鉴别

显微鉴别法具有操作简便、直观、耗费少等特点,常用于药材或饮片的外形不易鉴定、破碎呈粉末状或制剂中含饮片粉末时中药的鉴别。显微鉴别包括显微组织鉴别和显微化学反应鉴别。

1. 显微组织鉴别　系指用显微镜对药材(饮片)切片、粉末、解离组织或表面制片及含药材粉末的制剂中药材的组织、细胞或内含物等特征进行鉴别的一种方法。鉴别时依据各品种鉴别项的有关规定制片,中药制剂则应根据剂型的不同做适当处理后再制片进行显微观察。

2. 显微化学反应鉴别　当中药的显微特征观察难以达到鉴别目的时,可在临时制片上滴加某种化学试剂,然后在显微镜下观察细胞壁、细胞内含物或所含化学成分的变化,这种方法称为显微化学反应法。例如,牛黄解毒片中冰片的鉴别:取制剂粉末,进行微量升华,收集冰片升华物,显微镜检升华物结晶性状后,加入香草醛硫酸溶液,白色结晶发生化学反应呈现玫瑰红色。

显微鉴别除采用光学显微镜外,也可用电子显微镜及扫描电镜进行观察,以获得更多的微观信息和形态特征。特别是近年来荧光显微技术、X线相衬显微技术及计算机图像技术的引入,使显微鉴别向更加科学、更高的水平方向发展。

三、理化鉴别

理化鉴别是依据中药所含主要化学成分或成分群的结构特点与理化性质,采用理化方法对中药进行真伪鉴定的定性分析方法。中药制剂多为复方,所含化学成分种类较多,结构较复杂,难以实现逐一对各个组成药味的理化鉴别。因此,要在处方分析的基础上,首选君药、臣药、剧毒药及贵重药,建立专属性强、灵敏度高、简便快速、结果准确的鉴别方法,而对其他药味的鉴别,则应根据该药味所含成分的结构特点、理化性质、共存组分的干扰情况等而定。

理化鉴别主要有化学反应鉴别法、光谱鉴别法及色谱鉴别法,其中色谱鉴别法特别是薄层色谱鉴别法已成为中药定性鉴别的主要方法。

(一) 化学反应鉴别法

利用中药中特定的化学成分或成分群与适宜试剂发生化学反应,根据所产生的颜色变化或生成沉淀等现象,判断该药味或成分(群)的存在,以此评价该中药的真实性。通常可利用中药所含成分的特征化学反应对中药及其制剂进行鉴别,如蒽醌类成分遇碱性试剂的显色反应;黄酮类成分的盐酸-镁粉反应;香豆素和内酯类成分的异羟肟酸铁反应;酚类成分的三氯化铁反应;皂苷类成分的李伯曼-布哈德(Liebermann-Burchard)反应;氨基酸的茚三酮反应;糖的莫利希(Molish)紫环反应;生物碱类与碘化铋钾试液的沉淀反应;鞣质与明胶的沉淀反应等。

当中药中存在具有升华性质的化学成分时,可采用微量升华法,先加热使升华物与复杂的本体分离,然后与合适的试液发生显色等化学反应再加以鉴别。若中药制剂中有两种以上的药味都含有可升华成分,且升华温度不同时,则可以通过控制加热温度,分段收集升华物进行分别鉴别。因为升华物组成简单,纯度较高,微量升华试验具有很好的专属性。

为了提高化学反应鉴别中药的可靠性和专属性,还需注意以下几点:①鉴于中药中蛋白质、酚类成分的存在较为普遍,故在使用专属性不强的化学反应,如泡沫生成反应、氯化铁显色反应时应慎重。②在分析前应对样品进行必要的前处理,以除去干扰鉴别反应的物质,提高鉴别方法的专属性。前处理中分离、净化方法要与被鉴别成分、干扰成分的性质及鉴别反应的条件要求相适应。③在制定中药质量标准时,一定要采用阴性对照和阳性对照试验对拟定的方法进行反复验证,防止出现假阳性和假阴性。

随着分析仪器的发展,由于专属性不强,化学反应法逐渐成为一种辅助鉴别手段,需要与其他鉴别方法相结合以加强中药整体的鉴别能力。如ChP2015中马应龙麝香痔疮膏的鉴别就分别采用了显微鉴别、化学反应鉴别和薄层色谱鉴别。

(二) 光谱鉴别法

光谱鉴别法是指用一定波长的光照射或扫描中药样品,得到特定的光谱和光谱数据,以此来判断中药真伪的定性鉴别方法。由于中药是多成分混合物的复杂体系,所得光谱的专属性和特征性不强,使得常规光谱鉴别方法在中药鉴别中的应用受到一定限制。近年来,随着新的光谱技术和化学计量学的应用,将鉴别对象中药作为一个特定的整体,经适宜的预处理后,测定混合物的光谱图,以图谱特征作为鉴别依据。这种方法反映了中药的整体综合信息特征,避免单一成分鉴别的片面性,在中药鉴别中的应用日臻完善。目前用于中药鉴别的光谱法主要有荧光法、紫外光谱法、红外光谱法、X线衍射法等。

1. 荧光法 荧光法是利用中药中某些化学成分具有发射荧光的特性,将样品粉末或提取液置紫外光下,根据所发射出荧光颜色的不同,作为中药的鉴别依据。荧光法具有操作简单、灵敏度高等优点,适合检测黄酮类、蒽醌类、香豆素类、鞣质类、酚酸类和某些生物碱类成分。鉴别时,可将样品用适当溶剂提取或分离纯化后,点于滤纸或试纸上,或将样品粉末直接置于滤纸上,置紫外灯下(365nm 或 254nm)检识荧光颜色。有些成分本身不具有荧光性,但加酸、碱处理或经其他化学方法处理后也可产生荧光供鉴别之用。然而,由于荧光易受拉曼峰和散射光等背景的影响以及受共存组分的干扰,专属性较差。荧光法在单味中药材的鉴别中应用较多,而对于组成复杂的中药制剂,一般需要先行分离或纯化,然后再观察荧光。

近年来,一些新的荧光分析技术的出现,如电解荧光法、光化学荧光法、偏振荧光光谱法、三维荧光光谱法等,消除了荧光受拉曼峰和散射光等背景干扰的影响,提高了检测成分荧光光谱的特异性,从而扩大了荧光法在中药鉴别中的应用范围。

2. 紫外光谱法 中药中若含有芳香族或不饱和共轭结构的化学成分,如黄酮类、蒽醌类、酚类、香豆素类成分等,在紫外光区有选择性吸收,产生紫外吸收光谱,在一定条件下,这些吸收光谱特征可作为中药鉴别的依据。该法具有操作简单、快速、易普及等优点,但由于中药所含的化学成分复杂,多种成分混合物由于各成分吸收光谱相互叠加产生干扰,致使鉴别的特征性和专属性较差,限制了其在中药鉴别中的应用。如果中药中所含成分为单一化合物结构类群,如总黄酮、总皂苷、总生物碱等,或某一类成分的含量较高时,则比较适宜用紫外光谱鉴别法。在鉴别前,样品通常须经纯化处理等步骤,以排除干扰。

3. 红外光谱法 不同波长的红外线照射到物质分子时,某些特定波长的红外线被吸收,形成红外吸收光谱。纯化合物的红外光谱具有很强的特征性,可通过与标准红外光谱的比较进行真伪鉴别。鉴于此,在欧、美、日等国药典中,红外光谱法往往是化学药的主要鉴别方法。该法具有取样量小、操作简便快速等特点。但由于中药所含化学成分的复杂性,各成分吸收峰相互干扰,往往表现出较高的相似度而难以区分,使得单纯的红外光谱法鉴别中药存在一定的局限性。

近年来,近红外光谱结合化学模式识别应用于中药分析的报道日益增多。与红外光谱相比,近红外光谱具有不破坏样品、重现性好、可在线分析等特点,可实现快速无损鉴别。

4. X线衍射法 X线衍射法系指利用 X 线在晶体、非晶体中衍射与散射效应,进行物相的定性和定量分析的一种现代分析方法。X线衍射分析时,分析物的组成、晶型、分子内成键方式、分子的构型、构象等不同决定其产生各自特有的衍射图谱。如果分析物是混合物(如中药材或中药制剂),则所得衍射图是各组分衍射效应的叠加,只要混合物组成恒定,该衍射图谱就可作为该混合物的特征图谱。对于处方统一、工艺规范、原料药材合格的同一种中药,即可获得相同的衍射图谱;而不同类的中药由于其所含成分不同,对应的衍射图谱亦各不相同,以此达到对中药鉴别的目的。X线衍射法获得的图谱信息量大、指纹性强、稳定可靠,所需样品少且无损伤,可作为待测样品鉴别的可靠依据。其中 X 线衍射傅里叶指纹图谱法在中药鉴别中应用前景广,它既能反映中药的整体结构特征,又能表现其局部变化,根据衍射图谱的几何拓扑图形及特征标记峰值即可实现鉴别。

（三）色谱鉴别法

色谱法是利用不同化学成分在色谱中保留行为的差异,通过与对照物(对照品、对照药材和对照提取物)相比较,来判断中药真伪的鉴别方法,其具有灵敏度高、分离度好、专属性强、应用范围广等特点,特别适用于中药及其制剂的鉴别。色谱鉴别法分为薄层色谱法、纸色谱法、气相色谱法、高效液相色谱法和高效毛细管电泳法等。其中纸色谱法由于其展开时间长、分离效果差等原因,已极少在中药鉴别中应用;气相色谱法适应于药材与制剂中含挥发性成分的鉴别,如冰片、麝香等;高效液相色谱法和高效毛细管电泳法则可同时用于中药的鉴别和含量测定;薄层色谱法由于其不需要特殊的仪器,具有操作简便、专属性强、分析成本低、展开剂灵活多变、色谱图直观、容易辨认、检测范围广等特点,目前已成为中药及其制剂最主要的定性鉴别方法,下面重点予以介绍。

薄层色谱法是将适宜的固定相涂布于玻璃板、塑料或铝基片上,形成一均匀薄层,通过比较样品在薄层上经过点样、展开后形成的斑点与适宜对照物按同法在同板上所得斑点的比移值(R_f 值),对中药及其制剂进行鉴别的方法。为了保证试验结果的重现性和准确性,薄层色谱需进行规范化操作。

1. 操作方法

(1) 薄层板制备与选择:薄层板分为市售薄层板和自制薄层板。市售薄层板主要有聚酰胺薄膜板、铝基片薄层板、塑料薄层板。常用薄层固定相材料有硅胶 G、硅胶 GF$_{254}$、硅胶 HF$_{254}$、硅胶 H、十八烷基键合硅胶等,直径一般为 $10\sim40\mu m$;高效固定相材料直径一般为 $3\sim6\mu m$,主要适用于分析较难分离的供试品。若固定相中加入无机荧光剂(如 F$_{254}$ 和 F$_{365}$),则称为荧光薄层板。

现代薄层色谱法一般使用商品预制薄层板。与传统手工涂布的薄层板相比,其具有机械强度高、重现性好、类型多样、经济方便等优点。自制薄层板多用于薄层色谱预实验。

(2) 供试品溶液的制备及对照物的选择:薄层色谱常用的供试品溶液的制备方法有溶剂提取法(浸渍法、回流提取法、超声波提取法)、蒸馏法、升华法等。对于脂溶性的成分,可用低极性的有机溶剂(石油醚、己烷、二氯甲烷、三氯甲烷、乙醚、乙酸乙酯)提取;提取后的药渣可根据需要,进一步用极性溶剂(甲醇、乙醇、丙酮)提取,分别制备不同极性范围的供试品溶液供分析检测。如果杂质干扰严重,则还需采用萃取或用氧化铝、大孔吸附树脂、聚酰胺、固相萃取柱(SPE)等预柱进行净化处理。对样品进行提取和净化的目的是除去干扰成分,提高被检成分浓度,以获得清晰的薄层色谱图。

鉴别用的对照物有对照品、对照药材、对照提取物三种。通常情况下,选用对照品可满足薄层鉴别的需要,但有时也需结合对照药材或对照提取物才能确定制剂的真实性。

(3) 点样:在洁净干燥的环境中,用半自动、全自动点样器或专用毛细管将对照品溶液及供试液加载于薄层板上,使样品呈圆点状或窄细的条带状。注意点样时勿损伤薄层表面。

(4) 展开:将点好对照品溶液及供试液的薄层板放入展开缸中,浸入展开剂的深度以距原点 5mm 为宜,密闭。普通薄层板一般上行展开 $8\sim15$cm,高效薄层板上行展开 $5\sim8$cm,取出薄层板,自然晾干或电吹风吹干后检测。为了防止边缘效应,可使层析缸内部展开剂蒸气达到饱和后,再进行展开操作。

(5) 显色与检视:对有颜色的物质,可在可见光下直接检视;无色物质可用喷雾法或浸渍法以适宜的显色剂显色或加热显色后,在可见光下检视;自身有荧光或显色后可激发产生荧光的物质可在紫外光灯(365nm 或 254nm)下观察荧光斑点;对在可见光下无色但有紫外吸收的成分,可用 GF_{254}、GF_{365} 等荧光薄层板展开,在 254nm 或 365nm 紫外灯下观察荧光淬灭形成的暗斑。

(6) 结果记录与保存:测定并记录各鉴别成分斑点的 R_f 值,一般可用数码照相的方式尽快拍下显色或荧光检测后的薄层彩色照片,也可用薄层扫描仪记录相应的色谱图以方便保存。

2. 影响薄层色谱鉴别的主要因素　薄层色谱鉴别应按照供试品的检测要求,用供试品和对照品对薄层色谱条件进行反复摸索验证,以达到规定的检测灵敏度及较好的重复性,并符合薄层色谱鉴别法对系统适用性试验各项指标(比移植、检出限、分离度)的要求。由于薄层色谱法通常是一种开放性且仪器化程度较低的分离分析系统,易受实验环境、薄层色谱条件和实验操作等多种因素的影响。除了制备适宜的供试品溶液和选择合适的薄层板外,展开剂对薄层色谱的鉴别尤为重要,选择时应考虑溶剂的极性和选择性。理想的分离应使样品成分的斑点清晰地分布在 R_f 值 $0.2 \sim 0.8$ 之间,且能突出指标性成分的斑点。常用两种或两种以上的混合溶剂作为展开剂,以利于其极性和选择性的调整。对于含有弱酸或弱碱样品的分离,可在展开剂中加入少量弱酸(冰乙酸)或弱碱性(乙二胺)溶剂,以防止斑点拖尾。尽量不用对人体有害的溶剂(如苯、三氯甲烷等),二者通常可用甲苯和二氯甲烷代替。此外,展开剂宜在临用前现配,并注意防止薄层色谱展开过程中出现的边缘效应,注意试验温度和湿度对薄层色谱重现性的影响。

四、生物鉴别

中药材所依赖的生物资源多样性是其基因多态性的结果,而基因多态性可在分子水平上检测,它比在形态、组织、化学水平上的检测更能代表其变异类型的遗传标记。中药的生物鉴别正是利用中药或其所含的药效组分对生物体的作用强度,以及用生命信息物质(核酸、蛋白质等)的特异性遗传标记特征和基因表达差异等来鉴别中药材。目前,用于中药材鉴别的分子生物学方法主要有随机扩增多态性 DNA 技术、限制性片段长度多态性分析技术、DNA 直接测序法、聚合酶链式反应测序技术、DNA 指纹技术、生物芯片技术等。随着科学技术的发展,尤其是生物技术的巨大进步,中药的生物鉴别正逐渐作为一种新的、现代化的、能直接体现临床疗效的中药质量评价新方法。

第三节　中药的检查

中药的检查系指对中药在加工、生产和贮藏过程中可能含有并需要控制的物质进行检查或规定其限度指标,包括安全性检查、有效性检查、制剂通则检查与纯度检查(杂质检查)等方面内容。安全性检查是指某些中药需进行异常毒性、热原、降压物质和无菌等项目的检查;有效性检查是针对某些特殊中药需进行的特定项目的检查;制剂通则检查是检查中药制剂是否达到制剂学方面的有关要求;本章将重点介绍与中药纯度及安全性相关的杂质检查。

一、中药杂质的分类与限量检查方法

(一)中药杂质的分类

中药中的杂质检查一般分为常规物质检查和有害物质检查。常规物质检查主要是检查在中药采集、收购、加工以及制剂的生产和贮藏过程中容易引入的杂质,它们在自然界中分布比较广泛,如水分、氯化物、铁盐、灰分等。这些杂质虽然一般无毒,但其含量的多少可反映出药物纯度的情况,对生产工艺和生产质量控制有预警作用。有害物质检查主要是检查中药中存在的、能引起明显不良生物作用的杂质,如砷、铅、汞、黄曲霉毒素等的检查。有害物质检查按其来源不同又可分为中药本身含有的内源性杂质检查和从外界环境中引入的外源性杂质检查。

(二)中药杂质的限量检查方法

中药杂质的限量检查方法主要有标准对照法、灵敏度法、限值比较法和含量测定法。

1. 标准对照法   参照本教材第四章"杂质限量的控制方法"中"标准对照法"。中药中重金属及砷盐的总量检查,以及氯化物、硫酸盐、铁盐等检查均采用本方法。

2. 灵敏度法   参照本教材第四章"杂质限量的控制方法"中"灵敏度法"。

3. 限值比较法   参照本教材第四章"杂质限量的控制方法"中"限值比较法"。

4. 定量测定法   定量测定法系指用规定的方法测定杂质的含量,与规定的限量比较,以判断杂质是否超限。

二、中药常规物质检查

中药常规物质检查主要包括水分、氯化物、铁盐、灰分等检查项目。这里重点讨论水分测定法和灰分测定法。

(一)水分测定法

ChP2015 收载了的五种水分测定法,其中烘干法、甲苯法、减压干燥法和气相色谱法等四种方法可用于中药固体制剂或中药材中水分含量(%)的测定。

1. 烘干法   本法适用于不含或少含挥发性成分的药品,例如板蓝根颗粒、地奥心血康胶囊、二至丸等。

测定法:取供试品 2~5g,平铺于干燥至恒重的扁形称量瓶中,厚度不超过 5mm,疏松供试品不超过 10mm,精密称定,打开瓶盖,在 100~105℃干燥 5h,将瓶盖盖好,移至干燥器中,冷却 30min,精密称定重量,再在上述温度下干燥 1h,冷却,称重,至连续两次称重的差异不超过 5mg 为止。根据减失的重量,计算供试品中含水量(%)。

2. 甲苯法   本法适用于含挥发性成分的药品,例如二陈丸、六味地黄丸等蜜丸类制剂中水分的测定等。测定仪器装置如图 4-23 所示。A 为 500mL 的短颈圆底烧瓶;B 为水分测定管;C 为直形冷凝管,外管长 40cm。使用前,应清洁全部仪器,并置烘箱中烘干。

甲苯法消除了挥发性成分的干扰,准确度较高,但样品的消耗量大,且用过的样品不能回收利用,不适合贵重药材的水分测定。

（1）测定方法：参见本教材第四章"水分测定法"中"甲苯法"。

（2）注意事项：实验用甲苯为化学纯,测定时甲苯需先加水少量,充分振摇,使水在甲苯中达到饱和,放置,将水层分离弃去,经蒸馏后使用,以减少因甲苯与微量水混溶而引起水分测定结果偏低。馏出液甲苯和水分进入水分测定管中,因水的相对密度大于甲苯,沉于底部,甲苯流回 A 瓶中。

3. 减压干燥法　本法适用于含有挥发性成分的贵重药品。例如麝香保心丸、灵宝护心丹等。减压干燥法样品消耗量少,用过的样品可以回收再利用。

（1）测定法：取直径 12cm 左右的培养皿,加入新鲜五氧化二磷干燥剂适量,使铺成 0.5～1cm 的厚度,放入直径 30cm 的减压干燥器中。取供试品 2～4g,混合均匀,分取约 0.5～1g,置于已在供试品同样条件下干燥并称重的称量瓶中,精密称定,求出供试品重量,打开瓶盖,放入上述减压干燥器中,减压至 2.67kPa（20mmHg）以下持续半小时,室温放置 24h。在减压干燥器出口连接新鲜无水氯化钙干燥管,打开活塞,待内外压一致时,关闭活塞,打开干燥器,盖上瓶盖,取出称量瓶迅速精密称定重量,计算供试品中的含水量（%）。

（2）注意事项：减压干燥法常用五氧化二磷和无水氯化钙为干燥剂。干燥剂应保持有效状态。减压干燥时,压力宜逐渐降低,不可骤然大幅递减。

4. 气相色谱法　本法具有简便、快速、灵敏、准确的特点,且不受样品中其他组分的干扰,不受环境湿度的影响,可广泛用于各类中药制剂中微量水分的精密测定。操作方法如下：

（1）色谱条件与系统适用性试验：以二乙烯苯-乙基乙烯苯型高分子多孔小球作为载体,柱温为 140～150℃,用热导检测器检测。注入无水乙醇测定,应符合下列要求：①用水峰计算的理论板数应大于 1000,用乙醇峰计算的理论板数应大于 150;②水和乙醇两峰的分离度应大于 2;③将无水乙醇进样 5 次,水峰面积的相对标准偏差不得大于 3.0%。

（2）对照溶液的制备：取纯化水（外标物）约 0.2g,精密称定,置 25mL 量瓶中,加无水乙醇（稀释溶剂）至刻度,摇匀,即得。

（3）供试品溶液的制备：取供试品适量（含水量约 0.2g）,剪碎或研细,精密称定,置具塞锥形瓶中,精密加入无水乙醇（提取溶剂）50mL,混匀,超声处理 20min,放置 12h,再超声处理 20min,密塞放置,待澄清后倾取上清液,即得。

（4）测定法：取无水乙醇、对照溶液及供试品溶液各 1～5μL 注入气相色谱仪,测定后计算,即得。

（5）注意事项：本法以无水乙醇作为溶剂,其含水量约 3%,因此对照溶液与供试品溶液的配制需用同一批号的无水乙醇,其中的含水量应扣除,扣除方法如式（7-1）和式（7-2）：

对照溶液中实际加入水的峰面积 ＝ 标准溶液中总水峰面积 － K×对照溶液中乙醇峰面积

$$(7\text{-}1)$$

供试品中水的峰面积 ＝ 供试品溶液中总水峰面积 － K×供试品溶液中乙醇峰面积

$$(7\text{-}2)$$

式（7-1）和式（7-2）中：K＝无水乙醇中水峰面积/无水乙醇中乙醇峰面积

（二）灰分测定法

中药灰分包括总灰分和酸不溶性灰分。总灰分系指药材或制剂经高温炽灼、灰化后遗留的非挥发性灰烬,包括生理灰分（药物本身所含的各种无机盐类,如草酸钙等）及少量允许存在的外来杂质(泥沙等)。酸不溶性灰分系指总灰分加稀盐酸处理后得到的不溶性灰分,主要是一些不溶于盐酸的砂石、泥土等硅酸盐类化合物。对于易夹杂泥沙且炮制时也不易除去的药材或生理灰分高的药材(测定值大于10%),除规定总灰分外,还应规定酸不溶性灰分。如大黄的总灰分由于生长条件不同可为8%~20%,此类药材的总灰分就不能明确说明外来杂质的量,故需要测定酸不溶性灰分。

1. 总灰分测定法 将供试品粉碎,过二号筛,混合均匀后,取供试品2~3g,如须测定酸不溶性灰分,可取供试品3~5g,置炽灼至恒重的坩埚中,称定重量(准确至0.01g),缓缓炽热,注意避免燃烧,至完全炭化时,逐渐升高温度至500~600℃,使完全灰化并至恒重。根据残渣重量,计算供试品中总灰分的含量(%)。

如供试品不易灰化,可将坩埚放冷,加热水或10%硝酸铵溶液2mL,使残渣湿润,然后置水浴上蒸干,残渣照前法炽灼,至坩埚内容物完全灰化。

2. 酸不溶性灰分测定法 取总灰分测定所得的灰分,在坩埚中小心加入稀盐酸约10mL,用表面皿覆盖坩埚,置水浴上加热10min,表面皿用热水5mL冲洗,洗液并入坩埚中,用无灰滤纸滤过,坩埚内的残渣用水洗于滤纸上,并洗涤至洗液不显氯化物反应为止。滤渣连同滤纸移至同一坩埚中,干燥,炽灼至恒重。根据残渣重量,计算供试品中酸不溶性灰分的含量(%)。

如ChP2015规定三七总灰分不得过6.0%,酸不溶性灰分不得过3.0%。

三、中药有害物质检查

(一)外源性有害物质检查

影响中药安全性的外源性残留杂质主要有重金属、砷盐等有害元素、农药残留、真菌毒素残留及二氧化硫残留等。

1. 重金属及砷盐的检查 重金属系指在规定实验条件下,能与硫代乙酰胺或硫化钠作用显色的金属杂质。由于水、土壤与环境污染及使用农药等原因,中药和天然药物易受有害元素的严重污染,其中铅、镉、砷、汞、铜五种元素是目前公认的对人体有害的元素,国际上对此十分重视,许多国家对进口中药及中药制剂中的有害元素均有明确限度规定:如我国现行标准要求,重金属限量应控制在百万分之二十以下;世界卫生组织关于植物药质量控制的有关规定中要求铅的限量控制在百万分之十以下,镉控制在千万分之三以下。

中药材由于受除草剂、杀虫剂和化学肥料的影响,容易引入砷盐等毒性物质,因此,控制砷盐的限量是确保药品纯度的一个非常重要的方面。ChP2015四部收载了两种砷盐检查法,即古蔡氏法(Gutzeit)和二乙基二硫代氨基甲酸银法(Ag-DDC)。由于中药制剂组成复杂,在砷盐检查前必须对样品进行有机破坏,《中国药典》多采用碱熔融法破坏。

为了加强我国中药产品的安全性,同时也能与国际接轨,ChP2015四部除收载有重金属和砷盐限量检查法外(具体操作方法可参见本教材"药物的杂质检查"章节中的有关内容),ChP2015还采用原子吸收分光光度法、电感偶合等离子体质谱法等对上述五种重金属元素进行含量测定。

2. 农药残留量的检查 农药残留是指农药使用后残存于生物体、农副产品和环境中的微量农药原体、有毒代谢物、降解物和杂质的总称。在中药材生产过程中,为提高药材产量,减少昆虫、真菌和霉菌的危害,常需喷洒农药。此外,土壤中残留的农药也可能引入药材中,致使中药材中农药残留问题较为严重,同时,也直接影响着中药的安全性。

农药品种繁多,迄今为止,已注册的有 1500 多种,其中常用的达 300 余种。按其化学结构不同,常用农药主要分为三大类:①有机氯类,如六六六、DDT、五氯硝基苯、狄氏剂、异狄氏剂等;②有机磷类,如久效磷、对硫磷、甲基对硫磷、甲胺磷、乐果、氧化乐果、敌敌畏等;③拟除虫菊酯类,如氯氰菊酯、氰戊菊酯、溴氰菊酯等。此外,还有氨基甲酸酯类(如西维因),二硫代氨基甲酸酯类(如福美铁),无机农药(如磷化铝、砷酸钙等)和苯氧羧酸类除草剂等。

大多数农药的残留期较短,但有机氯类以及少数有机磷农药可长期残留,所以需要加以控制。对接触农药不明的样品,一般可测定总有机氯和总有机磷的限量。

ChP2015 四部规定了有机氯类、有机磷类、拟除虫菊酯类的测定方法,除另有规定外,均采用气相色谱测定有关农药残留量。如人参中含总六六六(α-BHC、β-BHC、γ-BHC、δ-BHC 之和)和总滴滴涕(pp-DDE、pp'-DDD、op'-DDT、pp'-DDT 之和)不得超过千万分之二;五氯硝基苯、六氯苯与氯丹(顺式氯丹、反式氯丹、氧化氯丹之和)均不得超过千万分之一;艾氏剂与七氯(七氯、环氧七氯之和)均不得超过两千万分之一。

示例 7-1 12 种有机磷类农药残留量测定(ChP2015 通则 2341 第二法)

(1) 色谱条件与系统适用性试验:以 50%苯基 50%二甲基聚硅氧烷或(5%苯基)甲基聚硅氧烷为固定液的弹性石英毛细管柱($30m \times 0.25mm \times 0.25\mu m$),氮磷检测器(NPD)或火焰光度检测器(FPD)。进样口温度 220℃,检测器温度 300℃,不分流进样。程序升温:初始 120℃,每分钟升 10℃升至 200℃,后每分钟升 5℃升至 240℃,保持 2min,每分钟升 20℃升至 270℃,保持 0.5min。理论板数按敌敌畏峰计算应不低于 6000,两个相邻色谱峰的分离度应大于 1.5。

(2) 对照品储备溶液的制备:精密称取对硫磷、甲基对硫磷、乐果、氧化乐果、甲胺磷、久效磷、二嗪磷、乙硫磷、马拉硫磷、杀扑磷、敌敌畏、乙酰甲胺磷农药对照品适量,用乙酸乙酯分别制成每 1mL 约含 $100\mu g$ 的溶液,即得。

(3) 混合对照品储备溶液的制备:分别精密量取上述各对照品储备溶液 1mL,置 20mL 棕色量瓶中,加乙酸乙酯稀释至刻度,摇匀,即得。

(4) 混合对照品溶液的制备:精密量取上述混合对照品储备溶液,用乙酸乙酯制成每 1mL 含 $0.1\mu g$、$0.5\mu g$、$1\mu g$、$2\mu g$、$5\mu g$ 的浓度系列,即得。

(5) 供试品溶液的制备:取供试品(药材或饮片),粉碎成粉末(过三号筛),取约 5g,精密称定,加无水硫酸钠 5g,加入乙酸乙酯 50~100mL,冰浴超声处理 3min,放置,取上层液滤过,药渣加入乙酸乙酯 30~50mL,冰浴超声处理 2min,放置,滤过,合并两次滤液,用少量乙酸乙酯洗涤滤纸及残渣,与上述滤液合并。取滤液于 40℃以下减压浓缩至近干,用乙酸乙酯转移至 5mL 量瓶中,并稀释至刻度;精密吸取上述溶液 1mL,置石墨化炭小柱(250mg/3mL 用乙酸乙酯 5mL 预洗)上,用正己烷-乙酸乙酯(1∶1)混合溶液 5mL 洗脱,收集洗脱液,置氮吹仪上浓缩至近干,加乙酸乙酯定容至 1mL,涡旋使溶解,即得。

(6) 测定法:分别精密吸取供试品溶液和与之相对应浓度的混合对照品溶液各 $1\mu L$,注入气相色谱仪,按外标法计算供试品中 12 种有机磷农药残留量。

3. 黄曲霉毒素测定法 中药中可能残留的真菌毒素主要包括黄曲霉毒素、赭曲霉毒素、展青霉素等。其中以黄曲霉毒素分布最为广泛。黄曲霉毒素（aflatoxin）是黄曲霉和寄生曲霉的代谢产物，具有极强的毒性和致癌性，能引起多种动物发生癌症，主要诱发肝癌。因此，为了保证人民用药安全，应该对中药及其制剂中黄曲霉毒素的含量进行控制。

黄曲霉毒素是一类结构相似的化合物，其基本结构都有二呋喃和香豆素。在紫外线照射下，都能发出荧光，根据荧光颜色、R_f 值及结构等不同，分别命名为 B_1、B_2、G_1、G_2、M_1、M_2、P_1、Q 等十几种，其毒性、致癌性与结构有关，其中 B_1 的毒性（比氰化钾毒性高）及致癌性极强且耐热（B_1 的分解温度为 268℃左右，一般烹调加工很少破坏），在中药制剂及天然污染的食品中以 B_1 最为多见，主要污染地区为我国南方高温、高湿地区。低浓度黄曲霉毒素 B_1 易受紫外线破坏，遇氧化性物质（如次氯酸钠、过氧化氢、高锰酸钾）和氢氧化钠、氨水等均可被破坏。黄曲霉毒素在水中溶解度低，易溶于油及一些有机溶剂，如三氯甲烷、丙酮和甲醇等，但不溶于乙醚、石油醚和己烷。

ChP2015 采用高效液相色谱法和高效液相色谱-串联质谱法测定中药中的黄曲霉毒素（以黄曲霉毒素 B_1、黄曲霉毒素 B_2、黄曲霉毒素 G_1 和黄曲霉毒素 G_2 总量计）。

4. 二氧化硫残留量测定法　某些中药材在加工过程中有用硫黄熏蒸（起漂白、增艳、防虫等作用）的习惯，残留的二氧化硫可能影响人体健康。ChP2015 规定，中药材在加工过程中不再允许使用硫黄熏蒸，并且要对某些中药材进行二氧化硫残留量的检测，主要方法有酸碱滴定法、气相色谱法、离子色谱法等。

（二）内源性有害物质检查

1. 马兜铃酸的检查　马兜铃酸是一类含有硝基的菲类有机酸，广泛存在于马兜铃属、细辛属等马兜铃科植物中，如马兜铃、天仙藤、细辛等。近年来，国内外不断有报道证明该成分具有肾毒性，可引起严重的肾损害。为保证临床用药安全，我国已取消含马兜铃酸成分的关木通、广防己、青木香的药用标准，细辛也由以全草入药，恢复到仅以根及根茎入药，且需检查其中马兜铃酸I的限量。常用的检查方法有高效液相色谱法、薄层色谱法。

2. 蓖麻子中蓖麻碱的检查　蓖麻子具有泻下通滞、消肿拔毒的功效，其内源性有害物质蓖麻碱为白色针状或棱柱状结晶性生物碱，因其分子中含有氰基，毒性很大，属于剧毒生物碱，可引起恶心、呕吐，严重时可导致人呼吸抑制死亡。

示例 7-2　蓖麻子中蓖麻碱的检查（ChP2015 通则 0512）

（1）色谱条件与系统适用性试验：以十八烷基硅烷键合硅胶为填充剂；以乙腈-水-二乙胺（11∶89∶0.03）为流动相；检测波长为 307nm。理论板数按蓖麻碱峰计算应不低于 3000。

（2）对照品溶液的制备：取蓖麻碱对照品适量，精密称定，加甲醇制成每 1mL 含 0.125mg 的溶液，即得。

（3）供试品溶液的制备：取本品粉末（过二号筛）约 2.5g，精密称定，置索氏提取器中，加石油醚（60~90℃）适量，加热回流提取 4h，弃去石油醚液，药渣挥去溶剂，转移至具塞锥形瓶中，精密加入 50% 甲醇 50mL，称定重量，加热回流 2h，放冷，再称定重量，用 50% 甲醇补足减失的重量，摇匀，滤过，取续滤液，即得。

（4）测定法：分别精密吸取对照品溶液与供试品溶液各 10μL，注入液相色谱仪，测定，即得。本品按干燥品计算，含蓖麻碱（$C_8H_8N_2O_2$）不得过 0.32%。

第四节　中药有效成分的含量测定及其整体质量控制

中药的含量测定指用化学、物理学或生物学的方法对中药及其制剂中的有关成分进行检测，以评价中药质量的优劣。含量测定是中药及化学药质量控制中通用的技术手段，但两者含义有显著差异：化学药成分明确，组成单一；中药所含化学成分较为复杂，其疗效往往是众多化学成分共同作用的结果，不同药材间化学成分有一定交叉性，检测任何一种活性成分都不能反映它体现的整体疗效，因而中药的含量测定常常需要考虑对两个或更多特征性成分的含量进行测定，以准确反映中药中有效成分、毒性成分或指标性成分含量的高低，从而衡量其原料来源的优劣及加工炮制过程是否规范，进而保证中药的质量，以达到临床用药安全、有效的目的。

一、含量测定项目的选定原则

中药测定成分的选择，一般应根据中药的功能主治或活性试验结果来选择相应的专属性成分、活性成分，避免选择无专属性的指标成分或低活性的微量成分，同时应首选样品中的原型成分，避免选用水解成分。当单一成分不能完全反映该药的整体活性时，应选择多成分作为含量测定的指标成分。具体归纳如下：

（1）单方制剂有效成分或指标成分清楚的，应首选测定其有效成分或指标成分的含量。有效成分类别清楚的，可测定某一类总成分的含量，如总黄酮、总生物碱、总皂苷、总有机酸和总挥发油等。

（2）复方制剂应首选君药及贵重药（人参、灵芝、海马、麝香等）建立含量测定方法，若上述药物基础研究薄弱或无法进行含量测定的，也可依次选臣药或其他药味进行含量测定。中药和化学药品组成的复方制剂，不仅要求建立中药君药的测定项目，而且所含化学药品也必须建立含量测定项目。

（3）含有毒性成分的中药，如川乌、草乌、马钱子、蟾酥、斑蝥等必须建立含量测定项目，作为重点进行研究。若含量太低无法测定时，则应在检查项下规定限度检查项或制订含量限度范围。

（4）测定成分应尽量与中医理论、用药的功能主治相近。如山楂在制剂中若以消食健胃功能为主，应测定其有机酸含量，若以治疗心血管疾病为主，则应测定其黄酮类成分。又如制何首乌具有补肝肾、益精血、乌须发之功能，应选择二苯乙烯苷为定量指标，而不应以蒽醌类成分中的大黄素为定量指标。另外，研究发现板蓝根中的喹唑酮成分具有抗病毒活性，且溶于水与乙醇，含量稳定，有代表性，适合作为一直缺少合适含量测定指标的板蓝根的质量控制指标。

（5）测定成分应考虑与生产工艺的关系。如含何首乌的复方制剂，以水提工艺制成的制剂用二苯乙烯苷作为含量测定指标较好（大黄素的含量很低），而对于在炮制、加工、制备和贮藏过程中易损失或破坏的成分应进行含量或限量检查。

（6）测定成分应专属于某单一药味，若两味或两味以上药材均含有的成分，则不宜选为定量指标。如处方中若同时含有黄连和黄柏，最好不选小檗碱作为含量测定的控制指标。

（7）若确实无法进行含量测定的，可测定药物的总固体量。如测定水溶性浸出物、醇溶性浸出物和挥发性醚浸出物等，以间接控制其质量。溶剂的选择应有针对性，如挥发油和脂溶性成分可测定挥发性醚浸出物含量；皂苷类成分可用正丁醇为溶剂测定浸出物含量。

二、中药含量测定方法

中药含量测定方法很多，如色谱法、光谱法、电化学方法、化学分析法、生物学方法和色谱联用技术等，不同的分析方法有不同的适用范围和分析对象，在选择分析方法时，要根据测定对象与被测成分的性质（有机分子还是无机离子、酸碱性、极性、分子质量大小等）及含量高低而定。下面对常用的含量测定方法作简要介绍，主要包括高效液相色谱法、气相色谱法、薄层色谱扫描法、分光光度法和化学分析法等。

（一）高效液相色谱法

高效液相色谱（HPLC）法以突出的优势广泛用于中药的含量测定。ChP2015 收载的药材及中成药中，绝大多数采用 HPLC 法进行含量测定，如葛根中葛根素的含量测定；双黄连注射液中连翘、金银花、黄芩有效成分的含量测定；三黄片、更年安片等制剂中大黄、虎杖有效成分的含量测定等。

1. 系统适用性试验　色谱系统的适用性试验通常包括理论板数、分离度、灵敏度、拖尾因子和重复性 5 个参数。含量测定时应按各品种正文项下要求对色谱系统进行适用性试验，即用规定的对照品溶液或系统适用性试验溶液在规定的色谱系统进行试验，必要时，可对色谱系统进行适当调整，以符合要求。

2. 色谱条件的选择　在中药分析中，常采用反相高效液相色谱法（RP-HPLC），即使用非极性的固定相，以十八烷基硅烷键合硅胶（ODS）应用最多；极性的流动相，常用甲醇-水或乙腈-水的混合溶剂作为流动相。在反相色谱法中，制剂中极性的附加剂或其他干扰组分先流出，不会停留在柱上污染色谱柱。

对于黄酮类、酚酸类成分，可参考选择乙腈-水-酸系统的流动相；对生物碱类成分，可参考选择乙腈-水-三乙胺等系统的流动相；对皂苷类成分，可参考选择乙腈-水系统的流动相。

若分离弱酸性成分，如丹参素、黄芩苷和甘草酸等，可在流动相中加入适量酸，如乙酸、磷酸，以抑制其解离；对酸性较强的组分，也可使用离子对色谱法，常用的反离子试剂有氢氧化四丁基铵等；

若分离碱性较强的组分，如小檗碱、麻黄碱等，多采用反相离子对色谱法，在酸性流动相中加入烷基磺酸盐，有机酸盐，也可使用无机阴离子，如磷酸盐作为反离子。

对于组分较多、性质差异较大的复杂混合体系的分析，可采用梯度洗脱与波长切换的分析方法，既能缩短分析时间，又能在达到基线分离的同时提高检出的灵敏度。

HPLC 法应用最普遍的检测器是紫外检测器（ultraviolet detector，UVD），分为可变波长型（variable wavelength detector，VWD）和二极管阵列检测器（diode array detector，DAD）。紫外检测器灵敏度高、线性范围宽，适用于在紫外区有吸收物质的测定；荧光检测器（fluorescence detector，FD）比紫外检测器灵敏度高，但只适用于具有荧光或其衍生物能产生荧光物质的测定，是体内中药分析常用的检测器之一；蒸发光散射检测器（evaporative light-scattering detector,ELSD)是通用型检测器,可以检测挥发性低于流动相的任何样品,适用于无生色团物质的检测,如糖类(多糖)、皂苷类、类脂(磷脂)等,与紫外检测器相互补充。

3. 供试品溶液的制备　中药组成复杂,各成分之间的性质差异较大,另外待测组分的含量较低,因此在进行 HPLC 分析前,一般需要对样品进行预处理,比如样品的提取分离、纯化、浓集、衍生化等预处理环节往往是中药及其制剂分析的重要保证。

对于含有糖等附加剂的中药,制备供试品时,宜使用高浓度的醇或其他有机溶剂提取待测组分,最好不要使用水为溶剂,以免提出的糖污染色谱柱,具体提取方法视制剂的情况而定。对于组成复杂的制剂,常需采用萃取法或柱色谱等预处理方法对供试品进行纯化处理。

中药成分分析时应在分析柱前加一预柱。进样前,需用滤膜抽滤或针头滤过器(0.45μm)过滤,分析完毕后一般用水或低浓度的醇水先洗去糖等水溶性杂质,再用甲醇等将色谱柱冲洗干净。

4. 测定方法的选择　ChP2015 一部收载的中药品种大多采用 HPLC 测定法,定量方法分为外标法和内标法。采用紫外检测器时,多采用外标一点法;采用蒸发光散射检测器时,应采用外标二点法。

(1) 外标法:若标准曲线过原点,测定组成含量变化不大,可使用外标一点法;若测定组分的含量波动范围较大,最好采用标准曲线法定量。

(2) 内标法:中药制剂组成复杂,若使用内标法,会增加分离的难度,其他成分很容易干扰内标峰,所以中药及其制剂的含量测定,一般情况下不提倡使用内标法,只有当制剂组成相对简单,杂质不干扰内标峰时,才能使用内标法定量。

示例 7-3　葛根中葛根素的含量测定(ChP2015)

(1) 色谱条件与系统适用性试验:以十八烷基硅烷键合硅胶为填充剂;以甲醇-水(25:75)为流动相;检测波长为 250nm。理论板数按葛根素峰计算应不低于 4000。

(2) 对照品溶液的制备:取葛根素对照品适量,精密称定,加 30%乙醇制成每 1mL 含 80μg 的溶液,即得。

(3) 供试品溶液的制备:取本品粉末(过三号筛)约 0.1g,精密称定,置具塞锥形瓶中,精密加入 30%乙醇 50mL,称定重量,加热回流 30min,放冷,再称定重量,用 30%乙醇补足减失的重量,摇匀,滤过,取续滤液,即得。

(4) 测定:分别精密吸取对照品溶液与供试品溶液各 10μL,注入液相色谱仪,测定,即得。

本品按干燥品计算,含葛根素($C_{21}H_{20}O_9$)不得少于 2.4%。

(二)气相色谱法

在中药分析中,气相色谱法作为常规分析方法,主要用于测定含挥发油及其他挥发性组分的含量,如冰片、丁香酚、薄荷脑、龙脑、樟脑等;也可用于中药及其制剂中含水量及含醇量的测定,如酒剂、酊剂中乙醇、甲醇含量的测定;气相色谱法还是中药中农药残留量测定的主要手段,具有简便、快速、准确等特点。

1. 系统适用性试验　除另有规定外,应符合气相色谱法(ChP2015 通则 0521)项下的规定。

2. 实验条件的选择　在气相色谱分析中,为达到满意的分离效果,需依据范弟姆特(Van-Deemter)方程式和分离度方程式选择合适的分离条件,如固定相、柱温、载气类型及流速、汽化室及检测室温度、进样量及检测器的选择等。

3. 定量方法的选择 气相色谱法分析中药常用的定量方法有内标法、外标法、归一化法及标准溶液加入法四种,每种定量分析方法具有不同的适用范围及特点。

示例 7-4 川贝枇杷糖浆中薄荷脑的含量测定(ChP2015)

(1) 色谱条件与系统适用性试验:改性聚乙二醇毛细管柱(柱长为 30m,内径为 0.32mm,膜厚度为 0.25μm),柱温为 110℃;分流进样,分流比为 25∶1。理论板数按萘峰计算应不低于 5000。

(2) 校正因子测定:取萘适量,精密称定,加环己烷制成每 1mL 含 15mg 的溶液,作为内标溶液。另取薄荷脑对照品 75mg,精密称定,置 5mL 量瓶中,用环己烷溶解并稀释至刻度,摇匀。精密量取 1mL,置 20mL 量瓶中,精密加入内标溶液 1mL,加环己烷至刻度,摇匀。吸取 1μL,注入气相色谱仪,计算校正因子。

(3) 测定法:精密量取本品 50mL,加水 250mL,照挥发油测定法(通则 2204)试验,自测定器上端加水使充满刻度部分并溢流入烧瓶时为止,加环己烷 3mL,连接回流冷凝管,加热至沸并保持微沸 4h,放冷,将测定器中的液体移至分液漏斗中,冷凝管及挥发油测定器内壁用少量环己烷洗涤,并入分液漏斗中,分取环己烷液,水液再用环己烷提取 2 次,每次 3mL,用铺有无水硫酸钠 0.5g 的漏斗滤过,合并环己烷液,置 20mL 量瓶中,精密加入内标溶液 1mL,加环己烷至刻度,摇匀,即得。吸取 1μL,注入气相色谱仪,测定,即得。

本品每 1mL 含薄荷脑($C_{10}H_{20}O$)应不少于 0.20mg。

(三)薄层色谱扫描法

1. 基本原理 薄层色谱扫描法(thin-layer chromatography scanning,TLCS)简称薄层扫描法,是以薄层色谱法为基础建立的色谱定量分析方法。薄层扫描法是用一定波长的光照射在薄层板上,对薄层色谱中吸收紫外光或可见光的斑点,或经激发后能发射出荧光的斑点进行扫描,将扫描得到的图谱及积分数据用于药品的鉴别、杂质检查或含量测定。

薄层色谱扫描法可分为薄层吸收扫描法和薄层荧光扫描法。薄层吸收扫描法适用于在可见、紫外光区有吸收的物质,及通过柱前或柱后衍生成上述化合物的样品组分;薄层荧光扫描法适合本身具有荧光或经过适当处理后可产生荧光的物质的测定。

薄层扫描法具有实验成本低、流动相的选择与更换方便等优点,然而其检测的灵敏度、结果的精密度与准确度均不及高效液相色谱法,通常作为高效液相色谱法或气相色谱法的补充。

2. 系统适用性试验 按各品种项下要求对实验条件进行系统适用性试验,即用供试品和标准物质对实验条件进行试验和调整,应符合规定的要求:①比移值(R_f):除另有规定外,斑点的比移值 R_f 以在 0.2~0.8 之间为宜。②分离度:当薄层色谱扫描法用于限量检查和含量测定时,要求定量峰与相邻峰之间有较好的分离度。除另有规定外,分离度应大于 1.0。③相对标准偏差:同一供试品溶液在同一薄层板上平行点样的待测成分的峰面积测量值的相对标准偏差应不大于 5.0%;需显色后测定的或者异板的相对标准偏差应不大于 10.0%。

3. 实验条件的选择

(1) 色谱条件:首先应选择好薄层色谱条件,在选定条件下组分应能完全分离,斑点对称、均匀、不拖尾,这是测定结果准确的先决条件。

(2) 测定方式:根据光测定方式的不同可分为反射法和透射法。反射法是将光束照射到薄层斑点上,测量反射光的强度;透射法则是测量透射光的强度。在薄层扫描法中大多采用反射法,反射法受薄层厚度的影响较小,基线较稳,因而应用较多;而透射法受薄层厚度的影响较大,且玻璃对紫外光有吸收,所以实际应用较少。

(3)扫描方法:扫描方法分为直线式扫描和锯齿状扫描两种,定量分析多采用锯齿状扫描。另外,根据光学系统的不同,扫描时可采用单波长扫描或双波长扫描。定量分析一般采用双波长扫描法,即采用两束不同波长的光,一束作为样品测定波长(λ_s),另一束作为对照参比波长(λ_R),两束不同波长的光通过斩光器交替照射到斑点上,以吸光度之差(ΔA)进行定量。

双波长扫描法应选用待测斑点无吸收或最小吸收的波长为参比波长,供试品色谱中待测斑点的比移值和光谱扫描得到的吸收光谱图或测得的光谱最大吸收与最小吸收应与对照品相符,以保证测定结果的准确性。双波长法可以消除薄层不均匀的影响,使基线变得平稳。单波长扫描法通常仅用于斑点吸收光谱的测定。

(4)散射参数(scattering parameter,SX):散射参数与薄层厚度、散射系数有关。由于薄层对光的散射,其吸光度 A 和浓度 KX 之间不服从朗伯比尔定律,而符合 $K\text{-}M$ 方程,其吸光度由于散射而减小,$A\text{-}KX$ 曲线偏向横轴,不呈直线,其形状与 SX 有关。为方便测定,薄层扫描仪均装有线性化器,用以对工作曲线进行校正使其成为直线。因此,测定时需输入 SX 值。不少薄层板的 SX 值为已知,如默克(Merck)预制硅胶板的 SX 为3、氧化铝板的 SX 为7;青岛海洋化工厂生产的硅胶板其 SX 为3;若 SX 值未知,可根据校正结果自行判断。

4. 定量方法的选择 薄层扫描定量测定应保证供试品斑点的量在线性范围内,必要时可适当调整供试品溶液的点样量,供试品与对照品应同板点样后进行展开、扫描、测定和计算。

(1)外标法:外标法是薄层色谱扫描法最常用的定量方法,方法简单,但点样量必须准确。由于各薄层板间的差异较大,测定时应采取随行标准法,即将供试品和对照品溶液交叉点于同一薄层板上。

若标准曲线经过原点,可用外标一点法定量,只需点一种浓度的对照品溶液,与供试品溶液同板展开测定;若标准曲线不通过原点,通常采用线性回归二点法计算,如线性范围很窄时,可采用多点法校正多项式回归计算。供试品和对照品溶液应交叉点于同一薄层板上,供试品点样不得少于2个,对照品的每一浓度不得少于2个。

(2)内标法:内标法是将内标物加入供试品和对照品溶液中,以其峰面积的比值作为定量的依据,目前在薄层色谱扫描法中应用较少。

5. 注意事项 薄层色谱扫描法的影响因素较多,测定应注意以下几点:①薄层的厚度应均匀,表面应均匀平整,最好使用预制板;②点样量必须准确,多用定量毛细管点样,且原点大小应一致;③显色剂应喷洒均匀,量应适中;④对于易挥发或空气中不稳定的有色斑点,可用洁净的玻板盖在薄层板上,并用胶布加以固定;⑤扫描时应沿展开方向扫描,不得横向扫描;⑥TLCS法的线性范围一般较窄,应在其线性范围内进行测定。

示例 7-5 喉咽清口服液中牛膝有效成分的含量测定(ChP2015) 精密量取本品25mL,用水饱和的正丁醇振摇提取6次,每次20mL,合并正丁醇液,蒸干,残渣加乙醇30mL、盐酸3mL 使之溶解,加热回流提取1h,提取液回收乙醇至无醇味,加水30mL,用石油醚(60~90℃)振摇提取6次,每次20mL,合并石油醚液,置水浴上蒸干。残渣加无水乙醇微热使溶解,定量转移至 5mL 量瓶中,冷却,加无水乙醇至刻度,摇匀,作为供试品溶液。另取齐墩果酸对照品,精密称定,加无水乙醇制成每 1mL 含 0.5mg 的溶液作为对照品溶液。照薄层色谱法试验,吸取上述供试品溶液 3μL 与 6μL,对照品溶液 2μL 和 4μL,分别交叉点于同一硅胶 G 薄层板上,以环己烷-三氯甲烷-乙酸乙酯(20:5:8)为展开剂展开,取出,晾干,喷以 10%硫酸乙醇溶液,在 105℃加热至斑点显色清晰,晾干,在薄层板上覆盖同样大小的玻璃板,周围用胶布固定,照薄层色谱法(ChP2015 通则 0502 薄层扫描法)进行扫描,波长 $\lambda_s=520nm$,$\lambda_R=700nm$,测定供试品吸光度积分值与对照品吸光度积分值,计算,即得。

本品每 1mL 含土牛膝[以齐墩果酸($C_{30}H_{48}O_3$)计]不得少于 0.10mg。

(四) 分光光度法

分光光度法是中药及其制剂含量测定的一种常用方法,具有灵敏度高、精度好和操作简便等优点,但由于中药成分复杂,不同组分的紫外吸收光谱彼此重叠而干扰测定,因此在测定前必须经过适当的提取、净化或采用专属显色反应等步骤来排除干扰,以测定其中某一类总成分或单一成分的含量。ChP2015 收载的分光光度法以测定总成分居多,如总黄酮、总生物碱、总蒽醌、人参总皂苷等。分光光度法常用的定量方法有吸收系数法、对照品比较法和标准曲线法三种。

示例 7-6 半枝莲中总黄酮的含量测定(标准曲线法)(ChP2015)

(1) 对照品溶液的制备:取野黄芩苷对照品适量,精密称定,加甲醇制成浓度为 0.2mg/mL 的溶液,即得。

(2) 标准曲线的制备:精密量取对照品溶液 0.4、0.8、1.2、1.6、2.0mL,分别置 25mL 量瓶中,加甲醇至刻度,摇匀。以甲醇为空白,照紫外-可见分光光度法(通则 0401),在 335nm 波长处分别测定吸光度,以吸光度为纵坐标,浓度为横坐标,绘制标准曲线。

(3) 测定法:精密量取[含量测定]项野黄芩苷项下经索氏提取并稀释至 100mL 的甲醇溶液 1mL,置 50mL 量瓶中,加甲醇至刻度,摇匀,照标准曲线制备项下方法,自"以甲醇为空白"起,依法测定吸光度,从标准曲线上读出供试品溶液中野黄芩苷的重量(mg),计算即得。

本品按干燥品计算,含总黄酮[以野黄芩苷($C_{21}H_{18}O_{12}$)计]不得少于 1.50%。

(五) 化学分析法

化学分析法是以物质的化学反应为基础的经典分析方法,包括重量分析法和滴定分析法,其特点是所需仪器简单,结果准确度高;但其也有灵敏度低、操作繁琐、耗时长、专属性不高、不适于微量成分测定等局限性。中药分析中主要用于测定含量较高的一些成分及含矿物药制剂中的无机成分,如总酸类、总生物碱类、总皂苷及矿物药制剂中的砷、汞等。

用化学分析法测定中药中的成分含量时,一般需经提取、分离、净化、浓集(或衍生化)后再进行测定。当被测组分为无机元素时,需经消化破坏制剂中其他有机成分后,再选择合适的测定方法;若中药制剂组成简单,干扰成分较少或组方纯粹为无机物时,也可直接测定。

示例 7-7 半夏的含量测定(滴定分析法)(ChP2015) 取本品粉末(过四号筛)约 5g,精密称定,置锥形瓶中,加乙醇 50mL,加热回流 1h,同上操作,再重复提取 2 次,放冷,滤过,合并滤液,蒸干,残渣精密加入氢氧化钠滴定液(0.1mol/L)10mL,超声处理(功率 500W,频率 40kHz)30min,转移至 50mL 量瓶中,加新沸过的冷水至刻度,摇匀,精密量取 25mL,照电位滴定法(通则 0701)测定,用盐酸滴定液(0.1mol/L)滴定,并将滴定的结果用空白试验校正。每 1mL 氢氧化钠滴定液(0.1mol/L)相当于 5.904mg 的琥珀酸($C_4H_6O_4$)。

　　本品按干燥品计算,含总酸[以琥珀酸($C_4H_6O_4$)计]不得少于 0.25%。

三、中药质量的整体控制与中药指纹图谱简介

　　中药有效成分复杂,疗效既不是某单一活性成分的作用,也不是多种化学成分作用的简单相加,而是非线性的整体作用的结果,因此,仅凭某一种化学成分定性和定量的传统中药质量评价方法的有效性和专属性渐渐受到质疑,人们逐渐考虑利用现代先进分析技术对中药质量进行整体控制。

　　中药指纹图谱是指中药经适当处理后,采用一定的分析手段,得到的能够标示该中药特性的共有峰图谱。中药指纹图谱是一种综合的、可量化的半定量鉴别手段,它是建立在中药化学成分系统研究的基础上,主要用于评价中药材、饮片、中间体、中药成方制剂质量的真实性、稳定性和一致性,强调对图谱共有峰归属的辨识和图谱相似性评价,其具有整体性和模糊性两个基本属性。利用中药指纹图谱的整体性,可以鉴别中药材的真伪,评价原料药材与成方制剂之间的相关性,监控成品批间质量的稳定性;而模糊性强调的是待测样品的指纹图谱与对照指纹图谱之间的相似性,而不是相同性,它是由中药来源的多样性、化学成分的复杂性与可变性等特点决定的。

(一)中药指纹图谱的分类

　　依据应用对象不同,中药指纹图谱可分为中药材(原料药材)指纹图谱、中药成方制剂原料药指纹图谱、中间体(生产过程中间产物)指纹图谱和中药成方制剂指纹图谱;依据研究方法不同,可分为中药化学指纹图谱和中药生物学指纹图谱;依据测定技术手段不同,可分为色谱法、光谱法及其他方法。其中,色谱法为主流方法,尤其是 HPLC 法和 GC 法已成为公认的中药指纹图谱的常用分析技术。

(二)中药指纹图谱的建立

　　中药指纹图谱的建立应以系统的化学成分研究和药理学研究为依托,体现系统性、特征性和稳定性三个基本原则,确保指纹图谱的标准化、规范化、客观化,以有利于推广和应用于中药质量控制。

1. 研究对象的确定　在文献调研的基础上,尽可能详尽地了解药材、中间体及制剂成品中所含成分的种类及其理化性质,综合分析后找出成品中的药效成分或有效成分或通常认为对药效有影响的化学成分,作为成品或中间体指纹图谱的分析检测目标,即研究对象。例如,黄芪含黄酮、皂苷及多糖等三类化学成分,黄芪多糖注射液及其中间体的指纹图谱常以多糖为研究对象,而黄芪原药材的指纹图谱则应把黄酮、皂苷及多糖都作为研究对象。复方注射剂应根据君臣佐使的用药原则,以君药、臣药中的有效成分或通常认为对药效有影响的化学成分作为指纹图谱的研究对象,佐使药中的成分可采用其他指纹图谱方法进行辅助、补充研究。

2. 样品的选择与收集　样品的收集必须具有真实性和足够的代表性。为此样品收集时需注意:①不可将同一批次样品分散成数个批次充当样品。②原药材尽可能固定产地

（GAP 基地药材、道地药材）、采收期和炮制方法。应重点选择对光线稳定、疗效稳定、无临床不良反应的药材批次。③中间体、注射剂样品的收集应重点选择工艺稳定、疗效稳定、无不良反应的批次。④留样量应不少于实验用量的三倍。

3. 供试品的制备　供试品制备需根据中药所含化学成分的理化性质和检测方法的要求选择适宜的制备方法，确保该中药的主要化学成分或有效成分在指纹图谱中得以体现。供试品制备操作过程应按照定量测定的要求，保证样品物质信息不减失、不转化。对于化学成分类别相差较大的样品，可根据类别成分的性质，依照分析要求对样品分别进行预处理，以制备两张以上的指纹图谱，并对主要步骤及数据进行详细记录。

4. 参照物的选择和参照物溶液的制备　指纹图谱的参照物一般选取中药中容易获得的一个或一个以上主要活性成分或指标成分，主要用于考察指纹图谱的稳定程度和重现性，以确定指纹图谱技术参数，如特征峰（共有峰）的相对保留时间、峰面积比值等，并有助于指纹图谱的辨认。参照物应说明名称、来源和纯度。若无合适的参照物也可选指纹图谱中稳定的指纹峰作为参照物峰，说明其响应行为和有关数据，并尽可能阐明其化学结构及化学名称。如情况需要，也可考虑选择适宜的内标物作为参照物。

5. 研究方法的选择及方法学验证　方法的选择主要包括测定方法、仪器与试剂、测定条件等。建立指纹图谱时，应根据所含化学成分的理化性质选择适宜的测定方法，建议优先考虑色谱方法。对于成分复杂的中药材及其制剂，特别是中药复方注射剂，必要时可以考虑采用多种检测方法，建立多张指纹图谱。

中药色谱指纹图谱的测定方法应进行仪器精密度、方法重现性和样品稳定性等方法学验证项目，以确保方法的可靠性、重复性和耐用性。

6. 指纹特征的选择与技术参数

（1）共有指纹峰的标定：采用色谱方法制定指纹图谱，必须根据参照物的保留时间，计算指纹峰的相对保留时间。根据 10 批次以上供试品的检验结果，标定中药材的共有指纹峰。色谱法采用相对保留时间标定指纹峰，光谱法采用波长或波数标定指纹峰。

（2）共有指纹峰面积的比值：以对照品作为参照物的指纹图谱，以参照物峰面积作为1，计算各共有峰面积与参照物峰面积的比值；以内标物作为参照物的指纹图谱，以共有峰中其中一个峰（要求峰面积比较大，是较稳定的共有峰）的峰面积作为1，计算其他各共有峰的比值。各共有峰的面积比值必须相对固定。供试品图谱中各共有峰面积的比值与指纹图谱各共有峰面积的比值比较，单峰面积占总峰面积大于或等于 20% 的共有峰，其差值不得大于±20%；单峰面积大于或等于总峰面积的 10%，而小于 20% 的共有峰，其差值不得大于±25%；单峰面积占总峰面积小于 10% 的共有峰，峰面积比值不做要求，但必须标定相对保留时间。未达基线分离的共有峰，应计算该组峰的总峰面积作为峰面积，同时标定该组各峰的相对保留时间。

（3）非共有峰面积：供试品的图谱与指纹图谱比较，非共有峰总面积不得大于总峰面积的 10%。注射剂及其有效部位或中间体供试品的图谱与指纹图谱比较，非共有峰总面积不得大于总峰面积的 5%。

（4）特征指纹图谱：系指由一系列特征指纹峰所组成的固定峰群，可用于中药或提取物的鉴定和质量评价。

7. 指纹图谱的相关性　中药制剂中各特征峰均可在药材及中间体指纹图谱中得到追

踪,中间体与制剂的指纹图谱应非常接近,药材图谱中的色谱峰应比制剂多。必要时可采用加入某一药材、有效部位或中间体的供试品,或制备某一药材、有效部位或中间体阴性供试品的方法,标定各指纹图谱之间的相关性。提供相关性研究的指纹图谱。

8. 指纹图谱的评价　中药指纹图谱的评价系指将样品指纹图谱与建立起来的对照指纹图谱进行相似性比较,从而对药品质量进行评价和控制。中药指纹图谱的评价不同于含量测定,它强调的是相似性(similarity),而不是相同性(identity),即着重辨识完整图谱"面貌",而不关心细枝末节。分析比较的结果是对供试品与对照品之间的差异或一致性作出评价。

相似性的比较可以用"相似度(similarity extent)"表达,相似度可借助国家药典委员会推荐的"中药指纹图谱计算机辅助相似度评价软件"计算,一般情况下相似度在 0.9～1.0 即认为符合要求。

(三)应用示例[4]

示例 7-8　抗宫炎胶囊指纹图谱质量标准(ChP2015)

1. 处方　广东紫珠干浸膏 334g,益母草干浸膏 88g,乌药干浸膏 78g。

2. 指纹图谱　按照高效液相色谱法(ChP2015 通则 0512)测定。

(1)色谱条件与系统适用性试验:以十八烷基硅烷键合硅胶为填充剂(C_{18} 色谱柱,25cm×4.6mm,3μm);以乙腈为流动相 A,以 0.5%磷酸溶液为流动相 B,按表 7-1 进行梯度洗脱;检测波长按表 7-2 进行波长转换;柱温为 30℃;流速为每分钟 0.8mL。理论板数按连翘酯苷 B 峰计算应不低于 5000。

表 7-1　流动相梯度洗脱表

t/min	流动相 A/%	流动相 B/%
0～35	12	88
35～45	12→17	88→83
45～65	17	83
65～85	17→25	83→75
85～95	25→35	75→65
95～100	35→90	65→10
100～105	90	10
105～110	90→12	10→88
110～115	12	88

表 7-2　检测波长表

t/min	λ/nm
0～44	280
44～100	332

(2)参照物溶液的制备:取去甲异波尔定对照品、连翘酯苷 B 对照品及金石蚕苷对照品适量,精密称定,加 50%甲醇制成每 1mL 含去甲异波尔定 25μg、连翘酯苷 B 0.15mg、金石蚕苷 0.15mg 的溶液,即得。

(3)供试品溶液的制备:取装量差异下的抗宫炎胶囊内容物,研细,取约 1g,精密称定,置具塞锥形瓶中,精密加入 50% 甲醇 50mL,称定重量,加热回流 1h,放冷,再称定重量,用 50% 甲醇补足减失的重量,摇匀,滤过,取续滤液,即得。

（4）测定法:分别精密吸取参照物溶液和供试品溶液各 $10\mu L$,注入液相色谱仪,测定,记录色谱图,即得抗宫炎胶囊供试品指纹图谱（图 7-1）。

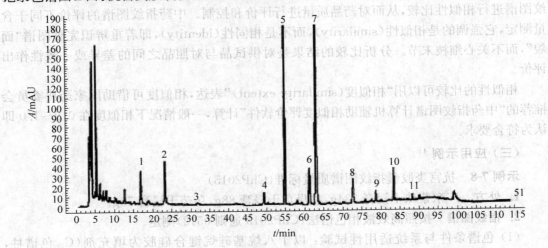

图 7-1　抗宫炎胶囊对照指纹图谱

11 个共有峰:1 去甲异波尔定;2 广东紫珠和益母草共同特征峰;3 盐酸益母草碱;4、9、10、11 广东紫珠特征峰;5 连翘酯苷 B;6 毛蕊花糖苷峰;7 金石蚕苷;8 异毛蕊花糖苷峰

抗宫炎胶囊供试品指纹图谱（图 7-1）中应分别呈现与参照物色谱峰保留时间相同的色谱峰。按中药色谱指纹图谱相似度评价系统计算,供试品指纹图谱与对照指纹图谱的相似度不得低于 0.90。

（山西医科大学　陈安家）

课后习题

1. 中药分析中供试品的制备原则是什么?
2. 中药检查包括哪些主要内容?
3. 中药常用的含量测定方法有哪些? 各有何特点?
4. 中药含量测定中,测定成分的选择原则是什么?

参 考 文 献

[1]　国家药典委员会.中华人民共和国药典[S].2015 年版.北京:中国医药科技出版社,2015.
[2]　杭太俊.药物分析[M].8 版.北京:人民卫生出版社,2016.
[3]　蔡宝昌.中药制剂分析[M].2 版.北京:高等教育出版社,2012.
[4]　梁生旺.中药分析[M].北京:中国中医药出版社,2016.

第八章

生物药物分析概论

　　正常的机体具有主动抵御和战胜疾病的能力,能够保持健康的状态,这主要是因为生物体内不断产生各种与生物体代谢密切关联的活性物质,如酶、核酸、激素、抗体、细胞因子等。这些生物活性物质缺失或者功能异常,疾病就会随之而来。因此,外源的活性物质(生物药物)可以充当治疗药物来调控生理功能以达到治疗疾病的目的。然而,生物药物有别于普通的药物,它们具有特殊的药学特性:①空间结构复杂致使其结构确定存在不完整性;②结构差异导致生物活性差异;③生物药物受体广泛决定其多功能性;④生物药物是异源性大分子,具有免疫原性。生物药物的广泛使用使一些传统药物难以治愈的疾病,如肿瘤、糖尿病、心脑血管疾病、心脏病、类风湿性关节炎等得到缓解或治愈,在疾病治疗、诊断、预防中的应用越来越广泛。为了开发出更加安全、有效、有益于人类健康的生物药物,我们必须根据其复杂的结构及其特性,建立、完善一套适合于生物药物分析评价的方法。

第一节　生物药物概论

一、生物药物定义

　　生物药物是利用微生物、细胞组织、动物毒素、寄生虫等一些生物体作为原始材料,通过生物化学技术或者生物工程工艺(如基因工程、细胞工程、蛋白质工程、DNA 重组技术、发酵工程或其他生物技术)生产出来的用于疾病的预防、治疗、诊断,具有生物活性的中间产物或制剂[1]。生物药物与人体正常的生理物质十分相似,具有很高的生化机制的合理性和特异治疗的有效性。生物药物具有药理活性高、用药剂量小、靶向性强、不良反应小等优点;但是亦有一些不足之处,如有效成分含量低、稳定性差、极易染菌和腐败等[2]。

二、生物药物分类

生物药物的结构比较复杂,功能多样。虽然有不同的分类方法,但都有不尽完美之处。主要有两种分类方法:一种是按照其化学本质分类;另一种是按照临床用途进行分类。

(一)按照生物药物的化学本质来分类

1. 氨基酸、多肽与蛋白质类 氨基酸是人体不可或缺的重要物质,是构成多肽和蛋白质的基本单元结构,也是维持生命的基本物质之一。氨基酸在人体的生长发育、新陈代谢等生命活动中发挥着重要作用。《中国药典》2015 年版[3]收载了包括谷氨酸、蛋氨酸、赖氨酸、天冬氨酸、半胱氨酸、色氨酸等 20 余种氨基酸类药物。其中谷氨酸的产量最大,占氨基酸总产量的约 80%。氨基酸类生物药物可以单一使用,如谷氨酸可以用于防治肝昏迷、神经衰弱和癫痫等疾病;也可以用复方氨基酸作为血浆代用品,为患者提供营养物质。

多肽和蛋白质均由基本单元结构氨基酸通过肽键连接而成,肽链中的氨基酸不再以分子形式存在,被称为氨基酸残基。一般认为,10 个及 10 个以下的氨基酸组成的肽称为寡肽,10 个以上的氨基酸组成的肽称为多肽,50 个以上的氨基酸组成的是蛋白质。蛋白质与多肽的化学本质相同,性质相似。

组成蛋白质的氨基酸种类、数量以及排列顺序存在差异,所以蛋白质类生物药物具有严格而特异的一级结构。蛋白质分子内的氢键、疏水键等作用力可以使肽链发生 α 螺旋、β 折叠和转折,形成蛋白质的二级结构和三级结构;两条以上的肽链还可以因次级键的作用进一步产生四级结构。氨基酸达到一定数量时,多肽也会产生二级结构和三级结构。二级、三级、四级结构的存在使蛋白质、多肽具有多样而且特定的空间结构。其一级结构或者空间结构发生变化会导致其相应功能的改变或丧失。如升压素与缩宫素均为垂体后叶分泌的九肽激素,分子中仅有两个氨基酸存在差异,但是二者的生理功能完全不同。

2. 酶类 酶是由活细胞产生的具有生物催化功能的高分子物质。其本质大多为蛋白质,也有少数是核糖核酸。在生命活动中,酶在合成、分解与还原等代谢反应中发挥着重要的作用。生物体内发现的酶有八千多种,其结构各异,种类繁多,功能多样。1961 年,国际生物化学和分子生物学联合会的命名委员会提出了酶的系统分类方法。根据酶的催化反应性质,可以将其分为六大类:氧化还原酶、转移酶、水解酶、裂合酶、异构酶、合成酶。根据酶作用的相关基团以及化学键的不同,又可分为若干亚类,而每一亚类又可分为不同的小类。

随着药学以及生物技术的不断发展,酶类药物的研究、开发以及应用取得了很大的进步,目前临床上使用的酶类药物已有百余种。《中国药典》2015 年版收载的酶类药物有 27 种,包括治疗胃肠道疾病的胃蛋白酶、抗炎药物溶菌酶以及肿瘤辅助治疗药物谷氨酰胺酶等。

3. 多糖类 糖类化合物是一类由碳、氢、氧组成的具有多羟基醛或多羟基酮结构的化合物及其缩合物或衍生物的总称。根据所含糖基数目的多少,糖类可分为单糖、低聚糖和多糖三类。其中多糖的分子质量很大,水溶液有一定的黏度。按照来源,可以将多糖类生物药物分为：①植物多糖类药物，如人参多糖、黄芪多糖等；②动物多糖类药物，如肝素、透明质酸、壳聚糖等；③微生物多糖类药物，如细菌发酵制得的右旋糖苷、真菌产生的香菇多糖、灵芝多糖等。《中国药典》2015 年版二部收载了 20 种多糖类生物药物。随着人们对生命科学认识的不断加深，人们发现多糖在生命活动中发挥着极其重要的作用且对机体无严重的不良反应，因此在抗肿瘤、降血脂、抗病毒等方面广泛应用。

4. 脂类 由脂肪酸和醇作用生成的酯及其衍生物统称为脂类。脂类生物药物在化学结构上差异较大，包括很多不溶于水但溶于有机溶剂的小分子生物活性物质。脂类生物药物可以分为以下几个类别：磷脂、胆酸、固醇、卟啉等，可以用于治疗各种疾病。

5. 维生素 维生素是一类维持人体正常生理代谢功能所必需的低分子有机化合物，它与蛋白质、脂肪、糖类不同，既不参与构成人体细胞，也不为人体提供能量，并且不能在人体内合成，必须从外界摄取以满足人体的需求。

维生素有很多种类，其理化性质和生理作用也各不相同。习惯上，根据其在水和油脂中溶解度的不同分为水溶性和脂溶性维生素两大类。属于水溶性的维生素有维生素 B 族（维生素 B_1、维生素 B_2、维生素 B_6、维生素 B_{12} 等）、烟酸、泛酸、叶酸、维生素 C 等；脂溶性的维生素有维生素 A、维生素 D、维生素 E、维生素 K。

6. 核酸及其降解产物、衍生物类 核酸是由多个单核苷酸通过 $3'$,$5'$-磷酸二酯键聚合而成的生物大分子。根据戊糖种类的不同，又可将核酸分为脱氧核糖核酸和核糖核酸。核酸携带生物所有的遗传信息，能控制生物体内蛋白质的合成，影响脂肪和糖类的代谢。核酸类生物药物可以通过恢复正常代谢或者调控某些异常代谢来实现疾病的治疗。

按照化学结构的不同，可以将核酸、核苷酸类生物药物分为以下四类：①核酸碱基及其衍生物，如氟尿嘧啶、更昔洛韦等；②核苷及其衍生物，如利巴韦林、阿糖胞苷等；③核苷酸及其衍生物，如胞磷胆碱钠、环磷腺苷等；④多核苷酸，包括寡聚核苷酸以及多聚核苷酸。

7. 有机酸、醇酮类 有机酸大多采用发酵法制得，主要包括葡萄糖酸、D-异抗坏血酸、丙酮酸、乳酸、柠檬酸、丁二酸、苹果酸、富马酸等。用发酵法制得的醇酮类包括丙醇、甘油等。

8. 抗体类 抗体药物是以细胞和基因工程技术为主体的抗体工程技术制备的药物，具有特异性强、性质均一、可针对特定靶点定向制备等优点，在肿瘤治疗等方面的应用备受关注。

目前，抗体类药物可依据不同的方法分类。按照抗体的来源，可分为人源抗体和动物来源抗体。根据有效成分，可分为抗体与免疫偶联物，其中抗体又可分为完整抗体、双特异性抗体、抗体片段与基因工程抗体片段；免疫偶联物则可分为放射免疫偶联、化学免疫偶联物和免疫毒素。在实际工作中，一般按照抗体的构成、组分、制备原理分为单克隆抗体、多克隆抗体、基因工程抗体。

从历史的发展来看，抗体类药物的发展一直与抗体研究密切相关。抗体类药物经历了初期的第一代抗体类药物，以及利用杂交瘤技术制备的单克隆抗体及其衍生物的第二代抗体药物。近年来，随着免疫学和分子生物学技术的发展以及抗体基因结构的阐明，DNA 重组技术开始用于抗体的改造，人们可以根据需要对以往的鼠抗体进行相应的改造，以消除抗体应用的不利性状或增加新的生物学功能，还可用新的技术重新制备各种形式的重组抗体。抗体药物的研发已经进入了第三代，即基因工程抗体时代。

9. 抗生素类 1928 年弗莱明发现青霉素,但直到 1943 年,链霉素的发现者塞尔曼·瓦克斯曼才给出了抗生素的定义,即微生物代谢产生的能抑制他种微生物的化学物质。抗生素是生物体在生命活动中合成的次生代谢产物,也可以通过微生物发酵和化学提取制备,或者由半合成或全合成制备。由于生产工艺较复杂,涉及的原材料较多,加上发酵过程中微生物产生的生物大分子杂质,如蛋白质、色素、多糖类物质等,使得抗生素的分离纯化困难。因此,抗生素产品中一般会有微量杂质和自身的降解产物,在临床上引起不同的不良反应。

抗生素的种类繁多,性质复杂,用途又各异,对其系统分类有一定的困难。根据不同的研究目的,抗生素一般有以下几种分类方法:①根据抗生素的来源不同,可分为细菌产生的抗生素、真菌产生的抗生素、放线菌产生的抗生素等。②根据抗生素的作用对象不同,可分为抗革兰阳性菌抗生素、抗革兰阴性菌抗生素、广谱抗生素、抗真菌抗生素、抗肿瘤抗生素、抗病毒抗生素、抗原虫抗生素、抗结核杆菌抗生素等。③根据抗生素的作用机制不同,可分为抑制细胞壁合成的抗生素、影响细胞膜功能的抗生素、抑制细胞核酸合成的抗生素、抑制细菌生物功能作用的抗生素。此法是目前比较常用的分类方法。④根据抗生素的化学结构不同,可以分为 β-内酰胺类抗生素、四环素类抗生素、氨基糖苷类抗生素、大环内酯类抗生素、其他类抗生素。

10. 生物技术类 生物技术药物是指采用 DNA 重组技术或其他创新生物技术生产的治疗药物。主要包括:①重组蛋白质或重组多肽类药物,如细胞因子、人干扰素、人白细胞介素-2 等;②重组 DNA 药物,如基因药物、细胞治疗制剂等;③其他类生物技术药物。

11. 生物制品 生物制品是指直接从微生物、原虫、动物或人体材料中分离得到的或用现代生物技术方法制成的用于预防、治疗、诊断特定传染病或其他疾病的制剂。主要包括以下几类:①疫苗。接种疫苗是控制传染性疾病最主要和最有效的手段。根据疫苗的组成及其用途和生产工艺不同,可以将其分为灭活疫苗、减毒活疫苗、亚单位疫苗、基因重组蛋白疫苗以及其他类型疫苗等;②血液制品。由于其特殊的生物学特性以及很高的临床医用和药用价值,它已被广泛用于急症的抢救、疾病的治疗以及健康保健等方面。根据血液制品组分的不同,可以将其分为全血、血液有形成分(红细胞、白细胞、血小板)制品、血浆以及血浆蛋白质制品等;③其他类生物制品,如免疫血清、免疫调节药(胸腺肽、免疫核糖核酸)等。

(二) 按生物药物的用途分类

1. 预防药物 许多疾病,如传染病,基于其能传染的特殊性,对此类疾病的预防比治疗更重要。通过及时有效的预防,使很多传染病得到很好的控制。常见的用于预防的生物药物有疫苗和菌苗。

2. 治疗药物 对于多发病及常见病,很多生物药物都有非常好的治疗效果。目前对严重危害人类健康,影响人们生活质量而又难以治愈的疾病,如恶性肿瘤、艾滋病、糖尿病、遗传病、乙型肝炎以及免疫性疾病等,生物药物也有很好的治疗作用。

3. 诊断药物 生物药物用于疾病的诊断是其最突出且最独特的另一临床用途,具有诊断速度快、灵敏度高、特异性强等优点。诊断生物药物主要有体内和体外两种应用途径,临床生物诊断试剂主要有:①免疫诊断试剂;②酶诊断试剂;③放射性核素诊断药物;④器官功能诊断药物;⑤单克隆抗体诊断试剂;⑥基因诊断药物。

4. 用于其他领域的生物医药用品 生物药物正不断地应用到生化试剂、保健品、营养品、生物医学材料、日用化工、化妆品、食品等各个领域。

三、生物药物质量要求

生物药物的质量控制和化学药物一样，包括性状、鉴别、检查和含量测定等内容；但是也不尽相同，生物制品在均一性、有效性、安全性和稳定性等方面有严格要求，必须对其原材料、生产过程和最终产品进行严格的质量控制。

生物药物最具有代表性的是基因工程药物。基因工程药物是指将某一特定编码的天然基因或合成的核苷酸序列，利用高度特异性的限制性核酸内切酶和连接酶等插入质粒、病毒等载体中，形成重组的遗传物质，然后再把遗传物质转移到宿主细胞，使其扩增、表达得到的产物。影响外来基因在新宿主细胞中表达的因素很多，不同的培养条件和分离纯化方法都会影响产品的质量。另外，微生物细胞表达的产物可能含有内毒素、致敏原，动物细胞中表达的产物可能含有核酸类杂质和病毒。

基因工程药物的质量控制与传统生产方法制备的药物的质量控制有着本质的区别，因此一些国家和世界卫生组织先后制定了一系列基因工程药物生产法规。如1983年美国FDA制定了《重组DNA生产的药品、生物制品的生产和检定要点》，1988年发布了《生物技术医药产品临床前生物安全性试验要求》，1990年颁布了《生物技术生产细胞因子的质量控制》。1991年世界卫生组织公布了《重组DNA生产的药品、生物制品的生产和检定要点》。2003年，原国家食品药品监督管理局发布了《人用重组DNA制品质量控制技术指导原则》《人用单克隆抗体质量控制技术指导原则》《人基因治疗研究和制剂质量控制技术指导原则》等。《中国生物制品规程》是中国生物制品的国家标准和技术法规，包括生产规程和检定规程。

第二节　生物药物分析

一、质量检查内容

在生产或存储的过程中，常常会将一些微生物或杂质引入到生物药物中。这些杂质或微生物不仅使生物药物的纯净程度受到影响，而且会对生物体产生特殊的生理作用，严重地影响了生物药物的用药安全。因此，需要对生物药物进行质量检查。质量检查内容包括杂质检查、安全性检查及微生物限度检查[4]。

（一）生物药物的杂质检查

生物药物的杂质是指生物药物中存在的无治疗作用或影响药物稳定性和疗效，甚至是对人体有害的物质的总称。其杂质检查内容与第四章药物的杂质检查相同。

（二）生物药物的安全性检查

生物药物的安全性评价是新药研究开发的前提，是生物药物质量安全、有效、可控的主要标志。世界各国的新药在上市前都需要对其进行严格的安全性评价，检查的范围包括药物的外观、理化性质及缺陷检测等。检查的种类有细菌内毒素检查、热原检查、异常毒素检查、无菌检查、升压和降压物质检查、致敏物质检查、残余 DNA 检查及抗体检测等。一般用实验动物进行检查,通过观察生物药物在实验动物体内的生理反应来判断生物药物中的杂质是否符合限量要求。如《中国药典》2015 年版通则规定每 10000U 尿激酶中含内毒素的量应小于 1.0EU。

1. 异常毒性检查　异常毒性检查是对生物制品的非特异性的通用安全试验,目的是检查生物制品中是否含有外源性毒素物质污染及是否存在不安全的因素。

(1) 检查原理:将一定剂量的供试品溶液注入到小鼠体内或口服给药,在规定的时间内观察小鼠死亡情况,以判断供试品是否符合规定。

(2) 检查方法:包括小鼠试验和豚鼠试验:①小鼠试验法。除另外规定外,每批供试品用 5 只小鼠(18~22g)进行试验。向每只小鼠腹腔注射供试品 0.5mL(除另外规定外,按规定的浓度将氯化钠注射液制成供试品溶液),观察 7 天。②豚鼠试验法。除另外规定外,每批供试品用 2 只豚鼠(250~350g)进行试验,向每只豚鼠腹腔注射供试品 5.0mL(除另外规定外,按规定的浓度将氯化钠注射液制成供试品溶液),观察 7 天。

(3) 结果判定:试验中应设同批动物空白对照,观察期内,动物全部健存,且无异常反应,到期时每只动物体重增加,则供试品判为合格。若不符合上述要求,小鼠试验法可用 10 只小鼠复试 1 次,豚鼠试验法可用 4 只豚鼠复试 1 次,判定标准同前。

2. 热原检查法　热原指能引起恒温动物体温异常升高的致热物质,包括细菌性热原、内源性高分子热原、内源性低分子热原及化学热原等。

(1) 检查原理:将一定剂量的供试品溶液,以静脉注射的方式注射入家兔体内,在规定的时间内,对家兔体温升高情况进行观察以判定供试品中的热原的限度是否符合规定。

(2) 检查方法:取家兔 3 只,测定其正常体温后 15min 以内,自耳静脉缓缓注入规定计量的供试品溶液,间隔 30min 按前法测定其体温 1 次,共测 6 次,以 6 次体温中最高的一次减去正常体温,即为升高的温度。如 3 只家兔中 1 只体温升高 0.6℃或高于 0.6℃,或 3 只家兔升高总和达 1.3℃或高于 1.3℃,应另取 5 只家兔复试,检查方法同上。

(3) 结果判定:在初试 3 只家兔中,体温升高均低于 0.6℃,且 3 只体温升高总和低于 1.3℃;或在复试的 5 只中,体温升高 0.6℃或高于 0.6℃不能超过 1 只,并且 8 只家兔体温升高总和为 3.5℃或低于 3.5℃,均判定供试品的热原检查符合规定。

当家兔升温为负值时,均以高 0℃计。

3. 细菌内毒素检查法　细菌内毒素检查法是用鲎试剂与细菌内毒素产生凝集反应的机制,判断供试品中细菌内毒素的限量是否符合规定的一种方法。细菌内毒素的量用细菌内毒素单位(EU)表示。

(1) 检查原理:通过鲎试剂与细菌内毒素产生凝集反应来检测或半定量由革兰氏阴性菌产生的细菌毒素。

(2) 检查方法:包括凝胶限度试验和凝胶半定量试验。

① 凝胶限度试验。按表 8-1 制备溶液 A、B、C 和 D。使用稀释倍数不超过最大有效稀释倍数(MVD)并且已经排除干扰的供试品溶液来制备溶液 A 和 B。按鲎试剂灵敏度复核试验项下要求操作。

表 8-1 凝胶限度试验溶液的制备

编号	细菌内毒素浓度/配置细菌内毒素的溶液	平行管数
A	无/供试品溶液	2
B	2λ/供试品溶液	2
C	2λ/检查用水	2
D	无/检查用水	2

注：A 为供试品溶液；B 为供试品阳性对照；C 为阳性对照；D 为阴性对照。

② 凝胶半定量试验。本方法系通过确定反应终点浓度来量化供试品中细菌内毒素的含量。按表 8-2 制备溶液 A、B、C 和 D。按鲎试剂灵敏度复核试验项下要求操作。

表 8-2 凝胶半定量试验溶液的制备

编号	细菌内毒素浓度/被加入细菌内毒素的溶液	稀释用液	稀释倍数	所含细菌内毒素的浓度	平行管数
A	无/供试品溶液	检查用水	1	—	2
			2	—	2
			4	—	2
			8	—	2
B	2λ/供试品溶液	—	1	2λ	2
C	2λ/检查用水	检查用水	1	2λ	2
			2	1λ	2
			4	0.5λ	2
			8	0.25λ	2
D	无/检查用水	—	—	—	2

注：A 为不超过 MVD 并且通过干扰试验的供试品溶液。从通过干扰试验的稀释倍数开始，将检查用水稀释至 1、2、4 倍和 8 倍，最后的稀释倍数不得超过 MVD；B 为 2λ 浓度标准细菌内毒素的溶液 A(供试品阳性对照)；C 为鲎试剂表示灵敏度的对照系列；D 为阴性对照。

(3) 结果判定

① 凝胶限度检测。保温 60min±2min 后观察结果。若阴性对照溶液 D 的平行管均为阴性,供试品阳性对照液 B 的平行管均为阳性,阳性对照液 C 的平行管均为阳性,实验有效。

② 凝胶半定量试验。若阴性对照溶液 D 的平行管均为阴性,供试品阳性对照溶液 B 的平行管均为阳性,系列溶液 C 的反应终点浓度的几何平均值为 $0.2λ \sim 0.5λ$,实验有效。

4. 无菌检查法

(1) 检查原理：是检查药典中要求无菌的生物制品、医疗器具、原料、辅料及其他品种是否无菌的一种方法。无菌检查应在环境洁净度 10000 级下的局部洁净度 100 级的单向流空气区域内或隔离系统中进行,全过程严格遵守无菌操作,防止污染物污染。

(2) 检查方法：包括薄膜滤过法和直接接种法：①薄膜滤过法。采用封闭式薄膜滤过器,滤膜孔径应不大于 $0.45\mu m$,滤膜直径约为 50mm。水溶性供试液滤过前应先将少量的冲洗液滤过以润湿滤膜。油类供试品,其滤膜和滤过器在使用前应充分干燥。每张滤膜每次冲洗量一般为 100mL,且冲洗量不能超过 1000mL。②直接接种法。取规定量供试品分别等量接种至体积比为 2∶1 的硫乙醇酸盐培养基和胰酪大豆胨液体培养基中。每个容器中培养基的用量应符合接种的供试品体积不得大于培养基体积的 10%,硫乙醇酸盐流体培养基的装量不少于 15mL,胰酪大豆胨液体培养基的装量不少于 10mL。按规定的温度培养 14 天,接种生物制品供试品的硫乙醇酸盐流体培养基的容器分成两等分:一份放入 20～25℃培养;另一份至 30～35℃培养。观察记录是否有菌生长。若培养 14 天后,不能从外观上判断有无微生物生长,可取培养基适量转移至同种新鲜培养基中,培养 3 天,观察;或取培养液涂片,染色,镜检,判断是否有菌。

(3) 结果判定:阳性对照管应是生长良好,阴性对照管不得有菌生长,否则,试验无效。若供试品管均澄清,则符合规定;若供试品管中任何一管显浑浊并确证有菌生长,则不符合规定。试验若经确认无效,应重试。重试时应取同量供试品,依法检查,若无菌生长则判断为符合规定;反之,则判断供试品不符合规定。

5. 升压物质检查

(1) 检查原理:比较赖氨酸升压素标准品与供试品升高大鼠血压的程度,以判断供试品中所含升压物质是否符合规定。

(2) 检查方法:取健康体重 300g 以上的成年雄性大鼠,适量麻醉药麻醉,固定于手术台上,分离气管。在一侧颈静脉或股静脉插入静脉插管,供注射药液用,按每 100g 体重注入肝素溶液 50～100IU,剥离另一侧颈动脉,插入与测压计相连的动脉插管,在通路中充满适量含肝素的氯化钠注射液。术后,将测压计读数调至与动物血压相当的高度,记录血压。缓慢注入甲磺酸酚妥拉明,血压稳定后,进行药液注射后注入 0.5mL 氯化钠注射液。高低剂量之比约为 1:0.6。低剂量能使大鼠血压升高 1.33～3.33kPa,高低剂量反复 2～3 次。

(3) 结果判定:如果高剂量所致反应的平均值大于低剂量所致反应的平均值,可认为该动物的灵敏度符合规定。

6. 降压物质检查法

(1) 检查原理:利用猫对组胺样物质具有较为敏感的反应,通过比较组胺对照品和供试品引起麻醉猫血压下降的程度,以判断供试品中所含降压物质是否符合规定。

(2) 检查方法:取健康体重 2kg 以上的猫,雌性应无孕,麻醉,固定手术台上,分离气管,在一侧颈静脉连接测压计的动脉套管,管内充满抗凝药溶液,血压记录。或另一侧股静脉插入静脉插管,供注射药液。术后,将测压计读数调至与动物血压相当的高度,开动脉夹,血压稳定后进行药液注射,立即注入 0.5mL 氯化钠注射液。剂量按动物体重每 1kg 注射组胺 0.05μg、0.1μg 和 0.15μg,重复 2～3 次,0.1μg 剂量能使血压下降值不小于 2.67kPa,同时各剂量所致反应的平均值有差别。

(3) 结果判定:取对照稀释液按动物体重每 1kg 注射组胺 0.1μg 的剂量(ds),供试品依据品种项下规定的剂量(dt),注射一组 4 个剂量: ds、dt、dt、ds,然后将第一剂与第三剂,第二剂与第四剂量所致反应液进行比较:如 dt 所致的反应值均不大于 ds 所致反应的值的 1/2,则判断供试品的降压物质符合规定。否则按上述次序继续注射一组 4 个剂量,比较两组内各对 ds、dt 剂量所致的反应值,若 dt 所致的反应值大于 ds 所致的反应值,则符合规定;反之,则不符合规定。否则另取动物复试。

7. 过敏物质检查法

(1) 检查原理:将一定量的供试品溶液注入豚鼠体内,间隔一定时间后静脉注射供试品溶液进行激发,观察动物出现过敏反应的情况,以判定供试品是否引起动物全身过敏反应。

（2）检查方法：供试用的豚鼠应健康合格,体重 $250\sim350\mathrm{g}$,雌鼠应无孕。在实验前和实验过程中,均应按正常饲养条件饲养。做过本实验的豚鼠不得重复使用。

除另有规定外,取上述豚鼠 6 只,隔日每只每次腹腔或者适宜途径注射供试品溶液 $0.5\mathrm{mL}$,共三次进行致敏。每日观察每只动物的行为和体征,首次致敏和激发前称量并记录每只动物的体重,然后将其均分为 2 组,每组 3 只,分别在注射后 14 天和第 21 天,由静脉注射供试品溶液 $1\mathrm{mL}$ 进行激发。观察激发后 $30\mathrm{min}$ 内动物有无过敏反应症状。

（3）结果判定：静脉注射供试品溶液 $30\mathrm{min}$ 内,不得出现过敏反应。如在同一只动物上出现竖毛、发抖、干呕、连续喷嚏 3 声、连续咳嗽 3 声、紫癜和呼吸困难等现象中的两种或两种以上,或出现大小便失禁、步态不稳或倒地、抽搐、休克、死亡现象之一者,判定供试品不符合规定。

8. 宿主细胞蛋白质检测法

1）ELISA 法

（1）检查原理：ELISA 是一种免疫测定,基础抗原或抗体的固相化及抗原或抗体的酶标记。加入酶反应的底物后,底物被酶催化成为有色产物,产物的量与标本中受检物质的量直接相关,由此进行定性或定量分析。

（2）检查方法：取兔抗大肠杆菌菌体蛋白质抗体适量,用包被液溶解并稀释成每 $1\mathrm{mL}$ 含 $10\mu\mathrm{g}$ 的溶液;以 $100\mu\mathrm{L}/$孔加至 96 孔酶标板内,$4^{\circ}\mathrm{C}$ 放置过夜($16\sim18\mathrm{h}$),用洗涤液洗板 3 次;用洗涤液制备 1%牛血清白蛋白溶液,以 $200\mu\mathrm{L}/$孔加至酶标板内,$37^{\circ}\mathrm{C}$ 放置 $2\mathrm{h}$,将封闭好的酶标板用洗涤液洗 3 次,以 $100\mu\mathrm{L}/$孔加标准品溶液和供试品溶液,每个稀释度做双孔,同时加入 2 孔空白对照(稀释液),$37^{\circ}\mathrm{C}$ 放置 $2\mathrm{h}$,用稀释液稀释辣根过氧化物酶(HRP)标记的兔抗大肠杆菌菌体蛋白质抗体 1000 倍,以 $100\mu\mathrm{L}/$孔加至酶标板内,$37^{\circ}\mathrm{C}$ 放置 $1\mathrm{h}$,用洗涤液洗板 10 次;以 $100\mu\mathrm{L}/$孔加入底物液,$37^{\circ}\mathrm{C}$ 避光放置 $40\mathrm{min}$,以 $50\mu\mathrm{L}/$孔加入终止液终止反应。用酶标仪在 $492\mathrm{nm}$ 波长处测定吸光度值,应用计算机分析软件进行读数和数据分析,也可使用手工做图法计算。

（3）结果判定：以标准品溶液吸光度对其相应的浓度做标准曲线,并以供试品溶液吸光度在标准曲线上得到相应菌体蛋白质含量,按以下公式计算:

$$供试品菌体蛋白质残留量(\%)=\frac{cn}{10^6 T}\times100\%$$ (8-1)

式中：c 为供试品溶液中菌体蛋白质含量($\mathrm{ng/mL}$)；n 为供试品稀释倍数；T 为供试品蛋白质含量($\mathrm{mg/mL}$)。

2）蛋白印迹法

（1）检查原理：通过电泳区分不同组分,并从凝胶转移至固定相支持物(硝酸纤维素膜),以固相载体上的蛋白质或多肽作为抗原,与对应的抗体发生免疫反应,再与酶或放射性核素标记的第二抗体起反应,经过底物显色或放射自显影对靶物质进行检测。

（2）检查方法：采用 SDS-PAGE 凝胶电泳进行检测,上样(供试品与阳性对照品)量应大于 $100\mathrm{ng}$。经电泳后,取出凝胶,切去凝胶边缘,浸于 EBM 缓冲液中 $30\mathrm{min}$。另取用 EBM 缓冲液浸透的与凝胶同样大小的厚滤纸 6 张、硝酸纤维素膜 1 张、电泳凝胶、湿滤纸 3 张,盖上电极板,按 $0.8\mathrm{mA/cm^2}$ 硝酸纤维素膜恒电流转移 $45\mathrm{min}$。

取出硝酸纤维素膜,浸入封闭液封闭 60min,弃去液体,加入 TTBS 缓冲液 10mL,摇动加入适量的供试品抗体,室温过夜。用 TTBS 缓冲液将硝酸纤维素膜淋洗 1 次,再用 TTBS 缓冲液浸洗 3 次,每次 8min。弃去液体,再加入 TTBS 缓冲液 10mL,摇动加入适量的微生物标记的第二抗体,室温放置 40min。用 TTBS 缓冲液淋洗 1 次,再用 TTBS 缓冲液浸洗 3 次,每次 8min。弃去液体,更换 TTBS 缓冲液 10mL,摇动加入适量的亲和素溶液和生物素标记的辣根过氧化物酶溶液,室温放置 60min。用 TTBS 缓冲液淋洗 1 次,再用 TTBS 缓冲液浸洗 4 次,每次 8min。弃去液体,加入适量底物缓冲液,置于室温避光条件下显色,显色程度适当时水洗终止反应。

（3）结果判定：阳性结果应呈现明显的色带,阴性结果不显色。

9. 残留 DNA 检测法

1) DNA 探针杂交法

（1）检查原理：将特异性单链 DNA 探针标记后,与吸附在固相膜上的供试品单链 DNA 杂交,并使用与标记物相应的显示系统显示杂交结果,与已知含量的阳性 DNA 对比后,可测定供试品中外源性 DNA 的残留量。

（2）检测方法

① 蛋白酶 K 预处理。按表 8-3 对供试品、阳性对照和阴性对照进行加样,混合后于 37℃保温 4h 以上,以保证酶切完全。

表 8-3 蛋白酶预处理

项目	加样量	2%蛋白酶 K 溶液/μL	蛋白酶缓冲液/μL	3%牛血清白蛋白溶液	加水至终体积/μL
供试品	100	1	20		200
D_1	100	1	20	适量	200
D_2	100	1	20	适量	200
D_3	100	1	20	适量	200
阴性对照	100	1	20	适量	200

② 点膜。即用 TE 缓冲液浸润杂交膜后,将预处理的供试品、阳性对照、阴性对照与空白对照置于 100℃水浴加热 10min,迅速冰浴冷却,以 8000r/min 离心 5s。用抽滤加样器点样于杂交膜(因有蛋白质沉淀,故要视沉淀多少确定加样量,以避免加入蛋白质沉淀。所有供试品与阳性对照、阴性对照、空白对照加样体积应一致,或按同样比例加样)。晾干后置于 80℃真空干烤 1h 以上。

③ 杂交及显色。此步骤按照所用试剂盒使用说明书进行操作。

（3）结果判定：阳性对照应显色,且其颜色深度与 DNA 含量相对应,呈一定的颜色梯度;阴性对照、空白对照应不显色,或显色深度小于阳性 DNA 对照 D_2,则式样成立。将供试品与阳性对照颜色进行比较,根据显色的深浅判定供试品中残留 DNA 的含量。

2) 荧光染色法

（1）检查原理：双链 DNA 荧光染料与双链 DNA 特异性结合形成复合物,在波长 480nm 激发下产生超强荧光信号,可用荧光酶标仪在波长 520nm 处进行检测,在一定的 DNA 浓度范围内以及在荧光染料过量的情况下,荧光强度与 DNA 浓度成正比,根据供试品的荧光强度,计算供试品中的 DNA 残留量。

（2）检查方法：精密量取 DNA 标准品及供试品溶液各 $400\mu L$ 于 1.5mL 离心管中，分别加入新鲜配制的双链 DNA 荧光染料 $400\mu L$，混匀后，避光室温放置 5min。取 $250\mu L$ 上述反应液于 96 孔黑色酶标板中，并做 3 个复孔。用荧光酶标仪在激发波长 480nm、发射波长 520nm 处测定荧光强度。以 TE 缓冲液测得的荧光强度为本底，测定和记录各测定孔的荧光值。

（3）结果判定：以标准品溶液的浓度对其相应的荧光强度做直线回归方程，相关系数应不低于 0.99，将供试品溶液的荧光强度代入直线回归方程，即得供试品中 DNA 残留量。

10. 抗体检测法

（1）检查原理：系用酶联免疫法测定经单克隆抗体亲和色谱方法纯化的重组制品中鼠 IgG 残留量。

（2）检测方法：取山羊抗鼠 IgG 抗体适量，用包被液稀释成每 1mL 含 $10\mu g$ 的溶液；以 $100\mu L$/孔加至 96 孔酶标板内，4℃放置过夜（16～18h），用洗涤液洗板 3 次；用洗涤液制备 1%牛血清白蛋白溶液，以 $200\mu L$/孔加至酶标板内，37℃封闭 2h，将封闭好的酶标板用洗涤液洗 3 次，以 $100\mu L$/孔加标准品溶液和供试品溶液，37℃放置 1h，将封闭好的酶标板用洗涤液洗 3 次；按说明书用稀释液稀释辣根过氧化酶标记的绵羊抗鼠 IgG 抗体，以 $100\mu L$/孔加至酶标板内，37℃放置 30min，用洗涤液洗板 3 次；以 $50\mu L$/孔加入底物液，37℃避光放置 20min，以 $50\mu L$/孔加入终止液（1mol/L 硫酸溶液）终止反应。用酶标仪在 492nm 波长下测定吸光度值。

（3）结果判定：以标准品溶液的吸光度值对其相应的浓度做标准曲线，线性回归的相关系数应大于 0.995，以供试品溶液的吸光度在标准曲线上读出相应的鼠 IgG 残留量。如无特殊规定，则要求单位计量的供试品中鼠 IgG 残留量应不高于 100ng。

11. 抗生素残留量检测法

（1）检查原理：依据在琼脂培养基内抗生素对微生物的抑制作用，比较对照品与供试品对接种的实验菌产生的抑菌圈的大小来检测抗生素的残留量。

（2）检测方法：本实验应在无菌条件下进行，使用的玻璃仪器、钢管等应无菌。取直径 8cm 或 10cm 的培养皿，注入融化的抗生素 II 号培养基 10～20mL，使在碟底内均匀摊布，放置水平台上使凝固，作为底层。取抗生素 II 号培养基 10～15mL 置于 1 支 50℃ 水浴预热的试管中，加入 0.5%～1.5%（mL/mL）的均悬液 300mL 混匀，取适量注入已铺制底层的培养皿中，放置水平台上，冷却后，在每个培养皿上等距离均匀放置钢管（内径 6～8mm、壁厚 1～2mm、管高 10～15mm 的不锈钢管，表面应光滑平整），于钢管中依次滴加供试品溶液、阴性对照品溶液（磷酸盐缓冲液）及对照品溶液。培养皿置于 37℃培养 18～22h。

（3）结果判定：对照品溶液有抑菌圈，阴性对照溶液无抑菌圈。供试品溶液抑菌圈的直径小于对照品溶液抑菌圈的直径时判为阴性；否则判为阳性。

（三）生物药物的微生物限度检查

微生物污染是指药物在原料药、生产设备、制备工艺、空气、操作人员和包装材料等生产环节中引入微生物，即染菌。微生物限度检查是指检查非规定灭菌制剂和原辅料受到微生物污染程度的方法。微生物限度检查对评价药品生产工艺的科学性、合理性、药品的质量差异和保证药品质量具有重要意义。

《中国药典》2015 年版对不同生物制剂中微生物限度做了明确规定，详见表 8-4。

表 8-4 不同制剂微生物限度标准 　　个/g 或 g/mL

给药途径	霉菌和酵母菌总数 (CFU/g、CFU/mL 或 CFU/10cm²)	需氧菌总数 (CFU/g、CFU/mL 或 CFU/10cm²)	控 制 菌
（口服给药） 液体制剂	10^2	10^1	不得检出大肠埃希菌（1g 或 1mL）；含脏器提取物的制剂不得检出沙门菌（10g 或 10mL）
固体制剂	10^3	10^2	
鼻用制剂 齿龈给药制剂 口腔黏膜给药制剂	10^2	10^1	不得检出大肠埃希菌、金黄色葡萄糖球菌、铜绿假单胞菌（1g、1mL 或 10cm²）
耳用制剂 皮肤给药制剂	10^2	10^1	不得检出金黄色葡萄糖球菌、铜绿假单胞菌（1g、1mL 或 10cm²）
呼吸道吸入给药制剂	10^2	10^1	不得检出大肠埃希菌、金黄色葡萄糖球菌、耐胆盐革兰阴性菌铜绿假单胞菌（1g 或 1mL）
（直肠给药） 液体制剂	10^3	10^2	不得检出金黄色葡萄糖球菌、铜绿假单胞菌（1g 或 1mL）
固体制剂	10^2	10^2	
阴道、尿道给药制剂	10^2	10^1	不得检出金黄色葡萄糖球菌、铜绿假单胞菌、白色念珠菌（1g、1mL 或 10cm²）
其他	10^2	10^2	不得检出金黄色葡萄糖球菌、铜绿假单胞菌（1g 或 1mL）

二、生物药物鉴别试验

（一）生物药物鉴别试验的定义与目的

生物药物的鉴别，就是通过测试特异性的化学反应、专属的物理常数、生物学性质等判断及验证药物的真伪，一般在药物分析中作为首项工作。鉴别试验方法仅反映该药物某些物理、化学或生物学等性质的特征，不完全代表对该药品化学结构的确证。因此，要准确、全面地评价一种药物，需要同时经过多种鉴别试验。

（二）鉴别试验的鉴别方法

药物的鉴别方法要求专属性强，耐用性好，灵敏度高，操作简便、快速等。对于生物药物的鉴别，常见的鉴别方法有化学法、光谱法、色谱法等[5]，详见第三章。对于生物药物的鉴别，还可以依靠酶法、电泳法、免疫法等。

1. 酶法 酶法利用酶对底物的专一性和催化效率高的特点，具有其他分析方法无法比拟的特点，例如特异性强、干扰少、样品和试剂用量少、测定快速精确、不依靠大型精密分析仪器、污染较少。酶法主要用于糖类、氨基酸类、有机酸类、维生素类等生物药物的定性和定量分析。酶法包括两部分，即酶法分析和酶免疫测定法。

（1）酶法分析的分类与原理：利用酶作为分析工具，测定样品中待测物质含量的方法称作酶法分析。其中待测物质应是酶的底物，或者酶的抑制剂、活化剂或酶的辅因子。根据检测原理，酶法分析可分终点法和反应速率法。

① 终点法又称总变量法，是最常用的酶法分析。该分析法的基本原理是利用酶的生物催化反应，使待测物质发生转化，然后测定产物产量或底物残余量，通过定量分析，从而明确待测物质的含量。在生物药物分析中，根据是否采用单酶或酶偶联的方法，常将终点法分成单酶反应定量法和指示酶反应偶联定量法。前者是指用一种酶作为工具酶来定量测定某种物质的方法，后者是指当单酶反应底物或产物无法用物理化学方法区分时，可借助另一种酶作为指示酶，通过偶联反应进行定量分析。

② 反应速度法是指通过测定酶促反应速度对待测物质（底物、辅酶或抑制剂）进行定量测定的方法。相比终点法，反应速度法不受酶反应特异性的限制。当待测物质还没有找到特异性的酶或偶联指示酶时，或待测物质含量极其微少时，不能采用终点法对待测物质进行定量分析，但反应速度法则可行。在生物药物分析中，根据是否采用常规或特殊反应的方法，常将反应速度法分成一般反应速度法和特殊反应速度法。前者主要用于测定底物、辅酶或酶抑制剂的量，后者主要用于可发生酶偶联反应和可循环再生的物质的测定。

（2）酶免疫法的分类与原理：酶免疫测定（enzyme immunoassay，EIA）是将酶催化作用的高效性与抗原-抗体反应的特异性相结合的一种微量分析技术。经酶标记的抗原或抗体形成的酶标记物，既保留了抗原或抗体的免疫活性，同时保留了酶的催化活性。当酶标记物与待测样品中相应的抗原或抗体相互作用时，则形成酶标记抗原-抗体复合物。利用复合物上标记的酶催化底物后显色，其颜色深浅与待测样品中抗原或抗体的含量相关。常用的标记物有辣根过氧化物酶（HRP）和碱性磷酸酶（AP）等。

根据抗原-抗体反应后是否需要分离结合态的和游离态的酶标记物，将酶免疫测定法分为均相法和非均相法两种类型。均相法不需要将结合态和游离态的酶标记物分离便可测定，而非均相法需要将结合态和游离态的酶标记物分离后才能测定。酶免疫测定法的原理是酶标抗原和非酶标抗原对特异性抗体的竞争结合反应。

2. 电泳法　电泳是指溶解或悬浮于电解液中的带电荷的蛋白质、胶体、大分子或其他粒子在溶液或惰性支持介质中于电流作用下以不同的迁移速率向其自身所带电荷相反的电极方向迁移，实现分离并通过适宜的检测方法记录或计算达到测定目的的分析方法。按照支持物的有无，可将电泳法分为自由溶液电泳（移动界面电泳）和区带电泳两大类。自由溶液电泳不含支持物，溶质在自由溶液中泳动，适用于高分子的检测。区带电泳则含有支持介质，带电荷的供试品（如蛋白质、核苷酸等大分子或其他粒子）在惰性支持介质（如纸、乙酸纤维素、琼脂糖凝胶、聚丙烯酰胺凝胶等）中，在电场的作用下向其极性相反的电极方向按各自的速度进行泳动，使组分分离成狭窄的区带。用适宜的检测方法记录供试品组分电泳区带图谱，以计算其含量（%）。

（1）乙酸纤维素薄膜电泳法：乙酸纤维素薄膜电泳法以醋酸纤维素薄膜作为支持介质，具有电泳后区带界限清晰、通电时间短、无拖尾现象、易漂洗等优点。各组分凭借电荷量的差异被分离，没有分子筛效应。乙酸纤维素薄膜被广泛应用于血清蛋白、免疫球蛋白、脂蛋白、糖蛋白、类固醇激素及同工酶等生物药物的分离及鉴别。

（2）琼脂糖凝胶电泳法：琼脂糖凝胶电泳以琼脂糖作为支持介质。这种介质是由琼脂糖链盘绕交联形成的大网孔型的凝胶，具有分子筛效应，使得带电组分不仅可以凭借电荷量,还可凭借分子大小进一步分离,使得分辨力大大提高。琼脂糖凝胶电泳适用于免疫复合物、核酸与核蛋白等药物的分离与鉴定。

(3) SDS-聚丙烯酰胺凝胶电泳法:SDS-聚丙烯酰胺凝胶电泳以变性的聚丙烯酰胺凝胶作为支持介质,可分为连续型和不连续型。十二烷基硫酸钠(SDS)是一种带负电的阴离子表面活性剂,按重量比结合大多数蛋白质形成复合物,使蛋白质分子所带的负电荷远远超过天然蛋白质的静电荷,消除了不同蛋白质分子的电荷效应,使蛋白质按分子大小分离。这种方法误差小、重复性好、操作简便,以对照标准蛋白的对数和相对迁移率所做标准曲线,可实现对大部分多肽及蛋白质类生物药品的鉴别。

(4) 等电聚焦法:等电聚焦电泳法是两性电解质在电泳场中,于直流电作用下形成一个由阳极到阴极逐步增加的 pH 值梯度,由于蛋白质为两性化合物,介质 pH 值会影响其所带的电荷,带电的蛋白质在电泳中向极性相反的方向迁移,直至移动或聚焦于与其等电点相当的 pH 值位置上,从而达到检测蛋白质类和肽类药物等电点的电泳方法。此法具有很高的分辨率、能抵消扩散作用、对较低浓度的样品也可实现检测,但不适用于在等电点不溶或发生变性的蛋白质。

(5) 高效毛细管电泳法:毛细管电泳法是以弹性石英毛细管为分离通道,在高压直流电场的驱动下,凭借各组分之间淌度和分配行为的差异实现分离的一种分析方法。毛细管电泳法由于使用窄内径的毛细管,使高电场强度产生的焦耳热得到有效扩散,实现了高分辨、快捷和仪器化。高效毛细管电泳结合了高压电泳的高速、高分辨力及高效液相色谱的高效率等优势,应用于糖类、氨基酸、多肽、蛋白质类及手性药物等研究。

3. 免疫法　免疫法(immuno assay)是以特异性抗原-抗体反应为基础的分析方法。目前,现代免疫分析技术已和放射性核素示踪技术、酶促反应或荧光分析等高灵敏的分析技术相结合,具有高特异性、高灵敏度的特点,特别适用于测定复杂体系中的微量生物药物组分。在生物药物中,免疫分析法的应用主要集中在以下几个方面:①在实验药物动力学和临床药物学中测定生物利用度和药动学参数等生物药剂学中的重要数据,以便了解药物在体内的吸收、分解、代谢和排泄情况;②在药物的临床检测中,对治疗指数小、超过安全剂量易发生严重不良反应或最佳治疗浓度和毒性反应浓度有交叉的药物血液浓度进行监测;③在药物生产中从发酵液或细胞培养液中快速测定有效组分的含量,以实现对生产过程的在线监测;④对药品中是否存在特定的微量有害杂质进行评价。

(1) 放射免疫分析法(RIA):放射免疫分析法是最早建立的经典的免疫分析方法,尽管由于其需要严格的废物处理手续和特殊的实验室,曾很早就被认为会从市场上消失,但目前仍被广泛应用,且在相当长的时间内仍将保留。

放射免疫分析法的本质是一种分子相同的被测物质和同位素标记物质,同另一种浓度有限的特异性结合试剂进行的竞争性结合。当同位素标记化合物和特异性结合试剂的量保持一定时,加入的被测物或标准物的量与标记物的量之和多于特异性结合试剂有效结合的数目时,被测物或标准物与标记物-特异性结合试剂复合物之间就呈现一种函数关系。即被测物的量越多,则标记物的被稀释程度也就越大,使标记物-特异性结合试剂复合物的量逐渐减少,放射性强度测定就越低。根据这种原理来对生物体内的微量物质进行定量测定。

(2) 荧光免疫分析法(FIA)

① 荧光猝灭(fluorescence quenching)法。当提纯的抗体与半抗原作用时,由于紫外光照

射所产生的激发能量被转移到不发生荧光的结合半抗原上,并为非荧光过程(nonfluorescent process)所消散,从而导致了抗体荧光的减弱或猝灭。首先测定半抗原将所有抗体结合部位占有时获得的最大荧光猝灭(Q_{max});假定抗原-抗体结合物的数量和半抗体的量在一定范围内呈正相关,并与荧光猝灭值呈相反关系,由此可求出结合及游离的半抗原的量。该法的优点是需要的抗体量小,但它局限于高纯度并具有所需的光谱性质的半抗原和抗体。

② 荧光增强(fluorescence enhancement assay)法。某些半抗原和抗体结合,可导致蛋白质荧光的减弱,但这些从蛋白质转移过来的激发能并不被消散,而是被荧光半抗原吸收了,从而显示了它的荧光增强,这种现象被称为荧光增强。某些半抗原的这种性质可用于测定其含量。该方法的明显优点是不需要提纯的抗体,因为测量的是半抗原的荧光性质而不是抗原的荧光性质。

③ 荧光偏振(fluorescence polarization)法。小分子发射的荧光在正常情况下并不偏振,当分子增大时,布朗运动旋转所产生的分子旋转量减少。因此,当荧光分子与抗体分子作用时,分子明显增大,使旋转运动受到限制。在这种情况下,分子随抗体定向的过程比自由的荧光分子要慢,从而导致发射的荧光偏振。荧光的偏振程度可以定量测定结合的和游离的抗原。

④ 时间分辨荧光免疫分析(time-resolved immunofluorometric assay)法。时间分辨测量技术是为了提高免疫分析法灵敏度和特异性而发展起来的。测定中根据标记物和干扰物荧光寿命的差异,选择性地测定标记物的荧光信号,即为所谓的时间-分辨测量技术。此法具有稳定性好、灵敏度高、检测线性范围宽以及重现性好的优点,应用前景广阔。

(3) 克隆酶给予体免疫分析法(cloned enzyme donor immunoassay,CEDIA)是利用重组 DNA 技术合成 β-半乳糖苷酶的两个独立存在的无酶活性的蛋白质片段,但两者结合时则显示出酶活性的原理,作为分析方法的基础。较小的片段(70-90 氨基酸)被称为酶给予体片段(enzyme donor,ED),另一片段约占整个酶氨基酸序列的 97%,被称为酶受体片段(enzyme acceptor,EA)。分析原理为,药物的 ED 标记物与抗体结合后不再与 EA 形成酶,所以当样品中游离药物量增加时,使游离的 ED-药物增多,从而使组成的活性酶量增多,加入底物显色测定时则可显示出更强的反应。CEDIA 是目前最为灵敏的均相免疫分析法之一。

(4) 酶联免疫分析法(enzyme-linked immunosorbent assay,ELISA):作为一种基本的免疫测定方法,近年来得到迅速发展,ELISA 技术已经在各领域被普遍应用。以 ELISA 为代表的固-液抗原-抗体反应体系,正逐步取代经典的以同位素标记为基础的液-液抗原-抗体反应体系。经典的酶联免疫分析法的实验步骤可概括为包被、洗涤、与特异性抗体反应、与酶联抗抗体反应、显色和测定等步骤。实验方法主要包括直接法和夹心法两种。夹心法利用两种不同动物的抗体,分别与多价抗原作用,可提高方法的特异性,但对半抗原的测定只能采用竞争法。

(5) 蛋白质芯片分析法:蛋白质芯片是一种新型的生物芯片,是由固定于不同种类支持介质上的抗原或抗体微阵列组成,阵列中固定分子的位置及组成是已知的,用标记(荧光物质、酶或化学发光物质等标记)的抗体或抗原与芯片上的探针进行反应,然后通过特定的扫描装置进行检测,结果由计算机分析处理。它通过微加工技术和微电子技术在固体表面构建的微型生物化学分析系统,以实现对细胞、蛋白质、DNA 以及其他生物组分的准确、快速、大信息量的检测,研究不同时期、不同条件下细胞内蛋白质的变化,具有一次样品用量少、高通量、平行分析、特异性高等特点。

三、生物药物质量控制实例

ChP2015 三部收载的生物药物囊括四类:预防类、治疗类、体内诊断类以及体外诊断类,包含了各类疫苗、抗毒素、血清、免疫球蛋白、纯蛋白衍生物、试剂盒等。现以破伤风抗毒素为例,围绕其质量标准,介绍生物制品的质量检定项目和一些特殊的质量鉴定方法。

示例 1 ChP2015 破伤风抗毒素质量控制流程:本品系由破伤风类毒素免疫马所得的血浆,经胃酶消化后纯化制成的液体抗毒素球蛋白制剂。用于预防和治疗破伤风梭菌引起的感染。

(一)基本要求

生产和检定用设施、原材料及辅料、水、器具、动物等应符合"凡例"的有关要求。

(二)制造

1. 抗原与佐剂 应符合"免疫血清生产用马匹检疫和免疫规程"的规定。

2. 免疫动物及血浆

(1)免疫动物:免疫用马匹必须符合"免疫血清生产用马匹检疫和免疫规程"的规定。

(2)采血与分离血浆:按"免疫血清生产用马匹检疫和免疫规程"的规定进行。用动物法或其他适宜的方法测定免疫血清效价,不低于 1200IU/mL 时,即可采血。分离之血浆可加入适宜防腐剂,并应做无菌检查(通则 1101)。

3. 胃酶 用生理氯化钠溶液将胃酶配制成 1mg/mL 溶液,进行类 A 血型物质含量测定(通则 3415),应不高于 $1.0\mu g/mL$。

4. 原液

(1)原料血浆:原料血浆的破伤风抗毒素效价应不低于 1000IU/mL(通则 3508)。血浆在保存期间,如发现有明显的溶血、染菌及其他异常现象,不得用于制备。

(2)制备:消化:将免疫血浆稀释后,加入适量胃酶,如果必要还可加入适量甲苯,调整适宜 pH 值后,在适宜温度下消化一定时间;纯化:采用加温、硫酸铵盐析、明矾吸附等步骤进行纯化;浓缩、澄清及除菌滤过:浓缩可采用超滤或硫酸铵沉淀法进行。可加入适量硫柳汞或间甲酚作为防腐剂,然后澄清、除菌滤过。纯化后的抗毒素原液应,2~8℃避光保存至少 1 个月作为稳定期。

5. 半成品配制 将检定合格的原液,按成品规格用灭菌注射用水稀释,调整效价、蛋白质浓度、pH 值及氯化钠含量,除菌滤过。

6. 成品

(1)分批:应符合"生物制品分批规程"规定。

(2)分装:应符合"生物制品分装和冻干规程"及通则 0102 有关规定。

(3)规格:每瓶 0.75mL,含破伤风抗毒素 1500IU(预防用)或每瓶 2.5mL,含破伤风抗毒素 10000IU(治疗用)。

(4)包装:应符合"生物制品包装规程"及通则 0102 有关规定。

（三）检定

1. 原液检定

（1）抗体效价：依法测定（ChP 2015 通则 3508）。

（2）无菌检查：依法检查（ChP 2015 通则 1101），应符合规定。

（3）热原检查：依法检查（ChP 2015 通则 1142），应符合规定。注射剂量为 3.0mL/kg。

2. 半成品检定　无菌检查：依法检查（ChP 2015 通则 1101），应符合规定。

3. 成品检定

（1）鉴别试验：每批成品至少抽取 1 瓶做以下鉴别试验。动物中和试验或特异沉淀反应：按通则 3508 进行，供试品应能中和破伤风毒素，或采用免疫双扩散法（通则 3403），供试品应与破伤风类毒素产生特异沉淀线；免疫双扩散或酶联免疫吸附试验采用免疫双扩散法（通则 3403）进行，供试品仅与抗马的血清产生沉淀线；或采用酶联免疫法（通则 3418），供试品应与马 IgG 抗体反应呈阳性。

（2）物理检查：外观应为无色或淡黄色的澄明液体，无异物，久置有微量可摇散的沉淀；渗透压摩尔浓度应符合批准的要求（通则 0632）；装量应依法检查（通则 0102），应不低于标示量。

（3）化学检定：pH 值应为 6.0～7.0（通则 0631）；蛋白质含量应不高于 100g/L（通则 0731 第一法）；氯化钠含量应为 7.5～9.5g/L（通则 3107）；硫酸铵含量应不高于 1.0g/L（通则 3104）；防腐剂含量如加硫柳汞，含量应不高于 0.1g/L（通则 3115），如加间甲酚，含量应不高于 2.5g/L（通则 3114）；甲苯残留量，在生产工艺中如添加甲苯，需检测甲苯残留量，应不高于 0.089%（通则 0861）。

（4）纯度：白蛋白检查时，将供试品稀释至 2% 的蛋白质浓度，进行琼脂糖凝胶电泳分析（通则 0541 第三法），应不含或仅含痕量白蛋白迁移率的蛋白质成分；$F(ab')_2$ 含量时，采用 SDS-聚丙烯酰胺凝胶电泳法（通则 0541 第五法）测定，上样量约 $25\mu g$，$F(ab')_2$ 含量预防用的应不低于 60%，治疗用的应不低于 70%，IgG 含量应不高于 5%。

（5）抗体效价：预防用的效价应不低于 2000IU/mL，比活性为每 1g 蛋白质应不低于 45000IU，治疗用的效价应不低于 4000IU/mL，比活性为每 1g 蛋白质应不低于 55000IU（通则 3508）。每瓶破伤风抗毒素装量应不低于标示量。

（6）无菌检查：依法检查（ChP 2015 通则 1101），应符合规定。

（7）热原检查：依法检查（ChP 2015 通则 1142），应符合规定。注射剂量按家兔体重每 1kg 注射 3.0mL。

（8）异常毒性检查：依法检查（ChP 2015 通则 1141），应符合规定。

4. 保存、运输及有效期　2～8℃避光保存和运输；自生产之日起，有效期为 36 个月。

5. 使用说明　应符合"生物制品包装规程"规定和批准的内容。

（重庆大学　魏为力）

课后习题

1. 生物药物的定义是什么？按照化学本质分类，生物药物的主要种类有哪些？

2. 简述生物药物中杂质的来源及质量检查的内容有哪些？

3. 为什么要进行微生物限度的检查?

参 考 文 献

[1] 何华.生物药物分析[M].2版.北京：化学工业出版社,2014.

[2] MOON SOO GIL, JINHWAN CHO, THAVASYAPPAN THAMBI, et. al. Bioengineered robust hybrid hydrogels enrich the satability and efficacy of biological drugs [J]. Journal of Controlled Release,2017(267),119-132.

[3] 国家药典委员会.中华人民共和国药典[S].2015年版.北京：中国医药科技出版社,2015.

[4] 杭太俊.药物分析[M].8版.北京：人民卫生出版社,2016.

[5] 张怡轩.生物药物分析[M].2版.北京：中国医药科技出版社,2015.

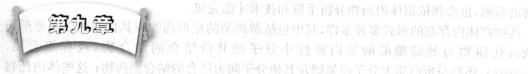

体内药物分析

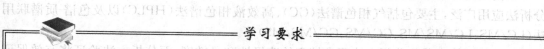

学习要求

1. 掌握　体内药物分析的特点；生物样本的前处理；体内药物分析方法的建立及验证。
2. 熟悉　体内药物分析的基本任务。
3. 了解　体内药物分析的性质。

体内药物分析是指体内样品(生物体液、器官或组织)中药物及其代谢物或内源性生物活性物质的定量分析。通过获得药物在体内吸收、分布、代谢、排泄等药动学参数、药物浓度与疗效的关系以及药物的代谢途径和方式等信息,为临床合理用药、治疗药物监测、新药研发等提供科学依据。

磺胺甲噁唑在高原地区的药动学参数与平原地区相比有较大变化,在藏族与汉族人体内的代谢差异也很显著[1]。相同的疾病,给予同样的治疗方案,为何个体间会出现较大的疗效差异？如何减少药物的毒性？如何制定合理的给药方案？这些临床迫切需要解决的问题都依赖体内药物分析的发展。药物在进行临床试验前,必须进行动物实验,所以体内药物分析的对象是人体和实验动物[2,3]。在测定生物样本中药物的含量时,通常还需要测定药物的代谢产物,因此体内药物分析的对象不仅包括原形药物,也包括其代谢产物。

体内药物分析的首要任务是建立灵敏度、专属性、可靠性高的分析方法；其次,按照国家新药注册审批的有关规定,体内药物分析提供动物和人体内的药动学、生物利用度及血浆蛋白结合率等基本参数；在治疗药物监测(therapeutic drug monitoring,TDM)中也广泛应用,提供准确的血药浓度测定值,提供药学情报和信息,参与指导临床合理用药、确定最佳剂量、制定治疗方案。例如,万古霉素作为第一个问世的糖肽类抗生素,广泛用于治疗耐甲氧西林金黄色葡萄球菌(methicillin-resistant staphylococcus aureus,MRSA)和其他革兰阳性菌感染。由于其不良反应严重,个体差异大,是临床重点监测血药浓度的药物,而这些工作要靠体内药物分析来完成。另外,对于麻醉药品和精神药品滥用的检测和运动员体内违禁药物的监测,也必须依据体内药物分析手段和技术才能完成。

药物在体内存在的形式多种多样,其中包括游离型的原形药物或其代谢物以及原形药物或其代谢物与葡萄糖醛酸等内源性小分子经共价结合的结合物(或称缀合物,conjugate),还有与蛋白质大分子经氢键及其他分子间力结合的结合型药物;这些体内药物及其代谢物的浓度通常很低,在 pg/mL~μg/mL 之间。其次,由于患者依从性等原因导致采样量少。最后,在生物样本中存在大量的干扰物质。所以在测定前,通常需进行样品前处理,为体内药物分析提供良好的条件。常用的样品前处理方法包括:去除蛋白质、缀合物水解、化学衍生化、分离浓集等方法。其中,去除蛋白质主要包括溶剂沉淀法、盐析法、强酸沉淀法、超滤法及热凝固法;分离浓集通常采用液相萃取、固相萃取与膜分离技术。基于以上因素,体内药物分析的特点是:①干扰物质多,被测药物浓度低,样本需要通过前处理才能进行测定;②体内药物分析对方法选择性、灵敏度均有较高要求;③工作量大,一般采样点密集,样本数量大[2]。

目前国内外常用的测定方法主要有色谱分析法、免疫分析法和生物学方法。其中,色谱分析法应用广泛,主要包括气相色谱法(GC)、高效液相色谱法(HPLC)以及色谱-质谱联用法(LC/MS,LC/MS/MS,GC/MS,GC/MS/MS)等。

前述提到体内药物分析方法要求较高的选择性和灵敏度,而分析方法验证将有效保证其可靠性与准确性,包括对分析方法的选择性、残留、标准曲线、定量下限、精密度与准确度等进行验证,也对样品(体内样品、工作液及标准品)的稀释可靠性、基质效应、稳定性及提取回收率的验证。

早在 20 世纪 60 年代就有国外学者发现药物疗效与血药浓度密切相关,但限于当时的条件,血药浓度的测定未能付诸实践。70 年代,由于相应分析仪器技术的发展,血药浓度的监测开始广泛应用于临床。进入 80 年代后,体内药物分析步入快速发展阶段,学科基本形成。进入 90 年代,随着微量、超微量分离分析技术的应用,该学科已趋成熟,成了一门综合性较强的应用学科。

我国学者对体内药物分析的关注始于 20 世纪 70 年代末。1981 年,南京药学院吴如金教授在中国药学会药物分析第一次学术会议上首次做了"体内药物分析刍议"的学术报告,引起了与会者的关注和兴趣。随后,在全国各地相继举办了多期培训班,对体内药物分析的意义、任务、方法、技术及应用情况进行了介绍与推广。同时,在全国高等医药院校《药物分析》教材中先后收载了有关体内药物分析等新内容。进入 90 年代后,随着新药开发的需求以及色谱技术、免疫分析技术的快速进步,有关体内药物分析的研究论文与日俱增,专业技术人员队伍不断扩大。近年来,现代分析仪器技术的不断发展以及各种联用技术有力推动着体内药物分析朝更加灵敏、专属、自动及智能方向发展。

> **——知识链接-1**
>
> 《药品注册管理办法》,http://www.sda.gov.cn/WS01/CL0053/24529_2.html
>
> 《总局办公厅关于实施 2016 年里约奥运会中国体育代表团反兴奋剂教育参赛资格准入工作的通知》,http://www.sport.gov.cn/n316/n336/c725154/content.html

第一节 常用体内样品的制备与贮藏

一、常用体内样品

体内药物分析常用的样品有血液、尿液、唾液、头发、脏器组织、乳汁、精液、脑脊液等。生物样品多种多样，如何选择最适宜于实验的样品？首先，样品要能较好地反映浓度与药效之间的关系，其次，样品要易于获得，便于处理，根据不同目的与要求选取样品。最常用的是血浆或血清。滥用药物监测常选取血液、尿液等；如果怀疑药物可损伤血脑屏障，偶尔也可测定脑脊液的药物浓度；在进行动物实验研究药物体内吸收、分布状态以及药物过量中毒死亡患者的解剖检验，常采用胃、肠、肝、肾、肺、脑、肌肉等组织作为体内样品；在新药临床前的吸收、分布、代谢和排泄研究中，常用血、尿、唾液、组织器官等[3]。

二、体内样品的采集、制备与保存

（一）血样

血样主要用于药物动力学、生物利用度、临床治疗药物监测等研究。实际工作中，大都采用测定其原形药物总量的方法。血样包括血浆、血清和全血，其中最常用的是血浆。当药物在体内达到稳态血药浓度时，血浆中药物浓度被认为与药物在作用部位（靶器官）的浓度紧密相关，即血浆中的药物浓度可以反映药物在体内作用部位的状况。

1. 血样的采集 由于血样的采集是损伤性取样方式，尤其在连续取样时，患者的依从性差，采血量受到一定限制。通常从静脉采集血样，并根据血中药物浓度和分析方法灵敏度的要求，一般每次采血 0.2~5mL；动物实验时，在采血方式上，要兼顾动物福利（animal welfare），采血量不宜超过动物总血量的 15%~20%。

2. 血浆的制备 多用以肝素为抗凝剂的真空负压采血管，混合后，以约 1000g 离心力，离心 5~10min，使与血细胞分离，所得淡黄色上清液即为血浆（plasma）。分离得到的血浆约为全血的 50%~60%。肝素是体内正常生理成分，因此不致改变血样的化学组成或引起药物的变化，一般不会干扰药物的测定。其他抗凝剂是一些能与血液中的 Ca^{2+} 结合的试剂，如 EDTA、枸橼酸盐、氟化钠、草酸等。

3. 血清的制备 将采集的静脉血液置离心试管中，放置 30min~1h。然后以约 1000g 离心力，离心 5~10min，上层澄清的淡黄色液体即为血清（serum）。分离得到的血清约为全血的 20%~40%。

4. 全血的制备 采集的血液加入抗凝剂，轻轻摇匀，不需要离心操作，即得全血（whole

blood)。全血样品放置后,可明显分为上、下两层,上层为血浆、下层为血细胞,但轻微摇动即可混匀。

(二)尿样

尿样属于无损伤取样,与血样相比具有简单、安全等特点,但是在短时间内不能多次获得,排尿时间较难准确掌握,且不易采集完全。采用尿样测定药物浓度的目的与血液、唾液样品不同,尿药测定主要用于药物的剂量回收、尿清除率研究。同时,当药物在血中浓度过低难以准确测定时,尿药测定亦用于药物制剂的生物利用度研究,以及根据药物剂量回收研究预测药物的代谢过程及测定药物的代谢类型、代谢速率(metabolic rate,MR)等。

1. 尿样的特点 体内药物的清除主要是通过尿液排出体外,药物可以原形(母体药物)或代谢物及其缀合物等形式排出。尿液中药物浓度较高,收集量可以很大(成人一日排尿量为 1~5L)。但由于易受食物种类、饮水多少、排汗情况等影响,常使尿药浓度变化较大,通常收集用药后一段时间内的尿液,测定尿中药物总量。

2. 尿样的采集 通常采集一定时间段(如服药后 4、6、10h)尿液,记录每一时间段尿液的总体积,计算尿中药物的浓度。

3. 尿样的贮藏 尿样中含有水、尿素及盐类,pH 在 4.8~8.0 之间。放置后易生细菌。因此,保存尿液必须加入适当防腐剂。

(三)唾液

与血样和尿样相比,唾液的采集更容易、更方便,并且不受时间、地点的限制,患者更容易接受。唾液中含有钠、钾、氯化物、碳酸氢盐、蛋白质和少量其他物质。唾液的 pH 为 6.2~7.4,当分泌增加时,pH 升高。一般在漱口后 15min 采集唾液,在最小的刺激下收集口腔内自然流出的唾液。若在短时间内需要采集大量唾液样本,也可采用一些物理或化学刺激法促进唾液的分泌。但需要注意刺激会引起唾液成分的改变,甚至影响药物代谢酶的活性,引起药物浓度的变化。唾液采集后经 1000g 离心 10min,取上清液作为待测样本。

(四)组织

常用的脏器组织有胃、肝、肾、肺、心、脑等。在药物的动物实验中以及药物过量引起的中毒死亡时,脏器中药物的分布可提供重要的信息。

1. 组织样品的采集与制备 动物处死后,取下相应组织,加适量水或其他溶剂,去除多余的血污。吸干水分,在组织匀浆器中进行匀浆,经离心除去蛋白质将药物游离。

2. 组织样品的处理 常用的有沉淀蛋白法、酸/碱水解法、酶水解法等。下面以制备肝微粒体(超速离心法)为例:

动物末次给药 8h 后开始禁食,禁食 16h 后,将动物断头处死,剖腹,用冰浴冷却的生理盐水,进行肝脏灌注,切取肝脏,去除血污,吸干水分,称重,加入 4 倍的 0.25mol/L 的蔗糖溶液,制成匀浆。在 4℃条件下,以 6600r/min 转速离心 20min,取上清液;在 4℃条件下,以 12000r/min 转速离心 20min,取上清液。在 4℃条件下,以 100000g 离心 45min,弃去上清液,沉淀中加入 pH7.4 的 0.1mol/L 的 Tris-缓冲液,用移液枪吹打混匀,在 4℃条件下,以 100000g 离心 30min 后,弃去上清液,沉淀用冷蔗糖溶液冲洗 3 遍,加入 pH7.4 的 50mmol/L Tris-蔗糖缓冲液适量制成微粒体悬浮液,于—20℃保存备用。

（五）头发

国外头发试验协会(The Society of Hair Testing,SHT)推荐选取头后顶部头发用于滥用药物检测、司法鉴定等。头发样本获取方便,但待测物浓度低,样本前处理复杂,干扰多。采集时距发根部 1～2cm 处剪取 0.5～1g 的头发,置于适宜容器中,用丙酮浸泡、搅拌10min,用自来水漂洗 3 次,再用丙酮浸泡、搅拌 10min,最后用自来水、蒸馏水各洗 3 次。头发经洗涤、干燥后,再切成更小段或研磨成粉,以增加头发表面积而有利于其中药物的回收。

（六）样品的保存

1. 低温保存 在实际工作中,常需采集大量的样本,往往不能做到样本的采集和测定同时进行,这时候样品需要进行适当的保存。低温保存是最为常用和简洁的方法。①血浆和血清在采集后 2h 内分离,分离不及时易引起细胞溶解,影响测定结果。分离得到的血浆或血清置于聚乙烯塑料离心管中,保存时间较短,置于 4℃保存;长期保存应置于－20℃或－80℃冰箱,并且应避免样本的反复冻融。②尿样的保存常需加入防腐剂,如乙酸、盐酸、甲苯、二甲苯等。长期保存应加入防腐剂后置于－20℃或－80℃冰箱。③唾液应冷藏(4℃)或冷冻保存(－20℃或－80℃)。

2. 终止酶活性 样品中的酶对药物可能会产生降解作用,因此常需终止酶的活性。常用的方法有液氮快速冷冻法、沉淀法、加入酶活性阻断剂或抗氧剂等。加入酶活性阻断剂应用最为广泛,常用的阻断剂包括酯酶抑制剂、胞嘧啶脱氨基酶抑制剂等。另外,某些药物会自身氧化,影响药物的测定,可使用抗氧剂抑制。例如,加入维生素 C 可有效预防药物的自身氧化。

第二节 体内样品分析的前处理

体内样品的前(或预)处理是决定体内药物分析测定的关键步骤,如果样品的预处理没有做好,在后面的工作中会出现一系列的错误,对分析结果的影响很大。由于药物自身的理化特性和在体内的存在形式以及生物介质的差异,对于体内样品的预处理很难规定统一方法和固定的程序,而必须结合后续的测定方法对分析样品的要求,采取恰当的分离、净化、浓集或化学衍生化等样品处理步骤。

一、体内样品前处理的目的

（一）使待测药物游离

药物进入体内要经历吸收、分布、代谢、排泄等过程,在这个过程中,可与血浆蛋白或组织结合,同时部分经生物转化生成代谢物及缀合物。须先进行预处理,使待测药物或代谢物从结合物或缀合物中释放出来,以便测定药物或代谢物的总浓度。

（二）满足测定方法的要求

由于样品中待测药物浓度低,生物基质组成复杂、干扰多,经预处理,去除干扰成分,浓集待测药物,以满足测定方法对分析样品的要求。

（三）优化分析环境

体内样品介质含有大量的蛋白质、脂肪、不溶性微粒等成分，如在色谱分析中，这些组分可沉积在色谱柱、进样器或整个色谱通路中，造成色谱柱堵塞，柱压升高，影响柱子寿命。体内样品的预处理不仅可以延长色谱柱的寿命，也可以改善方法的选择性（排除生物介质的干扰）和组分的可测性或组分的色谱行为（待测组分的化学衍生化）。

二、常用体内样品预处理方法

样品的预处理没有固定的程序和方式，一般综合考虑药物的代谢类型、理化性质、存在形式、浓度范围、测定目的、选取的生物样本类型及后续的测定方法等。常用体内样品的预处理方法大致分为去除蛋白质法、分离与浓集法、缀合物水解法、化学衍生化法及微波萃取和微透析技术等。

（一）蛋白沉淀法

在测定血样时，首先应进行蛋白质沉淀，去除蛋白质的干扰，使得药物游离出来。去除蛋白有以下几种方法。

1. 溶剂沉淀法 加入乙腈、甲醇、丙酮、四氢呋喃等与水互溶的有机溶剂，改变溶液的介电常数，使得蛋白质因静电引力聚集；同时有机溶剂的水合作用使蛋白质水化膜脱水而析出沉降，最终将与蛋白质结合的药物游离出来。此法常需 1~3 倍有机溶剂的体积，可以将 90%以上的蛋白质除去。该法简单易行，适合于脂溶性小、极性大的药物从蛋白质中释放出来。

2. 盐析法 饱和硫酸铵、硫酸镁、氯化钠等是常用的中性盐，能使蛋白质表面电荷减少，溶液的离子强度发生变化，部分蛋白质的电性被中和，蛋白质因分子间电排斥作用减弱而凝聚；同时中性盐的亲水性使蛋白质水化膜脱水而析出沉降。操作时，如按血清与饱和硫酸铵溶液的比例为 1∶2 混合，高速离心 1~2min，即可除去 90%以上的蛋白质。所得上清液近中性，pH 为 7.0~7.7。

3. 强酸沉淀法 高氯酸和三氯乙酸是非常有效的蛋白沉淀剂，加入 0.6 倍的强酸溶液，高速离心 2min，就可以除去 90%以上的蛋白质。其原理是：当溶液 pH 低于蛋白质的等电点时，蛋白质以阳离子形式存在，可与酸根阴离子形成不溶性盐而沉淀。因加入了强酸，上清液呈强酸性（pH 0~4），在酸性下分解的药物不宜用本法除蛋白。

（二）分离与浓集

由于常用的 GC、HPLC 等分析方法进样量少以及待测药物的浓度低，无法满足仪器的检测灵敏度。因此，常需将预处理后的待测药物浓集后再进行测定。一般是将提取溶剂挥干，待测药物再用小体积的溶剂复溶。通常采用氮气吹干提取溶剂；对于易随气流挥发或遇热不稳定的药物，可采用减压法挥去溶剂。分离、浓集的方法主要有液-液萃取法和液-固萃取法。

1. 液-液萃取法 也称液-液提取法（liquid-liquid extraction，LLE），是最常用、最经典的提取技术，利用待测药物与内源性干扰物的分配系数不同而进行液相分离。由于多数药物是亲脂性的，而生物介质中的大多数干扰杂质是强极性的水溶性物质，因而选择合适的有机溶剂可以除去大部分内源性干扰物质。液-液提取法有较高的选择性、成本低廉，并且可对样品进行净化和浓集，所以本法在体内药物分析中应用广泛，但应注意乳化现象。

（1）溶剂的选择原则：选择合适的溶剂是提取成功的关键步骤,根据相似相溶原理选择适宜溶剂,既要考虑提取效率和选择性,也要考虑操作的可行性。

选择溶剂时应注意以下几点：①极性较小,可使极性大的内源性杂质减至最低；②沸点低、易于挥发除去；③与水不互溶；④无毒,安全,不易燃烧；⑤化学性质稳定；⑥不影响紫外检测。实际工作中,上述条件往往不能够全面兼顾,只有根据具体情况,选择最优的提取溶剂。常见有机溶剂见表9-1。

表 9-1　液-液萃取常用有机溶剂

溶　剂	极性	紫外截止波长/nm	沸点/℃
正己烷	0.00	190	69
异辛烷	0.01	197	99
环己烷	0.04	200	81
四氯化碳	0.18	265	77
甲苯	0.29	285	110
乙醚	0.38	218	35
苯	0.32	280	80
氯仿	0.40	245	61
二氯甲烷	0.42	233	40
四氢呋喃	0.57	212	66
乙酸乙酯	0.58	256	77
丙酮	0.56	330	56
乙腈	0.65	190	82
异丙醇	0.82	205	82
乙醇	0.88	210	78
甲醇	0.95	205	65

（2）溶剂的用量：提取溶剂的用量要适当。溶剂过多可能会造成药物浓度过低,达不到仪器检测限；溶剂过少可能会造成蛋白、杂质除不净,堵塞色谱柱,影响检测结果。一般有机相与生物样品体积比为 1:1～5:1。

（3）水相的 pH：生物样品中碱性药物最佳 pH 为高于药物 pK_a 1～2 个 pH 单位；对于酸性待测药物,则要低于其 pK_a 1～2 个 pH 单位。这样能使90％的药物以非电离形式存在,更大程度地溶于有机溶剂中。

（4）提取技术：液-液提取通常在带塞的试管中进行,一般只提取一次。混合方式一般是涡旋或者首尾颠倒,使两相液体充分混合。

2. 液-固萃取法　亦称固相萃取(solid-phase extraction,SPE),是利用待测药物和杂质对固相柱亲和力的差别,用合适的溶剂冲洗、纯化药物。它的应用大大缩短了样品处理时间,同时可避免乳化现象,而且便于自动化操作。柱填料主要有硅胶、氧化铝、石墨碳、树脂及化学键合相等,常用 C_{18} 和 C_8 萃取柱。SPE 的主要原理是将不同填料装入微型小柱,当生物样品溶液通过小柱时,由于受到"吸附""分配""离子交换"或其他亲和力作用,药物及内源性干扰物质同时被保留在固定相(填料)上,用适当溶剂冲洗,使干扰杂质流出,再用适当溶剂洗脱药物；或者选择适当溶剂将药物洗脱,杂质保留。药物的洗脱方式主要有两种：①药物与固定相的亲和力较强,在洗脱时药物被保留。②杂质与固定相的亲和力较强,洗脱时杂质被保留,目前大多使用第一种洗脱方式(图 9-1)。

SPE 的填料种类较多,主要有亲脂型、亲水型和离子交换型三种,亲脂型使用最多,有大孔吸附树脂、亲脂性键合硅胶等;亲脂型吸附剂有烷基、苯基等,最为常用的是十八烷基硅烷键合硅胶(ODS 或 C_{18})。亲脂硅胶能够吸附非极性物质,适用于样品的萃取、纯化疏水性药物。目前常见的 SPE 柱有 Bond-Elut C_{18}、Oasis MCX、Discovery DSC-18 等。

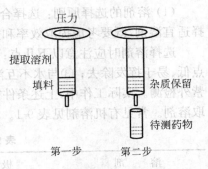

图 9-1　SPE 提取原理示意图

(1) 操作步骤:①固相柱活化。用 10 倍柱体积的甲醇冲洗柱子,活化填料;再用 10 倍柱体积的水冲洗,使其达到良好的分离状态。②加入样品。使样品缓缓流过固相柱,弃去滤液。③纯化。用水或缓冲液冲洗柱子,将干扰成分冲出。④洗脱。选择适当的洗脱溶剂洗脱待测物,收集洗脱液,挥干溶剂备用或直接进行在线分析。

(2) 注意事项:①流速过快,待测成分与吸附柱不能充分接触,分离度下降,应控制在 1～2mL/min;②选择合适的上样量;③萃取碱性药物时,洗脱剂中常需加酸、有机胺或氨水、乙酸铵或离子对试剂。

(3) 特点:能够得到干扰成分少的洗脱液,浓度高的样品能够直接进行分析,但其成本高,对固相柱的操作要求严格,柱子的分离度直接影响分析结果。

3. 超滤法　超滤法不使用有机溶剂,不沉淀蛋白,避免了乳化和药物损失。通过选用不同孔径的微孔膜,按照分子质量大小,可以分离 30～1000kD 的可溶性生物大分子物质。在进行 TDM 时,使用超滤膜能够将血液样本中的血浆蛋白除去,快速、简便、可靠地完成药物的 TDM 分析。

(三)衍生化处理

某些药物不具有紫外、荧光性质,或检测灵敏度低,因此,需要用特殊的化学试剂、借助化学反应给待测化合物接上某个特殊基团,使其转变为相应的衍生物之后进行分离检测,或直接进行检测的方法叫衍生化法。使用的化学试剂即衍生化试剂。

衍生化法在 GC 中的应用最为普遍,常用的方法有硅烷化(silylations)、酰化(acylations)、烷基化法(alkylations)及不对称衍生化(asymetric derivatization, diastereomers)等方法。其中硅烷化法常用于具有 R-OH、R-COOH、R-NH-R′等极性基团药物的衍生化。三甲基硅烷化试剂,可以取代药物分子中极性基团上的活泼氢原子,而使药物生成三甲基硅烷化衍生物。

紫外检测器和荧光检测器是高效液相色谱分析法最常用的检测器。但由于某些药物分子结构中没有紫外吸收基团或可发射荧光的基团,为了检测或增加检测灵敏度,在测定前需要将它们转变为具有紫外吸收或荧光的衍生物。将待测药物与衍生化试剂反应后,再行 HPLC 分析,称为柱前衍生化法;待测药物经 HPLC 分离,从色谱柱中流出后再与衍生化试剂反应,生成的衍生物进入检测器进行检测,称为柱后衍生化法。

1. 紫外衍生化反应　为了使一些没有紫外吸收或紫外吸收很弱的化合物能被紫外检测器检测,往往要通过衍生化反应在这些化合物分子中引入有强紫外吸收的基团。

2. 荧光衍生化反应　荧光检测器是一种高灵敏度、高选择性的检测器,脂肪酸、氨基酸、胺类、生物碱、甾体类等药物多数没有荧光,主要依靠衍生化反应在目标化合物上接上能发出荧光的生色基团,以达到荧光检测的目的。

3. 质谱检测衍生化反应 LC/MS 已广泛应用,成为体内药物分析最常用的技术。在 HPLC 分离出待测药物后,药物需离子化进行质谱检测。但某些化合物结构在正离子或负离子检测模式下不易离子化,导致其灵敏度低。通过引入氨基或羧基的衍生化反应,提高其在正离子或负离子检测模式下的灵敏度,从而可以被质谱检测器检测。

4. 非对映衍生化反应 采用手性衍生化试剂将药物对映异构体转变为相应的非对映异构体,用常规非手性 HPLC 法进行分离分析。

第三节 体内样品分析方法的建立与验证

分析方法验证是为了证明特定方法测定某种生物基质中分析物浓度的可靠性。《中国药典》2015 年版明确规定必须完整地验证和记录应用的生物分析方法,以获得可靠的结果[4]。

一、体内药物分析方法的建立

选择合适的分析方法是体内药物分析方法建立的首要任务。首先依据当前研究文献,参考前人研究方法,找出存在的问题和解决办法。其次,充分了解待测药物的理化性质、生物样品类型以及体内药物浓度。体内样品浓度一般较低,在 $10^{-10} \sim 10^{-6}$ g/mL 范围内,并且难以通过增加样品量提高方法灵敏度。最后,明确体内药物分析测定的目的。例如,药动学要求分析方法线性范围宽、灵敏度高,故应选择准确、灵敏的色谱及其联用技术。而在一些中毒患者抢救的紧急情况中,通常药物浓度较高,不特意强调方法的准确性,应注意方法的特异性和分析速度。

(一)色谱法

高效液相色谱法(HPLC)、气相色谱法(GC)、色谱-质谱联用法等,可用于大多数小分子药物的测定。近年来,随着 HPLC/MS 和 GC/MS 的普及,本法也逐步应用于蛋白质、多肽等生物大分子药物。色谱法具有准确、精密、灵敏、专属、适用范围广等特点,成为生物样品分析的首选方法。

在确定初步分析方法后,进行一系列的试验研究工作,对初步选择的分析方法进行优化和选择,以获得最佳分析条件。分析方法建立的步骤为:

1. 色谱条件的筛选 取待测药物或其特定的活性代谢产物的对照品,照拟定的分析方法进行测定,考察被测物的色谱参数、峰面积比值、保留时间、线性范围、最适测定浓度等。比如,采用 HPLC 测定尿液中咖啡因及其代谢产物时,应考察色谱柱型号,并通过调整色谱柱的型号、填料的性状、粒径、柱长度、流动相(组分及其配比)及其流速、柱温、进样量、内标物质的浓度及其加入量等条件,使待测药物与内标物质具有良好的色谱参数(n、R、T)及峰面积比值,并具有适当的保留时间(t_R)以避开内源性物质的干扰;选择适当的检测器,以获得足够的方法灵敏度。

2. 色谱条件的优化

（1）试剂与溶剂试验：取待测药物的非生物介质溶液（通常为水溶液），按照拟定的分析方法进行衍生化反应、萃取分离等样品预处理后，进样分析以考察反应试剂对测定的干扰（方法特异性）。通过改变反应条件、萃取方法或萃取条件（萃取溶剂的极性、混合溶剂的配比，固相萃取填料性质、冲洗剂与洗脱剂及其用量等），使空白试剂色谱峰不干扰药物的测定（分离度应＞1.5）。

本步骤主要考察需经化学反应的预处理过程，若预处理过程仅为体内样品的提取分离，则可不进行该步骤，直接进行空白生物介质试验。

（2）生物介质试验：取空白生物介质，如空白血浆，按照拟定的体内样品预处理与样品分析方法操作，考察生物介质中的内源性物质（endogenous substances）对测定的干扰（方法特异性）。在待测药物、特定的活性代谢产物、内标物质等的"信号窗"（色谱峰附近的有限范围）内不应出现内源性物质信号。

（3）质控样品试验：取空白生物介质，按照实际体内样品中药物的预期浓度范围，加入待测药物的标准物质制成标准样品和质控（quality control, QC）样品，照"生物介质试验"项下方法试验，建立分析方法的定量范围与标准曲线，并进行方法的精密度与准确度、灵敏度、提取回收率，以及样品与溶液的稳定性等各项参数的验证和介质效应的评估；同时进一步验证待测药物、内标物质与内源性物质或其他药物的分离效能。例如，色谱峰的 t_R、n 和 T 是否与水溶液的一致，色谱峰是否为单一成分，标准曲线的截距是否显著偏离零点等，均可说明内源性物质是否对待测药物或内标物质构成干扰。

3. 实际样品的测试　通过以上试验建立的分析方法及其条件尚不能完全确定是否适合于实际样品（incurred samples）的测定。因考虑药物在体内复杂的变化以及药物代谢和蛋白结合等情况。所以，在分析方法建立后，尚需进行实际生物样品的测试，考察代谢产物对药物、内标物质的干扰情况，以便建立的方法适用于实际样品的分析。

（二）免疫学方法

包括放射免疫分析（radioimmunoassay, RIA）、酶免疫分析（enzyme immunoassay, EIA）、荧光免疫分析（fluoroimmunoassay, FIA）、化学发光免疫分析（chemiluminescence immunoassay, CIA）等，多用于蛋白质、多肽等生物大分子物质的检测，但由于常有交叉免疫反应，该法不适用于小分子药物的测定。

（三）微生物学方法

一般用于抗生素类药物的分析，但微生物方法一般特异性较差，常需采用特异性高的色谱法进行平行监测。

二、分析方法的验证

分析方法的验证是为了证明所建立的方法是否符合体内药物分析的要求。在用于实际样品的分析之前，必须对该方法进行充分验证（validation）。体内样品分析方法的验证分为全面验证（full validation）和部分验证（partial validation），重点介绍全面验证过程[4]。

（一）选择性

选择性（selectivity）系用以证明使用该方法所测定的物质是预期的待测物（原型药物和

特定的活性代谢物或内标），体内样品所含内源性物质和相应代谢产物、降解产物及其他共同使用的药物不得干扰对照品的测定或者其干扰在分析方法的可接受范围内。该分析方法应该能够区分目标分析物和内标与基质的内源性组分或样品中其他组分。应该使用至少 6 个受试者的适宜的空白基质来证明选择性（不同批次动物空白基质可以混合），它们被分别分析并评价干扰。当干扰组分的响应低于分析物定量下限响应的 20%，并低于内标响应的 5% 时，通常即可以接受。应该考察药物代谢物、经样品预处理生成的分解产物以及可能的同服药物引起干扰的程度。在适当情况下，也应该评价代谢物在分析过程中回复转化为母体分析物的可能性。

验证一个分析方法是否具有特异性，应着重考虑以下几点：

1. 内源性物质的干扰　通过比较待测药物或其特定活性代谢产物的标准物质及至少 6 个不同个体的空白生物介质和 QC 样品（注明标准物质浓度）的检测信号，如 HPLC 色谱图中各待测药物或其特定的活性代谢产物色谱峰保留时间（t_R）、理论板数（n）和拖尾因子（T）是否一致，以及与内源性物质色谱峰的分离度（R），确证内源性物质对分析方法无干扰。

对于以软电离质谱为基础的检测方法（LC/MS 或 LC/MS/MS）应注意考察分析过程中的介质效应，如离子抑制等。

2. 未知代谢产物的干扰　通过比较 QC 样品和至少 6 个不同个体用药后的实际生物样品的检测信号，如 HPLC 色谱图中各被测药物色谱峰的 t_R、n 和 T 是否一致，以及与其他未知代谢产物（在实际样品的色谱中通常随用药后的时间延长而增加）色谱峰的 R，确证其他代谢产物对分析方法无干扰。必要时可通过 HPLC/DAD 和 LC/MS（或 LC/MS/MS）确证被测定色谱峰的单纯性和同一性。

3. 同服药物的干扰　在临床治疗药物监测时，还要考虑患者可能同时服用其他药物（通常为数有限）的干扰。可通过比较待测药物、同时服用药物、待测药物的 QC 样品和添加有同时服用药物的干扰样品的检测信号，如 HPLC 色谱图中各待测药物色谱峰与同时服用药物色谱峰的 t_R 及其 R，确证同时服用药物对分析方法无干扰。

4. 与参比方法的相关性　除上述方法外，有时还可使用参比方法对照法。参比方法一般选用特异性强、准确度高、线性关系良好的色谱法。如在治疗药物监测中使用 UV（或 FIA）法时，可与 HPLC（或 GC）法比较。即同时用两种方法测定不同浓度的系列标准样品，以参比方法测定结果为横坐标（x），以拟定方法测定结果为纵坐标（y），用最小二乘法（least squares）计算回归方程 $y=a+bx$（要求坐标标度相等）。回归方程的相关系数 r 表示两种方法测得结果的一致性；截距 a 表示拟定方法受到的恒定干扰的程度，如 UV 中具有紫外吸收的试剂或内源性物质可引起恒定干扰（$a>0$）；斜率 b 表示拟定方法受到比例干扰的程度，如 FIA 中标记抗原不纯可引起比例干扰（$b\neq1$）。

与参比方法的相关性比较，除显示分析方法的特异性外，还反映分析方法的准确度。斜率 b 表示两种方法测得结果的一致性，当截距 $a\approx0$ 时，若参比方法准确度良好，则拟定方法的准确度（回收率）等于 $100b$（%）。

（二）残留量

应该在方法建立中考察残留量并使之最小。残留量可能不影响准确度和精密度。测定高浓度样品或校正标样后，测定空白样品来估计残留量。高浓度样品之后在空白样品中的残留量应不超过定量下限的 20%，并且不超过内标的 5%。如果残留量不可避免，应考虑特殊措施,在方法验证时检验并在试验样品分析时应用这些措施,以确保不影响准确度和精密度。这可能包括在高浓度样品后测定空白样品,然后分析下一个试验样品。

(三) 定量下限

定量下限(lower limit of quantification,LLOQ)是能够被可靠定量的样品中分析物的最低浓度,具有可接受的准确度和精密度。定量下限是标准曲线的最低点,应适用于预期的浓度和试验目的。测定法:取同一生物介质,制备至少 5 个独立的标准样品,其浓度应使信噪比(S/N)大于 5,依法进行精密度与准确度验证。其准确度应在标示浓度的 80%~120% 范围内,相对标准偏差(RSD)应小于 20%。在药动学与生物利用度研究中,LLOQ 应能满足 3~5 个消除半衰期时体内样品中的药物浓度或 C_{max} 的 1/20~1/10 的药物浓度的测定。

(四) 标准曲线与定量范围

标准曲线(standard curve),亦称校正曲线(calibration curve)或工作曲线(working curve),反映了体内样品中所测定药物的浓度与仪器响应值(如 HPLC 峰面积)的关系,一般用回归分析法所得的回归方程来评价。最常用的回归分析法为最小二乘法或加权最小二乘法(weighted least squares)。回归方程的自变量(x)为体内样品中待测药物的浓度,因变量(y)为响应信号的强度。标准曲线的高低浓度范围为定量范围(quantification range)。在定量范围内,QC 样品浓度测定结果应达到试验要求的精密度和准确度。

1. 标准曲线的建立 标准曲线应用标准样品建立,标准样品的配制应使用与待测体内样品相同的生物介质。应该在指定的浓度范围内评价仪器对分析物的响应,获得标准曲线。通过加入已知浓度的分析物(和内标)到空白基质中,制备各浓度的校正标样,其基质应该与目标试验样品基质相同。方法验证中研究的每种分析物和每一分析批,都应该有一条标准曲线。定量范围要能覆盖全部待测的体内样品浓度范围,不得用定量范围外推的方法求算未知体内样品的浓度。标准曲线建立的一般步骤如下:

(1) 系列标准溶液的制备:精密称取待测药物的标准物质适量,用甲醇或其他适宜溶剂溶解并定量稀释制成一定浓度(较高浓度)的标准储备液,冰箱 4℃保存备用;精密量取标准储备液适量,用水或其他适宜溶剂定量稀释制成系列标准溶液。

依据待测物的预期浓度范围确定标准曲线的浓度个数,线性模式的标准曲线至少应包含 6 个浓度点(不包括零点,即空白样品),非线性模式的浓度点应适当增加。标准溶液的浓度系列一般为等比梯度模式,通常比例常数约为 2,这样可以有限的浓度点覆盖较宽泛的浓度范围,如:1、2、5、10、20、50、100。在此系列中,若体内平均达峰浓度为 50,其 1/20 为 2.5,考虑到个体差异,设定最高浓度为 100,最低浓度为 1,可覆盖全部待测体内样品中的药物浓度。

(2) 内标溶液的制备:精密称取内标物质适量,用甲醇及其他适宜溶剂溶解并定量稀释制成一定浓度的内标储备液,冰箱保存;精密量取内标储备液适量,用水及其他适宜溶剂定量稀释制成内标溶液。

内标溶液浓度一般选择与系列"标准溶液"几何平均浓度,即标准曲线的中间浓度(如系列标准溶液浓度为 1、2、5、10、20、50 和 100 时,中间浓度为 10)相当。即按拟定方法加入中间浓度的标准溶液与内标溶液时,样品检测信号(如 HPLC 的峰面积)的比值约为 1。

(3) 系列标准样品的制备:取空白生物介质数份,分别加入系列标准溶液适量,涡旋混匀,即得系列浓度的标准样品(standard samples),其浓度范围可覆盖全部待测生物样品预期浓度。同时制备空白样品(待测药物浓度为零的标准样品)。

因为加入的标准溶液体积较小,为防止在其加入及涡旋混合时造成损失,也可在适宜的容器(如离心玻璃试管或 EP 管)内先加入标准溶液后,再加入空白生物介质并涡旋混匀。

当标准溶液中含有高浓度的有机溶剂(如甲醇、乙腈等),且加入体积较大时,为防止因标准溶液的加入而造成部分生物介质(如血浆蛋白)变性,使标准样品与用药后的实际生物样品不一致,进而造成分析结果的偏差。也可先将标准溶液加至适宜的容器内,挥干溶剂后,再加入空白生物介质并涡旋溶解、混匀。

(4)标准曲线的绘制:取系列标准样品,按拟定方法预处理后分析,以待测药物的检测响应值(如色谱峰面积)或与内标物质(内标法)的响应的比值(因变量,y)对标准样品中的药物浓度(自变量,x),用最小二乘法或加权最小二乘法进行线性回归分析,求得回归方程($y=a+bx$)及其相关系数(r),并绘制标准曲线。

标准样品中的待测药物浓度,以单位体积(液态介质,如血浆)或质量(脏器组织,如肝脏)的生物介质中加入标准物质的量表示,如 $\mu g/mL$ 或 $\mu g/g$ 等。例如,取空白血浆 0.5mL,加入标准溶液($100\mu g/mL$)$10\mu L$。即在 0.5mL 的生物介质中加入标准物质 $1\mu g$,则标准样品中的待测药物浓度为 $2\mu g/mL$。若生物介质为脏器匀浆溶液,则以所取匀浆体积所相当的脏器的重量中加入标准物质的量计算。

2. 限度要求　用于建立标准曲线的标准浓度个数取决于待测物的预期浓度范围和待测物/响应值关系的性质。在药动学或生物利用度研究中,必须至少用 6 个浓度建立标准曲线,对于非线性相关(如 IA)可能需要更多浓度点。

标准曲线的定量范围要能覆盖全部待测的生物样品浓度范围,定量上限(upper limit of quantification,ULOQ,标准曲线的最高浓度点)应高于用药后生物介质中药物的峰浓度(C_{max});定量下限(最低浓度)应低于 C_{max} 的 $10\%\sim5\%$($1/10\sim1/20$)。

标准曲线各浓度点的计算值(依据回归方程推算的浓度)与标示值之间的偏差(Bias=[(计算值-标示值)/标示值]$\times100\%$)在可接受的范围之内时,可判定标准曲线合格。可接受范围一般规定为最低浓度点的偏差在 $\pm20\%$ 以内,其余浓度点的偏差在 $\pm15\%$ 以内。只有合格的标准曲线才能对体内样品进行定量计算。

标准曲线回归方程的截距应接近于零,若显著偏离零点,应确证其对方法的准确度无影响;斜率应接近或大于1(与坐标的标度选择有关),使具有较高的灵敏度;相关系数应接近于1,即具有良好的相关性,如色谱法 $r\geqslant0.99$。

(五)精密度与准确度

分析方法的精密度(precision)描述分析物重复测定结果之间的接近程度,定义为测量值的相对标准差(变异系数)。应使用已证明准确度相同分析批样品的结果,获得在同一批内和不同批间定量下限以及低、中、高浓度质量控制样品的精密度,通常用 QC 样品的相对标准差(RSD)表示。

在体内药物分析过程中,无论是药动学参数的获得或是治疗药物的监测,通常在 1 个分析批(analytical run)内难以完成全部体内样品的分析。而在不同的分析批之间的实验条件(如仪器性能、参数、试剂来源、实验温度、湿度等)有可能发生小的改变,进而对分析结果可能产生影响。所以在体内药物分析中,方法精密度除要评价批内(within-run 或 intrabatch)RSD 外,同时还应评价批间(between-run 或 inter-batch)RSD。对于验证批内精密度,至少需要一个分析批的 4 个浓度,即定量下限以及低、中、高浓度,每个浓度至少 5 个样品。对于质量控制样品,批内变异系数一般不得超过 15%,定量下限的变异系数不得超过 20%。

验证批间精密度至少需要 3 个分析批(至少 2 天)的定量下限以及低、中、高浓度,每个浓度至少 5 个样品。对于质控样品,批间变异系数一般不得超过 15%,定量下限的变异系数不得超过 20%。

分析方法的准确度(accuracy)描述:该方法测得值与分析物标示浓度的接近程度,通常用 QC 样品的实测浓度与标示浓度的相对回收率(relative recovery,RR)或相对偏差(relative error,RE)表示。准确度可通过重复测定已知浓度的待测物样品获得。

1. 测定法 使用 QC 样品进行考察,一般选择高、中、低 3 个浓度的 QC 样品同时进行方法的精密度和准确度考察。低浓度通常选择在 LLOQ 的 3 倍以内;高浓度接近于 ULOQ;中间浓度选择平均浓度(通常为几何平均浓度,即以几何级数排列的标准曲线的中部)附近。与随行的标准曲线同法操作,每个样品测定 1 次。

测定批内 RSD 时,每一浓度至少制备并测定 5 个样品。为获得批间 RSD,应在不同天(每天 1 个分析批)连续制备并测定,至少有连续 3 个分析批,不少于 45 个样品的分析结果。

2. 结果计算与限度要求 每批的测定数据(待测药物的色谱峰面积或与内标物质的峰面积比值)用该批随行标准曲线的回归方程计算 QC 样品浓度 X。

准确度以多次测定结果的平均值 $\overline{M}$ 与标准值(制备时的加入量)S 比较计算,一般准确度 RR 应在 85%~115% 范围内(RE 不超过 ±15%),在 LLOQ 附近应在 80%~120% 范围内(RE 不超过 ±20%)。RR 或 RE 的计算式(9-1)和式(9-2)分别如下所述:

$$RR = \frac{\overline{M}}{S} \times 100\% \tag{9-1}$$

$$RE = \frac{\overline{M} - S}{S} \times 100\% = RR - 100\% \tag{9-2}$$

精密度一般要求 RSD 不超过 15%,在 LLOQ 附近 RSD 应不超过 20%。批内和批间 RSD 计算式如式(9-3)和式(9-4)所示:

$$
\text{批内 RSD} = \frac{\sqrt{\dfrac{SS_e}{N-1}}}{\overline{X}} \times 100\% = \frac{\sqrt{\dfrac{SS_{tot} - SS_A}{N-I}}}{\overline{X}} \times 100\%
$$

$$
= \frac{\sqrt{\dfrac{\displaystyle\sum_{i=1}^{I}\sum_{j=1}^{n}(X_{ij} - \overline{X})^2 - n\sum_{i=1}^{I}(\overline{X}_i - \overline{X})^2}{N-I}}}{\overline{X}} \times 100\% \tag{9-3}
$$

$$
\text{批间 RSD} = \frac{\sqrt{\dfrac{SS_A}{I-1}}}{\overline{X}} \times 100\% = \frac{\sqrt{\dfrac{n\displaystyle\sum_{i=1}^{I}(\overline{X}_i - \overline{X})^2}{I-1}}}{\overline{X}} \times 100\% \tag{9-4}
$$

式(9-3)和式(9-4)中:SS_e 批内方差;SS_A 批间方差;SS_{tot} 总方差;X_{ij} 第 i 批的第 j 次测定值;$\overline{X}_i$ 为第 i 批 n 次测定的平均值;$\overline{X}$ 为 N 次测定的总平均值;I 为测定批数(通常 $I=3$);

n 为每批测定次数(每批样品数,通常 $n \geqslant 5$);N 为总测定次数(总样品数,通常 $N \geqslant 15$)。

(六)稀释可靠性

样品稀释不应影响准确度和精密度。应该通过向基质中加入分析物至高于定量上限浓度,并用空白基质稀释该样品(每个稀释因子至少 5 个测定值)来证明稀释的可靠性。准确度和精密度应在 $\pm 15\%$ 之内,稀释的可靠性应该覆盖试验样品所用的稀释倍数。

可以通过部分方法验证来评价稀释可靠性。如果能够证明其他基质不影响精密度和准确度,也可以接受其使用。

(七)样品稳定性

在体内药物分析中,含药生物样品由临床实验室(或动物实验室)采集后转移至分析实验室进行分析测试,通常不能及时完成分析;另一方面,生物样品的数量一般较大,在 1 个工作日内难以完成全部体内样品的分析,通常需在多个工作日内完成;其次,随自动进样系统的应用,多个制备样品(processed samples)同时于进样架中等待分析;再者,每个未知体内样品一般测定 1 次,但有时亦需进行复测。为确保分析结果的可靠与可重复,分析过程中样品的稳定性显得尤为重要。

样品稳定性验证内容包括在 1 个分析批内含药体内样品和制备样品的短期稳定性和在整个样品分析期间含药体内样品及标准物质储备溶液的长期稳定性。

1. 短期稳定性　在 1 个分析批内的操作过程中,含药生物样品在室温等待处理和生物样品的处理过程(如提取、净化及浓缩)中,以及制备样品(处理后的样品溶液)在室温或特定温度下(如 HPLC 自动进样时设定进样室温度)等待进样测试期间,应考虑样品中待测物的稳定性应予以考察,以保证检测结果的准确性和重现性。

2. 长期稳定性　在整个样品分析期间,含药生物样品的长期贮藏、冻融,以及标准储备液的稳定性也将影响着分析结果准确和重现。所以,需对含药生物样品在冰冻($-20 ℃$ 或 $-80 ℃$)和冻融条件下、标准储备液在特定温度(如 $4 ℃$ 或 $-20 ℃$)下以及不同存放时间进行稳定性评价,以确定体内样品和标准储备液稳定的存放条件和时间,应在确保样品稳定的条件下进行测定。

3. 测定方法

(1)测定法与要求:取高、低 2 个浓度的 QC 样品(或溶液),于适当的容器(玻璃或聚丙烯容器)内,在不同条件下存放不同时间(测定时可能需要的时间)后,每个样品(或溶液)重复测定 3 次以上,其平均值的偏差应在零时测定值的 $\pm 5\%$ 以内(若样品经衍生化处理则限度为 $\pm 15\%$)。若考察时间在 1 个工作日以上,则应与新制 QC 样品在相同条件下的测定值比较。

(2)稳定性期限要求:在不同的存放条件下,存放时间要求不同。如在室温下一般仅需考察 1 个工作日(如 1、2、4、8、24h)或 3 个工作日内(1 个分析批不应超过 3 个工作日)的稳定性即可;在冰箱中($4 ℃$ 或 $-20 ℃$ 或 $-80 ℃$)则应考察数个工作日(或数星期甚至数月)内的稳定性。例如,体内样品室温放置待处理,应不超过 1 个工作日;制备样品室稳定或特定温度下待测,应不超过 3 个工作日;血浆样品应于冰箱内冷冻($-20 ℃$ 或 $-80 ℃$)贮藏至整个分析完成(可能需数星期甚至数月);标准储备亦应于冰箱内($4 ℃$ 或 $-20 ℃$)储存至整个分析完成。若在此期间不够稳定,则应考察标准物质粉末的稳定性;血浆冻融至少经历 3 个循环(即至少两次融溶复测),每次冷冻时间应在 24h 以上。

(八) 提取回收率

提取回收率(extraction recovery)系指从生物样本介质中回收得到待测物的响应值与标准物质产生的响应值的比值,通常以%表示。待测物的提取回收率用于评价样品处理方法将体内样品中待测物从生物介质中提取出来的能力。在体内药物分析中,因为体内样品的量较少,待测药物的浓度通常较低,不宜进行多步骤操作;且体内样品数量大,要求样品处理方法尽量简便、快速。所以,对于生物样品处理方法的评价重点在于结果的精密与重现,而非待测物提取得完全与否。

1. 测定法 取空白生物介质,加入标准溶液,制备高、中、低 3 个浓度的 QC 样品,每一浓度至少 5 个样品,依据拟定的分析方法操作,每个样品分析测定 1 次。另取空白生物介质,照 QC 样品同法处理后,加入等量的标准溶液(必要时除去溶剂),同法制备相同的高、中、低 3 个浓度的标准对照样品,同法测定。将测得的 QC 样品的信号强度(如 HPLC 峰面积)与标准对照样品测得的信号强度比较,按式(9-5)计算提取回收率:

$$R = \frac{A_T}{A_S} \times 100\% \tag{9-5}$$

式(9-5)中:R 为提取回收率;A_T 为 QC 样品经制备处理后的信号强度(如 HPLC 峰面积);A_S 为标准对照样品的信号强度(同 A_T)。

为评价生物样品中生物介质的影响,可将 QC 样品测得的信号强度与相同浓度的待测药物标准溶液(不含生物介质,通常为水溶液)同法提取并对测定所得的信号强度进行比较,以确认影响回收率的主要因素是提取方法或是生物介质。如系由于提取方法或条件造成回收率偏低,则应优化提取条件,以尽可能提高提取回收率。

在提取回收率的测定过程中,若采用内标法校正,则内标物质应在提取之后、溶剂蒸发(如必要)之前加入,以校正由于提取溶剂的蒸发、残渣的复溶以及分析测定等非提取过程造成的待测药物的损失。提取回收率计算式(9-6)如下:

$$R = \frac{R_T}{R_S} \times 100\% \tag{9-6}$$

式(9-6)中:R_T 为 QC 样品经制备处理后的相对信号强度(如 HPLC 峰面积比);R_S 为标准对照样品的相对信号强度(同 R_T)。

当采用内标法测定体内样品时,应同时测定内标物质的提取回收率。其测定法与待测药物提取回收率的测定相同,但仅需制备 1 个浓度(即体内样品分析时加入的浓度)至少 5 个 QC 样品,同法测定、计算。

2. 限度要求 在药动学和生物利用度研究中,高、中、低 3 个浓度的提取回收率应一致、精密和可重现。中、高浓度的 RSD 应不大于 15%,低浓度的 RSD 应不大于 20%。

(九) 基质效应

当采用质谱方法时,应该考察基质效应。使用至少 6 批来自不同供体的空白基质,不应使用合并的基质。如果基质难以获得,则使用少于 6 批基质,并说明理由。

对于每批基质,应该通过计算基质存在下的峰面积(由空白基质提取后加入分析物和内标测得)与不含基质的相应峰面积(分析物和内标的纯溶液)比值,计算每一分析物和内标的基质因子(matrix factor)。进一步通过分析物的基质因子除以内标的基质因子,计算经内标归一化的基质因子。从 6 批基质计算的内标归一化的基质因子的变异系数不得大于 15%。该测定应分别在低浓度和高浓度下进行。

如果不能适用上述方式,例如采用在线样品预处理的情况,则应该通过分析至少 6 批基质,分别加入高浓度和低浓度(定量下限浓度 3 倍以内以及接近定量上限)来获得批间响应的变异。其验证报告应包括分析物和内标的峰面积以及每一样品的计算浓度。这些浓度计算值的总体变异系数不得大于 15%。

除正常基质外,还应关注其他样品的基质效应,例如溶血的或高血脂的血浆样品等。

(十) 分析过程的质量控制

未知体内样品的分析应在分析方法验证完成以后开始。同时,在未知样品分析过程中应进行分析方法的质量控制,以保证所建立的方法在实际应用中的可靠性。在分析过程质控中,推荐由独立的人员配制不同浓度的 QC 样品对分析方法进行质量监控。

每个未知样品一般测定一次,必要时可进行复测。来自同一个体的体内样品最好在同一分析批中测定。每个分析批体内样品测定时应建立新的批标准曲线(组织分布试验时,可视具体情况而定),并随行测定高、中、低 3 个浓度的 QC 样品。每个浓度至少双样本,并应均匀分布在未知样品测试顺序(以低→高或高→低的顺序以一定间隔均匀地穿插于整个分析批)中。当一个分析批内未知样品数目较多时,应同时增加各浓度 QC 样品数,使 QC 样品数大于未知样品总数的 5%。QC 样品测定结果的偏差一般不应大于 ±15%,低浓度点偏差一般不应大于 ±20%。最多允许 1/3 的 QC 样品结果超限,但不能出现在同一浓度 QC 样品中。如 QC 样品测定结果不符合上述要求,则该分析批样品测试结果作废。

整个分析过程应当遵从预先制订的实验室 SOP(standard operating procedures)以及 GLP 原则。

第四节 典型体内药物分析案例

一、LC/MS/MS 法测定人血浆中的安纳拉唑及药动学初步应用

安纳拉唑口服用质子泵抑制药,硫原子手性中心为 R 构型[5]。它通过与胃壁细胞分泌小管表面的 H^+/K^+-ATPase 酶作用,抑制胃酸分泌过程的最后一步,拟用于治疗胃溃疡、十二指肠溃疡和反流性食管炎。采用液相色谱-串联质谱(LC/MS/MS)法测定人血浆中的安纳拉唑(图 9-2)。

色谱条件:Extend C_{18} 色谱柱(100mm×4.6mm,3.5μm,美国安捷伦公司),C_{18} 保护柱(4.0mm×3.0mm,5μm,美国 Phenomenex 公司);流动相:A 相(含 0.005% 氨水的 5mmol/L 乙酸铵)-B 相(乙腈),流速:0.7mL/min;进样量:10μL。

质谱条件:APCI 离子源;雾化电流:3.0μA;离子源温度:500℃;离子源气体 1(N_2)压力:50psi(1psi≈6.9kPa);驻留时间 100ms;气帘气体(N_2)压力:30psi;碰撞气压力(CAD):8psi;去簇电压(DP)均为 80V;碰撞能量均为 25eV;正离子方式检测;扫描方式为多反应监测模式(MRM)。待测物的离子反应分别为:m/z 402.2→242.2(安纳拉唑)、

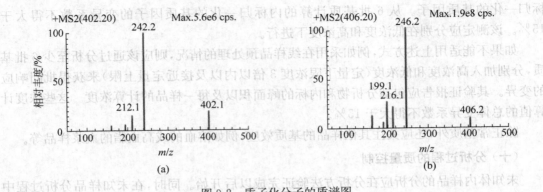

图 9-2　质子化分子的质谱图
(a) 安纳拉唑；(b) d₃,¹³C-安纳拉唑

m/z 406.2→246.2 (d₃,¹³C-安纳拉唑)。

标准系列样品和质控样品的制备：精密称取两份安纳拉唑钠对照品适量：一份用于标准系列样品的制备，一份用于质控样品的制备；分别用甲醇溶解并稀释，获得质量浓度均为 1.00mg/mL 左右的安纳拉唑储备液，再以甲醇-水(50：50,V/V)稀释该储备液，获得一定质量浓度的标准系列溶液：0.250、0.500、1.50、4.00、10.0、25.0、75.0、150μg/mL，分别取上述标准系列溶液 20μL，加入人空白血浆 980μL，获得安纳拉唑的质量浓度为 5.00、10.0、30.0、80.0、200、500、1 500、3000ng/mL 的人血浆标准系列样品。以乙腈稀释内标储备液(0.700mg/mL)，获得质量浓度为 1.00μg/mL 的内标工作溶液。采用人空白血浆配制 QC 样品[安纳拉唑加入质量浓度为：5.00ng/mL(LLOQ)、15.0ng/mL(LQC)、300ng/mL (MQC)和 2400ng/mL (HQC)]均储存于−70℃条件下备用。

血浆样品预处理：血浆样品预处理采用蛋白沉淀法。向 100μL 血浆样品中分别加入内标工作溶液 25μL 和乙腈 500μL，涡流混合 1min 后，离心(14000r/min,5min)，取上清液 40μL 加入流动相 160μL，混匀，取 10.0μL 进行 LC/MS/MS 分析。

方法学验证

1. 选择性　结果表明，空白人血浆中的内源性物质不干扰安纳拉唑和内标的测定，且同位素内标不干扰待测物的测定，待测物对内标也无影响。典型色谱图见图 9-3。

2. 标准曲线和定量下限　求得的标准曲线的相关系数(r)均大于 0.99。根据标准曲线，定量分析方法的线性范围为 5.00～3000ng/mL。典型标准曲线方程为：$y=0.00319x+0.000481(r=0.9991)$。取 LLOQ 血浆样品(安纳拉唑质量浓度为 5.00ng/mL)，进行 6 样本分析，连续测定 3 天，并根据当日标准曲线，计算每一样本测得质量浓度。求得该质量浓度安纳拉唑的日内精密度为 5.1%，日间精密度为 6.4%，准确度(RE)为−0.8%，该结果表明 LC/MS/MS 法测定人血浆中安纳拉唑定量下限可达 5.00ng/mL。

3. 精密度与准确度　安纳拉唑每一浓度水平的 QC 样品的日内精密度小于 5.8%，日间精密度小于 3.7%，准确度(RE)在−5.9%～1.2%之间。待测物 QC 样品测试结果均符合生物样品测定有关要求。

4. 回收率和基质效应　采用蛋白沉淀法可获得较好的回收率。安纳拉唑在低、中、高三浓度的回收率分别为 99.4%、101%和 96.1%。安纳拉唑在低、高两浓度经内标校正后的基质效应分别为 103%和 99.7%，相对标准差分别为 1.7%和 1.5%。内标 d₃,¹³C-安纳拉

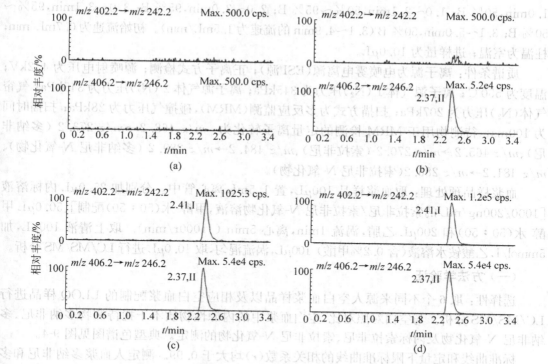

图 9-3　安纳拉唑和 d₃, ¹³C-安纳拉唑液相-质谱图谱

(a) 空白血浆；(b) 空白加内标血浆；(c) LLQQ(5.00ng/mL)样本加内标；
(d) 40mg 口服安纳拉唑人血浆加内标，峰Ⅰ和峰Ⅱ分别表示安纳拉唑和 d₃, ¹³C-安纳拉唑

唑的基质效应为 101%。结果表明，待测物在本实验选择的色谱和质谱条件下，可忽略基质效应的影响。

5. 稳定性和试验样品再分析　实验结果表明，在上述条件下安纳拉唑低、高两浓度血浆样品均稳定，准确度在 −2.8% ~ 8.2% 之间，数据符合相关接受标准。实验结果还表明，试验样品再分析结果与原始值的差异在 −9.3% ~ 5.1% 之间，100% 达到了接受标准。

二、LC/MS/MS 法同时测定人血浆中多纳非尼及其 N-氧化代谢物

索拉非尼是德国拜耳公司开发的多靶点抗肿瘤药物[6]。它具有双重的抗肿瘤作用，一方面通过抑制 RAF/MEK/ERK 信号传导通路直接抑制肿瘤生长，另一方面通过抑制 VEGFR 和 PDGFR 而阻断肿瘤新生血管的形成，间接地抑制肿瘤细胞的生长。2005—2007 年，FDA 先后批准索拉非尼用于治疗晚期肾细胞癌和无法手术切除的肝细胞癌。索拉非尼 N-氧化物是人体循环中的主要活性代谢物，在体外与索拉非尼具有同等的药理活性。多纳非尼是苏州泽璟生物制药有限公司开发的 1.1 类化学新药，将索拉非尼分子上的一个甲基取代为三氘代甲基，目的是减慢其体内代谢，获得更好的药动学性质。

色谱条件：色谱柱为 Gemini C₁₈ 色谱柱(50mm×2.0mm, 5μm, 美国 Phenomenex 公司)；预柱：C₁₈ 保护柱(4.0mm×3.0mm, 5μm, 美国 Phenomenex 公司)；流动相为：A 相(5mmol/L 乙酸铵水溶液，含 0.2% 甲酸)，B 相(乙腈)；采用的梯度洗脱程序如下：0~

1.0min,50% B;1.0～2.1min,50%～95% B;2.0～3.0min,95% B;3.0～3.1min,95%～50% B;3.1～5.0min,50% B(3.1～4.9min 的流速为 1.5mL/min)。初始流速为 0.7mL/min;柱温为室温;进样量为 10.0μL。

质谱条件:离子源为电喷雾电离源(ESI 源);正离子方式检测;源喷射电压为 4.2kV;温度为 550℃;离子源气体 1(N_2)压力为 345kPa;离子源气体 2(N_2)压力为 345kPa;气帘气体(N_2)压力为 207kPa;扫描方式为多反应监测(MRM),碰撞气压力为 28kPa;扫描时间为 100ms。待测物用于 MRM 检测的定量离子转化为:m/z 468.2→m/z 273.2(多纳非尼)、m/z 465.2→m/z 270.2(索拉非尼)、m/z 484.2→m/z 289.2(多纳非尼 N-氧化物)、m/z 481.2→m/z 286.2(索拉非尼 N-氧化物)。

血浆样品预处理:取血浆样品 100μL,置 1.5mL 离心管中。分别加 25.0μL 内标溶液[1000/200ng/mL 的索拉非尼/索拉非尼 N-氧化物溶液,甲醇-水(50:50)配制]、50.0μL 甲醇-水(50:50)和 200μL 乙腈,涡流 1min,离心 5min(11000r/min)。取上清液 100μL,加 5mmol/L 乙酸铵水溶液(含 0.2%甲酸)100μL,涡流混匀,取 10.0μL 进行 LC/MS/MS 分析。

(一)方法学验证

选择性:取 6 个不同来源人空白血浆样品以及相应空白血浆配制的 LLOQ 样品进行 LC/MS/MS 分析。与空白对照对比,空白血浆中的内源性物质不干扰待测物多纳非尼、多纳非尼 N-氧化物及内标索拉非尼、索拉非尼 N-氧化物的测定。典型色谱图见图 9-4。

标准曲线和定量下限标准曲线的相关系数(r)均大于 0.99。测定人血浆多纳非尼和多纳非尼 N-氧化物的线性范围分别为 5.00～5000ng/mL 和 1.00～1000ng/mL。典型标准曲线回归方程为:多纳非尼,$y=0.000486x+0.000437(r=0.9984)$;多纳非尼 N-氧化物,$y=0.0185x+0.00292(r=0.9983)$。LLOQ 血浆样品(多纳非尼/多纳非尼 N-氧化物血浆质量浓度为 5.00/1.00ng/mL)的多纳非尼的日内精密度为 7.5%,日间精密度为 8.0%,准确度为-2.5%;多纳非尼 N-氧化物的日内精密度为 9.3%,日间精密度为 7.3%,准确度为 1.6%。结果表明,LC/MS/MS 法测定人血浆中多纳非尼和多纳非尼 N-氧化物的定量下限分别可达 5.00ng/mL 和 1.00ng/mL。

精密度与准确度:每一浓度水平多纳非尼的 QC 样品的日内精密度(RSD)均小于 2.7%,日间精密度(RSD)均小于 5.2%,准确度(RE)在-5.3%～-1.4%之间;每一浓度水平多纳非尼 N-氧化物的 QC 样品的日内精密度(RSD)均小于 3.5%,日间精密度(RSD)均小于 5.1%,准确度(RE)在-4.3%～-2.4%之间。待测物低、中、高质控样品的日内和日间的精密度和准确度均符合生物样品测定相关要求。

样品处理回收率:多纳非尼在低、中、高浓度的回收率分别为 89.5%、90.8%和 88.6%;多纳非尼 N-氧化物在低、中、高浓度的回收率分别为 90.2%、91.1%和 89.7%。

基质效应:多纳非尼在低、高两浓度经内标校正的基质效应分别为 106%和 108%,相对标准差均小于 2.5%;多纳非尼 N-氧化物在低、高两浓度经内标校正的基质效应分别为 93.7%和 101%,相对标准差均小于 2.8%。结果表明,待测物及其内标在本实验选择的色谱和质谱条件下,可忽略基质效应的影响。

稳定性:已有文献报道索拉非尼及其 N-氧化物的稳定性。本文考察了多纳非尼及其 N-氧化物低、高两浓度血浆样品在不同储存条件下的稳定性。结果表明,血浆样品室温放置 6h(多纳非尼和多纳非尼 N-氧化物的 RE 分别在-2.4%～0.6%和-1.3%～0 之间);

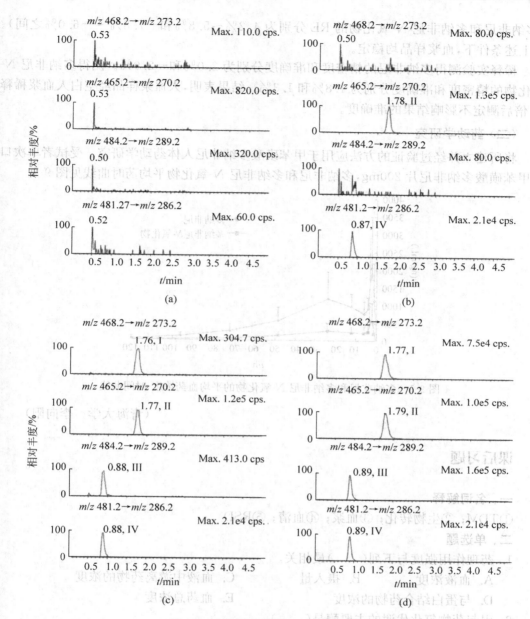

图 9-4　人血浆中的典型 MRM 色谱图

多纳非尼（Ⅰ）、索拉非尼（Ⅱ）、多纳非尼 N-氧化物（Ⅲ）、索拉非尼 N-氧化物（Ⅳ）

(a) 空白血浆；(b) 加入 250ng/mL 索拉非尼和 50ng/mL 索拉非尼 N-氧化物的空白血浆；(c) 加入 5.00ng/mL 多纳非尼、1.00ng/mL 的多纳非尼 N-氧化物、250ng/mL 的索拉非尼和 50ng/mL 索拉非尼 N-氧化物的空白血浆；(d) 口服 200mg 多纳非尼托西地平片 3h 后 305 号患者的血浆样品

血浆样品经预处理后室温放置 24h（多纳非尼和多纳非尼 N-氧化物的 RE 分别在−0.6%～0.4% 和−1.4%～−1.2% 之间）；经历 3 次冷冻-解冻循环（多纳非尼和多纳非尼 N-氧化物的 RE 分别为−5.7%～1.4% 和 3.2%～5.1% 之间）；−70℃ 放置 302 天（多纳非尼和多纳非尼 N-氧化物的 RE 分别为 2.5%～3.6% 和−9.0%～−5.2% 之间）；−20℃ 放置 245 天

（多纳非尼和多纳非尼 N-氧化物的 RE 分别为 4.2%～5.8% 和−7.8%～−6.0% 之间）。在上述条件下，血浆样品均稳定。

稀释实验测得多纳非尼的精密度和准确度分别为 2.0% 和−2.0%。测得多纳非尼 N-氧化物的精密度和准确度分别为 1.8% 和 1.3%。结果表明，人血浆样品经空白人血浆稀释 10 倍后测定不影响结果的准确度。

（二）药动学研究

将所建立并经过验证的方法应用于甲苯磺酸多纳非尼人体药动学研究。受试者单次口服甲苯磺酸多纳非尼片 200mg，多纳非尼和多纳非尼 N-氧化物平均药时曲线见图 9-5。

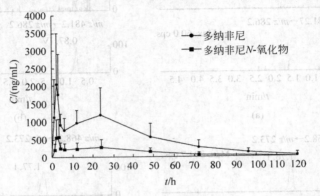

图 9-5 多纳非尼和多纳非尼 N-氧化物的平均血药浓度-时间曲线

（青海大学　李向阳）

课后习题

一、名词解释

①TDM；②生物转化；③血浆；④血清；⑤RSD

二、单选题

1. 药理作用强度与下列（　　）最相关。

    A. 血液浓度　　　　　　B. 摄入量　　　　　　C. 血液中游离药物的浓度

    D. 与蛋白结合药物的浓度　　　　　　E. 血药总浓度

2. 引起药物氧化代谢的主要酶是（　　）。

    A. 氧化酶　　B. 硫酸酯酶　　C. 脱氢酶　　D. 细胞色素 P450　　E. 葡醛酸转移酶

3. 欲提取尿中某一碱性药物，其 pK_a 为 7.8，要使 99.9% 的药物能被有机溶剂提取，尿样 pH 应调节到（　　）。

    A. 5.8　　　　B. 9.8　　　　C. <4.8　　　　D. ≥10.8　　　　E. 7.8～9.8

4. 表示生物介质中药物最低可测度的是（　　）。

    A. 检测限　　B. 定量限　　C. 线性范围　　D. 最低检测浓度　　E. 可信限

5. 方法的专属性也称选择性，在体内药物分析中主要考察（　　）。

    A. 相关物质　　B. 内标物　　C. 共存杂质　　D. 降解物　　E. 内源性物质

6. 高效液相中流动相极性大于固定相的称为（　　）。

    A. RP-HPLC　　　B. HPTLC　　　C. NP-HPLC　　　D. LLPC　　　E. HPCE

7. 血液加抗凝剂，离心，取上清液，即得（　　）。

    A. 血清　　B. 全血　　C. 血浆　　　D. 血细胞　　　E. 人血白蛋白

8. 属于药物二相代谢酶的是（　　）。

    A. 氧化酶　　B. 酯酶　　C. 脱氢酶　　D. 细胞色素 P450　　E. 葡醛酸转移酶

9. 表示样品中含有其他共存物质时该法能定量测定被测物的能力的是（　　）。

    A. 方法的精密度　　　B. 方法的准确性　　　C. 方法的相关性

    D. 方法的选择性　　　　　　　　　　　　　E. 方法的线性范围

10. 一般键合相色谱的使用 pH 范围为（　　）。

    A. 3～9　　　B. 2～9　　　C. 2～7　　　D. 3～8　　　E. 2～8

三、简答题

1. 什么是体内药物分析？与常规药物分析相比，体内药物分析有哪些特点？

2. 影响血药浓度的因素有哪些？

3. 常用生物样本有哪些？如何采集、储存？

参 考 文 献

[1] 李向阳,刘永年,李永平,等. 磺胺甲噁唑在平原汉族、高原世居汉族和藏族健康人体的药物代谢动力学研究[J]. 药学学报,2011,46(9)：1117-1122.

[2] 杭太俊. 药物分析[M]. 8 版. 北京：人民卫生出版社,2016

[3] 姚彤炜. 体内药物分析[M]. 杭州：浙江大学出版社,2012.

[4] 国家药典委员会. 中华人民共和国药典[S]. 2015 年版. 北京：中国医药科技出版社,2015.

[5] 程东霞,戴晓健,张逸凡,等. LC/MS/MS 法测定人血浆中的安纳拉唑及药动学初步应用[J]. 药学学报,2016,51(12)：1885-1890.

[6] 王静,吕彬华,戴晓健,等. LC/MS/MS 法同时测定人血浆中多纳非尼及其 N-氧化代谢物[J]. 药学学报,2017,52(3)：443-448.

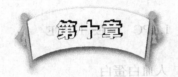

计算机辅助药物分析概论

第一节　概　　述

药物科学的迅猛发展迫切需要药物分析学科提供有效的分析技术和方法。计算机硬件与软件发展为药物分析技术和方法带来新的契机,药物分析由人工分析进入了计算机辅助分析时代。经典的统计学方法如均值和标准差的计算、显著性检验、方差分析、抽样、相关、回归和正交试验等已被广泛应用于药物分析与质量控制中。随着计算机技术向分析化学和药物分析领域的不断渗透,逐渐形成了一门新的交叉学科—化学计量学(chemometrics)。

化学计量学由瑞典于默奥大学(Umeå University)S. 沃尔德(Svante Wold)教授在 1971年首先提出,是一门利用统计学或数学方法将化学体系量测值与体系状态建立联系的化学分支学科。经过 40 多年的发展,化学计量学在分析化学和药物分析学科相关领域开展了广泛的研究并得到了普遍的应用。其对应的分析技术涉及多元校正、模式识别、判别分析与分类预测、反应物和反应过程建模和监测等,相应地开发出了大量有价值的数据分析工具。借助化学计量学方法,药物分析工作者从量测数据中获取信息,为科学研究和生产实践服务[1]。近年来,化学计量学方法在药物分析中的应用越来越受到人们的重视。相比于经典的统计学方法,化学计量学的出现和发展更是架起了一座连接实验科学与计算科学的"桥梁"。

现代仪器分析技术在药学领域中的应用通常会产生大量的数据,如何快速有效地进行数据处理并从中挖掘到有价值的信息非常关键。例如,对于一个包含 500 个数据点的特定分析物的紫外-可见吸收光谱,若采用传统的单因素分析和单变量分析方法,即只有一个数据点(在一个波长下的吸光度)用于浓度测定和物质鉴定,99.8%的数据将被丢弃[2]。传统分析方法虽然简单、直观,但是对数据的分析能力有限,在一定程度上也是对数据的一种浪费。此外,单变量分析对干扰极其敏感,往往不能有效区分特定分析物和干扰物。化学计量学的最大特征就是引入多变量分析方法。多变量分析方法着眼于整个待分析数据集,而不是一个数据点,它更容易识别干扰物并消除噪声的影响。

复杂药物体系(化学药)中多组分含量同时测定是药物分析工作中一个非常典型的问题。多组分的分离和定量分析一般采用传统的色谱法(GC、HPLC)和光谱法(IR、UV-Vis)。在多组分体系中,特别对于结构相似的物质的多组分体系,各组分的分离通常比较困难,会出现各组分信号严重重叠以及组分之间相互干扰的问题。化学计量学辅助色谱和光谱技术,可以实现色谱峰纯度检查,色谱保留值预测和重叠峰分析等,弥补了传统药物分析方法分离的不足。例如,对于光谱特征严重重叠的多组分成分分析问题,建立相应化学计量学-光谱法,直接进行混合物中多个组分的同时测定而无需分离,并且结果准确。因此,化学计量学辅助色谱法和光谱法为复杂药物体系的多组分含量快速、准确测定提供了新理论和新方法,推动了药物分析学科的发展。另外,化学计量学在复杂中草药体系分析中发挥着重要作用。某些不同种类的中药有着相似的外观或药理作用,这可能导致误用和混合使用。因此,建立一种具有相似外观或化学成分中药的鉴别方法是十分必要的。随着现代分析仪器的出现及相关多元校正化学计量学方法的发展,全面定性、定量鉴定中草药复杂体系并构建色谱指纹图谱(chromatographic fingerprints)已成为中药材质量控制的有力手段之一。

生命科学和生物医药的相关研究已经步入组学时代。药物分析在组学研究中具有举足轻重的地位和作用,尤其是在代谢组学(metabonomics)领域[3]。代谢组学的提出旨在对生物体内所有的内源性小分子进行定量分析,并寻找代谢物与生理病理变化的相互关系,在疾病临床诊断与预后、病因与病理机制研究和临床用药指导等方面取得了突破性进展,具有广阔的发展和应用前景。由于代谢组学涉及的数据量非常庞大,因此需要有能对其进行解析的化学计量学技术,即实验操作的标准化和数据处理软件的集成化、开放化是当前代谢组学分析的关键。同时,伴随着现代仪器分析技术和计算机技术的不断发展,科研人员将不断提高和完善复杂体系的分析方法和相应标准。

第二节　化学计量学方法介绍及其在药物分析中的应用

针对样本的测量数据进行多变量分析(multivariate analysis)是药物分析中经常遇到的问题。化学计量学方法通过对数据矩阵的操作寻找样品与变量之间的关系并将之转化为潜在变量。多元校正(multivariate calibration)是化学计量学中重要的多变量分析方法,常用于建立物质浓度或者其他化学和物理性质与分析仪器响应值之间的关联。多元校正分为直接校正和间接校正。直接校正一般用于解决含有一种或少量组分的分析问题,常用的是多元线性回归(multivariate linear regression,MLR)方法。多重分析物之间的相互作用会引起量化误差,采用间接校正方法一般会产生较好的分析结果。间接校正常用的方法包括经典最小二乘法(classical least squares,CLS)、逆最小二乘法(inverse least squares,ILS)、主成分分析(principal component analysis,PCA)、主成分回归(principal component regression,PCR)、偏最小二乘法(partial least squares,PLS)等[4-6]。本节内容将重点介绍6种常见多元校正化学计量学方法及其在药物分析中的应用。

一、多元校正化学计量学方法

(一) 多元线性回归

当多个独立自变量与因变量(样本属性)之间呈现线性关系时,所进行的回归分析就是多元线性回归(MLR)。MLR 的模型的表达如式(10-1)所示:

$$y = b_0 + \sum_{i=1}^{N} b_i x_i + e \qquad (10\text{-}1)$$

式中:y 为样本属性;b_i 是自变量 x_i 的回归系数;N 是回归变量的个数;e 为模型误差。回归系数 b_i 体现了每个自变量对因变量的影响程度。

(二) 经典最小二乘法

经典最小二乘法(CLS)的基本原理是:设一组变量的观测值 (x_i, y_i),$i=1,2,\cdots,n$ 的回归模型为:$y_i = b_0 + b_i x_i$,偏差为 $d_i = b_0 + b_1 x_i - y_i$,使求得的偏差平方和最小,即求 $\min F(b_0, b_1) = \min(b_0 + b_1 x_i - y_i)^2$,用微分法求极值,则条件应满足式(10-2):

$$\frac{\partial F}{\partial b_0} = 0, \qquad \frac{\partial F}{\partial b_1} = 0 \qquad (10\text{-}2)$$

得正规方程

$$\sum_{i=1}^{n} y_i = nb_0 + b_1 \sum_{i=1}^{n} x_i \qquad (10\text{-}3)$$

$$\sum_{i=1}^{n} x_i y_i = b_0 \sum_{i=1}^{n} x_i + b_1 \sum_{i=1}^{n} x_i^2 \qquad (10\text{-}4)$$

则可解方程组得 b_1(回归直线斜率)和 b_0(截距)的估计值。

若方程是多元线性方程,有 n 个自变量,且自变量 x 与因变量 y 有 n 组观测数据,则可将因变量矩阵和自变量矩阵相关联表示为式(10-5):

$$\boldsymbol{Y} = \boldsymbol{XB} \qquad (10\text{-}5)$$

式中:$\boldsymbol{Y}$ 是因变量矩阵;$\boldsymbol{X}$ 是自变量矩阵;$\boldsymbol{B}$ 是回归系数矩阵。由于该方法包含了多元线性回归在基于比尔-朗伯定律(Beer-Lambert law)的光谱学研究中的应用,因此它也被称为比尔-朗伯定律法。在光谱学中,比尔-朗伯定律的经典表达如式(10-6):

$$\boldsymbol{A} = \boldsymbol{KC} \ (\text{或 } d\boldsymbol{A}/d\lambda = \boldsymbol{KC}) \qquad (10\text{-}6)$$

式中:矩阵 $\boldsymbol{A}$ 表示空白吸光度;$\boldsymbol{C}$ 是浓度矩阵;$\boldsymbol{K}$ 是校准系数矩阵[7]。目前,CLS 只能应用于样品的各组分都是已知的体系。如果样品中含有不存在于校准混合物中的未知杂质,该模型将不能准确地预测组分浓度。

（三）逆最小二乘法

逆最小二乘法（ILS），也被称为 P-校准矩阵（P-matrix calibration），该方法最初包含了 MLR 在比尔-朗伯定律反向表达中的应用，具体表达如式（10-7）所示：

$$C = PA\text{（或 } C = P \times \mathrm{d}A/\mathrm{d}\lambda\text{）} \tag{10-7}$$

其中矩阵 A 和 $\mathrm{d}A/\mathrm{d}\lambda$ 分别表示零级吸光度和倒数吸光度，C 是浓度矩阵，P 是校准系数矩阵。由于无需了解混合物中除待测组分以外的其他组分，ILS 更适合于 CLS 不能处理的更为复杂的分析体系。

（四）主成分分析

主成分分析（PCA）是应用最为广泛的数值变换技术，基本思想就是从方差-协方差矩阵的内部结构为出发点，找出较少的综合特征来代表原来较多的特征，而且这些较少的综合特征又能反应尽可能多的信息，即这些综合特征之间既要相互独立，又要代表性最好。

（五）主成分回归

主成分回归（PCR）是一种应用广泛的回归模型，用于独立存在的具有较大程度协方差的数据的分析。它使用从数据抽提出的主成分进行回归，一般选择前面的几个主成分。PCR 忽略了一些不太重要的矢量，可以解决变量间共线性的问题。即 PCR 利用消除排序靠后的主成分的方法解决了这个问题，反过来也减少了这个系统中存在的干扰。

（六）偏最小二乘法

偏最小二乘法（PLS）是一种与 PCR 和 MLR 相关的多元校正分析方法。该方法具有较好地处理变量之间多重相关性的能力。比如，MLR 可以寻找到能够将数据与浓度联系的单一因素，PCR 则在回归得到浓度变量之前找到数据中能描述大部分变化的因素。PLS 尝试将协方差最大化，进而获得方差并同时与其数据相关联。一般情况下，PLS 比 PCR 需要更少的潜在变量，而不影响预测能力。

二、多元校正化学计量学方法在药物分析中的应用及案例分析

作为化学计量学中最具有实用性和发展最快的技术之一，多元校正方法在药物分析领域得到了广泛的应用。在复杂药物体系（包括化学药和中草药）分析中，该方法以色谱和光谱量测数据为基础，可实现对混合物中物质的快速定量分析。

（一）化学计量学辅助紫外-可见分光光度法在药物多组分同时测定中的应用

紫外-可见分光光度法（UV-Vis）是研究物质在紫外-可见光区（波长 200～760nm）内分子吸收光谱的方法。作为一种快速、廉价的分析技术，它非常适用于药物制剂中包含在紫外及可见光区域有吸收的物质成分的控制分析。然而，紫外-可见光谱吸收特异性的缺乏阻碍其在吸光带之间有重叠的不同物质成分分析中的应用。多元校正方法的发展使得 UV-Vis 能够直接应用于复杂混合物的分析而不需要分离。图 10-1 是 7 种 β 受体阻滞剂包括阿替洛尔（atenolol，AT）、索他洛尔（sotalol，ST）、美托洛尔（metoprolol，MT）、比索洛尔

(bisprolol，BS)、普萘洛尔（propranolol，PR）、卡维地洛（carvedilol，CV）和奈比洛尔（nebivolol，NB)在甲醇中的 UV-Vis 吸收光谱。由图 10-1 可见，这 7 种化合物的吸收带严重重叠。因此，这些化合物彼此共存时，通过简单的校正是不能够对它们进行精确测定的，需要多元校正方法来解决这一问题。下面以 PCR 和 PLS 方法辅助 UV-Vis 分析上述 7 种 β 受体阻滞剂为例，介绍化学计量学辅助紫外-可见分光光度法在药物多组分同时测定中的应用[8]。

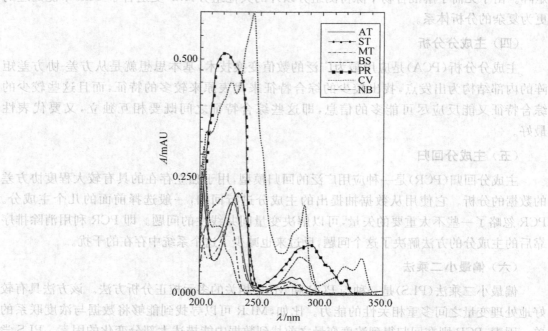

图 10-1　β 受体阻滞剂 AT、ST、MT、BS、PR、CV 和 NB 在甲醇中的 UV-Vis 吸收光谱

样品试剂：将 25mg 的 AT、ST、MT、BS、PR、CV 和 NB 分别在 50mL 甲醇中溶解制得浓度为 0.5mg/mL 的标准溶液。

对应于 7 种 β 受体阻滞剂的待测药品分别是：Tenormin®（每片含 25mg AT）、Betacor®（每片含 80mg ST）、Betaloc®（每片含 100mg MT）、Concor®（每片含 5mg BS）、Indolol®（每片含 10mg PR）、Carvid®（每片含 6.25mg CV）和 Symbian®（每片含 5mg NB）。取每种药品各 20 片，分别研磨，并称取相当于 50mg 的 AT、ST、MT、BS、PR、CV 和 NB 的药品粉末分别置于 100mL 容量瓶中，加入 80mL 左右的甲醇溶液，超声处理 20min 使其溶解，冷却至室温后用甲醇溶液稀释至刻度，摇匀。然后使用滤膜滤过器对各溶液进行滤过。滤液用甲醇进一步稀释至各化合物所需浓度范围。

通过多因素设计(multifactor design)构建 25 个样本的训练集，作为 PCR 和 PLS 模型的校正集（表 10-1）。校正集中混合物的组成不同，待测化合物浓度范围如下：AT(0.7～10μg/mL)、ST(1～15μg/mL)、MT(1～15μg/mL)、BS(0.3～5μg/mL)、PR(0.1～3μg/mL)、CV(0.1～3μg/mL)、NB(0.7～5μg/mL)。表 10-1 中同时包含了 5 个样本的验证集。

表 10-1　β 受体阻滞剂多组分同时测定模型的校正集和验证集

编号	AT	ST	MT	BS	PR	CV	NB
校正集							
1	5.4	8.0	8.0	2.7	1.6	1.6	2.9
2	5.4	1.0	1.0	5.0	0.8	3.0	2.9
3	0.7	8.0	15.0	1.5	3.0	1.6	1.8
4	0.7	15.0	4.5	5.0	1.6	0.8	1.8
5	10.0	4.5	15.0	2.7	0.8	3.0	3.9
6	3.0	15.0	15.0	1.5	0.8	2.3	5.0
7	10.0	8.0	4.5	1.5	2.3	1.6	3.9
8	5.4	4.5	4.5	3.8	3.0	2.3	2.9
9	3.0	4.5	11.5	5.0	2.3	1.6	5.0
10	3.0	11.5	15.0	3.8	1.6	3.0	5.0
11	7.7	15.0	11.5	2.7	3.0	3.0	0.7
12	10.0	11.5	8.0	5.0	3.0	0.1	3.9
13	7.7	8.0	15.0	5.0	0.1	2.3	0.7
14	5.4	15.0	15.0	0.3	2.3	1.6	2.9
15	10.0	15.0	1.0	3.8	0.1	3.0	3.9
16	10.0	1.0	11.5	0.3	1.6	2.3	3.9
17	0.7	11.5	1.0	2.7	2.3	2.3	1.8
18	7.7	1.0	8.0	3.8	2.3	0.8	0.7
19	0.7	8.0	11.5	3.8	0.8	1.6	1.8
20	5.4	11.5	11.5	1.5	0.1	3.0	2.9
21	7.7	11.5	4.5	0.3	0.8	1.6	0.7
22	7.7	4.5	1.0	1.5	1.6	0.1	0.7
23	3.0	1.0	4.5	2.7	0.1	0.8	5.0
24	0.7	4.5	8.0	0.3	0.1	3.0	1.8
25	3.0	1.0	4.5	0.3	3.0	0.8	5.0
验证集							
1	7.7	11.5	4.5	0.3	0.8	1.6	0.7
2	7.7	4.5	1.0	1.5	1.6	0.1	0.7
3	3.0	1.0	4.5	2.7	0.1	0.1	5.0
4	0.7	4.5	8.0	0.3	0.1	3.0	1.8
5	3.0	8.0	1.0	0.3	3.0	0.8	5.0

仪器设备：紫外-可见分光光度计(型号：UV-1601)。

软件工具：PLS-Toolbox(版本：v7.8.1)；Matlab(版本：v7.10)。

分析方法：200～220nm 波长范围内显示的吸收光谱包含 7 种化合物的吸光度数据，而在 290～350nm 波长范围内的吸光度数据不包含一些药物(图 10-1)。因此，以 1nm 为间隔，选择 220～290nm 范围内的吸收值作为化学计量区。

将所选区域的吸光度数据导入到 PLS_Toolbox 软件构建 PLS 和 PCR 模型。将预测的浓度与每个校准样本的实际浓度进行比较，并根据式(10-8)计算交叉验证的均方根误差(root mean square error of cross validation, RMSECV)，

$$RMSEVC = \sqrt{PRESS/n} \tag{10-8}$$

式(10-8)中 n 表示训练样本数。PRESS 根据式(10-9)计算，

$$PRESS = \Sigma(Y_{pred} - Y_{true})^2 \tag{10-9}$$

Y_{pred} 和 Y_{true} 分别表示预测和实际浓度。在模型构建的过程中,采用交叉验证方法、留一法选择 PLS 和 PCR 因子的数目。最终挑选出适用于混合物中所有化合物的 PLS 和 PCR 模型的 8 个潜在变量和 8 个主成分。

结果讨论:该例展示了构建 PLS 和 PCR 模型同时测定 AT、ST、MT、BS、PR、CV、NB 7 种 β 受体阻滞药的方法。通过最优参数构建的 PLS 和 PCR 模型预测验证样本的浓度见表 10-2。相比于 PCR 模型,PLS 模型所预测出的浓度的标准偏差相对较小。由于分光度法简单、快速。基于分光光度法构建 PLS 模型的方法广泛应用于生物医药产品中多组分的同时测定分析。

表 10-2　PCR 与 PLS 方法对 β 受体阻滞剂验证及预测结果分析

编号	AT	ST	MT	BS	PR	CV	NB
验证集　PCR(回收率%)							
1	120.3	100.9	91.2	92.6	98.1	93.5	109.5
2	82.9	130.2	119.7	109.5	69	107.5	101.6
3	90.1	162.3	99.9	115.2	105.7	108.5	98.8
4	119.7	103	95.7	137.4	114.5	100.6	115.7
5	106.2	117	125.1	119.2	98	98.7	119.2
均值	103.84	122.68	106.32	114.78	97.06	101.76	108.96
标准偏差	16.99	25.1	15.12	16.21	17.09	6.27	8.77
验证集　PLS(回收率%)							
1	102.4	103.5	98.4	108.7	106.4	109.9	99.9
2	103.8	101.7	105.8	67.8	92.7	101	104.8
3	113.6	111.2	100.4	90.2	98.1	99.9	95.9
4	98.3	98.1	101.6	100	98.5	100.8	100.4
5	99.6	89.6	89.1	101	99	98.7	99.7
均值	103.54	100.82	99.06	93.54	98.94	102.06	100.14
标准偏差	6.03	7.89	6.19	15.84	4.89	4.48	3.16

(二) 化学计量学辅助高效液相色谱法在色谱峰纯度测定中的应用

在药物分析中,通常采用高效液相色谱-二极管阵列检测器法(high-performance liquid chromatography with diode array detection,HPLC-DAD)对药物纯度进行分析。通过纯度分析将可能的杂质从主要成分中识别并分离。下面以 PCA 方法辅助 HPLC-DAD 数据分析为例,介绍化学计量学辅助高效液相色谱法在色谱峰纯度测定中的应用[9]。

样品试剂:丙胺卡因与 6 种杂质(A～F)由瑞典 AstraZeneca Bulk Production 公司提供。采用称重法配制原液,然后将其进一步稀释并按比例混合。样品溶液的含量以及在最大吸收波长下的摩尔吸收系数(ε_{max})估计值见表 10-3。水采用 Milli-Q 超纯水系统进行制备。流动相为水、乙酸铵和乙腈。

表 10-3　样品溶液中化合物的含量和 ε_{max}（化合物按洗脱顺序列出）

化合物	含量/(nmol/mL)	ε_{max}/[L/(mol·cm)]
B	18.82	7831
C	9.01	9914
F	11.07	24289
A	10.14	8947
丙胺卡因	4566.21	10079
E	9.47	21650
D	7.93	27598

仪器设备：HPLC-DAD 系统（型号：Hewlett Packard 1100）；色谱数据系统（型号：Chromeleon 6.11）。

软件工具：SIMCA-P（版本：v10.0.2）；Matlab（版本：v6.5）。

分析方法：①在 HPLC-DAD 系统上对样品溶液进行五次重复分析。7 种化合物的峰在所有色谱图中均被基线分离且保留时间漂移最小。②提取 HPLC-DAD 数据至 Excel 并导入 SIMCA-P 进行 PCA 计算。PCA 计算过程无需对数据进行任何缩放或预处理。③将 PCA 得分色谱图和不同波长的色谱图导入 Matlab 中，利用 trapz 函数进行积分。

结果讨论：样品纯度分析的色谱图一般由一个主峰（即活性成分）和几个小的杂质峰组成。但是，同一种化合物在不同波长下检测会得到不同大小的峰，这样会对杂质造成低估或高估。图 10-2 是样品溶液在三种不同波长（220、240、260nm）下的色谱图。可以看出，不同波长下检测会产生完全不同的色谱图。在所有峰的 ε 和相应的响应因子未知的情况下，不可能知道哪个波长下色谱图的面积比能给出最精确结果。

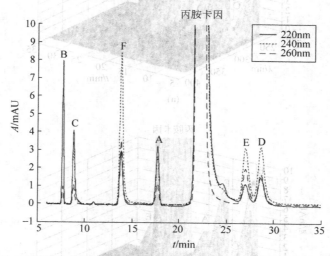

图 10-2　丙胺卡因与 6 种杂质样品在 220、240、260nm 波长下的色谱图

通常情况下，色谱主峰与其他峰的比值较高。如果对这类 HPLC-DAD 数据进行 PCA 分析，第一个主成分（PC1）与主峰相关。PC1 的载荷（p_1）将捕获样品中主要成分的光谱。当 PC1 确定后，根据式（10-10）计算剩余矩阵 $\boldsymbol{E}_1$。

$$\boldsymbol{E}_1 = \boldsymbol{X} - t_1 p_1 \tag{10-10}$$

由于 p_1 具有与主峰的光谱相同的形状,在随后分析中,PCA 分析的得分(t_1)与 p_1 的乘积(PC1)将从原始 DAD 数据(X)中扣除,其他主成分(PCs)将与色谱图中较小的杂质峰有关。

本例中,对丙胺卡因与 6 种杂质样品的双向 HPLC-DAD 原始数据、经 PCA 分析的第一主成分(PC1)的三维图解及残余矩阵如图 10-3 所示。图 10-3(a)中,化合物 B 在 232nm 和 283nm 处呈"双峰"形状,吸光度最大值分别为 232nm 和 283nm,其他化合物呈单一吸收峰。化合物 F、E 和 D 的吸光度最大值在 245nm 左右,化合物 C、A 和丙胺卡因的吸光度最大值在 230nm 左右。图 10-3(b)展示的是第一主成分 PC1 的三维图解。p_1 的形状类似于丙胺卡因的紫外光谱。对于与丙胺卡因具有类似紫外光谱的化合物(C 和 A)的峰,PC1 给出了较好的描述,即 t_1 可很好地定量估计杂质 C 和杂质 A 实际含量。然而,对于具有不同于主峰紫外光谱的化合物(B、F、E 和 D)的峰,导致了对这些杂质的高估和低估。在图 10-3(b)中可以清楚地看到 PC1 低估了化合物 B。这是因为在 PC1 中没有考虑 270~320nm 左右的吸光度,说明 t_1 中化合物 B 的峰面积被低估。相反,杂质 F、E 和杂质 D 在波长 220~245nm 范围内吸光度不如丙胺卡因强,其峰面积被高估。在 PC1 下,杂质 B、F、E 和杂质 D 被低估或高估引起 E_1 中的残余吸光度[图 10-3(c)]。因此,需要进一步采用 PCs 描述这些化合物的残余吸光度。

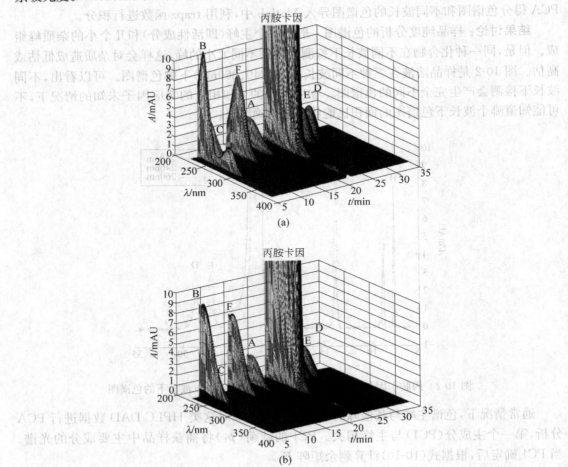

图 10-3　丙胺卡因与 6 种杂质样品 HPLC-DAD 三维数据分析

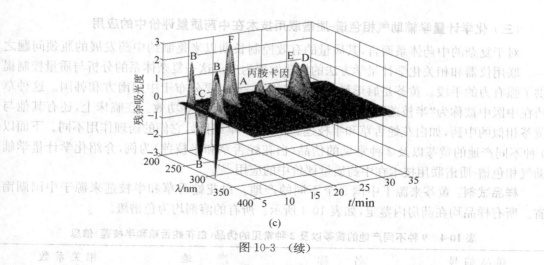

图 10-3　(续)

　　图 10-4 中 PCA 分析的得分和载荷使用了两个主成分。图 10-4(a)和(b)是 PC1 的 t_1 和 p_1,图 10-4(c)和(d)是 PC2 的 t_2 和 p_2。由图 10-4(a)可以看出,PC1 中 t_1 看起来像一个正常的色谱图,所有化合物都是正峰。实际上,t_1 类似于一个 220～380nm 的平均色谱图。相应的,图 10-4(b)中的 p_1 形状与丙胺卡因的紫外光谱相似,这是由于丙胺卡因峰在色谱图上占主导地位。PC2 中 t_2 显示杂质 F、E 和 D 的峰值是负数,而杂质 B 的峰值是正数(图 10-4(c))。此外,丙胺卡因、杂质 C 和 A 的峰非常小,因为它们已被 PC1 充分描述。因此,可以得出如下结论,即 PC1 主要描述普罗卡因、杂质 C 和 A,而 PC2 描述杂质 B、F、E 和 D。

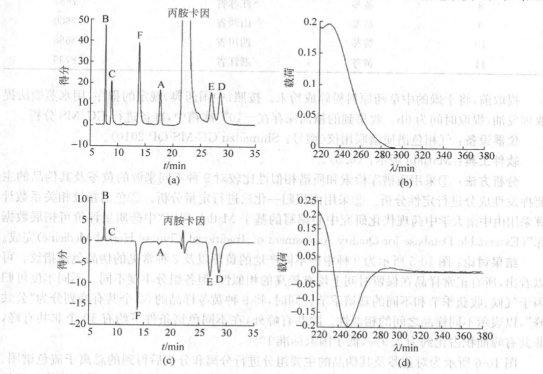

图 10-4　丙胺卡因与 6 种杂质样品 HPLC-DAD 数据 PCA 分析的得分和载荷

（三）化学计量学辅助气相色谱-质谱联用技术在中药质量评价中的应用

对于复杂的中药体系而言，其质量的有效控制长期以来是制约中药发展的瓶颈问题之一。联用仪器和相关化学计量学方法的快速发展为中药这一复杂体系的分析与质量控制提供了强有力的手段。黄芩是唇形科多年生植物之一，主要分布于中国南方和韩国。这种草药在中医中被称为"半枝莲"，具有抗菌、抗病毒、抗炎、保肝等功效。在临床上，还有其他与黄芩相似的中药，如白花蛇舌草和半枝莲。根据《本草纲目》，它们的药理作用不同。下面以9种不同产地的黄芩以及2种常见的伪品（白花蛇舌草和半枝莲）为例，介绍化学计量学辅助气相色谱-质谱联用技术在中药质量评价中的应用[10]。

样品试剂：黄芩来源于中国9个不同的产地。白花蛇舌草和半枝莲来源于中国湖南省。所有样品均在药房内鉴定，如表10-4所示。所有的溶剂均为色谱级。

表 10-4　9 种不同产地的黄芩以及 2 种常见的伪品（白花蛇舌草和半枝莲）信息

样品编号	名　称	产　地	相关系数
1	白花蛇舌草	湖南省	0.4199
2	半枝莲	湖南省	0.4059
3	黄芩	安徽省	0.9473
4	黄芩	广西壮族自治区	0.8851
5	黄芩	河南省	0.8455
6	黄芩	湖北省	0.9198
7	黄芩	湖南省	0.9055
8	黄芩	江苏省	0.7687
9	黄芩	山西省	0.7660
10	黄芩	四川省	0.8688
11	黄芩	浙江省	0.8735

提取前，将干燥的中草药原料粉碎成粉末。按照《中国药典》规定的程序，用水蒸馏法提取挥发油，提取时间为6h。收集到的精油保存在－10℃冰箱中，准备进行 GC/MS 分析。

仪器设备：气相色谱质谱联用仪（型号：Shimadzu GC-MS-QP 2010）。

软件工具：Matlab（版本：v6.5）。

分析方法：①采用质谱库检索和质谱相似性比较对9种不同来源的黄芩及其伪品的主要挥发性成分进行定性分析。②采用面积归一化法进行定量分析。③色谱指纹相关系数计算采用由中南大学中药现代化研究中心编写的基于 Matlab 程序"中药质量评价可拓展数据库"（Extendable Database for Quality Assessment of Traditional Chinese Herbal Medicine）完成。

结果讨论：图 10-5 所示为 9 种中国不同产地的黄芩以及 2 种常见的伪品色谱指纹。可以看出，所有正常样品在保留时间上均有较高的相似性，但各组分丰度不同。不同丰度可归因于气候、收获季节和不同的栽培季节。同时，将 9 种黄芩样品的 52 个共有峰划分为"公共峰"，以表示不同样品之间的相似性。除共有峰外，在不同色谱条件下约有 10 个非共有峰，非共有峰面积占比约为 7.9%，低于国家标准 10%。

图 10-6 所示为对黄芩及其伪品的主要组分进行分离和分析后得到的总离子流色谱图。分析发现黄芩与白花蛇舌草有 16 种共有成分，共有峰面积占比约为 73.47%，黄芩与半枝

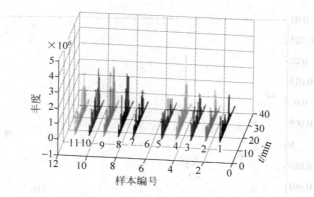

图 10-5　9 种不同产地的黄芩以及 2 种常见的伪品色谱指纹,编号与表 10-4 对应

莲有 18 种共有成分,共有峰面积占比约为 72.10%。黄芩与其伪品的非共有峰面积占比均大于 25%,说明黄芩化学成分与伪品有明显的差异。

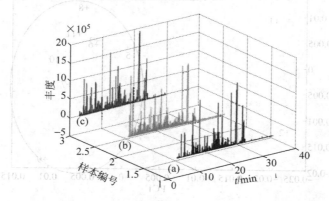

图 10-6　黄芩

(a) 伪品;(b) 白花蛇舌草;(c) 半枝莲的色谱图

　　评价不同色谱图的相似性,采用"中药质量评价扩展数据库"程序计算测试样本与参考样本之间指纹图谱相关系数(表 10-4)。参考样本为黄芩的平均 GC/MS 色谱图。表 10-4 的相似性结果表明,9 个产地黄芩的相似性大于 0.7660,白花蛇舌草和半枝莲与参考样本的相似性分别为 0.4199 和 0.4059。

　　除了指纹图谱相关系数,PCA 模式识别方法用于进一步区分黄芩与其掺假物(图 10-7)。图 10-7(a)是 11 个原始数据(9 种黄芩及其 2 种伪品)特征在 PC1 和 PC2 上的分布,该 PCA 分析没有将 11 个数据进行很好的区分。研究表明,影响上述 PCA 分析结果的主要原因是所有样品中均有较高含量的十六烷酸(大于 20%)。同时,药理学研究表明十六烷酸不是有效成分。从色谱图中去除十六烷酸的峰后再进行 PCA 分析(图 10-7(b))。图 10-7(b)显示圆外的样本被认为是伪品。可以看出,样品 1 和样品 2 的 PC1 值与其他样品相差很远,而 9 个不同产地的黄芩的 PC1 差值小于 0.015,比较集中,样品 8 和样品 9 离数据中心有一点偏差,这与指纹相似性的结果是一致的(表 10-4)。

　　因此,通过对中药材中指标化合物定量模型的研究,有利于开发出快速、环保、无损的质量评价系统,这对于中草药复杂体系的定量评价具有重要意义。

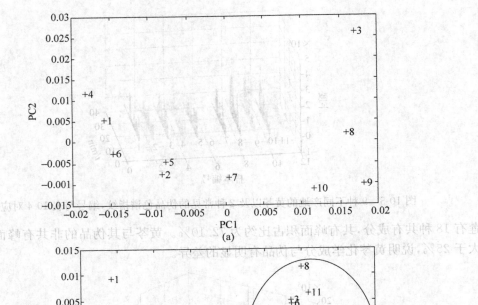

(a)

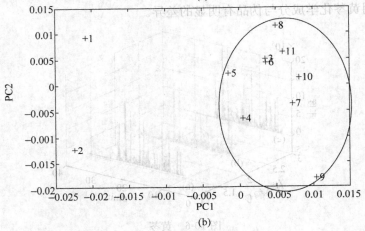

(b)

图 10-7　主成分分析的样本分布

第三节　代谢组学分析

代谢组学是通过研究生物样本中一整套完整小分子(小于 1000 道尔顿)代谢物,致力于理解正常或疾病状态下的生物学过程的科学。代谢组学的概念最初由英国帝国理工学院(Imperial College London)的杰里米·尼科尔森(Jeremy K. Nicholson)教授提出[10]。代谢组学分析的重点在于机体代谢过程中小分子物质的变化,这种变化能够体现细胞或组织对外来刺激或基因改变的应答规律。由于代谢组学关注的小分子化合物也是药物分析学科本身研究的内容和适用对象。因此,代谢组学与药物分析有着紧密的承接关系。比如,药物分析的手段与方法和化学计量学结合,可以直接定量分析生物体血清、尿液和组织中代谢物的表达。通过对两种不同样本(健康和疾病)间代谢物水平的比较,可发现潜在的生物标志物(biomarker),最终达到疾病的高诊断率和实现个体化治疗的目的[11]。本节将简要介绍代谢组学概念,相关代谢组学数据分析策略以及代谢组学分析在生物医药领域的应用。

一、代谢组学简介

（一）代谢组学分析方法

代谢组学分析方法可分为两类：靶向代谢组学和非靶向代谢组学。非靶向代谢组学包括代谢物轮廓谱分析（metabolite profiling）和代谢物指纹谱分析（metabolic fingerprinting）。靶向代谢组学研究指对某些特定代谢物群进行有针对性的检测和分析，研究疾病的某些特定代谢通路。而代谢物轮廓分析和代谢指纹分析则是对样本内全部代谢物进行检测分析，包括一些未知的化合物。表 10-5 对三种常见的代谢组学分析方法进行了比较。

表 10-5　代谢组学常用的研究方法

代谢物分析方法	优　势	劣　势
靶向分析	定量，低检测限，高通量	靶向检测代谢物的数量有限，不能检测非靶向代谢物，需要购买靶向化合物用于校正
代谢物轮廓谱分析	全局分析	半定量，大部分峰检测不到有限的代谢物信息，中通量
代谢物指纹谱分析	全局分析，可直接应用模式识别，最高通量	无化合物鉴定

（二）代谢组学分析技术

常用的代谢组学分析技术有核磁共振（NMR）、质谱（MS）以及色谱-质谱联用，其中后者又包括气相色谱-质谱联用（GC/MS）、液相色谱-质谱联用（LC/MS）及毛细管电泳-质谱联用（CE/MS）等[12]。表 10-6 列举了目前代谢组学研究领域常用的分析技术及其主要特点。目前，NMR 和 LC/MS 是最流行的两大代谢组学技术平台。

表 10-6　代谢组学常用的分析技术

分析技术	主要应用领域	优　点	不　足
NMR	药物研究、基因功能、疾病诊断	可以实现对样品的非破坏性、非选择性分析，检测范围广，技术成熟	灵敏度、分辨率不高，对复杂样品分析时尚有难度
MS	常与色谱技术联合应用，应用范围广	高选择性、高灵敏度	样品制备复杂，检测过程造成代谢产物损失
GC/MS	植物代谢组研究优选方法	高分辨率、高灵敏度，已建立标准谱图库	样品必须气化，不宜分析热不稳定物质和大分子
LC/MS	天然产物分析、疾病诊断、食品药品监测	最有前途的代谢组研究技术之一，分析范围广，灵敏度高	样本制备时会出现基底效应和保留时间迁移
CE/MS	药物研究、疾病诊断	大样本容量，高分离，快速，能同时分析中性目标物、阴离子和阳离子	商业化合物库有限，保留时间重现性差

（三）代谢组学分析流程

代谢组学分析的一般流程包括生物样本的制备、数据采集、数据预处理、数据统计学分析、代谢标志物的识别、代谢关键通路分析以及生物学实验验证等多个环节(图 10-8)。

　　样本的采集与前处理是代谢组学分析的基础,关系到后续的数据分析以及验证,也是最重要的步骤之一。因此,为了保证分析质量,样本的采集需充分考虑其类型(如血清、尿液和组织等),采集的时间、部位、种类和样本群体(一组样本群体的数目可以在 25～100 之间,样本数目越大,统计分析结果越准确)。以小鼠为例,样本的采集需要考虑小鼠的品系(或品种)、体重和性别等因素。另外,样本的前处理方法对后期观察到的代谢物图谱和数据质量会产生影响。因此,需要用标准化的样本处理方法且满足以下四个条件:非选择性、步骤少且简单快速、可重复、包括代谢终止过程。

　　利用代谢组学常见的分析技术(如 LC/MS、GC/MS、NMR 等)进行样本的化合物组分分析,获取代

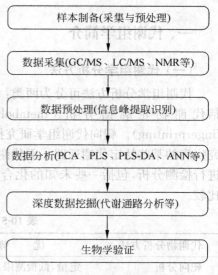

图 10-8　典型代谢组学分析
的一般流程

谢物谱或代谢指纹图谱,得到原始数据。然后通过数据预处理以及统计学分析方法将高维并且复杂的代谢组学数据进行降维,寻找出生物标志物,再利用相关数据库进行代谢信号通路分析,深度挖掘新的信息并通过生物学实验对其验证。

二、计算机辅助代谢组学分析

(一)代谢组学数据分析方法

　　LC/MS 等现代仪器分析技术使得代谢组学分析产生并积累了海量数据。代谢组学数据分析的目的是从这些高维的大数据中挖掘出与所关注的生物学过程密切相关的重要信息。代谢组学数据分析过程主要包括原始数据的预处理、数据标准化、统计分析与数据挖掘、代谢物注释及代谢通路分析等环节[13]。

　　1. 原始数据的预处理　通常,由 LC/MS 等技术平台获取的代谢组学原始数据并不能直接用于数据分析,需要经过一系列的预处理过程,将原始数据解析为代谢物特征丰度矩阵,才能进行后续的统计分析和数据挖掘。一般来说,数据预处理过程包括样本滤过、数据矩阵构建、信号滤过和缺失值插补等步骤。

　　2. 数据的标准化　作为一种典型的生物学高维数据,代谢组学数据中也同样存在大量的变异,其变异可能的来源有很多,包括生物变异、环境影响和操作性误差等方面。因此,在进行数据分析之前必须采用统计分析工具对数据进行预处理。数据预处理主要包括归一化(standardization)、标准化(normalization)、中心化(centering)、尺度化(scaling)以及数据对数转化(log transformation)。数据预处理可以通过网络在线平台完成,如由美国斯克利普斯研究所(The Scripps Research Institute)开发的 XCMS(https://xcmsonline. scripps. edu)是一个具有图形用户界面的代谢组学在线分析平台,通过注册一个用户(免费)即可在网站上传自己的数据集,等待数据分析处理后,可以在线浏览、下载对比分析的数据[14]。

3. 统计分析与数据挖掘 要从高维复杂的代谢组学数据中发现客观的生物规律或者现象,需要单变量分析方法、多变量分析方法或者单变量和多变量分析方法相结合的分析策略。单变量分析方法操作简单、相对直观且容易被理解,但其往往不能揭示变量间复杂的相互作用关系。而采用多变量分析方法,则可实现对高维的代谢组数据变量之间的复杂的相关性的处理。多变量分析方法分为无监督学习(unsupervised learning)方法和有监督学习(supervised learning)方法两大类。

无监督学习方法按照样本特性对原始数据分类,把具有相似特性的数据归为一类,用相应的可视化技术表达。常见的有主成分分析(PCA)、层次聚类分析(hierarchical clustering analysis,HCA)。PCA 方法可以反映代谢组学原始数据的总偏差。由于主成分代替了所有校正后的变量,因此数据的大部分信息被保留其中。载荷图能发现分类的变量,得分图可用于揭示分类情况。层次聚类分析方法用于数据分类,同一类的数据要比其他类的数据更具有相似性和相关性。层次聚类持续对数据分类,直到形成聚类的层级。通常层次聚类结合热图对数据矩阵可视化。

有监督学习方法主要适合在样本分类信息已知的情况下对未知数据进行归类、识别和预测,涉及具有连续或离散响应变量的数据集,因此,广泛应用于生物标志物的发现、分类和预测。常用的方法有偏最小二乘法(PLS)、偏最小二乘判别分析(PLS discriminant analysis,PLS-DA)和人工神经网络(artifical neural network,ANN)等。偏最小二乘判别分析是目前代谢组学数据分析中最常使用的分类方法之一。偏最小二乘判别分析在降维的同时结合了回归模型,并利用一定的判别阈值对回归结果进行判别分析。

4. 代谢物注释与通路分析 将筛选到的差异代谢物进行结构解析和功能注释,对于阐明相关的生物学过程和分子机制尤为重要。基于差异代谢物集进行通路分析,是目前代谢组学后期功能分析常采取的一种策略。以通路分析为例,基于代谢数据库实现目标代谢物功能的再分析,揭示代谢物所参与的生物学过程。目前,代谢物通路分析中常采用以下两种方法:过代表分析(over-representation analysis,ORA)和功能集打分(functional class scoring,FCS)。

(二)代谢组学分析相关数据库

代谢组学分析离不开各种代谢途径和生物化学数据库。目前常用的代谢组学相关数据库(表 10-7)如人类代谢组数据库(Human Metabolome Database,HMDB)、小分子通路数据库(The Small Molecule Pathway Database,SMPDB)、KEGG(Kyoto Encyclopedia of Genes and Genomes,KEGG)、Reactome 等。

表 10-7 常见的代谢组学分析相关数据库

数据库名称	主要特色	网址
HMDB	包含人体内发现的小分子代谢物的详细信息	http://www.hmdb.ca/
SMPDB	包含约 700 种人类代谢和疾病途径图	http://www.smpdb.ca/
KEGG	包含代谢通路和互作网络信息	http://www.genome.jp/kegg/
Reactome	包含人体主要代谢通路信息以及重要反应	http://reactome.org/
MassBank	包含许多高分辨率低代谢组分的谱图	http://www.massbank.jp/
BioCyc	包含通路和基因组数据	https://biocyc.org/
METLIN	包含约 43000 种代谢物和 22000 个串联质谱图	http://metlin.scripps.edu/

HMDB 是当前世界上最完整且最全面的人类代谢物数据库。它包含了从成千上万的书籍、期刊文章和电子数据库中收集的超过 2180 个内源性代谢物的记录。除了它全面的源自文献的数据外，HMDB 也包含了对尿液、血液和脑脊液样本分析的代谢物浓度数据。HMDB 中的每个代谢条目包括化合物描述、结构信息、物化数据、参考核磁和质谱、生物流体浓度、疾病相关性、通路信息、酶数据、基因序列数据、突变数据，以及与图像、参考文献和其他公共数据库的链接。也提供了搜索、关系查询和数据浏览工具[15]。

三、代谢组学分析在生物医药领域的应用

在过去二十年，代谢组学经历了迅猛的发展，尤其是靶向代谢组学技术的兴起，可实现一次性定量检测和鉴定上千种物质。由于代谢物能够较全面地揭示在疾病发生以及发展过程中机体内所涉及的一系列生物化学反应带来的代谢物水平的变化，代谢组学分析能够帮助人们更好地理解病理变化的过程，分析结果可应用于寻找疾病的预测性生物标记物及研究代谢疾病的发病机制。

（一）代谢组学分析在医学生物标志物发现中的应用

生物标志物是指一种可客观检测和评价的特性，可作为正常生物学过程、病理过程或治疗干预药理学反应的指示因子。疾病导致机体病理、生理过程变化，最终引起代谢产物相应改变。随着代谢组学技术及化学计量学方法的发展，通过对机体代谢产物的高通量检测和多元统计学分析，可筛选到差异显著的代谢标志物，在疾病诊断，尤其是在早期诊断中发挥重要的作用。前列腺癌是一种发生在前列腺的上皮性恶性肿瘤。早期前列腺癌可以通过手术治疗或者放疗达到治愈的目的。因此，对于前列腺癌患者，早期诊断显得弥足珍贵。下面以前列腺癌生物标志物发现为例，介绍化学计量学方法辅助代谢组学分析在加快医学生物标志物发现中的应用[16]。

样本与试剂：前列腺癌患者相关 262 个临床样本[包括 42 个组织样本，尿液和血浆样本分别为 110 个（59 个活检阳性，51 个活检阴性）]。良性前列腺(benign adjacent prostate)和局限性前列腺癌(clinically localized prostate cancer, PCA)组织是从密歇根大学医院的前列腺癌根治术中获得的，转移性前列腺癌(metastatic prostate cancer, Mets)组织来自快速尸体检查项目。表 10-8 和表 10-9 分别是组织样本和相应的尿液和血浆样本的详细临床信息。

表 10-8 用于代谢组学分析的组织样本的临床信息

特 征	数 值[a]
良性前列腺癌患者(benign)	
患者数	16[b]
活检年龄	56±6.7 [40,63]
人种	
白人（非西班牙裔）	12(92.3%)
其他	1(7.7%)

续表

特　征	数　值[a]
临床局限性前列腺癌患者（PCA）	
患者数	11[b]
活检年龄	57±7.7 [40,63]
Gleason 分级（次要分化等级＋主要分化等级）	
3＋3	3（25%）
3＋4	5（41.7%）
4＋3	3（25%）
4＋4	1（8.3%）
前列腺特异抗原基线	10.4±8.1 [2.4,24.6]
分级	
T2a	3（30%）
T2b	4（40%）
T3a	2（20%）
T3b	0（0%）
T4	1（10%）
人种	
白人（非西班牙裔）（%）	8（80%）
其他（%）	2（20%）
转移性前列腺癌患者（Mets）	
患者数	13[b]
活检年龄	66±12.1 [40,82]
样本位置	
软组织	4（28.6%）
肝	8（57.1%）
肋骨	1（7.1%）
横膈膜	1（7.1%）
人种	
白人（非西班牙裔）（%）	13（100%）

a 对于连续变量给出了均值±标准偏差（范围）；b 统计只针对可获取临床信息的样本。

表 10-9　用于代谢组学分析的生物液体样本（尿液和血浆）的临床信息

特　征	数　值[a]
阴性：前列腺活检没有发现癌症的证据	
患者数	51
活检年龄	61±9.6 [40,80]
前列腺特异抗原基线[b]	6.1±3.4 [0.8,20.8]
人种	
白人（非西班牙裔）（%）	25（49.1%）
其他（%）	3（5.9%）
未知（%）	23（45.1%）

续表

特　征	数　值[a]
阳性：活检时发现前列腺癌	
患者数	59
活检年龄	57±7.7 [40,63]
前列腺特异抗原基线[b]	10.4±8.1 [2.4,24.6]
Gleason 分级（次要分化等级＋主要分化等级）	
3＋3	25 (42.4%)
3＋4	14 (23.7%)
4＋3	11 (18.6%)
4＋4	3 (5.1%)
4＋5	5 (8.5%)
5＋5	1 (1.7%)
人种	
白人（非西班牙裔）（%）	26 (44.1%)
其他（%）	4 (6.8%)
未知（%）	29 (49.1%)

注：a 对于连续变量给出了均值±标准偏差（范围）；b 统计只针对有临床数据的 45 个阴性患者和 55 个阳性患者。

仪器设备：LC/MS；GC/MS。

软件工具：Cluster[16]、Treeview[16]、KEGG（版本：v41.1）

数据分析：①由于质谱仪数据的阈值化，部分代谢数据被删除。根据所有受试者代谢物的平均表达来推测这些缺失值。②为了减少样本间的变异，将每一组样本的估算代谢量集中在其中值上，并按其四分位数范围进行缩放。③对归一化的数据进行对数转换并采用 Cluster 程序进行聚类，聚类结果由 Treeview 可视化。聚类时的相似性度量采用皮尔森相关系数。④差异代谢物根据化合物 ID 映射到 KEGG 的代谢图谱，然后在映射途径中识别所有的合成代谢酶和分解酶。

结果讨论：该例采用液相和气相色谱联用质谱（LC/GC-MS）技术，对 262 种前列腺相关的三类生物样本（表 10-8、表 10-9）的代谢物相对水平进行检测，共量化 1126 种代谢物，得到了前列腺癌进展过程中的代谢组。图 10-9(a) 显示 1126 种代谢物中只有 15.6% 被三类生物样本所共有。另外，活检阳性和阴性个体之间的血浆或尿液的代谢组学特征没有稳健性差异。后续的分析重点针对的是 42 个前列腺组织样本（表 10-8）的代谢组学情况。其中图 10-9(a) 是 42 例前列腺相关组织和 110 例相匹配的血浆和尿液标本中检测到总代谢物的韦恩图。图 10-9(b) 是 16 例良性前列腺组织，12 例临床局限性前列腺癌组织和 14 例转移性前列腺癌组织中的 626 种代谢物的韦恩图。其中组织样本共检测出 626 种代谢物，共有代谢物占比 82.3%（图 10-9(b)）。值得注意的是，在局限性前列腺癌组织和转移性前列腺癌组织中发现了 60 种代谢物，它们在良性前列腺组织中没有被发现。

进一步分析临床局限性前列腺癌和良性前列腺组织样品之间的差异代谢产物发现，在 518 种代谢物中，共有 87 种在这两种组织中存在差异。根据代谢产物在样品间的相对水

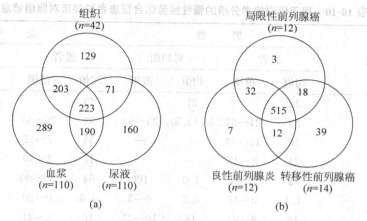

图 10-9 前列腺相关组织、血浆和尿液标本中检测到的代谢物韦恩图

平,采用层次聚类方法对代谢物进行排序如彩图 10-10 所示。相比于良性前列腺样品,50种代谢物在临床局限性前列腺癌样品中上调,37 种下调。可以看出,有一组代谢物(肌氨酸、尿嘧啶、犬尿氨酸、甘油-3-磷酸、亮氨酸和脯氨酸)在从良性到前列腺癌的疾病进展过程中明显增加。这些代谢物是潜在的前列腺癌的生物标志物。最后,基于 KEGG 代谢通路分析方法,将差异代谢物与其各自的生物化学路径相对应,发现在癌症进展为转移性疾病的过程中,氨基酸代谢和氮分解途径增加。特别是肌氨酸途径的组成部分可能具有作为前列腺癌进展的生物标志物的潜力,可成为治疗干预的新途径。彩图 10-10 中临床局限性前列腺癌样本根据等级分组:(i)低等级(Gleason 3+3,3+4);(ii)高等级(Gleason 4+3,4+4)。转移性前列腺癌组织样本根据获取部位分组:(iii)软组织;(iv)肋骨/膈肌;(v)肝。

(二)代谢组学分析在慢性疲劳综合征发病机制研究中的应用

代谢组学分析除对特定生物组分所有代谢产物的定性和定量研究外,还可以识别未知代谢产物的特点。因此,通过代谢组学分析,可找到底物、产物、中间体和关键酶,在此基础上建立对整个代谢途径的描述,阐明代谢途径的调节机制和关键调节点,阐明疾病的发病机制。慢性疲劳综合征(chronic fatigue syndrome,CFS)是一种以无力、疲劳、睡眠质量差、认知功能下降及一些躯体症状为特征的临床综合征,发病率高,危害大,但其发病机制尚未完全阐明,现代医学缺乏有效的预防和控制措施。下面以发现慢性疲劳综合征患者和健康对照组的代谢产物差异为例,介绍化学计量学方法辅助代谢组学分析在代谢疾病发病机制研究中的应用[17]。

样本与试剂:表 10-10 显示该项目共招募慢性疲劳综合征患者和健康对照组 84 名,其中患者包括 23 名女性和 22 名男性,对照组包括 18 名女性和 21 名男性。所有患者均符合慢性疲劳综合征诊断标准。健康对照组是根据患者的年龄和性别进行匹配的志愿者。

收集受试者的静脉血至肝素锂真空管(上午 8 时至下午 5 时之间最后一餐后至少 3h)。血浆室温离心 1h。将新鲜的肝素锂血浆转移到标记为 1.2mL 或 2.0mL 的外螺纹冷冻管上,在−80℃下存储。

表 10-10　用于代谢组学分析的慢性疲劳综合征患者和健康对照组信息

参　　数	男　性				女　性			
	患者		对照组		患者		对照组	
	均值	范围	均值	范围	均值	范围	均值	范围
受试者数/名	22		21		23		18	
年龄/岁	53	21~67	53(3.5)	23~69	52	20~67	48	25~69
发病年龄/岁	30	13~54	—		33	7~52	—	
患病时间/年	21	3~49	—		17	2~40	—	
Karnofsky 评分	62	30~90	100	100	54	30~90	100	90~100
药物数量	4.1	0~16	0.2	0~3	4.6	0~20	0.3	0~2
教育年限	16	8~21	18	10~25	16	9~21	16	11~25
体重指数 BMI	25.0	17~31	26.7	21~34	24.6	18~44	23.8	19~32
种族								
白人(非西班牙裔)	22		16		22		19	
西班牙人	0		2		0		1	
亚洲人	0		0		0		1	
印第安人	0		0		1		0	
非洲裔美国人	0		0		0		0	

仪器设备：AB SCIEX QTRAP® 5500 LC/MS/MS 三重四极杆分析系统,含 ESI 电喷雾离子源,超高效液相色谱仪 LC-20A 及 CTC PAL 自动进样器。

软件工具：Analyst(版本：v1.6.2)；MultiQuant (版本：v3),R(版本：v3.5.0),MetabolAnalyst(版本：v3.0)；Cytoscape(版本：v3.1.1)。

数据分析：①对代谢组数据进行对数转换。②依据对照标准,对数据进行偏差标度。③对代谢组数据进行多变量 PLS-DA 分析,找出可变的重要代谢物并进行评分,得分高于 1.5 的被认为具有显著性。采用 R 软件计算代谢物的皮尔逊和斯皮尔曼相关系数。采用 Cytoscape 进行生化途径分析,将显著代谢物分为若干途径并汇总每条途径的评分,确定各生化途径的顺序。④采用 MetabolAnalyst 中的随机森林(RFs)和支持向量机(SVM)两种多元校正方法,从显著性代谢物中挑选少量代谢物子集作为候选诊断分类器(candidate diagnostic classifiers)。通过 ROC 曲线分析对所选分类器的诊断性能进行评价与可视化。在 MetaboAnalyst 中,通过重复双交叉验证和置换测试 1000 次,对分类器的鲁棒性进行估计。Bootstrap 重采样法用于计算 AUC 曲线的置信区间。

结果讨论：该例采用 LC-MS/MS 多反应监测技术对 84 慢性疲劳综合征患者和健康对照组的血浆(表 10-10)的 612 种代谢物相对水平进行检测,其中有超过 420 种代谢物在所有血浆样品中被检测到。通过与健康组比较,采用多变量 PLS-DA 分析方法,识别出慢性疲劳综合征患者的 61 种异常代谢物类型。分析结果显示患有慢性疲劳的男性和女性都有不同于健康对照组的代谢特征(图 10-11)。

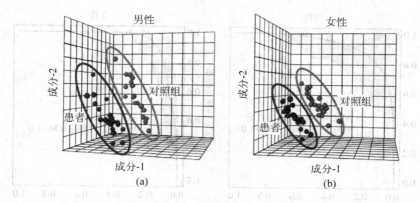

图 10-11　慢性疲劳综合征患者和对照组代谢物 PLS-DA 多变量分析

　　分析慢性疲劳综合征患者的异常代谢物的生化途径,发现男性和女性患者总共有 20 条生化途径(图 10-12)。其中 9 条是两者共有的,11 条显示出性别差异。

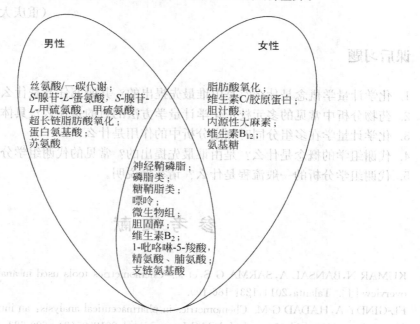

图 10-12　慢性疲劳综合征患者显著性代谢物代谢途径分布

　　进一步从前 60 种代谢物中挑选含 5～15 个代谢物的子集作为慢性疲劳综合征诊断的分类器,并通过 AUC 曲线对各代谢物子集的性能进行测试(图 10-13)。在男性患者中,发现了一组含 8 种代谢物的分类器(图 10-13(a))。同样,在女性患者中,发现了一组含 13 种代谢物的分类器(图 10-13(b))。两组诊断分类器的表现均良好,诊断准确率超过 90%,说明慢性疲劳综合征患者,不管是男性还是女性患者,均拥有客观可辨认的代谢特征。同时,统计发现 25% 的代谢异常可用于慢性疲劳综合征的诊断,75% 代谢异常因人而异,可用于个性化治疗。因此,该例揭示了慢性疲劳综合征生物学原理,并为理解慢性疲劳综合征发病机制及开发新型治疗方法提供了思路。

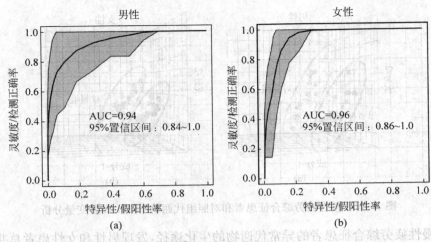

图 10-13　AUC 曲线分析

（重庆大学　薛伟伟）

课后习题

1. 化学计量学概念是什么？是由谁最先提出的？其研究任务是什么？
2. 药物分析中常见的多元校正化学计量学方法的目的是什么？具体有哪些方法？
3. 化学计量学在多组分同时测定分析中的作用是什么？
4. 代谢组学的概念是什么？是由谁最先提出的？常见的代谢组学分析方法有哪些？
5. 代谢组学分析的一般流程是什么？请举例说明。

参 考 文 献

[1] KUMAR N,BANSAL A,SARMA G S,et al. Chemometrics tools used in analytical chemistry：An overview [J]. Talanta,2014,123：186-199.

[2] EL-GINDY A,HADAD G M. Chemometrics in pharmaceutical analysis：an introduction,review,and future perspectives [J]. Journal of AOAC International,2012,95(3)：609-623.

[3] 柴逸峰,李翔,娄子洋,等. 药物分析在组学研究时代中的地位和作用[J]. 药物分析杂志,2007,27 (11)：1836-1839.

[4] 倪永年. 化学计量学在分析化学中的应用[M]. 北京：科学出版社,2004.

[5] GEMPERLIN P. 化学计量学实用指南[M]. 吴海龙,译. 北京：科学出版社,2012.

[6] 卢小泉,陈晶,周喜斌. 化学计量学研究方法[M]. 北京：科学出版社,2013.

[7] KRAMER R. Chemometric techniques in quantitative analysis [M]. New York：Marcel Dekker,1998.

[8] ABDEL HAMEED E A,ABDEL SALAM R A,HADAD G M. Chemometric-assisted spectrophotometric methods and high performance liquid chromatography for simultaneous determination of seven β-blockers in their pharmaceutical products：a comparative study [J]. Spectrochimica Acta Part A：Molecular and Biomolecular Spectroscopy,2015,141：278-286.

［9］ WIBERG K. Quantitative impurity profiling by principal component analysis of high-performance liquid chromatography-diode array detection data. ［J］. Journal of Chromatography A,2006,1108(1)：50-67.

［10］ PAN R,GUO F,LU H,et al. Development of the chromatographic fingerprint of *Scutellaria barbata* D. Don by GC/MS combined with Chemometrics methods ［J］. Journal of Pharmaceutical and Biomedical Analysis,2011,55(3)：391-396.

［11］ CLAYTON T A, LINDON J C, CLOAREC O, et al. Pharmaco-metabonomic phenotyping and personalized drug treatment ［J］. Nature,2006,440（7087）：1073-1077.

［12］ ISSAQ H J,VEENSTRA T D. 蛋白质组学和代谢组学途径的生物标志物发现［M］. 胡清源,侯宏卫,陈欢,等译. 北京：科学出版社,2016.

［13］ 卢红梅,梁逸曾. 代谢组学分析技术及数据处理技术［J］. 分析测试学报,2008,27(3)：325-332.

［14］ HARSHA G,JULIJANA I,CAROLINE H J,et al. Interactive XCMS online：simplifying advanced metabolomic data processing and subsequent statistical analyses ［J］. Analytical Chemistry,2014,86(14)：6931-6939.

［15］ WISHART D S,TZUR D,KNOX C,et al. HMDB：the human metabolome database ［J］. Nucleic Acids Research,2007,35(suppl 1)：521-526.

［16］ SREEKUMAR A, POISSON L M, RAJENDIRAN T M, et al. Metabolomic profiles delineate potential role for sarcosine in prostate cancer progression ［J］. Nature,2009,457(7231)：910-914.

［17］ NAVIAUX R K,NAVIAUX J C,LI K,et al. Metabolic features of chronic fatigue syndrome ［J］. Proceedings of the National Academy of Sciences of the United States of America,2016,113(37)：5472-5480.

[11] CLAYTON T A, LINDON J C, CLOAREC O, et al. Pharmaco-metabonomic phenotyping and personalised drug treatment [J]. Nature, 2006, 440 (7087): 1073-1077.

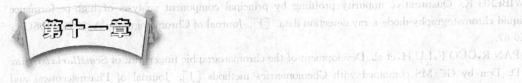

巴比妥类药物的分析

巴比妥类药物（又称巴比妥酸盐，barbiturate），是一类临床常用的镇静催眠药，属于巴比妥酸的衍生物，其应用范围可以从轻度镇静到完全麻醉，还可以用作抗焦虑药、安眠药、抗痉挛药。由于这类药物应用广泛，容易因不合理使用而引起中毒，因此，需要对本类药物的原料、制剂进行分析，有时也需要对生物样品中微量巴比妥类药物进行分析。

本章主要介绍《中国药典》2015 年版收载的巴比妥类药物的化学结构、性质及其与分析方法间的关系，着重介绍该类药物的鉴别、检查和含量测定的原理与方法。

第一节　巴比妥类药物的基本结构与主要性质

一、基本结构与特征

（一）基本结构

巴比妥类药物属于环状酰脲类镇静催眠药，是巴比妥酸的衍生物，其基本结构通式如图 11-1 所示。

巴比妥类药物的结构可分为两部分：一部分为母核巴比妥酸的环状丙二酰脲结构，此结构是巴比妥类药物的共同部分，决定巴比妥类药物的共性，可用于与其他类药物相区别。另一部分是取代基部分，即 R_1 和 R_2 等，不同的取代

图 11-1　巴比妥类药物结构通式

基可以形成各种具体的巴比妥类药物,并具有不同的理化性质。这些理化性质可用于各种巴比妥类药物之间的相互区别。

(二)代表药物

临床上常用的本类药物多为巴比妥酸的 5,5-二取代衍生物或 C_2 位为硫取代的硫代巴比妥酸的 5,5-二取代衍生物。本类药物中,巴比妥由于安全性、有效性及反复使用产生耐药性等原因,已于 1982 年 9 月淘汰使用。目前 ChP2015 收载的本类药物有苯巴比妥及其钠盐,异戊巴比妥及其钠盐,司可巴比妥钠以及注射用硫喷妥钠等。表 11-1 列举了常见巴比妥类药物的结构及性状。

表 11-1 巴比妥类典型药物的结构与性质

药物名称	结构式、分子式、相对分子质量	性　状
巴比妥 (barbital)	$C_8H_{12}N_2O_3$ 184.19	本品为无色针状结晶或白色粉末。无臭,味微苦。溶于热水、乙醇、乙醚、氯仿。在氢氧化钠溶液或碳酸钠溶液中溶解。熔点为 188~192℃。
苯巴比妥 (phenobarbital)	$C_{12}H_{12}N_2O_3$ 232.24	本品为白色有光泽的结晶性粉末;无臭;饱和水溶液显酸性反应。在乙醇或乙醚中溶解,在三氯甲烷中略溶,在水中极微溶解;在氢氧化钠或碳酸钠溶液中溶解。熔点为 174.5~178℃。
司可巴比妥钠 (secobarbital sodium)	$C_{12}H_{17}N_2NaO_3$ 260.27	本品为白色粉末;无臭;有引湿性。在水中极易溶解,在乙醇中溶解,在乙醚中不溶。
异戊巴比妥 (amobarbital)	$C_{11}H_{18}N_2O_3$ 226.28	本品为白色结晶性粉末;无臭。在乙醇或乙醚中易溶,在三氯甲烷中溶解,在水中极微溶解;在氢氧化钠或碳酸钠溶液中溶解。熔点为 157~160℃。

续表

药 物 名 称	结构式、分子式、相对分子质量	性 状
硫喷妥钠 (thiopetal sodium)	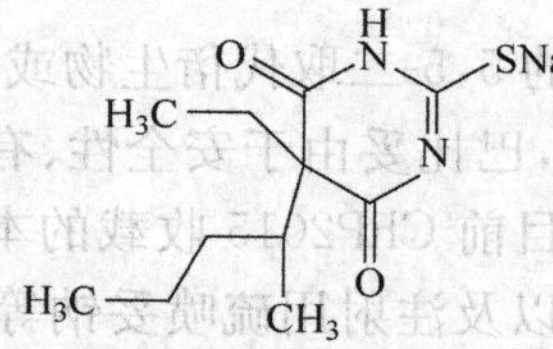 $C_{11}H_{17}N_2NaO_2S$ 264.32	本品为淡黄色粉末,易溶于水,水溶液呈强碱性。在乙醇中溶解,在乙醚中不溶。

二、理化性质

(一)溶解度

巴比妥类药物通常为白色结晶或结晶性粉末,具有一定的熔点;在空气中稳定,加热多能升华。该类药物一般微溶或极微溶于水,易溶于乙醇及有机溶剂;其钠盐则易溶于水,而难溶于有机溶剂。

(二)弱酸性

巴比妥类药物分子结构中都有 1,3-二酰亚胺基团,能发生酮式-烯醇式的互变异构,并在水溶液中发生二级电离,电离过程如图 11-2 所示。

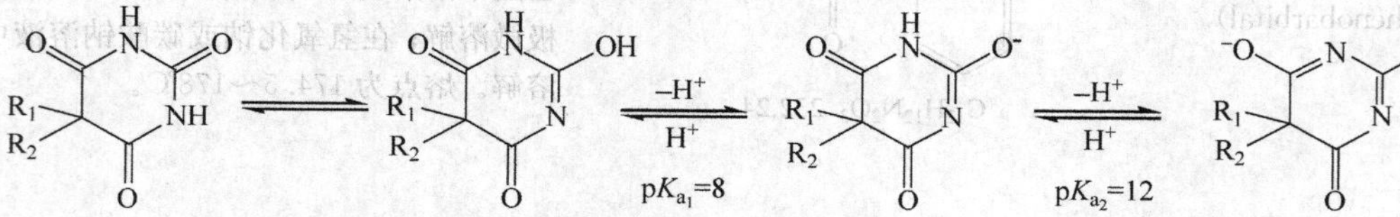

图 11-2 巴比妥类药物二级电离反应

因此,本类药物的水溶液显弱酸性,pK_a 值为 7.3～8.4,可与强碱反应生成水溶性的盐类,反应方程式如图 11-3 所示。

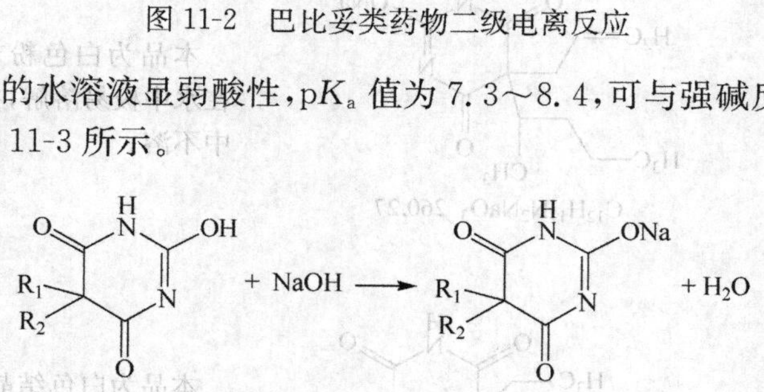

图 11-3 巴比妥类药物与 NaOH 成盐反应方程式

(三)水解反应

巴比妥类药物的分子结构中含有酰亚胺结构,与碱液共沸时即发生水解,释放出氨气,可使红色石蕊试纸变蓝。巴比妥类药物在强碱中水解的反应方程式如图 11-4 所示。巴比妥钠盐在吸湿的情况下也能发生水解。一般在室温和 pH 10 以下水解较慢,pH 11 以上随着碱度的增加水解速度加快。

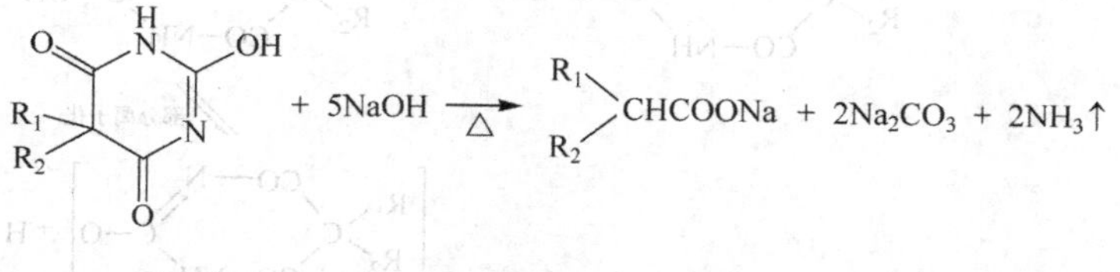

图 11-4　巴比妥类药物与 NaOH 水解反应方程式

（四）与重金属离子的反应

巴比妥类药物分子结构中含有丙二酰脲或酰亚胺基团，在 pH 值合适的溶液中，可与某些重金属离子，如 Ag^+、Cu^{2+}、Co^{2+}、Hg^{2+} 等反应呈色或产生有色沉淀。虽然这些化学反应的专属性不强，但仍常用于本类药物的鉴别和含量测定。

1. 与银盐的反应　巴比妥类药物分子结构中含有酰亚胺基团，在碳酸钠溶液中生成钠盐而溶解，再与硝酸银溶液反应，首先生成可溶性的一银盐，加入过量的硝酸银溶液，则生成难溶性的二银盐白色沉淀，ChP2015 采用该方法鉴别巴比妥类药物。反应方程式如图 11-5 所示。

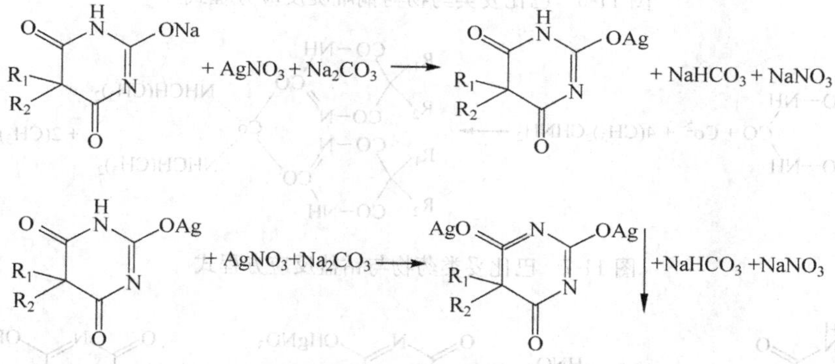

图 11-5　巴比妥类药物与银盐反应方程式

2. 与铜盐的反应　巴比妥类药物在吡啶溶液中生成烯醇式异构体，可与铜吡啶试液反应，形成稳定的配位化合物，产生类似双缩脲的呈色反应，反应方程式如图 11-6 所示。

在此反应中，巴比妥类药物呈紫堇色或生成紫色沉淀，含硫巴比妥类药物则显绿色，此反应可用于本类药物的鉴别，也可以用来区别巴比妥类与硫代巴比妥类药物。ChP2015 采用该方法鉴别注射用硫喷妥钠。

示例 11-1　ChP2015 硫喷妥钠的鉴别：取本品约 0.1g，加吡啶溶液（1→10）10mL 使硫喷妥钠溶解，加铜吡啶试液 1mL，振摇，放置 1min，即生成绿色沉淀。

3. 与钴盐的反应　巴比妥类药物在碱性溶液中可与钴盐反应，生成紫堇色配位化合物，反应方程式如图 11-7 所示。本反应在无水条件下比较灵敏，生成的有色产物也较稳定。因此，所用试剂应不含水。常用溶剂为无水甲醇或乙醇；钴盐为乙酸钴、硝酸钴或氧化钴；碱以有机碱为佳，一般采用异丙胺。

4. 与汞盐的反应　巴比妥类药物与硝酸汞或氯化汞溶液反应，可生成白色汞盐沉淀，此沉淀能在氨试液中溶解。与硝酸汞的反应方程式如图 11-8 所示。

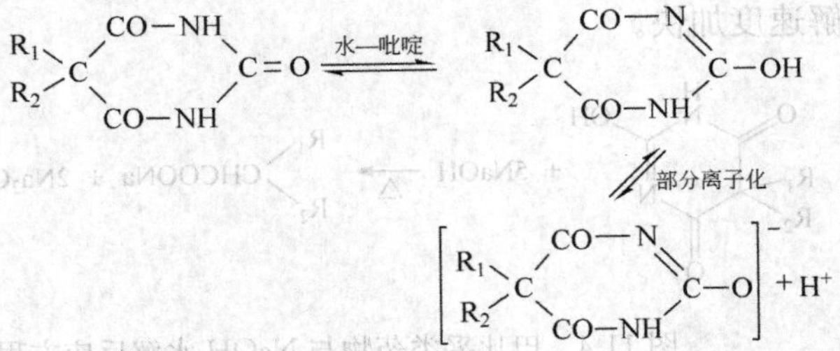

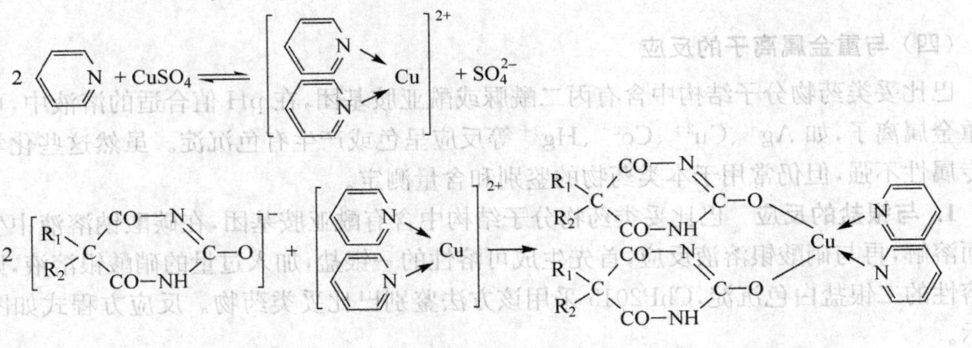

图 11-6 巴比妥类药物与铜吡啶反应方程式

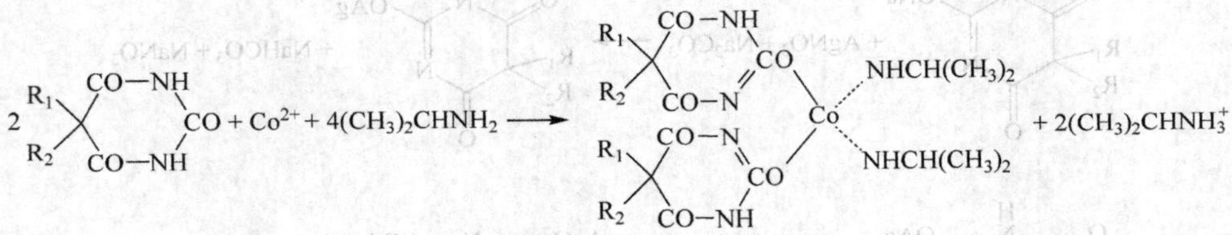

图 11-7 巴比妥类药物与钴盐反应方程式

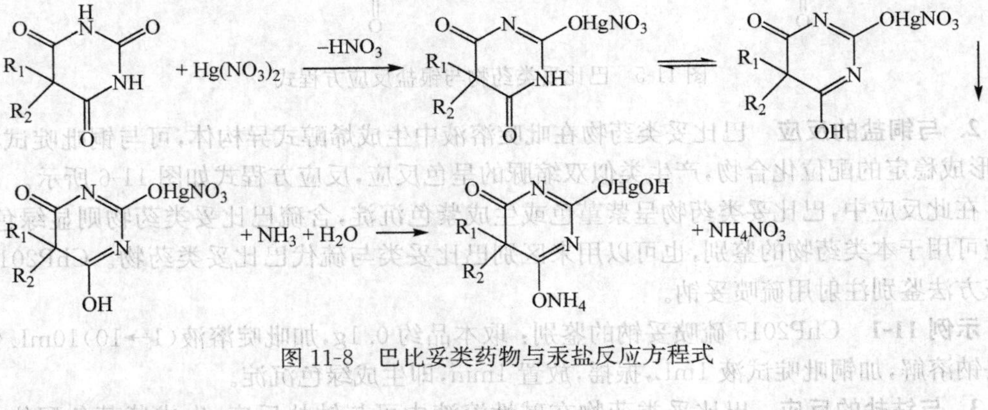

图 11-8 巴比妥类药物与汞盐反应方程式

（五）与香草醛反应

巴比妥类药物分子结构中，丙二酰脲基团中的氢比较活泼，可与香草醛在浓硫酸存在下发生缩合反应，生成棕红色产物。

（六）紫外吸收光谱特征

巴比妥类药物的紫外吸收光谱特征和其电离的程度有关。随着电离级数的不同，巴比妥类药物的紫外光谱会发生显著的变化。也就是说,溶液 pH 的不同以及取代基的不同会对紫外光谱产生影响。如图 11-9 所示,在酸性溶液中,5,5-取代的巴比妥类药物因不电离,几乎无明显的紫外吸收;在 pH=10 的碱性溶液中,发生一级电离,形成共轭体系结构,于 240nm 处有最大吸收;在 pH=13 的强碱性溶液中,发生二级电离,引起共轭体系延长,导致最大吸收红移至 255nm 处。

硫代巴比妥类药物的紫外吸收光谱则不相同,如图 11-10 所示,无论在酸性或碱性溶液中,均有较明显的紫外吸收。

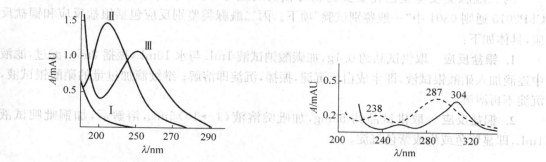

图 11-9　巴比妥类药物紫外吸收
光谱图(2.5mg/100mL)
Ⅰ.H$_2$SO$_4$ 溶液(0.05mol/L,未电离);
Ⅱ.pH9.9 缓冲溶液(一级电离);
Ⅲ.pH13 NaOH 溶液(0.1mol/L,二级电离)

图 11-10　硫喷妥钠紫外吸收光谱图
----:HCl 溶液(0.1mol/L)
——:NaOH 溶液(0.1mol/L)

巴比妥类药物在不同 pH 溶液中紫外光谱发生的特征性变化,可用于本类药物的鉴别、检查和含量测定的依据。

(七)显微结晶

巴比妥类药物本身或与某种试剂反应后的产物具有特殊的晶型,可利用此性质进行同类或不同类药物的鉴别。此法也适用于生物样品中微量巴比妥类药物的检验。

将热的 1% 巴比妥类药物的酸性水溶液,置载玻片上,可立即析出特征结晶,不同的巴比妥类药物具有不同的晶型:巴比妥为长方形结晶;苯巴比妥在开始结晶时呈现球形,随后变为花瓣状,如图 11-11 所示。

某些巴比妥类药物可与重金属离子反应,生成具有特殊晶型的沉淀。例如:巴比妥与铜吡啶试液反应,生成十字形紫色结晶,如图 11-12 所示;苯巴比妥反应后,则生成细小不规则或似菱形的浅紫色结晶,其他巴比妥类药物则不能形成结晶。

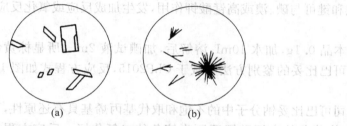

图 11-11　巴比妥与苯巴比妥的显微结晶示意图
(a) 巴比妥结晶;(b) 苯巴比妥结晶

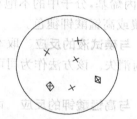

图 11-12　巴比妥铜吡啶结晶示意图

第二节　巴比妥类药物的鉴别试验

一、丙二酰脲类鉴别反应

丙二酰脲类反应是巴比妥类药物母核的反应,因此是本类药物共有的反应,收载在 ChP2015 通则 0301 中"一般鉴别试验"项下。丙二酰脲类鉴别反应包括银盐反应和铜盐反应,具体如下:

1. 银盐反应　取供试品约 0.1g,加碳酸钠试液 1mL 与水 10mL,振摇 2min,滤过,滤液中逐滴加入硝酸银试液,即生成白色沉淀,振摇,沉淀即溶解;继续滴加过量的硝酸银试液,沉淀不再溶解。

2. 铜盐反应　取供试品约 50mg,加吡啶溶液(1→10)5mL,溶解后,加铜吡啶试液 1mL,即显紫色或生成紫色沉淀。

二、测定熔点

巴比妥类药物本身可直接测定熔点,其钠盐溶于水中,酸化后析出相应的游离巴比妥酸,将沉淀滤过干燥后测定熔点。利用测定熔点的方法可以鉴别苯巴比妥及其钠盐、异戊巴比妥及其钠盐、司可巴比妥及注射用硫喷妥钠等。

示例 11-2　ChP2015 司可巴比妥钠的鉴别:取本品 1g,加水 100mL 溶解后,加稀乙酸 5mL 强力搅拌,再加水 200mL,加热煮沸使溶解成澄清溶液(液面无油物),放冷,静置后析出结晶,滤过,结晶在 70℃ 干燥后,熔点约为 97℃。

示例 11-3　ChP2015 苯巴比妥钠的鉴别:取本品约 0.5g,加水 5mL 溶解后,加稍过量的稀盐酸,即析白色结晶性沉淀,滤过;沉淀用水洗净,在 105℃ 干燥后,熔点约为 174~178℃。

三、利用特殊取代基或元素的鉴别试验

(一) 利用不饱和取代基

具有不饱和取代基的巴比妥类药物,ChP2015 收载的有司可巴比妥钠,因其分子结构中含有丙烯基,分子中的不饱和键可与碘、溴或高锰酸钾作用,发生加成反应或氧化反应,而使碘、溴或高锰酸钾褪色。

1. 与碘试液的反应　取本品 0.1g,加水 10mL 溶解后,加碘试液 2mL,所显棕黄色在 5min 内消失。该方法作为司可巴比妥的鉴别方法收载于 ChP2015,反应方程式如图 11-13 所示。

2. 与高锰酸钾的反应　司可巴比妥钠分子中的不饱和取代基丙烯基具有还原性,可在碱性溶液中与高锰酸钾反应,将紫色的高锰酸钾还原为棕色的二氧化锰。反应方程式如图 11-14 所示。

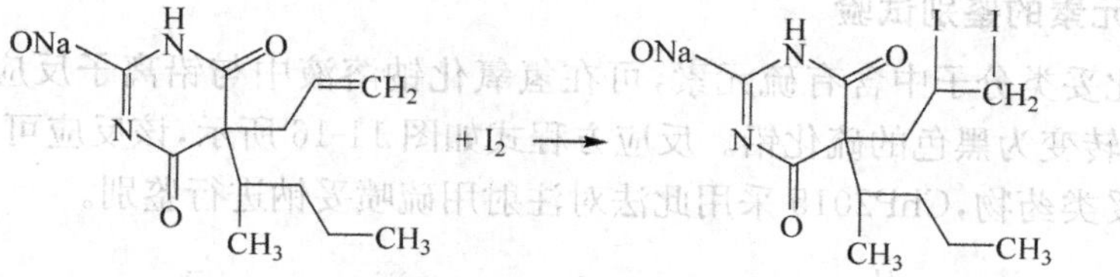

图 11-13　司可巴比妥钠与碘反应方程式

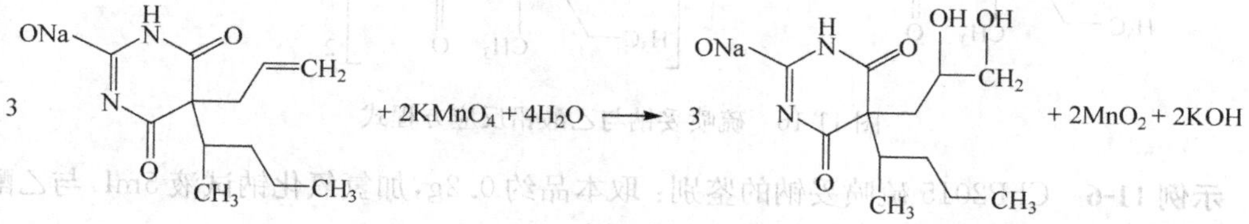

图 11-14　司可巴比妥钠与高锰酸钾反应方程式

（二）利用芳环取代基

具有芳环取代基的巴比妥药物，ChP2015 收载的有苯巴比妥及其钠盐，可用以下方法鉴别：

1. 硝化反应　苯巴比妥与硝酸钾及硫酸共热，可发生硝化反应，生成黄色的硝基化合物，反应方程式如图 11-15 所示。ChP2010 曾采用该方法鉴别苯巴比妥，ChP2015 取消了该鉴别方法，而采用与硫酸-亚硝酸钠的反应作为鉴别方法。

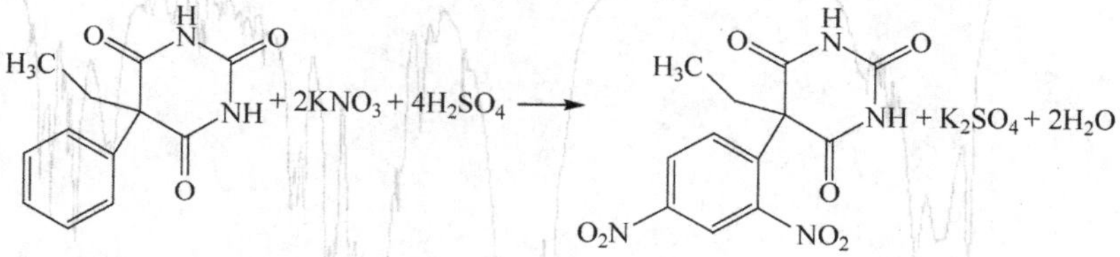

图 11-15　苯巴比妥与硝酸钾反应方程式

2. 与硫酸-亚硝酸钠的反应　苯巴比妥可与硫酸-亚硝酸钠反应，生成橙黄色产物，并随即变为橙红色。本反应的原理可能为苯环上的亚硝基化反应，确切的机理尚不明了。该方法可用于区别苯巴比妥和其他不含芳环取代基的巴比妥类药物。ChP2015 采用此方法鉴别苯巴比妥和苯巴比妥片。

示例 11-4　ChP2015 苯巴比妥的鉴别：取本品约 10mg，加硫酸 2 滴与亚硝酸钠约 5mg，混合，即显橙黄色，随即转橙红色。

3. 与甲醛-硫酸的反应　苯巴比妥与甲醛-硫酸反应，生成玫瑰红色产物。该方法作为苯巴比妥的鉴别方法收载于 ChP2015。

示例 11-5　ChP2015 苯巴比妥的鉴别：取本品约 50mg，置试管中，加甲醛试液 1mL，加热煮沸，冷却，沿管壁缓缓加硫酸 0.5mL，使成两液层，水浴加热，接界面显玫瑰红色。

（三）硫元素的鉴别试验

硫代巴比妥类分子中含有硫元素，可在氢氧化钠溶液中与铅离子反应生成白色沉淀；加热后，沉淀转变为黑色的硫化铅。反应方程式如图 11-16 所示，该反应可用于区别硫代巴比妥和巴比妥类药物，ChP2015 采用此法对注射用硫喷妥钠进行鉴别。

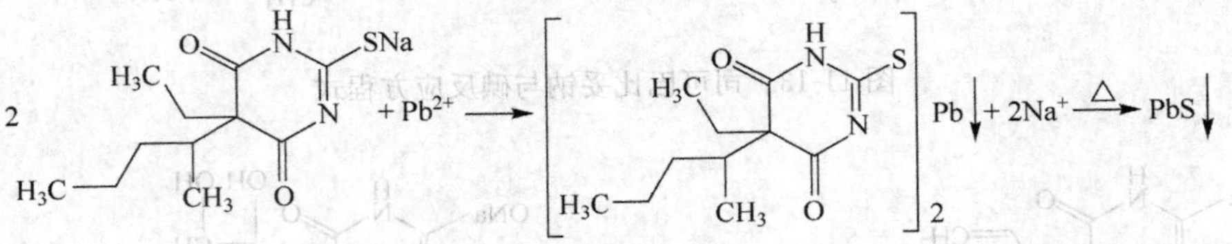

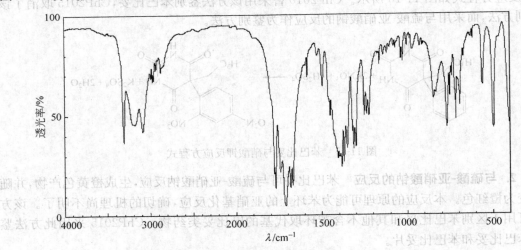

图 11-16　硫喷妥钠与乙酸铅反应方程式

示例 11-6　ChP2015 硫喷妥钠的鉴别：取本品约 0.2g，加氢氧化钠试液 5mL 与乙酸铅试液 2mL，生成白色沉淀；加热后，沉淀变为黑色。

四、红外分光光度法

红外分光光度法是一种有效而可靠的定性分析手段，ChP2015 收载的巴比妥类药物，原料药均采用红外分光光度法（标准图谱对照法）作为该类药物的鉴别方法。图 11-17 和图 11-18 分别是苯巴比妥和司可巴比妥钠的红外吸收光谱。

图 11-17　苯巴比妥的红外吸收图谱（KBr 压片）

示例 11-7　ChP2015 苯巴比妥的鉴别：本品的红外光吸收图谱应与对照的图谱（光谱集 227 图）一致。

示例 11-8　ChP2015 司可巴比妥钠的鉴别：本品的红外光吸收图谱应与对照的图谱（光谱集 137 图）一致。

图 11-18 司可巴比妥钠的红外吸收图谱（KBr 压片）

第三节 巴比妥类药物的杂质检查

一、苯巴比妥的杂质检查

苯巴比妥的合成工艺如图 11-19 所示：

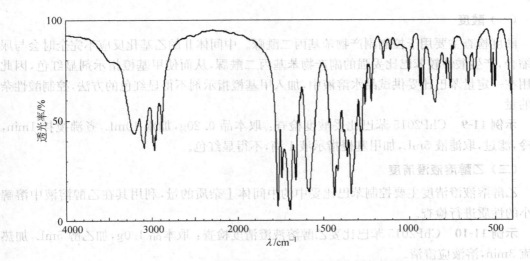

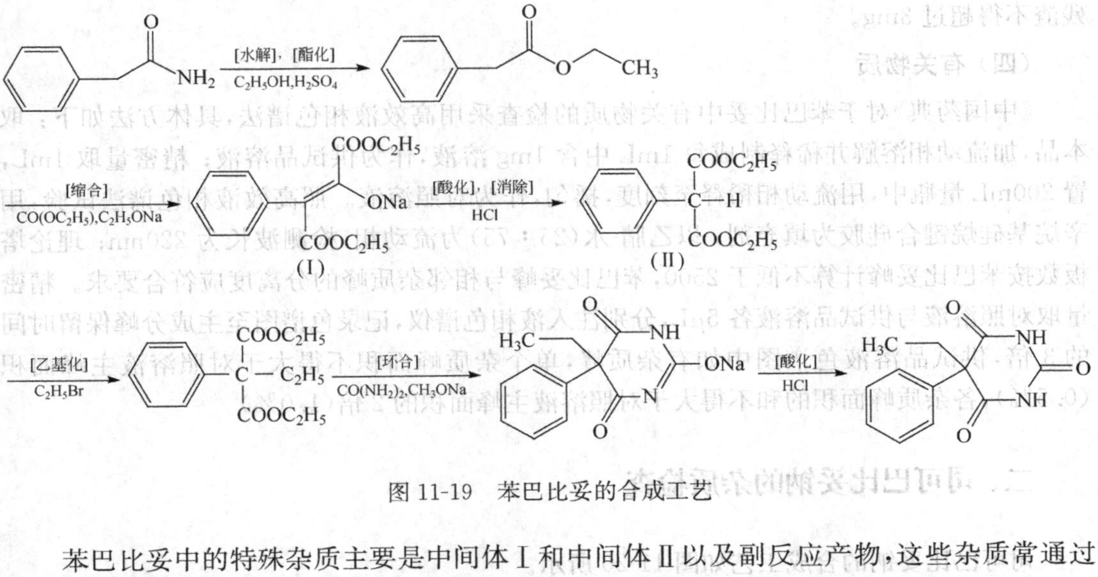

图 11-19 苯巴比妥的合成工艺

苯巴比妥中的特殊杂质主要是中间体 I 和中间体 II 以及副反应产物，这些杂质常通过检查酸度、乙醇溶液澄清度及中性或碱性物质来加以控制，ChP2015 中还采用了 HPLC 法检查苯巴比妥中的有关物质。

（一）酸度

酸度检查主要用于控制副产物苯基丙二酰脲。中间体Ⅱ的乙基化反应不完全时会与尿素缩合，产生酸性较苯巴比妥强的副产物苯基丙二酰脲，从而使甲基橙指示剂显红色，因此采用在一定量苯巴比妥供试品水溶液中，加入甲基橙指示剂不得显红色的方法，控制酸性杂质的量。

示例 11-9 ChP2015 苯巴比妥酸度检查：取本品 0.20g，加水 10mL，煮沸搅拌 1min，放冷，滤过，取滤液 5mL，加甲基橙指示液 1 滴，不得显红色。

（二）乙醇溶液澄清度

乙醇溶液澄清度主要控制苯巴比妥中的中间体Ⅰ杂质的量，利用其在乙醇溶液中溶解度小的性质进行检查。

示例 11-10 ChP2015 苯巴比妥乙醇溶液澄清度检查：取本品 1.0g，加乙醇 5mL，加热回流 3min，溶液应澄清。

（三）中性或碱性杂质

苯巴比妥中的中性或碱性杂质主要指中间体Ⅰ的副产物 2-苯基丁酰胺、2-苯基丁酰脲或分解产物等杂质。利用这些杂质与苯巴比妥在氢氧化钠试液和乙醚中的溶解度不同，杂质不溶于氢氧化钠试液但溶于乙醚，而苯巴比妥具有酸性，溶于氢氧化钠试液，因此采用提取重量法测定杂质含量。

示例 11-11 ChP2015 苯巴比妥中性或碱性物质检查：取本品 1.0g，置分液漏斗中，加氢氧化钠试液 10mL 溶解后，加水 5mL 与乙醚 25mL，振摇 1min，分取醚层，用水振摇洗涤 3 次，每次 5mL，取醚液经干燥滤纸滤过，滤液置 105℃蒸发皿中，蒸干，在 105℃干燥 1h，遗留残渣不得超过 3mg。

（四）有关物质

《中国药典》对于苯巴比妥中有关物质的检查采用高效液相色谱法，具体方法如下：取本品，加流动相溶解并稀释制成每 1mL 中含 1mg 溶液，作为供试品溶液；精密量取 1mL，置 200mL 量瓶中，用流动相稀释至刻度，摇匀，作为对照溶液。照高效液相色谱法试验，用辛烷基硅烷键合硅胶为填充剂；以乙腈-水（25∶75）为流动相，检测波长为 220nm；理论塔板数按苯巴比妥峰计算不低于 2500，苯巴比妥峰与相邻杂质峰的分离度应符合要求。精密量取对照溶液与供试品溶液各 5μL，分别注入液相色谱仪，记录色谱图至主成分峰保留时间的 3 倍，供试品溶液色谱图中如有杂质峰，单个杂质峰面积不得大于对照溶液主峰面积（0.5%），各杂质峰面积的和不得大于对照溶液主峰面积的 2 倍（1.0%）。

二、司可巴比妥钠的杂质检查

司可巴比妥钠的合成工艺如图 11-20 所示。

（一）溶液的澄清度

司可巴比妥钠在水中极易溶解，水溶液应该澄清，如果不澄清，则表明含有水不溶性杂质。

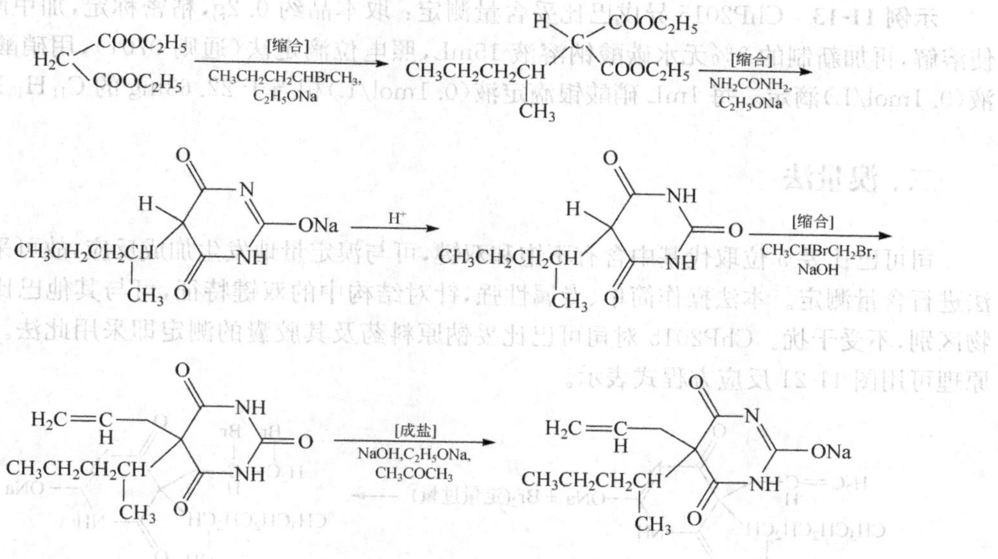

图 11-20　司可巴比妥钠的合成工艺

示例 11-12　ChP2015 司可巴比妥溶液澄清度检查：取本品 1.0g，加水 10mL 溶解后，溶液应澄清。

（二）中性或碱性物质

司可巴比妥中的中性或碱性物质主要是指合成过程中产生的副产物，如酰脲、酰胺类物质。这类杂质不溶于氢氧化钠而溶于乙醚，可用乙醚提取后，称重，检查其限量。

第四节　巴比妥类药物的含量测定

一、银量法

巴比妥类药物在适当的碱性溶液中可与硝酸银定量反应。ChP2015 采用银量法测定苯巴比妥及其钠盐、异戊巴比妥及其钠盐和制剂的含量。

在滴定过程中，巴比妥类药物首先形成可溶性的一银盐，当被测供试品完全形成一银盐后，继续用硝酸银滴定液滴定，稍过量的银离子就与巴比妥类药物形成难溶性的二银盐沉淀，使溶液变浑浊，以此指示滴定终点。此法操作简单、专属性强，巴比妥类药物的分解产物或其他一些可能存在的杂质不与硝酸银反应。但本法受温度影响较大，在接近滴定终点时反应较慢，难以准确观察浑浊的出现；同时二银盐沉淀具有一定的溶解度，沉淀的乳光要在化学计量点以后才出现，因此测定结果偏高。

为了减少误差，曾用丙酮作为介质来克服滴定过程中温度变化的影响和改善终点的观察，结果不能令人满意。ChP1985 改用甲醇及 3% 无水碳酸钠溶剂系统，采用银-玻璃电极系统电位法指示终点，使本法获得显著改善，ChP2015 继续沿用此法。ChP2015 对异戊巴比妥及其钠盐、苯巴比妥及其钠盐均采用银量法测定含量。

示例 11-13 ChP2015 异戊巴比妥含量测定：取本品约 0.2g,精密称定,加甲醇 40mL 使溶解,再加新制的 3% 无水碳酸钠溶液 15mL,照电位滴定法(通则 0701),用硝酸银滴定液(0.1mol/L)滴定。每 1mL 硝酸银滴定液(0.1mol/L)相当于 22.63mg 的 $C_{11}H_{18}N_2O_3$。

二、溴量法

司可巴比妥 5 位取代基中含有不饱和双键,可与溴定量地发生加成反应,故可采用溴量法进行含量测定。本法操作简单、专属性强,针对结构中的双键特征,可与其他巴比妥类药物区别,不受干扰。ChP2015 对司可巴比妥钠原料药及其胶囊的测定即采用此法。其测定原理可用图 11-21 反应方程式表示。

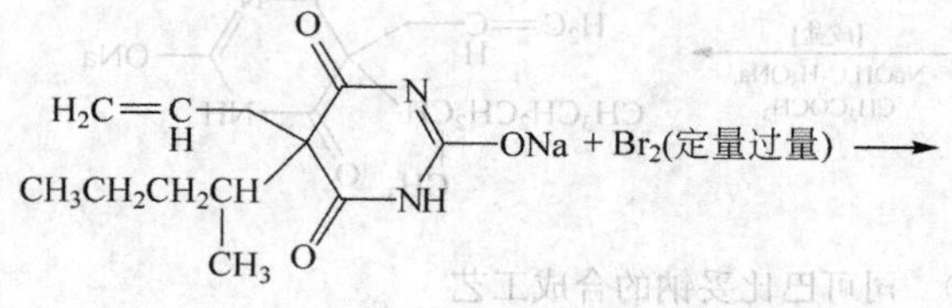

$$Br_2(剩余) + 2KI \longrightarrow 2KBr + I_2$$

$$I_2 + 2Na_2S_2O_3 \longrightarrow 2NaI + Na_2S_4O_6$$

图 11-21 司可巴比妥钠碘量法反应方程式

示例 11-14 ChP2015 司可巴比妥钠含量测定：取本品约 0.1g,精密称定,置 250mL 碘瓶中,加水 10mL,振摇使溶解,精密加溴滴定液(0.05mol/L)25mL,再加盐酸 5mL,立即密塞并振摇 1min,在暗处静置 15min 后,注意微开瓶塞,加碘化钾试液 10mL,立即密塞,摇匀后,用硫代硫酸钠滴定液(0.1mol/L)滴定,至近终点时,加淀粉指示液,继续滴定至蓝色消失,并将滴定的结果用空白试验校正。每 1mL 溴滴定液(0.05mol/L)相当于 13.01mg $C_{12}H_{17}N_2NaO_3$。

三、紫外分光光度法

巴比妥类药物在酸性介质中几乎不电离,无明显的紫外吸收,但在碱性介质中电离为具有紫外吸收特征的结构,因此可采用紫外分光光度法测定其含量。本法专属性强、灵敏度高,被广泛应用于巴比妥类药物及其制剂的测定,以及固体制剂的溶出度和含量均匀度的检查,也常用于体内巴比妥类药物的检测。表 11-2 是巴比妥类药物紫外吸收的有关数据。

表 11-2 巴比妥类药物紫外吸收特征数据

药 物	λ_{max}/nm	$E_{1cm}^{1\%}$	溶 剂
巴比妥	240	538	pH 9.4 硼酸盐缓冲液
苯巴比妥	253	320	氢氧化钠溶液(0.01mol/L)
戊巴比妥	240	310	pH 9.4 硼酸盐缓冲液
异戊巴比妥	238	440	pH 9.4 硼酸盐缓冲液
司可巴比妥	240	330	pH 9.4 硼酸盐缓冲液
硫喷妥钠	305	930	pH 9.4 硼酸盐缓冲液

ChP2015 对注射用硫喷妥钠采用紫外分光光度法(标准对照法)测定含量。

示例 11-15　ChP2015 注射用硫喷妥钠含量测定:取装量差异项下的内容物,混合均匀,精密称取适量(约相当于硫喷妥钠 0.25g),置 500mL 量瓶中,加水使硫喷妥钠溶解并稀释至刻度,摇匀,精密量取适量,用 0.4%氢氧化钠溶液定量稀释制成每 1mL 约含 5μg 的溶液,照紫外-可见分光光度法(通则 0401),在 304nm 波长处测定吸光度;另取硫喷妥钠对照品,精密称定,用 0.4%氢氧化钠溶液溶解并定量稀释制成每 1mL 约含 5μg 的溶液,同法测定。根据每支的平均装量计算。每 1mg 硫喷妥钠相当于 1.091mg 的 $C_{11}H_{17}N_2NaO_2S$。

四、高效液相色谱法

巴比妥类药物也可采用高效液相色谱法测定含量,尤其适用于复方制剂中巴比妥类药物的分析。ChP2015 对苯巴比妥片用该法测定含量。

示例 11-16　ChP2015 苯巴比妥片含量测定:①色谱条件与系统适用性试验:用辛烷基硅烷键合硅胶为填充剂;以乙腈-水(30:70)为流动相;检测波长为 220nm。理论塔板数按苯巴比妥峰计算不低于 2000,苯巴比妥峰与相邻色谱峰间的分离度应符合要求。②测定法:取本品 20 片,精密称定,研细,精密称取适量(约相当于苯巴比妥 30mg),置 50mL 量瓶中,加流动相适量,超声 20min 使苯巴比妥溶解,放冷,用流动相稀释至刻度,摇匀,滤过,精密量取续滤液 1mL,置 10mL 量瓶中,用流动相稀释至刻度,摇匀,作为供试品溶液,精密量取 10μL 注入液相色谱仪,记录色谱图。另取苯巴比妥对照品,精密称定,加流动相溶解并定量稀释制成每 1mL 约含苯巴比妥 60μg 的溶液,同法测定,按外标法以峰面积计算,即得。

第五节　体内巴比妥类药物的分析

巴比妥类药物是临床常用的镇静药物,对中枢的抑制作用随着剂量加大,表现为镇静、催眠、抗惊厥及抗癫痫。该类药物临床用药剂量与中毒剂量较为接近,常因滥用或误用而导致中毒发生。因此对该类药物进行治疗药物监测,寻找疗效最佳、不良反应最轻的适宜血药浓度,具有积极的临床意义。

示例 11-17　高效毛细管电泳法分析血样尿样中巴比妥类药物[4]:高效毛细管电泳法是近年来发展的一种新型分离分析方法。由于其分离模式多,分离效率高,速度快,适用范围广,所需样品量和试剂量少等,在生物学和分析化学等领域得到广泛的应用和发展。本研究报道了血、尿样品中 6 种巴比妥类药物(苯巴比妥、甲基苯巴比妥、异戊巴比妥、硫喷妥钠、戊巴比妥、速可眠)的 HPCE 测定方法。

操作条件:毛细管柱为 50μm(i.d.)×50cm(有效分离长度为 45.5cm)。运行缓冲液配比:100mmol/L SDS-100mmol/L 磷酸二氢钠-甲醇-水=70:15:5:10(pH 调至 7.55±0.05),样品溶剂配比:100mmol/L SDS-100mmol/L 磷酸二氢钠-水=10:5:85(pH6.5)。运行缓冲液和样品溶剂经 0.45μm 微膜滤过后使用。操作电压 17kV;毛细管温度 20℃;采用压力进样,进样压强为 48.26kPa•s(≈7~10.5nL 的进样体积);检测波长:硫喷妥钠在 285nm,其他 6 种巴比妥在 200nm 处检测。毛细管柱冲洗方法:每次开机用重蒸馏水冲洗 3min,0.1mol/L NaOH 5min,重蒸馏水 3min,最后用运行缓冲液冲洗平衡 10min。两次测定之间用运行缓冲液冲洗毛细管 3min。

样品预处理:

血样有机溶剂液相萃取法:取血浆 0.5mL,用 3×3mL 乙醚提取,收集提取液约 8mL,在 35℃下减压蒸干,残渣用 0.5mL 样品溶剂溶解。

尿样有机溶剂液相萃取法:取尿样 2.0mL,用 2×6mL 氯仿提取,收集提取液约 11mL,在 35℃下减压蒸干,残渣用 0.5mL 样品溶剂溶解。

由于巴比妥不用于临床治疗,而且血浆中无内源性物质干扰,如图 11-22 所示,可作为内标法测定血浆药物浓度的内标物。但尿样中有较多的内源性物质干扰了巴比妥的分离,如图 11-23 所示,因此测定尿液药物浓度采用了外标法。

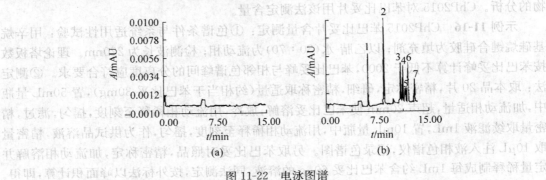

图 11-22　电泳图谱

(a) 空白血浆;(b) 外加 7 种巴比妥类药物的血浆样品(20μg/mL)
1. 巴比妥;2. 苯巴比妥;3. 甲基苯巴比妥;4. 异戊巴比妥;5. 硫喷妥钠;6. 戊巴比妥;7. 速可眠

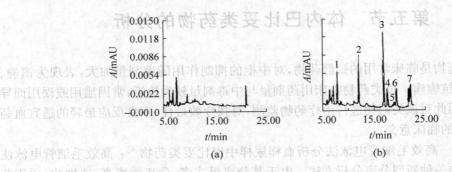

图 11-23　电泳图谱

(a) 空白尿液;(b) 外加 7 种巴比妥类药物的尿液样品(20μg/mL)
1. 巴比妥;2. 苯巴比妥;3. 甲基苯巴比妥;4. 异戊巴比妥;5. 硫喷妥钠;6. 戊巴比妥;7. 速可眠

结果表明:20min 内 7 种巴比妥类药物全部得到分离。血药浓度的线性范围为 5.0～35μg/mL,尿样药物浓度线性范围为 1.0～8.0μg/mL,平均回收率从 86.6% 到 118%,最低检测浓度为 1.0μg/mL,方法重现性为 RSD 小于 13%。

巴比妥类药物最低有效血药浓度多数在 1.0μg/mL 以上,中毒浓度在 10μg/mL 以上。所建方法最低检测浓度为 1μg/mL,适用于治疗药物监测和药物中毒分析。本方法测定血样尿样中巴比妥类药物只需经过简单样品处理即可进行,若含有少量内源性杂质包括蛋白质对分离的干扰和影响很小,消耗试剂少,分析时间短。但 HPCE 法存在一些尚待改进的缺点,如定量分析误差较大,灵敏度不如 HPLC 法高。

示例 11-18 高效液相色谱法同时测定苯巴比妥、苯妥英钠、卡马西平血药浓度[5]

苯巴比妥、苯妥英钠和卡马西平是临床常用的抗癫痫药物。这三种药物治疗指数低,安全范围窄,个体差异大,使用不当易致疗效不佳或严重不良反应。因其血药浓度与疗效和毒性关系密切,故监测其血药浓度可提高临床用药的有效性和安全性。本研究以艾司唑仑为内标,建立了同时测定三种药物血药浓度的高效液相色谱方法。

色谱条件:色谱柱 Hypersil ODS(150mm×4.6mm,5μm),流动相甲醇-水(54∶46),检测波长 240nm,柱温 25℃,流速 0.9mL/min,进样量 10μL,内标法定量。

血浆样品处理:精密量取血浆样品 400μL 于 10mL 离心管中,加内标溶液 10μL、乙酸乙酯 3mL,混匀,3000r/min 离心 10min,取上清液用氮气吹干,加 100μL 甲醇复溶,取 10μL 进样。

专属性实验:结果如图 11-24 所示。苯巴比妥、苯妥英钠和卡马西平及内标物艾司唑仑出峰处无杂质干扰,峰形尖锐,保留时间分别为 4.6、8.9、10.5、14.3min。

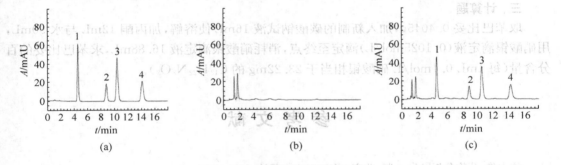

图 11-24 专属性实验 HPLC 图

(a) 对照品;(b) 空白血浆;(c) 空白血浆+对照品

1. 苯巴比妥;2. 苯妥英钠;3. 卡马西平;4. 艾司唑仑(内标)

实验结果:苯巴比妥、苯妥英钠和卡马西平的线性范围分别为 1.04～104.24μg/mL、0.91～67.99μg/mL、0.37～37.00μg/mL,提取回收率分别为 91.50%、89.20%、95.80%。结果表明所建立的方法操作简便,结果准确,重现性好,适用于同时测定三种药物的血药浓度。

(兰州大学 刘 晖)

课后习题

一、单选题

1. 巴比妥类药物在吡啶溶液中与铜吡啶试液作用,生成配位化合物,显绿色的药物是( )。

　　A. 苯巴比妥　　B. 异戊巴比妥　　C. 司可巴比妥　　D. 巴比妥　　E. 硫喷妥钠

2. 取代基中含有双键的巴比妥类药物,ChP2015 采用的含量测定方法是( )。

　　A. 酸量法　　B. 碱量法　　C. 银量法　　D. 溴量法　　E. 比色法

3. 与 $NaNO_2$ ~ H_2SO_4 反应生成橙黄至橙红色产物的药物是（　　　）。

A. 苯巴比妥　　　B. 司可巴比妥　　　C. 巴比妥

D. 硫喷妥钠　　　E. 硫酸奎宁

4. ChP2015 采用 $AgNO_3$ 滴定法测定苯巴比妥的含量时,指示终点的方法应是（　　　）。

A. K_2CrO_4 溶液　B. 荧光黄指示液　C. Fe(Ⅲ)盐指示液

D. 电位法　　　E. 永停法

5. ChP2015 注射用硫喷妥钠采用的含量测定方法是（　　　）。

A. 紫外分光法　B. 银量法　C. 酸碱滴定法

D. 比色法　　　E. 差示分光光度法

6. 银量法测定苯巴比妥钠含量时,若用自身指示法来判断终点,样品消耗标准溶液的摩尔比应为（　　　）。

A. 1：2　B. 2：1　C. 1：1　D. 1：4　E. 以上都不对

二、简答题

1. 巴比妥类药物的紫外吸收光谱有何特征?

2. 怎样用显微结晶法区别巴比妥与苯巴比妥?

三、计算题

取苯巴比妥 0.4045g,加入新制的碳酸钠试液 16mL 使溶解,加丙酮 12mL 与水 90mL,用硝酸银滴定液(0.1025mol/L)滴定至终点,消耗硝酸银滴定液 16.88mL,求苯巴比妥的百分含量(每 1mL 0.1mol/L 硝酸银相当于 23.22mg 的 $C_{12}H_{22}N_2O_3$)。

参 考 文 献

[1] 杭太俊,药物分析[M].8 版.北京:人民卫生出版社,2016.

[2] 刘文英,药物分析[M].6 版.北京:人民卫生出版社,1980.

[3] 国家药典委员会.中华人民共和国药典[S].2015 年版.北京:中国医药科技出版社,2015.

[4] 吴惠芳,关福玉,罗毅.高效毛细管电泳法分析血样尿样中巴比妥类药物[J].药物分析杂志,1996,16(5):316-320.

[5] 祝文兵,阳利龙,何周康.高效液相色谱法同时测定苯巴比妥、苯妥英钠、卡马西平血药浓度[J].儿科药学杂志,2015,21(6):38-41.

第十二章

芳酸类药物的分析

=== 学习要求 ===

1. 掌握　芳酸类药物的结构与性质；主要芳酸类药物的鉴别和含量测定的原理与方法。
2. 熟悉　主要芳酸类药物杂质的结构与检查方法。
3. 了解　芳酸类药物体内样品分析方法。

　　芳酸类药物是一类临床常用的消炎药。本类药物具有抑制前列腺素的合成,进而发挥抗炎、抗风湿、镇痛、退热和抗凝血等作用,在临床上广泛用于风湿性和类风湿性关节炎、发热和各种疼痛等症状的缓解。本章重点介绍芳酸类药物的化学结构与分析方法间的关系,介绍鉴别、检查和含量测定的原理与方法。

第一节　芳酸类典型药物的结构与性质

　　芳酸类药物是一类分子结构中含有取代苯基的羧酸类化合物(表 12-1),即同时具有羧基和苯环。本类药物多为固体,具有一定熔点。一般溶于乙醇、乙醚等有机溶剂,在水中难溶,但含有游离羧酸的药物均可溶于氢氧化钠溶液。

表 12-1　芳酸类典型药物的结构与性质

药 物 名 称	结构式、分子式、相对分子质量	物 理 性 质
水杨酸 salicylic acid	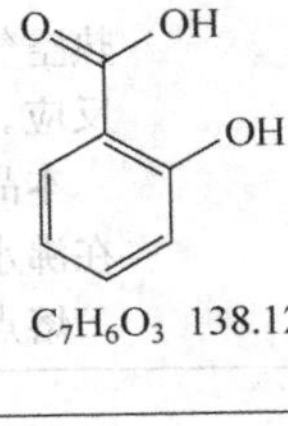 $C_7H_6O_3$　138.12	本品为白色细微的针状结晶或白色结晶性粉末;无臭或几乎无臭;水溶液显酸性反应。 本品在乙醇或乙醚中易溶,在沸水中溶解,在三氯甲烷中略溶,在水中微溶。 熔点为 158~161℃。

续表

药 物 名 称	结构式、分子式、相对分子质量	物 理 性 质
阿司匹林 aspirin	$C_9H_8O_4$ 180.16	本品为白色结晶或结晶性粉末；无臭或微带醋酸臭；遇湿气即缓缓水解。 本品在乙醇中易溶，在三氯甲烷或乙醚中溶解，在水或无水乙醚中微溶；在氢氧化钠溶液或碳酸钠溶液中溶解，但同时分解。
对氨基水杨酸钠 sodium aminosalicylate	, $2H_2O$ $C_7H_6NNaO_3 \cdot 2H_2O$ 211.14	本品为白色或类白色的结晶或结晶性粉末。 本品在水中易溶，在乙醇中略溶。
双水杨酯 salsalate	$C_{14}H_{10}O_5$ 258.22	本品为白色结晶性粉末；无臭。 本品在乙醇或乙醚中易溶，在水中几乎不溶。 熔点为 140～146℃。
二氟尼柳 diflunisal	$C_{13}H_8F_2O_3$ 250.20	本品为白色或类白色的结晶或结晶性粉末；无臭。 本品在甲醇中易溶，在乙醇中溶解；在三氯甲烷中微溶；在水中几乎不溶。
贝诺酯 benorilate	$C_{17}H_{15}NO_5$ 313.31	本品为白色结晶或结晶性粉末；无臭。 本品在沸乙醇中易溶，在沸甲醇中溶解，在甲醇或乙醇中微溶，在水中不溶。 熔点为 177～181℃。 吸收系数($E_{1cm}^{1\%}$)为 730～760(7.5μg/mL，无水乙醇，240nm)。
苯甲酸 benzoic acid	$C_7H_6O_2$ 122.12	本品为白色有丝光的鳞片或针状结晶或结晶性粉末；质轻；无臭或微臭；在热空气中微有挥发性；水溶液显酸性反应。 本品在乙醇、三氯甲烷或乙醚中易溶，在沸水中溶解，在水中微溶。 熔点为 121～124.5℃。

续表

药物名称	结构式、分子式、相对分子质量	物理性质
丙磺舒 probenecid	$C_{13}H_{19}NO_4S$　285.36	本品为白色结晶性粉末；无臭。 本品在丙酮中溶解，在乙醇或三氯甲烷中略溶，在水中几乎不溶；在稀氢氧化钠溶液中溶解，在稀酸中几乎不溶。 熔点为 198～201℃。
甲芬那酸 mefenamic acid	$C_{15}H_{15}NO_2$　241.29	本品为白色或类白色微细结晶性粉末；无臭。 本品在乙醚中略溶，在乙醇或三氯甲烷中微溶，在水中不溶。
布洛芬 ibuprofen	$C_{13}H_{18}O_2$　206.28	本品为白色结晶性粉末；稍有特异臭。 本品在乙醇、丙酮、三氯甲烷或乙醚中易溶，在水中几乎不溶；在氢氧化钠或碳酸钠试液中易溶。 熔点为 74.5～77.5℃
酮洛芬 ketoprofen	$C_{16}H_{14}O_3$　254.29	本品为白色结晶性粉末；无臭或几乎无臭。 本品在甲醇中极易溶，在乙醇、丙酮或乙醚中易溶，在水中几乎不溶。 熔点为 93～96℃。
双氯芬酸钠 diclofenac sodium	$C_{14}H_{10}Cl_2NNaO_2$　318.13	本品为白色或类白色结晶性粉末；有刺鼻感与引湿性。 本品在乙醇中易溶，在水中略溶，在三氯甲烷中不溶。
氯贝丁酯 clofibrate	$C_{12}H_{15}ClO_3$　242.70	本品为无色至黄色的澄清油状液体，有特臭；遇光色渐变深。 本品在乙醇、丙酮、三氯甲烷、乙醚或石油醚中易溶，在水中几乎不溶。 相对密度为 1.138～1.144。 折光率为 1.500～1.505。

主要理化性质

1. 酸性 本类药物因分子结构中具有游离羧基而显酸性,且其酸性强度受苯环上其他取代基及其位置影响。如由于邻位效应使阿司匹林的酸性($pK_a=3.49$)比苯甲酸的酸性($pK_a=4.26$)强;水杨酸还由于邻位游离羟基的氢能与羧基形成分子内氢键,更增强了羧基中氢氧键的极性,使其酸性进一步增强($pK_a=2.95$)。布洛芬和酮洛芬由于羧基并非直接与苯环相连,在结构上属于芳环取代的脂肪酸类,其酸性较弱。

基于本类药物具有较强的酸性,大多数药物的原料药均可在中性乙醇或甲醇等水溶性有机溶剂中,用氢氧化钠直接滴定法测定含量。

2. 水解性 本类药物中阿司匹林、双水杨酯、贝诺酯和氯贝丁酯有酯键可发生水解反应。水解反应及其产物的理化特性反应可用于鉴别,若水解反应可快速进行,亦可用水解后剩余滴定法测定含量,如氯贝丁酯可加定量过量的氢氧化钠水解后,用盐酸滴定剩余的氢氧化钠测定含量。

3. 吸收光谱特性 本类药物分子结构中均含有苯环和相应取代基,具有特征的紫外和红外特征光谱行为,已被广泛应用于本类药物及其制剂的鉴别;同时,紫外-可见分光光度法也被用于溶出度检查和含量测定。

4. 基团或元素特性 本类药物分子结构中的特征基团或元素具有特征的理化特性,如苯甲酸的碱性水溶液可与三氯化铁反应;水杨酸的邻羟苯甲酸结构与三价铁可生成有色配位化合物;酮洛芬的二苯甲酮可与二硝基苯肼缩合显色;双氯芬酸钠与碱共热分解产生氯化物,显氯化物的鉴别反应;对氨基水杨酸钠和双氯芬酸钠为钠盐,显钠盐的鉴别反应。

第二节 芳酸类药物的鉴别试验

依据芳酸类药物的性质,可采用显色反应、沉淀反应,以及红外、紫外-可见分光光度法和色谱法鉴别。

一、与铁盐的反应

1. 水杨酸及其盐在中性或弱酸性条件下,与三氯化铁试液反应,生成紫堇色配位化合物,如图 12-1 所示。

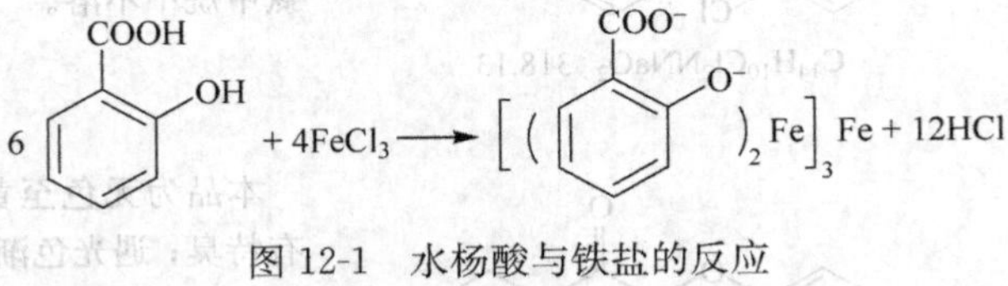

图 12-1 水杨酸与铁盐的反应

反应适宜在中性或弱酸性(pH 4~6)条件下进行,在强酸性溶液中配位化合物可分解。本反应极为灵敏,试验宜在稀溶液中进行;如取样量大,产生颜色过深时,可加水稀释后观察。

阿司匹林加水煮沸使水解生成水杨酸后,可与三氯化铁试液反应显紫堇色;双水杨酯在氢氧化钠试液中煮沸后与三氯化铁试液反应呈紫色;二氟尼柳溶于乙醇后与三氯化铁试液反应呈深紫色；对氨基水杨酸钠加水溶解后，加稀盐酸使成酸性，与三氯化铁试液反应显紫红色。

2. 苯甲酸的碱性水溶液，与三氯化铁试液生成碱性苯甲酸铁盐的赭色沉淀，如图 12-2 所示。

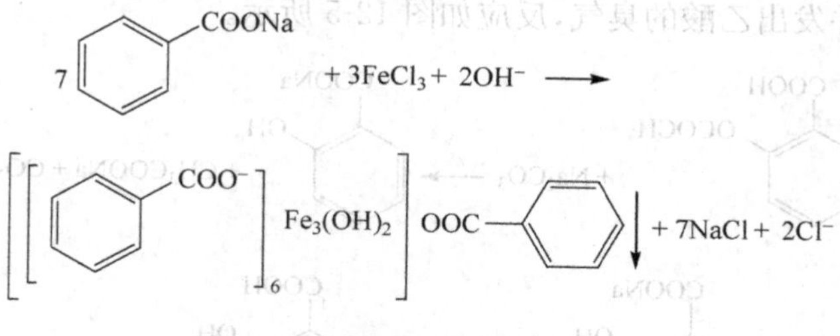

图 12-2　苯甲酸与铁盐的反应

3. 丙磺舒加少量的氢氧化钠试液使生成钠盐后（pH 约 $5.0 \sim 6.0$），滴加三氯化铁试液，即生成米黄色沉淀，如图 12-3 所示。

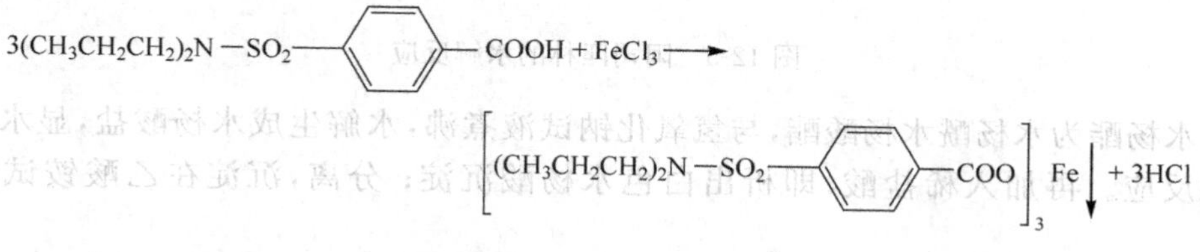

图 12-3　丙磺舒与铁盐的反应

4. 氯贝丁酯的乙醚溶液（$1 \rightarrow 10$）数滴，加盐酸羟胺的饱和乙醇溶液与氢氧化钾的饱和乙醇溶液各 $2 \sim 3$ 滴，水浴上加热约 2min，加稀盐酸使成酸性，加 1% 三氯化铁溶液 $1 \sim 2$ 滴，即显紫色，如图 12-4 所示。

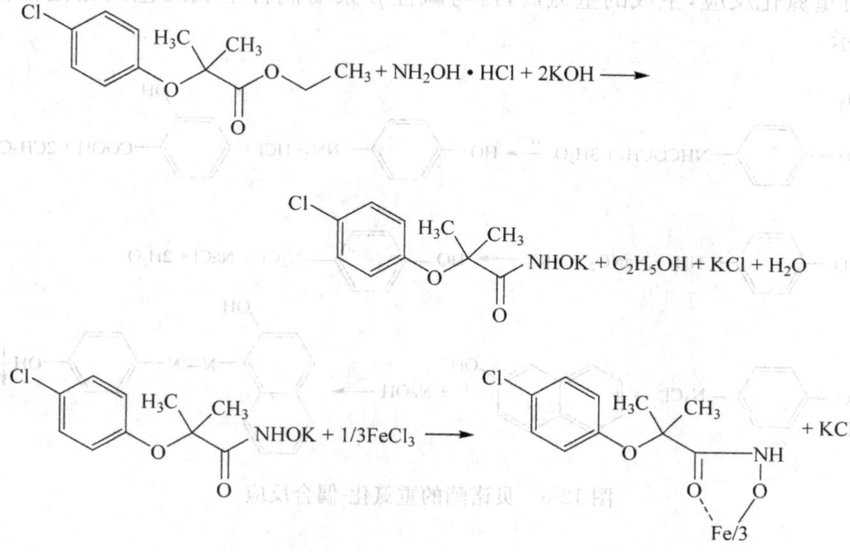

图 12-4　氯贝丁酯与铁盐的反应

二、水解反应

阿司匹林与碳酸钠试液加热水解,得水杨酸钠及乙酸钠,加过量稀硫酸酸化后,则生成白色水杨酸沉淀,并发出乙酸的臭气,反应如图 12-5 所示。

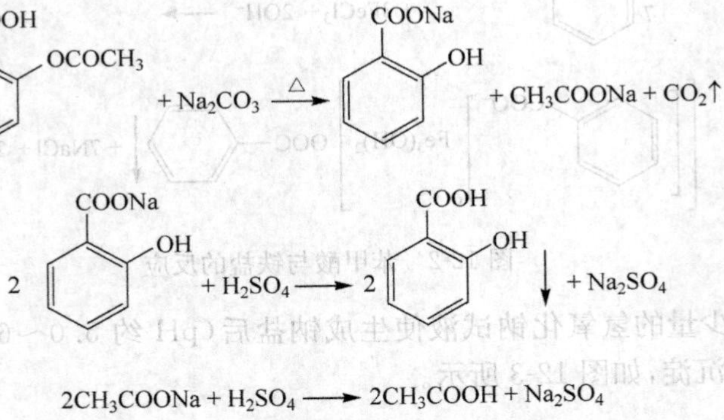

$$2CH_3COONa + H_2SO_4 \longrightarrow 2CH_3COOH + Na_2SO_4$$

图 12-5 阿司匹林的水解反应

双水杨酯为水杨酰水杨酸酯,与氢氧化钠试液煮沸,水解生成水杨酸盐,显水杨酸盐的鉴别反应。再加入稀盐酸,即析出白色水杨酸沉淀;分离,沉淀在乙酸铵试液中可溶解。

三、重氮化-偶合反应

贝诺酯具有潜在的芳伯胺基,在稀盐酸中加热水解后产生游离芳伯胺基结构,与亚硝酸钠试液进行重氮化反应,生成的重氮盐,再与碱性 β-萘酚偶合生成红色偶氮化合物,反应如图 12-6 所示。

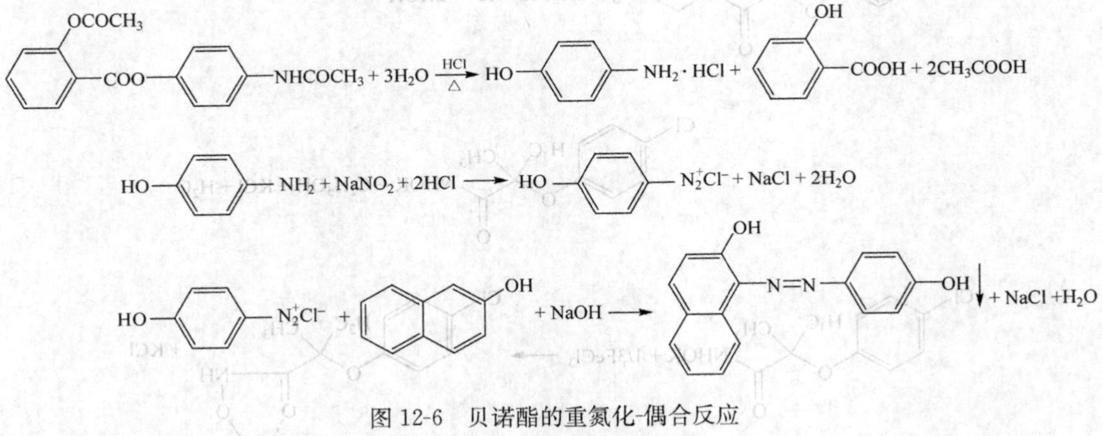

图 12-6 贝诺酯的重氮化-偶合反应

四、缩合反应

酮洛芬具有二苯甲酮结构,可与二硝基苯肼缩合生成橙色偶氮化合物。取本品约50mg,加乙醇1mL溶解后,加二硝基苯肼试液1mL,加热至沸,放冷,即产生橙色沉淀,如图12-7所示。

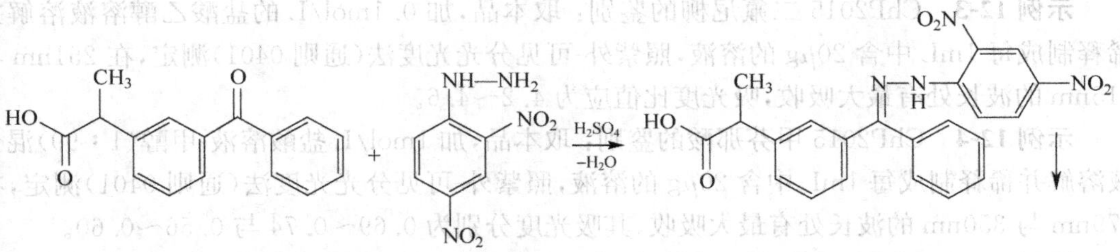

图 12-7　酮洛芬的缩合反应

五、氧化反应

甲芬那酸加硫酸溶解后,加重铬酸钾溶液,即显深蓝色,随即变为棕绿色。

六、分解产物的反应

丙磺舒加氢氧化钠,小火加热熔融数分钟,放冷,残渣加硝酸数滴,再加盐酸溶解使成酸性,加水少许稀释,滤过,滤液显硫酸盐的鉴别反应,如图12-8所示。

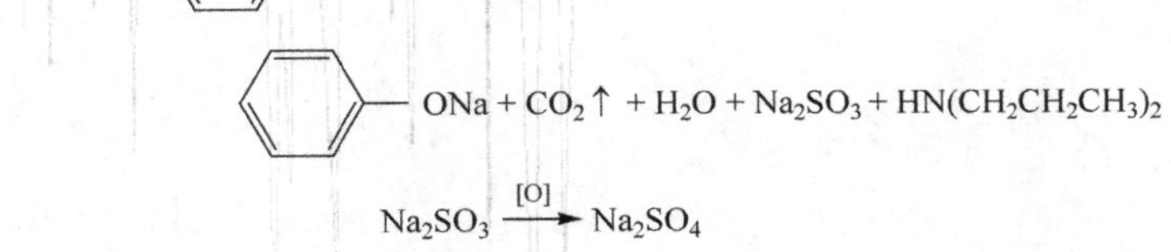

$$HOOC-C_6H_4-SO_2N(CH_2CH_2CH_3)_2 + 3NaOH \longrightarrow$$

$$C_6H_5-ONa + CO_2\uparrow + H_2O + Na_2SO_3 + HN(CH_2CH_2CH_3)_2$$

$$Na_2SO_3 \xrightarrow{[O]} Na_2SO_4$$

图 12-8　丙磺舒的分解反应

七、光谱法

1. 紫外分光光度法　紫外吸收光谱为电子光谱,一般只有2~3个较宽的吸收带,其光谱形态取决于分子结构中的共轭体系。光谱的最大吸收波长和/或最小吸收波长及在各波长处的吸光度或吸收度的比值均可用于药物的鉴别。ChP2015采用紫外分光光度法鉴别本类药物的具体方法如下:

示例 12-1　ChP2015 丙磺舒的鉴别:取本品,加含有盐酸的乙醇[取盐酸溶液(9→

1000)2mL,加乙醇制成 100mL]制成每 1mL 中含 20μg 的溶液,照紫外-可见分光光度法(通则 0401)测定,在 225nm 与 249nm 的波长处有最大吸收,在 249nm 波长处的吸光度约为 0.67。

示例 12-2 ChP2015 布洛芬的鉴别:取本品,加 0.4%氢氧化钠溶液制成每 1mL 中约含 0.25mg 的溶液,照紫外-可见分光光度法(通则 0401)测定,在 265nm 与 273nm 的波长处有最大吸收,在 245nm 与 271nm 的波长处有最小吸收,在 259nm 的波长处有一肩峰。

示例 12-3 ChP2015 二氟尼柳的鉴别:取本品,加 0.1mol/L 的盐酸乙醇溶液溶解并稀释制成每 1mL 中含 20μg 的溶液,照紫外-可见分光光度法(通则 0401)测定,在 251nm 与 315nm 的波长处有最大吸收,吸光度比值应为 4.2～4.6。

示例 12-4 ChP2015 甲芬那酸的鉴别:取本品,加 1mol/L 盐酸溶液-甲醇(1:99)混合液溶解并稀释制成每 1mL 中含 20μg 的溶液,照紫外-可见分光光度法(通则 0401)测定,在 279nm 与 350nm 的波长处有最大吸收,其吸光度分别为 0.69～0.74 与 0.56～0.60。

示例 12-5 ChP2015 氯贝丁酯的鉴别:取本品,加无水乙醇溶解并稀释制成每 1mL 中约含 0.10mg 的溶液(1)与每 1mL 中约含 10μg 的溶液(2),照紫外-可见分光光度法(通则 0401)测定,溶液(2)在 226nm 的波长处有最大吸收,溶液(1)在 280nm 与 288nm 的波长处有最大吸收。

2. 红外分光光度法 红外吸收光谱是由分子振动、转动能级跃迁所产生的分子光谱,与紫外吸收光谱(电子光谱)比较,红外吸收光谱更具指纹特征性,因此被广泛用于化学药物的鉴别。ChP2015 对本章所列芳酸类药物原料药中,除双水杨酯外,均可采用红外吸收光谱法鉴别。图 12-9 为阿司匹林的溴化钾压片红外吸收光谱图。

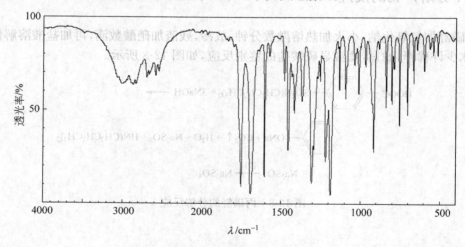

图 12-9 阿司匹林的红外吸收光谱图

八、色谱法

1. 薄层色谱法

药物制剂中存在大量的辅料,常对原料药所使用的某些鉴别方法,如红外吸收光谱法构成一定的干扰。此时,可采用薄层色谱法(TLC)进行分离与鉴别。

示例 12-6　ChP2015 二氟尼柳胶囊的鉴别:取本品的内容物适量(约相当于二氟尼柳 50mg),加甲醇 5mL,振摇使二氟尼柳溶解,滤过,滤液作为供试品溶液;另称取二氟尼柳对照品适量,加甲醇溶解制成每 1mL 中约含 10mg 的溶液,作为对照品溶液,照薄层色谱法(通则 0502)试验,吸取上述两种溶液各 5μL,分别点于同一硅胶 GF$_{254}$ 薄层板上,以正己烷-二氧六环-冰乙酸(85:10:5)为展开剂,展开,晾干,置紫外光灯(254nm)下检视,供试品溶液所显主斑点的位置和颜色应与对照品溶液的主斑点一致。

2. 高效液相色谱法

近年来,随着高效液相色谱法(HPLC)在药物制剂含量分析中的应用,HPLC 同时也越来越多被用于药物制剂的鉴别。即在含量测定的同时,通过对比供试品溶液主峰的保留时间与对照品溶液主峰的保留时间进行鉴别。

示例 12-7　ChP2015 布洛芬片的鉴别:在含量测定项下记录的色谱图中,供试品溶液主峰的保留时间应与对照品主峰的保留时间一致。

第三节　芳酸类药物的杂质检查

一、阿司匹林及双水杨酯的杂质检查

1. 合成工艺　图 12-10、图 12-11 显示其合成路线和合成过程中的副反应。

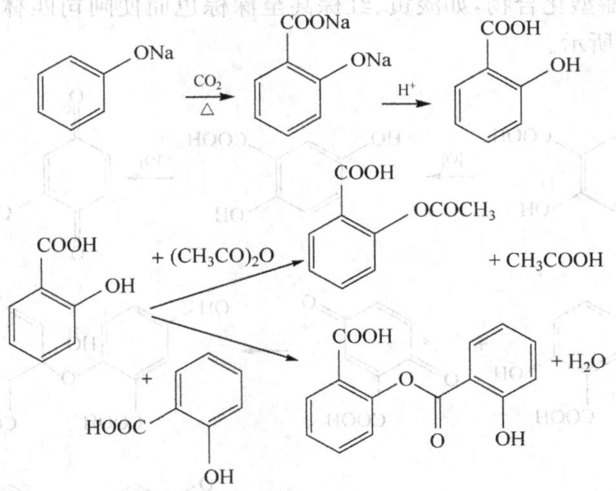

图 12-10　阿司匹林和双水杨酯的合成路线

2. 检查　ChP2015 阿司匹林除需检查"一般杂质""炽灼残渣""重金属"外,还有以下杂质检查项:

溶液的澄清度:检查碳酸钠试液中的不溶物。方法如下:

取本品 0.50g,加温热至约 45℃的碳酸钠试液 10mL 溶解后,溶液应澄清。

此类不溶性杂质包括未反应的酚类,或水杨酸精制过程中温度过高,发生脱羧反应生成

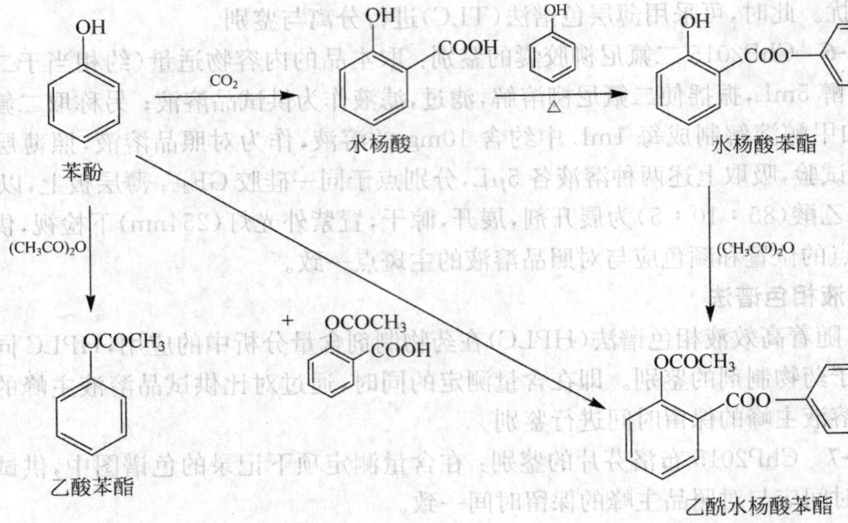

图 12-11　阿司匹林和双水杨酯的合成过程中的副反应

的苯酚,以及合成工艺过程中由其他副反应生成的乙酸苯酯、水杨酸苯酯和乙酰水杨酸苯酯等,如图 12-11 所示。这些杂质均不溶于碳酸钠试液,而阿司匹林溶于碳酸钠试液。因此可利用杂质和阿司匹林溶解行为的差异控制限量。

游离水杨酸:在生产过程中因乙酰化反应不完全,或在精制过程及贮藏期间水解而产生的水杨酸。游离水杨酸对人体有毒性,并且其分子中所含的酚羟基在空气中易被逐渐氧化生成一系列有色醌型化合物,如淡黄、红棕甚至深棕色而使阿司匹林成品变色,因而需加以控制,如图 12-12 所示。

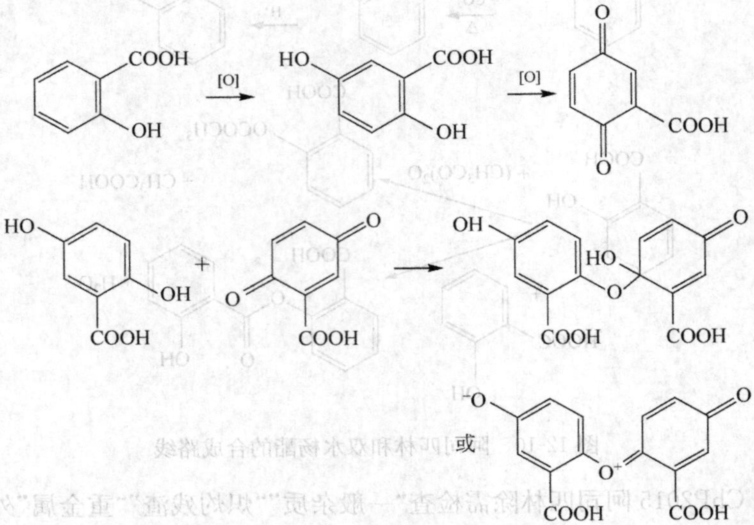

图 12-12　水杨酸的氧化反应

《中国药典》曾利用水杨酸可在弱酸性溶液中与高价铁盐生成紫堇色配位化合物,而阿司匹林结构中无游离酚羟基,不发生该反应的原理,用稀硫酸铁铵溶液显色反应检查游离水杨酸。但由于在供试品溶液制备过程中阿司匹林可发生水解产生新的游离水杨酸,自 ChP2010 开始采用高效液相色谱法对其进行检查。

ChP2015 阿司匹林中游离水杨酸的检查:临用新制。取本品约 0.1g,精密称定,置 10mL 量瓶中,加 1%冰乙酸的甲醇溶液适量,振摇使溶解,并稀释至刻度,摇匀,作为供试品溶液;取水杨酸对照品约 10mg,精密称定,置 100mL 量瓶中,加 1%冰乙酸的甲醇溶液适量使溶解并稀释至刻度,摇匀,精密量取 5mL,置 50mL 量瓶中,用 1%冰乙酸的甲醇溶液稀释至刻度,摇匀,作为对照品溶液。照高效液相色谱法(通则 0512)试验。用十八烷基硅烷键合硅胶为填充剂;以乙腈-四氢呋喃-冰乙酸-水(20:5:5:70)为流动相;检测波长为 303nm。理论板数按水杨酸峰计算不低于 5000,阿司匹林峰与水杨酸峰的分离度应符合要求,立即精密量取对照品溶液与供试品溶液各 10μL,分别注入液相色谱仪,记录色谱图。供试品溶液色谱图中如有与水杨酸峰保留时间一致的色谱峰,按外标法以峰面积计算,不得过 0.1%。

易炭化物:检查易被硫酸炭化呈色的低分子有机杂质。方法如下:

取本品 0.5g,分次缓缓加入至含硫酸[含 H_2SO_4 94.5%~95.5%(g/g)]5mL 的比色管中,振摇使之溶解,静置 15min,与对照液(取比色用氯化钴液 0.25mL、比色用重铬酸钾液 0.25mL、比色用硫酸铜液 0.40mL,加水使成 5mL)比较,颜色不得更深。

有关物质:阿司匹林中的"有关物质"系指除"游离水杨酸"外的未反应原料及其他合成副产物。方法如下:

取本品约 0.1g,置 10mL 量瓶中,加 1%冰乙酸的甲醇溶液适量,振摇使溶解并稀释至刻度,摇匀,作为供试品溶液;精密量取 1mL,置 200mL 量瓶中,用 1%冰乙酸的甲醇溶液稀释至刻度,摇匀,作为对照溶液;精密量取对照溶液 1mL,置 10mL 量瓶中,用 1%冰乙酸的甲醇溶液稀释至刻度,摇匀,作为灵敏度溶液。照高效液相色谱法(通则 0512)试验(表 12-2)。用十八烷基硅烷键合硅胶为填充剂;以乙腈-四氢呋喃-冰乙酸-水(20:5:5:70)为流动相 A,乙腈为流动相 B,按表 12-2 进行梯度洗脱;检测波长为 276nm。阿司匹林峰的保留时间约为 8min,阿司匹林峰与水杨酸峰的分离度应符合要求。分别精密量取供试品溶液、对照溶液、灵敏度溶液与游离水杨酸检查项下的水杨酸对照品溶液各 10μL,注入液相色谱仪,记录色谱图。供试品溶液色谱图中如有杂质峰,除水杨酸峰外,其他各杂质峰面积的和不得大于对照溶液主峰面积(0.5%)。供试品溶液色谱图中小于灵敏度溶液主峰面积的色谱峰忽略不计。

表 12-2　梯度洗脱表

时间/min	流动相 A/%	流动相 B/%
0	100	0
60	20	80

双水杨酯中游离水杨酸的检查:双水杨酯为水杨酰水杨酸,以水杨酸为原料经酯化而成。在生产过程中因酯化反应不完全,或在精制过程及贮藏期间的水解均可产生水杨酸。ChP2015 采用铁盐比色法检查双水杨酯中的游离水杨酸。方法如下:

取本品 1.0g,加三氯甲烷 20mL 使之溶解,作为供试品溶液;另取水杨酸约 25mg,精密称定,置 100mL 量瓶中,加三氯甲烷溶解并稀释至刻度,摇匀,精密量取 20mL,作为对照溶液。分别将上述两种溶液置于分液漏斗中,各用硝酸铁溶液[取硝酸铁1g,加硝酸溶液(0.1→100)溶解,并稀释成1000mL]提取4次,每次20mL,分取硝酸铁溶液,滤过,置100mL量瓶中,并用硝酸铁溶液稀释至刻度,摇匀。照紫外-可见分光光度法(通则0401),在530nm的波长处分别测定吸光度。供试品溶液的吸光度不得大于对照溶液的吸光度。

二、氯贝丁酯的杂质检查

1. 合成工艺 氯贝丁酯是以对氯酚为起始原料,经缩合、水解、酸化生成对氯苯氧异丁酸,再酯化制得。合成工艺如图12-13所示:

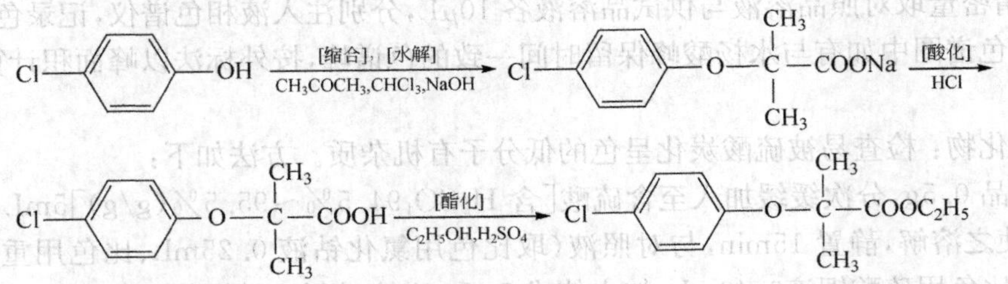

图12-13 氯贝丁酯的合成路线

2. 检查 酸度:氯贝丁酯在合成过程中易引入酸性杂质,因此ChP2015规定,需对"酸度"进行检查。方法如下:

取本品2.0g,加中性乙醇(对酚酞指示液显中性)10mL溶解后,加酚酞指示液数滴与氢氧化钠滴定液(0.1mol/L)0.15mL,应显粉红色。

对氯酚:氯贝丁酯的合成工艺是以对氯酚为起始原料,同时氯贝丁酯分解也会产生对氯酚,因此,成品中常有对氯酚存在。由于对氯酚毒性较大,各国药典均检查对氯酚。ChP2015采用气相色谱法对此进行检查。方法如下:

取本品10.0g,加氢氧化钠试液20mL,振摇提取,分取下层液(氯贝丁酯为油状液体,相对密度为1.138~1.144),用水5mL振摇洗涤后,留作挥发性物质检查用。上述水洗液并入碱性提取液中,用三氯甲烷振摇洗涤2次,每次5mL,弃去三氯甲烷液,加稀盐酸使成酸性,用三氯甲烷提取2次,每次5mL,合并三氯甲烷提取液,并加三氯甲烷稀释成10mL,作为供试品溶液;另取0.0025%对氯酚的三氯甲烷溶液作为对照品溶液。按照气相色谱法(通则0521),用2m玻璃色谱柱,以甲基硅橡胶(SE-30)为固定液,涂布浓度为5%,在柱温160℃测定。含对氯酚不得过0.0025%。

挥发性杂质:该项检查为合成过程中引入的酯类与其他挥发性物质及残留有机溶剂等的检查,ChP2015也采用气相色谱法进行检查。方法如下:

按照气相色谱法(通则0521):按照对氯酚检查项下的色谱条件。取对氯酚检查项下经碱液洗涤后的本品适量,经无水硫酸钠干燥,作为供试品;称取适量,用三氯甲烷稀释制成每1mL中约含10mg的溶液作为预试溶液,取预试溶液适量,注入气相色谱仪,调节检测灵敏度或进样量使仪器适合测定;取供试品溶液注入气相色谱仪,记录色谱图至主成分峰保留时间的2倍。供试品溶液的色谱图中如有杂质峰,各杂质峰面积之和不得大于总峰面积的千分之五。

三、甲芬那酸的杂质检查

1. 合成工艺 甲芬那酸主要以邻-氯苯甲酸和2,3-二甲基苯胺为原料,在铜催化下缩合而成。合成路线如图12-14所示:

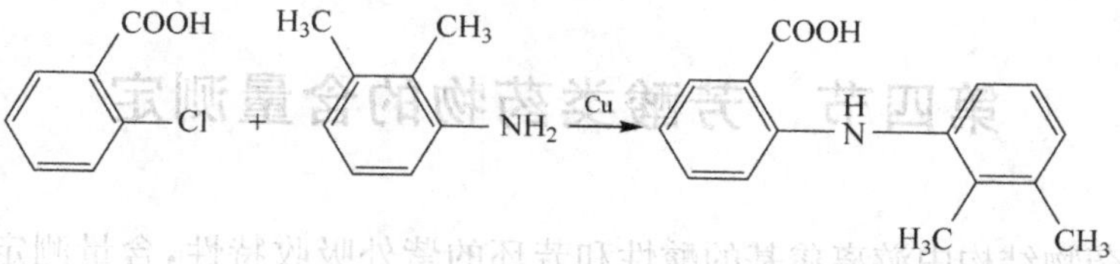

图12-14 甲芬那酸的合成路线

2. 检查 甲芬那酸除需检查"一般杂质""干燥失重""炽灼残渣""重金属"外,ChP2015规定还需检查"铜""2,3-二甲基苯胺""有关杂质"。

"铜"检查法:在甲芬那酸合成过程中,铜作为催化剂使用,可能会导致一定量的铜残留,因此ChP2015项下规定对铜进行检查。方法如下:

取本品1.0g,置石英坩埚中,加硫酸湿润,炽灼至灰化完全后,残渣用0.1mol/L硝酸溶液溶解并定量转移至25mL量瓶中,并稀释至刻度,摇匀,作为供试品溶液;精密量取标准铜溶液(精密称取硫酸铜0.393g,置1000mL量瓶中,加0.1mol/L硝酸溶液溶解并稀释至刻度,摇匀,精密量取10mL,置100mL量瓶中,用0.1mol/L硝酸溶液稀释至刻度,摇匀)1.0mL,置25mL量瓶中,用0.1mol/L硝酸溶液稀释至刻度,摇匀,作为对照品溶液。取上述两种溶液,照原子吸收分光光度法(通则0406),在324.8nm的波长处分别测定。供试品溶液的吸光度不得大于对照品溶液的吸光度(0.001%)。

2,3-二甲基苯胺:在甲芬那酸合成过程中,2,3-二甲基苯胺作为起始原料,因此甲芬那酸中可能存在未反应的2,3-二甲基苯胺,由于其对人体有毒且不易降解,自ChP2010开始对其含量进行单独控制。ChP2015依旧采用气相色谱法对其进行测定。方法如下:

取本品适量,精密称定,加二氯甲烷-甲醇(3:1)溶液溶解并定量稀释制成每1mL中约含25mg的溶液,作为供试品溶液;另取2,3-二甲基苯胺适量,精密称定,加二氯甲烷-甲醇(3:1)溶解并定量稀释制成每1mL中约含2.5μg的溶液,作为对照品溶液。照气相色谱法(通则0521)试验,以聚乙二醇(PEG-20M)为固定液的毛细管柱为色谱柱,对照品溶液采用恒温150℃,供试品溶液采用程序升温,起始温度为150℃,维持至2,3-二甲基苯胺峰出峰后,以每分钟70℃的速率升温至220℃,维持20min;进样口温度为250℃;检测器温度为260℃。精密量取对照品溶液与供试品溶液各1μL,分别注入气相色谱仪,记录色谱图。供试品溶液中如有与2,3-二甲基苯胺保留时间一致的色谱峰,其峰面积不得大于对照品溶液中2,3-二甲基苯胺峰面积(0.01%)。

有关物质:ChP2015采用高效液相色谱法测定。方法如下:

取本品适量,加流动相溶解并稀释制成每1mL中含1mg的溶液,作为供试品溶液;精密量取适量,用流动相稀释制成每1mL中含5μg的溶液,作为对照溶液。照高效液相色谱法(通则0512)测定。用十八烷基硅烷键合硅胶为填充剂,以0.05mol/L磷酸二氢铵溶液

（用氨试液调节 pH 至 5.0)-乙腈-四氢呋喃(40：46：14)为流动相；检测波长为 254nm。理论板数按甲芬那酸峰计算不低于 5000。精密量取对照溶液与供试品溶液各 10μL 分别注入液相色谱仪，记录色谱图至主成分峰保留时间的 2.5 倍。供试品溶液色谱图中如有杂质峰，单个杂质峰面积不得大于对照溶液主峰面积的 0.2 倍(0.1%)，各杂质峰面积的和不得大于对照溶液主峰面积(0.5%)。

第四节　芳酸类药物的含量测定

基于本类药物结构中游离羧基的酸性和芳环的紫外吸收特性，含量测定方法主要有酸碱滴定法、紫外-可见分光光度法和高效液相色谱法。

一、酸碱滴定法

本类药物原料药主要采用直接滴定法，但氯贝丁酯采用两步滴定法，双氯芬酸钠采用非水溶液滴定法。

1. 直接滴定法　直接滴定法即将药物溶于中性乙醇或甲醇中，以酚酞、酚红或酚磺酞为指示剂，用氢氧化钠滴定液直接滴定。以阿司匹林含量测定为例，反应原理如图 12-15 所示：

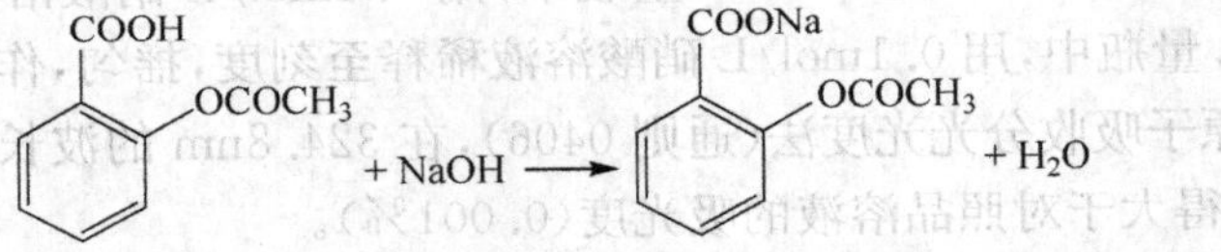

图 12-15　阿司匹林与氢氧化钠的滴定反应

示例 12-8　ChP2015 阿司匹林的含量测定：取本品约 0.4g，精密称定，加中性乙醇(对酚酞指示液显中性)20mL 溶解后，加酚酞指示液 3 滴，用氢氧化钠滴定液(0.1mol/L)滴定。每 1mL 氢氧化钠滴定液(0.1mol/L)相当于 18.02mg 的 $C_9H_8O_4$。

由于阿司匹林在水中微溶，易溶于乙醇，故使用乙醇为溶剂。因本品为弱酸，用氢氧化钠滴定时，化学计量点偏碱性，故指示剂选用在碱性区变色的酚酞。而乙醇对酚酞指示剂显酸性，可消耗氢氧化钠而使测定结果偏高。所以，乙醇在使用之前需先用氢氧化钠中和至对酚酞指示剂显中性。

滴定应在不断振摇下稍快进行，以防止局部碱浓度过大而使阿司匹林酯结构水解。温度在 0～40℃范围内，对测定结果无显著影响。

因本法缺乏专属性，易受阿司匹林的水解产物水杨酸及醋酸的干扰，故本法不适用于水杨酸含量较高的试样测定。

水杨酸、阿司匹林、双水杨酯、二氟尼柳、苯甲酸、甲芬那酸、布洛芬、酮洛芬等均采用本法测定含量。其中，二氟尼柳生在甲醇中的溶解度较大，使用甲醇-水为溶剂，以酚红为指示剂，且结果需空白校正；甲芬那酸在乙醇中为微溶，水中不溶，因此采用微温的无水中性乙醇为溶剂,以酚磺酞为指示剂进行滴定。

2. 两步滴定法 氯贝丁酯具有酯键,可在碱性溶液中水解,可通过加入定量过量的氢氧化钠滴定液,加热使酯键水解后,再用盐酸滴定液回滴剩余的氢氧化钠滴定液测定其含量,即水解后剩余滴定法(如图 12-16 所示)。

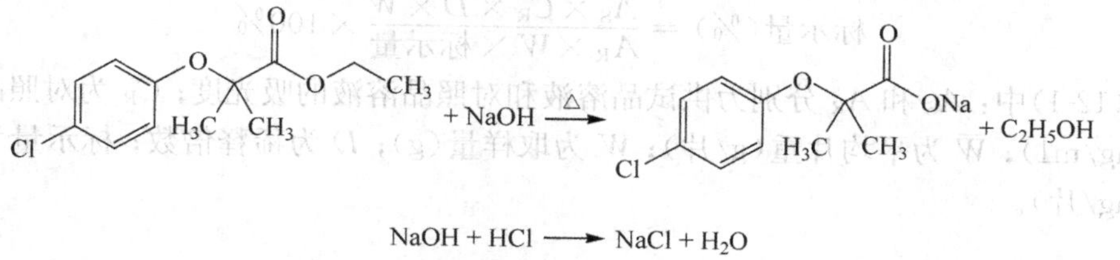

$$NaOH + HCl \longrightarrow NaCl + H_2O$$

图 12-16 氯贝丁酯与氢氧化钠的滴定反应

但是由于在合成过程中,易引入酸性杂质,而使结果偏高。因此为了消除供试品中共存酸性杂质的影响,可采用两步滴定法测定其含量,即第一步用氢氧化钠中和杂质酸,第二步水解和滴定。

示例 12-9 ChP2015 氯贝丁酯的含量测定:取本品 2g,精密称定,置锥形瓶中,加中性乙醇(对酚酞指示液显中性)10mL 与酚酞指示液数滴,滴加氢氧化钠滴定液(0.1mol/L)至显粉红色,再精密加氢氧化钠滴定液(0.5mol/L)20mL,加热回流 1h 至油珠完全消失,放冷,用新沸过的冷水洗涤冷凝管,洗液并入锥形瓶中,加酚酞指示液数滴,用盐酸滴定液(0.5mol/L)滴定,并将滴定的结果用空白试验校正。每 1mL 氢氧化钠滴定液(0.5mol/L)相当于 121.4mg 的 $C_{12}H_{15}ClO_3$。

二、亚硝酸钠滴定法

对氨基水杨酸钠具有芳伯胺基,能在盐酸存在下与亚硝酸钠定量地发生重氮化反应,生成重氮盐。因此,可采用亚硝酸钠滴定法测定含量。

示例 12-10 ChP2015 对氨基水杨酸钠的含量测定:取本品约 0.15g,精密称定,加水 20mL 溶解后,加 50%溴化钠溶液 10mL 与冰乙酸 25mL,照电位滴定法(通则 0701),快速加入亚硝酸钠滴定液(0.1mol/L)5mL 后,继续用该滴定液滴定至终点。每 1mL 亚硝酸钠滴定液(0.1mol/L)相当于 17.52mg 的 $C_7H_6NNaO_3$。

有关亚硝酸钠滴定法的讨论详见胺类药物的分析。

三、紫外分光光度法

在 ChP2015 中,二氟尼柳片、二氟尼柳胶囊和丙磺舒片采用紫外分光光度法进行含量测定。

示例 12-11 ChP2015 二氟尼柳片的含量测定:取本品 20 片,精密称定,研细,精密称取适量(约相当于二氟尼柳 0.1g),置 100mL 量瓶中,加 0.1mol/L 的盐酸乙醇溶液适量,超声使二氟尼柳溶解,放冷,用 0.1mol/L 的盐酸乙醇溶液稀释至刻度,摇匀,滤过,精密量取续滤液 5mL,置 100mL 量瓶中,用 0.1mol/L 盐酸乙醇溶液稀释至刻度,摇匀,作为供试品溶液,照紫外-可见分光光度法(通则 0401),在 315nm 的波长处测定吸光度;另取二氟尼柳对照品适量,精密称定,加 0.1mol/L 盐酸乙醇溶液溶解并定量稀释制成每 1mL 中约含 50μg 的溶液,作为对照品溶液,同法测定。计算,即得。

$$标示量(\%) = \frac{A_S \times C_R \times D \times \overline{W}}{A_R \times W \times 标示量} \times 100\% \tag{12-1}$$

式(12-1)中:A_S 和 A_R 分别为供试品溶液和对照品溶液的吸光度;C_R 为对照品溶液的浓度(mg/ml);$\overline{W}$ 为平均片重(g/片);W 为取样量(g);D 为稀释倍数;标示量为片剂的规格(mg/片)。

四、高效液相色谱法

药物制剂中的有关物质、辅料、稳定剂等,常对主成分的含量测定构成干扰。高效液相色谱法作为在线分离检测技术被广泛应用于本类药物制剂的溶出度和含量测定。ChP2015 收载的典型芳酸类药物及制剂大多采用离子抑制-反相高效液相色谱法测定,用外标法计算含量。

示例 12-12 ChP2015 阿司匹林片的含量测定:①色谱条件与系统适用性试验:用十八烷基硅烷键合硅胶为填充剂;以乙腈-四氢呋喃-冰乙酸-水(20∶5∶5∶70)为流动相;检测波长为 276nm。理论板数按阿司匹林峰计算不低于 3000,阿司匹林峰与水杨酸峰的分离度应符合要求。②测定法:取本品 20 片,精密称定,充分研细,精密称取细粉适量(约相当于阿司匹林 10mg),置 100mL 量瓶中,用 1%冰乙酸的甲醇溶液强烈振摇使阿司匹林溶解,并用 1%冰乙酸的甲醇溶液稀释至刻度,摇匀,滤膜滤过,取续滤液作为供试品溶液,精密量取 10μL 注入液相色谱仪,记录色谱图;另取阿司匹林对照品,精密称定,加 1%冰乙酸的甲醇溶液振摇使溶解并定量稀释制成每 1mL 中约含 0.1mg 的溶液,同法测定。按外标法以峰面积计算,即得。

$$标示量(\%) = \frac{C_R \times \dfrac{A_X}{A_R} \times D \times \overline{W}}{W \times 标示量} \times 100\% \tag{12-2}$$

式(12-2)中:C_R 为对照品溶液浓度(mg/mL);A_X 和 A_R 分别为供试品溶液和对照品溶液的峰面积;D 为稀释倍数;W 为取样量(g);$\overline{W}$ 为平均片重(g/片);标示量为片剂规格(g/片)。

本法为反相离子抑制色谱,流动相中添加冰乙酸是为抑制阿司匹林的解离,进而消除因色谱柱对阿司匹林的吸附而造成的色谱峰拖尾与分裂现象。同时,流动相及供试品溶液中的乙酸也可抑制阿司匹林的水解,增加溶液的稳定性。

第五节 体内芳酸类药物的分析

阿司匹林是一种在临床上常用的消炎、镇痛、退热和抗凝血药物。阿司匹林的血清半衰期约为 15min,在服用后快速水解生成水杨酸(SA),而水杨酸的血清半衰期则长很多,在使用小剂量的阿司匹林时,其血清半衰期为 2~3h,在抗感染治疗剂量下则可达 12h。所以,在阿司匹林药动学研究时,需同时测定监测活性代谢物水杨酸。在体内样品中,目前常用的阿司匹林和水杨酸测定方法有液相色谱法、液相色谱-质谱联用法、毛细管电泳法等。现以毛细管电泳法为例,介绍血清中的阿司匹林代谢物水杨酸的测定。

示例 12-13　高效毛细管电泳法用于血清中水杨酸的测定[1]

1. 仪器和色谱条件　HP³ᴰ毛细管电泳仪;熔融石英毛细管,64.5cm×75μm I.D.,有效长度56cm;压力样量50mm Hg×20s(约 100 nL);检测波长 210nm;分离电压 25kV;缓冲溶液 100mM 硼砂,pH 8.8;每次进样前毛细管用 0.1mol/L NaOH 冲洗 2min,运行缓冲溶液冲洗 3min;所用溶液在使用前 0.5μm 滤膜滤过并超声脱气。

2. 血清样品预处理　取血清样品 3000g 离心 10min,37℃孵育过夜,然后取孵育后样品 100μL 加入 150μL 乙腈,13400g 离心 2min 进样。

实验结果表明,高效毛细管电泳法可以有效地测定血清中阿司匹林的代谢产物水杨酸,且本方法操作简单,样品需求量小,分析速度快,可以用于血液中药物浓度的监测(图 12-17)。

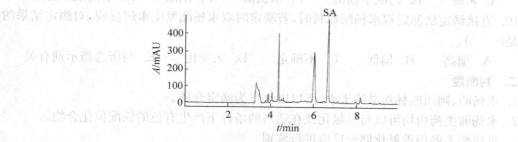

图 12-17　毛细管电泳法用于血清中水杨酸的测定

(兰州大学　王兆彦)

课后习题

一、选择题

1. 下列芳酸类药物中,不能用三氯化铁反应鉴别的是(　　)。
　　A. 水杨酸　　B. 苯甲酸钠　　C. 布洛芬　　D. 丙磺舒　　E. 贝诺酯

2. 阿司匹林杂质检查项下溶液的澄清度检查是利用(　　)。
　　A. 药物与杂质溶解行为的差异　　　　B. 药物与杂质旋光性的差异
　　C. 药物与杂质颜色的差异　　　　　　D. 药物与杂质臭味及挥发性的差异
　　E. 药物与杂质对光吸收性质的差异

3. 药物结构中与 FeCl₃ 发生反应的活性基团是(　　)。
　　A. 甲酮基　　B. 酚羟基　　C. 芳伯胺基　　D. 乙酰基　　E. 烯醇基

4. 芳酸类药物的酸碱滴定中,常用中性乙醇做溶剂,所谓"中性"是指(　　)。
　　A. 对所用指示剂中性　　　　B. pH=7　　C. 去除酸性杂质的乙醇
　　D. 对酚酞显中性　　　　　　E. 对甲基橙显中性

5. 如采用两步滴定法测定阿司匹林片剂含量,第一步消耗的氢氧化钠的作用不包括(　　)。
　　A. 中和游离水杨酸　　B. 中和酸性杂质　　C. 中和辅料中的酸

D. 水解酯键　　　　　E. 中和阿司匹林分子中的羧基

6. 下列关于直接滴定法测定阿司匹林含量的说法,不正确的是(　　)。

A. 反应摩尔比为1：1　　 B. 用氢氧化钠滴定液滴定　　 C. 以酚酞为指示剂

D. 以 pH 7 的乙醇溶液作为溶剂　　 E. 滴定时在不断振摇下稍快进行

7. 苯甲酸与三氯化铁反应生成的产物是(　　)。

A. 紫堇色配位化合物　　　　　 B. 赭色沉淀　　　　　 C. 红色配位化合物

D. 白色沉淀　　　　　　　　　 E. 红色沉淀

8. 下列哪种反应可用于检查阿司匹林中的水杨酸杂质(　　)。

A. 重氮化偶合反应　　 B. 与变色酸共热呈色　　 C. 与三价铁显色

D. 与 HNO_3 显色　　　　 E. 与硅钨酸形成白色沉淀

9. 阿司匹林与碳酸钠试液共热后,再加稀硫酸酸化,产生的白色沉淀是(　　)。

A. 苯酚　　 B. 乙酰水杨酸　　 C. 水杨酸　　 D. 醋酸　　 E. 水杨酰水杨酸

10. 直接滴定法测定双水杨酯原料时,若滴定时双水杨酯发生水解反应,对测定结果的影响是(　　)。

A. 偏高　　 B. 偏低　　 C. 不确定　　 D. 无变化　　 E. 与所选指示剂有关

二、判断题

1. 水杨酸、阿司匹林均易溶于水,所以以水作为滴定介质。

2. 水杨酸类药物均可以与三氯化铁在适当的条件下产生有色的铁配位化合物。

3. 贝诺酯不能用重氮化偶合反应进行鉴别。

4. 阿司匹林中水杨酸的检查可采用 $FeCl_3$ 比色法。

5. 水杨酸酸性比苯甲酸强,是因为水杨酸分子中羧基与邻基羟基的氢形成分子内氢键。

三、简答题

1. 阿司匹林中的主要杂质是什么? 检查此杂质的原理是什么?

2. 为何水杨酸的酸性大于苯甲酸的酸性?（根据其结构特点简述）

四、计算题

称取对氨基水杨酸钠 0.4982g,按药典规定加水和盐酸后,按永停滴定法用亚硝酸钠滴定液(0.1023mol/L)滴定到终点,消耗亚硝酸钠滴定液 22.91mL,求对氨基水杨酸钠的百分含量(每 1mL 0.1mol/L 的亚硝酸钠滴定液相当于 21.11mg 的 $C_7H_6NNaO_3 \cdot 2H_2O$)。

参 考 文 献

[1] GOTO Y, MAKINO K, KATAOKA Y, et al. Determination of salicylic acid in human serum with capillary zone electrophoresis [J]. Journal of Chromatography B, 1998, 706: 329-335.

[2] 国家药典委员会. 中华人民共和国药典[S]. 2015 年版. 北京：中国医药科技出版社, 2015.

[3] 杭太俊. 药物分析[M]. 8 版. 北京：人民卫生出版社, 2016.

[4] 刘文英. 药物分析[M]. 6 版. 北京：人民卫生出版社, 2007.

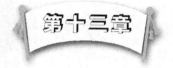

胺类药物的分析

分子结构中以氨基为主要活性基团的药物即为胺类药物，该类药物按化学结构可分为芳胺类、芳烃胺类和磺胺类等药物。本章主要介绍芳胺类药物中的对氨基苯甲酸酯类和酰苯胺类、芳烃胺类药物中的苯乙胺类及磺胺类药物的分析。

第一节 芳胺类药物的分析

芳胺类药物的基本结构有二类：一类为在芳环上有芳伯胺基，芳伯胺基对位有取代基的对氨基苯甲酸酯类；另一类为芳伯胺基被酰化，芳伯胺基对位有取代基的酰苯胺类。本类药物是临床上应用广泛的局部麻醉药物，化学结构通常包括芳香环和胺基，对氨基苯甲酸酯类局部麻醉药的代表药物为普鲁卡因；酰苯胺类局部麻醉药的代表药物为利多卡因。

一、典型药物的结构与性质

（一）对氨基苯甲酸酯类药物的基本结构与主要理化性质

1. 结构（图 13-1）

表 13-1 列举了 ChP2015 收载的本类药物，除盐酸丁卡因芳伯胺基上的 1 个氢被正丁基所取代外，其余均具有芳伯胺基。抗心律失常药盐酸普鲁卡因胺与盐酸普鲁卡因的化学结构仅存在羧酸酯与酰胺的差异，化学性质与本类药物很相似，故在此一并列入讨论。

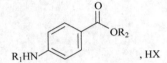

图 13-1　对氨基苯甲酸酯类药物的基本结构

表 13-1　对氨基苯甲酸酯类典型药物

药　　物	结构式、分子式、相对分子质量	性　　状
苯佐卡因 Benzocaine	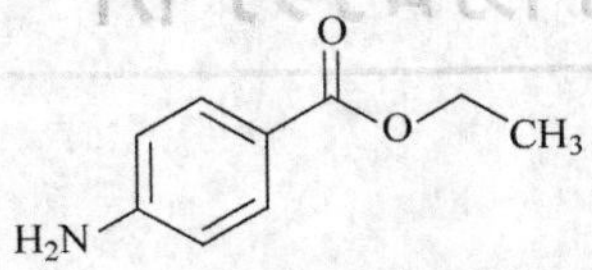 $C_9H_{11}NO_2$ 165.19	白色结晶性粉末；无臭；遇光色渐变黄。 在乙醇、三氯甲烷或乙醚中易溶，在脂肪油中略溶，在水中极微溶解。 熔点为 88～91℃
盐酸丁卡因 Tetracaine hydrochloride	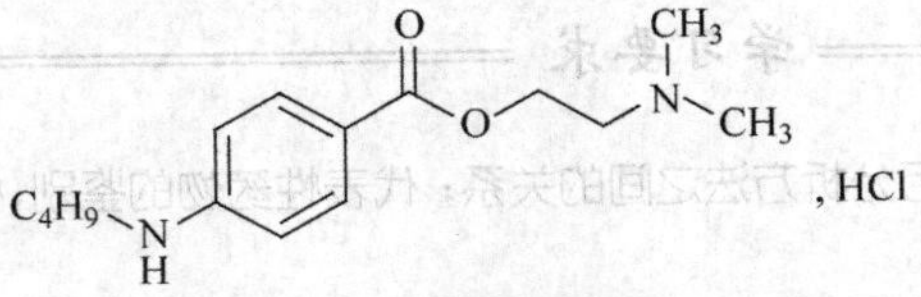 $C_{15}H_{24}N_2O_2 \cdot HCl$ 300.83	白色结晶或结晶性粉末；无臭。 在水中易溶，在乙醇中溶解，在乙醚中不溶。 熔点为 147～150℃
盐酸普鲁卡因 Procaine hydrochloride	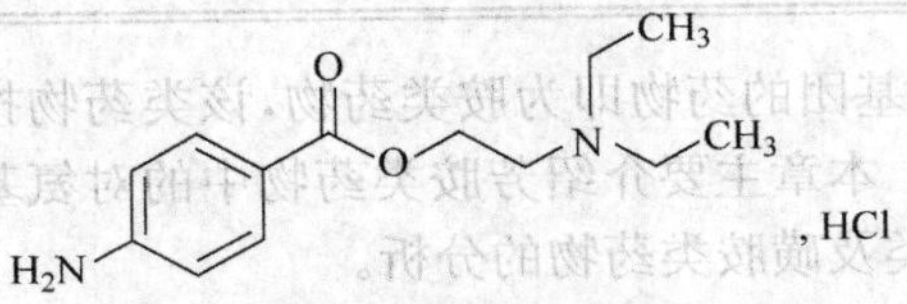 $C_{13}H_{20}N_2O_2 \cdot HCl$ 272.77	白色结晶或结晶性粉末；无臭。 在水中易溶，在乙醇中略溶，在三氯甲烷中微溶，在乙醚中几乎不溶。 熔点为 154～157℃
盐酸氯普鲁卡因 Chloroprocaine hydrochloride	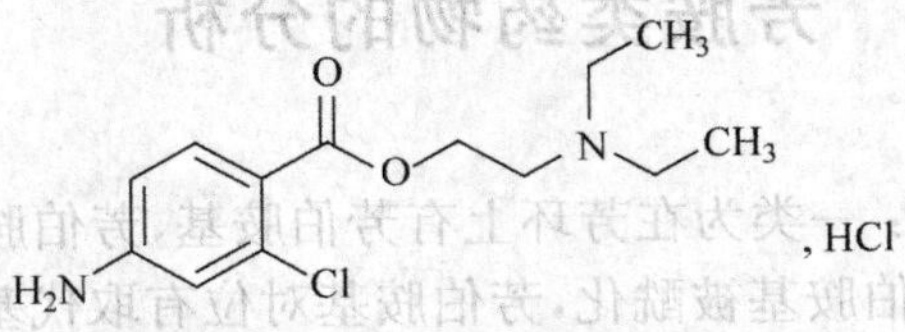 $C_{13}H_{19}ClN_2O_2 \cdot HCl$ 307.22	熔点为 173～176℃ （USP40-NF35 收载）
盐酸普鲁卡因胺 Procainamide hydrochloride	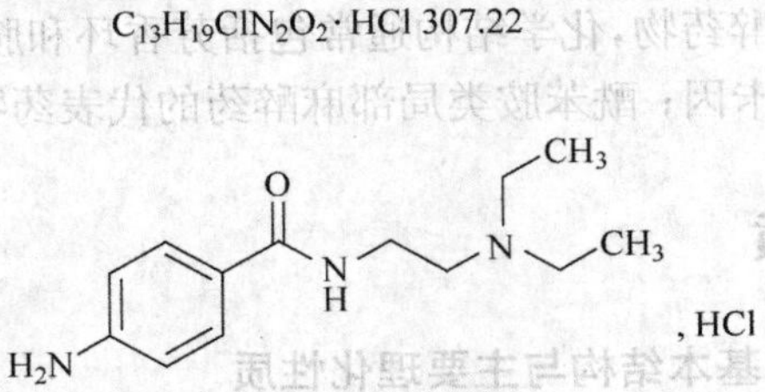 $C_{13}H_{21}N_3O \cdot HCl$ 271.79	白色至淡黄色结晶性粉末；无臭；有引湿性。 在水中易溶，在乙醇中溶解，在三氯甲烷中微溶，在乙醚中极微溶解。 熔点为 165～169℃

2. 理化性质

（1）溶解性：对氨基苯甲酸酯的游离碱多为碱性油状液体或低熔点固体，难溶于水，可溶于有机溶剂；其盐酸盐均系白色结晶性粉末,具有一定的熔点,易溶于水和乙醇,难溶于有机溶剂。

（2）芳伯胺基特性：上述药物除盐酸丁卡因外,均具有芳伯胺基,故显重氮化-偶合反应；与芳醛缩合成希夫（Schiff）碱反应；易氧化变色等。

（3）水解特性：分子中含有酯键,易水解。药物水解反应的快慢受光、热或碱性条件的影响。苯佐卡因、盐酸普鲁卡因水解产物为对氨基苯甲酸（p-Aminobenzoic acid,PABA）,盐酸氯普鲁卡因水解产物为 4-氨基-2-氯苯甲酸,盐酸丁卡因水解产物为对丁氨基苯甲酸（Butylaminobenzoic acid,BABA）。

（4）弱碱性：除苯佐卡因外,分子中的脂烃胺侧链为叔胺氮原子,具有一定碱性,可以成盐；能与生物碱沉淀剂发生沉淀反应；在水溶液中不能用标准酸直接滴定,只能在非水溶剂体系中滴定。

（5）吸收光谱特性：分子结构中含有苯环等共轭结构,具有紫外吸收与红外吸收光谱特征。

（二）酰苯胺类药物的基本结构与主要理化性质

1. 结构（图 13-2）

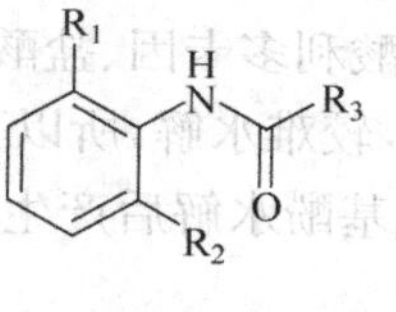

图 13-2　酰苯胺类药物的基本结构

表 13-2 列举了 ChP2015 收载的本类药物,本类药物均系苯胺的酰基衍生物,其结构共性是具有芳酰胺基。

表 13-2　酰苯胺类典型药物

药　物	结构式、分子式、相对分子质量	性　状
盐酸利多卡因 Lidocaine hydrochloride	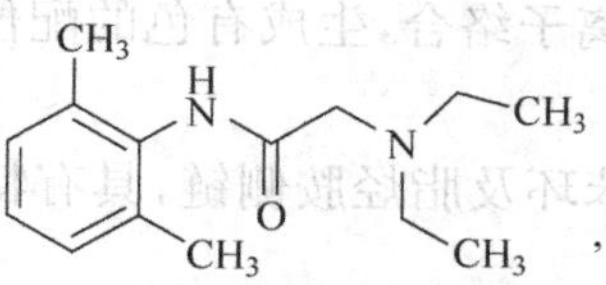 $C_{14}H_{22}N_2O \cdot HCl \cdot H_2O$　288.82	白色结晶性粉末；无臭。 在水或乙醇中易溶,在三氯甲烷中溶解,在乙醚中不溶。 熔点为 75～79℃
盐酸布比卡因 Bupivacaine hydrochloride	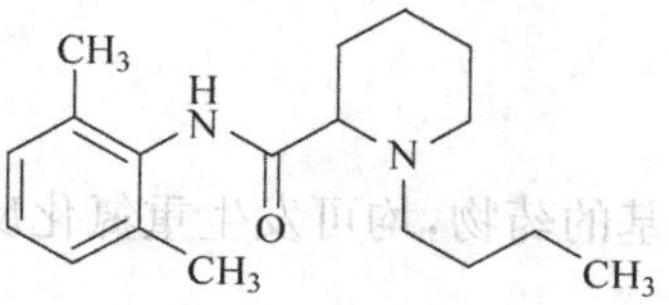 $C_{18}H_{28}N_2O \cdot HCl \cdot H_2O$　342.91	白色结晶性粉末；无臭。 在乙醇中易溶,在水中溶解,在三氯甲烷中微溶,在乙醚中几乎不溶。

续表

药　物	结构式、分子式、相对分子质量	性　状
盐酸罗哌卡因 Ropivacaine hydrochloride	$C_{17}H_{26}N_2O \cdot HCl \cdot H_2O$　328.88	白色或类白色结晶或结晶性粉末； 无臭。 在乙醇中易溶，在水中溶解，在乙醚 中几乎不溶。 比旋度为$-6.5°\sim-9.0°$（水溶液）
对乙酰氨基酚 Paracetamol	$C_8H_9NO_2$　151.16	白色结晶或结晶性粉末； 在热水或乙醇中易溶，在丙酮中溶 解，在水中略溶。 熔点为168～172℃

2. 理化性质

（1）水解后呈芳伯胺基特性：分子结构中的芳酰胺基在酸性溶液中可水解为芳伯胺基化合物而显芳伯胺基特性反应，但盐酸利多卡因、盐酸布比卡因和盐酸罗哌卡因在酰胺基邻位存在两个甲基，由于空间位阻影响，较难水解，所以其盐的水溶液比较稳定。

（2）水解产物易酯化：对乙酰氨基酚水解后产生乙酸，可在硫酸介质中与乙醇反应，生成乙酸乙酯的香味。

（3）弱碱性：脂烃胺侧链为叔胺氮原子，具有弱碱性，能与生物碱沉淀剂发生沉淀反应；在冰乙酸等非水溶剂中能用高氯酸滴定。对乙酰氨基酚不具有脂烃胺侧链，也无此类反应，可以区别。

（4）酚羟基特性：对乙酰氨基酚具有酚羟基，与三氯化铁发生呈色反应，可与分子结构中无酚羟基的本类药物区别。

（5）与重金属离子反应特性：盐酸利多卡因、盐酸布比卡因和盐酸罗哌卡因分子结构中酰胺基上的氮可在水溶液中与铜离子或钴离子络合，生成有色的配位化合物沉淀。此沉淀可溶于三氯甲烷等有机溶剂而显色。

（6）吸收光谱特性：分子结构中均含有苯环及脂烃胺侧链，具有特征的紫外吸收光谱与红外光谱。

二、鉴别试验

（一）重氮化-偶合反应

分子结构中具有芳伯胺基或潜在芳伯胺基的药物，均可发生重氮化反应，生成的重氮盐可与碱性 β-萘酚偶合生成有色的偶氮染料。

苯佐卡因、盐酸普鲁卡因、盐酸氯普卡因和盐酸普鲁卡因胺在盐酸溶液中，可直接与亚硝酸钠进行重氮化反应。

对乙酰氨基酚在稀盐酸中加热水解后，也可与亚硝酸钠进行重氮化反应。

盐酸丁卡因分子结构中不具有芳伯胺基,无此反应,但其分子结构中的芳香仲胺在酸性溶液中与亚硝酸钠反应,生成 N-亚硝基化合物的乳白色沉淀,可与具有芳伯胺基的同类药物区别,化学反应式见图 13-3。

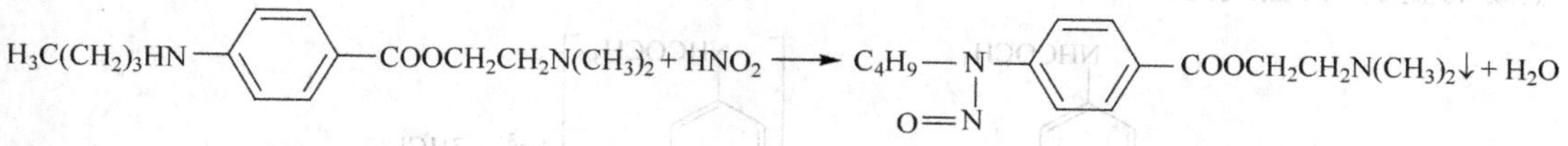

图 13-3　盐酸丁卡因的亚硝基化反应

示例 13-1　ChP2015 中苯佐卡因和盐酸普鲁卡因的鉴别试验:取供试品约 50mg,加稀盐酸 1mL,必要时缓缓煮沸使溶解,放冷,加 0.1mol/L 亚硝酸钠溶液数滴,滴加碱性 β-萘酚试液数滴,视供试品不同,生成由橙黄到猩红色沉淀。盐酸普鲁卡因鉴别试验的化学反应式见图 13-4。

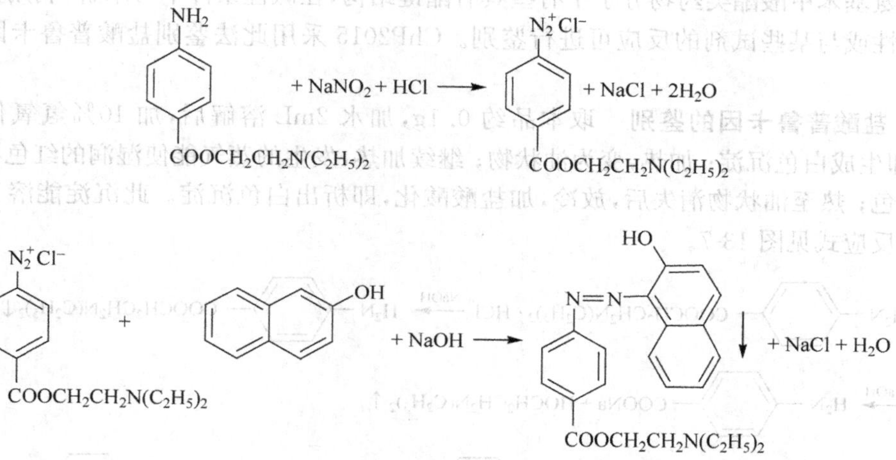

图 13-4　盐酸普鲁卡因的重氮化-偶合反应

示例 13-2　ChP2015 中对乙酰氨基酚的鉴别试验:取供试品约 0.1g,加稀盐酸 5mL,置水浴中加热 40min,放冷;取 0.5mL,滴加亚硝酸钠溶液 5 滴,摇匀,用水 3mL 稀释后,加碱性 β-萘酚试液 2mL,振摇,即显红色。对乙酰氨基酚鉴别试验的化学反应式见图 13-5。

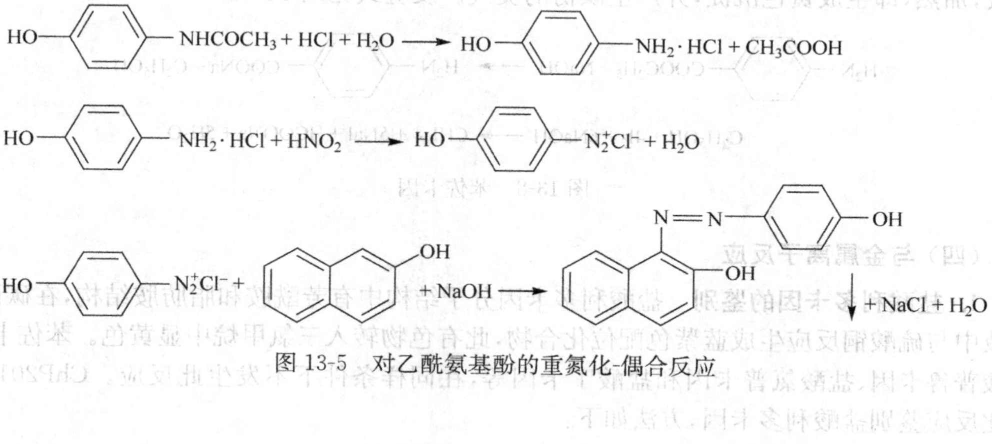

图 13-5　对乙酰氨基酚的重氮化-偶合反应

（二）与三氯化铁反应

对乙酰氨基酚结构中有酚羟基，可直接与三氯化铁试液反应显蓝紫色，可用于对乙酰氨基酚的鉴别，反应式见图 13-6。

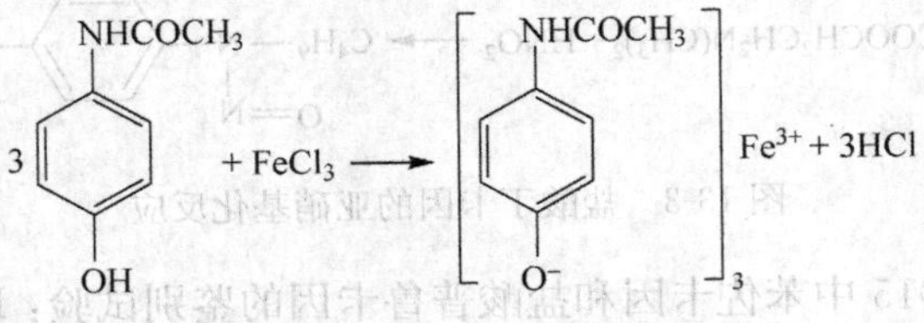

图 13-6 对乙酰氨基酚的三氯化铁反应

（三）水解产物反应

对氨基苯甲酸酯类药物分子中有些具有酯键结构，在碱性条件下可水解，利用其水解产物的特性或与某些试剂的反应可进行鉴别。ChP2015 采用此法鉴别盐酸普鲁卡因和苯佐卡因。

1. 盐酸普鲁卡因的鉴别　取本品约 0.1g，加水 2mL 溶解后，加 10％氢氧化钠溶液 1mL，即生成白色沉淀；加热，变为油状物；继续加热，发生的蒸气能使湿润的红色石蕊试纸变为蓝色；热至油状物消失后，放冷，加盐酸酸化，即析出白色沉淀。此沉淀能溶于过量的盐酸。反应式见图 13-7。

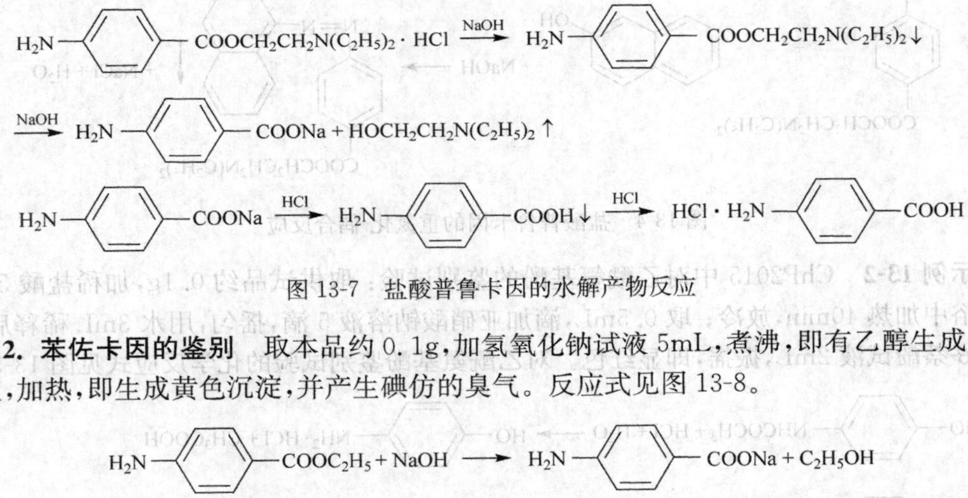

图 13-7 盐酸普鲁卡因的水解产物反应

2. 苯佐卡因的鉴别　取本品约 0.1g，加氢氧化钠试液 5mL，煮沸，即有乙醇生成，加碘试液，加热，即生成黄色沉淀，并产生碘仿的臭气。反应式见图 13-8。

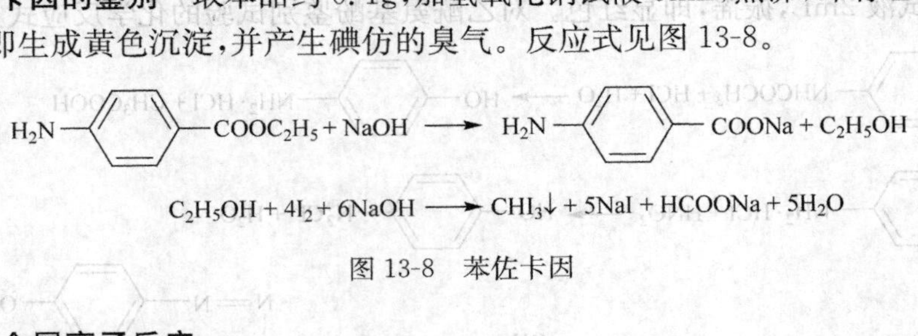

图 13-8 苯佐卡因

（四）与金属离子反应

1. 盐酸利多卡因的鉴别　盐酸利多卡因分子结构中有芳酰胺和脂肪胺结构，在碳酸钠试液中与硫酸铜反应生成蓝紫色配位化合物，此有色物转入三氯甲烷中显黄色。苯佐卡因、盐酸普鲁卡因、盐酸氯普卡因和盐酸丁卡因等，在同样条件下不发生此反应。ChP2015 选择此反应鉴别盐酸利多卡因，方法如下：

取本品 0.2g，加水 20mL 溶解后，取溶液 2mL，加硫酸铜试液 0.2mL 与碳酸钠试液 1mL，即显蓝紫色；加三氯甲烷 2mL，振摇后放置，三氯甲烷层显黄色。反应式见图 13-9。

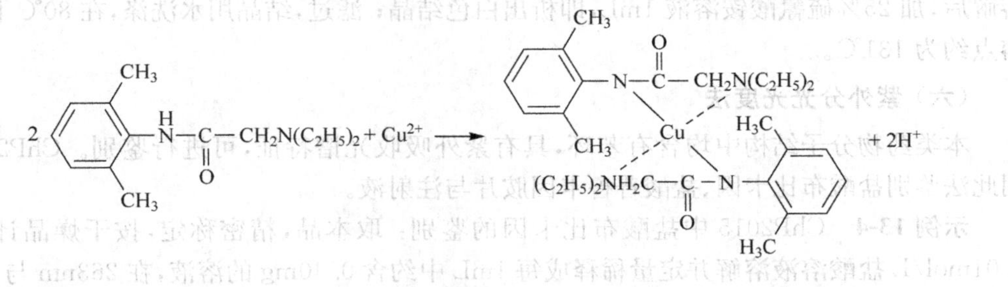

图 13-9 盐酸利多卡因与铜离子的反应

盐酸利多卡因，在酸性溶液中与氯化钴试液反应，生成亮绿色细小钴盐沉淀。反应式见图 13-10。

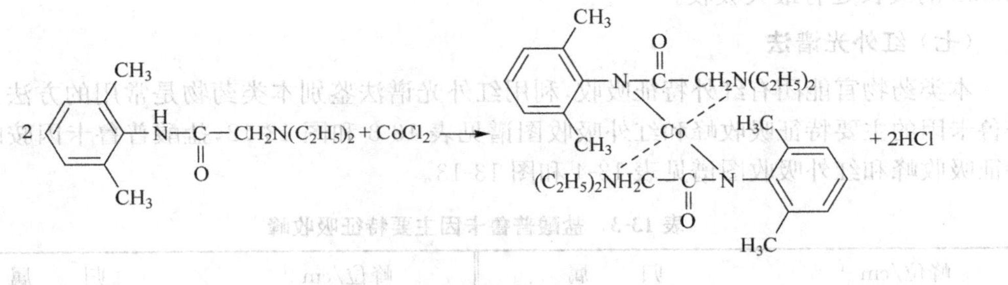

图 13-10 盐酸利多卡因与钴离子的反应

盐酸利多卡因的水溶液加硝酸酸化后，加硝酸汞试液煮沸，显黄色；对氨基苯甲酸酯类药物显红色或橙黄色，可与之区别。

2. 盐酸普鲁卡因胺的鉴别 因其分子结构中具有芳酰胺结构，可被浓过氧化氢氧化成羟肟酸，再与三氯化铁作用形成配位化合物羟肟酸铁。ChP2015 选择此反应鉴别盐酸普鲁卡因胺，方法如下：

取本品 0.1g，加水 5mL，加三氯化铁试液与浓过氧化氢溶液各 1 滴，缓缓加热至沸，溶液显紫红色，随即变为暗棕色至棕黑色。反应式如图 13-11。

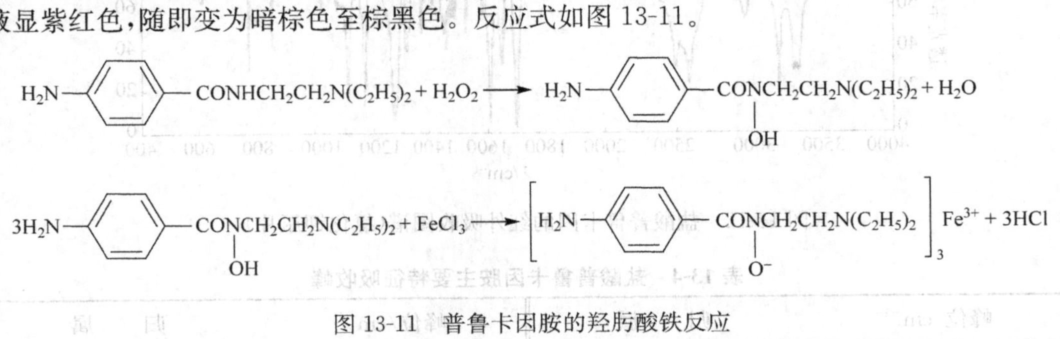

图 13-11 普鲁卡因胺的羟肟酸铁反应

（五）制备衍生物测定熔点

制备衍生物测定熔点是国内外药典常采用的鉴别方法之一。ChP2015、USP40-NF35、

BP2017、JP17 等均采用此法鉴别盐酸丁卡因。

示例 13-3　ChP2015 中盐酸丁卡因的鉴别：取本品约 0.1g，加 5％乙酸钠溶液 10mL 溶解后，加 25％硫氰酸铵溶液 1mL，即析出白色结晶；滤过，结晶用水洗涤，在 80℃干燥后，熔点约为 131℃。

（六）紫外分光光度法

本类药物分子结构中均含有苯环，具有紫外吸收光谱特征，可进行鉴别。ChP2015 采用此法鉴别盐酸布比卡因、盐酸普鲁卡因胺片与注射液。

示例 13-4　ChP2015 中盐酸布比卡因的鉴别：取本品，精密称定，按干燥品计算，加 0.01mol/L 盐酸溶液溶解并定量稀释成每 1mL 中约含 0.40mg 的溶液，在 263nm 与 271nm 的波长处有最大吸收；其吸光度分别为 0.53～0.58 与 0.43～0.48。

示例 13-5　ChP2015 中盐酸普鲁卡因胺片的鉴别：取本品的细粉适量，加水振摇使盐酸普鲁卡因胺溶解，滤过，取续滤液加水制成每 1mL 中含盐酸普鲁卡因胺 5μg 的溶液，在 280nm 的波长处有最大吸收。

（七）红外光谱法

本类药物官能团有红外特征吸收，利用红外光谱法鉴别本类药物是常用的方法。盐酸普鲁卡因的主要特征吸收峰和红外吸收图谱见表 13-3 和图 13-12，盐酸普鲁卡因胺的主要特征吸收峰和红外吸收图谱见表 13-4 和图 13-13。

表 13-3　盐酸普鲁卡因主要特征吸收峰

峰位/cm^{-1}	归　属	峰位/cm^{-1}	归　属
3315,3200	ν_{NH_2}（伯胺）	1645	δ_{N-H}（胺基）
2585	ν_{N-H}（胺基）	1604,1520	$\nu_{C=C}$（苯环）
1692	$\nu_{C=O}$（酯羰基）	1271,1170,1115	ν_{C-O}（酯基）

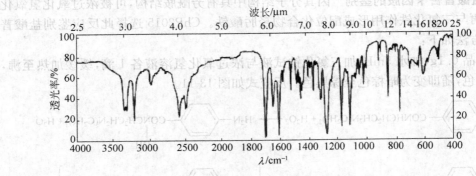

图 13-12　盐酸普鲁卡因的红外吸收图谱（氯化钾压片）

表 13-4　盐酸普鲁卡因胺主要特征吸收峰

峰位/cm^{-1}	归　属	峰位/cm^{-1}	归　属
3100～3500	ν_{NH_2}（酰胺）	1600,1515	$\nu_{C=C}$（苯环）
2645	ν_{N^+-H}（胺基）	1550	δ_{N-H}（酰胺Ⅱ带）
1640	$\nu_{C=O}$（酰胺Ⅰ带）	1280	ν_{C-N}（酰胺Ⅲ带）

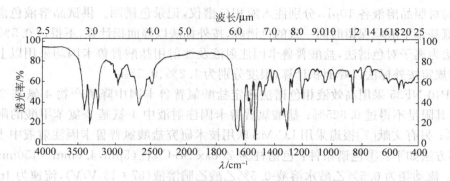

图 13-13 盐酸普鲁卡因胺的红外吸收图谱(氯化钾压片)

(八) 高效液相色谱法

本类药物的一些制剂采用 HPLC 法测定含量的同时,也用 HPLC 法进行鉴别。ChP2015 盐酸利多卡因的注射液、盐酸普鲁卡因注射液均用此法鉴别。

此外,本类药物多为盐酸盐,可用氯化物的鉴别反应进行鉴别。

三、特殊杂质检查

(一) 对氨基苯甲酸酯类药物中的对氨基苯甲酸类杂质的检查

对氨基苯甲酸酯类局部麻醉药(简称局麻药)结构中有酯键,可发生水解反应生成对氨基苯甲酸类杂质,对氨基苯甲酸类经长期储存或高温受热,可进一步脱羧转化为苯胺,苯胺又可被氧化为有色物,导致药物疗效下降,毒性增加;本类药物的注射液在制剂过程中受灭菌工艺、溶液 pH、光线和金属离子等因素的影响,稳定性下降而发生水解反应,使对氨基苯甲酸类杂质增加,注射液变黄而疗效下降,不良反应增加。

盐酸普鲁卡因中杂质对氨基苯甲酸的化学降解反应见图 13-14。

图 13-14 对氨基苯甲酸的化学降解反应

ChP2015 中采用高效液相法检查盐酸普鲁卡因原料及相关制剂中的对氨基苯甲酸的限量,检查方法如下:

取本品,精密称定,加水溶解并定量稀释制成每 1mL 中含 0.2mg 的溶液,作为供试品溶液;另取对氨基苯甲酸对照品,精密称定,加水溶解并定量制成每 1mL 中含 1μg 的溶液,作为对照品溶液;取供试品溶液 1mL 与对照品溶液 9mL 混合均匀,作为系统适用性试验溶液。照高效液相色谱法试验,用十八烷基硅烷键合硅胶为填充剂;以含 0.1% 庚烷磺酸钠的 0.05mol/L 磷酸二氢钾溶液(用磷酸调节 pH 至 3.0)-甲醇(68:32)为流动相;检测波长为 279nm。取系统适用性试验溶液 10μL,注入液相色谱仪,理论板数按对氨基苯甲酸峰计算不低于 2000,盐酸普鲁卡因峰和对氨基苯甲酸峰的分离度应大于 2.0。取对照品溶液 10μL,注入液相色谱仪,调节检测灵敏度,使主成分峰高约为满量程的 20%。精密量取供试品溶液与对照品溶液各 $10\mu L$，分别注入液相色谱仪，记录色谱图。供试品溶液色谱图中如有与对氨基苯甲酸峰保留时间一致的色谱峰，按外标法以峰面积计算，不得过 0.5%。

本法为离子对色谱法，盐酸普鲁卡因注射液及注射用盐酸普鲁卡因均采用以上方法检查，并按规定按外标法以峰面积计算，限度分别为 1.2%、0.5%。

USP40-NF35 采用高效液相色谱法测定盐酸氯普鲁卡因中降解产物 4-氨基-2-氯苯甲酸，规定其限量不得过 0.625%；盐酸氯普鲁卡因注射液中 4-氨基-2-氯苯甲酸的限量不得过 3.0%；另有文献[7]报道采用 LC-MS 联用技术研究盐酸氯普鲁卡因注射液中主要杂质成分，其方法如下：①色谱条件：色谱柱为 Zobax SB-C$_{18}$柱($5\mu m$, $4.6mm\times150mm$)，柱温为 25℃；流动相为 0.5%乙酸水溶液-0.5%乙酸乙腈溶液($87:13$, V/V)，流速为 $1mL/min$；检测波长为 254nm，参比波长为 360nm。②质谱条件：电喷雾正离子化，干燥气(N_2)流速 $9.5L/min$，干燥气压力 350kPa，干燥气温度 350℃。喷雾电压 4kV，传输/裂解电压 70kV，质量扫描范围 $80\sim600$。

采用 LC/MS 方法可以分离并检测出盐酸氯普鲁卡因注射液中主要杂质，其质谱图见图 13-15，主要加合离子峰$[M+H]^+$的 m/z 为 172，成分为 4-氨基-2-氯苯甲酸；而盐酸氯普鲁卡因注射液经光照试验后 LC/MS 色谱图见图 13-16，图中除了主成分峰及 4-氨基-2-氯苯甲酸杂质峰外，还有光照后产生的另一杂质峰，其加合离子峰$[M+H]^+$的 m/z 为 253，与氯普鲁卡因的$[M+H]^+$ m/z 271 相比少 18，且没有氯原子同位素峰。故鉴定盐酸氯普鲁卡因在光照过程中苯环上的氯原子发生了水解，氯原子被羟基取代，生成羟基普鲁卡因杂质。

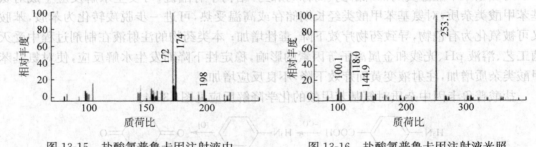

图 13-15　盐酸氯普鲁卡因注射液中　　　　图 13-16　盐酸氯普鲁卡因注射液光照
　　　　　主要杂质质谱图　　　　　　　　　　　　　后主要杂质质谱图

（二）酰苯胺类药物中 2,6-二甲基苯胺及其他杂质的检查

酰苯胺类局麻药中的酰胺键水解会产生 2,6-二甲基苯胺等杂质，ChP2015 中规定盐酸利多卡因及其注射液、盐酸罗哌卡因及其注射液以及注射用盐酸罗哌卡因需要检查其中 2,6-二甲基苯胺等有关物质。

示例 13-6　ChP2015 中盐酸利多卡因注射液中有关物质的检查：精密量取本品适量，用流动相定量稀释制成每 1mL 中约含盐酸利多卡因 2mg 的溶液，作为供试品溶液；精密量取 1mL，置 100mL 量瓶中，用流动相稀释至刻度，作为对照溶液；另取 2,6-二甲基苯胺对照品，精密称定，加流动相溶解并稀释制成每 1mL 约含 $0.8\mu g$ 的溶液，作为对照品溶液。

照高效液相色谱法试验，用十八烷基硅烷键合硅胶为填充剂；以磷酸盐缓冲液（取

1mol/L 磷酸二氢钠溶液 1.3mL 和 0.5mol/L 磷酸氢二钠溶液 32.5mL，置 1000mL 量瓶中，加水稀释至刻度，摇匀，用磷酸调节 pH 至 8.0)-乙腈(50：50)为流动相；检测波长为 254nm。理论板数按利多卡因峰计算不低于 2000。取对照溶液 20μL，注入液相色谱仪，调节检测灵敏度，使主成分色谱峰的峰高约为满量程的 20%；再精密量取上述三种溶液各 20μL，分别注入液相色谱仪，记录色谱图至主成分峰保留时间的 3.5 倍，供试品溶液的色谱图中如有与 2,6-二甲基苯胺峰保留时间一致的色谱峰，其峰面积不得大于对照品溶液主峰面积(0.04%)，其他单个杂质峰面积不得大于对照溶液主峰面积的 0.5 倍(0.5%)，其他各杂质峰面积的和不得大于对照溶液主峰面积(1.0%)。

（三）盐酸罗哌卡因的右旋异构体检查

盐酸罗哌卡因为长效酰胺类局麻药，与盐酸布比卡因相比，其作用持续时间长，具有更好的安全性。盐酸罗哌卡因分子中有 1 个手性碳原子，存在对映异构体，目前临床上使用的为 S-盐酸罗哌卡因，而其对映体 R-盐酸罗哌卡因心脏毒性较大，需严格控制 R-盐酸罗哌卡因的含量，ChP2015 和 USP40-NF35 分别采用高效液相色谱手性固定相法和毛细管电泳方法进行盐酸罗哌卡因对映体的纯度检查，规定供试品 S-盐酸罗哌卡因中 R-盐酸罗哌卡因的限量不得超过 0.5%。

1. ChP2015 手性色谱法检查盐酸罗哌卡因右旋异构体的方法　取本品适量，加流动相溶解并定量稀释制成 1mL 中含 0.1mg 的溶液，作为供试品溶液；精密量取适量，用流动相定量稀释制成每 1mL 中含 1μg 的溶液，作为对照溶液；用 α-酸糖蛋白柱(AGP，4.0mm× 100mm，5μm 或效能相当的色谱柱)；以异丙醇-磷酸盐缓冲液(取磷酸二氢钾 2.72g，加水 800mL 溶解，用 0.1mol/L 氢氧化钠溶液调节 pH 至 7.1，用水稀释至 1000mL) (10：90)为流动相；检测波长为 210nm。取右旋盐酸罗哌卡因对照品与盐酸罗哌卡因各适量，加流动相溶解并稀释制成每 1mL 中分别含 0.05mg 的混合溶液，取 20μL 注入液相色谱仪，右旋盐酸罗哌卡因峰与盐酸罗哌卡因峰的分离度应符合要求。精密量取供试品溶液与对照溶液各 20μL，分别注入液相色谱仪。供试品溶液色谱图中如有与右旋盐酸罗哌卡因保留时间一致的色谱峰，其峰面积不得大于对照溶液主峰面积的 0.5 倍(0.5%)。

2. USP40-NF35 毛细管电泳法检查盐酸罗哌卡因右旋异构体(R-盐酸罗哌卡因)的方法

1) 分析溶液配制

(1) 背景电解质溶液：称取 9.31～10.29g 的磷酸，置 1L 量瓶中，用水稀释至刻度，并用三乙醇胺调节 pH 至 2.9～3.1。

(2) 运行缓冲液：称取 2,6-二-O-甲基-β-环糊精适量，用背景缓冲液溶解并稀释，配制成浓度约 13.3mg/mL 的运行缓冲溶液。注意，此溶液必须新鲜配制并用 0.45μm 的微孔滤膜滤过后使用。

(3) 系统适用性试验：准确称取 USP 的 S-盐酸罗哌卡因标准品以及 R-盐酸罗哌卡因标准品，用水溶解并稀释至浓度各为 15μg/mL 的混合标准品溶液。

(4) 供试品溶液：准确称取 50mg 的 S-盐酸罗哌卡因样品，置 25mL 量瓶中，用水溶解并稀释至刻度，摇匀。

(5) 供试品稀释溶液：精密量取供试品溶液 1.0mL，用水稀释至 200mL，摇匀。

2) 毛细管冲洗过程　将运行缓冲液装入缓冲液池中，用于毛细管冲洗及样品电泳分析。毛细管冲洗过程为：先用水冲洗 1min，再用 0.1mol/L 的氢氧化钠溶液冲洗 10min，最后用水冲洗 3min。如果使用的是新的或者是干燥的毛细管，则需要延长氢氧化钠溶液的冲洗时间至 30min。两次进样分析之间的毛细管冲洗过程如下：先用水冲洗 1min，然后用 0.1mol/L 的氢氧化钠溶液冲洗 4min，再用水冲洗 1min，最后用运行缓冲液冲洗 4min。毛细管冲洗过程中，选择的冲洗压力为 1×10^5Pa。

3）电泳条件与系统适用性试验　石英毛细管柱（50μm×72cm），系统温度 30℃；电泳操作以 500V/s 的速度施加电压，最后稳定至 375V/cm，电流为 40～45μA；检测器波长 206nm。供试品稀释溶液的电泳分析：要求信噪比不小 10。系统适用性溶液电泳分析：*R*-盐酸罗哌卡因及 *S*-盐酸罗哌卡因的相对迁移时间分别约为 0.96 和 1.0，*R*-盐酸罗哌卡因及 *S*-盐酸罗哌卡因的分离度（*R*）不少于 3.7，分析时间约为 30min。

4）实验步骤　为了确保电泳分离没有干扰峰，分别将运行缓冲液和水以相同体积进样（5000Pa×5.0s），然后再将运行缓冲液以 5000Pa×1.0s 进样。供试品溶液进样并进行电泳分析，记录电泳图谱并测定 *S*-盐酸罗哌卡因及 *R*-盐酸罗哌卡因的峰响应值。通过式(13-1)计算供试品 *S*-盐酸罗哌卡因中 *R*-盐酸罗哌卡因所占的百分值。

$$R\text{-盐酸罗哌卡因}(\%) = 100(r_R/M_R)/(r_s/M_s) \tag{13-1}$$

式(13-1)中：r_R 和 r_s 分别代表供试品溶液中 *R*-盐酸罗哌卡因和 *S*-盐酸罗哌卡因的峰响应值；M_R 和 M_s 分别代表 *R*-盐酸罗哌卡因和 *S*-盐酸罗哌卡因的迁移时间。供试品 *S*-盐酸罗哌卡因中 *R*-盐酸罗哌卡因的比例不得超过 0.5%。

5）电泳系统关闭　实验分析结束后，分别用 0.1mol/L 的氢氧化钠溶液和水依次冲洗毛细管柱 10min。毛细管柱贮藏前必须干燥。

讨论：采用手性添加剂的 HPCE 法是手性药物分析的理想手段，具有选择剂品种多、用量少，分析成本低的优点。该方法在运行缓冲液添加 2,6-二-*O*-甲基-β-环糊精作为手性拆分试剂，在 pH 2.9～3.1 条件下进行电泳分析对 *S*-盐酸罗哌卡因和 *R*-盐酸罗哌卡因进行拆分，要求 *R*-盐酸罗哌卡因及 *S*-盐酸罗哌卡因的分离度（*R*）不少于 3.7，为了提高分离度，可以增加运行缓冲液中 2,6-二-*O*-甲基-β-环糊精溶液的浓度或者降低系统温度来实现。

图 13-17 为采用 Chiral-AGP 柱进行甲磺酸罗哌卡因消旋体手性拆分的色谱图[8]，该方法采用 α_1-酸糖蛋白手性固定相的 Chiral-AGP 柱（100mm×4.0mm，5μm），6mmol/L 的磷酸盐缓冲液（pH＝6.70±0.05）-异丙醇（95∶5）为流动相，流速为 0.80mL/min，检测波长为 220nm。在此条件下，右旋罗哌卡因和左旋罗哌卡因能达到较好的分离。

右旋体
11.959
左旋体
16.061
信号强度/mAU
20
10
0
0
5
10
15
20
t/min

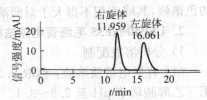

图 13-17　手性柱分离甲磺酸罗哌卡因消旋体色谱图

（四）对乙酰氨基酚中对氨基酚和对氯乙酰胺的检查

对乙酰氨基酚的合成工艺主要是：以对硝基氯苯为原料，水解后制得对硝基酚，经还原生成对氨基酚，再经乙酰化制得成品，其反应路线见图 13-18；或以苯酚为原料，经亚硝基化及还原反应制得对氨基酚。

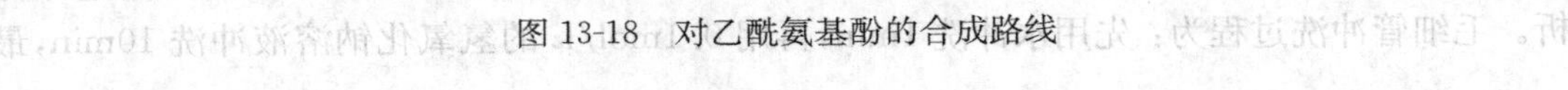

Cl
NO2
水解
HO
NO2
还原
HO
NH2
酰化
HO
NHCOCH3

图 13-18　对乙酰氨基酚的合成路线

对乙酰氨基酚的主要杂质包括合成中间体、副产物及分解产物,如对硝基酚、对氨基酚、对氯苯乙酰胺、O-乙酰基对乙酰氨基酚、偶氮苯、氧化偶氮苯、苯醌和醌亚胺等。

1. 对氨基酚及有关物质　因为对氨基酚同时含有游离酚羟基与氨基,具有酸碱两性,在反相色谱条件下易出现峰拖尾或峰分裂现象,ChP2015 采用离子对反相 HPLC 法检查消除这一现象,离子对试剂为四丁基氢氧化铵。色谱条件与方法如下:以磷酸盐缓冲液(含1.2%四丁基氢氧化铵)-甲醇(90:10)为流动相,在 C_8 柱上分离,在 245nm 波长处检测,柱温 40℃。色谱图记录至主成分峰保留时间的 4 倍,按外标法以峰面积计算。其中,对氨基酚以杂质对照品对照法计算,限量为 0.005%;有关物质以主成分自身对照法计算,单个杂质限量为 0.1%,总量不得过 0.5%。

2. 对氯苯乙酰胺　因为对氯苯乙酰胺的极性小,无法与对氨基酚在同一色谱条件下一并检查,故 ChP2015 将流动相中甲醇的比例由 10% 提高至 40% 后检查对氯苯乙酰胺,采用杂质对照品对照法,按外标法以峰面积计算,限量为 0.005%。

四、含量测定

(一)亚硝酸钠滴定法

本类药物分子结构中具有芳伯胺基或水解后游离出芳伯胺基,在酸性溶液中可与亚硝酸钠定量反应,可用亚硝酸钠滴定法测定含量。由于本法适用范围广,被各国药典所采用。ChP2015 收载的苯佐卡因、盐酸普鲁卡因、注射用盐酸普鲁卡因、盐酸普鲁卡因胺及其片剂与注射液,均可直接用本法测定含量。

1. 基本原理　芳伯胺基在酸性溶液中与亚硝酸钠定量发生重氮化反应,生成重氮盐,芳酰胺基则在酸性溶液中先水解,再与亚硝酸钠发生重氮化反应,反应式见图 13-19。

$$Ar—NHCOR + H_2O \xrightarrow[\triangle]{H^+} Ar—NH_2 + RCOOH$$
$$Ar—NH_2 + NaNO_2 + 2HCl \longrightarrow Ar—N_2^+Cl^- + NaCl + 2H_2O$$

图 13-19　芳酰氨基的水解和重氮化反应

2. 测定的主要条件　重氮化反应的速率受多种因素的影响,且亚硝酸钠滴定液及重氮盐产物均不稳定,因此在测定中应注意以下几个条件:

(1)加入适量溴化钾做催化剂,能够加快反应速率,重氮化反应的反应机制见图 13-20。

$$NaNO_2 + HCl \longrightarrow HNO_2 + NaCl$$
$$HNO_2 + HCl \longrightarrow NOCl + H_2O$$

$$Ar—NH_2 \xrightarrow[慢]{NO^+Cl^-} Ar—NH—NO \xrightarrow{快} Ar—N=N—OH \xrightarrow{快} Ar—N_2^+Cl^-$$

第一步　　　　　第二步　　　　　第三步

图 13-20　重氮化反应机制

整个反应的速率取决于第一步,而第一步反应的快慢与含芳伯胺基化合物中芳伯胺基的游离程度及 NO^+ 有密切关系;芳伯胺基的游离程度与被测药物的结构及溶液的酸碱度有关,在一定强度酸性溶液中,若芳伯胺基的碱性较弱,则成盐的比例较小,即游离芳伯胺基多,重氮化反应速率就快;反之,若芳伯胺基碱性较强,则成盐比例较大,则游离芳伯胺基较少,重氮化反应速率就慢。

芳伯胺基碱性强弱,与苯胺芳环上,特别是氨基对位上的取代基密切相关,如对位为吸电子基,如—NO₂、—SO₃H、—COOH、—X等,则芳伯胺基碱性减弱,反应速率加快;如对位为斥电子基,如—CH₃、—OH、—OR等,则芳伯胺基碱性加强,反应速率减慢;为加快重氮化反应速率,在测定中一般向供试溶液中加入适量溴化钾(ChP2015规定加入2g)。

溴化钾与盐酸作用产生溴化氢,后者与亚硝酸作用生成NOBr,若供试液中仅有盐酸,则生成NOCl,其反应历程见图13-21,由于式①的平衡常数比式②的约大300倍,即生成的NOBr量大得多,也就是大大增加了供试液中NO⁺的浓度,从而加速了重氮化反应的进行。

$$HNO_2 + HBr \longrightarrow NOBr + H_2O \quad ①$$
$$HNO_2 + HCl \longrightarrow NOCl + H_2O \quad ②$$

图 13-21 NO⁺ 生成反应

(2)酸的种类及其浓度:在不同的酸性溶液中,重氮化反应速率不同,即氢溴酸>盐酸>硝酸、硫酸,由于氢溴酸昂贵,多用盐酸;且胺类药物的盐酸盐较其硫酸盐的溶解度大,反应速率也快,所以多采用盐酸。盐酸的用量按其反应式,1mol 芳胺需与2mol 的盐酸作用,但实际测定时加入盐酸的量一般按芳伯胺类药物与酸的物质量比为1∶(2.5~6),尤其是某些在酸中较难溶解的药物,往往要多加一些。因为加过量的盐酸可以加快重氮化反应速率,增加重氮盐稳定性,防止生成偶氮氨基化合物而影响测定结果。相应反应式见图13-22。

$$Ar—N_2^+Cl^- + H_2N—Ar \Longleftrightarrow Ar—N=N—NH—Ar + HCl$$

图 13-22 偶氮氨基化合物的生成反应

酸度加大,反应平衡向左进行,可以防止偶氮氨基化合物的生成。但是酸度过大,又可阻碍芳伯胺基的游离,反而影响重氮化反应速度;在太浓的盐酸中还可使亚硝酸分解。所以,加入盐酸的量一般按芳胺类药物与酸的摩尔比为1∶(2.5~6)计算。

(3)反应温度:重氮化反应的速度与温度成正比,但是生成的重氮盐又随温度升高而加速分解。其反应式见图13-23。

$$Ar—N_2^+Cl^- + H_2O \longrightarrow Ar—OH + N_2\uparrow + HCl$$

图 13-23 重氮盐的放氮反应

一般温度每升高10℃,重氮化反应速率加快2.5倍,但同时重氮盐分解的速率亦相应地加速2倍;综合考虑并经试验验证,反应在室温10~30℃下进行较适宜,其中15℃以下结果较准确。

(4)滴定方式与速度控制:重氮化反应为分子反应,反应速率较慢,故滴定速度不宜太快,为了避免滴定过程中亚硝酸挥发和分解,滴定时将滴定管尖端插入液面下约2/3处,一次将大部分亚硝酸钠滴定液在搅拌条件下迅速加入,使其尽快反应。然后将滴定管尖端提出液面,用少量水淋洗尖端,再缓缓滴定。尤其是在近终点时,因尚未反应的芳伯氨类药物的浓度极稀,每滴下1滴滴定液后,搅拌1~5min,再确定终点是否真正到达。这样既可以缩短滴定时间,也不影响测定结果。

3. 指示终点的方法　有电位法、永停滴定法、外指示剂法和内指示剂法等。ChP2015
收载的芳伯胺类药物亚硝酸钠滴定法均采用永停滴定法指
示终点。

（1）永停滴定法：永停滴定可用永停滴定仪（图13-24），
电极为铂-铂电极系统，滴定时，先将电极插入供试品的盐酸
溶液中，调节 R_1 使加在电极上的电压约为 50mV。滴定过程
中，观察滴定过程中电流计指针的变化。终点前，溶液中无
亚硝酸，线路无电流通过，电流计指针为零；终点时溶液中有
微量亚硝酸存在，电极即起氧化还原反应，线路中有电流通
过，此时电流计指针突然偏转，并不再回复，即为滴定终点。

（2）电位滴定法：USP40-NF35采用铂-甘汞电极系统，
通过电位滴定法指示终点；重氮化反应完成时，溶液中微过
量的亚硝酸使电位产生突跃指示终点。

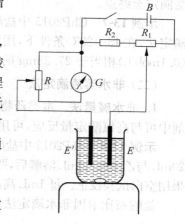
图 13-24　永停滴定仪装置图

（3）外指示剂法：常用碘化钾-淀粉糊剂或指示液，滴定
到达终点时，稍过量的亚硝酸钠在酸性溶液中氧化碘化钾，析出的碘遇到淀粉变蓝色。反应
原理见图 13-25。

$$2NaNO_2 + 2KI + 4HCl \longrightarrow 2NO + I_2 + 2KCl + 2NaCl + 2H_2O$$

图 13-25　碘化钾-淀粉指示终点反应

这种指示剂不能直接加到被滴定溶液中，只能在近终点时，用玻棒蘸取少量溶液，在外
面与指示剂接触来判断终点，因此称为外指示剂。

以碘化钾-淀粉做外指示剂的方法，适用于多种物质的测定。操作中应注意：①防止误
判终点。由于被滴定溶液的酸性强，未达到终点时，碘化钾在酸性条件下遇光被空气中的氧
缓慢氧化而游离出碘，遇淀粉显蓝色，故应加以区别，不能误认为已到终点。②注意减少供
试品溶液损失。亚硝酸钠滴定液在过量1～2滴时才能灵敏地指示终点。由于多次外试会
损失供试品而增加误差，所以初次使用者较难掌握。有时须事先计算滴定液的消耗量，在接
近理论终点前，再缓缓滴定并取测定液试验终点，以此来减少供试品损失。

碘化钾-淀粉指示液中常加入 $ZnCl_2$，起防腐作用。亦可使用淀粉碘化钾试纸、对二甲氨
基苯甲醛试纸或亚甲蓝试纸指示终点。

（4）内指示剂法：外指示剂法操作麻烦，终点不易掌握，滴定液经常取出容易造成误
差，所以可以采用中性红、橙黄Ⅳ-亚甲蓝和二氰双邻氮菲亚铁等作为内指示剂。

中性红是较为优良的内指示剂，溶液稳定，终点突跃明显。重氮盐为无色者，加 2～3
滴；若重氮盐有色，则加 8～10 滴。但由于指示剂的褪色反应是不可逆的，在滴定过程中，
指示剂可能因 $NaNO_2$ 局部过浓而过早地被破坏。因此，最好在临近终点前再加入指示剂。

使用内指示剂虽操作方便，但重氮盐有色时，特别是颜色较深者，则终点颜色变化较难
观察，而且各种芳胺类化合物的重氮化反应速度亦各不相同，因而目前尚未普遍推广。

4. 滴定法　取供试品适量，精密称定，置烧杯中，除另有规定外，可加水 40mL 与盐酸
溶液（1→2）15mL，置电磁搅拌器上，搅拌使之溶解，再加 KBr 2g，插入铂-铂电极后，将滴定
管尖端插入液面下约 2/3 处，用亚硝酸钠滴定液（0.1mol/L 或 0.05mol/L）迅速滴定，随滴

随搅拌,至近终点时,将滴定管尖端提出液面,用少量水淋洗尖端,洗液并入溶液中,继续缓缓滴定至终点。

示例 **13-7** ChP2015 中盐酸普鲁卡因的含量测定:取本品约 0.6g,精密称定,照永停滴定法,在 15～25℃条件下,用亚硝酸钠滴定液(0.1mol/L)滴定。每 1mL 亚硝酸钠滴定液(0.1mol/L)相当于 27.28mg 的 $C_{13}H_{20}N_2O_2 \cdot HCl$。

（二）非水溶液滴定法

1. 非水碱量法 本类药物分子中多具有脂烃胺侧链,具有弱碱性,在冰乙酸等非水溶剂中可与高氯酸定量反应,可用非水碱量法测定含量。

示例 **13-8** ChP2015 中盐酸布比卡因的含量测定:取本品约 0.2g,精密称定,加冰乙酸20mL 与乙酸酐 20mL 溶解后,照电位滴定法,用高氯酸滴定液(0.1mol/L)滴定,并将滴定的结果用空白试验校正。每 1mL 高氯酸滴定液(0.1mol/L)相当于 32.49mg 的 $C_{18}H_{28}N_2O \cdot HCl$。

盐酸布比卡因非水滴定法反应过程如图 13-26 所示。

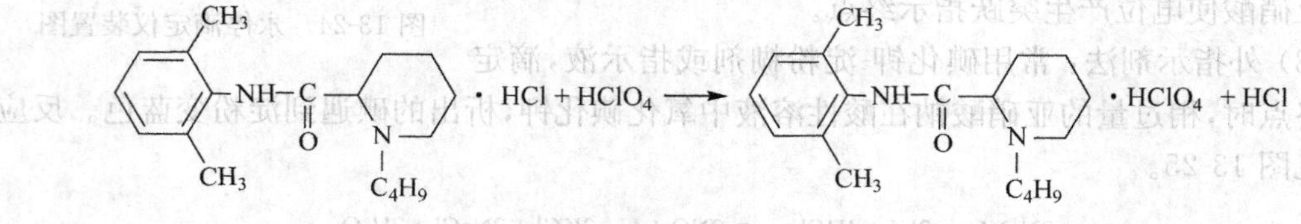

图 13-26 高氯酸滴定盐酸布比卡因反应

加入适量乙酸酐的作用是在冰乙酸与乙酸酐溶液中,乙酸酐解离生成的乙酸酐合乙酰阳离子比乙酸酐合质子的酸性还强,有利于布比卡因碱性的增强,使滴定突跃更敏锐。

2. 非水酸量法 本类药物的脂烃胺侧链多与盐酸形成盐,利用其盐酸盐的弱酸性,可在乙醇溶剂中用盐酸滴定。

示例 **13-9** ChP2015 中盐酸丁卡因的含量测定:取本品约 0.25g,精密称定,加乙醇50mL 振摇使溶解,加 0.01mol/L 盐酸溶液 5mL,摇匀,照电位滴定法(通则 0701),用氢氧化钠滴定液(0.1mol/L)滴定,两个突跃点体积的差作为滴定体积。每 1mL 氢氧化钠滴定液(0.1mol/L)相当于 30.08mg 的 $C_{15}H_{24}N_2O_2 \cdot HCl$。

该法采用在乙醇体系中氢氧化钠滴定盐酸丁卡因含量,采用电位法指示终点可以准确读取两个突跃点,其中第一个突跃滴定溶液中游离酸根,第二个突跃滴定溶液中键合酸根,生成的丁卡因可以溶于乙醇,两个突跃点的体积差即为盐酸丁卡因消耗氢氧化钠的体积。此法可以避免在乙酸-乙酸酐体系中使用的乙酸汞。

（三）紫外分光光度法

示例 **13-10** ChP2015 采用紫外分光光度法测定注射用盐酸丁卡因的含量:取本品 10瓶,分别加水溶解,并分别定量转移至 250mL 量瓶中,用水稀释至刻度,摇匀,作为供试品溶液;另取盐酸丁卡因对照品,精密称定,加水溶解并定量稀释制成每 1mL 中约含 0.2mg 的溶液,作为对照品溶液。精密量取供试品溶液与对照品溶液各 3mL,分别置于 100mL 量瓶中,加盐酸溶液(1→200) 5mL 与磷酸缓冲液(pH 6.0)(取磷酸氢二钾 20g 与磷酸二氢钾80g,加水溶解并稀释至 1000mL,用 6mol/L 磷酸溶液或 10mol/L 的氢氧化钾溶液调节 pH至 6.0) 10mL,用水稀释至刻度,摇匀,在 310nm 的波长处分别测定吸光度,计算每瓶的含量,求出平均含量,即得。

（四）高效液相色谱法

高效液相色谱法兼具分离和定量能力，同时具有较高的灵敏度，故目前国内外药典越来越广泛地采用此法进行本类药物及其制剂的含量测定。ChP2015 中盐酸利多卡因及其注射液和胶浆（Ⅰ）、盐酸布比卡因注射液、盐酸普鲁卡因注射液的含量测定均用此法，如ChP2015 收载的盐酸利多卡因注射液的含量测定方法如下：

色谱条件与系统适用性试验：用十八烷基硅烷键合硅胶为填充剂；将磷酸盐缓冲液（取 1mol/L 磷酸二氢钠溶液 1.3mL 和 0.5mol/L 磷酸氢二钠溶液 32.5mL，置于 1000mL量瓶中，加水稀释至刻度，摇匀)-乙腈(50∶50)用磷酸调节 pH 至 8.0 为流动相；检测波长为 254nm；理论板数按利多卡因峰计算不低于 2000。

测定法：精密量取本品适量(约相当于盐酸利多卡因 100mg)，置 50mL 量瓶中，用流动相稀释至刻度，摇匀，精密量取 20μL 注入液相色谱仪，记录色谱图；另取利多卡因对照品约 85mg，精密称定，置 50mL 量瓶中，加 1mol/L 盐酸溶液 0.5mL 使溶解，用流动相稀释至刻度，摇匀，同法测定。按外标法以峰面积计算，并乘以 1.156，即得。

对照品为利多卡因，而含量测定是以盐酸利多卡因计算，因此峰面积外标法计算的值需要乘以盐酸利多卡因与利多卡因摩尔质量比，即 1.156。

第二节　苯乙胺类药物的分析

一、典型药物的结构与性质

1. 结构　苯乙胺类药物的基本结构见图 13-27。

典型药物见表 13-5，其中肾上腺素、盐酸异丙肾上腺素、重酒石酸去甲肾上腺素、盐酸多巴胺和硫酸特布他林分子结构中苯环的 3,4 位上都有 2 个邻位酚羟基，与儿茶酚类似，属于儿茶酚胺类药物。

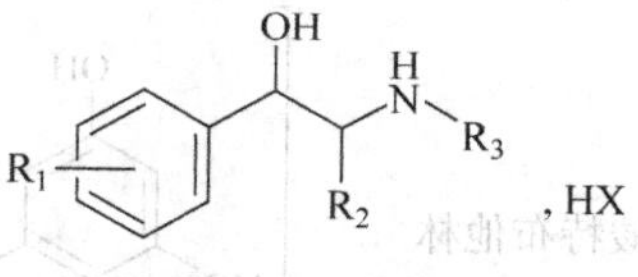

图 13-27　苯乙胺类药物的基本结构

表 13-5　苯乙胺类典型药物

药物名称	结构式、分子式、相对分子质量	性　　状
肾上腺素 epinephrine	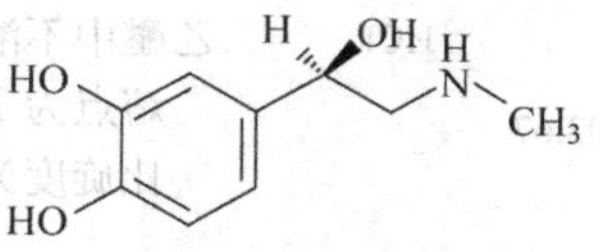 $C_9H_{13}NO_3$　183.21	白色或类白色结晶性粉末；无臭；与空气接触或受日光照射，易氧化变质；在中性或碱性水溶液中不稳定；饱和水溶液显弱碱性反应。 在水中极微溶解，在乙醇、三氯甲烷、乙醚、脂肪油或挥发油中不溶；在无机酸或氢氧化钠溶液中易溶，在氨溶液或碳酸钠溶液中不溶。 熔点为 206~212℃。 比旋度为 -50.0°~-53.5°(9→200盐酸溶液)。

药物名称	结构式、分子式、相对分子质量	性 状
盐酸异丙肾上腺素 isoprenaline hydrochloride	$C_{17}H_{17}NO_3 \cdot HCl$ 247.72	白色或类白色的结晶性粉末；无臭；遇光和空气渐变色，在碱性溶液中更易变色。 在水中易溶，在乙醇中略溶，在三氯甲烷或乙醚中不溶。 熔点为165.5～170℃。
重酒石酸去甲肾上腺素 norepinephrine bitartrate	$C_8H_{11}NO_3 \cdot C_4H_6O_6 \cdot H_2O$ 337.28	白色或类白色结晶性粉末；无臭；遇光和空气易变质。 在水中易溶，在乙醇中微溶，在三氯甲烷或乙醚中不溶。 熔点为100～106℃。 比旋度为 $-10.0°$～$-12.0°$（水溶液）。
盐酸多巴胺 dopamine hydrochloride	$C_8H_{11}NO_2 \cdot HCl$ 189.64	白色或类白色有光泽的结晶或结晶性粉末；无臭；露置空气中及遇光色渐变深。 在水中易溶，在无水乙醇中微溶，在三氯甲烷或乙醚中极微溶解。
硫酸特布他林 terbutalinesulfate	$(C_{12}H_{19}NO_3)_2 \cdot H_2SO_4$ 548.66	白色或类白色的结晶性粉末；无臭，或微有乙酸味；遇光后渐变色。 在水中易溶，在甲醇中微溶，在三氯甲烷中几乎不溶。
盐酸去氧肾上腺素 phenylephrine hydrochloride	$C_9H_{13}NO_2 \cdot HCl$ 1203.67	白色或类白色的结晶性粉末；无臭。 在水或乙醇中易溶，在三氯甲烷或乙醚中不溶。 熔点为140～145℃。 比旋度为 $-42°$～$-47°$（水溶液）。
重酒石酸间羟胺 metaraminol bitartrate	$C_9H_{13}NO_2 \cdot C_4H_6O_6$ 317.29	白色结晶性粉末；几乎无臭。 在水中易溶，在乙醇中微溶，在三氯甲烷或乙醚中不溶。 熔点为171～176℃。

续表

药物名称	结构式、分子式、相对分子质量	性　状
硫酸沙丁胺醇 salbutamol sulfate	(C_{13}H_{21}NO_3)_2·H_2SO_4　576.70	白色或类白色的粉末；无臭。 在水中易溶，在乙醇中极微溶解，在三氯甲烷或乙醚中几乎不溶。
盐酸甲氧明 methoxamine hydrochloride	C_{11}H_{17}NO_3·HCl　247.72	白色结晶或结晶性粉末；无臭或几乎无臭。 在水中易溶，在乙醇中溶解，在三氯甲烷或乙醚中几乎不溶。 吸光系数（$E_{1cm}^{1\%}$）为133～141（290nm，水溶液）。
盐酸氯丙那林 clorprenaline hydrochloride	C_{11}H_{16}ClNO·HCl　250.17	白色或类白色结晶性粉末；无臭。 在水或乙醇中易溶，在三氯甲烷中溶解，在丙酮中微溶，在乙醚中不溶。 熔点为165～169℃。
盐酸克仑特罗 clenbuterol hydrochloride	C_{12}H_{18}Cl_2N_2O·HCl　313.65	白色或类白色的结晶性粉末；无臭。 在水或乙醇中溶解，在三氯甲烷或丙酮中微溶，在乙醚中不溶。 熔点为172～176℃
盐酸麻黄碱 ephedrine hydrochloride	C_{10}H_{15}NO·HCl　201.70	白色针状结晶或结晶性粉末；无臭。 在水中易溶，在乙醇中溶解，在三氯甲烷或乙醚中不溶。 熔点为217～220℃ 比旋度为－33°～－35.5°（水溶液）

续表

药 物 名 称	结构式、分子式、相对分子质量	性 状
盐酸伪麻黄碱 pseudoephedride hydrochloride	$C_{10}H_{15}NO \cdot HCl$ 201.70	白色结晶性粉末;无臭。 在水中极易溶解,在乙醇中易溶。在二氯甲烷中微溶。 熔点为 $183 \sim 186℃$。 比旋度为 $+61.0° \sim +62.5°$(水溶液)。
盐酸氨溴索 ambroxol hydrochloride	$C_{13}H_{18}Br_2N_2O \cdot HCl$ 414.57	白色至微黄色结晶性粉末;几乎无臭。 在甲醇中溶解,在水中略溶,在乙醇中微溶。 吸光系数 ($E_{1cm}^{1\%}$) 为 $233 \sim 247$ (244nm,0.1mol/l 盐酸溶液)

2. 理化性质

(1) 弱碱性:本类药物结构中均有烃氨基侧链,其中氮为仲胺氮,故显弱碱性。其游离碱难溶于水,易溶于有机溶剂,成盐后可溶于水。

(2) 酚羟基特性:本类药物多数具有邻苯二酚结构或苯酚结构,可与三氯化铁反应显色,或被氧化剂氧化显色,露置空气中或遇光、热易氧化,色泽变深,在碱性溶液中更易变色。

(3) 旋光性:多数苯乙胺类药物有手性碳原子,有旋光性,ChP2015 收载多数苯乙胺类药物性状项下多规定了比旋度的测定。表 13-6 为苯乙胺类药物比旋度测定的条件和要求。

表 13-6　苯乙胺类药物比旋度测定的条件和要求

药 物	溶 剂	样品浓度/(mg/mL)	比 旋 度
肾上腺素	HCl (9→200)	20	$-50.0° \sim -53.5°$
重酒石酸去甲肾上腺素	水	50	$-10.0° \sim -12.0°$
盐酸去氧肾上腺素	水	20	$-42° \sim -47°$
盐酸麻黄碱	水	50	$-33° \sim -35.5°$
盐酸伪麻黄碱	水	50	$+61° \sim +62.5°$

(4) 紫外吸收特性:苯乙胺类药物均具有苯环的特征吸收带,根据苯环取代基的电负性,最大吸收波长以 254nm 为中心红移或者蓝移,可以用于药物的定性鉴别与定量分析。

此外,药物分子结构中苯环上的其他取代基,如盐酸克仑特罗和盐酸氨溴索的芳伯胺基也各具特性,可供分析用。

二、鉴别试验

(一)与三氯化铁反应

具有酚羟基的本类药物,可与 Fe^{3+} 形成配位化合物而显色,加入碱性溶液后变色,随即被高铁离子氧化并发生颜色变化。ChP2015 中,利用与三氯化铁试液显色反应进行鉴别的苯乙胺类药物及其方法见表 13-7。

表 13-7 苯乙胺类药物与三氯化铁的显色反应

药 物	鉴 别 方 法
肾上腺素	加盐酸溶液(9→1000) 2～3 滴溶解后,加水 2mL 与三氯化铁试液 1 滴,即显翠绿色;再加氨试液 1 滴,即变紫色,最后变成紫红色。
盐酸异丙肾上腺素	加三氯化铁试液 2 滴,即显深绿色;滴加新制的 5% 碳酸氢钠溶液,即变蓝色,然后变成红色。
重酒石酸去甲肾上腺素	加三氯化铁试液 1 滴,振摇,即显翠绿色;再缓缓加碳酸氢钠试液,即显蓝色,最后变成红色。
盐酸去氧肾上腺素	加三氯化铁试液 1 滴,即显紫色。
盐酸多巴胺	加三氯化铁试液 1 滴,溶液显墨绿色;滴加 1% 氨溶液,即转变成紫红色。
硫酸沙丁胺醇	加三氯化铁试液 2 滴,振摇,溶液显紫色;加碳酸氢钠试液,即成橙黄色浑浊液。

(二)与甲醛-硫酸反应

具有酚羟基取代的本类药物,可与甲醛在硫酸中反应,形成具有醌式结构的有色化合物。肾上腺素显红色,盐酸异丙肾上腺素显棕色至暗紫色,重酒石酸去甲肾上腺素显淡红色,盐酸去氧肾上腺素显玫瑰红→橙红→深棕红。

(三)氧化反应

本类药物结构中多具有酚羟基、邻二酚羟基,易被碘、过氧化氢、铁氰化钾等氧化剂氧化而呈现不同的颜色。ChP2015 收载的本类药物中,肾上腺素、盐酸异丙肾上腺素和重酒石酸去甲肾上腺素均利用本类药物的氧化反应作为一种定性鉴别方法。

肾上腺素在酸性条件下,被碘或过氧化氢氧化生成肾上腺素红显血红色,放置可变为棕色多聚体;盐酸异丙肾上腺素在盐酸溶液中被碘氧化,生成异丙肾上腺素红,加硫代硫酸钠使碘的棕色消褪,溶液显淡红色。

重酒石酸去甲肾上腺素在酸性条件下比较稳定,几乎不被碘氧化。为了与肾上腺素和盐酸异丙肾上腺素相区别,ChP2015 规定:取本品约 1mg,加酒石酸氢钾饱和溶液 10mL 溶解,加碘试液 1mL,放置 5min 后,加硫代硫酸钠试液 2mL,溶液为无色或仅显微红色或淡紫色。

硫酸沙丁胺醇在硼砂溶液中被铁氰化钾氧化为醌式结构,再与 4-氨基安替比林缩合,生成易溶于三氯甲烷的橙红色产物。ChP2015 规定:取本品约 10mg,加 0.4% 硼砂溶液 20mL 使之溶解,加 3% 4-氨基安替比林溶液 1mL 与 2% 铁氰化钾溶液 1mL,加三氯甲烷 10mL 振摇,放置使分层,三氯甲烷层显橙红色。

(四)与亚硝基铁氰化钠反应[里米尼(Rimini)反应]

分子结构中具有脂肪伯氨基的化合物,显脂肪族伯胺专属的里米尼反应,可用于鉴别。本类药物中的重酒石酸间羟胺分子具有脂肪伯氨基,可用此方法进行鉴别,ChP2015 中选择里米尼试验进行重酒石酸间羟胺鉴别:取本品 5mg,加水 0.5mL 使之溶解,加亚硝基铁氰化钾试液 2 滴、丙酮 2 滴、碳酸氢钠 0.2g,60℃水浴加热 1min,即显红紫色。

值得注意的是,里米尼试验中所用的丙酮必须不含甲醛成分。

(五)双缩脲反应

具有氨基醇结构的苯乙胺类药物具有双缩脲特征反应,ChP2015 收载盐酸麻黄碱和盐酸去氧肾上腺素的鉴别方法之一即为双缩脲反应。盐酸麻黄碱的双缩脲反应见图 13-28。

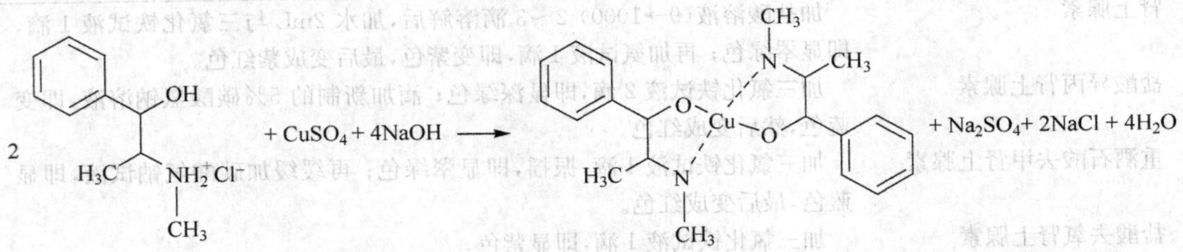

图 13-28　盐酸麻黄碱双缩脲反应

示例 13-11　ChP2015 中盐酸麻黄碱的鉴别:取本品约 10mg,加水 1mL 溶解后,加硫酸铜试液 2 滴与 20%氢氧化钠溶液 1mL,即显蓝紫色;加乙醚 1mL,振摇后,放置,乙醚层即显紫红色,水层变成蓝色。

示例 13-12　ChP2015 中盐酸去氧肾上腺素的鉴别:取本品约 10mg,加水 1mL 溶解后,加硫酸铜试液 1 滴与氢氧化钠试液 1mL,摇匀,即显紫色;加乙醚 1mL 振摇,乙醚层应不显色。可与盐酸麻黄碱相区别。

(六)吸收光谱特征

ChP2015 采用紫外吸收光谱进行鉴别的苯乙胺类药物见表 13-8。

表 13-8　用紫外光谱鉴别的苯乙胺类药物

药 物	溶 剂	浓度/(mg/mL)	λ_{max}/nm	吸光度 A
盐酸异丙肾上腺素	水	0.05	280	0.50
盐酸多巴胺	0.5%硫酸	0.03	280	
硫酸特布他林	0.1mol/L 盐酸	0.1	276	
重酒石酸间羟胺	水	0.1	272	
硫酸沙丁胺醇	水	0.08	274	
盐酸克仑特罗	0.1mol/L 盐酸	0.03	243,296	
盐酸伪麻黄碱	水	0.5	251,257,263	

ChP2015 收载的苯乙胺类原料药除肾上腺素、重酒石酸去甲肾上腺素外,均采用红外光谱法作为鉴别方法之一;另有硫酸特布他林气雾剂采用红外光谱法鉴别,方法为:取装量项下的内容物,加三氯甲烷适量,用 5 号垂熔玻璃漏斗滤过,滤液备用;滤渣用三氯甲烷 25mL 洗涤,测定红外光谱图,其红外吸收图谱应与对照图谱(光谱集 668 图)一致。

(七)色谱法

TLC 法和 HPLC 法均可用于本类药物的鉴别,ChP2015 收载的盐酸去氧肾上腺素注射液采用 TLC 法鉴别,重酒石酸去甲肾上腺素注射液、盐酸多巴酚丁胺注射液、盐酸异丙肾上腺素注射液、盐酸苯乙双胍片以及硫酸沙丁胺醇片、吸入气雾剂、吸入粉雾剂、注射液、胶囊、缓释片和缓释胶囊均用 HPLC 法鉴别。

示例 13-13　ChP2015 中盐酸去氧肾上腺素注射液的 TLC 鉴别法：避光操作，取本品，置水浴上蒸干，加甲醇制成每 1mL 中约含盐酸去氧肾上腺素 20mg 的溶液，作为供试品溶液；另取盐酸去氧肾上腺素对照品适量，用甲醇制成每 1mL 中约含 20mg 的溶液，作为对照品溶液。照薄层色谱法试验，吸取上述两种溶液各 10μL，分别点于同一硅胶 G 薄层板上，以异丙醇-三氯甲烷-浓氨溶液（80∶5∶15）为展开剂，展开，晾干，喷以重氮苯磺酸试液使显色。供试品溶液所显主斑点的位置与颜色应与对照品溶液的主斑点一致。

三、杂质检查

（一）酮体杂质的检查

苯乙胺类药物大多由其酮体氢化还原制备，若氢化过程不完全，易引入酮体杂质。酮体在 310nm 波长处有最大吸收，而苯乙胺类药物本身在此波长处几乎没有吸收，为此，ChP2015 对于有关苯乙胺类药物中酮体杂质的检查采用紫外分光光度法进行，该法检查酮体杂质的条件和要求见表 13-9。

表 13-9　紫外分光光度法检查酮体的条件和要求

药　物	杂质	溶　剂	样品浓度/（mg/mL）	检测波长/nm	吸光度（限度）
肾上腺素	酮体	HCl（9→2000）	2.0	310	≤0.05
重酒石酸去甲肾上腺素	酮体	水	2.0	310	≤0.05
盐酸去氧肾上腺素	酮体	水	2.0	310	≤0.20
盐酸甲氧明	酮体	水	1.5	347	≤0.06
硫酸沙丁胺醇	酮体	10% HCl	0.24	310	≤0.10
硫酸特布他林	酮体	0.01mol/L HCl	20	330	≤0.47

（二）光学纯度的检查

大多数苯乙胺类拟肾上腺素药物分子结构中存在手性碳原子，具有光学活性特征。ChP2015 收载的硫酸沙丁胺醇，需测定旋光度进行光学纯度检查，其测定方法如下：取本品约 0.25g，精密称定，置 25mL 量瓶中，加水适量使之溶解，用水稀释至刻度，摇匀，依法测定（通则 0621），旋光度为 −0.10°～+0.10°。

对于手性药物光学纯度检查的最佳方法是通过色谱法和电泳法实现对映体分离分析。

示例 13-14　HPLC 法检查重酒石酸去甲肾上腺素的光学纯度[9]：称取重酒石酸去甲肾上腺素消旋体约 50mg 溶于 5mL 蒸馏水中，滴加氨水调 pH 为 7～8；以乙酸乙酯萃取 3次，所得乙酸乙酯层用蒸馏水洗涤 2次，再用 1g 硫酸钠脱水，滤过除去硫酸钠，得到溶液置于 50mL 量瓶中，用流动相稀释至刻度，摇匀，即得手性分离系统适用性溶液；同法制备（R）-重酒石酸去甲肾上腺素供试品溶液。用 Chiralpak AD-H 色谱柱，以正己烷-乙醇-乙醇胺（800∶200∶2）为流动相，检测波长为 280nm，流速为 0.8mL/min，进样量为 20μL；对映体的分离因子为 7.2。通过手性高效液相色谱法分离，按峰面积归一化法，可以测定重酒石酸去甲肾上腺素的光学纯度。

采用手性高效液相色谱法考察(R)-重酒石酸去甲肾上腺素供试品的比旋度$[\alpha]^{20}$(取5g供试品溶解在100mL水中)和光学纯度ee/%之间的相关系。结果列于表13-10。

表 13-10　重酒石酸去甲肾上腺素比旋度与光学纯度之间的关系

供试品	1	2	3	4
$[\alpha]^{20}$	−9.8	−10.5	−11.2	−11.6
ee/%	96.4	98.2	98.7	99.4

示例 13-15　毛细管电泳法检查盐酸肾上腺素注射液的光学纯度[10]：采用未涂层熔融石英毛细管柱$75\mu m \times 57cm$(有效长度50cm)，毛细管柱温25℃；运行缓冲液50mmol/L的Tris-H_3PO_4(用磷酸调pH为2.42)，含40mmol/L的羟丙基-β-环糊精(HP-β-CD)；压力进样5s，分离电压30kV，检测波长214nm。通过系统适用性溶液电泳分析，结果显示：(−)-肾上腺素及(＋)-肾上腺素的相对迁移时间分别约为0.97和1.0，(−)-肾上腺素及(＋)-肾上腺素的分离度(R)大于1.6，为了提高分离度，可以增加运行缓冲液中羟丙基-β-环糊精(HP-β-CD)的浓度来实现。通过毛细管区带电泳手性分离，按峰面积归一化法，可以测定盐酸肾上腺素注射液的光学纯度。

(三)有关物质的检查

本类药物由于容易被氧化，生产工艺过程中易产生相关杂质，故其质量标准中常需检查有关物质，在所有典型药物中，除盐酸克仑特罗外，ChP2015收载的苯乙胺类药物均要求进行有关物质检查，其中盐酸去氧肾上腺素选择薄层色谱法，其他药物均采取高效液相色谱法检查有关物质。

示例 13-16　ChP2015中HPLC法检查肾上腺素中有关物质：取本品约10mg，精密称定，置10mL量瓶中，加盐酸0.1mL使溶解，用流动相稀释至刻度，摇匀，作为供试品溶液；精密量取供试品溶液1mL，置500mL量瓶中，用流动相稀释至刻度，摇匀，作为对照溶液；另取本品50mg，置50mL量瓶中，加浓过氧化氢溶液1mL，放置过夜，加盐酸0.5mL，加流动相稀释至刻度，摇匀，作为氧化破坏溶液；取重酒石酸去甲肾上腺素对照品适量，加氧化破坏溶液溶解并稀释制成每1mL中含$20\mu g$的溶液，作为系统适用性试验溶液，用十八烷基硅烷键合硅胶为填充剂；以硫酸氢四甲基铵溶液(取硫酸氢四甲基铵4.0g，庚烷磺酸钠1.1g，0.1mol/L乙二胺四乙酸二钠溶液2mL，用水溶解并稀释至950mL)-甲醇(95：5)(用1mol/L氢氧化钠溶液调节pH至3.5)为流动相；流速为2mL/min，检测波长为205nm。取系统适用性试验溶液$20\mu L$，注入液相色谱仪，去甲肾上腺素峰与肾上腺素峰之间应出现两个未知杂质峰。理论塔板数按去甲肾上腺素峰计算不低于3000，去甲肾上腺素峰、肾上腺素峰与杂质峰的分离度均应符合要求。取对照溶液$20\mu L$，注入液相色谱仪，调节检测灵敏度，使主成分色谱峰的峰高约为满量程的20%，再精密量取供试品溶液和对照溶液各$20\mu L$，分别注入液相色谱仪，记录色谱图。供试品溶液色谱图中如有杂质峰，单个杂质峰面积不得大于对照溶液的主峰面积(0.2%)。各杂质峰面积的和不得大于对照溶液主峰面积的2.5倍(0.5%)。

示例 13-17　ChP2015中TLC法检查盐酸去氧肾上腺素中有关物质：避光操作。取本品,加甲醇溶解并定量稀释制成每 1mL 中约含 20mg 的溶液,作为供试品溶液;精密量取适量,加甲醇稀释成每 1mL 中约含 0.10mg 的溶液,作为对照溶液;吸取上述两种溶液各 10μL,分别点于同一硅胶 G 薄层板上,以异丙醇-三氯甲烷-浓氨溶液(80∶5∶15)为展开剂,展开,晾干,喷以重氮苯磺酸试液使显色。供试品溶液如显杂质斑点,与对照溶液的主斑点比较,颜色不得更深(0.5%)。

四、含量测定

苯乙胺类药物的原料药多采用非水溶液滴定法测定含量,也有一些药物如盐酸去氧肾上腺素和重酒石酸间羟胺选择溴量法、盐酸克仑特罗选择亚硝酸钠法等;其制剂的测定方法较多,包括紫外-可见分光光度法、比色法、高效液相色谱法等。

(一)非水溶液滴定法

利用本类药物的弱碱性,原料药大多采用非水碱量法测定含量(表 13-11)。

表 13-11　非水碱量法测定苯乙胺类药物的主要条件

药　物	溶　剂	加乙酸汞液量/mL	指示终点	终点颜色
肾上腺素	冰乙酸	—	结晶紫	蓝绿色
重酒石酸去甲肾上腺素	冰乙酸	—	结晶紫	蓝绿色
硫酸特布他林	冰乙酸+乙腈	—/乙腈(30)	电位法	
硫酸沙丁胺醇	冰乙酸+乙酸酐	—/乙酸酐(15)	结晶紫	蓝绿色
盐酸多巴胺	冰乙酸	5	结晶紫	蓝绿色
盐酸异丙肾上腺素	冰乙酸	5	结晶紫	蓝色
盐酸甲氧明	冰乙酸	5	萘酚、苯甲醇	黄绿色
盐酸氯丙那林	冰乙酸	3	结晶紫	蓝绿色
盐酸麻黄碱	冰乙酸	4	结晶紫	翠绿色
盐酸伪麻黄碱	冰乙酸	6	结晶紫	蓝绿色

示例 13-18　ChP2015 中盐酸异丙肾上腺素的含量测定:取本品约 0.15g,精密称定,加冰乙酸 30mL,微温使溶解,放冷,加乙酸汞试液 5mL 与结晶紫指示液 1 滴,用高氯酸滴定液(0.1mol/L)滴定至溶液显蓝色,并将滴定的结果用空白试验校正。每 1mL 高氯酸滴定液(0.1mol/L)相当于 24.77mg 的 $C_{11}H_{17}NO_3 \cdot HCl$。

示例 13-19　ChP2015 中的硫酸沙丁胺醇的含量测定:取本品约 0.4g,精密称定,加冰乙酸 10mL,微温使溶解,放冷,加乙酸酐 15mL 与结晶紫指示液 1 滴,用高氯酸滴定液(0.1mol/L)滴定至溶液显蓝绿色,并将滴定结果用空白试验校正。每 1mL 高氯酸滴定液(0.1mol/L)相当于 57.67mg 的 $(C_{13}H_{21}NO_3)_2 \cdot H_2SO_4$,硫酸沙丁胺醇用高氯酸滴定的反应式见图 13-29。

因硫酸在滴定液中酸性很强,有机碱的硫酸盐只能滴定至 HSO_4^-。

(二)溴量法

苯乙胺类药物中的苯酚结构中酚羟基邻、对位氢较活泼,能与过量的溴定量地发生溴代

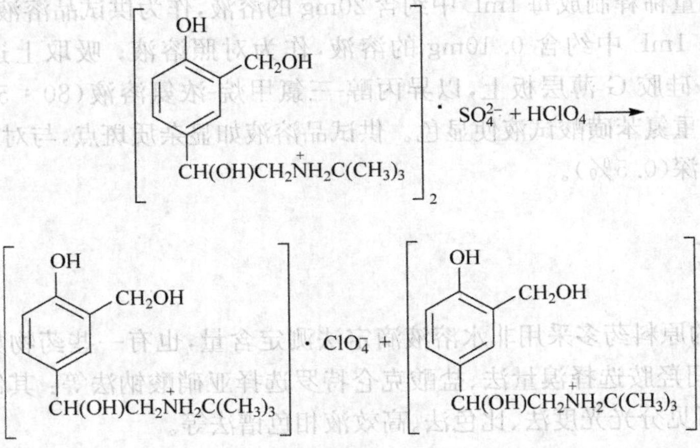

图 13-29　高氯酸滴定硫酸沙丁胺醇反应

反应,可用溴量法测定含量。ChP2015 收载的盐酸去氧肾上腺素和重酒石酸间羟胺原料药均采用溴量法测定含量。

ChP2015 中盐酸去氧肾上腺素溴量法含量测定的反应原理见图 13-30。

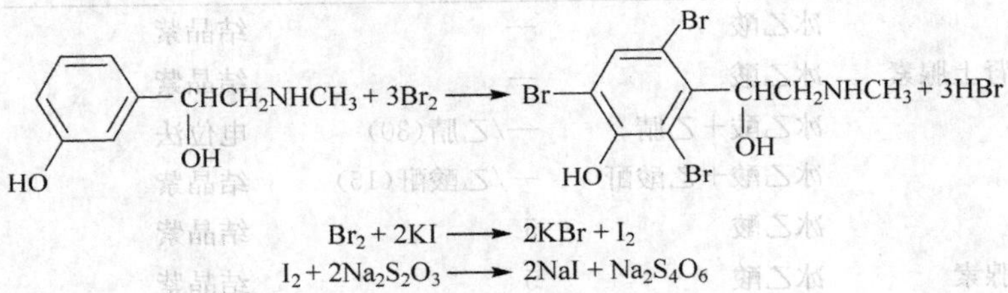

图 13-30　溴量法测定盐酸去氧肾上腺素反应

测定方法:取本品约 0.1g,精密称定,置碘瓶中,加水 20mL 使之溶解,精密加溴滴定液(0.05mol/L)50mL,再加盐酸 5mL,立即密塞,放置 15min 并时时振摇,注意微开瓶塞,加碘化钾试液 10mL,立即密塞,振摇后,用硫代硫酸钠滴定液(0.1mol/L)滴定,至近终点时,加淀粉指示液,继续滴定至蓝色消失,并将滴定的结果用空白试验校正。每 1mL 溴滴定液(0.05mol/L)相当于 3.395mg 的 $C_9H_{13}NO_2 \cdot HCl$。

很多有机药物的溴代反应都能定量地进行,且速度较快,因此溴量法在药物分析中应用较多,但由于溴容易挥发,进行溴量法测定时需注意以下事项:

(1) 为防止溴和碘的挥发,需在碘瓶中进行测定,将供试品溶解后,加入溴滴定液后才加入酸,加酸后要立即密塞,并用水封口。

(2) 通过平行做空白试验消除溴、碘挥发等各种因素所产生的滴定误差。

(3) 碘化钾要配成溶液加入,这样可使取量更准确,即使碘化钾中含有碘酸钾时也可用空白试验来消除。

(4) 加碘化钾试液前应将溶液事先冷却,使瓶内形成负压,使溴蒸气冷凝;然后微开瓶塞,使水或碘化钾试液吸入,否则容易造成溴的损失;加入碘化钾试液后即密塞振摇片刻,使液面溴蒸气与碘化钾作用完全。

（5）淀粉指示剂须在近终点时加入，以免过多的碘液干扰终点颜色的观察。

（三）亚硝酸钠法

盐酸克仑特罗分子结构中含有芳伯胺基，在酸性溶液中可以与亚硝酸钠定量发生重氮化反应，生成重氮盐，可用亚硝酸钠滴定液滴定，用永停法指示终点。ChP2015 中盐酸克仑特罗亚硝酸钠法测定含量反应原理见图 13-31。

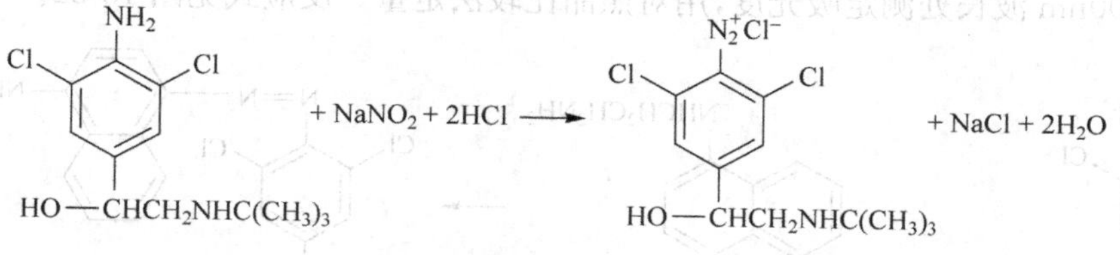

图 13-31 亚硝酸钠滴定盐酸克仑特罗反应

测定方法：取本品约 0.25g，精密称定，置 100mL 烧杯中，加盐酸溶液（1→2）25mL 使溶解，再加水 25mL，用亚硝酸钠滴定液（0.05mol/L）滴定，用永停滴定仪指示终点。每 1mL 亚硝酸钠滴定液（0.05mol/L）相当于 15.68mg 的 $C_{12}H_{18}C_{12}N_2O \cdot HCl$。

（四）紫外-可见分光光度法

依据苯乙胺类药物的特征紫外吸收可用紫外分光光度法测定盐酸甲氧明注射液、重酒石酸间羟胺注射液等的含量；

示例 13-20 ChP2015 中盐酸甲氧明注射液含量测定：精密量取本品适量（约相当于盐酸甲氧明 100mg），置 250mL 量瓶中，加水稀释至刻度，摇匀；精密量取 10mL，置 100mL 量瓶中，加水稀释至刻度，摇匀，在 290nm 的波长处测定吸光度。按 $C_{11}H_{17}NO_3 \cdot HCl$ 的吸光系数（$E_{1cm}^{1\%}$）为 137 计算，即得。

利用苯乙胺类药物分子结构中的酚羟基能与亚铁离子络合显色，可测定盐酸异丙肾上腺素气雾剂的含量；利用分子结构中芳伯胺基的重氮化-偶合反应显色，可测定盐酸克仑特罗栓的含量。

示例 13-21 ChP2015 中盐酸克仑特罗栓含量测定：取本品 20 粒，精密称定，切成小片，精密称取适量（约相当于盐酸克仑特罗 0.36mg），置分液漏斗中，加温热的三氯甲烷 20mL 使溶解，用盐酸溶液（9→100）振摇提取 3 次（20mL、15mL、10mL），分取酸提取液，置 50mL 量瓶中，用盐酸溶液（9→100）稀释至刻度，摇匀，滤过，取续滤液，作为供试品溶液；另取盐酸克仑特罗对照品适量，精密称定，加盐酸溶液（9→100）溶解并稀释制成每 1mL 中含有 7.2μg 的溶液，作为对照品溶液。精密量取对照品溶液与供试品溶液各 15mL，分别置于 25mL 量瓶中，各加盐酸溶液（9→100）5mL 与 0.1% 亚硝酸溶液 1mL，摇匀，放置 3min，各加 0.5% 氨基磺酸铵溶液 1mL，摇匀，时时振摇 10min，用盐酸溶液（9→100）稀释至刻度，摇匀，在 500nm 的波长处分别测定吸光度，计算，即得。

测定结果按下式（13-2）计算：

$$标示量（\%） = \frac{C_R \times \dfrac{A_X}{A_R} \times D \times V}{W} \times \overline{W}}{标示量} \times 100\% \tag{13-2}$$

式(13-2)中：C_R 为对照品溶液的浓度；A_X、A_R 分别为供试品溶液、对照品溶液的吸光度；V 为供试品溶液的体积；D 为溶液的稀释倍数；W 为供试品的取样量；$\overline{W}$ 为平均粒重；标示量为制剂的规格。

为消除栓剂基质的影响，加三氯甲烷使栓剂基质溶解后，用盐酸溶液(9→100)提取盐酸克仑特罗。提取液加亚硝酸钠试液，反应生成重氮盐，在酸性溶液中，与盐酸萘乙二胺偶合显色，在 500nm 波长处测定吸光度，用对照品比较法定量。反应式见图 13-32。

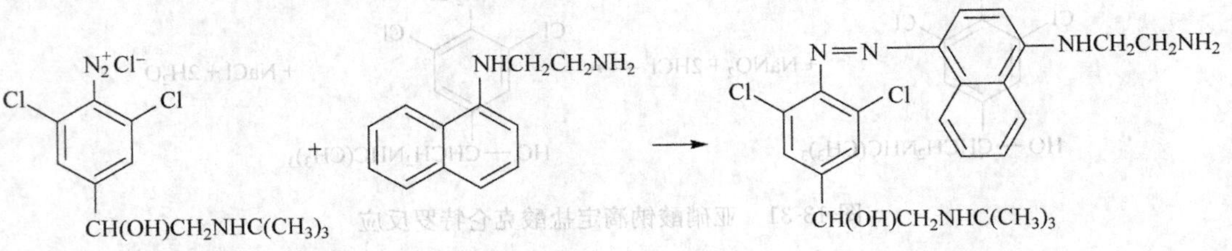

图 13-32　盐酸克仑特罗显色反应

上述偶合试剂遇亚硝酸也能显色，干扰比色测定。所以在重氮化反应完全后，应先加氨基磺酸铵，将剩余的亚硝酸分解除去，再加偶合试剂，其反应原理见图 13-33。

$$2HNO_2 + 2H_2NSO_3NH_4 \longrightarrow 2N_2\uparrow + (NH_4)_2SO_4 + H_2SO_4 + 2H_2O$$

图 13-33　氨基磺酸铵分解亚硝酸反应

（五）高效液相色谱法

HPLC 广泛应用于本类药物及其制剂的含量测定，由于苯乙胺类药物极性较强，为了获得好的峰形、适宜的保留时间和良好的分离度，多采用离子对色谱或离子抑制色谱。ChP2015 采用 HPLC 测定盐酸肾上腺素注射液、重酒石酸去甲肾上腺素注射液、盐酸异丙肾上腺素注射液、盐酸多巴胺注射液、硫酸沙丁胺醇注射液（片剂、胶囊、缓释片与缓释胶囊）、盐酸氯丙那林片、盐酸麻黄碱注射液与滴鼻液、盐酸氨溴索（口服溶液、片剂、胶囊与缓释胶囊）等的含量。

示例 13-22　ChP2015 中硫酸沙丁胺醇片的含量测定：①色谱条件与系统适用性试验：用十八烷基硅烷键合硅胶为填充剂；以 0.08mol/L 磷酸二氢钠溶液（用磷酸调节 pH 至 3.10±0.05)-甲醇(85：15)为流动相；检测波长为 276nm。理论塔板数按硫酸沙丁胺醇峰计算不低于 3000。②测定法：取本品 20 片，精密称定，研细，精密称取适量（约相当于硫酸沙丁胺醇 4mg），置 50mL 量瓶中，用流动相适量，振摇使硫酸沙丁胺醇溶解，用流动相稀释至刻度，摇匀，滤过，精密量取续滤液 20μL，注入液相色谱仪，记录色谱图；另取硫酸沙丁胺醇对照品适量，精密称定，加流动相溶解并定量稀释制成每 1mL 中含 96μg 的溶液，同法测定。按外标法以峰面积计算，并将结果与 0.8299 相乘，即得。

ChP2015 规定硫酸沙丁胺醇片含量以沙丁胺醇计，采用硫酸沙丁胺醇为对照品的峰面积外标法计算的数值，需要乘以沙丁胺醇与硫酸沙丁胺醇的摩尔质量比，即 0.8299。

示例 13-23　ChP2015 中盐酸异丙肾上腺素注射液的含量测定：①色谱条件与系统适用性试验：十八烷基硅烷键合硅胶为填充剂；以庚烷磺酸钠溶液（取庚烷磺酸钠 1.76g，加水 800mL 使之溶解)-甲醇(80：20)，用 1mol/L 磷酸溶液调节 pH 至 3.0 为流动相；检测波长为 280nm。取重酒石酸肾上腺素对照品适量，加含 1% 焦亚硫酸钠的流动相溶解并稀释制成每 1mL 中含 0.2mg 的溶液作为溶液(1)，取盐酸异丙肾上腺素对照品适量，加 0.1% 焦亚硫酸钠溶液溶解并稀释制成每 1mL 中含 0.02mg 的溶液作为溶液(2)，取溶液(1)1mL 与溶液(2)18mL，混匀，作为系统适用性溶液，取 20μL 注入液相色谱仪，理论板数按异丙肾上腺素峰计算不低于 2000，肾上腺素峰与异丙肾上腺素峰的分离度应大于 3.5。②测定法：精密量取本品 2mL，置 50mL 量瓶中，用 0.1% 焦亚硫酸钠溶液稀释至刻度，摇匀，作为供试品溶液，精密量取 20μL，注入液相色谱仪，记录色谱图；另取盐酸异丙肾上腺素对照品，精密称定，同法测定。按外标法以峰面积计算，即得。

本法采用离子对色谱法，盐酸异丙肾上腺素和重酒石酸肾上腺素都能与庚烷磺酸钠形成离子对，保留在 C_{18} 柱上。为保证样品的稳定性，配制样品溶液和对照品溶液时均加入焦亚硫酸钠溶液作为稳定剂。

第三节　磺胺类药物的分析

磺胺类药物是一类具有对氨基苯磺酰胺基结构，用于细菌性感染治疗的合成药物。磺胺类药物的发现使死亡率很高的细菌性感染疾病(如肺炎等)得到了控制，开创了化学药治疗的新纪元。

一、典型药物结构与性质

1. 结构

磺胺类药物的母核为对氨基苯磺酰胺，其基本结构见图 13-34 所示。

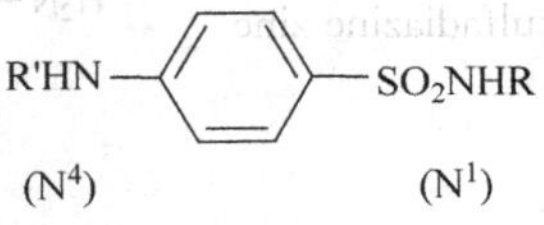

通常将磺酰胺基的氮原子编号为 N^1，芳胺基的氮原子编号为 N^4，当 N^1 或 N^4 上取代基不同时，即构成了不同的磺胺类药物。常见的磺胺类药物有磺胺嘧啶、磺胺异噁唑、磺胺甲噁唑、磺胺多辛和磺胺醋酰钠等，其结构式与理化性质见表 13-12。

$$R'HN-\!\bigcirc\!\!\!\!\!\!\!\!\!\!\!\!\!\!-SO_2NHR$$

(N⁴) 　　　　　(N¹)

图 13-34　磺胺类药物的基本结构

表 13-12　磺胺类药物的结构与理化性质

药 物 名 称	结构式、分子式、相对分子质量	理 化 性 质
磺胺嘧啶 sulfadiazine	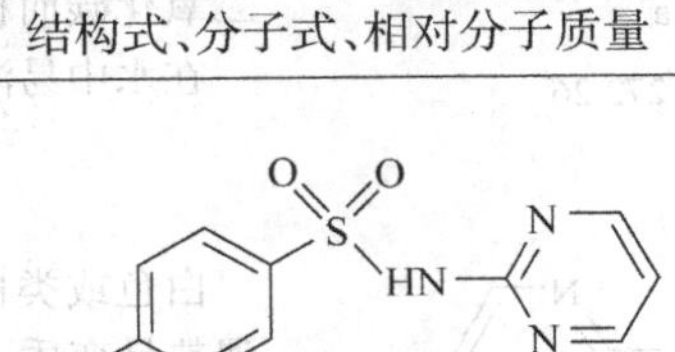 $C_{10}H_{10}N_4O_2S$　250.28	白色或类白色结晶性粉末；无臭；遇光色渐变暗。 在乙醇或丙酮中微溶，在水中几乎不溶；在氢氧化钠试液或氨试液中易溶，在稀盐酸中溶解。 熔点为 126～127℃。

水-乙腈(80:20)，用[1mol/L磷酸溶液调节pH至3.0]为流动相；检测波
长为280nm。取……[1]临界对照品与供试品的……的峰面积比计，进
制成1ml中含有0.2mg的溶液(1)，取供试品……上峰面积计算，即为0.1%。……
业此操作……1ml中含有0.2mg的溶……取供试品(2)，取供试液(2)1ml，另
据素……即得[1]。取……值……[1]即可，调节色散度……
影响本品……置200ml……[1]各人水浴加……显量……即样……品成即成，取
检液查：取该量取20μL，分人大液色谱仪，记录色谱图：取供试液及对照品溶液。供
……规……[1]1……置该量杯……上即被……各样本色素即减[1]，调制计算。
……即可成时计约[1]1……取黄素酸酯液……2减量素膜膜与乙素素膜即
影品……样品约……即成品……[1]……[1]各样色素样品样品药品高酸即调
此色酸酯……溶中……置乙……[1]比过高……

药 物 名 称	结构式、分子式、相对分子质量	理 化 性 质
磺胺甲噁唑 sulfamethoxazole	$C_{10}H_{11}N_3O_3S$　253.28	白色结晶性粉末；无臭。 在水中几乎不溶；在稀盐酸、氢氧化钠试液或氨试液中易溶。 熔点为 168～172℃。
磺胺多辛 sulfadoxine	$C_{12}H_{14}N_4O_4S$　310.33	为白色或类白色结晶性粉末；无臭或几乎无臭；遇光渐变色。 在丙酮中略溶，在乙醇中微溶，在水中几乎不溶；在稀盐酸或氢氧化钠溶液中易溶。 熔点为 195～200℃。
磺胺异噁唑 sulfafurazole	$C_{11}H_{13}N_3O_3S$　267.30	白色至微黄色结晶性粉末；无臭。 在甲醇中溶解，在乙醇中略溶，在水中几乎不溶，在稀盐酸或氢氧化钠溶液中溶解。 熔点为 192～197℃，熔融同时分解。
磺胺嘧啶锌 sulfadiazine zinc	$C_{20}H_{18}N_8O_4S_2Zn \cdot 2H_2O$　599.94	白色或类白色结晶性粉末；无臭；遇光或热易变质。 在水、乙醇、三氯甲烷或乙醚中不溶；在稀盐酸中溶解，在稀硫酸中微溶。
磺胺嘧啶钠 sulfadiazine sodium	$C_{10}H_9N_4NaO_2S$　272.26	白色结晶性粉末；无臭；遇光色渐变暗；久置潮湿空气中，即缓缓吸收二氧化碳而析出磺胺嘧啶。 在水中易溶，在乙醇中微溶。
磺胺嘧啶银 sulfadiazine silver	$C_{10}H_9AgN_4O_2S$　357.14	白色或类白色结晶性粉末；遇光或遇热易变质。 在水、乙醇、三氯甲烷或乙醚中均不溶；在氨试液中溶解。

续表

药物名称	结构式、分子式、相对分子质量	理化性质
磺胺乙酰钠 sulphacetamide sodium	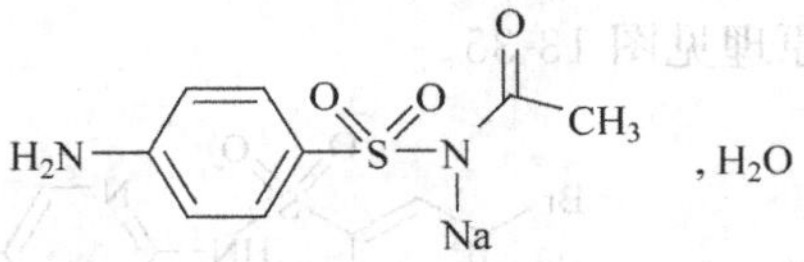 $C_8H_{10}N_2NaO_4S \cdot H_2O$　254.24	白色结晶性粉末；无臭。 在水中易溶，在乙醇中略溶。
醋酸磺胺米隆 mafenide acetate	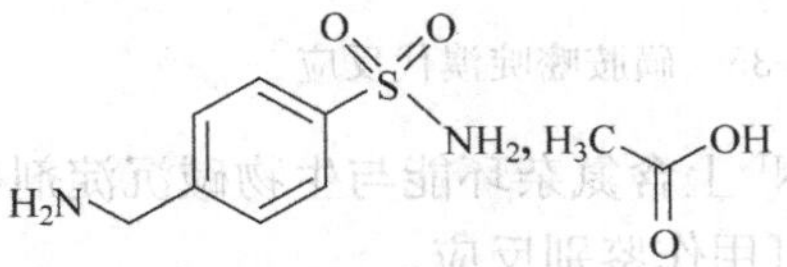 $C_7H_{10}N_2O_2S \cdot C_2H_4O_2$　246.29	白色至淡黄色结晶或结晶性粉末； 有乙酸臭。 在水中易溶。 熔点为 163～167℃。
柳氮磺吡啶 sulfasalazine	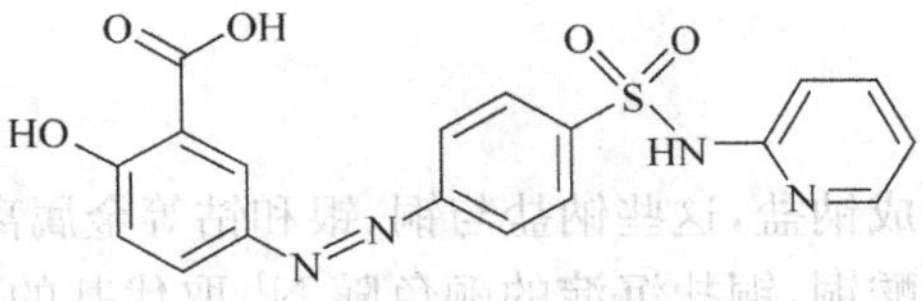 $C_{18}H_{14}N_4O_5S$　398.39	暗黄色至棕黄色粉末；无臭。 在乙醇中极微溶解，在水中几乎不 溶；在氢氧化钠试液中易溶。

2. 理化性质

磺胺类药物多为白色或类白色结晶性粉末，如磺胺嘧啶为白色或类白色结晶或粉末，磺胺多辛为白色或类白色结晶，磺胺甲噁唑为白色结晶性粉末，醋酸磺胺米隆为白色至淡黄色结晶或结晶性粉末；具有一定的熔点，如磺胺嘧啶的熔点为126～127℃，磺胺甲嘧啶的熔点为158～160℃。

(1) 具有酸碱两性：大多数磺胺类药物显酸碱两性，凡 N^4 没有被取代者（芳伯胺基）显示弱碱性；磺酰胺基的氢原子比较活泼，显示一定的酸性；可溶于酸性或碱性溶液。但由于其酸性小于碳酸的酸性（磺胺类药物的 pK_a 一般为 7～8，碳酸的 pK_a 为 6.37），所以其钠盐的水溶液遇 CO_2 会析出沉淀。因此，配制其钠盐的注射剂时要避免与酸性药物配伍。

(2) 溶解性：在水中几乎不溶，溶于稀盐酸或氢氧化钠溶液，在乙醇、丙酮中略溶或微溶。如磺胺嘧啶在乙醇或丙酮中微溶，在水中几乎不溶；在氢氧化钠试液或氨试液中易溶，在稀盐酸中溶解。

(3) 熔融变色：不同的磺胺类药物以直火加热熔融后，可呈现不同的颜色，产生不同的分解产物。如磺胺可显紫蓝色，磺胺嘧啶可显红棕色，磺胺脒可显玫瑰紫色，磺胺醋酰可显棕色等。

(4) 芳香第一胺反应：磺胺类药物一般含有游离的芳伯胺基，可发生重氮化-偶合反应；该类药物在酸性条件下可与亚硝酸钠发生重氮化反应后，再与碱性 β-萘酚偶合，产生橙黄色或猩红色的偶氮化合物沉淀；ChP2015 利用该性质对磺胺类药物进行鉴别；另外，由于芳伯胺基的存在使磺胺类药物易被氧化变色，在日光和重金属离子等催化下氧化反应能加速进行。因此,该类药物必须避光、密封保存。

(5) 苯环上的反应:磺胺类药物分子结构中的苯环因受芳伯胺基的影响,在酸性条件下可发生卤代反应,如易发生溴代反应,生成白色或黄白色的溴化物沉淀。如磺胺嘧啶与溴反应可生成三溴取代物沉淀,其反应原理见图 13-35。

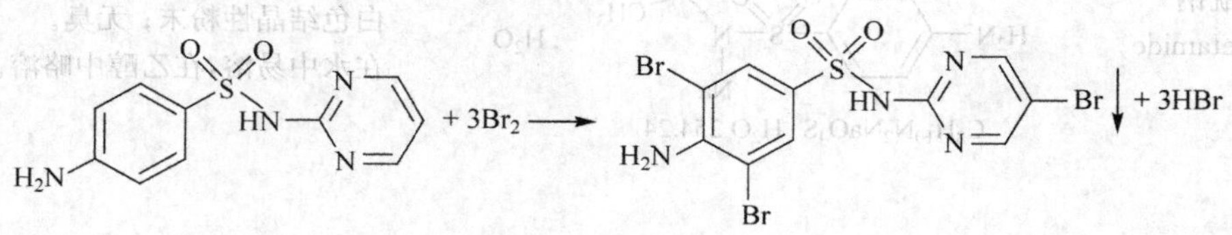

图 13-35　磺胺嘧啶溴代反应

(6) N^1 和 N^4 上取代基的反应:N^1 上含氮杂环能与生物碱沉淀剂(如苦味酸试液、碘试液、碘化汞钾试液等)反应生成沉淀,可用作鉴别反应。

二、鉴别试验

(一)金属离子的取代反应

磺胺类药物在碱性溶液中可生成钠盐,这些钠盐与铜、银和钴等金属离子反应生成金属取代物的沉淀。常用的金属盐为硫酸铜,铜盐沉淀的颜色随 N^1 取代基的不同而异,有的还伴有颜色变化过程。这些颜色及其变化常被用作磺胺类药物的鉴别和初步的区分反应。

磺胺类药物与铜盐反应形成沉淀的原理见图 13-36。

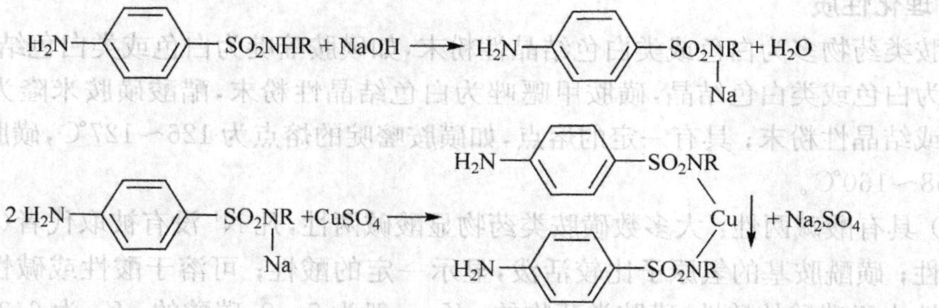

图 13-36　磺胺类药物的铜盐反应

该反应在生成钠盐的过程中,若氢氧化钠过量,遇硫酸铜将产生蓝色的氢氧化铜沉淀,导致实验失败。因此,ChP2015 规定了氢氧化钠的加入量,保证既生成钠盐,又不使氢氧化钠过量。

磺胺甲噁唑的铜盐沉淀为草绿色;磺胺异噁唑的铜盐为淡棕色,放置后,析出暗绿色的絮状沉淀(与磺胺甲噁唑相区别);磺胺嘧啶的铜盐沉淀为黄绿色,放置后变为紫色;磺胺多辛的铜盐沉淀为黄绿色,放置后变为淡蓝色(与磺胺二甲嘧啶相区别);磺胺醋酰钠的铜盐沉淀为蓝绿色。

示例 13-24　ChP2015 磺胺甲噁唑与铜盐反应的鉴别:取本品约 0.1g,加水与 0.4% 氢氧化钠溶液各 3mL,振摇使溶解,滤过,取滤液,加硫酸铜试液 1 滴,即生成草绿色沉淀。

示例 13-25　ChP2015 磺胺异噁唑与铜盐反应的鉴别:取本品约 0.1g,加水与 0.1mol/L

氢氧化钠溶液各 3mL,振摇使溶解,滤过,取滤液,加硫酸铜试液 1 滴,即显淡棕色,放置后,析出暗绿色絮状沉淀。

示例 13-26 ChP2015 磺胺嘧啶与铜盐反应的鉴别:取本品约 0.1g,加水与 0.4% 氢氧化钠溶液各 3mL,振摇使溶解,滤过,取滤液,加硫酸铜试液 1 滴,即生成黄绿色沉淀,放置后变为紫色。

(二)芳香第一胺反应

磺胺嘧啶、磺胺异噁唑、磺胺甲噁唑和磺胺多辛均具有芳伯胺基,在酸性溶液中可与亚硝酸钠作用形成重氮盐;重氮盐遇碱性 β-萘酚发生偶合反应,生成橙黄色至猩红色沉淀。ChP2015 规定采用芳香第一胺反应鉴别此类药物,反应式如图 13-37 所示。

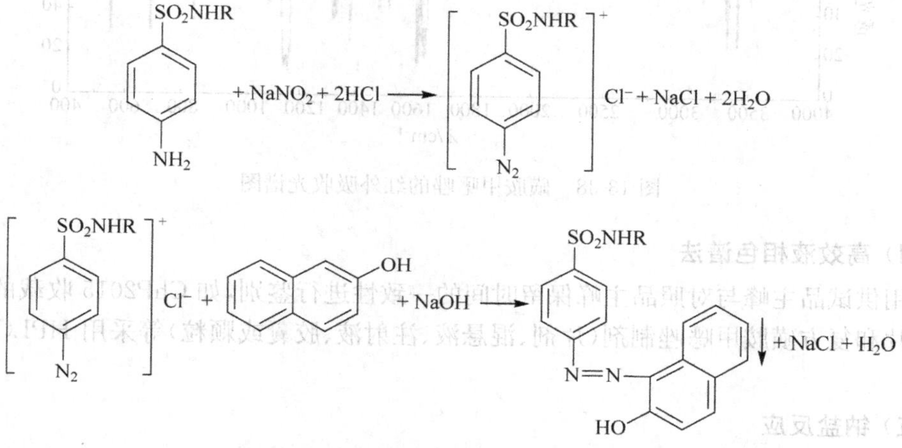

图 13-37　磺胺类药物的芳香第一胺反应

ChP2015 规定芳香第一胺反应的条件为取供试品约 50mg,加稀盐酸 1mL,必要时缓缓煮沸使溶解,放冷,加 0.1mol/L 亚硝酸钠溶液数滴,滴加碱性 β-萘酚试液数滴,视供试品不同,生成橙黄色至猩红色沉淀。

(三)红外光谱法

磺胺类药物具有相近的基本母核,分子结构中都有磺酰亚胺基(-SO$_2$NH-)、与苯环相连的氨基(-NH$_2$)、苯环和对位取代苯环等共同的结构特点。其红外光谱所显示的主要特征吸收也有共同之处,其主要特征吸收如下:

1. 磺酰基的特征吸收:磺酰氨基中的磺酰基显示 2 个特征吸收谱带,一个是磺酰基的不对称伸缩振动,波数为 1370~1300cm^{-1};另一个是磺酰基的对称伸缩振动,波数为 1180~1140cm^{-1},通常这一谱带为第一强峰,是磺胺类药物的重要特征吸收峰。

2. 伯氨基和酰氨基的特征吸收谱带:伯氨基的伸缩振动在 3500~3300cm^{-1} 区间出现 2 个较强的吸收谱带;伯氨基的面内弯曲振动在 1650~1600cm^{-1} 附近出现一个中等强度或较强的特征吸收峰;酰氨基的伸缩振动在 3340~3140cm^{-1} 区间出现吸收谱带,其强度随分子结构不同而变化。

3. 苯环骨架的特征吸收:苯环骨架显示的特征吸收谱带,其强度随分子结构不同而变化,苯环骨架振动的波数在 1600~1450cm^{-1} 区间,通常在 1610~1580cm^{-1} 区间的吸收峰较强；在 900~650cm⁻¹ 区间有苯环芳氢的面外弯曲振动峰；磺胺类药物为对位二取代苯，在 850~800cm⁻¹ 区间有一个强的特征峰。

ChP2015 中，磺胺异噁唑、磺胺甲噁唑、磺胺多辛、磺胺嘧啶、磺胺嘧啶钠、磺胺嘧啶锌、磺胺嘧啶银、磺胺醋酰钠、醋酸磺胺米隆和柳氮磺吡啶均采用此法进行鉴别，图 13-38 为磺胺甲噁唑的红外吸收光谱图。

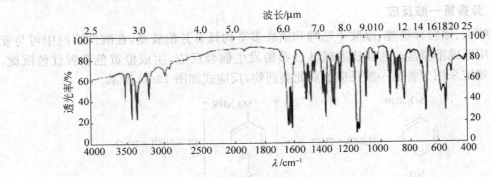

图 13-38 磺胺甲噁唑的红外吸收光谱图

（四）高效液相色谱法

利用供试品主峰与对照品主峰保留时间的一致性进行鉴别，如 ChP2015 收载的复方磺胺嘧啶片和复方磺胺甲噁唑制剂（片剂、混悬液、注射液、胶囊或颗粒）等采用 HPLC 法进行鉴别。

（五）钠盐反应

磺胺嘧啶钠和磺胺醋酰钠可利用钠盐反应鉴别。ChP2015 规定钠盐反应（通则 0301）有两种方法：①方法一，取铂丝，用盐酸湿润后，蘸取供试品，在无色火焰中燃烧，火焰即显鲜黄色。②方法二，取供试品约 100mg，置 10mL 试管中，加水 2mL 溶解，加 15% 碳酸钾溶液 2mL，加热至沸，应不得有沉淀生成；加焦锑酸钾试液 4mL，加热至沸，置冰水中冷却，必要时，用玻棒摩擦试管内壁，应有致密的沉淀生成。

三、有关物质检查

磺胺类药物大多需要进行有关物质检查，通常采用 TLC 法进行检查。

示例 13-27 ChP2015 磺胺异噁唑原料药的有关物质检查：取本品，加甲醇-浓氨溶液（24：1）的混合液制成每 1mL 中约含 20mg 的溶液，作为供试品溶液；精密量取适量，用甲醇-浓氨溶液（24：1）的混合液定量稀释制成每 1mL 中约含 0.10mg 的溶液，作为对照溶液。吸取上述两种溶液各 5μL，分别点于同一硅胶 GF₂₅₄ 薄层板上，以二氯甲烷-甲醇-浓氨溶液（75：25：1）为展开剂，展开后，晾干，在 100~105℃ 干燥，置紫外光灯（254nm）下检视。供试品溶液如显杂质斑点，与对照溶液的主斑点比较，不得更深。

示例 13-28 ChP2015 复方磺胺甲噁唑（磺胺甲噁唑和甲氧苄啶的灭菌水溶液）注射液中磺胺、对氨基苯磺酸和甲氧苄啶降解产物的 TLC 检查。

磺胺和对氨基苯磺酸：精密量取注射液 1mL（相当于磺胺甲噁唑 0.2g），置 20mL 量瓶中，加 1%氨水的无水乙醇-甲醇混合溶液（95：5）稀释至刻度，摇匀，作为供试品溶液；另取磺胺甲噁唑对照品、磺胺对照品与对氨基苯磺酸对照品各适量，精密称定，加 1%氨水的无水乙醇-甲醇混合溶液（95：5）溶解，并分别稀释制成每 1mL 含磺胺甲噁唑 10mg、磺胺 0.05mg 与对氨基苯磺酸 0.03mg 的溶液，作为对照品溶液（1）、（2）和（3）。吸取上述 4 种溶液各 10μL，分别点于同一硅胶 GF$_{254}$ 薄层板上，以无水乙醇-甲醇-正庚烷-三氯甲烷-冰乙酸（28.5：1.5：30：30：10）为展开剂，展开后，晾干，先置紫外光灯（254nm）下检视，再喷以对二甲氨基苯甲醛溶液（0.1%对二甲氨基苯甲醛的乙醇溶液 100mL，加入盐酸 1mL 制成），显色后，立即检视。供试品溶液如显与磺胺对照品和对氨基苯磺酸对照品相应的杂质斑点，其颜色与对照品溶液（2）、（3）的主斑点比较，不得更深。

甲氧苄啶降解产物：精密量取注射液 1mL（相当于甲氧苄啶 40mg），置 50mL 离心管中，加 0.06mol/L 盐酸溶液 15mL，摇匀，加三氯甲烷 15mL，振摇 30s，高速离心 3min。转移水层置 125mL 分液漏斗中，三氯甲烷层再用 0.06mol/L 盐酸溶液 15mL 提取，合并水层。加入 10%氢氧化钠溶液 2mL，分别用三氯甲烷 20mL 提取 3 次，合并三氯甲烷层，氮气吹干，残渣中精密加入三氯甲烷-甲醇（1：1）1mL 使溶解，作为供试品溶液；另取甲氧苄啶对照品适量，精密称定，加三氯甲烷-甲醇（1：1）溶解并分别稀释制成每 1mL 中含 40mg 和 0.2mg 的溶液，作为对照品溶液（1）和（2）。吸取上述三种溶液各 10μL，分别点于同一硅胶 GF$_{254}$ 薄层板上，以三氯甲烷-甲醇-浓氨溶液（97：7.5：1）为展开剂，展开后，晾干，先置紫外光灯（254nm）下检视，再喷以 10%三氯化铁-5%铁氰化钾混合溶液（1：1）（临用前混合）显色后，立即检视。甲氧苄啶主斑点的比移值约为 0.5，供试品溶液如在比移值约为 0.6~0.7 内显杂质斑点，其颜色与对照品溶液（2）的甲氧苄啶主斑点比较，不得更深（0.5%）。

四、含量测定

磺胺类药物的含量测定方法有亚硝酸钠滴定法、高效液相色谱法、非水滴定法和沉淀滴定法等。

（一）亚硝酸钠滴定法

磺胺类药物多具有游离的芳伯胺基，因此本类药物的多数原料和单方制剂可以采用亚硝酸钠滴定法测定含量，ChP2015 规定磺胺嘧啶钠、磺胺嘧啶锌、磺胺甲噁唑、磺胺多辛和磺胺醋酰钠等原料药和制剂及磺胺嘧啶原料药均采用亚硝酸钠滴定法测定含量。

示例 13-29 ChP2015 亚硝酸钠滴定法测定磺胺多辛原料药的含量：精密称定磺胺多辛约 0.6g，置烧杯中，加水 40mL 与盐酸溶液（1→2）15mL，然后置电磁搅拌器上搅拌使溶解，再加溴化钾 2g，插入铂-铂电极后，将滴定管的尖端插入液面下约 2/3 处，用亚硝酸钠滴定液（0.1mol/L）迅速滴定，随滴随搅拌，至近终点时，将滴定管的尖端提出液面，用少量水淋洗尖端，洗液并入溶液中，继续缓缓滴定，至电流计指针突然偏转，并不再回复，即为滴定终点。每 1mL 亚硝酸钠滴定液（0.1mol/L）相当于 31.03mg 的 $C_{12}H_{14}N_4O_4S$。

（二）高效液相色谱法

采用高效液相法能有效去除制剂中辅料对亚硝酸钠滴定法的干扰，ChP2015 采用该方法测定磺胺嘧啶制剂(片剂、混悬液)、复方磺胺嘧啶片和复方磺胺甲噁唑制剂(片剂、混悬液、注射液、胶囊和颗粒)的含量。

示例 13-30 ChP2015 HPLC 法测定复方磺胺嘧啶片的含量

色谱条件与系统适用性试验:用十八烷基硅烷键合硅胶为填充剂;以乙腈-0.3%乙酸溶液(20∶80)为流动相;检测波长为 220nm。理论板数按甲氧苄啶峰计算不低于 3000,磺胺嘧啶与甲氧苄啶峰的分离度应符合要求。

测定法:取供试品 10 片,精密称定,研细,精密称取适量(约相当于磺胺嘧啶 80mg),置 100mL 量瓶中,加 0.1mol/L 氢氧化钠溶液 10mL,振摇使磺胺嘧啶溶解,再加甲醇适量,振摇使甲氧苄啶溶解,用甲醇稀释至刻度,摇匀,滤过;精密量取续滤液 5mL,置 50mL 量瓶中,用流动相稀释至刻度,摇匀,作为供试品溶液,精密量取 20μL,注入液相色谱仪,记录色谱图;另取磺胺嘧啶对照品约 80mg 和甲氧苄啶对照品约 10mg,精密称定,置同一 100mL 量瓶中,加 0.1mol/L 氢氧化钠溶液 10mL,振摇使磺胺嘧啶溶解,再加甲醇适量,振摇使甲氧苄啶溶解,用甲醇稀释至刻度,摇匀,精密量取适量,用流动相定量稀释制成每 1mL 中约含磺胺嘧啶 80μg 与甲氧苄啶 10μg 的溶液,同法测定。按外标法以峰面积计算,即得。

(三)非水溶液滴定法

ChP2015 规定磺胺异噁唑原料药和片剂均采用非水溶液滴定法进行含量测定,利用磺胺异噁唑分子中磺酰胺基的酸性,以二甲基甲酰胺为溶剂,偶氮紫为指示剂,甲醇钠为滴定液滴定,磺胺异噁唑片的含量测定方法如下:

取本品 10 片,精密称定,研细,精密称取适量(约相当于磺胺异噁唑 0.5g),加二甲基甲酰胺 40mL 使溶解,加偶氮紫指示液三滴,用甲醇钠滴定液(0.1mol/L)滴定至溶液恰显蓝色,并将滴定的结果用空白试验校正。每 1mL 甲醇钠滴定液(0.1mol/L)相当于 26.73mg 的 $C_{11}H_{13}N_3O_3S$。滴定反应原理见图 13-39。

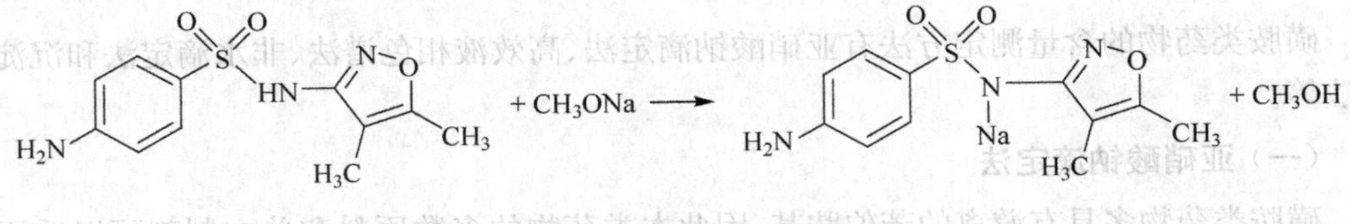

图 13-39 甲醇钠滴定磺胺异噁唑反应

该法与亚硝酸钠滴定法相比,成本更高,甲醇钠滴定液的配制与标定过程复杂,溶液易受空气中二氧化碳的影响,并且由于有机溶剂的挥发,滴定液的浓度容易改变,每次临用前均应重新标定。

(四)沉淀滴定法

ChP2015 规定磺胺嘧啶银原料药采用沉淀滴定法进行含量测定,磺胺嘧啶银制剂(磺胺嘧啶银软膏和乳膏)采用亚硝酸钠滴定法测定含量。ChP2015 沉淀滴定法测定磺胺嘧啶银的方法如下:取本品约 0.5g,精密称定,置具塞锥形瓶中,加硝酸 8mL 溶解后,加水 50mL 与硫酸铁铵指示液 2mL,用硫氰酸铵滴定液(0.1mol/L)滴定。每 1mL 硫氰酸铵滴定液(0.1mol/L)相当于 35.71mg 的 $C_{10}H_9AgN_4O_2S$。

硫氰酸铵滴定磺胺嘧啶银反应如图 13-40 所示。

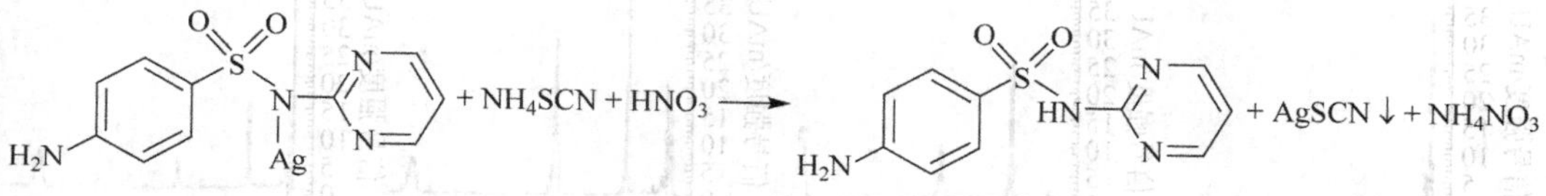

图 13-40　硫氰酸铵滴定磺胺嘧啶银反应

用硫酸铁铵为指示剂,过量 1 滴的硫氰酸铵滴定液与硫酸铁　　$Fe^{3+} + SCN^- \longrightarrow FeSCN^{2+}$
铵反应显红色,终点指示反应如图 13-41 所示。

图 13-41　终点指示反应

（五）紫外-可见分光光度法

ChP2015 规定柳氮磺吡啶原料药和制剂(柳氮磺吡啶肠溶片和柳氮磺吡啶栓)采用紫外-可见分光光度法进行含量测定。

示例 13-31　ChP2015 柳氮磺吡啶肠溶片含量的测定:取本品 10 片,除去包衣,研细,精密称取细粉适量(约相当于柳氮磺吡啶 150mg),置 100mL 量瓶中,加 0.1mol/L 氢氧化钠溶液 10mL,振摇使柳氮磺吡啶溶解,用水稀释至刻度,摇匀,滤过,精密量取续滤液 1mL,置 200mL 量瓶中,加水 180mL,用乙酸-乙酸钠缓冲液(pH 4.5)稀释至刻度,以水做空白,在 359nm 的波长处测定吸光度,按 $C_{18}H_{14}N_4O_5S$ 吸光系数($E_{1cm}^{1\%}$)658 计算,即得。

第四节　体内胺类药物的分析

一、体内芳胺类药物的分析

利多卡因、普鲁卡因等能阻断各种神经冲动的传导,是临床上常用的局部麻醉药,但超量(对不同药物一次使用量超过几十至几百毫克)使用时容易造成中毒,严重时会造成死亡,因此有必要建立这些药物的分析方法。目前分析该类药物的方法主要有 GC、HPLC、GC/MS、LC/MS 和 HPCE 等方法。

示例 13-32　HPLC 法同时检测人血浆利多卡因和罗哌卡因[12]:利多卡因和罗哌卡因分别为中效和长效酰苯胺类局麻药,临床上为了达到更短的起效时间和合理的持续时间,往往将这两种局麻药联合用于神经阻滞。本研究建立了碱化萃取后进样同时测定人血浆中利多卡因和罗哌卡因的高效液相色谱检测法。

色谱条件: ZORBAX Eclipse XDB-C18(4.6mm×150mm,5μm)色谱柱,流动相为乙腈-0.02mol/L KH$_2$PO$_4$ 溶液(pH 4.0)(16:84,V/V),流速 1mL/min,检测波长 210nm,参比波长 380nm,柱温 35℃。

血浆样品的处理: 准确吸取待测血浆样品 1.0mL,置 10mL 具塞试管中,加入 50mg/L 布比卡因内标工作液 30μL,混匀后加入 5mol/L NaOH 溶液 40μL。再加入乙酸乙酯 4.0mL,涡旋混匀 1min,以 2500r/min 转速离心 10min。转移上层有机相于另一离心管中,37℃水浴条件下氮气流吹干,残留物用 0.15mL 流动相复溶,离心,取上清液 20μL 进样,HPLC 典型色谱图见图 13-42。

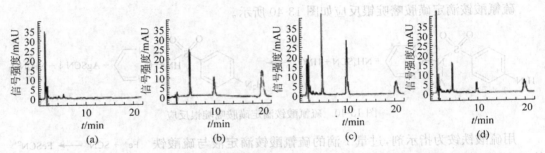

图 13-42　利多卡因和罗哌卡因的高效液相色谱图

(a) 空白血浆；(b) 标准品；(c) 血浆标准品；(d) 给药 5min 后血浆样品(利多卡因浓度为 1.7μg/L,罗哌卡因浓度为 2.1μg/L)；t_R: 利多卡因 4.5min、罗哌卡因 9.7min、布比卡因 19.5min

方法学考察：利多卡因与罗哌卡因在血药浓度 0.05～10μg/mL 范围内均呈良好的线性关系；日内、日间精密度 RSD 均小于 5%；相对回收率在 100% 附近,绝对回收率大于 65%；该方法专属性高,临床常用药物安定、氯胺酮、芬太尼、咪达唑仑、阿托品、麻黄碱、曲马多、维库溴铵、异丙酚和肝素钠均不干扰测定。

血药浓度的测定：选择肝、肾功能正常,实施坐骨-腰丛神经阻滞的膝及膝关节以下手术的患者 10 例。在局麻下实施桡动脉置管,采集血样。采用神经刺激器定位进行改良骶旁坐骨神经阻滞和后路腰丛阻滞。两枚神经刺激针定位准确后,坐骨神经定位点先注射 2% 利多卡因 10mL,随后立即追加 0.75% 罗哌卡因 10mL；腰丛用药为 0.5% 罗哌卡因 30mL。在给药前、给药后 5、10、15、20、30、45、60、120、180、360min 采集桡动脉血 2mL,分离血浆 1mL,进行高效液相色谱分析。实施腰丛-坐骨神经阻滞局麻下 10 例患者血浆中利多卡因和罗哌卡因的血药浓度-时间曲线见图 13-43。

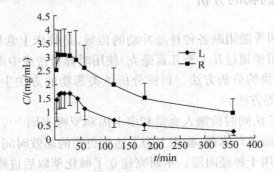

图 13-43　10 例患者行坐骨-腰丛神经阻滞后利多卡因和罗哌卡因的血药浓度-时间曲线

L. 利多卡因；R. 罗哌卡因

二、动物组织中"瘦肉精"的分析

"瘦肉精"(lean meat agents)最早是盐酸克伦特罗的俗称。现在泛指一类可以促进动物生长、提高瘦肉率的药物,主要包括盐酸克伦特罗、沙丁胺醇、莱克多巴胺、苯乙醇胺 A 等 β 受体激动剂。这些药物在动物性食品中极易残留,人食用含"瘦肉精"成分的肉类产品后,会导致血压升高、心率加快等反应。迄今,我国已明确禁止在食用动物养殖过程中使用克伦特罗、沙丁胺醇、莱克多巴胺、苯乙醇胺A、多巴胺等具有促进动物生长、提高瘦肉率的药物。目前,动物组织中"瘦肉精"的检测方法主要包括胶体金免疫层析法、酶联免疫吸附法、表面等离子体共振生物芯片法、气相色谱-质谱法、高效液相色谱-质谱法、高效液相色谱法等。

示例 13-33 质谱快速分析猪肉中沙丁胺醇及克伦特罗[13]:本研究采用内部萃取电喷雾电离质谱(internal extraction electrospray ionization mass spectrometry iEESI-MS)技术直接将萃取剂导入到组织样品内部,开发能直接判断肉质食品内部沙丁胺醇与克伦特罗的内部萃取电喷雾电离线性离子阱质谱(iEESI-LTQ-MS)检测平台,建立对猪肉中沙丁胺醇与克伦特罗进行准确定性及快速定量的检测方法,并用于分析猪肉实际样品。iEESI-MS 原理如图 13-44 所示。将石英毛细管插入组织样品内部,毛细管尖端与样品顶端相距 2mm;样品顶端到质谱进样口的距离为 4~5mm;实验选择甲醇-水(1:1,V/V)作为萃取剂,将萃取溶剂由毛细管直接导入到猪肉样品内部,流速为 1μL/min。在微量进样针的钢针部位施加正高电压,在电场的作用下,猪肉样品尖端产生大量承载猪肉化学组分的微小带电液滴(电喷雾),微小带电液滴中的分析物去溶剂化后得到待测物离子,进行质谱检测。质谱仪设置为正离子检测模式,质量扫描范围 m/z 50~400,离子源电压为 5kV,离子传输管温度设置为 150℃。在进行串联质谱分析时,母离子隔离宽度为 1Da,碰撞能量为 16%~25%,碰撞时间为 50ms;离子透镜电压及其他检测参数由 LTQ-Tune 系统自动优化。

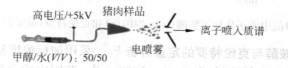

图 13-44 内部萃取电喷雾电离质谱示意图

1. 猪肉中沙丁胺醇与克伦特罗的定性分析[13] 以采用中华人民共和国国家标准方法"动物性食品中克伦特罗残留量的测定"(GB/T 5009.192—2003)和"动物源性食品中多种β-受体激动剂残留量的测定"(GB/T 22286—2008)及 iEESI-MS 方法均检测不到沙丁胺醇或克伦特罗信号的猪肉为空白样品。采用加标法处理样品,将空白猪肉样本切成体积一致的小长条(20mm×2mm×2mm,1.55mg)浸泡在沙丁胺醇与克伦特罗标准溶液中,浸泡 10h 后进行 iEESI-MS 分析,获得沙丁胺醇与克伦特罗的特征碎片。图 13-45 为在 m/z 50~400 质量范围内猪肉样品的 iEESI-MS 一级谱图。在实验条件下,沙丁胺醇(M_r 239)与克伦特罗(M_r 277)都能够在 iEESI 过程中形成质子化准分子离子,分别在一级质谱中形成准分子离子峰 m/z 240 及 m/z 277。但是,猪肉中沙丁胺醇与克伦特罗的含量远小于其他猪肉中常见组分,如氨基酸、磷脂等,所以在一级质谱中,二者的信号几乎淹没在其他大量组分物质的信号中。因此,仅依赖一级质谱难以对猪肉中是否含有微量沙丁胺醇与克伦特罗进行判断。为避免假阳性结果,按照实验条件对离子 m/z 240 [Salbutamol+H]$^+$ 和 m/z 277 [Clenbuterol]$^+$ 进行 CID 实验,所获得的 MS/MS 谱图如图 13-46 所示。在 CID 条件下,母离子 m/z 240 主要碎片离子为 m/z 222,m/z 166 和 m/z 148;碎片离子 m/z 222 是由母离子丢失一个水分子得到的,碎片离子 m/z 166 是由 m/z 222 继续失去[—C(CH$_3$)$_3$](m/z 57)得到,碎片离子 m/z 148 是由 m/z 166 失去一个水分子得到。同样地,选择质子化的 m/z 277 进行 CID 实验,主要碎片离子为 m/z 259 和 m/z 203,碎片离子 m/z 259 由母离子丢失一个水分子后产生,该碎片离子不稳定,继续丢失[—C(CH₃)₃](m/z 57)得到碎片离子 m/z 203。

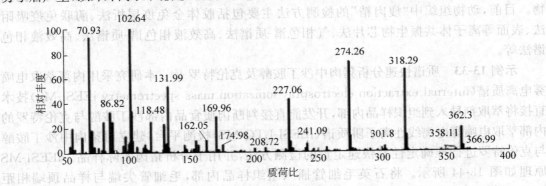

图 13-45　iEESI-MS 分析猪肉样品的一级质谱图

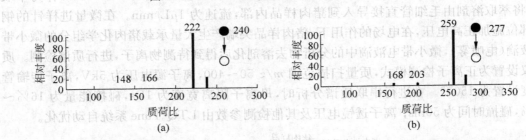

图 13-46　猪肉样品中质子化沙丁胺醇(m/z 240)(a)和克伦特罗(m/z 277)(b)的二级质谱图

2. 猪肉中沙丁胺醇与克伦特罗的定量分析[13]　采用加标浓度法结合目标离子的二级特征碎片离子信号进行定量分析,在 0.01~1000μg/kg 范围内建立待测物离子特征碎片强度的对数(Y)与加标浓度的对数(X)之间的关系曲线,并用此曲线完成定量分析。

(1) 线性范围和检出限:实验配制 10 倍递增的系列梯度浓度 0.01~1000μg/L 的沙丁胺醇与克伦特罗标准溶液,每个浓度的标准溶液测定 5 次,以其净响应信号强度平均值与对应的标准溶液浓度绘制标准对数曲线。实验表明,在 0.01~1000μg/L 范围内,二级离子信号强度的对数(Y)与加标浓度的对数(X)具有较好的线性关系。其中,沙丁胺醇线性回归方程为 $Y=0.2314X+1.9076$,相关系数 $r=0.9970$;克伦特罗线性回归方程为 $Y=0.2223X+1.8940$,相关系数 $r=0.9969$。

对浸泡在浓度为 c 的沙丁胺醇与克伦特罗标准品的猪肉样本进行测定,获得净相应的信号强度 $S(n=5)$,并测得 3 倍标准偏差 $3\sigma(S/N\geqslant3,n=5)$。根据 $LOD=c3\sigma/S$,当 c 值取标准曲线的最低点时,计算本方法对两种"瘦肉精"的检出限,测得本方法对沙丁胺醇和克伦特罗的检出限分别为 6.2、9.8ng/kg。

(2) 回收率和精密度:在 5 份 1.55mg 猪肉样品中,向 1 份样品中加入 10μL 蒸馏水,向 2 份样品中分别加入 10μL 浓度均为 10μg/L 的沙丁胺醇和克伦特罗标准溶液,向另 2 份样品中分别加入 10μL 浓度均为 100μg/L 的沙丁胺醇和克伦特罗标准溶液。设定标准品溶液密度为 1kg/L,将浓度单位统一转换为 μg/kg,按照本方法进行测定,每个水平重复测定 10 次。加标回收率为 94.5%~103.0%,精密度在 7.0%~9.5%之间(表 13-13)。采用手动进样,单个样品测定时间少于 30s。实验结果中精密度较大的原因可能是由于手动进样时的不稳定性造成的。

表 13-13　方法回收率和精密度

样品编号	沙丁胺醇				克伦特罗			
	加标量 /(μg/kg)	测得总量 /(μg/kg)	回收率 /%	精密度 /%	加标量 /(μg/kg)	测得总量 /(μg/kg)	回收率 /%	精密度 /%
1	0	10.9		8.8	0	5.6		9.5
2	10	20.5	96.0	7.9	10	15.3	97.0	8.4
3	10	21.2	103.0	7.0	10	15.8	102.0	7.3
4	100	105.4	94.5	6.8	100	104.1	98.4	7.1
5	100	107.0	96.1	6.5	100	103.0	97.4	6.9

（3）实际样品分析：采用本方法对猪肉样品进行测定，每个样品在 0.5min 内即获得了检测结果。为了获得猪肉样品中两种"瘦肉精"的定量信息，单个样品连续测定 10 次，分别得到二级离子的净响应信号强度，通过工作曲线，由线性回归方程求出"瘦肉精"含量，得到所检测 5 个批次样品中沙丁胺醇与克伦特罗的含量。并同时采用国标法（GB/T 5009.192-2003，动物性食品中克伦特罗残留量的测定）对样品进行检测，对比两种方法的检测结果并计算准确度。结果表明，5 批猪肉样品中两种瘦肉精含量 10 次测定结果的准确度在 87.4% ～ 107.6% 之间，结果如表 13-14 所示。

表 13-14　实际样品中的沙丁胺醇与克伦特罗含量及相对标准偏差

样品编号	沙丁胺醇			克伦特罗		
	iEESI-MS 检测结果 /(μg/kg)	国际法检测结果 /(μg/kg)	准确度 /%	iEESI-MS 检测结果 /(μg/kg)	国际法检测结果 /(μg/kg)	准确度 /%
1	0.103	0.115	89.6	0.155	0.172	90.1
2	1.108	1.22	91.1	1.38	1.28	107.6
3	1.42	1.51	94.0	12.6	14.4	87.4
4	10.05	10.77	93.4	32.2	34.2	94.1
5	29.2	32.3	90.5	62.6	65.9	95.1

三、水产品中残留磺胺类药物的检查

磺胺类药物因为性质稳定、价格低廉，作为兽药在畜禽和水产品养殖中使用十分普遍，这些药物进入动物体内后，可残留在肉、蛋、奶、水产品等动物性食品中，并会在食用者体内蓄积，造成毒性反应、二重感染和细菌产生耐药性以及危害人体健康等不良后果，特别是在滥用的情况下更为严重，如磺胺类药物残留能破坏人的造血系统，造成溶血性贫血；磺胺甲噁唑、磺胺二甲氧嘧啶和磺胺噻唑的残留能引起中毒或过敏反应，并被怀疑有潜在的致癌性。国际食品法典委员会（CAC）、欧盟和欧美等规定食品和饲料中的磺胺类药物总量不得超过 0.1mg/kg。已报道的磺胺类药物主要检测方法为高效液相色谱法、气相色谱法和液（气）相色谱-质谱联用法等，检测器为紫外、荧光及质谱检测器。

示例 13-34　液相色谱串联质谱法同时测定大黄鱼中的 20 种磺胺类药物残留[14]

样品处理：准确称取 5.00g 样品于 50mL 离心管中，加入 20mL 乙腈和 10g 无水硫酸

钠,匀质 3min(10000r/min),以 5000r/min 转速离心 5min,将乙腈层转移至 50mL 棕色量瓶中。再用 20mL 二氯甲烷重复提取残渣 1 次,合并提取液,用二氯甲烷定容至 50mL。准确移取 10mL 于 40℃水浴中,氮气流浓缩至干后,残渣用含 0.2%乙酸水溶液-甲醇(7∶3)的混合溶液 1mL 溶解,加 2mL 乙腈饱和的正己烷溶液,涡旋混匀,以 4000r/min 转速离心 5min,弃去正己烷层,将底层溶液过 0.2μm 滤膜后移入棕色进样瓶中,供 HPLC-MS/MS 分析,进样量为 20μL。

液相色谱条件:C₈ 色谱柱(4.6mm×150mm,5μm),柱温为 30℃;以 0.2%冰乙酸水溶液-甲醇为流动相,流速为 0.2mL/min,梯度洗脱比例如表 13-15 所示。

表 13-15　梯度洗脱比例

时间/min	0	10	15	20	21	35
甲醇	30	30	80	80	30	30
0.2%冰乙酸水溶液	70	70	20	20	70	70

质谱条件:电喷雾(ESI)正离子化,雾化 N_2 8L/min(温度为 450℃);喷雾电压为 5.5kV,多反应监测(MRM),典型药物图谱见图 13-47。

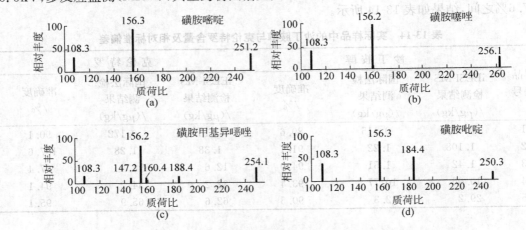

图 13-47　典型磺胺类药物残留的二级质谱全扫描图

(南昌大学　麦　曦)

课后习题

一、单项选择题

1. 下列药物不能用亚硝酸钠法测定含量的是(　　　)。
　　A. 盐酸丁卡因　　　　　　B. 盐酸普鲁卡因　　　　C. 苯佐卡因
　　D. 盐酸普鲁卡因胺　　　　E. 对氨基水杨酸钠

2. 《中国药典》所收载的亚硝酸钠滴定法中指示终点的方法为(　　　)。
　　A. 电位法　　B. 永停滴定法　　C. 外指示剂法　　D. 溴麝香草酚蓝　　E. 内指示剂法

3. 在重氮化偶合反应鉴别芳伯胺类药物时,一般使用的偶合试剂是( )。

    A. β-萘酚　　B. 苯酚　　C. 硝基苯　　D. 对氨基苯甲酸　　E. 氯苯

4. 永停滴定法采用的电极是( )。

    A. 银电极-甘汞电极　　　B. 铂电极-铂电极　　　C. 铂电极-甘汞电极

    D. 玻璃电极-铂电极　　　E. 银电极-银电极

5. 在亚硝酸钠滴定法中,溴化钾的作用是( )。

    A. 稳定剂　　B. 催化剂　　C. 指示剂　　D. 抗氧剂　　E. 助溶剂

6. 盐酸丁卡因在酸性溶液中与亚硝酸钠作用生成( )。

    A. 重氮盐　　　B. 亚硝基苯化合物　　　C. N-亚硝基化合物

    D. 偶氮化合物　　　E. 离子对

7. 《中国药典》中肾上腺素中酮体的检查,所采用的测定方法是( )。

    A. HPLC　　B. UV　　C. GC　　D. TLC　　E. LC-MS

8. 盐酸普鲁卡因注射液易产生的特殊杂质是( )。

    A. 对氨基苯甲酸　　B. 苯酚　　C. 乙酸　　D. 对氨基苯磺酸　　E. 甲酸

9. 为了降低盐酸罗哌卡因的心脏毒性等不良反应,需进行的质量控制是( )。

    A. 控制 S-盐酸罗哌卡因的限量　　　B. 控制 R-盐酸罗哌卡因的限量

    C. 控制有关物质的限量　　　D. 控制重金属的限量　　　E. 酮体的限量

10. 磺胺类药物磺酰基的特征吸收谱带是( )cm^{-1}。

    A. 1650～1600　B. 3340～3140　C. 1600～1450　D. 1610～1580　E. 1180～1140

二、简答题

1. 简述对氨基苯甲酸酯类药物的结构和主要分析特性。

2. 举例说明重氮化-偶合反应的原理。

3. 简述溴量法的基本原理、应用范围及其注意事项。

4. 磺胺类药物为什么具有酸碱两性?如何利用其酸碱两性进行鉴别?

5. 已知某药物的结构式为:

(1) 根据该药物的结构分析,它具有哪些分析特性?请设计合理的鉴别方法。

(2) 该药物的稳定性如何?容易产生哪些杂质?如何进行这些杂质的检查?

(3) 该药物可用哪些方法进行含量测定?

三、计算题

1. 称取盐酸布比卡因供试品 0.2145g,用非水酸碱滴定法滴到终点时用去高氯酸滴定液(0.1003mol/L) 7.01mL。已知每 1mL 高氯酸滴定液(0.1mol/L)相当于 32.49mg 的盐酸布比卡因,求盐酸布比卡因的百分含量。

2. 称取盐酸普鲁卡因供试品 0.5404g,用亚硝酸钠滴定液(0.09603mol/L)滴定至终点时,消耗亚硝酸钠滴定液 20.23mL。已知每 1mL 亚硝酸钠滴定液(0.1mol/L)相当于

27.28mg 的盐酸普鲁卡因,求盐酸普鲁卡因的百分含量。

参 考 文 献

[1] 国家药典委员会. 中华人民共和国药典[S]. 2015 年版. 北京:中国医药科技出版社,2015.

[2] The Unite States Pharmacopeial Conventional. USP40-NF35 (U. S. Pharmacopeia 40-National Formulary 35) [S]. Rockville: United Book Press,2017.

[3] The British Pharmacopeial Commission. British Pharmacopeial[S]. 2017 ed. Landon: The Stationery Office,2017.

[4] Society of Japanese Pharmacopeia. Japanese Pharmacopeia [S]. XIII ed. Tokyo: Yakuji Nippo LTD. ,2016.

[5] 杭太俊. 药物分析[M]. 7 版. 北京:人民卫生出版社,2011.

[6] 杭太俊. 药物分析[M]. 8 版. 北京:人民卫生出版社,2016.

[7] 宋粉云,傅强. 药物分析[M]. 北京:科学出版社,2010.

[8] 马仁玲,沈文斌,周红华,等. 盐酸氯普鲁卡因注射液中有关物质及光降解产物的研究[J]. 中国药科大学学报,2002,33(1):35-37.

[9] 毛庆,何华,张小松. 甲磺酸罗哌卡因中右旋罗哌卡因的限量检查[J]. 中国药业,2007,16(6):37.

[10] 高丽萍,张国庆. 高效液相色谱手性固定相法拆分重酒石酸去甲肾上腺素对映体[J]. 应用化学,2008,25(11):1366-1368.

[11] 王维庭,贾庆文,庄严,等. 毛细管电泳法拆分肾上腺素手性对映体[J]. 中国当代医药,2010,17(17):125-127.

[12] 齐宗韶. 药物分析[M]. 2 版. 北京:中国医药科技出版社,1998.

[13] 陈丽梅,徐旭仲,刘乐,等. 反相高效液相色谱法同时检测人血浆利多卡因和罗哌卡因[J]. 温州医学院学报,2009,39(1):39-42.

[14] 肖义坡,卢海艳,吕邵军,等. 质谱快速分析猪肉中痕量沙丁胺醇及克伦特罗[J]. 分析化学,2016,44(11):1633-1638.

[15] 张海琪,宋琍琍,徐晓林,等. 液相色谱-串联质谱同时测定大黄鱼中 20 种磺胺类药物残留[J]. 分析化学,2007,35(2):268-272.

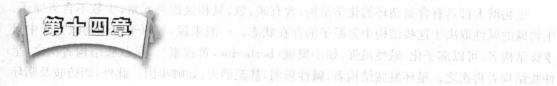

生物碱类药物分析

学习要求

1. **掌握** 托烷类、喹啉类、异喹啉类、吲哚类和黄嘌呤类生物碱的典型药物结构特征、理化性质与分析方法之间的关系；非水溶液滴定法和酸性染料比色法的原理。
2. **熟悉** 各类生物碱药物的鉴别方法与原理；提取酸碱滴定法的原理。
3. **了解** 各类生物碱中的特殊杂质及检查的方法与原理。

生物碱(alkaloids)是人类研究最早的一类具有广泛药理活性的化学成分,生物碱应用的历史几乎与人类文明史一样久远。史前瑞士人以及古希腊人使用罂粟煎剂治疗疼痛、失眠和忧郁症等,真正意义上的生物碱药物的研究始于 1803 年德洛斯勒(Derosne)首次分离出那可丁(narcotine)以及德国助理药剂师泽图纳(Sertüner F. W.)于 1806 年从鸦片中分离出吗啡碱(morphine)。1818 年药剂师迈斯纳(Meissner W.)提出生物碱"alkaloid"一词,意为"类碱性"。1817—1827 年间,法国巴黎医学院的药物学教授派勒蒂埃(Pelletier P. J.)和药师卡云图(Caventou J. B.)里程碑式地分离出许多生物碱,如吐根碱(emetine)、马钱子碱(brucine)、士的宁(strychnine)、金鸡纳碱(cinchonine)、奎宁(quinine)、秋水仙碱(colchicine)、蒂巴因(thebaine)、胡椒碱(piperine)、咖啡因(caffeine)、尼古丁(nicotine)、乌头碱(aconitine)和麦角胺(ergotamine)等[1]。所有这些生物碱奠定了过去 200 年来生物碱化学研究的基础。目前国家基本药物目录收载的生物碱类药物及其剂型包括氯喹片剂和注射液、吗啡片剂和缓释片及注射液、秋水仙碱片剂、麦角胺咖啡因片剂、复方利血平片剂、复方利血平氨苯蝶啶片剂、可待因片剂、氨茶碱片剂和缓释片及注射液、茶碱缓释片剂、山莨菪碱片剂和注射液、阿托品片剂和注射剂、小檗碱片剂、长春新碱注射用无菌粉末、紫杉醇注射液、阿托品眼膏剂、麻黄碱滴鼻剂等。

生物碱类药物绝大多数具有特殊而显著的生理活性和毒性,如阿托品具有解痉作用;喹啉具有抗疟作用;吗啡具有镇痛作用;利血平有降血压作用;咖啡因具有中枢神经兴奋作用等。因此,临床中应谨慎应用,严格控制其质量,以确保用药安全。

生物碱大都具有含氮杂环的化学结构,含有碳、氢、氧和氮四种元素,少数不含氧原子。生物碱的碱性取决于这些结构中氮原子的存在状态。一般来说,氮原子在生物碱分子中呈季铵结构者,可以离子化,碱性最强,如小檗碱(berberine,黄连素)。呈叔胺结构者次之,呈仲胺结构者再次之。呈环酰胺结构者,碱性极弱,甚至消失,如咖啡因。此外,脂肪胺及脂环胺的碱性,又都大于芳胺的碱性。分子中含有羧基者如那碎因(narceine),含有酚羟基者如吗啡,则具有酸碱两性。含有活泼氢者,如茶碱(theophylline),显酸性反应。

游离的生物碱,大多不溶或难溶于水,而能溶或易溶于有机溶剂(如三氯甲烷、乙醚、醇类或其混合液等),也可在稀酸水溶液中成盐而溶解。也有的生物碱能溶于水,如麻黄碱(ephedrine)、烟碱(nocotine)、毒扁豆碱(physostigmine)、秋水仙碱和咖啡因等。一般具有两性的生物碱如吗啡或酸性的生物碱如茶碱,也可溶于碱性水溶液中。一些碱性极弱的生物碱如咖啡因、利血平(reserpine),则不能与酸结合成稳定的盐。生物碱的盐类,大多易溶于水,而不溶或难溶于有机溶剂,这一特性是该类药物提取和分析的重要依据。

第一节　生物碱类典型药物的结构与性质

生物碱类药物一般按其母核的化学结构分类,常见类别有托烷类、喹啉类、异喹啉类、吲哚类、黄嘌呤类等[2-5]。本节以《中国药典》2015 年版(ChP2015)二部中收载的硫酸阿托品、氢溴酸东莨菪碱、硫酸奎宁、硫酸奎尼丁、磷酸氯喹、硝酸士的宁、利血平、咖啡因和茶碱等药物为代表,解析生物碱类药物的质量分析方法。

一、托烷类

(一)典型药物与结构特点

托烷类抗胆碱药物是由莨菪烷衍生的莨菪醇与不同的有机酸缩合成酯的生物碱,具有水解性和旋光性。分子结构中具有五元脂环氮原子,碱性较强,易与酸成盐,如阿托品与硫酸成盐、氢溴酸与东莨菪碱成盐(化学结构式见图 14-1)。常见托烷类药物的结构和物理性质如表 14-1 所示。

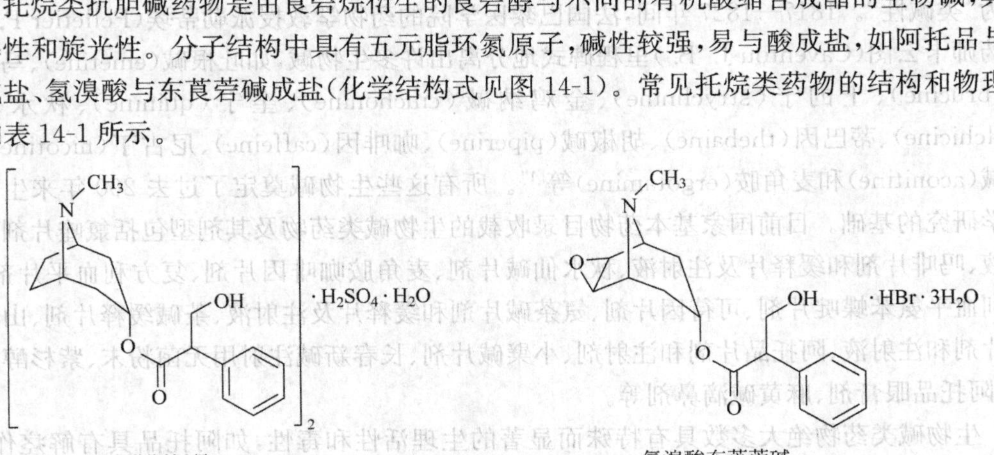

图 14-1　典型托烷类药物的化学结构式

表 14-1 典型托烷类药物的结构与物理性质

药物名称	分子式、相对分子质量	物理性质
硫酸阿托品 atropine sulfate	$2(C_{17}H_{23}NO_3) \cdot H_2SO_4 \cdot H_2O$ 694.83	无色结晶或白色结晶性粉末。 在水中极易溶解,在乙醇中易溶。 熔点>189℃(dec,干燥品),114~118℃(游 离碱)。 $[\alpha]_D(10\%,水溶液)$为$-0.25°~+0.25°$
氢溴酸东莨菪碱 scopolamine hydrobromide	$C_{17}H_{21}NO_4 \cdot HBr \cdot 3H_2O$ 384.27	无色结晶或白色结晶性粉末;微有风化性。 在水中易溶,在乙醇中略溶,在三氯甲烷中极 微溶解,在乙醚中不溶。 熔点为195~199℃(dec)。 $[\alpha]_D[5\%(无水),水溶液]$为$-24°~-26°$

(二)主要理化性质

1. 水解性 阿托品和东莨菪碱分子结构中具有酯的结构,易水解。例如阿托品可水解生成莨菪醇(Ⅰ)和莨菪酸(Ⅱ),其反应式如图 14-2 所示。

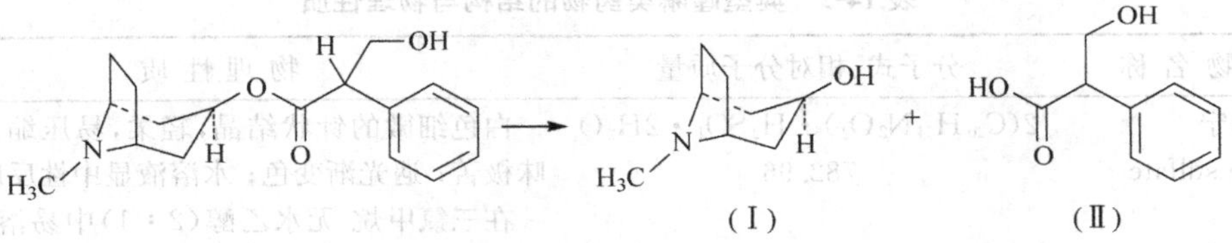

图 14-2 阿托品水解成莨菪醇(Ⅰ)和莨菪酸(Ⅱ)的反应方程式

2. 碱性 阿托品和东莨菪碱分子结构中的五元脂环上有叔胺氮原子,因此具有较强的碱性,易与酸成盐。如阿托品的 pK_{b_1} 为 4.35,可与硫酸成盐。

3. 旋光性 氢溴酸东莨菪碱分子结构中含有不对称碳原子,呈左旋体,比旋度为$-24°$~$-26°$。阿托品中虽然也含有不对称碳原子,但是为外消旋体,无旋光性。利用此性质可区别阿托品和东莨菪碱。

二、喹啉类

(一)典型药物与结构特点

喹啉类抗疟药物历史悠久,种类较多,分子结构中含有吡啶与苯稠合而成的喹啉杂环,分为喹啉环和喹核碱两个部分,中间由一个仲醇基连接而成,环上杂原子的反应性能基本与吡啶相同。此类药物按其结构可进一步分为 4-喹啉甲醇类(代表药物为奎宁和奎尼丁)和4-氨基喹啉类(代表药物为磷酸氯奎等)等。

典型喹啉类药物(化学结构式见图 14-3)及其物理性质如表 14-2 所示。

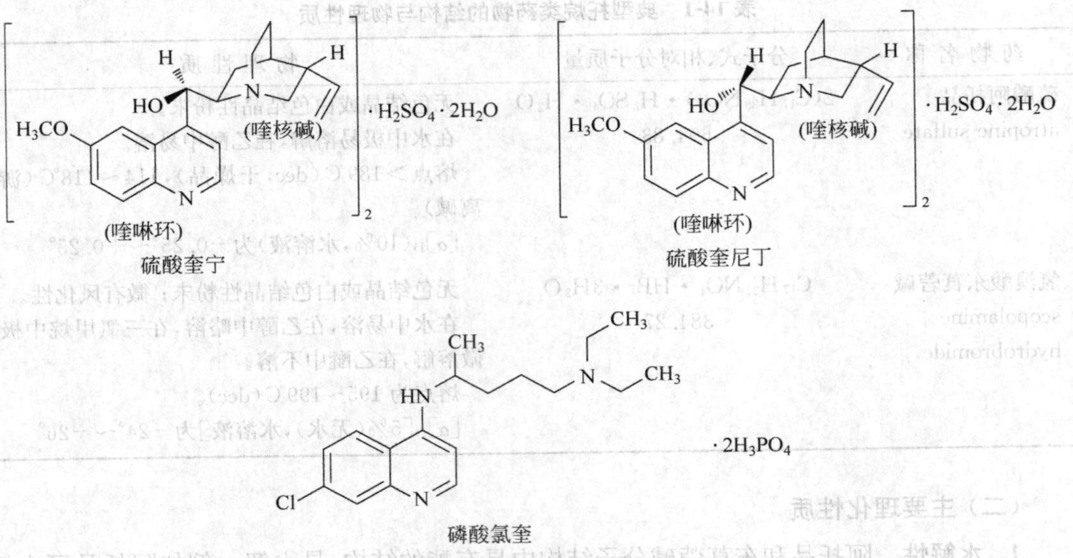

图 14-3　典型喹啉类药物的化学结构式

表 14-2　典型喹啉类药物的结构与物理性质

药 物 名 称	分子式、相对分子质量	物 理 性 质
硫酸奎宁 quinine sulfate	$2(C_{20}H_{24}N_2O_2) \cdot H_2SO_4 \cdot 2H_2O$ 782.96	白色细微的针状结晶,轻柔,易压缩;无臭,味极苦;遇光渐变色;水溶液显中性反应。 在三氯甲烷-无水乙醇(2:1)中易溶,在水、乙醇、三氯甲烷或乙醚中微溶。 $[\alpha]_D$(2%,0.1mol/L HCl 溶液)为 $-237°\sim$ $-244°$
硫酸奎尼丁 quinidine sulfate	$2(C_{20}H_{24}N_2O_2) \cdot H_2SO_4 \cdot 2H_2O$ 782.96	白色细针状结晶;无臭;味极苦;遇光渐变色。 在沸水中易溶,在三氯甲烷或乙醇中溶解,水中微溶,几乎不溶于乙醚。 $[\alpha]_D$(2%,0.1mol/L HCl 溶液)为 $+275°\sim$ $+290°$
磷酸氯喹 chloroquine phosphate	$C_{18}H_{26}ClN_3 \cdot 2H_3PO_4$ 515.87	白色结晶性粉末,无臭;遇光渐变色;水溶液显酸性反应。 在水中易溶,在乙醇、三氯甲烷、乙醚中几乎不溶

(二) 主要理化性质

1. 碱性　奎宁为二元生物碱,结构中包括喹啉环和喹核碱两部分,各含一个氮原子,其中喹核碱上的氮原子为脂环氮,碱性较强(pK_a 8.8),与强酸可形成稳定的盐,奎宁和奎尼丁均与二元酸成盐,如与硫酸成盐;而喹啉环上的氮原子为芳环氮,碱性较弱(pK_a 4.2),不能与硫酸成盐。磷酸氯喹为三元生物碱。

2. 旋光性　喹啉类药物基本都具有手性,硫酸奎宁为左旋体,其比旋度为 $-237°\sim$

−244°；二盐酸奎宁也为左旋体，其比旋度为−223°～−229°；硫酸奎尼丁为右旋体，其比旋度为＋275°～＋290°。

3. 荧光性　硫酸奎宁、二盐酸奎宁和硫酸奎尼丁在稀硫酸溶液中均显蓝色荧光。

4. 紫外吸收光谱特征　喹啉类药物的分子结构中含有吡啶与苯稠合而成的喹啉杂环，具有共轭体系，可用紫外吸收光谱特征鉴别该类药物。

三、异喹啉类

（一）典型药物与结构特点

这类生物碱属苄基异喹啉衍生物，又是菲的部分饱和衍生物。常用的药物有镇痛药盐酸吗啡和磷酸可待因（化学结构式见图 14-4）等，它们的物理性质如表 14-3 所示。

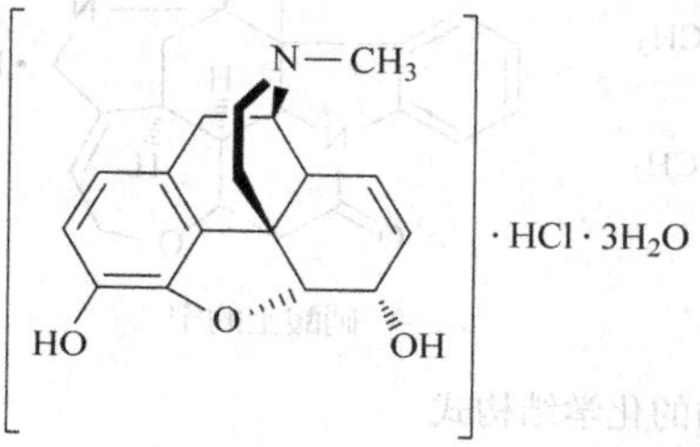

盐酸吗啡 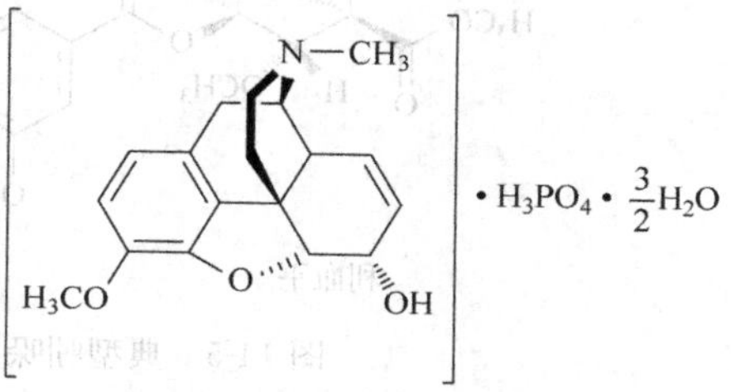　　　　　　　　　　　　　　磷酸可待因

图 14-4　典型异喹啉类药物的化学结构式

表 14-3　典型异喹啉类药物的结构与物理性质

药物名称	分子式、相对分子质量	物理性质
盐酸吗啡 morphine hydrochloride	$C_{17}H_{19}NO_3 \cdot HCl \cdot 3H_2O$ 375.85	白色、有丝光的针状结晶或结晶性粉末；无臭；遇光易变质。 在水中溶解，在乙醇中略溶，在三氯甲烷或乙醚中几乎不溶。 $[\alpha]_D$（2%，水溶液）为−110°～−115°
磷酸可待因 codeine phosphate	$C_{18}H_{21}NO_3 \cdot H_3PO_4 \cdot 1\frac{1}{2}H_2O$ 424.39	白色细微的针状结晶性粉末；无臭；有风化性；水溶液显酸性反应。 在水中易溶，在乙醇中微溶，在三氯甲烷或乙醚中极微溶解。 熔点 154～158℃（游离碱）

（二）主要理化性质

1. 酸碱两性　吗啡分子中含有酚羟基和叔胺基团，属酸碱两性生物碱，但碱性略强于酸性，pK_b 为 6.13，既可溶于氢氧化钠水溶液又可溶于盐酸水溶液，饱和水溶液的 pH 为 8.5。可待因分子中仅有叔胺基团，无酚羟基，碱性较吗啡稍强，pK_b 为 6.04，不能溶于氢氧化钠水溶液。

2. 旋光性　异喹啉类药物基本都具有手性。盐酸吗啡为左旋体，其比旋度为−110°～−115°。

四、吲哚类

（一）典型药物与结构特点

本类生物碱数目繁多,大多数结构复杂而有显著或重要的生理活性如士的宁、利血平、长春碱、新长春碱、麦角新碱等。利血平和硝酸士的宁的化学结构式见图 14-5,其物理性质如表 14-4 所示。

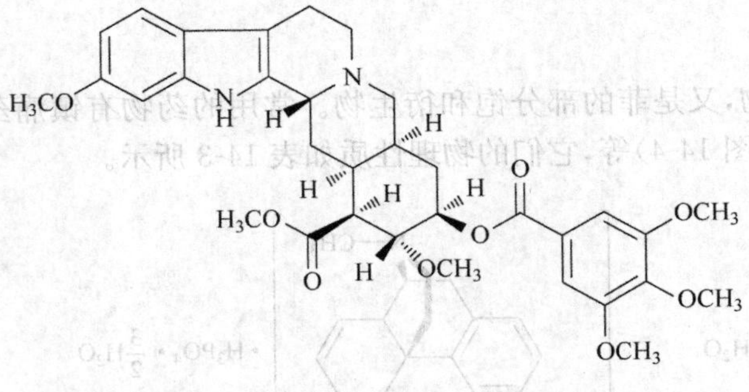

利血平 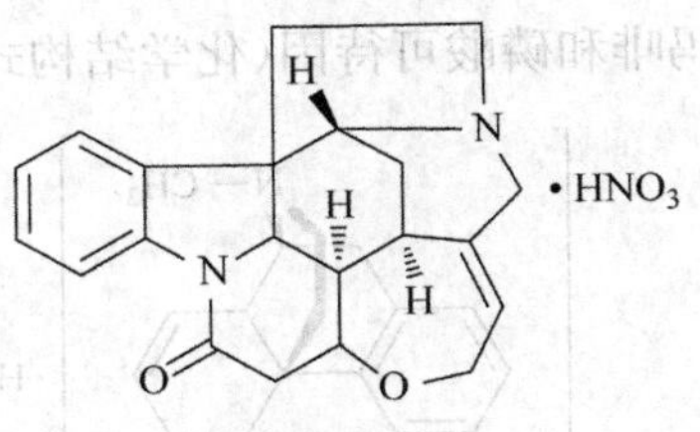   硝酸士的宁

图 14-5　典型吲哚类药物的化学结构式

表 14-4　典型吲哚类药物的结构与物理性质

药 物 名 称	分子式、相对分子质量	物 理 性 质
硝酸士的宁 strychnine nitrate	$C_{21}H_{22}N_2O_2 \cdot HNO_3$ 397.44	无色针状结晶或白色结晶性粉末;无臭,味极苦。 在沸水中易溶,在水中略溶,在乙醇或三氯甲烷中微溶,在乙醚中几乎不溶
利血平 reserpine	$C_{33}H_{40}N_2O_9$ 608.69	白色至淡黄褐色的结晶或结晶性粉末;无臭,遇光色渐变深。 在三氯甲烷中易溶,在丙酮中微溶,在水、甲醇、乙醇或乙醚中几乎不溶。 $[\alpha]_D$(1%,三氯甲烷溶液)为 $-115° \sim -131°$

（二）主要理化性质

1. 碱性　士的宁和利血平结构中均含有两个碱性强弱不同的氮原子,士的宁结构中的吲哚氮由于与芳香环共轭,氮上的电子云密度小,几乎无碱性,pK_{b_2} 为 11.7;脂环叔胺氮碱性较强,pK_{b_1} 为 6.0,故士的宁碱基可与一分子硝酸成盐。而利血平脂环叔胺氮由于受 $C_{20} \sim C_{19}$ 竖键空间位阻的影响,pK_{b_1} 为 7.93,碱性极弱,不能与酸结合成稳定的盐,而以游离状态存在。

2. 还原性和荧光性　利血平在光照和氧气存在情况下极易被氧化,氧化产物为 3,4-二去氢利血平,为黄色,并有黄绿色荧光;进一步氧化为 3,4,5,6-四去氢利血平,有蓝色荧光。

3. 水解性　利血平含有酯的结构,与碱接触或受热易水解。

4. 旋光性　利血平在三氯甲烷中易溶,因此测定其比旋度时,用三氯甲烷做溶剂,比旋

度为－115°～－131°。

五、黄嘌呤类

（一）典型药物与结构特点

本类生物碱含由咪唑和嘧啶相骈合而成的黄嘌呤二环基本母核，数目较多，典型药物有中枢兴奋药咖啡因和平滑肌松弛药茶碱（化学结构式见图 14-6），它们的物理性质如表 14-5 所示。

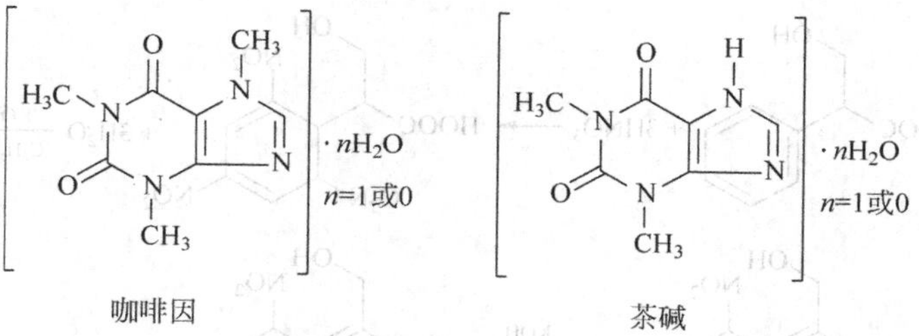

图 14-6　典型黄嘌呤类药物的化学结构式

表 14-5　典型黄嘌呤类药物的结构与物理性质

药物名称	分子式、相对分子质量	物理性质
咖啡因 caffeine	$C_8H_{10}N_4O_2 \cdot H_2O$ 或 $C_8H_{10}N_4O_2$ 212.21 或 194.19	白色或带极微黄绿色、有丝光的针状结晶或结晶性粉末；无臭；有风化性。 在热水或三氯甲烷中易溶，在水、乙醇或丙酮中略溶，在乙醚中极微溶解。 熔点 235～238℃。
茶碱 theophylline	$C_7H_8N_4O_2 \cdot H_2O$ 或 $C_7H_8N_4O_2$ 198.18 或 180.17	白色结晶性粉末；无臭。 在乙醇或三氯甲烷中微溶，在水中极微溶解，在乙醚中几乎不溶；在氢氧化钾溶液或氨溶液中易溶。

（二）主要理化性质

1. 碱性　咖啡因和茶碱是咪唑和嘧啶相骈合的双杂环化合物，分子结构中虽含有四个氮原子，但两个氮原子受到邻位羰基吸电子基团酰胺键 p-π 共轭的影响，几乎不显碱性，咖啡因的 pK_b 为 14.15，不易与酸结合成盐。

2. 酸性　茶碱氮原子上的氢可解离，呈弱酸性，可与碱成盐，如与乙二胺形成的盐为氨茶碱（aminophylline），是临床中常用的平滑肌松弛药和利尿药。

第二节　生物碱类药物的鉴别试验

生物碱类药物结构中均含氮原子，多呈碱性，因此有许多相似反应。各种生物碱结构又各有特点，故又有特征鉴别反应。从上述五类生物碱药物的质量标准分析入手，主要的鉴别反应分述如下。

一、特征鉴别反应

（一）维他立（Vitali）反应

它是莨菪酸结构的特征反应,阿托品、东莨菪碱经水解都可生成莨菪酸,所以本类药物均显维他立反应,即药物与发烟硝酸共热即得黄色的三硝基衍生物;放冷后,加醇制氢氧化钾少许,即显深紫色。反应方程式见图 14-7。

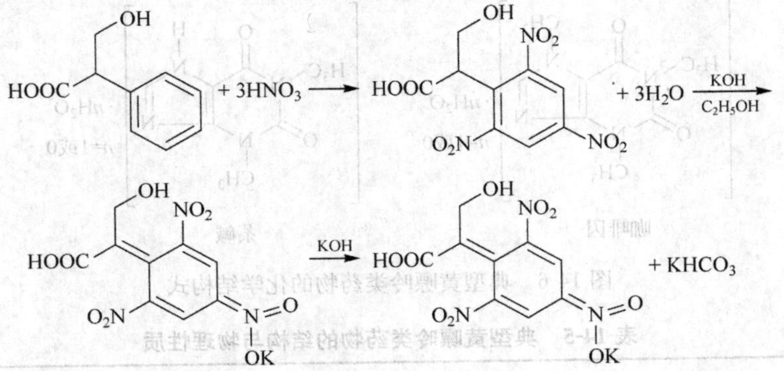

图 14-7　维他立反应的反应方程式

示例 14-1　ChP2015 氢溴酸东莨菪碱的鉴别:本品显托烷生物碱的鉴别反应(通则 0301:取供试品约 10mg,加发烟硝酸 5 滴,置水浴上蒸干,得黄色的残渣,放冷,加乙醇 2～3 滴湿润,加固体氢氧化钾一小粒,即显深紫色)。

示例 14-2　JP17 硫酸阿托品的鉴别:取本品 1mg,加发烟硝酸 3 滴,置水浴上蒸干,残渣加 N,N-二甲基甲酰胺 1mL 使溶解,再加氢氧化四乙铵试液 5～6 滴,即显红紫色。

（二）绿奎宁反应

奎宁和奎尼丁互为立体异构体,均为 6-位含氧喹啉衍生物,可以发生绿奎宁 (thalleioquin)反应。6-位含氧喹啉,经氯水(或溴水)氧化氯化,再以氨水处理缩合,生成绿色的二醌基亚胺的铵盐。绿奎宁反应的方程式见图 14-8。

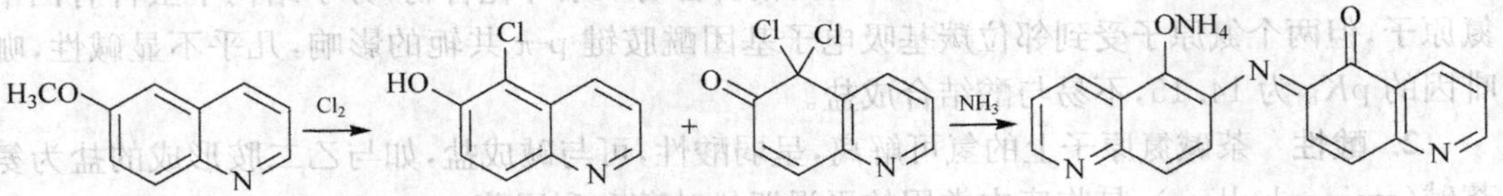

图 14-8　绿奎宁反应的反应方程式

示例 14-3　ChP2015 硫酸奎宁的鉴别:取本品约 20mg,加水 20mL 溶解后,分取溶液 5mL,加溴试液 3 滴与氨试液 1mL,即显翠绿色。

示例 14-4　JP17 硫酸奎尼丁的鉴别:取本品溶液 5mL(1mg 硫酸奎尼丁溶解于 1000mL 水中),加溴试液 1～2 滴,再加氨试液 1mL,即显绿色。

（三）紫脲酸胺反应

紫脲酸胺反应为黄嘌呤类生物碱的特征反应,咖啡因或茶碱加盐酸和氯酸钾,在水浴上共热蒸干,此残渣遇氨气即呈紫色;再加氢氧化钠溶液,颜色即消失。以咖啡因为例,其紫脲酸胺反应过程见图 14-9。

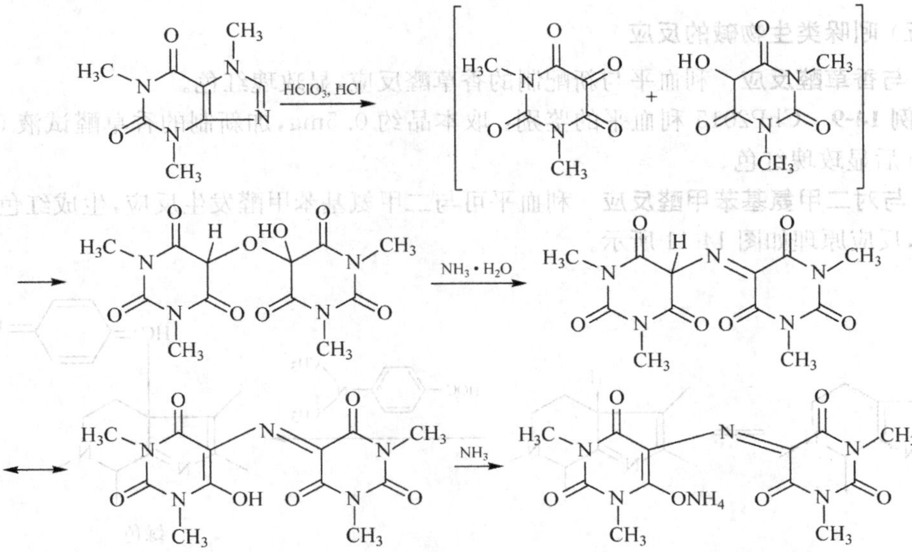

图 14-9　咖啡因的紫脲酸胺反应方程式

示例 14-5　ChP2015 咖啡因的鉴别:取本品约 10mg,加盐酸 1mL 与氯酸钾 0.1g,置水浴上蒸干,残渣遇氨气即显紫色;再加氢氧化钠试液数滴,紫色即消失。

（四）异喹啉类生物碱的反应

1. 马奎斯(Marquis)(甲醛-硫酸)反应　吗啡、乙基吗啡、可待因是含有酚羟基异喹啉类生物碱,这类化合物遇甲醛-硫酸试液(马奎斯试液)能形成具有醌式结构的有色化合物,该反应称为马硅斯反应。因此,马奎斯反应也是吗啡、乙基吗啡、可待因结构中含有酚羟基异喹啉生物碱的特征反应。

示例 14-6　ChP2015 盐酸吗啡的鉴别:取本品约 1mg,加甲醛硫酸试液 1 滴,即显紫堇色。

2. 弗罗德(Frohed)(钼硫酸)反应　是吗啡生物碱的特征反应。

示例 14-7　ChP2015 盐酸吗啡的鉴别:取本品约 1mg,加钼硫酸试液 0.5mL,即显紫色,继变为蓝色,最后变为棕绿色。

3. 还原反应　吗啡分子中含有酚羟基,具有弱还原性。向吗啡水溶液中加入稀铁氰化钾试液,吗啡将与铁氰化钾发生氧化还原反应。生成的产物亚铁氰化钾遇试液中的三氯化铁,进一步生成普鲁士蓝,反应方程式如图 14-10 所示。

示例 14-8　ChP2015 盐酸吗啡的鉴别:取本品约 1mg,加水 1mL 溶解后,加稀铁氰化钾试液 1 滴,即显蓝绿色(与可待因的区别)。

可待因结构中不含酚羟基,无还原性,因此不能产生普鲁士蓝。因此,可根据这一差异

$$4C_{17}H_{19}NO_3 + 4KFe_3(CN)_6 \longrightarrow H_4Fe(CN)_6 + 2C_{34}H_{35}N_2O_6 + 3K_4Fe(CN)_6$$
$$3K_4Fe(CN)_6 + 4FeCl_3 \longrightarrow Fe[Fe(CN)_6]_3 + 12KCl$$

图 14-10　吗啡与铁氰化钾的反应方程式。

对吗啡与磷酸可待因进行区别。

（五）吲哚类生物碱的反应

1. 与香草醛反应　利血平与新配制的香草醛反应,显玫瑰红色。

示例 14-9　ChP2015 利血平的鉴别:取本品约 0.5mg,加新制的香草醛试液 0.2mL,约 2min 后显玫瑰红色。

2. 与对二甲氨基苯甲醛反应　利血平可与二甲氨基苯甲醛发生反应,生成红色季铵型化合物,反应原理如图 14-11 所示。

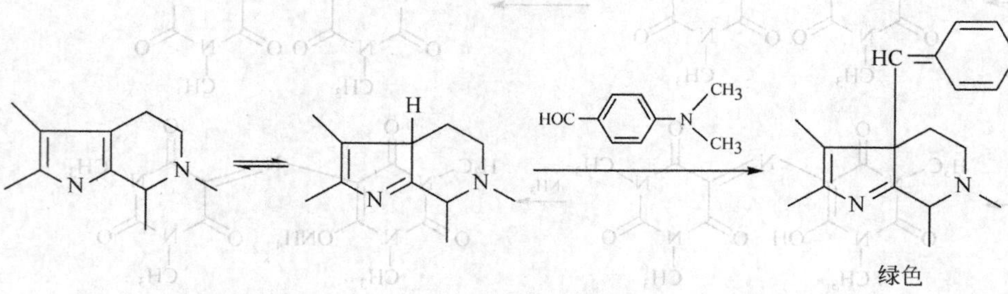

图 14-11　利血平与二甲氨基苯甲醛的反应方程式

示例 14-10　ChP2015 利血平的鉴别:取本品约 0.5mg,加对二甲氨基苯甲醛 5mg、冰乙酸 0.2mL 与硫酸 0.2mL,混匀,即显绿色;再加冰乙酸 1mL,转变为红色。

二、光谱法

（一）紫外分光光度法

生物碱类药物大都含有芳环或共轭双键结构,因此在紫外光区常有一个或几个特征峰,可作为鉴别的依据。常用的鉴别方法有:

1. 测定最大吸收波长

示例 14-11　ChP2015 丁溴酸东莨菪碱的鉴别:本品,加 0.01mol/L 盐酸溶液并稀释制成每 1mL 中含 1mg 的溶液,照紫外-可见分光光度法(通则 0401)测定,在 252nm、257nm 和 264nm 的波长处有最大吸收。

2. 测定相应吸光度值和比值

示例 14-12　ChP2015 硫酸吗啡的鉴别:本品 0.015% 的水溶液,照紫外-可见分光光度法(通则 0401),在 230～350nm 的波长范围内测定吸光度,在 285nm 的波长有最大吸收,其吸光度约为 0.65;本品 0.015% 的 0.1mol/L 氢氧化钠溶液在 298nm 的波长处有最大吸收,其吸光度约为 1.1。

示例 14-13　ChP2015 秋水仙碱的鉴别:取本品,加乙醇溶解并稀释制成每 1mL 中约含 10μg 的溶液,照紫外-可见分光光度法(通则 0401),在 243nm 与 350nm 的波长处测定吸光度,243nm 波长处的吸光度与 350nm 波长处的吸光度的比值应为 1.7～1.9。

3. 测定吸光系数 药物在一定波长下的吸光系数为其特征常数,可用于药物鉴别。在 ChP2015 中将吸光系数 $E_{1cm}^{1\%}$ 作为原料药的物理常数,列于药物性状项下,用于药物的鉴别。

4. 与对照品比较吸收光谱的一致性 若两个生物碱药物的结构相同,则其吸收光谱应完全相同。《美国药典》(USP40-NF35)和《日本药典》(JP17)采用对照品比较法,按同法处理样品与对照品,在 200～400nm 波长范围内扫描两溶液,要求在相同的波长处有最大吸收、最小吸收和相同的吸光系数,或吸光度比在规定的范围内。

示例 14-14 JP17 茶碱的鉴别:取本品适量,加 0.1mol/L 盐酸溶液溶解(相当于 1g 茶碱溶解于 200000mL 溶剂中),测定其紫外吸收光谱并与对照品紫外光谱进行比较,在相同波长处应有相似的紫外吸收强度。

(二) 红外分光光度法

红外吸收光谱法能反映分子结构的细微特征,准确度高,专属性强,是鉴别药物真伪的有效方法,各国药典广泛采用本法;本法作为 ChP2015 鉴定生物碱类药物的主要方法之一,是将在规定条件获得的药品红外吸收光谱与《药品红外光谱集》中的相应标准图谱比较,如峰形、峰位、相对强度均一致,即为同一药物。

示例 14-15 ChP2015 氢溴酸东莨菪碱的红外光谱如表 14-6 和图 14-12 所示。

表 14-6　氢溴酸东莨菪碱红外特征吸收峰归属

峰位/cm^{-1}	归属	峰位/cm^{-1}	归属
3332	ν_{O-H}	1200～1000	ν_{C-O-C}
2850～2600	ν_{N-H}	950～700	OOP(Ar—C—H)
1731	$\nu_{C=O}$		

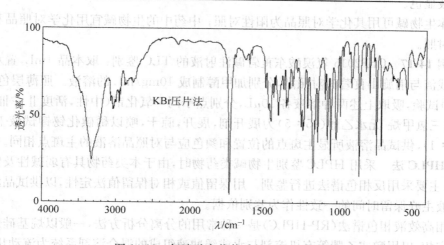

图 14-12　氢溴酸东莨菪碱的红外光谱图

三、色谱法

色谱法常用于已知生物碱类药物的鉴别,主要有 TLC、HPLC 以及 GC 法等,TLC 法最为常用。

1. TLC 法 TLC法是药物鉴别常用的色谱分析方法之一,是将供试品溶液和对照品溶液点于同一薄层板上,展开后供试品斑点的颜色和 R_f 值若与对照品斑点的颜色和 R_f 值一致,则为同一成分。目前常用的薄层色谱吸附剂有硅胶、氧化铝等。生物碱药物首先必须以游离形式存在才能顺利迁移,若是以盐的形式存在,则容易在硅胶薄层板上造成强吸附,致使色斑严重拖尾;其次薄层色谱的吸附剂多为硅胶,因其表面呈弱酸性,所以分离生物碱时必须加碱中和硅胶表面的弱酸性,否则少量生物碱与酸反应生成盐,在硅胶薄层板上吸附太牢,致使严重拖尾。因此,为使生物碱呈游离状态且不拖尾,方便进行薄层色谱的分离鉴别,常用三种方法中和硅胶表面的弱酸性。

(1)硅胶板用碱处理:即在湿法铺板时加一定量的氢氧化钠水溶液,使硅胶板呈碱性。

(2)展开剂中加入少量的碱性试剂:在中性展开剂中加入一定量的二乙胺或氨水,如三氯甲烷-二乙胺(9:5 或 9:1),以便中和与碱结合的酸和硅胶的弱酸性,使生物碱游离。

示例 14-16 ChP2015 消旋山莨菪碱的 TLC 鉴别:取本品与消旋山莨菪碱对照品,分别加甲醇制成每 1mL 中含 3mg 的溶液。照薄层色谱法(通则 0502)试验,吸取上述两种溶液各 $10\mu L$,分别点于同一硅胶 GF_{254} 薄层板上,以甲苯-丙酮-乙醇-浓氨溶液(4:5:0.6:0.4)为展开剂,展开,晾干,置紫外光灯(254nm)下检视,供试品溶液所显主斑点的位置和颜色应与对照品溶液的主斑点一致。

(3)在展开容器内放一盛有氨水的小杯。

因大多数分子状态的生物碱极性较弱,所以展开剂常以苯或氯仿为主体,再根据生物碱的极性强弱适当加入其他溶剂,使展开剂的极性与生物碱的极性相适应。分离后斑点的观察,除生物碱本身有颜色或在紫外光下显荧光外,一般用碘化铋钾试液显色,个别也用碘铂酸钾试液显色。

单体生物碱可用其化学对照品为阳性对照;中药中的生物碱宜用化学对照品和对照药材同时对照。

示例 14-17 ChP2015 氢溴酸东莨菪碱注射液的 TLC 鉴别:取本品 1mL,置水浴上蒸干。取残渣与消旋山莨菪碱对照品,分别加甲醇制成 10mg/mL 的溶液。照薄层色谱法(通则 0502)试验,吸取上述两种溶液各 $10\mu L$,分别点于同一氧化铝(中性,活度Ⅱ~Ⅲ级)薄层板上,以三氯甲烷-无水乙醇(95:5)为展开剂,展开,晾干,喷以稀碘化铋钾试液-碘化钾碘试液(1:1),供试品溶液所显主斑点的位置和颜色应与对照品溶液的主斑点相同。

2. HPLC 法 采用 HPLC 鉴别生物碱类药物时,由于本类药物具有弱碱性及紫外吸收的特性,主要采用反相色谱法进行鉴别。用保留值或相对保留值法定性,以供试品溶液与对照品溶液主峰保留时间的一致性作为鉴别依据。

反相高效液相色谱法(RP-HPLC)是一种常用的分离分析方法,一般以烷基硅烷键合硅胶为固定相,以甲醇或乙腈等有机溶剂与水或缓冲液组成的混合溶剂系统为流动相。

但是,烷基硅烷键合硅胶表面受空间位阻的影响,未烷基化的弱酸性硅醇基与生物碱类药物能够发生吸附或离子交换作用,使色谱柱的分离性能下降,表现为生物碱类药物的色谱峰拖尾、保留时间过长(甚至不能被洗脱)。除使用特别封端处理的化学键合固定相外,通常在流动相中加入含氮的碱性竞争试剂(扫尾剂),以抑制碱性药物与弱酸性硅醇基的作用。常用的扫尾剂有乙酸铵、三乙胺、二乙胺、乙腈等。

示例 14-18 ChP2015 二羟丙茶碱片的 HPLC 鉴别：取本品适量,加水溶解并稀释制成每 1mL 中含二羟丙茶碱 0.2mg 的溶液,作为供试品溶液;另取二羟丙茶碱对照品适量,加水溶解并稀释制成每 1mL 中含 0.2mg 的溶液,作为对照品溶液。照有关物质项下的色谱条件(用十八烷基硅烷键合硅胶为填充剂;以磷酸二氢钾溶液(取磷酸二氢钾 1.0g,加水溶解并稀释至 1000mL)-甲醇(72∶28)为流动相;检测波长为 254nm。理论板数按二羟丙茶碱峰计算不低于 2000,二羟丙茶碱与茶碱峰的分离度应大于 3.5),供试品溶液主峰的保留时间应与对照品溶液主峰保留时间一致。

第三节　生物碱类药物的特殊杂质检查

生物碱类药物一般通过植物提取来制备,常伴有其他生物碱。另外,生物碱类药物多数具有光学活性。然而,其他生物碱及光学异构体常具有特殊而且显著的生理活性或毒性。为了保证用药安全,必须对生物碱类药物中的这些特殊杂质加以严格控制。因此,ChP2015、BP2017、USP40-NF35 等多个国家的药典规定对生物碱类药物中的有关物质、其他生物碱、旋光性物质、残留溶剂等进行检查。

一、有关物质的检查

（一）氢溴酸东莨菪碱的有关物质与检查

氢溴酸东莨菪碱是从茄科植物颠茄、白曼陀罗、莨菪中提取的莨菪碱的氢溴酸盐。我国是从茄科植物曼陀罗的干燥品(洋金花)中提取东莨菪碱,然后制成氢溴酸盐。根据其制备工艺,本品在生产和贮藏过程中可能引入的有关物质如东莨菪碱、阿扑东莨菪碱等可通过酸度、其他生物碱和易氧化物检查等进行控制。

1. 酸度 东莨菪碱的碱性很弱,对石蕊试纸几乎不显碱性反应。氢溴酸东莨菪碱为强酸弱碱盐,通过其 5% 水溶液的 pH 应该为 4.0～5.5 来控制本品的酸性杂质。

2. 易氧化物 主要是检查本品在生产过程中可能引入的杂质阿扑东莨菪碱(aposcopolamine)及其他含有不饱和双键的有机物质。它们的紫外吸收最大波长红移,可使高锰酸钾溶液褪色。脱水阿扑东莨菪碱(apoatropine)和阿扑东莨菪碱的化学结构式见图 14-13。

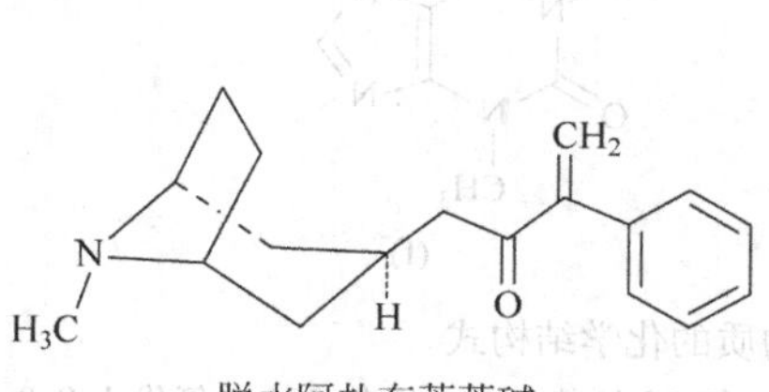

图 14-13　脱水阿扑东莨菪碱和阿扑东莨菪碱的化学结构式

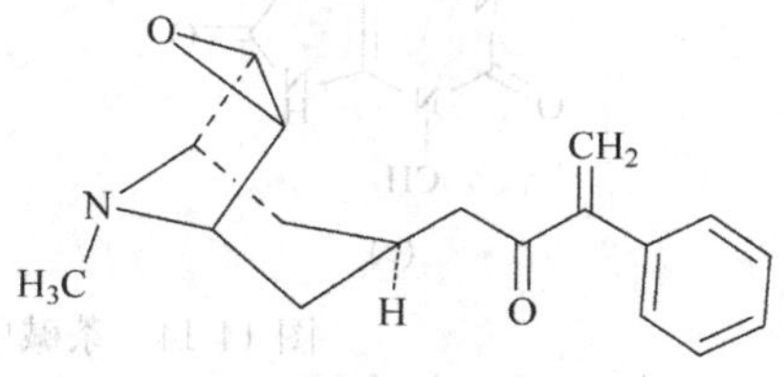

示例 14-19 ChP2015 氢溴酸东莨菪碱易氧化物的检查:取本品 0.15g,加水 5mL 溶解后,在 15～20℃ 加高锰酸钾滴定液(0.02mol/L)0.05mL,10min 内红色不得完全消失。

示例 14-20 BP2017 氢溴酸东莨菪碱中阿扑东莨菪碱的紫外吸光度限度检查：取本品 0.10g 加 0.01mol/L 盐酸溶液溶解并稀释至 100.0mL,在 245nm 波长处测定吸光度。按无水物计算,$E_{1cm}^{1\%}$ 不得大于 3.6(约 0.5%)。

3. 有关物质

示例 14-21 ChP2015 氢溴酸东莨菪碱中有关物质的检查。

色谱条件与系统适用性试验:用辛烷基键合硅胶为填充剂;以 0.25%十二烷基硫酸钠(用磷酸调 pH 至 2.5)-乙腈(60∶40)为流动相;检测波长为 210nm。理论板数按东莨菪碱峰计算不低于 6000。

有关物质检查:取本品适量,加水溶解并制成每 1mL 中含 0.3mg 的溶液,作为供试品溶液;精密量取 1mL,置 100mL 量瓶中,用流动相稀释至刻度,摇匀,作为对照溶液。照含量测定项下的色谱条件,精密量取对照溶液与供试品溶液各 20μL 注入液相色谱仪,记录色谱图至主成分峰保留时间的 3 倍,供试品溶液的色谱图中如有杂质峰,除溶剂峰附近的溴离子峰外,单个杂质峰的面积不得大于对照溶液主峰面积的 0.5 倍(0.5%),各杂质峰面积的和不得大于对照溶液主峰面积(1.0%)。

(二)茶碱的有关物质与检查

示例 14-22 EP8.0 茶碱中有关物质(化学结构式见图 14-14)的检查。

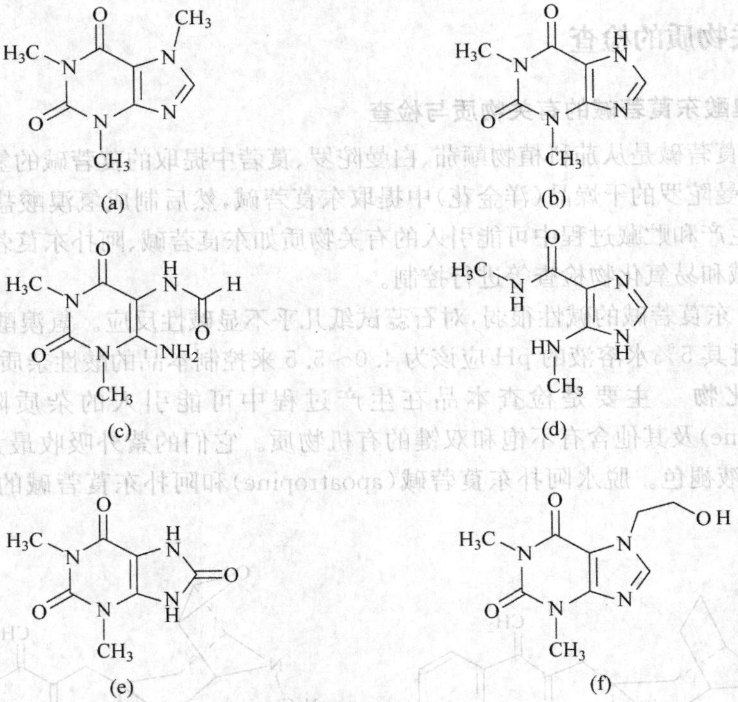

图 14-14 茶碱中有关物质的化学结构式

(a)咖啡因;(b)3-甲基-3,7-二氢-1 氢-嘌呤-2,6-二酮;(c)氮-(6-氨基-1,3-二甲基-2,4-二氧代-1,2,3,4-四氢-嘧啶-5-基)甲酰胺;(d)茶碱;(e)1,3-二甲基-7,9-二氢-1 氢-嘌呤-2,6,8-(3 氢)-三酮;(f)乙羟茶碱

供试品溶液的制备:精密称取本品 40.0mg,置 20mL 量瓶中,流动相溶解定容得供试品溶液。

对照溶液的制备(a)：精密量取上述供试品溶液 1.0mL,置 100mL 量瓶中,用流动相稀释至刻度;精密量取稀释后的溶液 1.0mL,置 10mL 量瓶中,用流动相稀释至刻度即得对照溶液 a。

对照溶液的制备(b)：精密称取可可碱对照品 10.0mg,置 100mL 量瓶中,加流动相 10mL 使之溶解,加供试品溶液 5.0mL,用流动相稀释至刻度,摇匀。精密量取上述溶液 5.0mL,置 50mL 量瓶中,流动相稀释至刻度即得对照溶液 b。

色谱条件：用十八烷基硅烷键合硅胶为固定相填充剂(250mm×4mm,7μm);以 1.36g/L 乙酸钠水溶液(含 0.5%乙酸)-乙腈(93:7)为流动相;流速 2mL/min;检测波长为 272nm;进样量 20μL;采集时间：茶碱保留时间的 3.5 倍。

各对照品与茶碱(保留时间约为 6min)的相对保留时间：杂质 C 约为 0.3;杂质 B 约为 0.4;杂质 D 约为 0.5;杂质 A 约为 2.5。

系统适用性：茶碱与可可碱的分离度应大于 2.0。

杂质限度：杂质 A、B、C、D:供试品溶液中单个杂质峰的面积不得大于对照溶液(a)主峰面积(0.1%);

其他杂质：供试品溶液中单个杂质峰的面积不得大于对照溶液(a)主峰面积(0.1%);

各杂质总限度：供试品溶液中各杂质峰面积的和不得大于对照溶液(a)主峰面积的 5 倍(0.5%);

可忽略限度：供试品溶液中单个杂质峰的面积是对照溶液(a)主峰面积的 0.5 倍(0.05%)。

示例 14-23　ChP2015 茶碱中有关物质的检查。

取本品,加流动相溶解并稀释制成每 1mL 中含 2mg 的溶液,作为供试品溶液;精密量取适量,用流动相定量稀释制成每 1mL 中含 10μg 的溶液,作为对照溶液;另取茶碱与可可碱各适量,加流动相溶解并稀释制成每 1mL 中含 10μg 的溶液,作为系统适用性溶液。照高效液相色谱法(通则 0512)试验,用十八烷基硅烷键合硅胶为填充剂;以醋酸盐缓冲液(取乙酸钠 1.36g,加水 100mL 使溶解,加冰乙酸 5mL,再加水稀释至 1000mL,摇匀)-乙腈(93:7)为流动相;检测波长为 271nm。取系统适用性溶液 20μL,注入液相色谱仪,记录色谱图,理论板数按茶碱峰计算不低于 5000,可可碱峰与茶碱峰的分离度应大于 2.0。精密量取供试品溶液与对照溶液各 20μL,分别注入液相色谱仪,记录色谱图至主成分峰保留时间的 3 倍。供试品溶液的色谱图中如有杂质峰,单个杂质峰面积不得大于对照溶液主峰面积的 0.2 倍(0.1%),各杂质峰面积的和不得大于对照溶液主峰面积(0.5%)。

二、其他生物碱的检查

(一)氢溴酸东莨菪碱中其他生物碱的检查

示例 14-24　ChP2015 氢溴酸东莨菪碱中其他生物碱的检查：取本品 0.10g,加水 2mL 溶解后,分成两等份：一份中加氨试液 2~3 滴,不得发生浑浊;另一份中加氢氧化钾试液数滴,只许发生瞬即消失的类白色浑浊。

本品溶液加入氨试液不得发生浑浊。当有其他生物碱如阿扑阿托品(apoatropine,脱水阿托品)、颠茄碱(belladonine)等存在时,则产生浑浊。本品水溶液加入氢氧化钾试液,则有东莨菪碱析出,溶液显浑浊;因东莨菪碱在碱性条件下可水解,生成异东莨菪醇和莨菪酸,前者在水中溶解,后者生成钾盐在水溶液中也能溶解,故可使瞬即发生的浑浊消失。

其他生物碱还常用 TLC 和 HPLC 法检查。其杂质限量判断主要有对照品对照法、自身稀释对照法等方法。

示例 14-25 BP2017 氢溴酸东莨菪碱中的其他生物碱和分解产物的自身稀释对照法检查:取本品 0.2g,加甲醇溶解并稀释至 10mL,作为供试品溶液;精密量取 1mL,加甲醇稀释至 100mL,作为对照液(a);取对照液(a)5mL,加甲醇稀释至 10mL,作为对照液(b)。照薄层色谱法试验,吸取上述溶液各 10μL,分别点于同一硅胶 G 薄层板上,以浓氨水-甲醇-丙酮-三氯甲烷(2∶10∶30∶50)为展开剂展开,晾干,于 105℃干燥 15min,冷却后,喷稀碘化铋钾试液显色。供试品溶液除主斑点及起点处的黄色斑点外,其他杂质斑点的颜色与对照液(a)的主斑点比较均不得更深(1.0%),比对照液(b)主斑点颜色更深的杂质斑点数不得多于 1 个(0.5%)。

(二) 硫酸奎宁中其他生物碱的检查

奎宁为茜草科植物金鸡纳树皮及其同属植物的树皮中提取分离的一种生物碱,从中还分离得到奎尼丁(quinidine)、辛可宁(cinchonine)和辛可尼丁(cinchonidine)等其他金鸡纳碱。与奎宁等不同,奎尼丁的主要药理活性是抗心律失常。硫酸奎宁中其他金鸡纳碱的化学结构式见图 14-15。

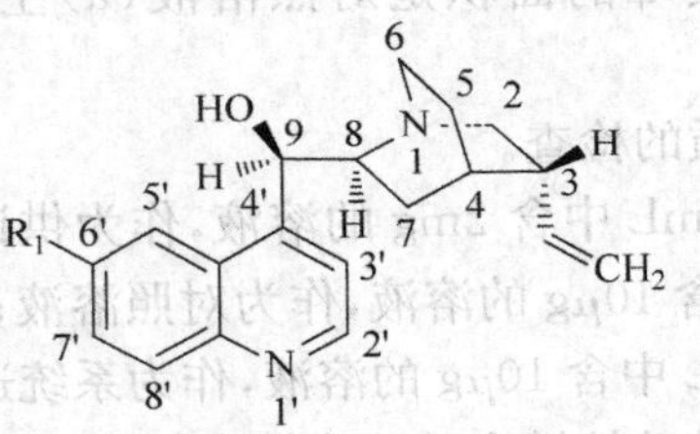

奎宁 : (8S, 9R); R₁=OCH₃;
奎尼丁 : (8R, 9S); R₁=OCH₃;
辛可宁 : (8S, 9R); R₁=H;
辛可尼丁 : (8R, 9S); R₁=H

图 14-15 硫酸奎宁中其他金鸡纳碱的化学结构式

临床上使用的盐有两种,即硫酸奎宁和二盐酸奎宁。硫酸盐难溶于水,多制成片剂;二盐酸盐的水溶性大,可制成注射剂。

根据硫酸奎宁的制备工艺,产品中的有关物质主要是生产过程中产生的中间体以及不良反应产物。通过检查酸度、三氯甲烷-乙醇中的不溶物质和其他金鸡纳碱等加以控制。

1. 酸度 主要是在成盐过程中引入。

ChP2015 检查法:取本品 0.20g,加水 20mL 溶解后,用酸度计进行测定,pH 应为 5.7~6.6。

2. 三氯甲烷-乙醇中的不溶物质 本项检查主要控制药物在制备过程中引入的醇中不溶性杂质或无机盐类等。

示例 14-26 ChP2015 检查法:取本品 0.20g,加三氯甲烷-无水乙醇(2∶1)的混合溶液 15mL,在 50℃加热 10min 后,用称定重量的垂熔坩埚滤过,滤渣用上述混合溶液分 5 次洗涤,每次 10mL,在 105℃干燥至恒重,遗留残渣不得过 2mg。

3. 其他金鸡纳碱 本项检查主要控制硫酸奎宁中的其他生物碱,采用 HPLC 或 TLC 中的主成分自身对照法或杂质对照品对照法进行检查。

示例 14-27　ChP2015 TLC 检查法：取本品，用稀乙醇制成每 1mL 中约含 10mg 的溶液，作为供试品溶液；精密量取适量，用稀乙醇稀释制成每 1mL 中约含 50μg 的溶液，作为对照溶液。照薄层色谱法(通则 0502)试验，吸取上述两种溶液各 5μL，分别点于同一硅胶 G 薄层板上，以三氯甲烷-丙酮-二乙胺(5∶4∶1.25)为展开剂，展开，微热使展开剂挥散，喷以碘铂酸钾试液使显色。供试品溶液如显杂质斑点，与对照溶液的主斑点比较，不得更深。

示例 14-28　BP2017 HPLC 检查法：取本品约 20mg，精密称定，置 10mL 量瓶中，用流动相 5mL 温热溶解后，加流动相稀释至刻度，摇匀，作为供试品溶液；取硫酸奎宁对照品约 20mg，精密称定，置 10mL 量瓶中，用流动相 5mL 温热溶解后，加流动相稀释至刻度，摇匀，作为对照液(a)；取硫酸奎尼丁对照品约 20mg，精密称定，置 10mL 量瓶中，用流动相 5mL 温热溶解后，加流动相稀释至刻度，摇匀，作为对照液(b)；取对照液(a)1mL 和对照液(b)1mL，混合均匀，作为对照液(c)；取对照液(a)1mL，加流动相(1→10)定量稀释后，再用流动相(1→50)定量稀释，作为对照液(d)；取硫脲约 10mg，用流动相溶解并稀释至 10mL，摇匀，作为对照液(e)。

色谱条件与系统适用性试验：以十八烷基硅烷键合硅胶为填充剂；以磷酸盐-乙腈溶液(取磷酸二氢钾 6.8g，加水溶解并稀释至 700mL，加己胺 3.0g，用稀磷酸调节 pH 至 2.8，加乙腈 60mL，加水稀释至 1000mL)为流动相，流速为 1.5mL/min；对照液(e)的检测波长为 250nm，其他均为 316nm。取对照液(b)和对照液(e)各 10μL，分别注入液相色谱仪，记录色谱图。以对照液(e)色谱图中的硫脲峰计算死体积，调整流动相中乙腈的浓度，使对照液(b)色谱图中奎尼丁峰的容量因子在 3.5～4.5 范围内。取对照液(a)(b)(c)和(d)各 10μL，分别注入液相色谱仪，记录色谱图；对照液(a)色谱图中有奎宁主峰和在奎宁保留时间约 1.4 倍处的二氢奎宁峰；对照液(b)色谱图中有奎尼丁主峰和在奎尼丁保留时间约 1.5 倍处的二氢奎尼丁峰；对照液(c)色谱图中有 4 个色谱峰，与对照液(a)和(b)色谱图中的峰比较，分别与奎尼丁、奎宁、二氢奎尼丁和二氢奎宁相应；对照液(c)色谱图中奎尼丁与奎宁色谱峰的分离度不得低于 3.0，奎宁与二氢奎尼丁色谱峰的分离度不得低于 2.0；对照液(d)色谱图中主峰的信噪比不得低于 4。

测定法：取供试品溶液 20μL，注入液相色谱仪，记录色谱图至主成分峰保留时间的 2.5 倍。除去供试品溶液色谱图中峰面积小于对照液(d)色谱图主峰面积的峰，照峰面积归一化法计算供试品中有关物质的百分含量，二氢奎尼丁的含量不得超过 15%，保留时间小于奎尼丁的有关物质含量均不得超过 5%，其他有关物质的含量均不得超过 2.5%。

用归一化法进行有关物质检查时，应该调节检测灵敏度和记录仪量程，即要使主成分的峰高不得超过记录仪信号的响应最大量程，保证所有的色谱峰完整正常积分，又要使记录到的图谱具有足够的灵敏度，实现含量较少的微量有关物质的检测，以确保归一化结果的准确可靠。

三、光学纯度的检查

阿托品由左旋体莨菪碱经消旋化制得，无旋光性。若消旋化不完全，则会引入毒性较大的莨菪碱旋光杂质。利用莨菪碱具有左旋性，ChP2015 采用旋光法对硫酸阿托品中的莨菪碱进行限量检查。

示例 14-29 ChP2015 硫酸阿托品中的莨菪碱的限量检查：取本品，按干燥品计算，加水溶解并制成每 1mL 中含 50mg 的溶液，依法测定，旋光度不得过 -0.40°。

四、残留溶剂的检查

用于提取生物碱的有机溶剂，常常残留在生物碱类药物中。ChP2015 四部（通则 0861）针对第一、第二、第三类溶剂的残留限度检查收载了三种方法，分别称为第一法（毛细管柱顶空进样等温法）、第二法（毛细管柱顶空进样系统程序升温法）、第三法（溶液直接进样法）。

示例 14-30 ChP2015 采用气相色谱法对秋水仙碱中残留的乙酸乙酯和三氯甲烷进行限量检查：取本品约 0.3g，精密称定，置 20mL 顶空瓶中，精密加水 10mL 使溶解，密封，作为供试品溶液；分别精密称取乙酸乙酯与三氯甲烷各适量，加水定量稀释制成每 1mL 中约含 0.75mg 和 3μg 的混合溶液，精密量取 10mL，置 20mL 顶空瓶中，密封，作为对照品溶液。照残留溶剂测定法（通则 0861 第一法）试验，以聚乙二醇（PEG-20M）（或极性相近）为固定液，柱温为 75℃，进样口温度为 200℃，检测器温度为 250℃，顶空瓶平衡温度为 80℃，平衡时间为 30min。取对照品溶液顶空进样，乙酸乙酯峰与三氯甲烷峰分离度应符合要求。精密量取供试品溶液与对照品溶液分别顶空进样，记录色谱图，按外标法以峰面积计算。含乙酸乙酯不得过 6.0%，含三氯甲烷不得过 0.01%。

示例 14-31 ChP2015 多索茶碱中残留溶剂的检查

N,N-二甲基甲酰胺与乙二醇：取本品 0.2g，精密称定，精密加入三氯甲烷 2mL 使溶解，混匀，作为供试品溶液；取 N,N-二甲基甲酰胺 88mg 与乙二醇 62mg，精密称定，置 100mL 量瓶中，用三氯甲烷稀释至刻度，摇匀，精密量取 5mL，置 50mL 量瓶中，用三氯甲烷稀释至刻度，摇匀，作为对照品溶液。照残留溶剂测定法（通则 0861 第三法），以键合和改性的交联聚乙二醇（或极性相近）为固定液的毛细管柱为色谱柱，起始温度为 60℃，维持 5min，以每分钟 5℃ 的速度升温至 150℃，再以每分钟 50℃ 的速度升温至 200℃，维持 3min；进样口温度为 125℃；检测器为氢火焰离子化检测器，检测器温度为 250℃；N,N-二甲基甲酰胺与乙二醇峰之间的分离度应符合要求。精密量取供试品溶液与对照品溶液各 1μL，分别注入气相色谱仪，记录色谱图。按外标法以峰面积计算，均应符合规定。

甲醇、乙醇、二氯甲烷与乙酸乙烯酯：取本品 0.5g，精密称定，置顶空瓶中，精密加入 N,N-二甲基甲酰胺 5mL，密封，混匀，作为供试品溶液；取甲醇 300mg、乙醇 500mg、二氯甲烷 60mg 与乙酸乙烯酯 100mg，精密称定，置 100mL 量瓶中，用 N,N-二甲基甲酰胺稀释至刻度，摇匀，精密量取 5mL，置 50mL 量瓶中，用 N,N-二甲基甲酰胺稀释至刻度，摇匀，精密量取 5mL，置顶空瓶中，密封，作为对照品溶液。照残留溶剂测定法（通则 0861 第二法），以 6% 氰丙基苯基-94% 二甲基聚硅氧烷（或极性相近）为固定液的毛细管柱为色谱柱，起始温度为 40℃，维持 5min，以每分钟 10℃ 的速度升温至 110℃，再以每分钟 50℃ 的速度升温至 200℃，维持 5min，进样口温度为 200℃，检测器为氢火焰离子化检测器，检测器温度为 250℃；顶空瓶平衡温度为 90℃，平衡时间为 30min，取对照品溶液顶空进样，记录色谱图，各成分峰之间的分离度应符合要求。再取供试品溶液与对照品溶液分别顶空进样，记录色谱图。按外标法以峰面积计算，均应符合规定。

第四节 生物碱类药物的含量测定

生物碱类药物品种繁多，含量测定方法也各异，主要是利用整个分子的碱性，根据其碱性的强弱存在不同的溶解行为。原料药多采用非水溶液滴定法，制剂常采用提取酸碱滴定法、紫外分光光度法（包括酸性染料比色法）、高效液相色谱法和气相色谱法等。现就应用广泛的几种含量测定方法进行讨论。

一、非水溶液滴定法

生物碱类药物通常碱性较弱，在水溶液中进行滴定时没有明显的滴定突跃，难于掌握终点，不能顺利地滴定，而在酸性非水介质（冰乙酸、乙酸酐）中，则可显著提高弱碱性药物的相对碱性，使滴定突跃增大，滴定能顺利进行。故 ChP2015、JP17、BP2017、USP40-NF35 等药典中生物碱类原料药的测定，基本上均采用此法。

非水溶液滴定法是在非水溶剂中进行的酸碱滴定测定法，主要用来测定有机碱及其氢卤酸盐、磷酸盐、硫酸盐以及有机酸碱金属盐类药物的含量，也用于测定某些有机弱酸的含量。使用非水溶剂，可以增大样品的溶解度，同时可增强其相对酸碱性，使在水中不能进行完全的滴定反应可顺利进行，对有机弱酸、弱碱可以得到明显的终点突跃。水中只能滴定 pK_a（K 为电离常数）小于 8 的化合物，在非水溶剂中则可滴定 pK_a 小于 13 的物质。因此，此法已广泛应用于有机酸碱的含量测定。

非水溶剂的种类有如下四种：①酸性溶剂：有机弱碱在酸性溶剂中可显著地增强其相对碱度，最常用的酸性溶剂为冰乙酸；②碱性溶剂：有机弱酸在碱性溶剂中可显著地增强其相对酸度，最常用的碱性溶剂为二甲基甲酰胺；③两性溶剂：兼有酸、碱两种性能，最常用的为甲醇；④惰性溶剂：这一类溶剂没有酸、碱性，如甲苯、三氯甲烷、丙酮等。

有机生物碱类药物多为弱碱性，在水溶液中用酸滴定液直接滴定没有明显的突跃，终点难以观察，常不能获得满意的测定结果。而在非水酸性溶剂中，只要其在水溶液中的 pK_b 值小于 10，都能被冰乙酸均化到溶剂乙酸根（AcO^-）水平，相对碱强度显著增强，因而使弱碱性药物的滴定能顺利地进行。因此，弱碱性药物及其盐类原料药的含量测定，ChP2015、JP17、BP2017、USP40-NF35 等药典多采用高氯酸非水溶液滴定法。

（一）原理和方法

生物碱类药物，除少数药物以游离生物碱的形式供药用外，绝大多数生物碱类药物在临床上都用其盐类，即供分析用的绝大多数为盐类。

非水溶液滴定，游离的生物碱用高氯酸滴定液来滴定时，生成生物碱的高氯酸盐。

生物碱盐的滴定过程中，实际上是一个置换反应，即强酸滴定液置换出与生物碱结合的较弱的酸：

$$BH^+ \cdot A^- + HClO_4 \longrightarrow BH^+ \cdot ClO_4^- + HA$$

式中，$BH^+ \cdot A^-$ 表示为生物碱盐，HA 表示为被置换出的弱酸。

由于被置换出的 HA 酸性强弱不同,对滴定反应的影响也不同,若置换出的 HA 酸性较强时,反应不能定量完成,因此在实际滴定中,必须根据具体情况,采取相应的测定条件,根据化学平衡的理论除去或降低滴定反应产生的 HA,使反应顺利完成。

方法:通常是取经适当方法干燥的供试品适量,加冰乙酸 10～30mL 使溶解(必要时可温热、放冷)。若供试品为氢卤酸盐,应再加 5％的乙酸汞的冰乙酸溶液 3～5mL,指示液 1～2 滴(或以电位滴定法指示终点),用 0.1mol/L 的高氯酸滴定液滴定至终点。终点颜色应以电位滴定时的突跃点为准,并将滴定结果做空白试验。常见氢卤酸盐类药物测定方法见表 14-7。

表 14-7　氢卤酸盐类药物测定方法

药物名称	取样量/g	溶　　剂	加入乙酸汞试液/mL	指示剂	终点颜色
盐酸吗啡	0.20	冰乙酸 10mL	4	结晶紫	绿色
盐酸麻黄碱	0.15	冰乙酸 10mL,加热溶解	4	结晶紫	翠绿色
氢溴酸山莨菪碱	0.20	冰乙酸 20mL,必要时加热溶解	5	结晶紫	纯蓝色

应特别注意的是:加入乙酸酐应防止胺基被乙酰化,胺基乙酰化后碱性显著减弱。如伯胺基的乙酰化物,以结晶紫为指示剂时不能被滴定,用电位滴定法尚可测定,但突跃很小,这样就会使滴定结果偏低;仲胺基的乙酰化物,以指示剂法和电位滴定法都不能被滴定。选择低温条件可以防止胺基乙酰化,所以实验操作加冰乙酸溶解样品后,应在放冷的条件下再加乙酸酐。

(二)测定条件的选择

1. 适用范围及溶剂的选择　非水溶液滴定法主要用于在水溶液中不能被滴定的生物碱以及生物碱盐的含量测定。这些生物碱以及生物碱盐多为弱碱性,在水溶液中用标准酸直接滴定没有明显的突跃,终点难以观测,常不能获得满意的测定结果,而在非水酸性溶剂中,药物的碱度能被溶剂均化到溶剂阴离子水平,相对碱强度显著增强,从而使滴定能顺利地进行。一般来说生物碱的 pK_b 为 8～10 时,宜选用冰乙酸作为溶剂;碱性更弱的药物,pK_b 为 10～12 时,宜选用冰乙酸与乙酸酐的混合液为溶剂;$pK_b>12$ 时,应用乙酸酐作为溶剂。这是因为:当碱性药物的 $pK_b>10$ 时,在冰乙酸中没有足以辨认的滴定突跃,不能滴定。在冰乙酸中加入不同量的乙酸酐为溶剂,随着乙酸酐量的不断增加,甚至以乙酸酐为溶剂,乙酸酐离解生成的乙酸酐合乙酰阳离子$[CH_3CO^+ \cdot (CH_3CO)_2O]$比乙酸合质子$[H^+ \cdot CH_3COOH]$的酸性更强,更有利于碱性药物的相对碱性增强,使突跃显著增大,从而获得满意的滴定结果。

例如,咖啡因($pK_b=14.2$)的含量可采用非水溶液滴定法测定,ChP2015 采用乙酸酐-冰乙酸(5:1)为溶剂,BP 采用甲苯-乙酸酐-冰乙酸(4:2:1)为溶剂。

另外,在冰乙酸中加入不同量的甲酸,也能使滴定突跃显著增大,使一些碱性极弱的有机碱性药物获得满意的测定结果。

2. 酸根的影响　在生物碱盐的滴定中,与之成盐的酸在冰乙酸中的酸性强弱对滴定能否顺利进行有关。无机酸在冰乙酸中的酸性以下列次序递减:高氯酸＞氢溴酸＞硫酸＞盐酸＞硝酸＞磷酸＞有机酸。

在非水介质中,高氯酸的酸性最强,因此有机弱碱的盐均用高氯酸滴定。前面已提到,若在滴定过程被置换出的 HA 酸性较强，则反应不能进行到底，如测定生物碱的氢卤酸盐时，由于被置换出的氢卤酸的酸性相当强，影响滴定终点，需要处理。一般处理的方法是加入定量的乙酸汞冰乙酸溶液，使其生成在乙酸中难以解离的卤化汞，以排除干扰。

值得注意的是，当乙酸汞加入量不足时，滴定终点仍不准确，而使测定结果偏低，稍过量的乙酸汞（1～3 倍）并不影响测定结果。然而乙酸汞既是有剧毒的化学品，又是环境重污染物质，应尽量避免使用。因此，越来越多的氢卤酸盐有机碱性药物的非水溶液滴定测定法，采用了更为环保和绿色的乙酸酐代替冰乙酸作为溶剂，并以更灵敏准确的电位滴定法指示终点，或使用其他更为环保的方法进行测定。

3. 指示终点方法的选择 非水溶液滴定法的终点确定，常用电位滴定法和指示剂法。

电位滴定法用玻璃电极为指示电极，饱和甘汞电极（玻璃套管内装氯化钾的饱和无水甲醇溶液）为参比电极。

采用高氯酸滴定液滴定时，常用的指示剂为结晶紫（crystal violet）、橙黄 Ⅳ（orange Ⅳ）、萘酚苯甲醇（naptholbenzein）、喹哪啶红（quinaldine red）、孔雀绿（malachite green）等。指示剂的终点颜色变化，均需要用电位滴定法来确定。在以冰乙酸做溶剂，用高氯酸滴定碱性药物时，结晶紫的酸式色为黄色，碱式色为紫色，而且在不同的酸度下变色极为复杂。由碱性区域到酸性区域的颜色变化为紫、蓝紫、蓝绿、绿、黄。滴定不同强度碱性药物时，终点颜色也不同。滴定碱性较强的药物时，应该以蓝色为终点，如硫酸阿托品和氢溴酸东莨菪碱等；碱性次之的以蓝绿色或绿色为终点，如硫酸奎宁、盐酸吗啡；碱性较弱的应以黄绿色为终点，如咖啡因。因此指示剂终点颜色变化，应以电位法终点时指示剂颜色为准，通过电位法确定指示剂变色范围。

示例 14-32 ChP2015 咖啡因的含量测定：取本品约 0.15g，精密称定，加乙酸酐-冰乙酸（5∶1）的混合液 25mL，微温使溶解，放冷，加结晶紫指示液 1 滴，用高氯酸滴定液（0.1mol/L）滴定至溶液显黄色，并将滴定的结果用空白试验校正。每 1mL 高氯酸滴定液（0.1mol/L）相当于 19.42mg 的 $C_8H_{10}N_4O_2$。

4. 滴定剂的稳定性 生物碱类药物非水溶液滴定法所用的溶剂为乙酸，具有挥发性，且膨胀系数较大，因此温度和储存条件影响滴定剂的浓度。

若滴定供试品与标定高氯酸滴定液时的温度差超过 10℃，则应重新标定；若未超过 10℃，则可根据式（14-1）将高氯酸滴定液的浓度加以校正。

$$N_1 = N_0/[1+0.0011(t_1-t_0)] \tag{14-1}$$

式中：0.0011 为冰乙酸的体积膨胀系数；t_0 为标定高氯酸滴定液时的温度；t_1 为滴定供试品时的温度；N_0 为 t_0 时高氯酸滴定液的浓度；N_1 为 t_1 时高氯酸滴定液的浓度。

（三）生物碱盐的含量测定

1. 氢卤酸盐的测定 生物碱的氢卤酸盐大多为盐酸盐和氢溴酸盐，如盐酸吗啡、氢溴酸东莨菪碱等。用高氯酸滴定液滴定生物碱的氢卤酸盐，置换出氢卤酸。

$$BH^+ \cdot X^- + HClO_4 \longrightarrow BH^+ \cdot ClO_4^- + HX$$

氢卤酸在冰乙酸中的酸性较强，影响滴定进行，须先加入过量的乙酸汞冰乙酸溶液，生成难解离的卤化汞，而氢卤酸盐则转化为乙酸盐。

$$2BH^+ \cdot X^- + Hg(Ac)_2 \longrightarrow 2BH^+ \cdot Ac^- + HgX_2$$

然后用高氯酸滴定液滴定。

$$BH^+ \cdot Ac^- + HClO_4 \longrightarrow BH^+ \cdot ClO_4^- + HAc$$

示例 14-33 ChP2015 盐酸吗啡的含量测定：取本品约 0.2g，精密称定，加冰乙酸 10mL 与乙酸汞试液 4mL 溶解后，加结晶紫指示液 1 滴，用高氯酸滴定液（0.1mol/L）滴定至溶液显绿色，并将滴定的结果用空白试验校正。每 1mL 高氯酸滴定液（0.1mol/L）相当于 32.18mg 的 $C_{17}H_{19}NO_3 \cdot HCl$。

2. 硫酸盐的测定 硫酸为二元酸，在水溶液中能完成二级离解，但在非水介质中只显示一元酸，只能离解为 HSO_4^-，不再发生二级离解，所以生物碱的硫酸盐在冰乙酸中，只能滴定至硫酸氢盐。

$$SO_4^{2-} + H^+ \longrightarrow HSO_4^-$$

同时，硫酸盐滴定时，目视终点常常灵敏度较差；以电位滴定法指示终点时，电位突跃也不够明显，因此用较大量的乙酸酐代替冰乙酸作为溶剂，可以提高终点的灵敏度。

一些生物碱常含有两个或两个以上的氮原子，这些氮原子的碱性不一样，只有碱性强的氮原子在水溶液中能与质子结合。但当介质为非水酸性介质时，氮原子的碱性大为增强，原来不能与质子结合的氮原子也要消耗质子，因此，含多个氮原子的生物碱在非水溶液中滴定时需注意生物碱硫酸盐的结构，准确判断两者之间反应时的摩尔比，才能准确计算结果。举例阐明如下。

（1）硫酸阿托品的测定：阿托品为一元碱，硫酸阿托品用高氯酸滴定时，其反应式为：

$$(BH^+)_2 \cdot SO_4^{2-} + HClO_4 \longrightarrow BH^+ \cdot ClO_4^- + BH^+ \cdot HSO_4^-$$

1mol 的硫酸阿托品消耗 1mol 的高氯酸。

示例 14-34 ChP2015 硫酸阿托品的含量测定：取本品约 0.5g，精密称定，加冰乙酸与乙酸酐各 10mL 溶解后，加结晶紫指示液 1~2 滴，用高氯酸滴定液（0.1mol/L）滴定至溶液显蓝色，并将滴定的结果用空白试验校正。每 1mL 高氯酸滴定液（0.1mol/L）相当于 67.68mg 的 $(C_{17}H_{23}NO_3)_2 \cdot H_2SO_4$。

（2）硫酸奎宁原料药的测定：硫酸奎宁分子中有两个氮原子，在水溶液中，奎宁结构中喹核碱的碱性较强，可与硫酸成盐，而喹啉环的碱性较弱，不能与硫酸成盐而成游离状态，所以需要 2mol 奎宁才能与 1mol 的硫酸成盐。但在冰乙酸中喹啉环的碱性变强了，用高氯酸滴定时，也能和质子结合，1mol 奎宁可与 2mol 质子结合。因此，滴定 1mol 的硫酸奎宁需消耗 4mol 质子，其中 1mol 质子是硫酸提供的，其余 3mol 质子是由滴定液高氯酸提供的。其反应式为：

$$(C_{20}H_{24}N_2O_2 \cdot H^+)_2 \cdot SO_4^{2-} + 3HClO_4 \longrightarrow$$
$$(C_{20}H_{24}N_2O_2 \cdot H^+)_2 \cdot 2ClO_4^- + (C_{20}H_{24}N_2O_2 \cdot H^+)_2 \cdot HSO_4^- \cdot ClO_4^-$$

1mol 硫酸奎宁原料药消耗 3mol 的高氯酸。

示例 14-35 ChP2015 硫酸奎宁原料药的含量测定：取本品约 0.2g，精密称定，加冰乙酸 10mL 溶解后，加乙酸酐 5mL 与结晶紫指示液 1~2 滴，用高氯酸滴定液（0.1mol/L）滴定至溶液呈蓝绿色，并将滴定的结果用空白试验校正。每 1mL 高氯酸滴定液（0.1mol/L）相当于 24.90mg 的硫酸奎宁 $(C_{20}H_{24}N_2O_2)_2 \cdot H_2SO_4$。

（3）硫酸奎宁片的测定：取本品片粉，加氯化钠与氢氧化钠溶液混匀，精密加氯仿振摇，静置，分取氯仿液，取续滤液加乙酸酐与二甲基黄指示液，用高氯酸滴定液滴定，至溶液显玫瑰红色。片剂中硫酸奎宁经强碱溶液碱化，生成奎宁游离碱，再与高氯酸反应。反应式见图 14-16。

$$(BH^+)_2 \cdot SO_4^{2-} + 2NaOH \longrightarrow 2B + Na_2SO_4 + 2H_2O$$
$$2B + 4HClO_4 \rightleftharpoons 2(BH_2^{2+} \cdot 2ClO_4^-)$$

图 14-16　硫酸奎宁片的非水溶液滴定反应方程式

测定中 1mol 硫酸奎宁可转化为 2mol 奎宁,每 1mol 奎宁消耗 2mol 高氯酸,故 1mol 硫酸奎宁片消耗 4mol 高氯酸。

示例 14-36　ChP2015 硫酸奎宁片的含量测定:取本品 20 片,除去包衣后,精密称定,研细,精密称取适量(约相当于硫酸奎宁 0.3g),置分液漏斗中,加氯化钠 0.5g 与 0.1mol/L 氢氧化钠溶液 10mL,混匀,精密加三氯甲烷 50mL,振摇 10min,静置,分取三氯甲烷液,用干燥滤纸滤过,精密量取续滤液 25mL,加乙酸酐 5mL 与二甲基黄指示液 2 滴,用高氯酸滴定液(0.1mol/L)滴定至溶液显玫瑰红色,并将滴定的结果用空白试验校正。每 1mL 高氯酸滴定液(0.1mol/L)相当于 19.57mg 的硫酸奎宁($C_{20}H_{24}N_2O_2)_2 \cdot H_2SO_4 \cdot 2H_2O$。

3. 硝酸盐的测定　硝酸在冰乙酸介质中酸性不强,滴定反应可以进行完全。但是硝酸具有氧化性,可将指示剂氧化变色,所以在非水溶液滴定法测定生物碱硝酸盐时,一般不用指示剂法而用电位法指示终点。

示例 14-37　ChP2015 硝酸毛果芸香碱的含量测定:取本品约 0.2g,精密称定,加冰乙酸 30mL,微热使溶解,放冷,照电位滴定法(通则 0701),用高氯酸滴定液(0.1mol/L)滴定至溶液显蓝色,并将滴定的结果用空白试验校正。每 1mL 高氯酸滴定液(0.1mol/L)相当于 27.13mg 的 $C_{11}H_{16}N_2O_2 \cdot HNO_3$。

4. 磷酸盐的测定　磷酸虽是无机酸,但在冰乙酸介质中酸性很弱,被高氯酸置换出来的 HA 对滴定无干扰,可按常法滴定。

示例 14-38　ChP2015 磷酸可待因的含量测定:取本品约 0.25g,精密称定,加冰乙酸 10mL 溶解后,加结晶紫指示液 1 滴,用高氯酸滴定液(0.1mol/L)滴定至溶液显绿色,并将滴定的结果用空白试验校正。每 1mL 高氯酸滴定液(0.1mol/L)相当于 39.74mg 的 $C_{18}H_{21}NO_3 \cdot H_3PO_4$。

（四）生物碱类药物制剂的含量测定

ChP2015 收载的生物碱类药物的剂型主要有片剂、缓释片、注射剂、胶囊剂等,如二盐酸奎宁注射液(quinine dihydrochloride injection)、硫酸阿托品片(atropine sulfate tablets)、盐酸吗啡缓释片(morphine hydrochloride sustained-release tablets)、磷酸可待因糖浆(codeine phosphate syrup)等。生物碱类药物各种制剂的分析方法与原料药不同,大都采用提取酸碱滴定法、酸性染料比色法、紫外分光光度法、气相色谱法和反相 HPLC 法测定含量。

由于制剂中存在辅料、稳定剂和赋形剂等,这些成分对非水溶液滴定法通常均有干扰。因此,非水溶液滴定法较少用于生物碱药物制剂的含量测定。若采用高氯酸滴定法测定,为了消除干扰,对于有机碱性药物大都可以经碱化处理,有机溶剂提取分离出游离碱后,再进行测定。ChP2015 中收载的盐酸消旋山莨菪碱注射液、二盐酸奎宁注射液、硫酸奎尼丁片等均采用该法测定含量。

1. 注射剂 一般是取一定量样品,以适宜的溶剂(或流动相)稀释后,采用 HPLC 法进行含量测定。

示例 14-39 ChP2015 盐酸消旋山莨菪碱注射液的含量测定:精密量取本品适量(约相当于盐酸消旋山莨菪碱 10mg),置 50mL 量瓶中,用 0.01mol/L 盐酸溶液稀释至刻度,摇匀,精密量取 20μL 注入液相色谱仪,记录色谱图;另取消旋山莨菪碱对照品,同法测定。按外标法以顺、反式异构体峰面积之和计算,并将结果乘以 1.1195,即得。

也可碱化,经有机溶剂(三氯甲烷、乙醚等)反复提取完全,蒸去溶剂,再按原料药方法进行。

示例 14-40 ChP2015 二盐酸奎宁注射液的含量测定:精密量取本品适量,用水定量稀释制成每 1mL 中含 15mg 的溶液,精密量取 10mL,置分液漏斗中,加水使成 20mL,加氨试液使成碱性,用三氯甲烷分次振摇提取,第一次 25mL,以后每次各 10mL,至奎宁提尽为止,每次得到的三氯甲烷液均用同一份水洗涤 2 次,每次 5mL,洗液用三氯甲烷 10mL 振摇提取,合并三氯甲烷液,置水浴上蒸去三氯甲烷,加无水乙醇 2mL,再蒸干,在 105℃干燥 1h,放冷,加乙酸酐 5mL 与冰乙酸 10mL 使溶解,加结晶紫指示液 1 滴,用高氯酸滴定液(0.1mol/L)滴定至溶液显蓝色,并将滴定的结果用空白试验校正。每 1mL 高氯酸滴定液(0.1mol/L)相当于 19.87mg 的 $C_{20}H_{24}N_2O_2 \cdot 2HCl$。

2. 片剂 在冰乙酸中用高氯酸滴定液测定生物碱片剂的含量时,要注意片剂中赋形剂是否干扰测定。当赋形剂消耗高氯酸时,如硬脂酸盐、苯甲酸盐、羧甲基纤维素钠等,应先用强碱溶液碱化,使之游离,经三氯甲烷提取分离后,再用高氯酸滴定液滴定。如前面示例 14-36 的硫酸奎宁片含量测定。

当赋形剂对高氯酸滴定无影响时,可采用和原料药一样的操作方法,如硫酸奎尼丁片的含量测定。

示例 14-41 ChP2015 硫酸奎尼丁片的含量测定:取本品 20 片,除去包衣,精密称定,研细,精密称取适量(约相当于硫酸奎尼丁 0.2g),加乙酸酐 20mL,加热使硫酸奎尼丁溶解后,加结晶紫指示液 1 滴,用高氯酸滴定液(0.1mol/L)滴定至溶液显绿色,并将滴定的结果用空白试验校正。每 1mL 高氯酸滴定液(0.1mol/L)相当于 26.10mg 的硫酸奎尼丁 $(C_{20}H_{24}N_2O_2)_2 \cdot H_2SO_4 \cdot 2H_2O$。

ChP2015 收载的硫酸奎尼丁的片剂与原料药含量测定处理方法相同,说明硫酸奎尼丁片剂辅料等对测定无干扰。

二、提取酸碱滴定法

一些碱性较强(pK_b 6~9)的生物碱盐类,经碱化,有机溶剂提取后,可采用酸碱滴定法测定。提取酸碱滴定法是生物碱制剂的常用含量测定方法之一,因制剂中通常含有附加剂,对测定有影响,需经一定处理后才能测定。

(一)基本原理

利用生物碱的盐类能溶于水而生物碱不溶于水可溶于有机溶剂的特性,将生物碱盐碱化、提取后滴定,即为提取酸碱滴定法。

基本方法：将供试品溶于水或溶于稀矿酸中，加入适当的碱性试剂，使生物碱从水溶液中游离出来，再被合适的有机溶剂振摇提取，进而转溶于有机溶剂中；用水洗涤有机层，除去混存的碱性试剂和水溶性杂质，用无水硫酸钠或植物胶（多用西黄蓍胶）脱水，滤过后，再以下列三种滴定法之一进行含量测定。

1. 直接滴定法　该方法是将有机相中的有机溶剂蒸干后，向残渣中加少量中性乙醇，使生物碱溶解，然后用酸滴定液直接滴定。

2. 剩余滴定法　该方法先将有机溶剂蒸干，再向残渣中加定量、过量的酸滴定液使生物碱溶解，然后用碱滴定液反滴定剩余的酸。如遇挥发性生物碱如麻黄碱、烟碱等极易分解的生物碱，应在蒸至近干时加入酸滴定液"固定"生物碱（即使之成盐），再继续加热将残余的有机溶剂除尽，放冷，再依次滴定。

3. 提取剩余滴定法　该方法不蒸去有机溶剂，而是直接于其中加入定量、过量的酸滴定液，振摇，将生物碱定量地反提取进入酸性溶液中；分出酸液置于另一锥形瓶中，有机溶剂层用水分次振摇，提取剩余的生物碱；合并水提取液和酸提取液，再用碱滴定液反滴定该混合溶液。

需要注意的是：有些生物碱（如可待因、奎宁等）的盐酸盐可溶于三氯甲烷，因此，如用三氯甲烷为提取溶剂时，酸滴定液不宜用盐酸，而应选用硫酸。如以盐酸为滴定液时提取溶剂最好改为其他的有机溶剂。

（二）测定条件的选择

1. 碱化试剂　能使生物碱游离的常用碱化试剂有氨水、碳酸钠、碳酸氢钠、氢氧化钠、氢氧化钙和氧化镁等，但强碱常使某些生物碱分解、损失而影响滴定的结果。选择碱化试剂时，应考虑以下几个重要的方面：

（1）含酯结构的药物：如阿托品和利血平等，与强碱接触，易于发生分解。

（2）含酚结构的药物：如吗啡，可与强碱形成酚盐而溶于水，难以被有机溶剂提取。

（3）含脂肪性共存物的药物：碱化后易发生乳化，致使提取不完全，因而不能定量。

因此，一种碱性强度适中的碱化试剂的使用，对分析结果的准确、可靠十分重要。通常，氨水是首选的碱化试剂，这是因为一般生物碱的 pK_b 为 $6\sim9$，而氨的 pK_b 为 4.67，即氨的碱性足以使大部分种类的生物碱从它们盐的状态中游离出来，但又不会因碱性过强，造成被测物的分解和溶液乳化；此外，氨所具有的挥发性，使其易于在滴定前的处理过程中蒸发除去，从而不干扰后续测定工作的开展。

2. 提取溶剂　合适的提取溶剂是准确滴定的关键。根据上述的滴定原理和滴定方法，符合下列条件的溶剂常用作提取溶剂：

（1）与水不相混溶，沸点低。

（2）对生物碱的溶解度大，而对其他物质的溶解度尽可能最小。有时，单一溶剂达不到要求，可采用混合溶剂。

（3）对生物碱或者碱化试剂化学惰性。例如，小檗碱可与苯、丙酮、三氯甲烷生成几乎不溶于水的分子加合物，在提取该化合物时，不宜采用这些有机溶剂。又如，碱与三氯甲烷长时间共热，或接触，将使三氯甲烷分解，产生盐酸，使测定结果不准。因此，提取强碱性的生物碱时，应避免使用三氯甲烷作为提取溶剂。即使迫不得已采用了三氯甲烷，也应注意蒸发有机溶剂时不要蒸干，以防三氯甲烷分解后，与生物碱生成盐，影响测定结果。

(4) 共存物的含量应极少,而且易溶于水或在酸性水液中可被有机溶剂提取除去。

根据以上条件,三氯甲烷是最常用和最有效的提取溶剂。应注意,为避免三氯甲烷加热分解成盐酸,一般是将三氯甲烷提取液蒸发至少量或近干,立即加入滴定液,然后再加热将三氯甲烷赶尽。在有脂肪性物质共存时,或一些生药浸出制剂中使用三氯甲烷为提取溶剂时,易产生难以分层的乳化现象,尤其在强碱性的碱化试剂存在下,乳化更易发生,使三氯甲烷应用受到一定限制。

乙醚也是常用溶剂,缺点是沸点低,极易挥发、着火,又易被氧化而产生具有爆炸性的过氧化物;此外,乙醚在水中溶解度较大,以及溶于乙醚的生物碱较少,故应用不如三氯甲烷广泛。如实际工作中需要采用乙醚作为提取溶剂,则应注意:加入中性盐如氯化钠,使其在水层饱和,从而使乙醚与水充分分离而保证提取完全;为避免乙醚氧化为过氧化物,引起爆炸,蒸发乙醚时,应先通风或吹入空气,使乙醚尽量挥发,再行干燥。

此外,三氯甲烷与乙醚或醇类的混合溶剂、二氯甲烷、二氯乙烷等也是常用而有效的提取溶剂。

3. 提取是否完全　提取溶剂的用量和提取次数一般在 ChP2015 的具体药物分析方法中有规定。通常应提取四次,第一次用量至少应为水溶液体积的一半,以后几次所用溶剂的体积则各为第一次的一半。如果水溶液体积很小时,第一次提取溶剂的用量应与水溶液体积相等。提取终点的确定是取最后一次的提取液约 0.5mL,置小试管中,加 0.1mol/L 盐酸或硫酸 1mL,置水浴上将有机溶剂蒸去,放冷后,滴加生物碱沉淀剂(如碘化铋钾试液等)1滴,若无沉淀产生,即认为提取已完全。

4. 滴定终点指示剂的选择　正确选用指示剂,对于滴定反应的定量完成十分重要。计量点时溶液的 pH 是决定指示剂种类的关键。由于被滴定的生物碱碱性不强,当它们与酸滴定液完全作用时,形成强酸弱碱盐,这种盐的水溶液呈酸性,因此滴定反应的化学计量点和滴定突跃处于酸性区域,终点指示剂也应选择在酸性范围内变色的有机弱酸或碱性化合物,如甲基红、溴酚蓝和溴甲酚紫等。例如,在水溶液中生物碱的 pK_b 为 6~7 时,可用变色范围 4.2~6.3 的甲基红为指示剂(由红变黄);pK_b 值为 7~8 时宜选用变色范围 3.0~4.6 的溴酚蓝为指示剂(由黄变蓝);pK_b 为 8 时,碱性太弱,在水中不能滴定。一些常用生物碱的 pK_b 值、化学计量点 pH 等详见表 14-8。

表 14-8　常见生物碱中和法和指示剂的选择

药品名称	pK_b	化学计量点的 pH		滴定突跃的 pH	合适的指示剂
		0.1mol/L	0.01mol/L		
阿托品	4.35	5.4	5.9	3.8~7.2	甲基红
奎宁	5.96	6.05	6.05	5.5~6.5	溴甲酚紫
奎尼丁	6.00	6.05	6.05	5.5~6.5	溴甲酚紫
士的宁	6.00	5.15	5.15	3.8~6.0	甲基红
吗啡	6.13	4.55	5.05	4.0~5.2	甲基红
可待因	6.04	4.64	5.15	3.6~6.3	甲基红
罂粟碱	8.10	3.60	4.10	3.8~4.6	溴酚蓝

5. 乳化的预防和消除　用提取酸碱滴定法测定生物碱含量时,由于长时间剧烈振摇,在提取过程中有时会发生乳化现象,特别是提取中草药制剂时更易发生。

为了预防乳化,可采用弱碱性的碱化试剂;采用不易产生乳脂的提取溶剂;在保证提取完全的条件下,避免过于猛烈的振摇。

如已形成乳化,可选用下列方法之一将乳化层破坏:①用玻璃棒轻轻搅拌;②再加入一些有机相或水相;③如轻度乳化可旋转分液漏斗,轻轻振摇,帮助分层,将已分层的液层分出,以加速乳化层分离速度;④加少量乙醇并轻轻转动分液漏斗;⑤加饱和氯化钠溶液数滴,以使盐析破坏乳化;⑥如为碱性水溶液可加少量酸液,反之,酸性水溶液可加少量碱液;⑦经少量的脱脂棉滤过(必要时,可事先以适当的溶剂将棉花润湿);⑧用热毛巾在分液漏斗外部热敷;⑨如果供试品中含有大量脂肪或树脂而形成乳化,则应采取下列方法消除:在乳化层中加入 0.5mol/L 硫酸液使呈酸性后,倾入蒸发皿中,在水浴上蒸去有机溶剂,并随着搅拌使不溶于酸的脂肪或树脂凝结,冷后滤过,滤液收集于分液漏斗中,残渣加乙醚适量使溶解后,仍移回蒸发皿中,再加 0.5mol/L 硫酸液照前法除去乙醚,将两次的酸液合并于碱液(必要时再碱化)中,然后继续依法提取。

提取酸碱滴定法虽然是测定生物碱类药物的常用方法之一,但由于操作中需加热挥散溶剂,因此对于一些挥发性的生物碱,如麻黄碱、烟碱等,本法不宜采用。另外,对加热易分解破坏、干燥时间过长或不易得到恒定结果者,本法也不宜采用。

示例 14-42　ChP2015 磷酸可待因糖浆的含量测定:用内容量移液管精密量取本品 10mL,用水洗出移液管内的附着液,置分液漏斗中,加氨试液使成碱性,用三氯甲烷振摇提取至少 4 次,第一次 25mL,以后每次各 15mL,至可待因提尽为止,每次得到的三氯甲烷液均用同一份水 10mL 洗涤,洗液用三氯甲烷 5mL 振摇提取,合并三氯甲烷液,置水浴上蒸干,精密加硫酸滴定液(0.01mol/L)25mL,加热使溶解,放冷,加甲基红指示液 2 滴,用氢氧化钠滴定液(0.02mol/L)滴定。每 1mL 0.01mol/L 硫酸滴定液相当于 8.488mg 的 $C_{18}H_{21}NO_3 \cdot H_3PO_4 \cdot 1\frac{1}{2}H_2O$。

本品需经提取分离等步骤处理,是因为糖浆中有许多附加成分如蔗糖、防腐剂等在滴定中都能消耗高氯酸,需经碱化、有机溶剂提取分离后才能进行可待因游离碱的测定。

与提取酸碱滴定法相似,生物碱类药物也可采用提取重量法测定含量。方法是:将供试品碱化、游离、提取,然后将有机提取溶液定量置于一已知重量的容器中,加热,使溶剂挥发,残渣经适当的温度干燥后称重,即可计算供试品中生物碱的含量。凡碱性很弱以及不宜用酸碱滴定法或其他方法测定生物碱时,都可用提取重量法。

三、紫外-可见分光光度法

(一)紫外分光光度法

生物碱分子结构中大多含有不同数量的不饱和双键或芳香环,对紫外光有一定吸收,故可用紫外分光光度法测定这些药物含量。吸光系数法可用于这些药物的定量,也可采用比较法定量,以消除测定中各种误差,使准确度更高。

1. 吸光系数法

示例 14-43　ChP2015 氨茶碱缓释片中无水茶碱的含量测定:取本品 20 片,精密称定,研细,精密称取适量(约相当于氨茶碱 100mg),置 200mL 量瓶中,加 0.1mol/L 氢氧化钠溶液 20mL 与水 60mL，振摇 10min 使氨茶碱溶解，用水稀释至刻度，摇匀，滤过，精密量取续滤液 5mL，置 250mL 量瓶中，加 0.01mol/L 氢氧化钠溶液稀释至刻度，摇匀，在 275nm 的波长处测定吸光度，按 $C_7H_8N_4O_2$ 的吸光系数（$E_{1cm}^{1\%}$）为 650 计算，即得。

2. 对照品比较法

示例 14-44 ChP2015 氢溴酸山莨菪碱片含量测定：取本品 20 片，精密称定，研细，精密称取适量（约相当于氢溴酸山莨菪碱 7mg），置 100mL 量瓶中，加水使氢溴酸山莨菪碱溶解并稀释至刻度，摇匀，滤过，取续滤液，作为供试品溶液；另取氢溴酸山莨菪碱对照品适量，精密称定，加水溶解并定量稀释制成每 1mL 约含 70μg 的溶液，作为对照品溶液。精密量取供试品溶液与对照品溶液各 3mL，分别置预先精密加三氯甲烷 15mL 的分液漏斗中，各加溴甲酚绿溶液（取溴甲酚绿 50mg 与邻苯二甲酸氢钾 1.021g，加 0.2mol/L 盐酸溶液 1.6mL 使之溶解后，用水稀释至刻度，摇匀，必要时滤过）6.0mL，摇匀，振摇 3min 后，静置使分层，分取澄清的三氯甲烷液，照紫外-可见分光光度法（通则 0401），在 420nm 的波长处分别测定吸光度，计算，即得。

(二) 酸性染料比色法

生物碱类药物虽可与多种试剂产生显色反应，但由于大多数反应不能定量完成，显色剂稳定性差，或反应专属性不强等缺点，限制了它们在定量分析中的应用。一些酸性染料，如磺酸酞类指示剂，在一定 pH 条件下，可与生物碱类化合物定量结合显色，由此而建立的比色法测定生物碱类药物的含量，灵敏度高，需要样品量少，具有一定的专属性和准确度，适用于少量供试品，小剂量药品及制剂，以及生物体内生物碱类药物定量分析。

1. 原理 在适当 pH 的水溶液中，生物碱类药物（B）可与氢离子结合成盐（BH^+），而一些酸性染料（HIn），如溴酚蓝（bromophenol blue）、溴麝香草酚蓝（bromothymol blue）、溴甲酚绿（bromocresol green）、溴甲酚紫（bromocresol purple）等，能解离为阴离子（In^-）；阳离子 BH^+ 和阴离子 In^- 定量结合，即生成具有吸收光谱明显红移的有色离子对化合物 $BH^+ \cdot In^-$，这一化合物可以被有机溶剂萃取而由水相（aq）进入有机相（org）（图 14-17），对供试品和对照品的有机相溶液分别进行比色测定，由对照品比较法即可求算出生物碱的含量。

$$B + H^+ \rightleftharpoons BH^+ \qquad HIn \rightleftharpoons H^+ + In^-$$
$$(BH^+)_{aq} + (In^-)_{aq} = (BH^+ \cdot In^-)_{aq} = (BH^+ \cdot In^-)_{org}$$

图 14-17 酸性染料比色法的原理

也可将呈色的有机相经碱化（如加入醇制氢氧化钠），使与有机碱结合的酸性染料释放出来，测定其吸光度，再计算出生物碱药物的含量。基于本法中使用的阴离子系酸性染料，因此该方法称为酸性染料比色法。

2. 测定条件的选择 从酸性染料比色法的原理可以看出：生物碱能否定量生成盐 BH^+，酸性染料能否解离产生足够的阴离子（In^-），以及它们是否定量形成离子对化合物并进一步转移进入有机相，是该方法可否用于生物碱含量分析的关键。决定这些步骤的主要因素包括水相的 pH、酸性染料的种类、有机溶剂的种类与性质、有机相中的水分及酸性染料中的有色杂质等。

(1) 水相的最佳 pH：水相的 pH 在酸性染料比色法中极为重要。因为只有在合适的 pH 介质中，生物碱才能形成阳离子（BH^+），而正是在这一 pH 条件下，酸性染料必须解离形成阴离子（In^-），阳离子（BH^+）和阴离子（In^-）进一步结合方能生成离子对（$BH^+ \cdot$

In⁻),否则比色测定无法进行。

从图 14-17 的平衡式可以看出,如果水相的 pH 过低,抑制了酸性染料的解离,酸性染料将几乎以分子状态存在,尽管生物碱已形成 BH^+ 阳离子,离子对化合物仍不能定量形成;但如果水相的 pH 过大,酸性染料虽然会解离而产生足够的 In^-,但生物碱却大部分甚至全部以游离碱形式存在。因此,选择一最佳 pH,使生物碱药物和酸性染料分别全部以 BH^+ 和 In^- 状态存在,是酸性染料比色法至关重要的试验条件。建立方法伊始,可以查阅有关文献,选择可能的 pH 条件,但应根据对测试对象的试验结果来确定准确的 pH,通常根据生物碱药物和酸性染料的 pK_a 值以及两相中的分配系数而定。表 14-9 是某些生物碱用溴麝香草酚蓝酸性染料比色法测定时的最佳 pH。

表 14-9　生物碱用溴麝香草酚蓝酸性染料比色法测定时的最佳 pH

生　物　碱	结合比（生物碱-染料）	最佳 pH	
		实　验　值	理　论　值
可待因	1:1	5.2~5.8	5.8~6.0
阿托品	1:1	5.2~6.4	5.6~6.8
奎宁	1:2	3.0~4.6	4.2~6.4
士的宁	1:2	3.0~4.6	4.4~6.0
毛果芸香碱	1:2	5.2	5.2~5.8

由表 14-9 可见,形成 1:1 的离子对,最好在 pH 为 5.2~6.4 时提取;二元碱形成的 1:2 离子对,则最好在 pH 为 3.0~5.8 时提取。

(2) 酸性染料:离子对的定量形成以及完全提取是酸性染料比色法成功的两大关键。以 BH^+ 代表生物碱的盐(阳离子),以 In^- 代表酸性染料阴离子,D 代表生物碱在水相和有机相的分配比,E 代表提取常数,提取过程如图 14-18 所示。

$$(BH^+)_{aq} + (In^-)_{aq} = (BH^+ \cdot In^-)_{org}$$

$$提取常数(E) = \frac{[BH^+ \cdot In^-]_{org}}{[BH^+]_{aq}[In^-]_{aq}}$$

$$D = \frac{[BH^+ \cdot In^-]_{org}}{[BH^+]_{aq}} = E \cdot [In^-]_{aq}$$

图 14-18 中,$[BH^+ \cdot In^-]_{org}$ 为提取达到平衡时有机相中离子对的浓度;$[BH^+]_{aq}$、$[In^-]_{aq}$ 分别为平衡时水溶液中生物碱阳离子和酸性染料阴离子的浓度。

图 14-18　酸性染料比色法中离子对的形成和提取过程示意图

显然,对所选的酸性染料,不但要求能与有机碱定量结合,而且生成的离子对化合物在有机相溶解度应较大;染料在水溶液中应有足够的浓度,但自身不溶或很少溶解于有机溶剂,以免因溶剂自身的吸收,造成测定结果偏离实际值。当然,离子对应能在紫外或可见光区产生较强吸收,否则比色无法进行。

酸性染料比色法常用的染料有甲基橙,溴麝香草酚蓝和溴甲酚绿等。由于溴麝香草酚蓝与生物碱形成离子对的 $\lg E$(E 的对数)达 8.0,提取效率极高,因而被认为是最佳的酸性染料。溴甲酚绿也被 ChP2015 用于托烷类生物碱的含量测定。

酸性染料的浓度对测定结果影响不大,只要足够量存在即可。增加染料浓度虽然可以一定程度地提高测定灵敏度,但浓度太大,易产生严重的乳化层而不易除去,影响测定结果。

(3) 有机溶剂:离子对提取常数的大小还与有机溶剂的性质有关。通常,当有机溶剂能与离子对形成强氢键时,提取效率就高。因此三氯甲烷、二氯甲烷、二氯乙烷、苯、甲苯、四氯化碳等溶剂常作为提取用有机溶剂,这些溶剂同时具有较好的提取选择性。

(4)水分:用有机溶剂提取有色离子对时,应严防水分的混入。因为微量水分会使有机溶剂发生浑浊,影响透过光的正常强度,进而影响比色结果;此外,水分存在也将带入一定量的染料,它们也会产生吸收,而使测定结果偏高。因此提取后的有机层应加入脱水剂(如无水硫酸钠)或经干燥滤纸滤过,以除去微量水分。

(5)染料中有色杂质:染料中如果存在有色杂质,且该杂质又可溶解于有机溶剂中,则将影响有机层的颜色而干扰比色的正常进行。排除这一干扰,可以在加入供试品之前,将缓冲溶液与酸性染料的混合液先用提取用有机溶剂提取,弃去该提取液,再加入供试品溶液,依法测定即可。

其他如强酸可改变体系的 pH;碱性物质不但可改变体系的 pH,还可能与酸性染料发生反应,它们对测定均有干扰。制剂中的赋形剂等一般不干扰测定。

应用实例:利用本法主要进行紫外吸收弱、标示量低的生物碱类药物制剂的含量或含量均匀度的测定。如硫酸阿托品、氢溴酸东莨菪碱片、茶碱缓释片及一些中药材和中成药中生物碱成分的含量测定。

示例 14-45 ChP2015 硫酸阿托品(0.3mg/片)含量测定:取本品 20 片,精密称定,研细,精密称取适量(约相当于硫酸阿托品 2.5mg),置 50mL 量瓶中,加水振摇使硫酸阿托品溶解并稀释至刻度,滤过,取续滤液,作为供试品溶液;另取硫酸阿托品对照品约 25mg,精密称定,置 25mL 量瓶中,加水溶解并稀释至刻度,摇匀,精密量取 5mL,置 100mL 量瓶中,加水稀释至刻度,摇匀,作为对照品溶液。

精密量取供试品溶液与对照品溶液各 2mL,分别置预先精密加入三氯甲烷 10mL 的分液漏斗中,各加溴甲酚绿溶液(取溴甲酚绿 50mg 与邻苯二甲酸氢钾 1.021g,加 0.2mol/L 氢氧化钠溶液 6.0mL 使之溶解,再加水稀释至 100mL,摇匀,必要时滤过)2.0mL,振摇提取 2min 后,静置使分层,分取澄清的三氯甲烷液,照紫外-可见分光光度法(通则 0401),在 420nm 的波长处分别测定吸光度,计算,并将结果乘以 1.027 [1.027 为质量换算因数,系 1g 无水硫酸阿托品相当于硫酸阿托品$(C_{17}H_{23}NO_3)_2 \cdot H_2SO_4 \cdot H_2O$ 的克数],即得供试品中含有$(C_{17}H_{23}NO_3)_2 \cdot H_2SO_4 \cdot H_2O$ 的重量。

四、HPLC 法

生物碱药物的含量测定除采用以上几种方法之外,近几年来色谱法在生物碱药物分析中发展十分迅速,其应用范围愈来愈广泛,特别是 HPLC 法在生物碱类和含氮碱性有机药物中的应用已非常普及。HPLC 法对生物碱类药物的分析大多采用反相色谱系统,特别是十八烷基硅烷键合相是目前最常用的非极性键合相。

HPLC 法具有分离模式多样、适用范围广、选择和专属性强、检测手段灵敏多样、重复性好、分析速度快等优点。ChP2015、JP17、BP2017、USP40-NF35 等药典中采用 HPLC 法对杂环类药物的含量和有关物质进行直接分析测定的比例不断增加。HPLC 法同时也是生物碱类药物的生物样本分析测定的常用方法。

1. RP-HPLC 法 采用 RP-HPLC 分析生物碱类药物时,固定相由于受空间位阻的影响,烷基硅烷键合硅胶表面的硅醇基并未全部硅烷化。生物碱中的—N 基可与填料上残余—Si—OH 基结合而造成色谱峰拖尾,分离效能下降,保留时间过长,甚至不能被洗脱。因此,为了改善分离条件,可以采取以下措施:

(1) 在流动相中加入含氮碱性竞争试剂(扫尾剂):抑制碱性药物与硅醇基作用造成的色谱峰拖尾。目前常用的碱性试剂有乙酸铵、三乙胺、二乙胺、乙腈等。

(2) 采用端基封尾柱:经特别封端处理的化学键合固定相用于有机碱性药物 HPLC 分析时,流动相中不加扫尾剂也能获得相对较好的色谱峰。

(3) 调整流动相的 pH 值:抑制生物碱类药物的解离,改变它们的色谱保留行为。

示例 14-46　ChP2015 消旋山莨菪碱片含量测定

色谱条件与系统适用性试验:用十八烷基硅烷键合硅胶为固定相,以 0.01mol/L 磷酸二氢钾溶液(含 0.15% 三乙胺溶液,用磷酸调 pH 6.5)-甲醇(70:30)为流动相,检测波长为 220nm。理论板数按山莨菪碱峰计算不低于 2000。消旋山莨菪碱顺、反式异构体两色谱峰的分离度应符合规定。

方法:取本品 20 片,精密称定,研细,精密称取适量(约相当于消旋山莨菪碱 10mg),置 50mL 量瓶中,加 0.01mol/L 的盐酸溶液适量,振摇,使消旋山莨菪碱溶解,加 0.01mol/L 的盐酸溶液稀释至刻度,摇匀,滤过,精密量取续滤液 20μL,注入液相色谱仪,记录色谱图;另取消旋山莨菪碱对照品,精密称定,加 0.01mol/L 的盐酸溶液溶解并定量稀释制成每 1mL 中含 0.2mg 的溶液,同法测定,按外标法以顺、反式异构体峰面积的和计算,即得。

在反相液相色谱条件下呈离子状态的生物碱类药物,其色谱保留常常较弱,从而影响它们的含量或有关物质 HPLC 测定的专属性和准确度。通过调整流动相的 pH,抑制它们的解离,以改变色谱保留行为,但并不都能获得满意的结果。采用离子对高效液相色谱法可以改善它们的色谱保留行为,并实现准确测定。

2. 离子对 HPLC 法

(1) 定义:离子对 HPLC 法是在流动相中加入与呈解离状态的待测组分离子电荷相反的离子对试剂,形成离子对化合物后,使待测组分在非极性固定相中的分配与吸附增大,从而改善其色谱保留与分离行为的色谱法。采用离子对 HPLC 法,可以改善解离强度大的酸性或碱性物质的色谱保留,并实现准确测定。

(2) 离子对试剂:分析生物碱类物质时常用的离子对试剂为烷基磺酸盐阴离子对试剂,如戊烷磺酸钠、庚烷磺酸钠、十二烷磺酸钠等。另外高氯酸、三氟乙酸、磷酸、十二烷基硫酸钠等也可与生物碱类样品形成离子对。采用烷基磺酸盐作为离子对试剂时,流动相一般呈酸性,以利于碱性药物的质子化。

(3) 影响因素:影响离子对形成的条件均影响被测组分的保留,如反离子的种类、性质与浓度、流动相的组成、pH 及离子强度等,均应选择恰当,以利于离子对在色谱柱上的保留与分离。离子对试剂的非极性部分越大,形成的离子对分配系数越大,反相色谱保留则越强。离子对色谱法常用十八烷基硅烷键合硅胶柱,流动相由甲醇-水或乙腈-水溶液等组成,水相由具有适宜 pH 的缓冲溶液所构成,同时含有 3~10mol/L 的适宜的离子对试剂。

ChP2015 中采用 HPLC 测定氢溴酸东莨菪碱及其片剂和注射液的含量。测定丁溴东莨菪碱的有关物质及其胶囊和注射液的含量时均采用十二烷基硫酸钠作为离子对试剂。BP2017 中采用 HPLC 测定硫酸阿托品制剂(滴眼液、片剂和注射剂)的含量时均采用磺基丁二酸钠二辛酯作为离子对试剂（USP 中称为多库酯钠）。ChP2015 中硫酸阿托品有关物质的检查采用庚烷磺酸钠作为离子对试剂。

示例 14-47 ChP2015 丁溴酸东莨菪碱注射液的含量测定

色谱条件及系统适用性试验：以用十八烷基硅烷键合硅胶为固定相；以 0.004% 磷酸溶液-乙腈（50∶50）配制的 0.008mol/L 十二烷基磺酸钠溶液为流动相，检测波长为 210nm。取丁溴酸东莨菪碱和氢溴酸东莨菪碱对照品各适量，加流动相溶解并制成每 1mL 中分别含 0.4mg 和 20μg 的溶液，取 20μL 注入液相色谱仪，记录色谱图，理论板数按丁溴酸东莨菪碱峰计算不低于 3000，丁溴酸东莨菪碱峰与氢溴酸东莨菪碱峰的分离度应符合要求。

测定法：精密量取本品适量，加流动相溶解并定量稀释成每 1mL 约含 0.4mg 的溶液，精密量取 20μL 注入液相色谱仪，记录色谱图；另取丁溴酸东莨菪碱对照品，精密称定，加流动相溶解并定量稀释成每 1mL 约含 0.4mg 的溶液，同法测定。按外标法以峰面积计算，即得。

示例 14-48 USP40-NF35 硫酸奎宁片的含量测定

色谱条件与系统适用性试验：以十八烷基硅烷键合硅胶为填充剂（30mm×3.9mm，5μm）；以水-乙腈-甲磺酸溶液（取 35.0mL 甲磺酸加到 20.0mL 的冰乙酸中，用水稀释至 500mL，摇匀）-二乙胺溶液（取二乙胺 10mL，加水至 100mL，摇匀）（860∶100∶20∶20）为流动相；检测波长为 235nm。奎宁和二氢奎宁的分离度≥1.2。

测定法：取供试品 20 片，精密称定，研细，精密称取适量（约相当硫酸奎宁 160mg），置 100mL 量瓶中，加甲醇 80mL，振摇 30min，用甲醇稀释至刻度，摇匀，滤过，弃初滤的 10mL；精密量取续滤液 3mL，至 25mL 量瓶中，加流动相稀释至刻度，摇匀。精密量取 50μL，注入液相色谱，记录色谱图。另取硫酸奎宁对照品约 20mg，精密称定，至 100mL 量瓶中，加流动相溶解并稀释至刻度，同法测定，按外标法以峰面积计算，即得。

五、GC 法

GC 法适用于对热稳定并可气化药物的定量测定。由于绝大多数药物极性较大，不易气化，或者对热不稳定，使 GC 法在药物含量测定中的应用受到限制。由于气相色谱分析时，进样及气化的可变性，通常采用内标法定量。USP40 采用 GC 法测定部分托烷类制剂[如硫酸阿托品制剂（滴眼液、眼膏、片剂）及氢溴酸东莨菪碱制剂（片剂、注射剂）]的含量。

在托烷类药物分析中，有机碱盐一般均先在水溶液中经碱化，有机溶剂提取分离，制成游离有机碱溶液后，进行分析。分析时均以氢溴酸后马托品（homatropine hydrobromide）为内标，在 pH9.0 的磷酸氢二钾缓冲液或氨水、氢氧化钠溶液条件下，用二氯甲烷提取内标和样品的游离碱，提取溶液经滤过、脱水和浓缩后，进行气相色谱测定，常以氢火焰离子化检测器（flame ionization detector，FID）为检测器。

示例 14-49 USP40-NF35 氢溴酸东莨菪碱注射液的含量测定

内标溶液的制备：取氢溴酸后马托品约 25mg，精密称定，置 50mL 量瓶中，加水溶解并稀释至刻度，摇匀，即得（需临用新制）。

对照品储备液的制备：取氢溴酸东莨菪碱对照品约 10mg，精密称定，置 100mL 量瓶中,加水溶解并稀释至刻度,摇匀,作为储备液(需临用新制)。

对照品溶液的制备:精密量取对照品储备液 10mL,置分液漏斗中,加内标溶液 2.0mL 和 pH 为 9.0 的缓冲液 5.0mL,缓慢滴加 1mol/L 氢氧化钠溶液调节溶液 pH 至 9,立即用二氯甲烷振摇提取 2 次,每次 10mL,经置无水硫酸钠 1g、颈口塞有脱脂棉的漏斗滤过,合并滤液,置 50mL 烧杯中,在氮气流下蒸发溶液至 2.0mL。

供试品溶液的制备:精密量取本品适量(约相当于氢溴酸东莨菪碱 10mg),置 100mL 量瓶中,加水稀释至刻度,摇匀;精密量取 10mL,置分液漏斗中,照"对照品溶液的制备"项下,自"加内标溶液 2.0mL"起,同法操作,即得。

色谱条件与系统适用性试验:采用玻璃色谱柱(1.8 m×2mm),以酸和碱洗的硅烷化硅藻土为填充剂,涂布 3% 的(50%-苯基)-甲基聚硅氧烷(G3)固定液,柱温 225℃,氮气为载气,流速为 25mL/min。取对照品溶液连续测定多次,测得氢溴酸东莨菪碱与氢溴酸后马托品峰面积比值的相对标准偏差不得过 2.0%,峰分离度不得小于 5.0,拖尾因子不得过 2.0。

测定法:取供试品溶液和对照品溶液各 1μL,分别注入气相色谱仪,记录色谱图,按内标法以峰面积计算,并将结果与 1.141 相乘,即得供试品中含有 $C_{17}H_{21}NO_4 \cdot HBr \cdot 3H_2O$ 的重量。

第五节　体内生物碱类药物的分析

东莨菪碱及阿托品可从茄科植物曼陀罗中提取制得生物碱单体,具有很强的药理活性,所以临床使用的剂量均很小(0.3mg/片)。曼陀罗生物碱的毒性众所周知,长期以来,误食或投毒曼陀罗所致的死亡事件时有发生。由于临床常规使用的剂量小、体内样品的基质复杂、药物浓度低,因此需要采用专属灵敏的方法进行莨菪碱类药物的临床监测或法医鉴定。已有文献报道采用固相萃取(solid phase extraction,SPE)处理、HPLC-MS 法检测体内样品中的阿托品和东莨菪碱的浓度,适用于临床药动学研究或法医鉴定研究。

示例 14-50　LC-PDA-MS 法用于曼陀罗毒害事件体内样品中阿托品和东莨菪碱的法医鉴定[6]。

LC-PDA-MS 测定条件:采用 Xterra 苯基柱(150mm×2.1mm,5μm),用乙腈-乙酸铵溶液(0.002mol/L,浓氨水调节 pH 至 10.5)为流动相(10∶90),20min 线性梯度洗脱至 80∶20 并维持 4min,流速为 0.2mL/min。电喷雾正离子化(ESI),喷雾电压为 4kV,离子源温度为 120℃,干燥气氮气的流速为 8L/min。

体内组织样品的制备:取法医送检的受害者胃、肝和肾脏组织匀浆(各含 3g 样本),分别与 20mL 磷酸盐缓冲溶液混合,涡旋振荡 30min,离心 15min,上层水溶液分别经 SPE 柱提取,用磷酸缓冲液洗涤,再用 5mL 甲醇洗脱,浓缩至约 0.5mL,分别取 10μL,进行 LC-PDA 和 MS 检查。

分析结果:组织样品中的内源性杂质无干扰,东莨菪碱和阿托品的 t_R 分别约为 20.02min 和 21.53min(图 14-19),检测限分别为 0.1ng/mL 和 0.01ng/mL。东莨菪碱和阿托品的一级质谱[M+H]$^+$离子 m/z 分别为 304 和 290(图 14-20),源内裂解(ISCID)东莨菪碱的子离子包括 m/z 156 和 138;阿托品的子离子为 m/z 124(图 14-21),适用于法医专属鉴定。

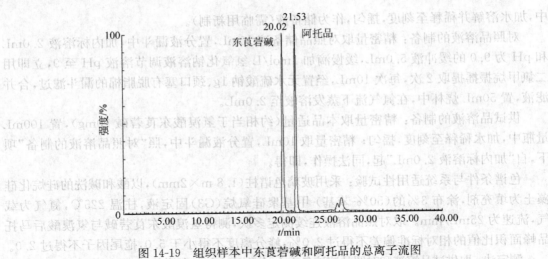

图 14-19　组织样本中东莨菪碱和阿托品的总离子流图

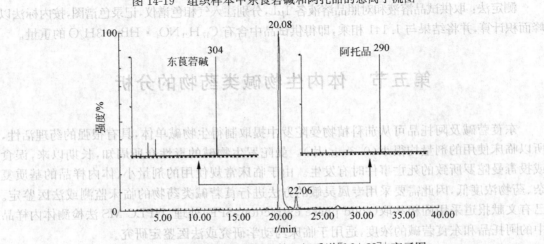

图 14-20　东莨菪碱和阿托品的一级质谱[M+H]⁺离子图

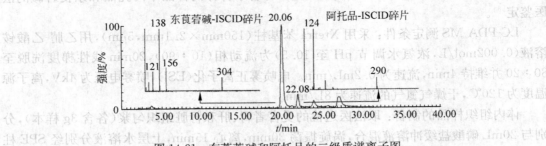

图 14-21　东莨菪碱和阿托品的二级质谱离子图

（宁夏医科大学　马学琴）

课后习题

1. ChP2015 硫酸奎宁片的含量测定法：取本品 20 片，除去包衣后，精密称定，研细，精密称取适量（约相当于硫酸奎宁 0.3g），置分液漏斗中，加氯化钠 0.5g 与 0.1mol/L 氢氧化钠溶液 10mL,混匀,精密加三氯甲烷 50mL,振摇 10min,静置,分取三氯甲烷液,用干燥滤纸滤过,精密量取续滤液 25mL,加乙酸酐 5mL 与二甲基黄指示液 2 滴,用高氯酸滴定液(0.1mol/L)滴定至溶液显玫瑰红色,并将滴定的结果用空白试验校正。每 1mL 高氯酸滴定液(0.1mol/L)相当于 19.57mg 的硫酸奎宁($C_{20}H_{24}N_2O_2)_2 \cdot H_2SO_4 \cdot 2H_2O$。

　　已知:片剂的规格是 0.3g 片,20 片总重为 6.2460g,取样量为 0.3150g,高氯酸滴定液的浓度为 0.1018mol/L,滴定体积为 7.42mL,空白校正实验所用高氯酸滴定液的体积为 0.03mL。求硫酸奎宁片的标示量百分含量。

　　2. ChP2015 硫酸阿托品(0.3mg/片)含量测定:取本品 20 片,精密称定,研细,精密称取适量(约相当于硫酸阿托品 2.5mg),置 50mL 量瓶中,加水振摇使硫酸阿托品溶解并稀释至刻度,滤过,取续滤液,作为供试品溶液;精密称取在 120℃干燥至恒重的硫酸阿托品对照品 25.5mg,置 25mL 量瓶中,加水溶解并稀释至刻度,摇匀,精密量取 5mL,置 100mL 量瓶中,加水稀释至刻度,摇匀,作为对照品溶液;精密量取供试品溶液与对照品溶液各 2mL,分别置预先精密加入三氯甲烷 10mL 的分液漏斗中,各加溴甲酚绿溶液 2.0mL,振摇提取 2min 后,静置使分层,分取澄清的三氯甲烷液,在 420nm 的波长处分别测定吸光度,计算,并将结果乘以 1.027,即得供试品中含有($C_{17}H_{23}NO_3)_2 \cdot H_2SO_4 \cdot H_2O$ 的重量。

　　已知:供试品溶液和对照品溶液的吸光度分别为 0.370 和 0.350;供试品的取样量为 1.6950g,20 片总量为 4.0168g。试求硫酸阿托品片的标示量的百分含量。

　　3. 生物碱类药物在 TLC 分析中,为什么必须以游离碱形式展开? 如果是生物碱盐,可采用什么办法解决?

　　4. 非水溶液滴定法测定有机碱药物的氢卤酸盐、硫酸盐、硝酸盐和磷酸盐时会有何干扰? 如何消除干扰(分别叙述)?

　　5. 在采用非水溶液滴定法测定硫酸奎宁原料药和硫酸奎宁片剂时,硫酸奎宁与高氯酸反应的摩尔比为何不一样?

　　6. 提取酸碱滴定法中用三氯甲烷作提取溶剂时,为什么通常需要在蒸至近干时加一定量酸后再将三氯甲烷除尽?

　　7. 在提取酸碱滴定法中,对提取溶剂的要求是什么? 一般常用提取溶剂有哪些?

　　8. 试述酸性染料比色法测定生物碱药物含量的原理及影响定量测定的关键因素。

　　9. 采用 RP-HPLC 法分析生物碱类药物时,为何会出现峰拖尾的现象? 如何改善?

参 考 文 献

[1] 于治国,宋粉云. 药物分析[M]. 2 版. 北京:中国医药科技出版社,2010.
[2] 杭太俊. 药物分析[M]. 8 版. 北京:人民卫生出版社,2016.
[3] 傅强,吴红. 药物分析[M]. 北京:科学出版社,2017.
[4] 张振秋,马宁. 药物分析[M]. 北京:中国医药科技出版社,2016.
[5] 毕开顺. 实用药物分析[M]. 北京:人民卫生出版社,2011.
[6] STEENKAMP P A, HARDING N M, VAN HEERDEN F R, et al. Fatal datura poisoning: identification of atropine and scopolamine by high performance liquid chromatography/photodiode array/mass spectrometry[J]. Forensic Science International,2004,145:31-39.

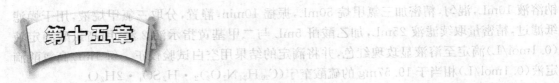

杂环类药物分析

　　杂环化合物是指结构中存在杂环的有机化合物,杂环是由碳原子和非碳原子共同组成的环,环中的非碳原子称为杂原子。最常见的杂原子是氮、氧和硫。杂环化合物种类繁多,数量庞大,广泛分布于自然界中,其中不少具有生理活性,如植物中的叶绿素、天然药物中的有效成分生物碱和苷类、部分维生素和抗生素等。在化学合成药物中,杂环类药物也占有相当数量,并已成为现代药物中品种多样、应用广泛的一大类药物。

　　杂环类药物按其所含有的杂原子种类与数目、环的元数与环数的不同,可以分成不同的种类,如吡啶及哌啶类、呋喃类、吡唑酮类、嘧啶类、喹啉类、托烷类、吩噻嗪类、苯并二氮杂䓬类等。而各大类又可根据环上取代基的类型、数目及位置的不同衍生出数目众多的同系列药物。

　　本章选择应用较为广泛的吡啶类、吩噻嗪类、苯并二氮杂䓬类、喹诺酮类和青蒿素类杂环药物,以各类典型药物为代表,阐述其化学结构、理化性质以及与分析方法之间的关系,重点讨论各杂环类药物的鉴别、有关物质检查和含量测定。

第一节　吡啶类药物的分析

　　吡啶类药物的分子结构中,均含有氮杂原子不饱和六元单环。ChP2015 收载有异烟肼、尼可刹米、托吡卡胺和二氢吡啶类的硝苯地平、尼莫地平、尼群地平、西尼地平、非洛地平、苯磺酸氨氯地平等药物及其制剂。

一、基本结构与主要性质

（一）典型药物的结构

典型吡啶类药物的结构如表 15-1 所示。

表 15-1 典型吡啶类药物的结构与性状

药 物 名 称	结构式、分子式、相对分子质量	性 状
异烟肼 isoniazid	$C_6H_7N_3O$, 137.14	无色结晶，白色或类白色的结晶性粉末；无臭；遇光渐变质。 在水中易溶，在乙醇中微溶，在乙醚中极微溶解。 熔点为 170～173℃
尼可刹米 nikethamide	$C_{10}H_{14}N_2O$, 178.23	无色至淡黄色的澄清油状液体；放置冷处即成结晶；有轻微的特臭；有引湿性。 能与水、乙醇、三氯甲烷或乙醚任意混合。 凝点为 22～24℃；在 25℃时相对密度为 1.058～1.066；折光率为 1.522～1.524
托吡卡胺 tropicamide	$C_{17}H_{20}N_2O_2$, 284.36	白色结晶性粉末；无臭。 在乙醇或三氯甲烷中易溶，在水中微溶，在稀盐酸或稀硫酸中易溶。 熔点为 96～100℃。 $25\mu g/mL$ 的 0.05mol/L 硫酸溶液在 254nm 处的吸收系数 $(E_{1cm}^{\%})$ 为 167～177
硝苯地平 nifedipine	$C_{17}H_{18}N_2O_6$, 346.34	黄色结晶性粉末；无臭；遇光不稳定。 在丙酮或三氯甲烷中易溶，在乙醇中略溶，在水中几乎不溶。 熔点为 171～175℃

续表

药 物 名 称	结构式、分子式、相对分子质量	性 状
尼莫地平 nimodipine	(结构式) $C_{21}H_{26}N_2O_7$, 418.45	淡黄色结晶性粉末或粉末；无臭；遇光不稳定。 在丙酮、三氯甲烷或乙酸乙酯中易溶，在乙醇中溶解，在乙醚中微溶，在水中几乎不溶。 熔点为124～128℃
尼群地平 nitrendipine	(结构式) $C_{18}H_{20}N_2O_6$, 360.37	黄色结晶或结晶性粉末；无臭；遇光易变质。 在丙酮或三氯甲烷中易溶，在甲醇或乙醇中略溶，在水中几乎不溶。 熔点为157～161℃
西尼地平 cilnidipine	(结构式) $C_{27}H_{28}N_2O_7$, 492.53	淡黄色粉末。 在丙酮或乙酸乙酯中易溶，在甲醇或乙醇中略溶，在水中几乎不溶
非洛地平 felodipine	(结构式) $C_{18}H_{19}Cl_2NO_4$, 384.25	白色至淡黄色结晶或结晶性粉末；无臭；遇光不稳定。 在丙酮、甲醇或乙醇中易溶，在水中几乎不溶。 熔点为141～145℃
苯磺酸氨氯地平 amlodipine besilate	(结构式) $C_{20}H_{25}ClN_2O_5 \cdot C_6H_6O_3S$, 567.05	白色或类白色粉末。 在甲醇或 N,N-二甲基甲酰胺中易溶，在乙醇中略溶，在水或丙酮中微溶

（二）主要理化性质

1. 吡啶环的特性　本类药物分子结构中均含有 β 或 γ 位被羧基衍生物所取代的吡啶环,可发生开环反应。异烟肼和尼可刹米结构中的吡啶环 α、α′ 位未取代,而 β 或 γ 位被羧基衍生物所取代;硝苯地平、尼群地平结构中的吡啶环 β、β′ 位被甲酸酯所取代。

2. 弱碱性　本类药物吡啶环上的氮原子为碱性氮原子,吡啶环的 pK_b 值为 8.8（水中）。尼可刹米分子中,除了吡啶环上氮原子外,吡啶环 β 位上被酰氨基取代。虽然酰氨基的化学性质不甚活泼,但遇碱水解后释放出具有碱性的二乙胺,故可用于鉴别。

3. 还原性　异烟肼的分子结构中,吡啶环 γ 位上被酰肼取代,酰肼基具有较强的还原性,可被不同的氧化剂氧化,也可与某些含羰基的化合物发生缩合反应。二氢吡啶类药物分子中的二氢吡啶环具有还原性,可用于鉴别或含量测定。

4. 二氢吡啶环氨基质子解离性　硝苯地平、尼群地平等二氢吡啶类药物与碱作用,二氢吡啶环的 1,4-位氢均可发生解离,形成 p-π 共轭而发生颜色变化,利用该反应可鉴别药物。

除此之外,具有不同的取代基团的各药物,具有不同性质。

二、鉴别试验

（一）吡啶环的开环反应

本反应适用于吡啶环的 α、α′ 位无取代基的异烟肼、尼可刹米和托吡卡胺。

1. 戊烯二醛反应（溴化氰苯胺法）　当溴化氰与芳伯胺作用于吡啶环时,环上氮原子由 3 价转变成 5 价,此时吡啶环水解生成戊烯二醛,再与芳伯胺缩合,生成有色的戊烯二醛衍生物。其颜色随所用芳伯胺的不同有所差异,如与苯胺缩合呈黄色至棕黄色;与联苯胺则呈粉红色至红色。

ChP2015 用该反应鉴别尼可刹米,所用芳伯胺为苯胺。鉴别反应如图 15-1 所示。

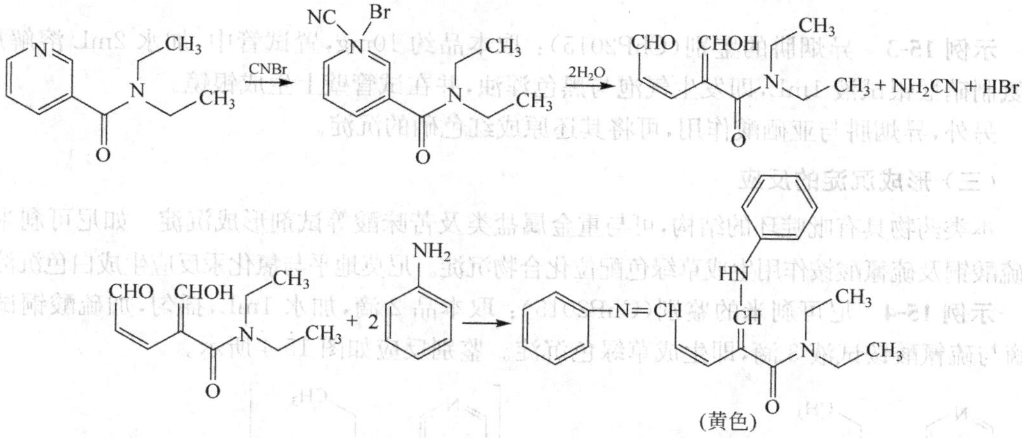

图 15-1　尼可刹米的戊烯二醛反应

示例 15-1　尼可刹米的鉴别（ChP2015）：取本品 1 滴,加水 50mL,摇匀,分取 2mL,加溴化氰试液 2mL 与 2.5%苯胺溶液 3mL,摇匀,溶液渐显黄色。

2. 二硝基氯苯反应（Vongerichten 反应）　　在无水条件下，将吡啶及其某些衍生物与 2,4-二硝基氯苯混合共热或使其热至熔融，冷却后，加醇制氢氧化钠（钾）溶液将残渣溶解，溶液呈紫红色。ChP2015 用该反应鉴别托吡卡胺。鉴别反应如图 15-2 所示。

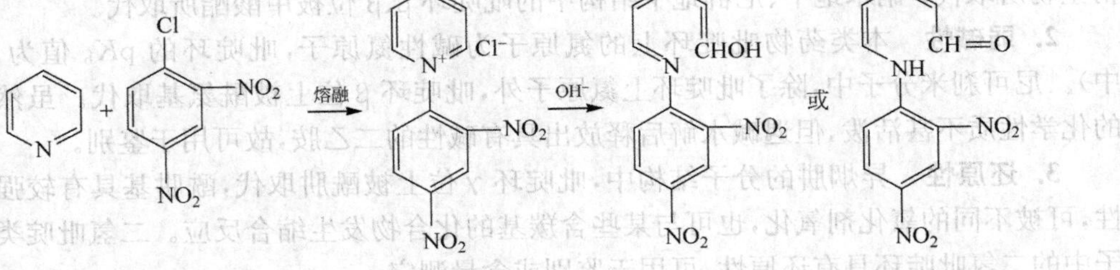

图 15-2　托吡卡胺的二硝基氯苯鉴别反应

示例 15-2　托吡卡胺的鉴别（ChP2015）：取本品 5mg，加乙醇 1mL 溶解后，加 2,4-二硝基氯苯 0.1g，置水浴上加热 5min，放冷，加氢氧化钠乙醇溶液（1→100）1mL，溶液即显红紫色。

采用本法鉴别异烟肼、尼可刹米时，需适当处理，即将酰肼氧化成羧基或将酰胺水解为羧基后进行鉴别。

（二）酰肼基团的反应

异烟肼与硝酸银反应，即生成可溶于稀硝酸的白色异烟酸银沉淀，并生成氮气和金属银，在管壁上产生银镜。鉴别反应如图 15-3 所示。

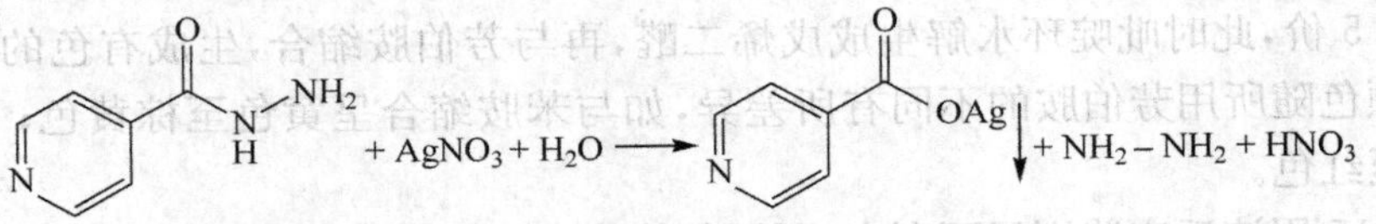

图 15-3　异烟肼的硝酸银鉴别反应

示例 15-3　异烟肼的鉴别（ChP2015）：取本品约 10mg，置试管中，加水 2mL 溶解后，加氨制硝酸银试液 1mL，即发生气泡与黑色浑浊，并在试管壁上生成银镜。

另外，异烟肼与亚硒酸作用，可将其还原成红色硒的沉淀。

（三）形成沉淀的反应

本类药物具有吡啶环的结构，可与重金属盐类及苦味酸等试剂形成沉淀。如尼可刹米可与硫酸铜及硫氰酸铵作用生成草绿色配位化合物沉淀。尼莫地平与氯化汞反应生成白色沉淀。

示例 15-4　尼可刹米的鉴别（ChP2015）：取本品 2 滴，加水 1mL，摇匀，加硫酸铜试液 2 滴与硫氰酸铵试液 3 滴，即生成草绿色沉淀。鉴别反应如图 15-4 所示。

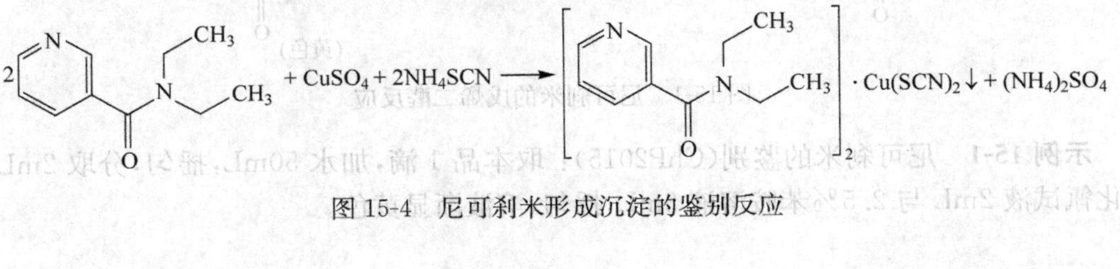

图 15-4　尼可刹米形成沉淀的鉴别反应

示例 15-5　尼莫地平注射液的鉴别（ChP2015）：取本品适量（约相当于尼莫地平 20mg），置分液漏斗中,加乙醚 30mL 振摇提取,静置,分取乙醚层,置水浴上蒸干,放冷,残渣加乙醇 2mL,搅拌使溶解,移至试管中,加 1% 氯化汞溶液 3mL,即发生白色沉淀。

（四）与氢氧化钠试液反应

二氢吡啶类药物的丙酮溶液与氢氧化钠试液反应显橙红色。ChP2015 用该反应鉴别尼索地平、硝苯地平及其制剂、尼群地平及其制剂。

示例 15-6　尼索地平的鉴别（ChP2015）：取本品约 30mg,加丙酮 2mL 溶解,加 20% 氢氧化钠溶液 3～5 滴,振摇,溶液显橙红色。

示例 15-7　硝苯地平片的鉴别（ChP2015）：取本品的细粉适量（约相当于硝苯地平 50mg）,加丙酮 3mL,振摇提取,放置后,取上清液,加 20% 氢氧化钠溶液 3～5 滴,振摇,溶液显橙红色。

（五）重氮化-偶合反应

二氢吡啶类药物苯环上硝基具有氧化性,在酸性条件下可被锌粉还原为芳伯胺基,可用重氮化-偶合反应鉴别。ChP2015 用于鉴别西尼地平；EP9.0、BP2017、JP17 均用该反应鉴别硝苯地平。

示例 15-8　西尼地平的鉴别（ChP2015）：取本品 20mg,加锌粉少许,加稀盐酸 1mL,水浴中加热 10min,放冷,滴加亚硝酸钠试液 2 滴,再滴加碱性 β 萘酚试液数滴,即生成橙红色沉淀。

示例 15-9　硝苯地平的鉴别（BP2017）：取本品 25mg,加 10mL 盐酸-水-乙醇混合溶液（1.5：3.5：5）,微热,加入锌粒 0.5g,放置 5min,滤过,滤液加亚硝酸钠溶液（10g/L）5mL,放置 2min,再加入氨基磺酸铵溶液（50g/L）2mL,摇匀,加入盐酸萘乙二胺溶液（5g/L）2mL,即显红色（持续 5min 以上）。

（六）分光光度法

1. 紫外分光光度法　本类药物的分子结构中均含有芳杂环或芳环,在紫外光区有特征吸收,可用紫外分光光度法鉴别。各国药典均采用该法鉴别吡啶类药物及其制剂。典型药物的紫外吸收特征见表 15-2。

表 15-2　吡啶类药物的紫外吸收特征

药　物	溶　剂	浓度/(μg/mL)	(λ_max、λ_min)/nm	$E_{1cm}^{1\%}$	吸光度比值
托吡卡胺	硫酸溶液(0.05mol/L)	25	254	167～177	
烟酰胺	盐酸溶液(9→1000)、	15	261	417～443	A_{245}/A_{261}
	水	20	261、245		0.63～0.67
硝苯地平	三氯甲烷、无水乙醇	15	237、320～355 宽吸收	140	
苯磺酸氨氯地平	盐酸溶液(0.9→1000)	10	239、365/225		
尼群地平	无水乙醇	20	236、353/303		A_{353}/A_{303}
					2.1～2.3
依拉地平	80%甲醇	30	326		

2. 红外分光光度法　红外吸收光谱具有指纹特性,同时可以专属的反映分子结构中的官能团信息,是一种有效可靠的定性分析手段。各国药典收载的吡啶类原料药均采用红外

分光光度法鉴别,部分制剂亦采用红外分光光度法鉴别。

示例 15-10 硝苯地平的鉴别(ChP2015):本品的红外吸收图谱应与对照的图谱(光谱集 469 图)一致。

(七)色谱法

吡啶类药物具有不同的分子结构,其色谱行为亦各不相同,可用薄层色谱法和高效液相色谱法鉴别本类药物。

1. 薄层色谱法 薄层色谱法设备简单,操作方便,具有分离功能,在药物鉴别中应用广泛。ChP2015 收载苯磺酸氨氯地平及其制剂,BP2017 收载的硝苯地平及其制剂、非洛地平及其制剂、尼莫地平片、尼莫地平静脉注射液,以及 EP9.0、USP40 中均收载有 TLC 鉴别法。

示例 15-11 苯磺酸氨氯地平的鉴别(ChP2015):取本品与苯磺酸氨氯地平对照品,分别加甲醇溶解并稀释制成每 1mL 中含氨氯地平约 5mg 的溶液,作为供试品溶液与对照品溶液。吸取上述两种溶液各 10μL,分别点于同一硅胶 G 薄层板上,以甲基异丁基酮-冰乙酸-水(2∶1∶1)的上层液为展开剂,展开后,晾干,喷以稀碘化铋钾试液,供试品溶液所显主斑点的位置和颜色应与对照品溶液主斑点的位置和颜色相同。

2. 高效液相色谱法 当药物采用高效液相色谱法测定含量时,可同时用于鉴别。各国药典均收载本类药物的 HPLC 鉴别法。

示例 15-12 尼群地平片的鉴别(ChP2015):在含量测定项下记录的色谱图中,供试品溶液主峰的保留时间应与对照品溶液主峰的保留时间一致。

三、有关物质检查

(一)异烟肼中游离肼的检查

异烟肼不甚稳定,游离肼为主要有关物质,其既可在制备时由原料引入,又可在贮藏过程中降解而产生。肼是一种诱变剂和致癌物质,因此,国内外药典规定了异烟肼及其制剂中的游离肼的限量检查。ChP2015 采用薄层色谱法中的对照品比较法检查异烟肼及其制剂中的游离肼。

示例 15-13 异烟肼中游离肼的检查(ChP2015):取本品,加丙酮-水(1∶1)溶解并稀释制成每 1mL 中含 100mg 的溶液,作为供试品溶液;另取硫酸肼对照品,加丙酮-水(1∶1)溶解并稀释制成每 1mL 中约含 0.08mg(相当于游离肼 20μg)的溶液,作为对照品溶液;取异烟肼与硫酸肼各适量,加丙酮-水(1∶1)溶解并稀释制成每 1mL 中分别含异烟肼 100mg 及硫酸肼 0.08mg 的混合溶液,作为系统适用性溶液。照薄层色谱法试验,吸取上述三种溶液各 5μL,分别点于同一硅胶 G 薄层板上,以异丙醇-丙酮(3∶2)为展开剂,展开,晾干,喷以乙醇制对二甲氨基苯甲醛试液,15min 后检视。系统适用性溶液所显游离肼与异烟肼的斑点应完全分离,游离肼的 R_f 值约为 0.75,异烟肼的 R_f 值约为 0.56。在供试品溶液主斑点前方与对照品溶液主斑点相应的位置上,不得显黄色斑点。

(二)二氢吡啶类药物中有关物质检查

因二氢吡啶类药物遇光极不稳定,分子内部发生光化学歧化作用,降解为硝苯吡啶衍生物或亚硝苯吡啶衍生物，在生产和贮藏过程中引入有关物质。ChP2015 采用 HPLC 法对二氢吡啶类药物进行有关物质检查。

示例 15-14　硝苯地平中有关物质检查（ChP2015）：避光操作。取本品，精密称定，加甲醇溶解并定量稀释制成每 1mL 中约含 1mg 的溶液，作为供试品溶液；另取 2,6-二甲基-4-(2-硝基苯基)-3,5-吡啶二甲酸二甲酯（杂质Ⅰ）对照品与 2,6-二甲基-4-(2-亚硝基苯基)-3,5-吡啶二甲酸二甲酯（杂质Ⅱ）对照品（杂质Ⅰ和杂质Ⅱ结构见图 15-5），精密称定，加甲醇溶解并定量稀释制成每 1mL 中各约含 10μg 的混合溶液，作为对照品储备液；分别精密量取供试品溶液与对照品储备液各适量，用流动相定量稀释制成每 1mL 中分别含硝苯地平 2μg、杂质Ⅰ 1μg 和杂质Ⅱ 1μg 的混合溶液，作为对照溶液。用十八烷基硅烷键合硅胶为填充剂；以甲醇-水（60∶40）为流动相；检测波长为 235nm。取硝苯地平对照品、杂质Ⅰ对照品与杂质Ⅱ对照品各适量，加甲醇溶解并稀释制成每 1mL 中各约含 1mg、10μg 和 10μg 的混合溶液，取 20μL 注入液相色谱仪，杂质Ⅰ峰、杂质Ⅱ峰与硝苯地平峰之间的分离度均应符合要求。精密量取供试品溶液与对照溶液各 20μL，分别注入液相色谱仪，记录色谱图至主成分峰保留时间的 2 倍。供试品溶液的色谱图中如有与杂质Ⅰ峰、杂质Ⅱ峰保留时间一致的色谱峰，按外标法以峰面积计算，均不得过 0.1%，其他单个杂质峰面积不得大于对照溶液中硝苯地平峰面积（0.2%）；杂质总量不得过 0.5%。

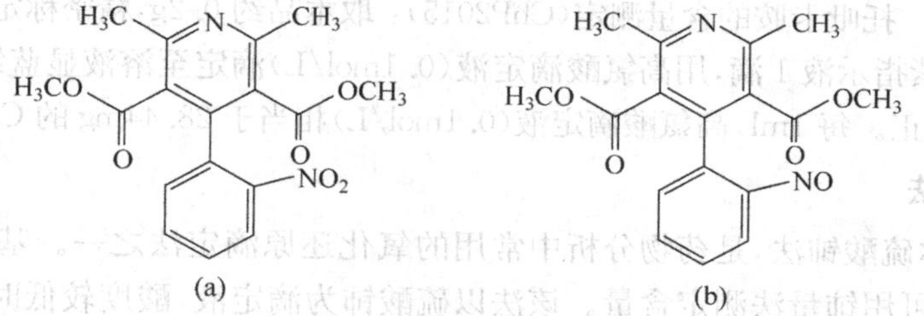

图 15-5　硝苯地平中的有关物质结构
(a) 杂质Ⅰ[2,6-二甲基-4-(2-硝基苯基)-3,5-吡啶二甲酸二甲酯]；
(b) 杂质Ⅱ[2,6-二甲基-4-(2-亚硝基苯基)-3,5-吡啶二甲酸二甲酯]

示例 15-15　苯磺酸氨氯地平中有关物质检查（ChP2015）

有关物质Ⅰ：2-[(2-氨基乙氧基)甲基]-4-(2-氯苯基)-6-甲基-3,5-吡啶二羧酸-5-甲酯，3-乙酯。取本品适量，加甲醇溶解并稀释制成每 1mL 中含 70mg 的溶液，作为供试品溶液；精密量取适量，用甲醇稀释制成每 1mL 中分别含 0.21mg 和 0.07mg 的溶液，作为对照溶液(1)和(2)。吸取上述 3 种溶液各 10μL，分别点于同一硅胶 G 薄层板上，以甲基异丁基酮-冰乙酸-水（2∶1∶1）的上层液为展开剂，展开后，80℃干燥 15min，置紫外光灯（254nm 和 365nm）下检视。供试品溶液如显杂质斑点，与对照溶液(1)的主斑点比较，不得更深（0.3%），深于对照溶液(2)主斑点的杂质斑点不得多于 2 个。

有关物质Ⅱ：取本品适量，加流动相溶解并稀释制成每 1mL 中含 1mg 的溶液，作为供试品溶液；精密量取适量，用流动相定量稀释制成每 1mL 中含 3μg 的溶液，作为对照溶液。用十八烷基硅烷键合硅胶为填充剂（Phenomenex Luna C_{18} 柱，4.6mm×250mm，5μm 或效能相当的色谱柱）；以甲醇-乙腈-0.7%三乙胺溶液（取三乙胺 7.0mL，加水稀释至 1000mL，用磷酸调节 pH 至 3.0±0.1）（35∶15∶50）为流动相；检测波长为 237nm。取苯磺酸氨氯地平对照品 5mg,加浓过氧化氢溶液 5mL,置 70℃加热 10～30min,作为系统适用性溶液,取系统适用性溶液 20μL 注入液相色谱仪,记录色谱图,氨氯地平峰保留时间约为 18min,氨氯地平峰与氨氯地平杂质Ⅰ峰(相对保留时间约 0.5)的分离度应大于 4.5,理论板数按氨氯地平峰计算不低于 3000。精密量取供试品溶液与对照溶液各 20μL,分别注入液相色谱仪,记录色谱图至主成分峰保留时间的 3 倍。供试品溶液的色谱图中如有杂质峰,氨氯地平杂质Ⅰ的峰面积乘以 2 不得大于对照溶液主峰面积(0.3%),其他各杂质峰面积的和不得大于对照溶液主峰面积(0.3%)。供试品溶液色谱图中小于对照溶液主峰面积 0.1 倍的色谱峰忽略不计。

四、含量测定

(一)非水溶液滴定法

本类药物分子中的吡啶环显弱碱性,可用非水溶液滴定法测定含量。ChP2015 收载的尼可刹米、托吡卡胺采用该法测定含量,以冰乙酸为溶剂,高氯酸滴定液滴定,结晶紫为指示剂;JP17 采用该法测定盐酸尼卡地平含量,以乙酸酐-冰乙酸(7:3)为溶剂,高氯酸滴定液滴定,电位法指示终点。

示例 15-16　托吡卡胺的含量测定(ChP2015):取本品约 0.2g,精密称定,加冰乙酸 25mL 溶解后,加结晶紫指示液 1 滴,用高氯酸滴定液(0.1mol/L)滴定至溶液显蓝绿色,并将滴定结果用空白试验校正。每 1mL 高氯酸滴定液(0.1mol/L)相当于 28.44mg 的 $C_{17}H_{20}N_2O_2$。

(二)铈量法

铈量法也称硫酸铈法,是药物分析中常用的氧化还原滴定法之一。基于二氢吡啶类药物具有还原性,可用铈量法测定含量。该法以硫酸铈为滴定液,酸度较低时 Ce^{4+} 易水解,所以通常在强酸性条件下,以邻二氮菲为指示剂进行滴定。硫酸铈滴定液较稳定,长时间放置、曝光、加热都不会引起浓度的变化,且 Ce^{4+} 还原为 Ce^{3+} 是单电子转移,不生成中间价态的产物,反应简单,不良反应少;大部分有机化合物不与硫酸铈作用,不干扰测定。

ChP2015 收载的硝苯地平、尼莫地平等二氢吡啶类原料药;BP2017、EP9.0 收载的尼莫地平、尼群地平、硝苯地平、非洛地平;JP17 收载的尼群地平采用该法测定含量。

示例 15-17　硝苯地平的含量测定(ChP2015):取本品约 0.4g,精密称定,加无水乙醇 50mL,微热使溶解,加高氯酸溶液(取 70% 高氯酸 8.5mL,加水至 100mL)50mL、邻二氮菲指示液 3 滴,立即用硫酸铈滴定液(0.1mol/L)滴定,至近终点时,在水浴中加热至 50℃左右,继续缓缓滴定至橙红色消失,并将滴定结果用空白试验校正。每 1mL 硫酸铈滴定液(0.1mol/L)相当于 17.32mg 的 $C_{17}H_{18}N_2O_6$。反应式见图 15-6。

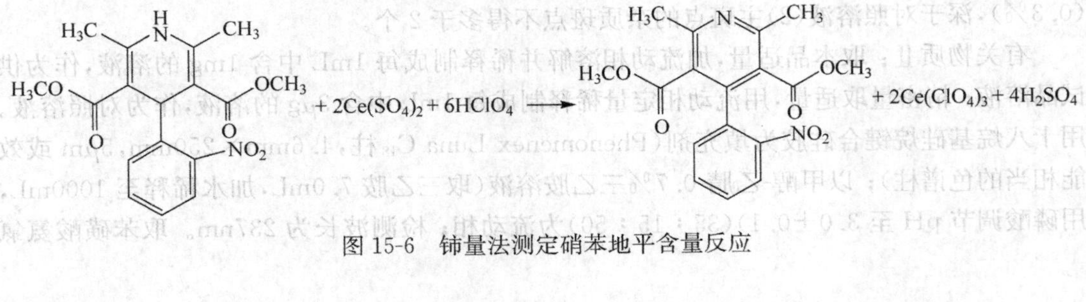

图 15-6　铈量法测定硝苯地平含量反应

硝苯地平与硫酸铈反应的摩尔比为1:2。终点时，微过量的 Ce^{4+} 将指示剂中的 Fe^{2+} 氧化成 Fe^{3+}，使橙红色配合物离子呈淡蓝色或无色配位化合物离子，以指示终点的到达。邻二氮菲指示液应临用新配制。

（三）紫外分光光度法

本类药物在紫外光区有较强的特征吸收，可用来进行含量测定。ChP2015 收载的尼可刹米注射液、尼群地平软胶囊；JP17 收载的硝苯地平采用该法测定含量。

示例 15-18 尼可刹米注射液的含量测定（ChP2015）：用内容量移液管精密量取本品 2mL，置 200mL 量瓶中，用 0.5%硫酸溶液分次洗涤移液管内壁，洗液并入量瓶中，用 0.5% 硫酸溶液稀释至刻度，摇匀；精密量取适量，用 0.5%硫酸溶液定量稀释制成每 1mL 中约含尼可刹米 $20\mu g$ 的溶液，在 263nm 的波长处测定吸光度，按 $C_{10}H_{14}N_2O$ 的吸光系数（$E_{1cm}^{1\%}$）为 292 计算，即得。

示例 15-19 尼群地平软胶囊的含量测定（ChP2015）：避光操作，取本品 10 粒，置小烧杯中，用剪刀剪破囊壳，加无水乙醇少量，振摇使溶解后，将内容物与囊壳全部转移至具塞锥形瓶中，用无水乙醇反复冲洗剪刀及小烧杯，洗液并入锥形瓶中，将锥形瓶密塞，置 40℃ 水浴中加热 15min，并时时振摇，将内容物移入 100mL 量瓶中，用无水乙醇反复冲洗囊壳和锥形瓶，洗液并入量瓶中，用无水乙醇稀释至刻度，摇匀，精密量取 2mL，置 100mL 量瓶中，用无水乙醇稀释至刻度，摇匀，在 353nm 的波长处测定吸光度；另取尼群地平对照品适量，精密称定，用无水乙醇溶解并定量稀释制成每 1mL 中约含 $20\mu g$ 的溶液，同法测定，计算，即得。

（四）高效液相色谱法

高效液相色谱法具有较强的分离能力，可消除有关物质及制剂中辅料的干扰，准确测定药物含量，因此各国药典大多采用该法测定本类药物及其制剂的含量。

示例 15-20 尼莫地平分散片的含量测定（ChP2015）

色谱条件与系统适用性试验：用十八烷基硅烷键合硅胶为填充剂；以甲醇-乙腈-水（35:38:27）为流动相；检测波长为 235nm。理论塔板数按尼莫地平峰计算不低于 8000，尼莫地平峰与相邻杂质峰的分离度应符合要求。

测定法：避光操作。取本品 20 片，精密称定，研细，精密称取适量（约相当于尼莫地平 10mg），置 50mL 量瓶中，加流动相适量，超声约 15min 使尼莫地平溶解，放冷，用流动相稀释至刻度，摇匀，以 3000r/min 转速离心 10min，精密量取上清液 5mL，置 50mL 量瓶中，用流动相稀释至刻度，摇匀，作为供试品溶液，精密量取 $10\mu L$，注入液相色谱仪，记录色谱图；另取尼莫地平对照品，精密称定，用流动相溶解并定量稀释制成每 1mL 中约含 $20\mu g$ 的溶液，同法测定。按外标法以峰面积计算，即得。

五、体内吡啶类药物的分析

体内吡啶类药物的分析主要采用液相色谱-质谱联用法（LC-MS）测定。LC-MS 法集 HPLC 的高分离性能和 MS 的高专属性与高灵敏度于一体，是目前分析复杂生物样品中微量药物的首选方法。现以人血浆中硝苯地平浓度的测定为例，介绍生物样本中吡啶类药物的 LC-MS 联用测定法。

示例 15-21 高效液相色谱-质谱联用法测定人血浆中硝苯地平的浓度[3]。

色谱条件：Utimat AQ C_{18}色谱柱（2.1mm×100mm，5μm）；流动相为乙腈-20mmol/L乙酸胺水溶液（58：42）；流速为 0.30mL/min；柱温 40℃；进样量 5μL。

质谱条件：用电喷雾负离子源（ESI⁻），定量分析用多反应离子检测（MRM）。硝苯地平和吡格列酮监测离子为 m/z 345.1/122.0，m/z 355.0/41.9；去簇电压分别为－34、－70V；碰撞能分别为－14、－58eV。气帘气、雾化气、辅助气均为氮气，分别为 241.5、345、483kPa。

血浆样品处理：取人血浆样品 200μL，加入 200ng/mL 内标工作液（盐酸吡格列酮）20μL，涡漩 30s，加入乙腈 600μL，涡漩 50s，1.5×10⁴r/min，离心 5min，取上层清液 5μL 进样分析。

方法学评价及应用：硝苯地平线性范围为 0.03～80.00ng/mL，定量下限为 0.03ng/mL，提取回收率为 94.7%～102.3%，日内、日间 RSD 均小于 9.8%。本方法专属性强，灵敏度高，操作简便、快速、准确，适用于硝苯地平缓释片药动学研究。12 名健康受试者单次口服硝苯地平缓释片 30mg 后，平均血药浓度-时间曲线见图 15-7。

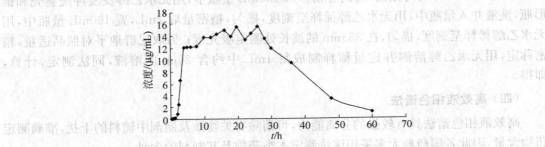

图 15-7　12 名健康受试者单次口服硝苯地平缓释片 30mg 平均血药浓度-时间曲线

第二节　吩噻嗪类药物的分析

吩噻嗪类（phenothiazines）药物为苯并噻嗪的衍生物，其分子结构中均具有硫氮杂蒽母核，属于抗精神病药物。

一、基本结构与性质

（一）结构特点与典型性药物

吩噻嗪类药物的基本结构如图 15-8 所示：

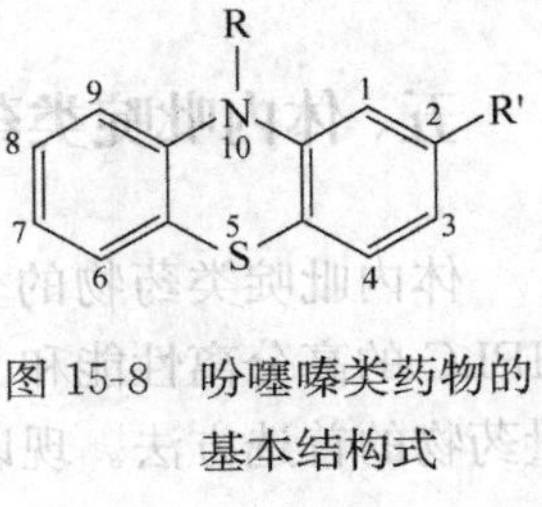

本类药物在结构上的差异，主要表现为母核 2 位上的 R′取代基和 10 位上的 R 取代基的不同。R′基团通常为—H、—Cl、—CF₃、—COCH₃、—SCH₃ 等；R 基团则为碱性侧链，如二甲氨基、哌嗪或哌啶的衍生物等。

图 15-8　吩噻嗪类药物的基本结构式

　　临床上常用本类药物的盐酸盐，ChP2015 收载的本类典型药物及其制剂有盐酸氯丙嗪、盐酸异丙嗪、奋乃静、癸氟奋乃静、盐酸氟奋乃静、盐酸三氟拉嗪和盐酸硫利达嗪等，其结构见表 15-3。

表 15-3　典型吩噻嗪类药物的结构与性状

药物名称	结构式、分子式、相对分子质量		性状
	R	R′	
盐酸氯丙嗪 chlorpromazine hydrochloride	$CH_2\,CH_2\,CH_2\,N(CH_3)_2$ $C_{17}H_{19}ClN_2S \cdot HCl$　355.33	Cl	白色或乳白色结晶性粉末；有微臭；有引湿性；遇光渐变色；水溶液显酸性反应。 　在水、乙醇或三氯甲烷中易溶，在乙醚或苯中不溶。 　熔点为 194～198℃。
盐酸异丙嗪 promethazine hydrochloride	$CH_2\,CH(CH_3)N(CH_3)_2$ $C_{17}H_{20}N_2S \cdot HCl$　320.89	H	白色或类白色的粉末或颗粒；几乎无臭；在空气中日久变质，显蓝色。 　在水中极易溶解，在乙醇或二氯甲烷中易溶，在丙酮或乙醚中几乎不溶。 　$6\mu g/mL$ 的 0.01mol/L 盐酸溶液在 249nm 处的吸光系数（$E_{1cm}^{1\%}$）为 883～937。
奋乃静 perphenazine	$CH_2CH_2CH_2$ （哌嗪环结构） CH_2CH_2OH $C_{21}H_{26}ClN_3OS$　403.97	Cl	白色至淡黄色的结晶性粉末；几乎无臭。 　在三氯甲烷中极易溶解，在甲醇中易溶，在乙醇中溶解，在水中几乎不溶；在稀盐酸中溶解。 　熔点为 94～100℃。
癸氟奋乃静 fluphenazine decanoate	$CH_2CH_2CH_2$ （哌嗪环结构） $(CH_2)_2O-CO-(CH_2)_8CH_3$ $C_{32}H_{44}F_3N_3O_2S$　591.78	CF$_3$	淡黄色至黄棕色黏稠液体；遇光色渐变深。 　在甲醇、乙醇、三氯甲烷、无水乙醚或植物油中极易溶解，在水中不溶。
盐酸氟奋乃静 fluphenazine hydrochloride	$CH_2CH_2CH_2$ （哌嗪环结构） CH_2CH_2OH $C_{22}H_{26}F_3N_3OS \cdot 2HCl$　510.44	CF$_3$	白色或类白色的结晶性粉末；无臭；遇光易变色。 　在水中易溶，在乙醇中略溶，在丙酮中极微溶解，在乙醚中不溶。 　$10\mu g/mL$ 的盐酸溶液（9→1000）在 255nm 波长处的吸光系数（$E_{1cm}^{1\%}$）为 553～593。

续表

药物名称	结构式、分子式、相对分子质量		性状
	R	R′	
盐酸三氟拉嗪 trifluoperazine hydrochloride	CH₂CH₂CH₂ —N（哌嗪环）N—CH₃ C₂₁H₂₄F₃N₃S · 2HCl　480.42	CF₃	白色至微黄色的结晶性粉末；无臭或几乎无臭；微有引湿性；遇光渐变色。 在水中易溶，在乙醇中溶解，在三氯甲烷中微溶，在乙醚中不溶。
盐酸硫利达嗪 thioridazine hydrochloride	（哌啶环）—CH₂CH₂—N—CH₃ C₂₁H₂₆N₂S₂ · HCl　407.04	SCH₃	白色或类白色的结晶性粉末；微臭。 在三氯甲烷中易溶，在乙醇或水中溶解，在乙醚中几乎不溶。 熔点为 159～165℃，熔距不得超过 2℃。

（二）主要理化性质

1. 弱碱性　硫氮杂蒽母核上的氮原子碱性极弱，10 位上的取代基均具有碱性较强的氮原子，临床常用其盐酸盐。

2. 易氧化性　本类药物硫氮杂蒽母核中的硫原子具有还原性，遇不同氧化剂如硫酸、硝酸、三氯化铁试液及过氧化氢等，药物易被氧化成自由基型和非离子型等不同产物，随着取代基的不同呈不同的颜色，可用于鉴别和含量测定。由于光照时易氧化变色，本类药物应避光保存。

3. 与金属离子络合呈色　硫氮杂蒽母核中的二价硫原子可与金属钯离子形成有色配位化合物，其氧化产物砜和亚砜则无此反应。利用此性质可进行药物的鉴别和含量测定。

4. 紫外吸收光谱特征　硫氮杂蒽母核为共轭三环体系，有较强的紫外吸收，一般在 205nm、254nm 和 300nm 有三个吸收峰，其中 254nm 附近的吸收峰最强。母核 2 位和 10 位上的取代基不同，可影响最大吸收峰的位置和强度，如 2 位上被卤素取代时，吸收峰红移，同时会使 250～265nm 区段的峰强度增大；2 位上被—SCH₃ 基取代时，吸收峰红移更显著，并在 240～245nm 及 275～285nm 波长处有强吸收。因此，紫外吸收光谱特征可用于本类药物的鉴别和含量测定。

二、鉴别试验

吩噻嗪类药物可依据其不同的性质，采用化学法、光谱法、色谱法及其他方法进行鉴别。

（一）氧化显色反应

吩噻嗪类药物可被不同氧化剂氧化而呈色，常用的氧化剂有硫酸、硝酸、过氧化氢和三氯化铁试剂等。由于各药物取代基不同，氧化产物所显颜色有差异。国内外药典均用于吩噻嗪类药物及其制剂的鉴别。现将常用药物呈色反应情况列于表 15-4。

表 15-4　常用吩噻嗪类药物的氧化显色反应

药物名称	硫　酸	硝　酸	过氧化氢	三氯化铁
盐酸氯丙嗪	—	显红色,渐变成淡黄色	—	显红色(JP17)
盐酸异丙嗪	显樱桃红色,放置后颜色渐变深	生成红色沉淀,加热后沉淀即溶解,溶液由红色转变为橙黄色	—	—
奋乃静	显红色;加热后变成深紫红色(JP17)	—	显深红色;放置后红色渐褪去	—
盐酸氟奋乃静	显淡红色,温热后变红褐色	—	—	—
盐酸三氟拉嗪	与重铬酸钾的硫酸溶液共热,生成类似油垢物 加溴水后振摇,滴加硫酸,剧烈搅拌,显红色(EP 9.0)	生成微带红色的白色沉淀;放置后红色变深,加热变为黄色	—	—
盐酸硫利达嗪	显蓝色	—	—	—

　　示例 15-22　盐酸氯丙嗪的鉴别(ChP2015):取本品约 10mg,加水 1mL 溶解后,加硝酸 5 滴即显红色,渐变淡黄色。

　　示例 15-23　盐酸氯丙嗪的鉴别(JP17):取本品适量,加水溶解并稀释成 0.1% 的溶液;取上述溶液 5mL,加三氯化铁试液 1 滴,溶液显红色。

　　示例 15-24　盐酸三氟拉嗪的鉴别(ChP2015):取重铬酸钾的硫酸溶液(1→100)约 1mL,置小试管中,转动试管,溶液应能均匀涂于管壁;然后加本品的细粉约数毫克,微热,转动试管,溶液应不能再均匀涂于管壁,而类似油垢存在于管壁。

　　(二)与钯离子络合显色

　　本类药物分子结构中未被氧化的硫能与金属钯离子络合形成有色络合物,该反应不受硫氮杂蒽母核氧化产物砜和亚砜的影响,专属性强,可消除氧化产物的干扰,常用于吩噻嗪类药物及其制剂的鉴别。反应原理见图 15-9。

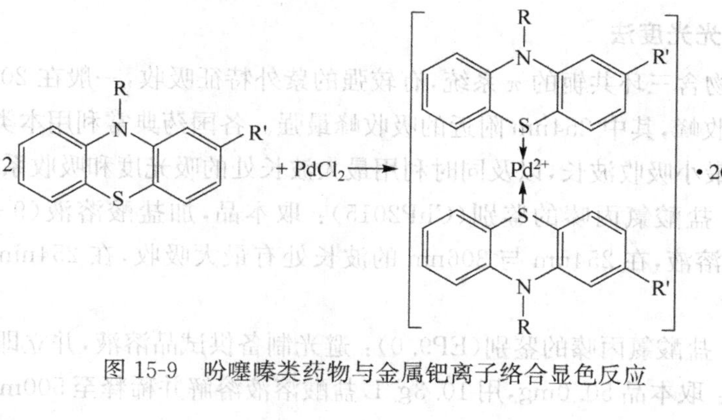

图 15-9　吩噻嗪类药物与金属钯离子络合显色反应

示例 15-25 盐酸癸氟奋乃静的鉴别(ChP2015):取本品 50mg,加甲醇 2mL 溶解后,加 0.1%氯化钯溶液 3mL,即有沉淀生成,并显红色,再加过量的氯化钯溶液,颜色变深。

(三)沉淀反应

吩噻嗪类药物的 10 位含氮取代基具有碱性,可与生物碱沉淀试剂反应生成沉淀。通过测定生成产物的熔点来鉴别本类药物及其制剂。

示例 15-26 盐酸氯丙嗪的鉴别(JP17):取本品约 0.1g,加水 20mL 溶解,加稀盐酸 3 滴与 2,4,6-三硝基苯酚试液 10mL,静置 5h 后生成沉淀。滤过,沉淀用水洗涤,再以少量丙酮重结晶,105℃干燥 1h,熔点为 175~179℃。

示例 15-27 奋乃静的鉴别(JP17):取本品约 0.2g,加甲醇 2mL 溶解,将溶液转移至 10mL 热的 2,4,6-三硝基苯酚甲醇溶液(4%)中,静置 4h 后析出晶体。滤过,结晶用少量甲醇洗涤,105℃干燥 1h,熔点为 237~244℃。

(四)氯化物的鉴别反应

吩噻嗪类药物呈弱碱性,临床常用其盐酸盐。国内外药典均采用氯化物的鉴别反应鉴别本类药物的盐酸盐及其制剂。氯化物的鉴别反应主要包括与硝酸银的沉淀反应、与二氧化锰等氧化剂的氧化还原反应。

示例 15-28 盐酸氯丙嗪的鉴别(JP17):取本品 0.5g,加水 5mL 溶解后,加氨试液 2mL,水浴加热 5min,冷却,滤过。滤液用稀硝酸酸化,溶液显氯化物的鉴别反应。

由于硝酸可与硫氮杂蒽母核发生氧化显色反应,干扰对氯化银沉淀的观察,在样品溶液中先加入氨试液,使氯丙嗪以游离的形式析出,滤除药物沉淀,取滤液进行试验。

(五)氟取代基的反应

本类药物 2 位含氟取代基时,可经有机破坏使共价结合的氟元素转化为无机氟离子,在酸性条件下与茜素锆试液反应,使溶液颜色发生变化。

示例 15-29 癸氟奋乃静的鉴别(ChP2015):取本品 15~20mg,加碳酸钠与碳酸钾各约 0.1g,混匀,在 600℃炽灼 15~20min,放冷,加水 2mL 使溶解,加盐酸溶液(1→2)酸化,滤过,滤液加茜素锆试液 0.5mL,应显黄色。

癸氟奋乃静经炽灼破坏生成的氟化物在酸性条件下与茜素锆试液(红色)反应,生成氟化锆配合离子 $[ZrF_6]^{2-}$(无色),释放出茜素磺酸钠(黄色),使溶液由红色变为黄色。

(六)紫外分光光度法

吩噻嗪类药物含三环共轭的 π 系统,有较强的紫外特征吸收,一般在 205nm、254nm 和 300nm 有 3 个吸收峰,其中 254nm 附近的吸收峰最强。各国药典常利用本类药物紫外吸收光谱中的最大或最小吸收波长,以及同时利用最大波长处的吸光度和吸收系数进行鉴别。

示例 15-30 盐酸氯丙嗪的鉴别(ChP2015):取本品,加盐酸溶液(9→1000)制成每 1mL 中含 5μg 的溶液,在 254nm 与 306nm 的波长处有最大吸收,在 254nm 的波长处吸光度约为 0.46。

示例 15-31 盐酸氯丙嗪的鉴别(EP9.0):避光制备供试品溶液,并立即测定吸光度。供试品溶液:取本品 50.0mg,用 10.3g/L 盐酸溶液溶解并稀释至 500mL;量取 5.0mL

上述溶液,用 10.3g/L 盐酸溶液稀释至 100.0mL,即得。

光谱范围:230~340nm。最大吸收波长:254nm 与 306nm。最大吸收波长 254nm 处的吸收系数:890~960。

(七)红外分光光度法

吩噻嗪类药物取代基 R 和 R' 的不同,可产生不同指纹特征的红外吸收图谱,国内外药典标准中大多数本类药物采用该法进行鉴别。如盐酸氯丙嗪和盐酸异丙嗪的红外吸收图谱指纹特征有明显的差异。二者的红外光谱图及典型吸收峰见图 15-10 和表 15-5。

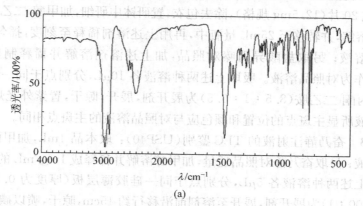

(a)

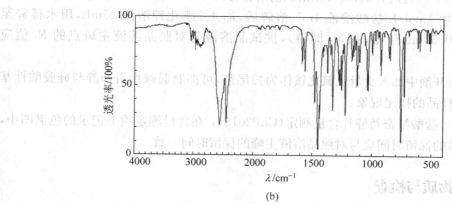

(b)

图 15-10 B盐酸异丙嗪的红外吸收图谱

表 15-5 盐酸氯丙嗪和盐酸异丙嗪的典型红外吸收峰

盐酸氯丙嗪		盐酸异丙嗪	
波　　数	归　　属	波　　数	归　　属
1600~1450	$\nu_{C=C}$(苯环)	1600~1450	$\nu_{C=C}$(苯环)
1250	ν_{N-C}(芳氨基)	1330,1230	ν_{N-C}(芳氨基)
1100	ν_{N-C}(脂氨基)	1130,1030	ν_{N-C}(脂氨基)
950~700	面外弯(Ar—C—H)	950~700	面外弯(Ar—C—H)

（八）色谱法

国内外药典均采用色谱法鉴别吩噻嗪类药物及其制剂。ChP2015 收载盐酸异丙嗪片剂和注射剂、盐酸氟奋乃静及其制剂；USP40 收载盐酸氯丙嗪、奋乃静等药物及其制剂均采用 TLC 或 HPLC 鉴别。当采用 TLC 鉴别时，要求供试品溶液主斑点位置和颜色与对照品溶液的主斑点相同；采用 HPLC 鉴别时，要求供试品溶液与对照品溶液主峰的保留时间一致。

示例 15-32 盐酸异丙嗪的 TLC 鉴别（ChP2015）：取本品 5 片（50mg 规格）或 10 片（25mg 规格）或 20 片（12.5mg 规格），除去包衣，置研钵中研细，加甲醇-二乙胺（95：5）适量使盐酸异丙嗪溶解，并转移至 25mL 量瓶中，再用上述溶剂稀释至刻度，摇匀，滤过，取续滤液作为供试品溶液；另取盐酸异丙嗪对照品，加上述溶剂溶解并稀释制成每 1mL 中含10mg 的溶液，作为对照品溶液。吸取上述两种溶液各 10μL，分别点于同一硅胶 GF$_{254}$ 薄层板上，以乙烷-丙酮-二乙胺（8.5：1：0.5）为展开剂，展开，晾干，置紫外光灯（254nm）下检视。供试品溶液所显主斑点的位置和颜色应与对照品溶液的主斑点相同。

示例 15-33 奋乃静注射液的 TLC 鉴别（USP40）：取本品 1mL，加甲醇稀释至 5mL，作为供试品溶液；另取奋乃静对照品适量，加甲醇溶解并稀释成 1mg/mL 的溶液，作为对照品溶液。吸取上述两种溶液各 5μL，分别点于同一硅胶薄层板（厚度为 0.25mm）上，以丙酮-氢氧化铵（200：1）为展开剂，展开至溶剂前沿移行约 15cm，晾干，喷以碘铂酸钾试液（取氯铂酸 100mg，加 1mol/L 盐酸溶液 1mL 溶解后，加 4% 碘化钾溶液 25mL，用水稀释至100mL，再加入 0.50mL 甲酸，摇匀，即得），供试品溶液与对照品溶液主斑点的 R_f 值应一致。

上述示例展开剂中加入少量氢氧化铵作为扫尾剂，可抑制弱碱性奋乃静与硅胶酸性基团的结合，减轻样品的拖尾现象。

示例 15-34 盐酸氟奋乃静片含量测定（ChP2015）：在含量测定项下记录的色谱图中，供试品溶液主峰的保留时间应与对照品溶液主峰的保留时间一致。

三、有关物质与检查

吩噻嗪类药物硫氮杂蒽母核结构中的二价硫易被氧化生成砜类化合物，同时药物合成过程中残留的原料、中间体、副产物以及遇光分解产物等均是本类药物的有关物质。由于有关物质在结构和性质上与药物都有一定的相似性，因此常用分离分析同时进行色谱法检查。现以盐酸氯丙嗪为例，介绍本类药物的杂质来源与检查。

（一）盐酸氯丙嗪合成路线与有关物质

1. 合成路线（见图 15-11）

2. 有关物质 盐酸氯丙嗪中的有关物质主要包括合成过程中残留的中间体和其他烷基化吩噻嗪类化合物。EP9.0 中收载的有关物质结构及名称见表 15-6。

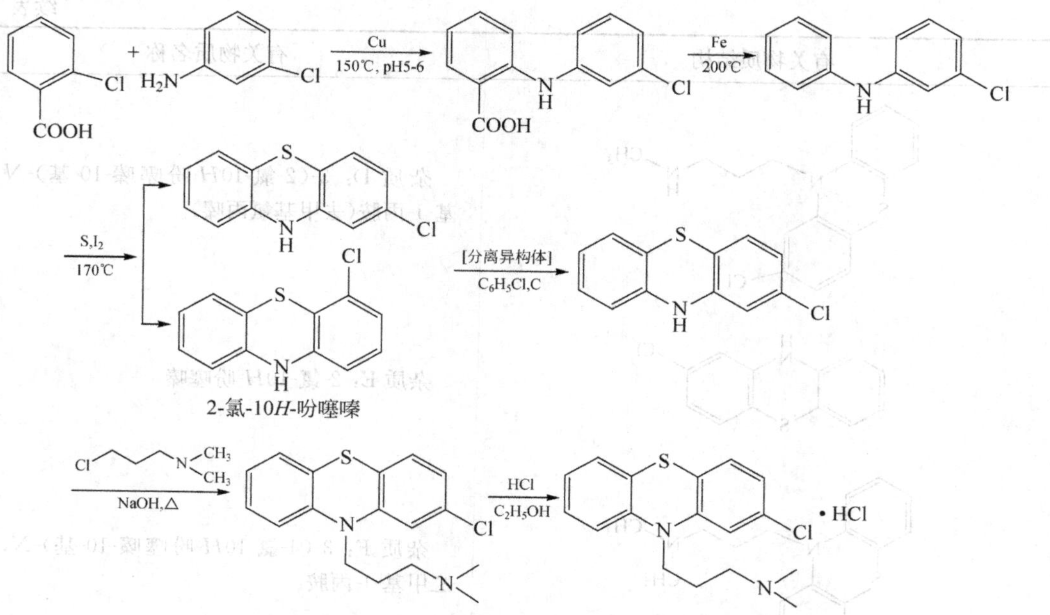

图 15-11 盐酸氯丙嗪合成路线图

表 15-6 盐酸氯丙嗪中的有关物质

有关物质结构	有关物质名称
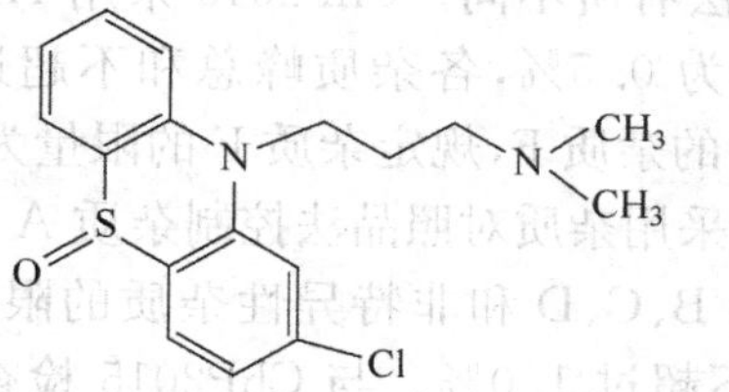	杂质 A：3-(2-氯-10H-吩噻嗪-10-基)-N,N-二甲基-1-丙胺-S-氧化物（氯丙嗪亚砜）
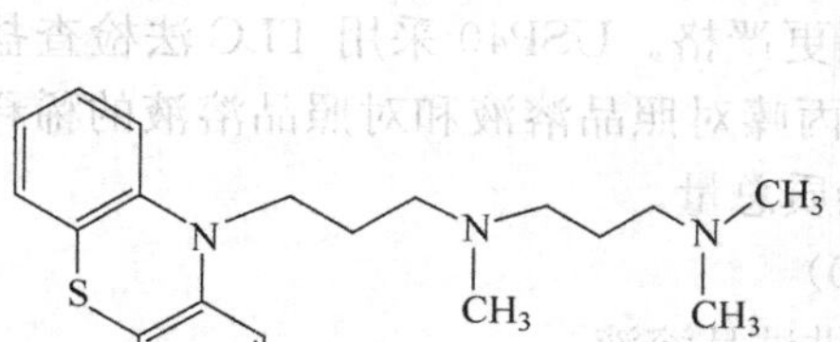	杂质 B：N-[3-(2-氯-10H-吩噻嗪-10-基)丙基]-N,N',N'-三甲基-1,3-丙二胺
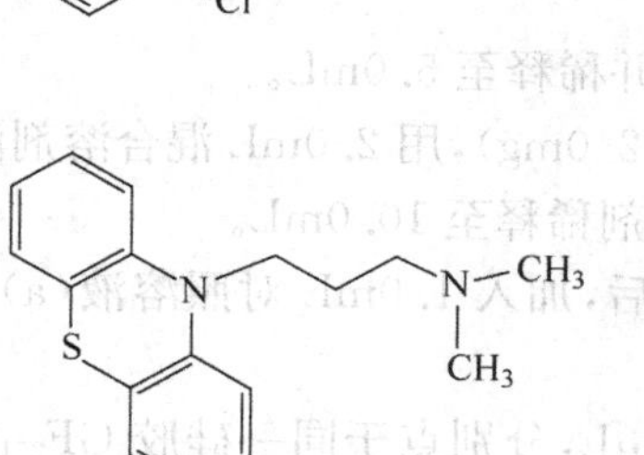	杂质 C：3-(10H-吩噻嗪-10-基)-N,N-二甲基-1-丙胺（丙嗪）

续表

有关物质结构	有关物质名称
	杂质 D：3-(2-氯-10H-吩噻嗪-10-基)-N-甲基-1-丙胺(去甲基氯丙嗪)
	杂质 E：2-氯-10H-吩噻嗪
	杂质 F：3-(4-氯-10H-吩噻嗪-10-基)-N,N-二甲基-1-丙胺

(二) 盐酸氯丙嗪有关物质检查

各国药典收载盐酸氯丙嗪有关物质检查的方法有所不同。ChP2015 采用 HPLC 主成分自身对照法控制有关物质，要求单个杂质限量为 0.5%，各杂质峰总和不超过 1.0%。EP9.0 采用 TLC 杂质对照品法检查盐酸氯丙嗪中的杂质 F，规定杂质 F 的限量为 0.15%；同时采用 HPLC 法检查杂质 A、B、C、D 和 E，其中采用杂质对照品法控制杂质 A 和 E 的限量均为 0.15%，采用主成分自身对照法控制杂质 B、C、D 和非特异性杂质的限量分别为 0.3%、0.3%、0.3% 和 0.10%，并规定杂质总量不超过 1.0%。与 ChP2015 检查法相比，EP9.0 检查法对单个杂质的限量要求更低，控制更严格。USP40 采用 TLC 法检查盐酸氯丙嗪中其他烷基化吩噻嗪类化合物，使用盐酸氯丙嗪对照品溶液和对照品溶液的稀释液作为对照，规定单个杂质限量为 0.5%，但未控制杂质总量。

示例 15-35 盐酸氯丙嗪的杂质检查(EP9.0)

(1) 杂质 F 的 TLC 检查：临用前避光制备供试品溶液。

混合溶剂：二乙胺：甲醇(5∶95)。

供试品溶液：取本品 0.100g，用混合溶剂溶解并稀释至 5.0mL。

对照溶液(a)：取一小瓶氯丙嗪杂质 F 对照品(2.0mg)，用 2.0mL 混合溶剂溶解。

对照溶液(b)：取对照溶液(a)300μL 用混合溶剂稀释至 10.0mL。

对照溶液(c)：取本品 0.10g，用混合溶剂溶解后，加入 1.0mL 对照溶液(a)，用混合溶剂稀释至 5.0mL。

吸取上述供试品溶液、对照溶液(b)和(c)各 10μL，分别点于同一硅胶 GF$_{254}$ 薄层板上，以丙酮-二乙胺-环己烷(10∶10∶80)为展开剂，展开至薄层板 3/4 处，晾干，在 254nm 紫外灯下检测，杂质 F 的 R_f 值约为 0.5，氯丙嗪的 R_f 值约为 0.6。

系统适用性试验：对照溶液(c)应显示两个清晰分离的斑点(杂质F和氯丙嗪)。

限量：供试品溶液中,任何杂质F的斑点强度均不得大于对照溶液(b)中的斑点强度(0.15%)。

(2) 相关物质的HPLC检查：临用前避光制备供试品溶液。

供试品溶液：取本品40.0mg,加流动相溶解并稀释至100.0mL,即得。

对照溶液(a)：取氯丙嗪杂质D对照品4mg,用流动相溶解并稀释至10.0mL；取上述溶液1mL,加1mL供试品溶液,用流动相稀释至100.0mL,即得。

对照溶液(b)：取供试品溶液1.0mL,用流动相稀释至20.0mL；取上述溶液1.0mL,用流动相稀释至10.0mL,即得。

对照溶液(c)：取氯丙嗪杂质A对照品4.0mg,用流动相溶解并稀释至100.0mL；取上述溶液1.0mL,用流动相稀释至100.0mL,即得。

对照溶液(d)：取氯丙嗪杂质C(盐酸丙嗪)对照品4mg和杂质E对照品4.0mg,用流动相溶解并稀释至100.0mL；取上述溶液1.0mL,用流动相稀释至100.0mL,即得。

色谱条件与系统适用性试验：采用辛烷基键合硅胶色谱柱(0.25m×4.0mm,5μm)；流动相为硫二甘醇-乙腈-0.5%三氟乙酸(四甲基乙二胺调pH 5.3)(0.2：50：50),流速为1.0mL/min,检测波长为254nm,进样量为10μL,记录色谱图至氯丙嗪保留时间的4倍。对照溶液(a)中杂质D峰和氯丙嗪峰的分离度不得小于2.0。以氯丙嗪(保留时间约8min)作为参比,杂质A、B、C、D和E的相对保留时间分别约为0.4、0.5、0.7、0.9和3.4。

限度：供试品溶液中,杂质B、C、D的各峰面积不得大于对照溶液(b)主峰面积的0.6倍(0.3%)；杂质A的峰面积不得大于对照溶液(c)相应峰面积的1.5倍(0.15%)；杂质E的峰面积不得大于对照溶液(d)相应峰面积的1.5倍(0.15%)；各非特定杂质的峰面积均不得大于对照溶液(b)主峰面积的0.2倍(0.10%)；杂质总量不得大于1.0%；任何小于对照溶液(b)主峰面积0.1倍的杂质峰均可忽略不计(0.05%)。

示例15-36 盐酸氯丙嗪的杂质检查(ChP2015)

有关物质避光操作。取本品20mg,置50mL量瓶中,加流动相溶解并稀释至刻度,摇匀,作为供试品溶液；精密量取适量,用流动相定量稀释制成每1mL中含2μg的溶液,作为对照溶液。用辛烷基硅烷键合硅胶为填充柱；以乙腈-0.5%三氟乙酸(用四甲基乙二胺调节pH至5.3)(50：50)为流动相；检测波长为254nm。精密量取对照溶液与供试品溶液各10μL,分别注入液相色谱仪,记录色谱图至主成分峰保留时间的4倍。供试品溶液的色谱图中如有杂质峰,单个杂质峰面积不得大于对照溶液主峰面积(0.5%),各杂质峰面积的和不得大于对照溶液主峰面积的2倍(1.0%)。

示例15-37 盐酸氯丙嗪中其他烷基化吩噻嗪类化合物的检查(USP40)

取干燥供试品50mg,用甲醇溶解并定容至10mL,摇匀,得供试品溶液。取盐酸氯丙嗪对照品适量,用甲醇溶解并制备成每1mL中含5mg的溶液,作为对照品溶液；精密量取对照品溶液适量,用甲醇定量稀释制成每1mL中含25μg的溶液,作为对照品溶液的稀释液。吸取上述三种溶液各10μL,分别点于同一硅胶薄层板上,以新鲜配制的、氢氧化铵饱和过的乙醚-乙酸乙酯(1：1)为展开剂,展开至溶剂前沿距离原点约10cm处。取出薄层板,置空气中放置20min晾干,在短波紫外灯下检视,供试品溶液中除主斑点以外的其他斑点,其大小和强度均不得大于对照品溶液的稀释液中的斑点。

四、含量测定

（一）非水溶液滴定法

吩噻嗪类药物母核上的氮原子碱性极弱，不能进行滴定分析，但可利用硫氮杂蒽母环10位氮上取代基（如烃氨基、哌嗪基及哌啶基等）的碱性，采用非水溶液滴定法测定含量。ChP2015收载盐酸氯丙嗪、癸氟奋乃静、盐酸三氟拉嗪、奋乃静及其注射液等；USP40收载盐酸氯丙嗪、奋乃静、三氟丙嗪等；JP17收载盐酸氯丙嗪及其注射液等均采用该法测定含量。

示例 15-38 盐酸三氟拉嗪含量测定（ChP2015）：取本品约0.2g，精密称定，加无水甲酸10mL与乙酸酐40mL溶解后，照电位滴定法，用高氯酸滴定液（0.1mol/L）滴定，并将滴定的结果用空白试验校正。每1mL高氯酸滴定液（0.1mol/L）相当于24.02mg的$C_{21}H_{24}F_3N_3S \cdot 2HCl$。

示例中以电位法确定非水溶液滴定法的滴定终点时，以玻璃电极为指示电极，饱和甘汞电极（玻璃套管内装氯化钾的饱和无水甲醇溶液）为参比电极。

示例 15-39 盐酸氯丙嗪注射液的含量测定（JP17）：精密量取本品适量（约相当于盐酸氯丙嗪0.15g），置分液漏斗中，加水30mL与20%氢氧化钠溶液10mL，用乙醚分数次提取（30mL、30mL、20mL、20mL、20mL），合并提取液；用10mL水逐次洗涤上述提取液，直至水层遇酚酞指示剂不显红色。乙醚层置水浴浓缩至20mL，加无水硫酸钠5g，静置20min，脱脂棉滤过，乙醚洗涤，合并洗液与滤液，水浴挥干乙醚。残渣加丙酮50mL与冰乙酸5mL使溶解，加溴甲酚绿-结晶紫混合指示剂3滴，用高氯酸滴定液（0.05mol/L）滴定至溶液由紫红色变为蓝紫色，并将滴定结果用空白试验校正。每1mL高氯酸滴定液（0.05mol/L）相当于17.77mg的$C_{17}H_{19}ClN_2S \cdot HCl$。

注射剂中的溶剂水会干扰非水溶液滴定，上述示例中先将样品碱化释放出游离的氯丙嗪，再用乙醚提取，之后加入无水硫酸钠脱水，以排除水分的干扰。将乙醚挥干后，以冰乙酸-丙酮为溶剂进行滴定分析。

（二）紫外分光光度法

吩噻嗪类药物母核具有紫外特征吸收，各国药典均采用紫外分光光度法测定本类药物及其制剂的含量。常用的方法有直接紫外分光光度法、提取后双波长分光光度法、提取后分光光度法和二阶导数分光光度法等。

1. 直接紫外分光光度法 ChP2015采用百分吸收系数法和对照品对照法直接测定盐酸氯丙嗪片剂和注射剂、盐酸三氟拉嗪片和奋乃静片等药物制剂含量。

示例 15-40 奋乃静片含量测定（ChP2015）：避光操作。取本品20片，除去包衣后，精密称定，研细，精密称取适量（约相当于奋乃静10mg），置100mL量瓶中，加溶剂（取乙醇500mL，加盐酸10mL，加水至1000mL，摇匀）约70mL，充分振摇使奋乃静溶解，用溶剂稀释至刻度，摇匀，滤过，精密量取续滤液5mL，置100mL量瓶中，用溶剂稀释至刻度，摇匀，作为供试品溶液；另取奋乃静对照品，精密称定，加溶剂溶解并定量稀释制成每1mL中约含5μg的溶液，作为对照品溶液。取上述两种溶液，在255nm的波长处分别测定吸光度，计算，即得。

示例 15-41 盐酸氯丙嗪注射液含量测定（ChP2015）：避光操作。精密量取本品适量（约相当于盐酸氯丙嗪50mg），置200mL量瓶中，用盐酸溶液（9→1000）稀释至刻度，摇匀；精密量取2mL，置100mL量瓶中，用盐酸溶液（9→1000）稀释至刻度，摇匀，在254nm的波长处测定吸光度,按 $C_{17}H_{19}ClN_2S \cdot HCl$ 的吸收系数($E_{1cm}^{1\%}$)为 915 计算,即得。

2. 提取后双波长分光光度法 吩噻嗪类药物中常含有结构相似的氧化产物,在提取时也能进入有机相,干扰测定。因此可采用提取后双波长分光光度法测定,消除辅料及氧化产物等的干扰,USP40 采用该法测定盐酸氯丙嗪注射液、片剂等、盐酸三氟拉嗪口服液和注射剂等的含量。

示例 15-42 盐酸氯丙嗪片的含量测定(USP40):取本品不少于 20 片,精密称定,研细,精密称取适量(约相当于 100mg 盐酸氯丙嗪),置 500mL 容量瓶中,加入约 200mL 水和 5mL 盐酸,振摇 10min 使盐酸氯丙嗪溶解,用水稀释至刻度,摇匀,滤过,弃去最初的 50mL 滤液,精密量取续滤液 10.0mL,置 250mL 分液漏斗中,加水约 20mL,氢氧化铵碱化,用乙醚提取 4 次,每次 25mL,合并提取液,用 0.1mol/L 盐酸溶液 25mL 提取 4 次,合并盐酸提取液并置 250mL 容量瓶中,挥去残留乙醚,用 0.1mol/L 盐酸溶液稀释至刻度,摇匀。取盐酸氯丙嗪对照品适量,精密称定,用 0.1mol/L 盐酸溶液溶解并稀释制成每 1mL 中约含 8μg 的溶液,作为对照品溶液。取上述两种溶液,分别置于 1cm 石英比色皿中,以 0.1mol/L 盐酸为空白溶液,在最大吸收波长 254nm 及 277nm 处测定吸光度,按式(15-1)计算供试品中含盐酸氯丙嗪($C_{17}H_{19}ClN_2S \cdot HCl$)的量(mg):

$$含量(mg) = 12.5C_S(A_{254} - A_{277})_U/(A_{254} - A_{277})_S \qquad (15-1)$$

式中:C_S(μg/mL)为对照品溶液的浓度;括号内分别为供试品溶液(U)和对照品溶液(S)在下标所示波长处的吸光度差。

上述示例采用溶解及滤过的方法排除片剂中不溶性辅料对吸光度测定的干扰,然后将盐酸氯丙嗪碱化,经乙醚提取分离后,再用 0.1mol/L 盐酸溶液提取,使游离的氯丙嗪转化为盐酸氯丙嗪。由于氯丙嗪的氧化物在氯丙嗪的最大吸收波长 254nm 处的吸光度与其在 277nm 处的吸光度相同,因此选择 254nm 作为测定波长,277nm 作为参比波长,通过测定供试品溶液在两波长处吸光度的差值来计算片剂中盐酸氯丙嗪的含量。该法不仅消除了辅料和氧化物的干扰,还提高了测定的准确度。

3. 提取后分光光度法 采用紫外分光光度法测定吩噻嗪类药物制剂含量时,可先用提取法将药物成分分离出来,以排除辅料等对测定的干扰。USP38 中收载该法用于盐酸异丙嗪口服液的含量测定。

(三)钯离子比色法

基于本类药物硫氮杂蒽母环未被氧化的硫能与金属钯离子形成有色络合物,可采用钯离子比色法测定吩噻嗪类药物制剂的含量。该反应不受氧化产物砜和亚砜的干扰,专属性强。

示例 15-43 奋乃静注射液的含量测定(USP40)

盐酸-乙醇溶液:取乙醇 500mL,水 300mL,加入盐酸 10mL,加水稀释至 1000mL,摇匀。

氯化钯溶液:取氯化钯 100mg,置 100mL 棕色容量瓶中,加盐酸 1mL 和水 50mL,沸水浴加热使溶解,冷却后,加水稀释至刻度,摇匀,30 天内使用。临用前,取上述溶液 50mL,置 500mL 容量瓶中,加盐酸 4mL,无水乙酸钠 4.1g,用水稀释至刻度,摇匀。

对照品溶液:称取奋乃静对照品适量,加盐酸-乙醇溶液溶解并稀释制成每 1mL 含 150μg 的溶液。

供试品溶液:精密量取本品 3.0mL,置 100mL 容量瓶中,用盐酸-乙醇溶液稀释至刻度,摇匀。

测定:分别精密量取供试品溶液和对照品溶液各 10.0mL,与氯化钯溶液各 15.0mL 混合均匀,必要时滤过,以试剂作为空白,照紫外-可见分光光度法,在最大吸收波长 480nm 处测定吸光度,按式(15-2)计算所取注射液中奋乃静($C_{21}H_{26}ClN_3OS$)的含量(mg)。

$$含量(mg) = 0.1C_S(A_U/A_S) \qquad (15-2)$$

式中:$C_S(\mu g/mL)$ 为对照品溶液的浓度;A_U 和 A_S 分别为供试品溶液和对照品溶液的吸光度。

(四)高效液相色谱法

高效液相色谱法具有分离模式多样、专属性强、检测灵敏、分析速度快等优点,各国药典均用于测定吩噻嗪类药物含量。本类药物具弱碱性和紫外光吸收特征,常采用反相高效液相色谱法或离子对色谱法、紫外检测器进行检测。

示例 15-44 癸氟奋乃静注射液含量测定(ChP2015)

色谱条件与系统适用性试验:用十八烷基硅烷键合硅胶为填充剂(Inertsil ODS-3,4.6mm×250mm,5μm 或效能相当的色谱柱);以[1%碳酸铵溶液-甲醇(75∶450),用乙酸调节 pH 至 7.5±0.1]-乙腈(525∶450)为流动相;检测波长为 260nm。取癸氟奋乃静对照品约 5mg,加 30%的过氧化氢溶液 0.1mL,超声混匀,置 50℃的水浴中 20min,使产生氧化降解物Ⅰ、Ⅱ,加乙腈-三氯甲烷(2∶1)溶解并移至 100mL 量瓶中,用乙腈-三氯甲烷(2∶1)稀释至刻度,摇匀,取 20μL 注入液相色谱仪,出峰顺序依次为降解物Ⅰ、Ⅱ与癸氟奋乃静,癸氟奋乃静的保留时间约为 22min,降解物Ⅰ、Ⅱ与癸氟奋乃静的相对保留时间约为 0.50 与 0.56,降解物Ⅰ、Ⅱ两峰间的分离度应大于 2.0。理论板数按癸氟奋乃静峰计算不低于 5000。

测定法:避光操作。用内容量移液管精密量取本品 2mL,置 50mL 量瓶中,加三氯甲烷溶解并稀释至刻度,摇匀;精密量取 5mL,置 100mL 量瓶中,加乙腈-三氯甲烷(2∶1)稀释至刻度,摇匀,作为供试品溶液,精密量取 20μL 注入液相色谱仪,记录色谱图;另取癸氟奋乃静对照品约 10mg,精密称定,置 100mL 量瓶中,加乙腈-三氯甲烷(2∶1)适量,振摇使溶解并稀释至刻度,摇匀,精密量取 5mL,置 10mL 量瓶中,用乙腈-三氯甲烷(2∶1)稀释至刻度,摇匀,同法测定。按外标法以峰面积计算,即得。

示例中癸氟奋乃静注射液含溶剂油,黏度较大,精密量取时需使用内容量移液管。采用反相高效液相色谱法(RP-HPLC)测定,流动相中加入碳酸铵作为扫尾剂,以抑制癸氟奋乃静与弱酸性硅醇基的作用。

示例 15-45 盐酸异丙嗪注射液含量测定(USP40)

对照品溶液:取盐酸异丙嗪对照品适量,精密称定,用 0.1%三乙胺甲醇溶液溶解并稀释制成每 1mL 中约含 0.05mg 的溶液。

供试品溶液:精密量取本品适量,用 0.1%三乙胺甲醇溶液溶解并稀释制成每 1mL 中约含 0.05mg 的溶液。

系统适用性溶液:取盐酸异丙嗪对照品和盐酸异丙嗪有关物质 B 对照品各适量,精密称定,用 0.1%三乙胺甲醇溶液溶解并稀释制成每 1mL 中各含 1.0μg 的溶液。

色谱条件与系统适用性试验:十八烷基硅烷键合硅胶色谱柱(4.6mm×15cm,5μm),检测波长为 254nm,柱温 30℃,自动进样器温度 4℃,进样量 20μL,流动相 A 为 3.7g/L 乙酸铵溶液-乙腈(70∶30)，流动相 B 为乙腈，按表 15-7 进行线性梯度洗脱，流速为 1.4mL/min。取系统适用性溶液进样分析，异丙嗪和异丙嗪有关物质 B 的相对保留时间分别为 1.0 和 1.3，两者色谱峰的分离度应不低于 5.0；取对照品溶液进样分析，重复进样相对标准偏差不得大于 1.0%，拖尾因子不得大于 2.0。

测定法：分别精密量取 15μL 的供试品溶液和对照品溶液，注入液相色谱仪，记录色谱图。按外标法以峰响应值计算供试品中盐酸异丙嗪($C_{17}H_{20}N_2S \cdot HCl$)的含量。

表 15-7　梯度洗脱表

时间/min	流动相 A/%	流动相 B/%
0	100	0
10	60	40
18	60	40
18.1	100	0
25	100	0

五、体内吩噻嗪类药物的分析

吩噻嗪类药物作用机制是通过阻断脑内多巴胺受体而产生镇静作用，主要用于治疗 I 型精神分裂症。吩噻嗪类药物与血浆蛋白结合率约为 95%～98%，体内分布广泛，并可穿越血脑屏障。在体内代谢主要是氧化过程，受 CYP450 酶的催化，在肝脏中进行。鉴于吩噻嗪类药物的使用常常导致锥体外系症状、肝毒性以及药物过量中毒等，对本类药物的治疗监测显得尤为重要。已有文献报道采用 SPE 处理、HPLC 或 GC-MS 法检测体内样品中吩噻嗪类药物的浓度，适用于临床药动学或药物治疗监测研究。

示例 15-46　固相萃取和液相色谱-库仑检测法用于测定人血浆中吩噻嗪类药物的含量[4]

采用液相色谱-库仑检测器测定人血浆中吩噻嗪类药物[氯丙嗪(CPZ)、丙嗪(PMZ)、氟奋乃静(FPZ)和左美丙嗪(LMP)]的含量。

色谱条件：Discovery 五氟苯基丙基柱(HS F5,150mm×4.6mm,5μm)；以 pH＝1.9 磷酸缓冲液(含 0.18%三乙胺)-乙腈(68∶32)为流动相，流速 1.5mL/min；ESA Coulochem Ⅲ库仑检测器；室温(30±3℃)测定；进样量 20μL。

血浆前处理：血浆样品采用氰丙基固相萃取柱(50mg,1mL)进行前处理。精密量取血浆样品 450μL，精密加入 500μL 水和 20μL 内标物(异丙嗪)，混匀，转至已准备好的固相柱上，用 1mL 水洗涤两次，再用 1.5mL 甲醇洗脱，洗脱液真空干燥，残留物用 150μL 流动相溶解，得待测样品。

结果：研究表明氰丙基固相萃取柱为一种新型的纯化技术，它可有效地分离提取出所有的药物成分，提取回收率均大于 91.0%。氯丙嗪、丙嗪和左美丙嗪在 0.5～250.0ng/mL、氟奋乃静在 0.2～4.0ng/mL 范围内线性关系良好，日内和日间精密度 RSD 均小于 3.9%。本法适用于所选择吩噻嗪类药物治疗精神疾病患者的血药浓度分析(标准溶液和空白血浆样品色谱图见图 15-12；血浆样品色谱图见图 15-13)。

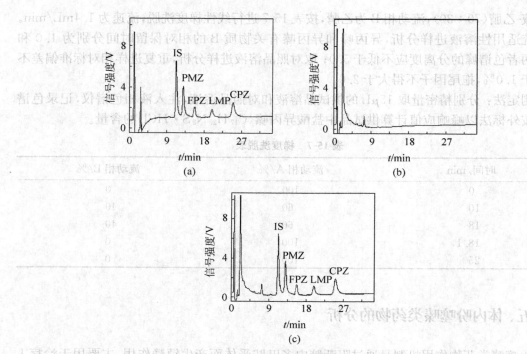

图 15-12　标准溶液和空白血浆样品色谱图

（a）标准溶液色谱图：氯丙嗪（CPZ）、丙嗪（PMZ）、左美丙嗪（LMP）和内标（IS）均为 45.0ng/mL，氟奋乃静为 9.0ng/mL；（b）空白血浆样品；（c）空白血浆样品中加入 15.0ng/mL CPZ、PMZ、LMP、IS 和 3.0ng/mL FPZ

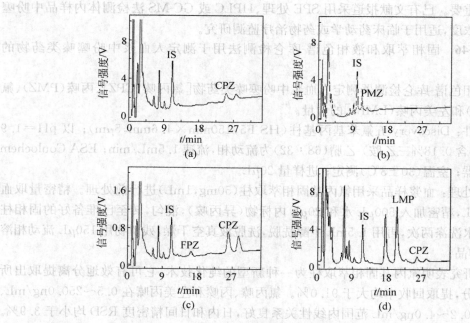

图 15-13　血浆样品色谱图

（a）每天服用 CPZ 500mg 患者血样；（b）每天服用 PMZ 10mg 患者血样；（c）每天服用 CPZ 150mg 和每 15 天服用 FPZ 12.5mg 患者血样；（d）每天服用 CPZ 600mg 和 LMP 300mg 患者血样

第三节　苯并二氮杂䓬类药物的分析

苯并二氮杂䓬类药物为苯环并七元含氮杂环稠合而成的有机药物,其中1,4-苯并二氮杂䓬类药物是目前临床上应用最广泛的抗焦虑和抗惊厥药物。ChP2015 收载有地西泮、氯硝西泮、奥沙西泮、氯氮䓬、三唑仑等药物及其制剂。

一、基本结构与主要性质

(一)结构特点与典型性药物
典型苯并二氮杂䓬类药物的结构与性状见表15-8。

(二)主要理化性质

1. 弱碱性　本类药物苯并二氮杂䓬母核含氮原子,显碱性,七元环上苯基取代使碱性降低,因此可用非水溶液滴定法测定其含量。由于二氮杂䓬环上的两个氮原子性质不同,在不同 pH 介质中,本类药物可形成三种不同的离子化状态:质子化分子(H_2A^+)、中性分子(HA)或去质子化分子(A^-),从而影响其紫外光谱特性,可利用此特性进行鉴别或含量测定。

2. 水解性　本类药物结构中的七元环在强酸性溶液中可水解,形成相应的二苯甲酮衍生物,这也是本类药物的主要有关物质,其水解产物所呈现的某些特性也可用于鉴别和含量测定。

3. 紫外吸收光谱特性　本类药物均含有较大的共轭体系,具较强的紫外吸收,常见药物的紫外吸收光谱数据见表15-8。

表 15-8　典型苯并二氮杂䓬类药物的结构与性状

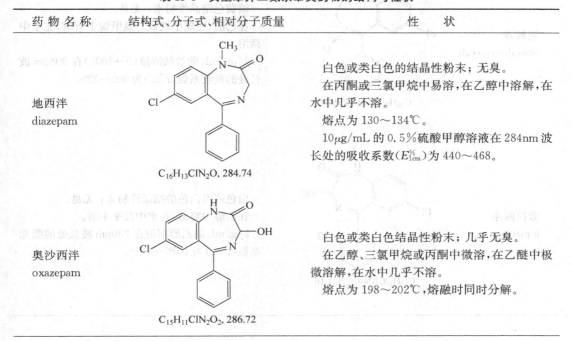

药物名称	结构式、分子式、相对分子质量	性状
地西泮 diazepam	$C_{16}H_{13}ClN_2O$, 284.74	白色或类白色的结晶性粉末;无臭。在丙酮或三氯甲烷中易溶,在乙醇中溶解,在水中几乎不溶。熔点为130～134℃。10μg/mL 的 0.5%硫酸甲醇溶液在284nm 波长处的吸收系数($E_{1cm}^{1\%}$)为440～468。
奥沙西泮 oxazepam	$C_{15}H_{11}ClN_2O_2$, 286.72	白色或类白色结晶性粉末;几乎无臭。在乙醇、三氯甲烷或丙酮中微溶,在乙醚中极微溶解,在水中几乎不溶。熔点为198～202℃,熔融时同时分解。

续表

药物名称	结构式、分子式、相对分子质量	性状
硝西泮 nitrazepam	$C_{15}H_{11}N_3O_3$, 281.27	淡黄色结晶性粉末；无臭。 在三氯甲烷中略溶，在乙醇或乙醚中微溶，在水中几乎不溶。 $8\mu g/mL$ 的无水乙醇溶液在 220nm、260nm 与 310nm 波长处有最大吸收。260nm 与 310nm 波长处吸光度的比值应为 1.45～1.65。
氯硝西泮 clonazepam	$C_{15}H_{10}ClN_3O_3$, 315.72	微黄色至淡黄色结晶性粉末；几乎无臭。 在丙酮或三氯甲烷中略溶，在甲醇或乙醇中微溶，在水中几乎不溶。 熔点为 237～240℃。
氯氮䓬 chlordiazepoxide	$C_{16}H_{14}ClN_3O$, 299.76	淡黄色结晶性粉末；无臭。 在乙醚、三氯甲烷或二氯甲烷中溶解，在水中微溶。 $15\mu g/mL$ 的盐酸溶液（9→1000）在 308nm 波长处的吸收系数（$E_{1cm}^{\%}$）为 309～329。
劳拉西泮 lorazepam	$C_{15}H_{10}Cl_2N_2O_2$, 321.16	白色或类白色的结晶性粉末；无臭。 在乙醇中略溶，在水中几乎不溶。 $5\mu g/mL$ 的乙醇溶液在 230nm 波长处的吸光系数（$E_{1cm}^{\%}$）为 1070～1170。

续表

药物名称	结构式、分子式、相对分子质量	性状
三唑仑 triazolam	$C_{17}H_{12}Cl_2N_4$, 343.21	白色或类白色结晶性粉末；无臭。 在冰乙酸或三氯甲烷中易溶，在甲醇中略溶，在乙醇或丙酮中微溶，在水中几乎不溶。 熔点为237～240℃。 5μg/mL 的无水乙醇溶液在221nm 波长处具有最大吸收。
阿普唑仑 alprazolam	$C_{17}H_{13}ClN_4$, 308.77	白色或类白色结晶性粉末。 在三氯甲烷中易溶，在乙醇或丙酮中略溶，在水或乙醚中几乎不溶。

二、鉴别试验

（一）化学鉴别

1. 沉淀反应　本类药物均显弱碱性，部分药物具生物碱的性质，可与生物碱沉淀试剂反应生成沉淀。如盐酸氟西泮的水溶液和氯硝西泮的稀盐酸溶液遇碘化铋钾试液，都生成橙红色沉淀。而后者放置后，沉淀颜色变深，可以相互区别。ChP2015 用此法鉴别氯硝西泮、阿普唑仑、盐酸氟西泮、氯氮䓬等药物及其制剂。

示例 15-47　氯氮䓬的鉴别（ChP2015）：取本品约 10mg，加盐酸溶液（9→1000）10mL溶解后，加碘化铋钾试液 1 滴，即生成橙红色沉淀。

示例 15-48　阿普唑仑的鉴别（ChP2015）：取本品约 5mg，加盐酸溶液（9→1000）2mL溶解后，分为两份：一份加硅钨酸试液 1 滴，即生成白色沉淀；另一份加碘化铋钾试液 1 滴，即生成橙红色沉淀。

2. 硫酸-荧光反应　硫酸-荧光反应为苯并二氮杂䓬类药物的特征鉴别反应。不同分子结构的药物溶于硫酸后，在紫外光（365nm）下，显不同颜色的荧光。如地西泮为黄绿色；氯氮䓬为黄色；艾司唑仑显亮绿色。若在稀硫酸中，其荧光颜色略有差异：地西泮为黄色；氯氮䓬为紫色；艾司唑仑为天蓝色。

示例 15-49 地西泮的鉴别(ChP2015)：取本品约 10mg,加硫酸 3mL,振摇使溶解,在紫外光灯(365nm)下检视,显黄绿色荧光。

示例 15-50 艾司唑仑的鉴别(ChP2015)：取本品约 1mg,加稀硫酸 1~2 滴,置紫外光灯(365nm)下检视,显天蓝色荧光。

3. 水解后呈芳伯胺的反应 本类药物结构中的七元环一般比较稳定,但在强酸性溶液中可水解。1 位氮原子上未取代的药物可与盐酸共热水解,生成芳伯胺,发生重氮化-偶合反应显色。ChP2015 用该法鉴别艾司唑仑、奥沙西泮、硝西泮、氯氮䓬等药物及其片剂。

示例 15-51 氯氮䓬的鉴别(ChP2015)：取本品约 10mg,加盐酸溶液(1→2)15mL,缓缓煮沸 15min,放冷;溶液显芳香第一胺类的鉴别反应(生成橙红色沉淀,放置颜色变暗)。其反应原理如图 15-14 所示。

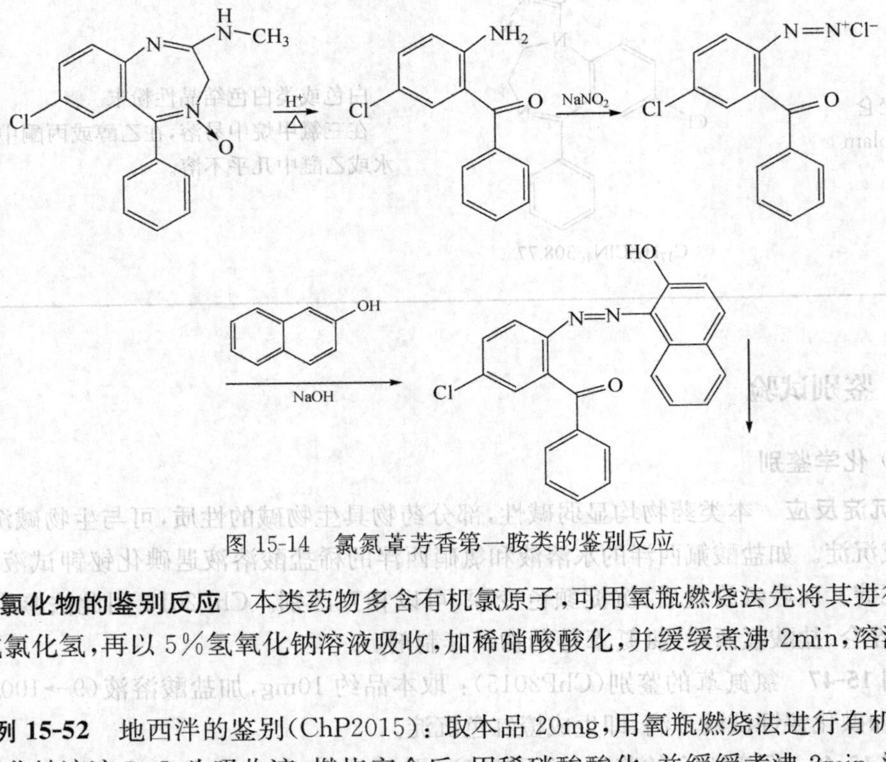

图 15-14 氯氮䓬芳香第一胺类的鉴别反应

4. 氯化物的鉴别反应 本类药物多含有机氯原子,可用氧瓶燃烧法先将其进行有机破坏,生成氯化氢,再以 5%氢氧化钠溶液吸收,加稀硝酸酸化,并缓缓煮沸 2min,溶液显氯化物反应。

示例 15-52 地西泮的鉴别(ChP2015)：取本品 20mg,用氧瓶燃烧法进行有机破坏,以 5%氢氧化钠溶液 5mL 为吸收液,燃烧完全后,用稀硝酸酸化,并缓缓煮沸 2min,溶液显氯化物鉴别(1)的反应。

(二) 紫外分光光度法和红外分光光度法

本类药物均具有较强的紫外特征吸收,利用其最大吸收波长,以及最大吸收波长处的吸光度或吸光度比值可进行鉴别。

国内外药典标准中大多数苯并二氮杂䓬类药物同时采用红外分光光度法进行鉴别。

示例 15-53 奥沙西泮的鉴别(ChP2015)

取本品,用乙醇制成每 1mL 中含 10μg 的溶液,在 229nm 的波长处有最大吸收,在

315nm 的波长处有较弱的最大吸收。

本品的红外光吸收图谱应与对照的图谱(光谱集 75 图)一致。

示例 15-54　硝西泮的鉴别(ChP2015)

取本品,加无水乙醇制成每 1mL 中约含 8μg 的溶液,在 220nm、260nm 与 310nm 的波长处有最大吸收。260nm 与 310nm 波长处的吸光度的比值应为 1.45～1.65。

本品的红外光吸收图谱应与对照的图谱(光谱集 470 图)一致。

(三) 色谱法

苯并二氮杂䓬类药物具有相似的结构与性质,不易区分鉴别,因此专属性较强的色谱法在本类药物及其制剂的鉴别中应用广泛。如 ChP2015 中硝西泮片、USP 中地西泮及盐酸氟西泮、BP 中氯硝西泮及氯氮䓬等均采用 TLC 法鉴别。ChP2015 中氯硝西泮片、氯氮䓬片、劳拉西泮等均采用 HPLC 法鉴别。

示例 15-55　硝西泮片的 TLC 鉴别(ChP2015):取本品的细粉适量(约相当于硝西泮 0.25g),精密称定,置具塞锥形瓶中,精密加三氯甲烷-甲醇(1:1)溶液 10mL,振摇,使硝西泮溶解,离心,取上清液作为供试品溶液;用三氯甲烷-甲醇(1:1)溶液稀释制成每 1mL 中含硝西泮 2.5mg 的溶液作为供试品溶液;另取硝西泮对照品,用三氯甲烷-甲醇(1:1)溶液溶解并制成每 1mL 中含 2.5mg 的溶液,作为对照品溶液。吸取供试品溶液和对照溶液各 10μL,分别点于同一硅胶 GF254 薄层板上,以硝基甲烷-乙酸乙酯(85:15)为展开剂,展开后,晾干,置紫外光灯(254nm)下检视,供试品溶液所显主斑点的位置和颜色应与对照品溶液的主斑点相同。

三、有关物质与检查

本类药物在生产和贮藏过程中易产生药物的中间体、副产物和分解产物等有关物质,需要对这些特殊杂质进行检查。国内外药典多采用 TLC 法和 HPLC 法进行有关物质检查。

(一) 氯氮䓬中有关物质的检查

氯氮䓬中的有关物质主要有(a)2-氨基-5-氯二苯酮(杂质 Ⅰ)、(b)7-氯-5-苯基-1,3-二氢-1,4-苯并二氮杂䓬-2-酮-4-氧化物(杂质 Ⅱ)、(c)3-氧化-6-氯-2-(氯甲基)-4-苯基喹唑啉,结构见图 15-15。

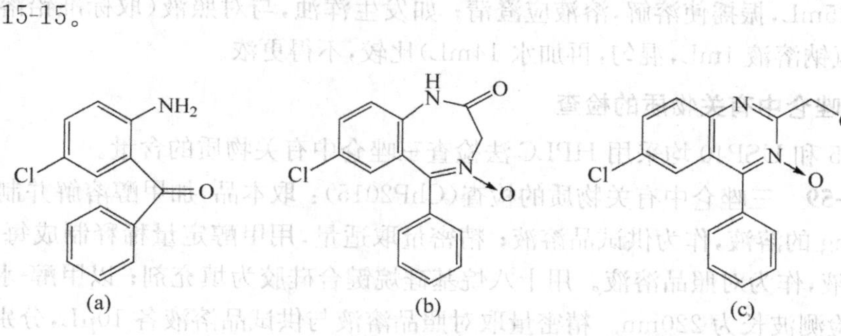

图 15-15　氯氮䓬中的有关物质化学结构

示例 15-56 氯氮䓬中有关物质的 HPLC 检查法（ChP2015）：避光操作，临用新制。取本品适量，精密称定，加流动相溶解并稀释制成每 1mL 中约含 0.2mg 的溶液，作为供试品溶液；另取 2-氨基-5-氯二苯酮（杂质Ⅰ）对照品适量，精密称定，加流动相溶解并稀释制成每 1mL 中约含 20μg 的溶液，作为对照品溶液；精密量取供试品溶液 0.2mL 与对照品溶液 1mL，置同一 100mL 量瓶中，用流动相稀释至刻度，摇匀，作为对照溶液。用十八烷基硅烷键合硅胶为填充剂；以乙腈-水（50：50）为流动相；检测波长为 254nm。称取氯氮䓬对照品约 20mg，加流动相 5mL 振摇使溶解，加 1mol/L 盐酸溶液 5mL，室温放置约 20 小时，加 1mol/L 氢氧化钠溶液 5mL，用流动相稀释至 100mL，摇匀，作为系统适用性溶液，量取 10μL 注入液相色谱仪，记录色谱图。出峰顺序依次为 7-氯-5-苯基-1,3-二氢-1,4-苯并二氮杂䓬-2-酮-4-氧化物（杂质Ⅱ）与氯氮䓬，杂质Ⅱ相对保留时间约为 0.7，二者分离度应大于 5.0。精密量取对照溶液与供试品溶液各 10μL，分别注入液相色谱仪，记录色谱图至主成分峰保留时间的 5 倍。供试品溶液色谱图中如有与杂质Ⅰ保留时间一致的色谱峰，按外标法以峰面积计算，不得超过 0.1%，如有与杂质Ⅱ保留时间一致的色谱峰，其峰面积不得大于对照溶液中氯氮䓬峰面积（0.2%），其他单个杂质峰面积不得大于对照溶液中氯氮䓬峰面积的 0.5 倍（0.1%），各杂质峰面积的和不得大于对照溶液中氯氮䓬峰面积的 2.5 倍（0.5%）。供试品溶液色谱图中小于对照溶液中氯氮䓬峰面积 0.25 倍的色谱峰忽略不计。

示例 15-57 氯氮䓬中有关物质的 TLC 检查法（USP40）：取本品 50.0mg，加丙酮 2.5mL，振摇，待不溶颗粒下沉后，取上清液 50μL 与（2-氨基-5-氯苯基）苯甲酮对照溶液（10μg/mL）、4-氧化-7 氯-1,3-二氢-5-苯基-2H-1,4-苯并二氮杂䓬-2-酮对照溶液（100μg/mL）各 10μL，分别点于同一硅胶薄层板上，以乙酸乙酯展开（不必预先饱和）至薄层板 3/4 处，晾干，喷以硫酸溶液（2mol/L），在 105℃加热 15min 后，依次喷以亚硝酸溶液（1mg/mL）、氨基磺酸铵溶液（5mg/mL）和 N-(1-萘基)-乙二胺盐酸盐（1mg/mL）。供试品溶液所显杂质斑点，2H-1,4-苯并二氮杂䓬-2-酮（中间体）含量不得超过 0.1%，(2-氨基-5-氯苯基)苯甲酮含量不得超过 0.01%。

ChP2015 采用"酸性溶液的澄清度"法检查氯氮䓬中的中间体 3-氧化-6-氯-2-(氯甲基)-4-苯基喹唑啉。利用其在盐酸溶液（9→200）中溶解度较低的特点进行检查。

示例 15-58 氯氮䓬中"酸性溶液的澄清度"检查（ChP2015）：取本品 0.50g，加盐酸溶液（9→200）25mL，振摇使溶解，溶液应澄清；如发生浑浊，与对照液（取标准铅溶液 10mL，加 5% 碳酸氢钠溶液 1mL，混匀，再加水 14mL）比较，不得更浓。

（二）三唑仑中有关物质的检查

ChP2015 和 USP40 均采用 HPLC 法检查三唑仑中有关物质的含量。

示例 15-59 三唑仑中有关物质的检查（ChP2015）：取本品，加甲醇溶解并制成每 1mL 中约含 0.5mg 的溶液，作为供试品溶液；精密量取适量，用甲醇定量稀释制成每 1mL 中约含 5μg 的溶液，作为对照品溶液。用十八烷基硅烷键合硅胶为填充剂；以甲醇-水（55：45）为流动相；检测波长为 220nm。精密量取对照品溶液与供试品溶液各 10μL，分别注入液相色谱仪，记录色谱图至主成分峰保留时间的 3 倍。供试品溶液谱图中如有杂质峰，各杂质峰面积的和不得大于对照溶液主峰面积（1.0%）。

四、含量测定

(一)非水溶液滴定法

本类药物七元环上氮原子碱性较强,但苯并二氮杂䓬母核碱性较弱,致使含量测定不能用酸碱滴定法直接测定,但在冰乙酸、乙酸酐等酸性溶液中药物碱性增加,可采用高氯酸非水溶液滴定法测定含量。国内外药典多采用该法测定苯并二氮杂䓬类药物及其盐类原料药含量。

奥沙西泮和劳拉西泮在碱性介质中可去质子化,具有一定的酸性,因此这两种药物可采用氢氧化四丁基铵滴定液(0.1mol/L)非水酸量法测定含量。

本类药物非水滴定法测定含量的方法及主要条件见表15-9。

表 15-9　典型苯并二氮杂䓬类药物的非水溶液滴定法

药物名称	溶　剂	终点指示法	终点颜色	收载药典
地西泮	冰乙酸-乙酸酐	结晶紫指示剂	绿色	ChP2015
氯氮䓬	冰乙酸	结晶紫指示剂	蓝色	ChP2015
奥沙西泮	冰乙酸-乙酸酐	电位法		ChP2015
氯硝西泮	乙酸酐	电位法		ChP2015
硝西泮	冰乙酸-乙酸酐	结晶紫指示剂	黄绿色	ChP2015
盐酸氟西泮	乙酸-乙酸汞	玻璃-甘汞电极		ChP2015
艾司唑仑	乙酸酐	结晶紫指示剂	黄色	ChP2015
阿普唑仑	乙酸酐	结晶紫指示剂	黄绿色	ChP2015
劳拉西泮	二甲基甲酰胺	电位法		BP2017
	丙酮	电位法		JP17

示例 15-60　地西泮含量测定(ChP2015):取本品约 0.2g,精密称定,加冰乙酸与乙酸酐各 10mL 使溶解,加结晶紫指示液 1 滴,用高氯酸滴定液(0.1mol/L)滴定至溶液显绿色。每 1mL 高氯酸滴定液(0.1mol/L)相当于 28.47mg 的 $C_{16}H_{13}ClN_2O$。

示例 15-61　奥沙西泮含量测定(ChP2015):取本品约 0.25g,精密称定,加冰乙酸 5mL和乙酸酐 45mL 使溶解后,照电位滴定法,用高氯酸滴定液(0.1mol/L)滴定,并将滴定的结果用空白试验校正。每 1mL 高氯酸滴定液(0.1mol/L)相当于 28.67mg 的 $C_{15}H_{11}ClN_2O_2$。

(二)紫外分光光度法

苯并二氮杂䓬类药物均具有紫外特征吸收,ChP2015 采用紫外分光光度法测定氯硝西泮片剂和注射剂、盐酸氟西泮胶囊、氯氮䓬片、奥沙西泮片等多种药物制剂含量,该法同时用于地西泮片、奥沙西泮片、氯氮䓬片等药物制剂的含量均匀度和溶出度测定。

示例 15-62　盐酸氟西泮胶囊含量测定(ChP2015):避光操作。取本品 20 粒,精密称定,计算平均装量,取内容物混合均匀,精密称取适量(约相当于盐酸氟西泮 10mg),置100mL 量瓶中,加硫酸甲醇溶液(1→36)约 80mL,振摇使盐酸氟西泮溶解,用硫酸甲醇溶液(1→36)稀释至刻度,摇匀,滤过,精密量取续滤液适量,用硫酸甲醇溶液(1→36)稀释制成每1mL 中含 10μg 的溶液,在 239nm 波长处测定吸光度。另取盐酸氟西泮对照品,精密称定,加硫酸甲醇溶液(1→36)制成每 1mL 中约含 10μg 的溶液,同法测定吸光度,计算,即得。

示例 15-63 地西泮片含量均匀度测定(ChP2015):取本品 1 片,置 100mL 量瓶中,加水 5mL,振摇,使药片崩解后,加 0.5%硫酸的甲醇溶液约 60mL,充分振摇使地西泮溶解,用加 0.5%硫酸的甲醇溶液稀释至刻度,摇匀,滤过,精密量取续滤液 10mL,置 25mL 量瓶中,用 0.5%硫酸的甲醇溶液稀释至刻度,摇匀,在 284nm 的波长处测定吸光度,按 $C_{16}H_{13}ClN_2O$ 的吸收系数($E_{1cm}^{1\%}$)为 454 计算含量,应符合规定。

(三)高效液相色谱法

高效液相色谱法能有效分离苯并二氮杂䓬类药物及其降解产物,各国药典采用 HPLC 法测定本类药物含量及进行有关物质检查的比例不断增加。ChP2015 大多采用反相高效液相色谱法,以不同比例的甲醇-水或甲醇(乙腈)-缓冲液等为流动相,进行测定。

示例 15-64 三唑仑片的 HPLC 含量测定(ChP2015)

色谱条件与系统适用性试验:用十八烷基硅烷键合硅胶为填充剂;以甲醇-水(55:45)为流动相;检测波长为 220nm。取本品与氯硝西泮对照品各适量,加甲醇溶解并制成每 1mL 中各含 0.2mg 的混合溶液,作为系统适用性溶液。取 10μL 注入液相色谱仪,记录色谱图,三唑仑峰与氯硝西泮峰的分离度应大于 9.0。

测定法:取本品 50 片,精密称定,研细,精密称取适量(约相当于三唑仑 3mg),置 25mL 量瓶中,加 50%甲醇溶液 15mL,微温,振摇使三唑仑溶解,放冷,用 50%甲醇溶液稀释至刻度,摇匀,滤过,取续滤液作为供试品溶液;另取三唑仑对照品适量,精密称定,加 50%甲醇溶解并定量稀释制成每 1mL 中约含 0.12mg 的溶液,作为对照品溶液。精密量取对照品溶液与供试品溶液各 10μL,分别注入液相色谱仪,记录色谱图。按外标法以峰面积计算,即得。

示例 15-65 地西泮注射液含量测定(ChP2015)

色谱条件与系统适用性试验:用十八烷基硅烷键合硅胶为填充剂;以甲醇-水(70:30)为流动相;检测波长为 254mn。理论板数按地西泮峰计算不低于 1500。

测定法:精密量取本品适量(约相当于地西泮 10mg),置 50mL 量瓶中,用甲醇稀释至刻度,摇匀,作为供试品溶液,精密量取 10μL 注入液相色谱仪,记录色谱图;另取地西泮对照品约 10mg,精密称定,同法测定。按外标法以峰面积计算,即得。

五、体内苯并二氮杂䓬类药物的分析

苯并二氮杂䓬类药物是临床常用的镇静催眠药,具有较好的疗效。然而多数苯并二氮杂䓬类药物的治疗量与中毒量、致死量相接近,过量使用易引起中毒乃至死亡。在刑事案件中经常遇到涉及这类药物的案例,在临床上也常见误服过量药物的病例。因此,建立灵敏准确且简单快速的检测方法用于测定生物样品中痕量苯并二氮杂䓬类药物尤为重要。常用的方法有 HPLC、LC-MS/MS 和 UPLC-MS/MS 等。

示例 15-66 超高效液相色谱-质谱定量测定全血中的 13 种苯二氮䓬类安眠镇静药物[6]

色谱条件:色谱柱为 ACQULTY UPLC BEH C_{18}(2.1mm×100mm,1.7μm);流动相 A 为乙腈,B 为 5mmol/L 碳酸氢铵水溶液;柱温 35℃;流速 0.5mL/min;进样量 2μL;梯度洗脱条件见表 15-10。

表 15-10 梯度洗脱条件

时间/min	A%	B%
0	10	90
2	60	40
2.5	60	40
3	90	10
4	10	90
5	10	90

质谱条件：本实验在电喷雾离子源（electrospray ionization，ESI）正离子多反应监测（positive ion multiple reaction monitoring，MRM）模式下进行；毛细管电压：3kV；去溶剂气温度：550℃；去溶剂气流速：800L/h；碰撞气流速：0.15mL/min。

全血样品前处理：精密吸取 100μL 全血置于 Ostro 96 孔磷脂滤过板（Agilent，美国）中，加入 400μL 1%甲酸乙腈溶液，正压滤过，接收滤液，加 1μL（100ng/mL）内标溶液，混匀，供 UPLC-MS/MS 分析。

分析结果：13 种苯二氮䓬类镇静催眠药物及其代谢产物地西泮、硝西泮、溴西泮、氟西泮、氯硝西泮、氟硝西泮、劳拉西泮、奥沙西泮、普拉西泮、替马西泮、7-氨基硝基西泮、7-氨基氟硝西泮和氯氮䓬化合物在 0.2~20ng/mL 浓度范围内均获得良好的线性，该方法的提取回收率分布在 65.2%~113.9% 之间，最小检测限可达 0.008~0.15ng/mL。本方法灵敏、简便、快速、高通量，适用于全血样本中痕量苯二氮䓬类安眠镇静药物的定性定量分析。（全血中 13 种苯二氮䓬类安眠镇静药物及代谢物的 MRM 谱图见图 15-16）

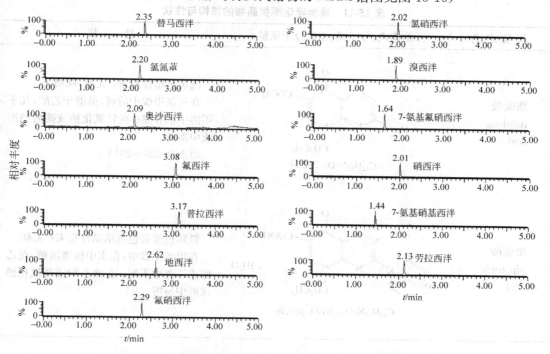

图 15-16 全血中 13 种苯二氮䓬类安眠镇静药物及代谢物的 MRM 谱图

第四节　喹诺酮类药物的分析

喹诺酮类药物(quinolones)是一类新型合成抗菌药,在临床上广泛应用于各种细菌感染的治疗。从第一代喹诺酮类药物萘啶酸问世到第四代喹诺酮的上市,喹诺酮类药物经历了一系列化学结构改造过程。目前临床应用较多的为第三、四代喹诺酮类药物。ChP2015 收载有吡哌酸、诺氟沙星、环丙沙星、氟罗沙星、左氧氟沙星、司帕沙星等药物及其制剂。

一、基本结构与主要性质

(一)典型药物的结构

喹诺酮类药物又称吡啶酮类,主要是由吡啶酮酸并联苯环、吡啶环或嘧啶环等芳香环组成的化合物。按其基本母核结构特征可分为萘啶羧酸类、吡啶并嘧啶羧酸类及喹啉羧酸类。喹诺酮类药物结构通式如图 15-17 所示。

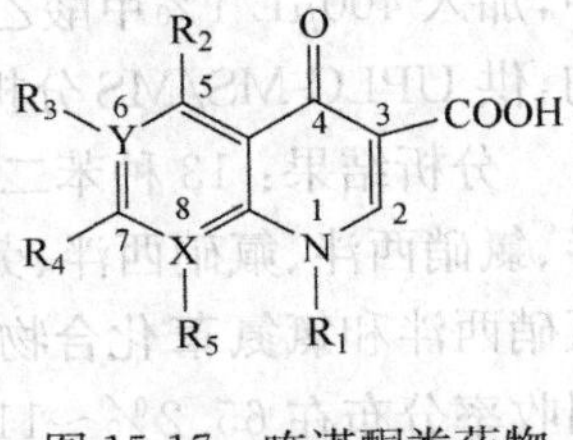

本类药物母核结构特点:1 位为取代的氮原子、3 位为羧基、4 位为酮羰基;第三和第四代药物 6 位取代基为氟原子,5、7、8 位有不同基团取代。典型喹诺酮类药物的结构见表 15-11。

图 15-17　喹诺酮类药物的结构通式

表 15-11　典型喹诺酮类药物的结构与性状

药物名称	结构式、分子式、相对分子质量	性状
萘啶酸 nalidixic acid	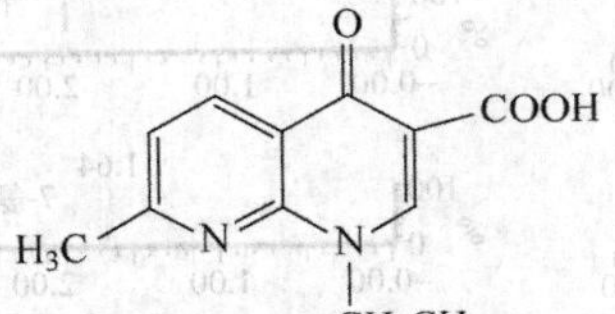 $C_{12}H_{12}N_2O_3$, 232.24	浅黄色结晶粉末;无臭,味微苦。在三氯甲烷中溶解,微溶于乙醇,几乎不溶于水和醚;在氢氧化钠或碳酸钠溶液中溶解。熔点为 226~231℃。
吡哌酸 pipemidic acid	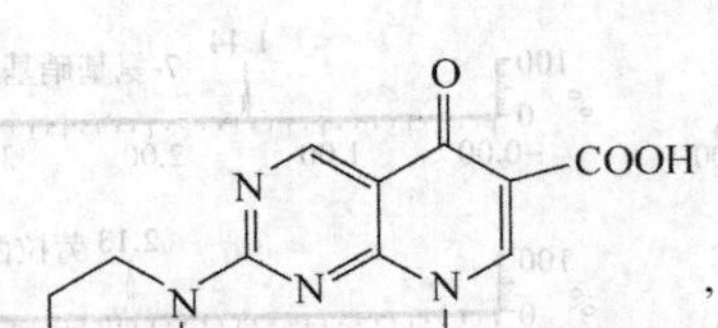 $C_{14}H_{17}N_5O_3 \cdot 3H_2O$, 357.36	微黄色至黄色的结晶性粉末;无臭。在甲醇中微溶,在水中极微溶解,在乙醇或乙醚中不溶;在冰乙酸或氢氧化钠试液中易溶。

续表

药 物 名 称	结构式、分子式、相对分子质量	性　状
环丙沙星 ciprofloxacin	C₁₇H₁₈FN₃O₃, 331.34	白色至微黄色结晶性粉末；几乎无臭。 在乙酸中溶解，在乙醇中极微溶解，在水中几乎不溶。 在 0.1mol/L 的盐酸溶液中最大吸收波长（λ_{max}）为 277nm，吸收系数（$E_{1cm}^{1\%}$）为 1278。
诺氟沙星 norfloxacin	C₁₆H₁₈FN₃O₃, 319.24	类白色至淡黄色结晶性粉末；无臭；有引湿性。 在 N,N-二甲基甲酰胺中略溶，在水或乙醇中极微溶解；在乙酸、盐酸或氢氧化钠溶液中易溶。 熔点为 218～224℃。
氟罗沙星 fleroxacin	C₁₇H₁₈F₃N₃O₃, 369.34	白色至微黄色结晶性粉末；无臭。 在二氯甲烷中微溶，在甲醇中极微溶解，在水中极微溶解或几乎不溶，在乙酸乙酯中几乎不溶；在冰乙酸中易溶，在氢氧化钠试液中略溶。
左氧氟沙星 levofloxacin	C₁₈H₂₀FN₃O₄·1/2 H₂O, 370.38	类白色至淡黄色结晶性粉末，无臭。 在水中微溶，在乙醇中极微溶解，在乙醚中不溶；在冰乙酸中易溶，在 0.1mol/L 盐酸溶液中略溶。 $[\alpha]_D$（10mg/mL 甲醇溶液）为 −92°～−99°。
加替沙星 gatifloxacin	C₁₉H₂₂FN₃O₄, 375.16	类白色或微黄色结晶性粉末。 在水中几乎不溶，在甲醇中微溶，在乙醇中极微溶解，易溶于 0.1mol/L 盐酸溶液。

药物名称	结构式、分子式、相对分子质量	性 状
司帕沙星 sparfloxacin	$C_{19}H_{22}F_2N_4O_3$, 392.41	黄色结晶性粉末；无臭。 在乙腈、甲醇或乙酸乙酯中微溶，在乙醇中极微溶解，在水中几乎不溶；在 0.1mol/L 氢氧化钠溶液中溶解，在冰乙酸中略溶。
莫西沙星 moxifloxacin	$C_{21}H_{24}FN_3O_4$, 401.18	微黄或黄色结晶性粉末。 在 0.1mol/L 盐酸中易溶，在乙醇中极微溶，在水中不溶。

（二）主要理化性质

1. 酸碱两性 喹诺酮类药物分子中 C_3 位羧基取代显酸性，同时 1 位氮原子为碱性氮，所以喹诺酮类药物显酸碱两性。如环丙沙星既可与盐酸成盐，也能与氢氧化钠反应生成钠盐。

2. 旋光性 氧氟沙星为消旋体，无旋光性。左氧氟沙星为光学单体，具旋光性，在甲醇溶液中的比旋度为 $-92°\sim-99°$。环丙沙星、诺氟沙星等药物无旋光性。

3. 紫外吸收光谱特征 本类药物分子结构中均具共轭系统，在紫外区有较强特征吸收，利用此性质可进行药物的鉴别和含量测定。部分喹诺酮类药物的紫外吸收特征见表 15-12。

表 15-12 喹诺酮类药物的紫外吸收特征

药 物	溶 剂	$(\lambda_{max}、\lambda_{min})$/nm	$E_{1cm}^{1\%}$
左氧氟沙星	盐酸溶液(0.1mol/L)	(226、294)、263	918
吡哌酸	盐酸溶液(0.1mol/L)	275	1630
氟罗沙星	盐酸溶液(0.1mol/L)	286、320	408
司帕沙星	氢氧化钠溶液(0.025mol/L)	291	691
诺氟沙星	氢氧化钠溶液(0.1mol/L)	273	1098
盐酸环丙沙星	盐酸溶液(0.1mol/L)	277	1278
依诺沙星	氢氧化钠溶液(0.1mol/L)	266、346	1024

4. 分解反应 本类药物分子结构中的哌嗪基具有还原性，遇光易氧化，产物对患者将产生光毒性反应，因此需注意避光。

5. 与金属离子反应　喹诺酮类药物分子结构中含 3 位羧基和 4 位酮羰基结构,极易和金属离子(如 Ca^{2+}、Mg^{2+}、Fe^{3+}、Zn^{2+})形成配合物,降低药物的抗菌活性。因此本类药物不宜与牛奶等含钙、铁离子的食品和药品同时服用。

二、鉴别试验

(一)与丙二酸的反应

喹诺酮类药物含叔胺基,可与丙二酸在乙酸酐中共热反应生成棕色、红色、紫色或蓝色产物,该反应对叔胺有选择性,能用于本类药物的鉴别。ChP2015 采用该法鉴别诺氟沙星软膏和乳膏。

示例 15-67　诺氟沙星软膏的鉴别(ChP2015):精密称取本品适量(约相当于诺氟沙星 5mg),置分液漏斗中,加三氯甲烷 15mL,振摇后,用经氯化钠饱和的 0.1% 氢氧化钠溶液 25mL、20mL、20mL 和 10mL 分次提取,合并提取液,置 100mL 量瓶中,加 0.1% 氢氧化钠溶液稀释至刻度,摇匀,滤过,精密量取续滤液 10mL,用 0.4% 氢氧化钠溶液定量稀释制成每 1mL 中约含诺氟沙星 5μg 的溶液。取上述溶液 5mL,置水浴上蒸干,残渣中加丙二酸约 50mg,与乙酸酐 1mL,在水浴中加热 10min,溶液显红棕色。

(二)紫外-可见分光光度法

本类药物分子结构中具有共轭系统,在紫外区有特征吸收,可用于鉴别。ChP2015 采用该法对多种药物及其制剂进行鉴别,如吡哌酸原料及片剂、胶囊剂;司帕沙星片剂和胶囊剂;氧氟沙星制剂;左氧氟沙星原料及制剂等。

示例 15-68　氧氟沙星片的鉴别(ChP2015):取本品细粉适量,加 0.1mol/L 盐酸溶液溶解并稀释制成每 1mL 中约含氧氟沙星 6μg 的溶液,滤过,滤液在 294nm 的波长处有最大吸收。

示例 15-69　司帕沙星胶囊的鉴别(ChP2015):取本品的内容物适量,加 0.1% 氢氧化钠溶液使司帕沙星溶解并稀释制成每 1mL 中约含司帕沙星 7.5μg 的溶液,滤过,取续滤液测定,在 291nm 的波长处有最大吸收。

(三)红外分光光度法

红外吸收光谱反映了分子的结构特征,各国药典对收载的喹诺酮类药物均采用了本法进行鉴别。ChP2015 规定本类药物的红外吸收图谱应与对照图谱一致。

(四)薄层色谱法

ChP2015 中收载氧氟沙星、诺氟沙星和氟罗沙星均采用薄层色谱法进行鉴别。

示例 15-70　诺氟沙星的 TLC 鉴别(ChP2015):取本品与诺氟沙星对照品适量,分别加三氯甲烷-甲醇(1∶1)制成每 1mL 中含 2.5mg 的溶液,作为供试品溶液与对照品溶液,吸取上述两种溶液各 10μL,分别点于同一硅胶 G 薄层板上,以三氯甲烷-甲醇-浓氨溶液(15∶10∶3)为展开剂,展开,晾干,置紫外光灯(365nm)下检视。供试品溶液所显主斑点的位置与荧光应与对照品溶液主斑点的位置与荧光相同。

示例 15-71　氟罗沙星的 TLC 鉴别(ChP2015):取本品与氟罗沙星对照品适量,分别加二氯甲烷-甲醇(4∶1)制成每 1mL 中含 1mg 的溶液,作为供试品溶液与对照品溶液;另取氟罗沙星对照品与氧氟沙星对照品适量,加二氯甲烷-甲醇(4∶1)制成每 1mL 中约含氟罗沙星 1mg 和氧氟沙星 1mg 的混合溶液,作为系统适用性溶液。吸取上述三种溶液各 2μL,分别点于同一硅胶 GF₂₅₄ 薄层板上,以乙酸乙酯-甲醇-浓氨溶液(5∶6∶2)为展开剂,展开,取出,晾干,置紫外光灯(254nm)下检视,系统适用性溶液应显示两个清晰分离的斑点,供试品溶液所显主斑点的位置与荧光应与对照品溶液主斑点的位置与荧光相同。

(五)高效液相色谱法

本类药物及其制剂均采用 HPLC 法进行鉴别,方法与含量测定项下相同。ChP2015 规定,在含量测定项下记录的色谱图中,供试品主峰的保留时间应与对照品主峰的保留时间一致。

三、特殊杂质检查

(一)有关物质

喹诺酮类药物的有关物质来源途径主要有两种:一是生产中可能带入的起始原料、试剂、中间体、副产物和异构体等;二是药品在贮藏、运输、使用过程中由于自身性质不稳定而产生的各种杂质。ChP2015 收载本类药物的有关物质检查主要采用反相 HPLC 法,流动相梯度或等梯度洗脱,紫外检测器检测。

氧氟沙星的工艺杂质主要为最后一步反应的中间体及副产物,BP2017 和 EP9.0 均收载 6 个已知杂质(表 15-13),ChP2015 收载杂质 A 和杂质 E。环丙沙星有 6 个已知杂质(表 15-14),ChP2015 均有收载。

表 15-13 氧氟沙星中的主要有关物质

有关物质结构	有关物质名称
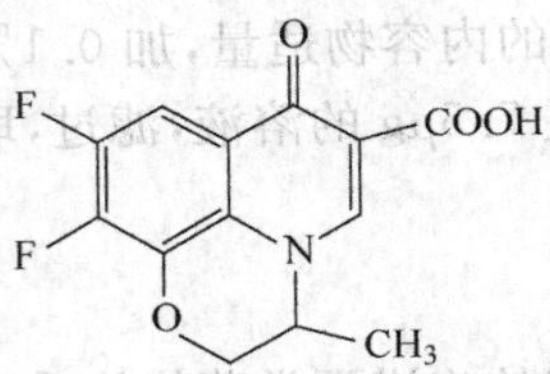	杂质 A:(3RS)-9,10-二氟-3-甲基-7-氧代-2,3-二氢-7H-吡啶并[1,2,3-de]-1,4-苯并噁嗪-6-羧酸
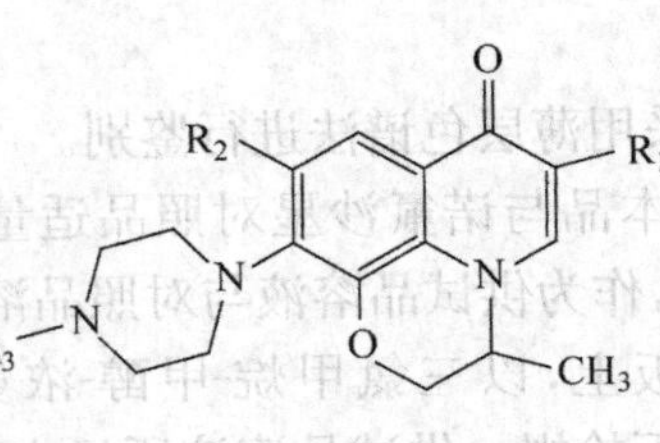	杂质 B:R₁=H,R₂=F,R₃=CH₃ 9-氟-3-甲基-10-(4-甲基哌嗪-1-基)-7-氧-2,3-二氢-7H-吡啶[1,2,3-de]-1,4-苯并噁嗪 杂质 C:R₁=COOH,R₂=H,R₃=CH₃ 3-甲基-10-(4-甲基哌嗪-1-基)-7-氧-2,3-二氢-7H-吡啶[1,2,3-de]-1,4-苯并噁嗪-6-羧酸 杂质 E:R₁=COOH,R₂=F,R₃=H (3RS)-9-氟-3-甲基-7-氧代-10-(1-哌嗪基)-2,3-二氢-7H-吡啶[1,2,3-de]-1,4-苯并噁嗪-6-羧酸

续表

有关物质结构	有关物质名称
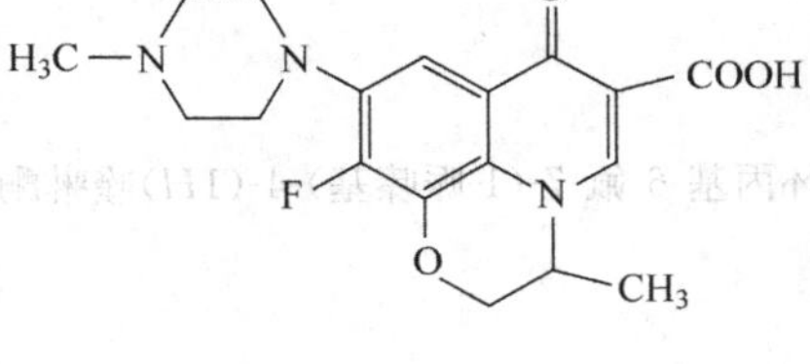	杂质 D：10-氟-3-甲基-9-(4-甲基哌嗪-1-基)-7-氧-2,3-二氢-7H-吡啶[1,2,3-de]-1,4-苯并噁嗪-6-羧酸
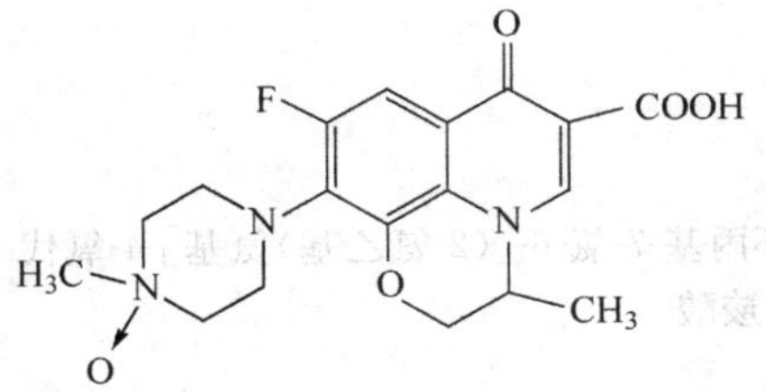	杂质 F：4-[6-羧基-9-氟-3-甲基-7-氧-2,3-二氢-7H-吡啶(1,2,3-de)-1,4-苯并噁嗪-10-基]-1-甲基哌嗪-1-氧化物

表 15-14　环丙沙星中的主要有关物质

有关物质结构	有关物质名称
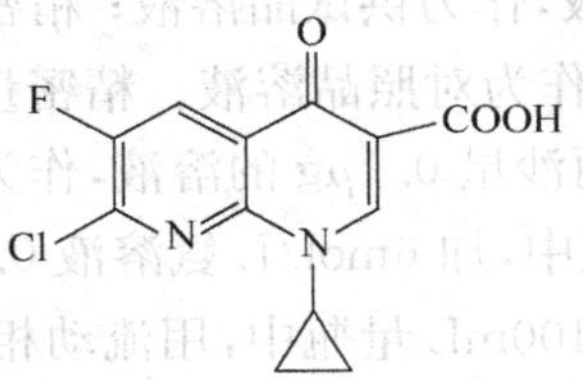	杂质 A：7-氯-1-环丙基-6-氟-4-氧代-1,4-二氢喹啉-3-羧酸
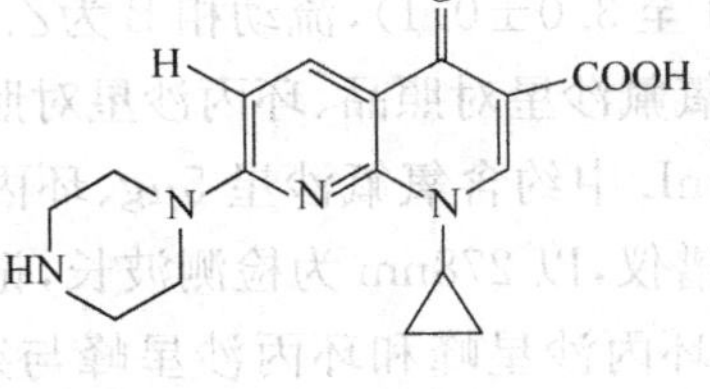	杂质 B：1-环丙基-4-氧代-7-(1-哌嗪基)-1,4-二氢喹啉-3-羧酸
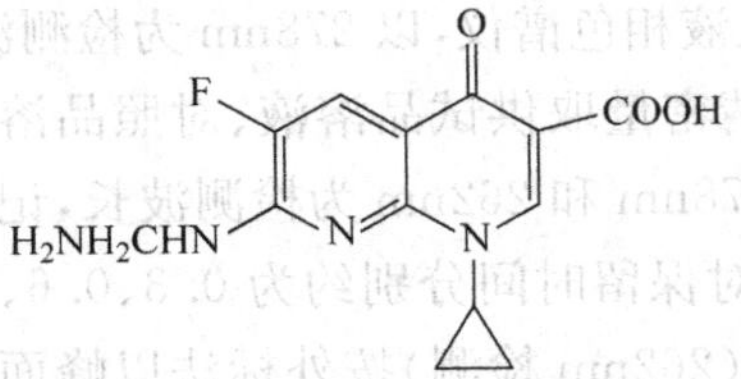	杂质 C：7-[(2-氨乙基)氨基]-1-环丙基-6-氟-4-氧代-1,4-二氢喹啉-3-羧酸
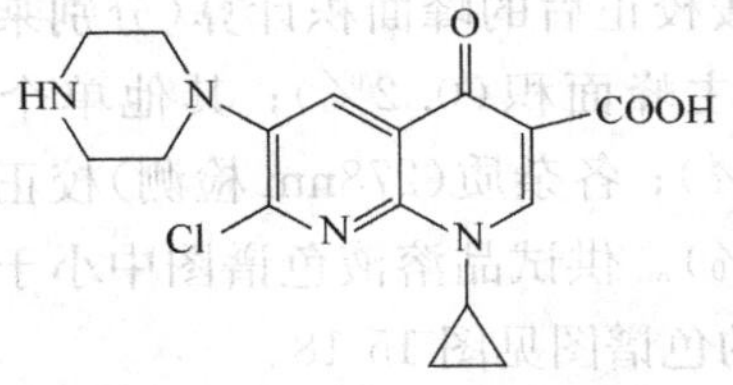	杂质 D：7-氯-1-环丙基-4-氧代-6-(1-哌嗪基)-1,4-二氢喹啉-3-羧酸

有关物质结构	有关物质名称
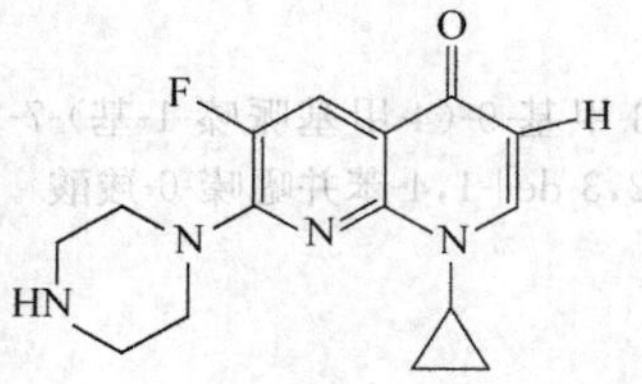	杂质 E：1-环丙基-6-氟-7-(1-哌嗪基)-4-(1H)喹啉酮
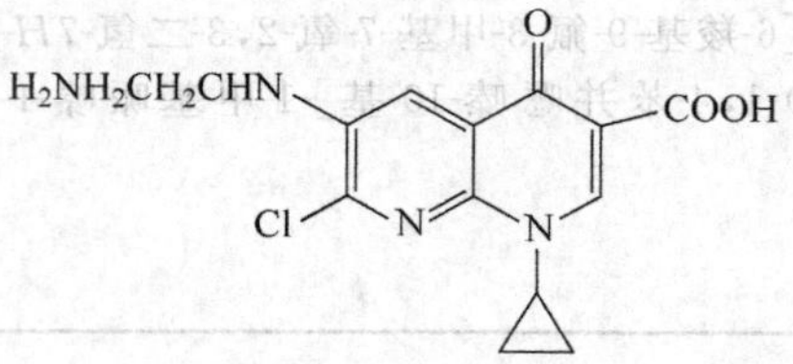	杂质 I：1-环丙基-7-氯-6-[（2-氨乙基）氨基]-4-氧代-1，4-二氢喹啉-3-羧酸

示例 15-72 盐酸环丙沙星中有关物质检查（ChP2015）：取本品适量,精密称定,加流动相 A 溶解并定量稀释制成每 1mL 中约含 0.5mg 的溶液,作为供试品溶液；精密量取适量,用流动相 A 定量稀释制成每 1mL 中约含 1μg 的溶液,作为对照品溶液。精密量取对照品溶液适量,用流动相 A 定量稀释制成每 1mL 中约含环丙沙星 0.1μg 的溶液,作为灵敏度溶液。另精密称取杂质 A 对照品约 15mg,置 100mL 量瓶中,加 6mol/L 氨溶液 0.6mL 与水适量使溶解,用水稀释至刻度,摇匀,精密量取 1mL,置 100mL 量瓶中,用流动相 A 稀释至刻度,摇匀,作为杂质 A 对照品溶液。用十八烷基硅烷键合硅胶为填充剂；流动相 A 为 0.025mol/L 磷酸溶液-乙腈（87：13）（用三乙胺调节 pH 至 3.0±0.1）,流动相 B 为乙腈,按表 15-15 进行线性梯度洗脱,流速为每分钟 1.5mL。取氧氟沙星对照品、环丙沙星对照品和杂质 I 对照品各适量,加流动相 A 溶解并稀释制成每 1mL 中约含氧氟沙星 5μg、环丙沙星 0.5mg 和杂质 I 10μg 的混合溶液,取 20μL 注入液相色谱仪,以 278nm 为检测波长,记录色谱图,环丙沙星的保留时间约为 12min。氧氟沙星峰与环丙沙星峰和环丙沙星峰与杂质 I 峰间的分离度均应符合要求。取灵敏度溶液 20μL 注入液相色谱仪,以 278nm 为检测波长,记录色谱图,主成分色谱峰峰高的信噪比应大于 10。精密量取供试品溶液、对照品溶液与杂质 A 对照品溶液各 20μL,分别注入液相色谱仪,以 278nm 和 262nm 为检测波长,记录色谱图,杂质 E、杂质 B、杂质 C、杂质 I 和杂质 D 峰的相对保留时间分别约为 0.3、0.6、0.7、1.1 和 1.2。供试品溶液色谱图中如有杂质峰,杂质 A（262nm 检测）按外标法以峰面积计算,不得超过 0.3%。杂质 B、C、D 和 E（278nm 检测）按校正后的峰面积计算（分别乘以校正因子 0.7,0.6,1.4 和 6.7）,均不得大于对照溶液主峰面积（0.2%）；其他单个杂质（278nm 检测）峰面积不得大于对照溶液主峰面积（0.2%）；各杂质（278nm 检测）校正后峰面积的和不得大于对照品溶液主峰面积的 3.5 倍（0.7%）。供试品溶液色谱图中小于灵敏度溶液主峰面积的峰忽略不计。环丙沙星中有关物质的色谱图见图 15-18。

表 15-15 梯度洗脱表

时间/min	流动相 A/%	流动相 B/%
0	100	0
16	100	0
53	40	60
54	100	0
65	100	0

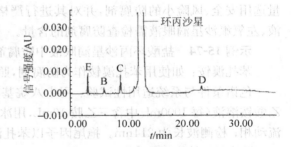

图 15-18 环丙沙星中有关物质的色谱图

(二）光学异构体

左氧氟沙星为氧氟沙星的左旋异构体,在其合成过程中易产生光学异构体副产物。氧氟沙星的右旋异构体几乎无抑菌作用,且毒性大于左旋异构体,因此国内外药典标准中均对左氧氟沙星的光学杂质进行了严格控制(一般小于 1.0%)。ChP2015 采用 HPLC 法,十八烷基硅烷键合硅胶为固定相,配合交换手性流动相测定,其原理为在流动相中添加手性试剂,与手性药物生成一对可逆的非对映异构体配合物,根据配合物的稳定性、在流动相中的溶解性以及与固定相的键合力差异而实现分离。该法只能用于与过渡金属离子形成相应配合物的药物,常用的金属离子有 Cu^{2+}、Zn^{2+} 和 Ni^{2+} 等,配合剂有 L-脯氨酸和 D-苯丙氨酸等氨基酸。

示例 15-73 左氧氟沙星中右氧氟沙星的检查(ChP2015):取本品适量,加流动相溶解并稀释制成每 1mL 中约含 1.0mg 的溶液,作为供试品溶液,精密量取适量,用流动相定量稀释制成每 1mL 中约含 10μg 的溶液,作为对照溶液。精密量取对照溶液适量,用流动相定量稀释制成每 1mL 中约含 0.5μg 的溶液,作为灵敏度溶液。用十八烷基硅烷键合硅胶为填充剂;以硫酸铜 D-苯丙氨酸溶液(取 D-苯丙氨酸 1.32g 与硫酸铜 1g,加水 1000mL 溶解后,用氢氧化钠试液调节 pH 至 3.5)-甲醇(82:18)为流动相;柱温 40℃,检测波长为 294nm。取左氧氟沙星和氧氟沙星对照品各适量,加流动相溶解并定量稀释制成每 1mL 中约含左氧氟沙星 1mg 和氧氟沙星 20μg 的溶液,取 20μL 注入液相色谱仪,记录色谱图,右氧氟沙星与左氧氟沙星依次流出,右、左旋异构体峰的分离度应符合要求。取灵敏度溶液 20μL 注入液相色谱仪,主成分色谱峰峰高的信噪比应大于 10。再精密量取供试品溶液和对照溶液各 20μL,分别注入液相色谱仪,记录色谱图(见图 15-19)。供试品溶液色谱图中右氧氟沙星峰面积不得大于对照溶液主峰面积(1.0%)。

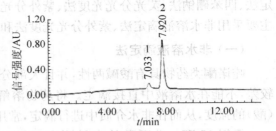

图 15-19 左氧氟沙星中的光学异构体分离图谱
1. 右氧氟沙星;2. 左氧氟沙星

(三）滴眼剂中防腐剂的测定

本类药物临床常用其滴眼剂。多剂量眼用制剂一般应加适当防腐剂,以防止在使用过程中因微生物污染对眼造成的危害,但长期使用含防腐剂的滴眼液对眼表有损害,因此应尽量选用安全、风险小的防腐剂,并对其进行严格控制。ChP2015 收载的盐酸环丙沙星滴眼液、左氧氟沙星滴眼液需检查防腐剂的含量。

示例 15-74 盐酸环丙沙星滴眼液中防腐剂的检查(ChP2015)

苯扎溴铵:如使用苯扎溴铵作为防腐剂,照 HPLC 法测定。

色谱条件与系统适用性试验:用十八烷基硅烷键合硅胶为填充剂;以 0.005mol/L 的乙酸铵溶液(每 1000mL 中含三乙胺 10mL,用冰乙酸调节 pH 至 5.0±0.5)-乙腈(35∶65)为流动相;检测波长为 214nm。拖尾因子以苯扎溴铵峰计应小于 1.5。

测定法:精密量取本品 20μL,注入液相色谱仪,记录色谱图;另精密称取苯扎溴铵对照品适量,加水溶解并定量稀释制成每 1mL 中约含 0.1mg 的溶液,同法测定。按外标法以峰面积计算,供试品中如含苯扎溴铵,应为标示量的 80.0%~120.0%。

羟苯乙酯:如使用羟苯乙酯作为防腐剂,照 HPLC 法测定。

色谱条件与系统适用性试验:用十八烷基硅烷键合硅胶为填充剂;以 0.005mol/L 的乙酸铵溶液(每 1000mL 中含三乙胺 10mL,用冰乙酸调节 pH 至 5.0±0.5)-乙腈(50∶50)为流动相;检测波长为 256nm。取羟苯甲酯对照品、羟苯乙酯对照品和羟苯丙酯对照品适量,加水适量,在水浴中加热溶解,放冷,用水稀释制成每 1mL 中分别约含 15μg 的混合溶液,取 20μL 注入液相色谱仪,记录色谱图,羟苯甲酯峰、羟苯乙酯峰和羟苯丙酯峰间的分离度均应符合要求。

测定法:精密量取本品 3mL,用水定量稀释制成每 1mL 中约含羟苯乙酯 15μg 的溶液,精密量取 20μL,注入液相色谱仪,记录色谱图;另取羟苯乙酯对照品适量,精密称定,加水适量,在水浴中加热溶解,放冷,用水定量稀释制成每 1mL 中约含 15μg 的溶液,同法测定。按外标法以峰面积计算,供试品中如含羟苯乙酯,应为标示量的 80.0~120.0%。

四、含量测定

国内外文献报道喹诺酮类药物的含量测定方法较多,主要包括酸碱滴定法、非水溶液滴定法、四苯硼钠法、荧光分光光度法、紫外分光光度法、HPLC 法、毛细管电泳法等,ChP2015 主要采用非水溶液滴定法、紫外分光光度法和 HPLC 法测定本类药物及其制剂含量。

(一)非水溶液滴定法

喹诺酮类药物具有酸碱两性,并且大部分为疏水性药物,在 pH 6~8 范围内的水溶性较差,不能在水溶液中直接滴定。将药物溶解于乙酸等非水溶液中,溶化作用增强了弱碱(酸)的强度,从而在非水介质中进行滴定,常用的为非水碱量法。

示例 15-75 吡哌酸的含量测定(ChP2015):取本品约 0.2g,精密称定,加冰乙酸 20mL 溶解后,加结晶紫指示液 1 滴,用高氯酸滴定液(0.1mol/L)滴定至溶液显纯蓝色,并将滴定的结果用空白试验校正。每 1mL 高氯酸滴定液(0.1mol/L)相当于 30.33mg 的 $C_{14}H_{17}N_5O_3$。

(二)紫外分光光度法

喹诺酮类药物在紫外区有特征吸收,同时在酸性或碱性溶液中可以溶解,且较为稳定,因此可采用吸收系数法或对照品对照法测定含量。紫外分光光度法灵敏度高,精密度好,可用于本类药物及其制剂的含量测定。

示例 15-76　吡哌酸片的含量测定(ChP2015)：取本品 10 片,精密称定,研细,精密称取适量(约相当于 $C_{14}H_{17}N_5O_3 \cdot 3H_2O$ 0.2g),置 500mL 量瓶中,加 0.01mol/L 盐酸溶液适量,超声使吡哌酸溶解并稀释至刻度,摇匀,滤过,精密量取续滤液 2mL,置 250mL 量瓶中,用 0.01mol/L 盐酸溶液稀释至刻度,摇匀,在 275nm 的波长处测定吸光度;另精密称取吡哌酸对照品适量,加 0.01mol/L 盐酸溶液溶解并定量稀释制成每 1mL 中约含 $C_{14}H_{17}N_5O_3 \cdot 3H_2O$ 3μg 的溶液,同法测定。计算出供试品中 $C_{14}H_{17}N_5O_3 \cdot 3H_2O$ 的含量。

(三) 高效液相色谱法

各国药典均采用高效液相色谱法测定本类药物及其制剂含量,且比例不断增加。ChP2015 所收载的喹诺酮类原料药(吡哌酸除外)均采用 HPLC 法测定含量,大部分药物制剂的含量也采用本法测定。由于本类药物结构中同时具有酸性羧基和碱性氨基,在水溶液中能发生解离,采用常规 HPLC 法,以甲醇-水或乙腈-水为流动相洗脱时易发生色谱峰滞后、拖尾严重、对称性差、分离度低和保留值不稳定等问题。因此可采用离子抑制或反相离子对色谱等技术改进测定条件,以克服上述缺陷。

反相离子对高效液相色谱法(Ion-pair RP-HPLC)通常是在极性流动相中加入与待测组分离子电荷相反的离子对试剂,使之在洗脱过程中与待测组分离子生成不带电荷的中性离子对,以增强待测组分在非极性固定相中的保留,从而使分配系数增加,改善分离效果。常用的离子对试剂主要有戊烷磺酸钠、十二烷基磺酸钠、枸橼酸钠和高氯酸钠等。反相离子对试剂的性质与浓度、流动相的组成、pH 及离子强度等均会影响离子对的形成,从而影响待测组分的保留行为。

示例 15-77　盐酸洛美沙星的含量测定(ChP2015)

色谱条件与系统适用性试验：用十八烷基硅烷键合硅胶为填充剂;以戊烷磺酸钠溶液(取戊烷磺酸钠 1.5g,磷酸二氢铵 3.5g,加水 950mL 使溶解,用磷酸调节 pH 至 3.0,用水稀释至 1000mL)-甲醇(65:35)为流动相,流速为 1.2mL/min,检测波长为 287nm。取有关物质项下系统适用性溶液 20μL 注入液相色谱仪,洛美沙星的保留时间约为 9min,相对保留时间约 0.8 处的杂质峰与洛美沙星峰间的分离度应大于 2.0,洛美沙星峰与相对保留时间 1.1 处杂质峰间的分离度应符合要求。

测定法：取本品适量,精密称定,加流动相溶解并定量稀释制成每 1mL 中约含 0.1mg 的溶液,作为供试品溶液,精密量取 20μL 注入液相色谱仪,记录色谱图;另取洛美沙星对照品,同法测定。按外标法以峰面积计算出供试品中洛美沙星($C_{17}H_{19}F_2N_3O_3$)的含量。

示例中采用反相离子对高效液相色谱法测定盐酸洛美沙星的含量。以戊烷磺酸钠溶液-甲醇(65:35)为流动相,在合适的 pH(pH=3.0)条件下,洛美沙星与离子对试剂离子形成中性的离子对化合物后,在非极性固定相中溶解度增大,从而改善其分离效果。

五、体内喹诺酮类药物的分析

莫西沙星(MOFX)是第四代喹诺酮类药物中活性最强者之一,不仅保留了抗革兰阴性菌的高活性又明显增强了抗革兰阳性菌的活性。其体内分布好,对组织的穿透力较强,还可透过血脑屏障进入脑脊液。随着莫西沙星在临床的广泛应用,需要建立快速可靠的方法进行体内生物样本的分析。采用 HPLC 法测定人血清中莫西沙星浓度已有相关文献报道。

示例 15-78 HPLC 法测定血清中莫西沙星含量的方法优化及验证[7]

测定条件：采用 Supelco LC-Hisep 色谱柱（USA,4.6mm×150mm,5μm）进行分离；以 0.25mol/L Na_3PO_4-H_3PO_4 缓冲液（pH 3.0）-乙腈（95∶5）为流动相；荧光检测器激发波长 E_x=290nm，发射波长 E_m=500nm；以氧氟沙星为内标，十二烷基磺酸钠溶液作为置换试剂，室温条件下测定。

体内样品的制备：取全血样品离心 30min（转速 2000r/min）。上清液通过 Minisart plus 注射器滤过（0.2μm 孔径,Supelco），以除去残留血液成分和高分子蛋白质。加入适当稀释的内标工作溶液和置换试剂后，血浆样品直接注射到 Hisep 色谱柱上。

分析结果：采用响应面法在两因素空间中对分离条件进行优化，即优化了流动相的 pH 值和乙腈在流动相中的体积比，使色谱分析在 10min 之内就能进行完全。方法学研究表明血液样本标准曲线在 3～1300μg/L 内线性良好（r＞0.99986,n=12），平均回收率 92.5%，定量限和检测限分别为 3.0μg/L 和 1.0μg/L。将优化后的方法用于测定单剂量或重复口服 400mg Avelox® 片剂后人血浆中莫西沙星的含量。证明该法快速、准确，可成功用于药动学研究和常规临床实践（血浆基质样品和水基质样品中莫西沙星和内标物氧氟沙星的色谱图见图 15-20。）

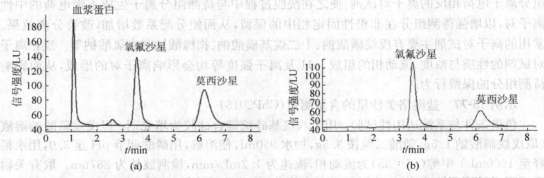

图 15-20 血浆基质样品（a）和水基质样品（b）中莫西沙星和内标（氧氟沙星）的色谱图

第五节 青蒿素类药物的分析

青蒿素（artemisinin）又称黄蒿素，是我国药学家屠呦呦及其研究组于 1972 年发现，并成功从菊科植物黄花蒿（*Artemisia annua* L.）茎叶中提取分离得到的含过氧基团的新型倍半萜内酯药物。青蒿素是我国原创的新型抗疟药，与已知抗疟药相比，其化学结构和作用机制完全不同，具有速效、高效和低毒等特点，尤其是对于脑型疟疾和抗氯喹疟疾有特效。国际上有关方面认为青蒿素的发现是抗疟研究史上的重大突破，2015 年 10 月，屠呦呦以"先驱性地发现青蒿素，开创疟疾治疗新方法"，获得诺贝尔生理学或医学奖，她是第一位获得诺贝尔自然科学奖的中国本土科学家。继青蒿素之后，在构效关系研究和化学结构鉴定基础上，我国及时研究开发出双氢青蒿素、蒿甲醚和青蒿琥酯衍生物，这些均是治疗疟疾的有效单体。同时研发出以青蒿素为基础的复方制剂，如复方蒿甲醚片、双氢青蒿素磷酸哌喹片和青蒿素哌喹片等，复方制剂可以降低青蒿素的耐药性，增强其疗效。

本节以最典型的药物青蒿素、双氢青蒿素、蒿甲醚和青蒿琥酯等为例,对青蒿素类药物的鉴别、杂质检查和含量测定相关问题进行讨论。

一、基本结构与主要性质

(一)典型药物的结构

青蒿素类药物是具有过氧桥的倍半萜内酯化合物,典型药物如表 15-16 所示。

表 15-16　典型青蒿素类药物的结构与性状

药物名称	结构式、分子式、相对分子质量	性状
青蒿素 artemisinin	$C_{15}H_{22}O_5$, 282.34	无色针状结晶。 在丙酮、乙酸乙酯、三氯甲烷中易溶, 在甲醇、乙醇、稀乙醇、乙醚及石油醚中溶解,在水中几乎不溶;在冰乙酸中易溶。 熔点为 150～153℃;$[\alpha]_D$(10mg/mL 无水乙醇)为 +75°～+78°。
双氢青蒿素 dihydroartemisinin	$C_{15}H_{24}O_5$, 284.35	白色或类白色结晶性粉末或无色针状结晶;无臭。 在丙酮中溶解,在甲醇或乙醇中略溶, 在水中几乎不溶。 熔点为 145～150℃,熔融时同时分解。
蒿甲醚 artemether	$C_{16}H_{26}O_5$, 298.37	白色结晶或结晶性粉末;无臭。 在丙酮或三氯甲烷中极易溶解,在乙醇或乙酸乙酯中易溶,在水中几乎不溶。 熔点为 86～90℃;$[\alpha]_D$(10mg/mL 无水乙醇)为 +168°～+173°。
青蒿琥酯 artesunate	$C_{19}H_{28}O_8$, 384.42	白色结晶性粉末;无臭。 在乙醇、丙酮或二氯甲烷中易溶,在水中极微溶解。 熔点为 131～136℃(口服用)或 132～137℃(注射用)。 $[\alpha]_D$(25mg/mL 二氯甲烷)为 +4.5°～+6.5°。

（二）主要理化性质

1. 氧化性 本类药物均为含过氧桥的倍半萜内酯类化合物，因此具有氧化性。

2. 旋光性 青蒿素类药物都有手性碳原子，具有旋光性，且均为右旋体药物。青蒿素的比旋度为+75°～+78°；蒿甲醚的比旋度为+168°～+173°。

3. 水解反应 青蒿素结构中含有内酯，碱性条件下易发生水解。其他药物母核中没有内酯，不发生水解。

4. 紫外光吸收特性 青蒿素类药物分子结构中的母核不具有共轭体系，紫外吸收光谱主要是末端吸收。但 C-10 位不同的取代基具有一定的吸收特性。

二、鉴别试验

（一）显色反应

1. 过氧桥的氧化反应 青蒿素类药物母核结构中含有过氧基，具有氧化性。在酸性条件下能将 I^- 氧化生成 I_2，与淀粉指示液显蓝紫色。ChP2015 采用该法鉴别青蒿素和双氢青蒿素片（表 15-16）。

示例 15-79 青蒿素的鉴别（ChP2015）：取本品约 5mg，加无水乙醇 0.5mL 溶解后，加碘化钾试液 0.4mL，稀硫酸 1.5mL 与淀粉指示液 4 滴，立即显紫色。

示例 15-80 双氢青蒿素片的鉴别（ChP2015）：取本品的细粉适量（约相当于双氢青蒿素 20mg），加无水乙醇 2mL 使双氢青蒿素溶解，滤过，滤液中加碘化钾试液 2mL 与稀硫酸 4mL，摇匀，加淀粉指示液数滴，溶液即显蓝紫色。

2. 羟肟酸铁反应 分子结构中含有内酯的化合物、羧酸衍生物及一些酯类化合物在碱性条件下可与羟胺作用，生成羟肟酸，在稀酸中与高铁离子显色。ChP2015 收载的青蒿素采用该法鉴别。

示例 15-81 青蒿素的鉴别（ChP2015）：取本品约 5mg，加无水乙醇 0.5mL 溶解后，加盐酸羟胺试液 0.5mL 与氢氧化钠试液 0.25mL，置水浴中微沸，放冷后，加盐酸 2 滴和三氯化铁试液 1 滴，立即显深紫红色。

3. 香草醛-硫酸反应 本类药物可与香草醛-硫酸溶液反应显色，其原理是羧基脱水，增加双键结构，再经双键位移、双分子缩合等反应生成共轭双键体系，又在酸作用下形成阳碳离子盐而显色。由于很多物质，如有机酸、挥发油、甾醇、萜类等均能与香草醛-硫酸溶液发生呈色反应，故本法专属性不强。ChP2015 收载的蒿甲醚原料及胶囊剂采用该法鉴别。青蒿琥酯、双氢青蒿素原料及其制剂的 TLC 鉴别也采用本法显色。

示例 15-82 蒿甲醚的鉴别（ChP2015）：取本品约 30mg，加无水乙醇 6mL 溶解，取数滴点于白瓷板上，加 1% 香草醛硫酸溶液 1 滴，即显桃红色。

（二）吸收光谱特征

ChP2015 收载青蒿素类药物、青蒿素哌喹片、青蒿琥酯片均采用红外分光光度法进行鉴别。原料药要求所得样品的红外图谱与对照图谱一致;药物制剂则需先将样品提取分离,残渣干燥后再进行红外图谱鉴别。

由于青蒿素类药物分子结构中的母核不具有共轭体系,紫外吸收光谱一般为末端吸收,ChP2015 均未采用紫外分光光度法鉴别本类药物。

示例 15-83 青蒿素哌喹片的鉴别(ChP2015)

取本品细粉适量(约相当于青蒿素 60mg),加丙酮 2mL,振摇使溶解,滤过,滤液置 60℃水浴蒸干,在 80℃干燥 30min,照红外分光光度法测定。除在 1574cm^{-1} 处的一组小吸收峰外,本品的红外光吸收图谱应与对照的图谱(光谱集 220 图)一致。

取本品细粉适量(约相当于哌喹 100mg),加 0.1mol/L 盐酸溶液 15mL,振摇使溶解,滤过,滤液置分液漏斗中,加 1mol/L 氢氧化钠溶液 2mL,使析出白色沉淀,再加二氯甲烷15mL,振摇提取,静置分层,取二氯甲烷层用水洗涤 2 次,每次 15mL,取二氯甲烷层,通过无水硫酸钠滤过,滤液置 60℃水浴蒸干,在 80℃干燥 30min。本品的红外光吸收图谱应与对照的图谱(光谱集 274 图)一致。

(三)色谱法

本类药物及其制剂鉴别项下均收载有色谱法,包括 HPLC 和 TLC 法。HPLC 法一般规定在含量测定项下记录的色谱图中,供试品溶液主峰的保留时间应与对照品溶液主峰的保留时间一致。TLC 法通过比较供试品溶液所显主斑点的颜色和位置与对照品溶液主斑点的颜色和位置是否相同进行鉴别。

示例 15-84 青蒿琥酯的鉴别(ChP2015):取本品,加甲醇溶解并稀释制成每 1mL 中含1mg 的溶液,作为供试品溶液;另取青蒿琥酯对照品 10mg,加甲醇 10mL 溶解,作为对照溶液。吸取上述两种溶液各 5μL,分别点于同一硅胶 G 薄层板上,以乙醇-甲苯-浓氨试液(70:30:1.5)为展开剂,展开,取出晾干后,喷以含 2%香草醛的硫酸乙醇溶液(20→100),120℃加热 5min,在日光下检视,供试品溶液所显主斑点的位置和颜色应与青蒿琥酯对照品溶液的主斑点一致。

三、有关物质检查

目前青蒿素仍以天然药材中提取分离获得为主,并用于其衍生药物的生产,因此药物中的有关物质主要是结构相似的化合物。ChP2015 采用 TLC 和 HPLC 法对青蒿素类药物及其制剂中的有关物质进行检查。

示例 15-85 青蒿素的有关物质检查(ChP2015):取本品,加丙酮溶解并稀释制成每1mL 中含 15mg 的溶液,作为供试品溶液;精密量取 0.5mL,置 100mL 量瓶中,用丙酮稀释至刻度,作为对照溶液(1);精密量取对照溶液(1)5mL,置 10mL 量瓶中,用丙酮稀释至刻度,作为对照溶液(2);另取青蒿素对照品与双氢青蒿素对照品,加丙酮溶解并稀释制成每1mL 中含青蒿素 10mg 与双氢青蒿素 0.1mg 的混合溶液,作为系统适用性溶液。吸取上述四种溶液各 10μL,分别点于同一硅胶 G 薄层板上,以石油醚(沸程 60~90℃)-丙酮-冰乙酸(8:2:0.1)为展开剂,展开 15cm 以上,取出,晾干,喷以含 2%香草醛的 20%硫酸乙醇溶液,在 85℃加热 10~20min 至斑点清晰,系统适用性溶液应显青蒿素与双氢青蒿素各自的清晰斑点。供试品溶液如显杂质斑点,深于对照溶液(2)主斑点颜色(0.25%)且不深于对照溶液(1)主斑点颜色(0.5%)的斑点不得多于1个,其他杂质斑点均不得深于对照溶液(2)所显主斑点的颜色(0.25%)。

示例 15-86 双氢青蒿素的有关物质检查(ChP2015):临用新制。取本品0.25g,置25mL量瓶中,加甲醇适量,超声使双氢青蒿素溶解,用甲醇稀释至刻度,摇匀,作为供试品溶液;精密量取1mL,置200mL量瓶中,用甲醇稀释至刻度,摇匀,作为对照溶液。用十八烷基硅烷键合硅胶为填充剂(CAPCELL PAK C_{18} MG Ⅱ,4.6mm×100mm,3μm 或效能相当的色谱柱);以水为流动相A,以乙腈为流动相B;流速为0.6mL/min;检测波长为216nm;按表15-17进行梯度洗脱。取双氢青蒿素(出现两个色谱峰)与青蒿素对照品各适量,加甲醇适量,超声使溶解并稀释制成每1mL中含双氢青蒿素与青蒿素各1mg的混合溶液,取20μL注入液相色谱仪,记录色谱图,调节流动相比例,使青蒿素色谱峰的保留时间约为10min,α-双氢青蒿素和β-双氢青蒿素相对青蒿素的保留时间约为0.6和0.8,各成分峰之间的分离度均应大于2.0。精密量取对照溶液与供试品溶液各20μL,分别注入液相色谱仪,记录色谱图。供试品溶液色谱图中如有杂质峰,大于对照溶液两主峰面积和的0.5倍(0.25%)且不大于对照溶液两主峰面积和(0.5%)的杂质峰个数不得多于1个,其他单个杂质峰面积不得大于对照溶液两主峰面积和的0.5倍(0.25%),各杂质峰面积的和不得大于对照溶液两主峰面积和的2倍(1.0%)。供试品溶液色谱图中小于对照溶液两主峰面积和0.1倍的色谱峰忽略不计。

表 15-17　梯度洗脱表

时间/min	流动相 A/%	流动相 B/%
0	40	60
17	40	60
30	0	100
31	40	60
40	40	60

双氢青蒿素的10位羟基在溶剂中易发生差向异构化,生成α-双氢青蒿素和β-双氢青蒿素。在溶解后的30min内,溶液中主要是β异构体峰,随着放置时间的增加,β异构体逐渐减少,α异构体逐渐增加,最后达到相对稳定的平衡状态。HPLC分析中两者分离良好,分离度可达5~6,所以双氢青蒿素对照溶液中出现两个峰。

ChP2015双氢青蒿素含量测定项下,色谱条件和系统适用性试验亦规定双氢青蒿素呈现两个峰,测定在8h内完成,否则药物有可能进一步发生异构体转化以外的其他变化。

四、含量测定

ChP2015收载的青蒿素类药物及其制剂均采用HPLC法测定含量。

示例 15-87 青蒿素的高效液相色谱法测定(ChP2015)

色谱条件与系统适用性试验:用十八烷基硅烷键合硅胶为填充剂;以乙腈-水(60∶40)

为流动相；检测波长为 210nm。取本品与双氢青蒿素对照品各适量，加甲醇溶解并稀释制成每 1mL 中各约含 1mg 的混合溶液，取 20μL 注入液相色谱仪，双氢青蒿素呈现两个色谱峰，青蒿素峰与相邻双氢青蒿素峰的分离度应大于 2.0；理论板数按青蒿素峰计算不低于 3000。

测定法：取本品约 25mg，精密称定，置 25mL 量瓶中，加甲醇溶解并稀释至刻度，摇匀，作为供试品溶液，精密量取 20μL 注入液相色谱仪，记录色谱图；另取青蒿素对照品，同法测定。按外标法以峰面积计算，即得。

（南昌大学 廖一静）

课后习题

一、单选题

1. 下列药物能发生戊烯二醛反应的是（   ）。

   A. 硫酸阿托品   B. 异烟肼   C. 硝苯地平   D. 尼可刹米   E. 氯丙嗪

2. 《中国药典》采用戊烯二醛反应鉴别尼可刹米，发生戊烯二醛反应的试剂为（   ）。

   A. 溴化氰   B. 溴化钾   C. 碘化钾   D. 溴酸钾   E. 氯化钾

3. ChP2015 中盐酸氯丙嗪注射液的含量测定采用的是（   ）。

   A. 直接分光光度法   B. 提取后分光光度法   C. 提取后双波长分光光度

   D. 二阶导数分光光度法   E. 高效液相色谱法

4. 吩噻嗪类药物易被氧化，这是因为（   ）。

   A. 环上 N 原子   B. 低价态的硫元素   C. 侧链脂肪胺

   D. 侧链上的卤素原子   E. 以上均是

5. 有氧化剂存在时，吩噻嗪类药物的鉴别或含量测定方法为（   ）。

   A. 非水溶液滴定法   B. 紫外分光光度法   C. 荧光分光光度法

   D. 钯离子比色法   E. pH 指示剂吸收度比值法

6. 硫酸-荧光反应为地西泮的特征鉴别反应之一，地西泮溶于硫酸后，在紫外光（365nm）下检视，显（   ）荧光。

   A. 红色   B. 橙色   C. 黄绿色   D. 蓝色   E. 紫色

7. 下列药物不能用非水碱量法测定的是（   ）。

   A. 硫酸奎宁   B. 盐酸利多卡因   C. 盐酸氯丙嗪   D. 水杨酸   E. 吡哌酸

8. 下列药物能用重氮化-偶合反应进行鉴别的是（   ）。

   A. 地西泮   B. 硝苯地平   C. 盐酸异丙嗪   D. 青蒿素   E. 盐酸环丙沙星

9. 下列关于青蒿素性质描述不正确的是（   ）。

   A. 含过氧键，具氧化性   B. 具旋光性   C. 碱性条件下易发生水解

   D. 与羟肟酸铁反应显色   E. 具紫外光吸收特性

10. ChP2015 采用反相 HPLC 法检查喹诺酮类药物有关物质时使用（   ）检测器。

    A. 荧光   B. 紫外   C. 电化学   D. 蒸发光散射   E. 以上都不是

[11~15]中对应的药物是：

    A. 异烟肼   B. 尼可刹米   C. 氯丙嗪   D. 地西泮   E. 奥沙西泮

11. 与硝酸作用产生红色( )。

12. 水解后具重氮化-偶合反应( )。

13. 与氢氧化钠共热,产生的气体可使湿润的红色石蕊试纸变蓝( )。

14. 加氨制硝酸银产生银镜反应( )。

15. 加酸水解后与茚三酮作用产生紫色( )。

[16~20]药物中相应的特殊杂质检查项目:

    A. 游离肼　　　B. 光学异构体　　　C. 防腐剂检查　　　D. 对氨基酚

    E. 酸性溶液的澄清度

16. 盐酸环丙沙星滴眼液的特殊杂质检查( )。

17. 对乙酰氨基酚的有关物质检查( )。

18. 异烟肼的有关物质检查( )。

19. 左氧氟沙星的有关物质检查( )。

20. 氯氮䓬的特殊杂质检查( )。

二、简答题

1. 简述钯离子比色法测定吩噻嗪类药物的原理。

2. 根据吩噻嗪类药物的结构特点,试述有哪几种定量分析方法?

3. ChP2015 左氧氟沙星中光学异构体的检查采用的方法是什么?简述其原理。

4. 根据以下药物的结构,可采用哪种氧化还原滴定法测定其含量?简述其测定原理。

5. 双氢青蒿素有关物质和含量测定项下,为什么其对照品溶液中呈现两个峰,测定时应注意什么?

6. 什么是反相离子对高效液相色谱法?影响测定的因素有哪些?

三、计算题

取标示量为 25mg 的盐酸氯丙嗪片 20 片,除去糖衣后精密称定,总重量为 2.4120g,研细,精密称量片粉 0.2368g,置 500mL 量瓶中,加盐酸溶液稀释至刻度,摇匀,滤过,精密量取续滤液 5mL,置 100mL 量瓶中,加同一溶剂稀释至刻度,摇匀,在 254nm 波长处测得吸收度为 0.435,按 $E_{1cm}^{1\%}$ 为 915 计算,求其含量占标示量的百分率?

参 考 文 献

[1] 国家药典委员会. 中华人民共和国药典[S]. 2015 年版. 北京:中国医药科技出版社,2015.

[2] 杭太俊. 药物分析[M]. 8 版. 北京:人民卫生出版社,2016.

[3] 贾萌萌,何晓梦,周莹,等. 高效液相色谱—质谱联用法测定人血浆中硝苯地平的浓度[J]. 中国临床

药理学杂志,2017,30(6):556-558.

[4] ADDOLORATA S M, AMOREB M, BAIONIA E, et al. Determination of selected phenothiazines in human plasma by solid-phase extraction and liquid chromatography with coulometric detection [J]. Analytica Chimica Acta,2008,624:308-316.

[5] KUMAZAWAA T, HASEGAWAB C, UCHIGASAKIC S, et al. Quantitative determination of phenothiazine derivatives in human plasma using monolithic silica solid-phase extraction tips and gas chromatography-mass spectrometry [J]. Journal of Chromatography A,2011,1218:2521-2527.

[6] 王朝虹,张琳,赵蒙,等. 超高效液相色谱-质谱定量测定全血中的13种苯二氮䓬类安眠镇静药物[J]. 刑事技术,2016,41(1):46-49.

[7] LABAN-DJURDJEVI'C A, JELIKI'C-STANKOV M, DJURDJEVI'C P. Optimization and validation of the direct HPLC method for the determination of moxifloxacin in plasma [J]. Journal of Chromatography B,2006,844:104-111.

[8] 袁亚男,姜廷良,周兴,等. 青蒿素的发现和发展[J].科学通报,2017,62:1914-1927.

[9] Society of Japanese Pharmacopoeia. Japanese Pharmacopoeia[S]. 17th ed. Tokyo:Yakuji Nippo Ltd, 2016.

[10] EUROPEAN DIRECTORATE FOR THE QUALITY OF MEDICINE & HEALTHCARE. European Pharmacopeial[S]. 9th ed. Strasbourg:Council of Europe,2016.

[11] THE UNITE STATES PHARMACOPEIAL CONVENTIONAL. USP40-NF35 (U. S. Pharmacopeia 40-National Formulary 35) [S]. Rockville:United Book Press,2017.

[12] THE BRITISH PHARMACOPEIAL COMMISSION. British Pharmacopeial[S]. 2017 ed. Landon: The Stationery Office,2017.

第十六章

维生素类药物的分析

学习要求

1. 掌握　维生素 A、维生素 B$_1$、维生素 C、维生素 D、维生素 E 的化学结构、理化性质与分析方法之间的关系；维生素 A、维生素 B$_1$、维生素 C、维生素 D、维生素 E 的专属鉴别反应、主要的含量测定方法与原理。

2. 熟悉　维生素 A、维生素 B$_1$、维生素 C、维生素 D、维生素 E 等有关物质的检查方法与原理。

3. 了解　多种维生素的同时分析及体内维生素的分析。

维生素(vitamins)是维持人体正常代谢功能所必需的一类有机化合物,也是保持人体健康的重要活性物质,在体内既不是构成机体组织和细胞的组成成分,也不会产生能量,主要用于机体的能量转移和代谢调节。由于维生素体内不能合成或合成量不足,虽然其需要量很少,但必须经常从食物中摄取。从化学结构上看,维生素类化合物并非同属一类有机化合物,其中有些是醇、酯,有些是酸、胺,还有些是酚和醛类,它们各具不同的理化性质,发挥不同的生理功能。维生素按溶解性质不同,分为脂溶性维生素和水溶性维生素两大类,其中脂溶性维生素(能溶于脂肪)有维生素 A、维生素 D、维生素 E、维生素 K 等,水溶性维生素(能溶于水)有维生素 B$_1$、维生素 B$_2$、维生素 C、烟酸、泛酸和叶酸等。《中国药典》2015 年版收载了维生素 A、维生素 B$_1$、维生素 B$_2$、维生素 B$_6$、维生素 B$_{12}$、维生素 C、维生素 D$_3$、维生素 E、维生素 K$_1$、叶酸、烟酸、烟酰胺等的原料及制剂共 40 多个品种的维生素类药物的质量标准。

基于维生素类药物的化学结构、理化性质和生物特性,此类药物的分析方法主要有化学法、物理化学法、生物法和微生物法。目前常用的分析方法主要是化学法和物理化学法。本章主要介绍维生素 A、维生素 B$_1$、维生素 C、维生素 D 和维生素 E 五种维生素类药物的结构与性质、鉴别、杂质检查以及含量测定的原理与方法。

第一节　维生素 A 的分析

维生素 A(vitamin A)包括维生素 A₁(retinol,视黄醇)、去氢维生素 A(dehydroretinol,维生素 A₂)和去水维生素 A(anhydroretinol,维生素 A₃)等。其中维生素 A₁ 的活性最高,维生素 A₂ 的生物活性是维生素 A₁ 的 30%～40%,维生素 A₃ 的生物活性仅有维生素 A₁ 的 0.4%,故通常所说的维生素 A 系指维生素 A₁。维生素 A 是一种不饱和脂肪醇,在自然界中主要来自于鲛类无毒海鱼肝脏中提取的脂肪油(通称为鱼肝油),其含量高达 600000IU/g(国际单位/克),目前主要为维生素 A 醋酸酯和维生素 A 棕榈酸酯。

ChP2015 收载的维生素 A 是指人工合成的维生素 A 醋酸酯结晶加精制植物油制成的油溶液,同时还收载维生素 A 软胶囊、维生素 AD 软胶囊和维生素 AD 滴剂等。USP40-NF35 收载的是维生素 A 及其醋酸酯、丙酸酯和棕榈酸酯混合物的植物油溶液。

一、结构与性质

(一)结构

维生素 A 的结构(图 16-1)为具有一个共轭多烯醇侧链的环己烯,因而具有多个立体异构体,侧链上有 4 个双键,理论上有 16 个顺反异构体,但由于空间位阻的原因,其异构体数目较少。天然维生素 A 主要是全反式维生素 A,尚有多种其他异构体。取代基 R 的不同决定了维生素 A 的醇式或酯式存在形态(表 16-1)。维生素 A 其他异构体(表 16-2)则具有相似的化学性质,但紫外光谱特征和相对生物效价各不相同。

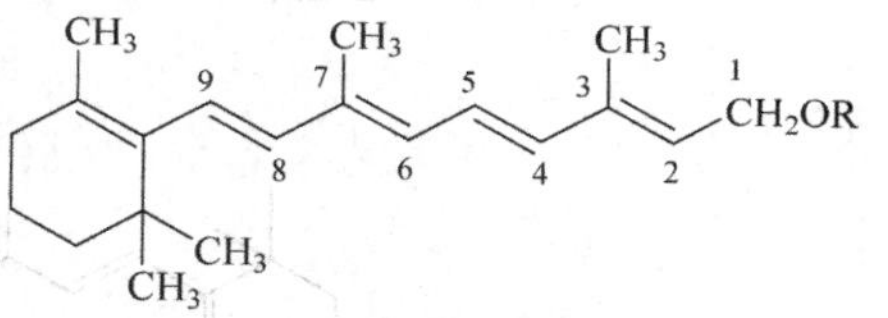

图 16-1　维生素 A 的结构

表 16-1　天然维生素 A 的主要组分

名　　称	—R	分子式	摩尔质量	晶型及熔点
维生素 A 醇	—H	$C_{20}H_{30}O$	286.44	黄色棱形结晶 62～64℃
维生素 A 醋酸酯	—COCH₃	$C_{22}H_{32}O_2$	328.48	淡黄色棱形结晶 57～58℃
维生素 A 棕榈酸酯	—COC₁₅H₃₁	$C_{36}H_{60}O_2$	524.84	无定型或结晶 28～29℃

鱼肝油中还含有去氢维生素 A(dehydroretinol,维生素 A₂)和去水维生素 A(anhydroretinol,维生素 A₃),其效价均低于维生素 A;鲸醇(kitol)是维生素 A 醇的二聚体,没有生物活性,结构式见图 16-2。但这些物质也有紫外吸收,并能与显色剂反应,呈相近颜色,所以在维生素 A 的含量测定时必须考虑这些因素的干扰。

表 16-2　维生素 A 及其异构体的性质

名　称	形　式	紫外吸收(乙醇)		相对生物效价/%	顺反异构
		λ_{max}/nm	$E_{1cm}^{1\%}$		
维生素 A	醇	325	1832	100	全反式
	醋酸酯	325.5	1584		
新维生素 A_a	醇	328	1686	75	2-顺
	醋酸酯	328	1431		
新维生素 A_b	醇	319	1376	24	4-顺
	醋酸酯	320.5	972.7		
新维生素 A_c	醇	311	907.8	15	2,4-二顺
	醋酸酯	310.5	858.8		
异维生素 A_a	醇	323	1477	21	6-顺
	醋酸酯	323	1199		
异维生素 A_b	醇	324	1379	24	2,6-二顺
	醋酸酯	324	806.5		

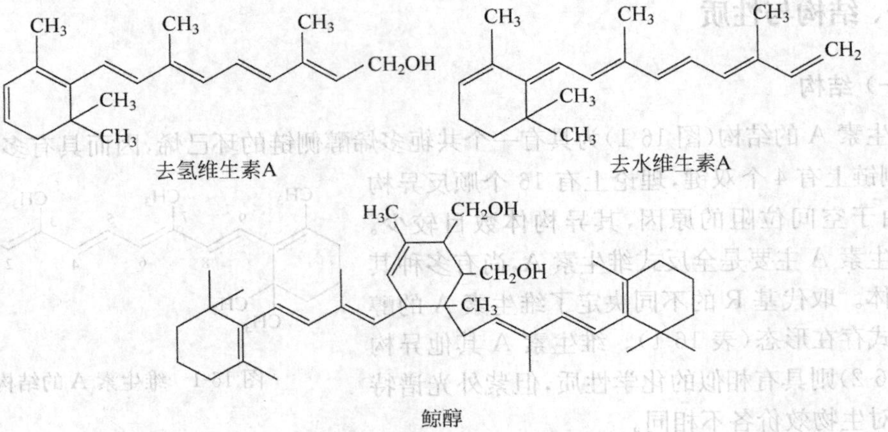

图 16-2　去氢维生素 A、去水维生素 A、鲸醇的结构

(二) 性质

1. 溶解性　维生素 A 与三氯甲烷、乙醚、环己烷或石油醚能任意比例混溶,微溶于乙醇,不溶于水。

2. 不稳定性　维生素 A 中有共轭多烯醇的侧链,性质不稳定,易被空气中的氧或氧化剂氧化,易被紫外光破坏裂解,尤其是在受热或有金属离子存在时更易氧化变质,生成没有生物活性的环氧化合物,继续氧化生成相应的维生素 A 醛和维生素 A 酸。维生素 A 对酸不稳定,遇 Lewis 酸或无水氯化氢乙醇溶液可发生脱水反应,生成脱水维生素 A。维生素 A 醋酸酯较维生素 A 相对稳定,一般将本品或其棕榈酸酯溶于植物油中供临床使用。因此,维生素 A 及其制剂需密封在凉暗处保存,同时充氮气保护或加入合适的抗氧化剂以提高药物的稳定性。

3. 与三氯化锑呈色　维生素 A 在三氯甲烷中能与三氯化锑试剂作用,产生不稳定的蓝色,此反应可以用于鉴别或含量测定。

4. 紫外吸收特性　维生素 A 分子中具有共轭多烯醇侧链,在 325～328nm 范围内有最大吸收,去水维生素 A 在 348nm、367nm 和 389nm 波长处有最大吸收(图 16-3)。紫外吸收特性可用于本类化合物的鉴别和含量测定。

二、鉴别试验

(一)三氯化锑反应(Carr-Price 反应)

1. 原理　三氯化锑反应又称 Carr-Price 反应,维生素 A 在饱和无水三氯化锑的无醇三氯甲烷溶液中即显蓝色,渐变成紫红色。其反应机制为维生素 A 和氯化锑(Ⅲ)中存在的亲电试剂氯化高锑(V)作用形成不稳定的蓝色碳正离子,反应方程式见图 16-4。

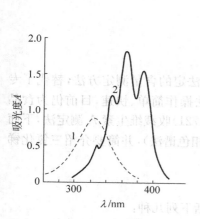

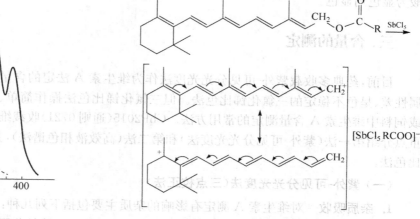

图 16-3　维生素 A 和去水维生素 A 的紫外吸收光谱 1. 维生素 A;2. 去水维生素 A

图 16-4　维生素 A 与三氯化锑反应方程式

2. 鉴别方法　取维生素 A 1 滴,加三氯甲烷 10mL 振摇使溶解,取出 2 滴,加三氯甲烷 2mL 与含 25% 三氯化锑的三氯甲烷溶液 0.5mL,即显蓝色,渐变成紫红色。

3. 注意事项　此鉴别反应需在无水、无醇的条件下进行,防止水使三氯化锑水解成氯化氧锑(SbOCl),防止乙醇与碳正离子作用导致正电荷消失,影响反应的顺利进行。

(二)紫外光谱法

1. 原理　维生素 A 分子结构中具有 5 个共轭双键,其无水乙醇溶液在 326nm 波长处有最大吸收。在盐酸催化下加热,发生脱水反应生成去水维生素 A。去水维生素 A 比维生素 A 分子结构中多一个共轭双键,因此其最大吸收峰向长波方向移动(红移),在 340～390nm 范围内出现 3 个吸收峰,见图 16-4。

2. 鉴别方法　取约相当于 10IU 的维生素 A 供试品,加无水乙醇-盐酸(100∶1,V/V)溶液溶解,立即用紫外分光光度计在 300～400nm 波长范围内进行扫描,应在 326nm 波长处有单一的吸收峰。将此溶液置水浴上加热 30s,迅速冷却,立即用紫外分光光度计在 300～400nm 波长范围内进行扫描,应在 348nm、367nm 和 389nm 三个波长处有尖锐的吸收峰,且在 332nm 波长处有较低的吸收峰或拐点。

（三）薄层色谱法

1. 色谱条件 用薄层色谱法鉴别维生素 A 时,吸附剂为硅胶 G 或硅胶,展开剂为环己烷-乙醚(80:20,V/V),环己烷或三氯甲烷为溶剂,用三氯化锑或磷钼酸显色。

2. BP2013 鉴别方法 本法为鉴别浓缩合成品维生素 A(油剂)的各种脂类的方法。分别取供试品与对照品(不同的维生素 A 酯类)的环己烷溶液(3.3IU/mL,内含 1g/L 丁基羟甲苯)各 $3\mu L$,点于薄层板硅胶 GF_{254} 上,至少展开板长的 2/3。取出薄层板后,置空气中挥干,在 254nm 紫外光下比较供试品和对照品溶液斑点位置即可鉴别。

3. USP39 鉴别方法 采用硅胶为吸附剂,以环己烷-乙醚(80:20,V/V)为展开剂,以维生素 A 的三氯甲烷溶液(约 1 500IU/mL)点样 0.01mL,展开 10cm,空气中挥干,以磷钼酸为显色剂显色。

三、含量的测定

目前,药典多收载紫外-可见分光光度法作为维生素 A 法定的含量测定方法,替代了专属性差、呈色不稳定的三氯化锑比色法。但三氯化锑比色法操作简单、快速,目前仍为食品或饲料中维生素 A 含量测定的常用方法。ChP2015(通则 0721)收载维生素 A 测定法,下面重点介绍第一法(紫外-可见分光光度法)和第二法(高效液相色谱法),并简要介绍三氯化锑比色法。

（一）紫外-可见分光光度法（三点校正法）

1. 杂质吸收 对维生素 A 测定有影响的杂质主要包括下列几种:

（1）维生素 A_2 和维生素 A_3:维生素 A_2 在 345～350nm 波长范围内有吸收。

（2）维生素 A 的氧化产物:环氧化物、维生素 A 醛和维生素 A 酸结构式见图 16-5。

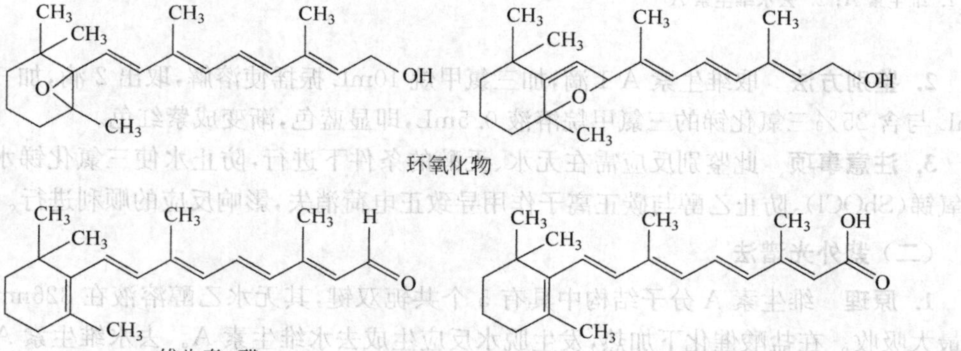

环氧化物

维生素A醛　　　　　　维生素A酸

图 16-5　维生素 A 的氧化产物

（3）维生素 A 在光照条件下产生逆-阿反应,生成无活性的二聚体——鲸醇。

（4）维生素 A 的异构体及其他中间体:异构体包括新维生素 A_a(2-顺式)、新维生素 A_b(4-顺式)、新维生素 A_c(2,4-二顺式)、异维生素 A_a(6-顺式)、异维生素 A_b(2,6-二顺式),以及在合成过程中产生的中间体等。

　　上述杂质在 310～340nm 波长范围内有吸收,干扰维生素 A 的准确测定,因此,在测定维生素 A 含量时,必须去除这些杂质的干扰吸收,三点校正法可消除这些杂质吸收的影响。

　　2. 三点校正法的建立　维生素 A 在 325～328nm 波长范围内有最大吸收,可用于其含量的测定。但因维生素 A 原料中常混有其他杂质,包括其多种异构体、氧化降解产物(维生素 A_2、维生素 A_3、环氧化物、维生素 A 醛和维生素 A 酸等)、合成中间体、副产物等有关物质,且维生素 A 制剂中常含稀释用油。这些杂质在 325～328nm 波长范围内也有不同程度的吸收,因此在维生素 A 的最大吸收波长处测得的吸光度并非仅是维生素 A 所产生的,而是维生素 A 和非维生素 A 物质在此波长处的吸光度之和,这将对维生素 A 的准确测定产生干扰。为了得到准确的含量测定结果,消除非维生素 A 物质的吸收所引入的误差,可采用三点校正法测定,即在三个波长处测得吸光度后,在规定的条件下以校正公式进行校正,再进行计算,这样可消除干扰,求得维生素 A 的真实含量。

　　维生素 A 最大吸收波长随溶剂的不同而变化,表 16-3 为维生素 A 醇及其醋酸酯在不同溶剂中的最大吸收波长、吸收系数和换算因数。

表 16-3　维生素 A 醇及其醋酸酯在不同溶剂中的紫外-可见吸收数据

溶　剂	维生素 A 醇			维生素 A 醋酸酯		
	λ_{max}/nm	$E_{1cm}^{1\%}$	换算因数	λ_{max}/nm	$E_{1cm}^{1\%}$	换算因数
环己烷	326.5	1755	1900	327.5	1530	1900
异丙醇	325	1820	1830	325	1600	1830

　　3. 测定原理　本法是供试液在三个波长处测得吸光度,根据校正公式计算吸光度 A 校正值后,再计算供试品含量,故称为三点校正法。其原理主要基于两点:

　　(1)物质对光的吸收具有加和性的原理:即在供试品的吸收曲线上,各波长处的吸光度是维生素 A 与无关吸收(杂质吸收)吸光度的代数和,因而吸收曲线也是各物质吸收曲线的叠加曲线。

　　(2)杂质的无关吸收在 310～340nm 波长范围内几乎呈一条直线,且随波长的增大,吸光度下降。

　　4. 波长选择　三点波长的选择原则为一点选择在维生素 A 的最大吸收波长处(即 λ_1),在 λ_1 的两侧各选一点(λ_2 和 λ_3)。

　　(1)第一法即等波长差法:λ_1 为 λ_2～λ_3 的中点,使 $\lambda_3-\lambda_1=\lambda_1-\lambda_2$。ChP2015 规定,测定维生素 A 醋酸酯时,$\lambda_1=328nm,\lambda_2=316nm,\lambda_3=340nm,\Delta\lambda=12nm$。

　　(2)第二法即等吸收比法:乘以比例系数后吸光度相等,使 $A_{\lambda_2}=A_{\lambda_3}=6/7\ A_{\lambda_1}$。ChP2015 规定,测定维生素 A 醇时,$\lambda_1=325nm,\lambda_2=310nm,\lambda_3=334nm$。

　　5. 生物效价及换算因数

　　(1)生物效价的定义:维生素 A 的含量仍用生物效价(国际单位,IU)表示。效价(IU/g)是指每克供试品中所含维生素 A 的国际单位数(IU/g)。维生素 A 的国际单位规定如下:

$$1\ 国际单位维生素 A =0.300\mu g\ 全反式维生素 A 醇$$
$$=0.344\mu g\ 全反式维生素 A 醋酸酯$$

将计算出的供试品吸收系数 $E_{1cm}^{1\%}$ 与换算因数相乘,即得供试品的生物效价。

　　(2)换算因数的含义:换算因数是单位 $E_{1cm}^{1\%}$ 数值所相当的生物效价见式(16-1)。

$$换算因数 = \frac{效价(\text{IU/g})_{纯品}}{吸收系数(E_{1cm}^{1\%}\lambda_{max})_{纯品}} \tag{16-1}$$

（3）维生素 A 醋酸酯换算因数的计算：已知 $0.344\mu g$ 全反式维生素 A 醋酸酯相当于 1 单位维生素 A，则 1g 维生素 A 醋酸酯相当的维生素 A 单位数为：

$$\frac{1\text{IU}}{0.344 \times 10^{-6}\text{g}} = 2907000\text{IU/g}$$

$$\frac{E_{1cm(328,环己烷)供试品}^{1\%}}{E_{1cm(328,环己烷)纯品}^{1\%}} = \frac{(\text{IU/g})_{供试品}}{(\text{IU/g})_{纯品}}$$

维生素 A 醋酸酯（纯品）的吸收系数 $E_{1cm(328,环己烷)纯品}^{1\%}$ 等于 1530，因此：

$$(\text{IU/g})_{供试品} = E_{1cm(328,环己烷)供试品}^{1\%} \times \frac{(\text{IU/g})_{纯品}}{E_{1cm(328,环己烷)纯品}^{1\%}}$$

$$= E_{1cm(328,环己烷)供试品}^{1\%} \times \frac{2907000}{1530} = E_{1cm(328,环己烷)供试品}^{1\%} \times 1900$$

6. 测定方法 ChP2015 测定供试品的含量，采用不同的测定方法及数据处理对维生素 A 原料及其制剂的生物效价进行测定。测定方法有两种，即"第一法"和"第二法"。合成的维生素 A 和天然鱼肝油中的维生素 A 均为酯式维生素，如供试品中干扰测定的杂质较少，能符合下列直接测定法的规定时，可用溶剂溶解供试品后直接测定，否则应按皂化法进行，经皂化提取去除干扰后测定。

1）第一法（直接测定法）　直接测定法适用于纯度高的维生素 A 醋酸酯的含量测定。

（1）方法：取维生素 A 醋酸酯适量，精密称定，加环己烷制成 1mL 中含有 9～15IU 的溶液，然后在 300nm、316nm、328nm、340nm 与 360nm 波长处分别测定吸光度，确定最大吸收波长（应为 328nm）。计算各波长下的吸光度与 328nm 波长下的吸光度比值。

（2）计算

① 求 $E_{1cm}^{1\%}$。由 $A = E_{1cm}^{1\%} \cdot C \cdot L$ 公式，求得 $E_{1cm}^{1\%} = \dfrac{A}{C \cdot L}$。

式中的 A 值有两种可能，一是直接采用 328nm 波长下测得吸光度值，即 A_{328}；二是采用吸光度校正公式计算出的校正值，即 $A_{328(校正)}$，校正公式见式（16-2）。

$$A_{328(校正)} = 3.25(2A_{328} - A_{316} - A_{340}) \tag{16-2}$$

② 求效价（IU/g）。效价是指每 1g 供试品中所含的维生素 A 的国际单位数（IU/g），见式（16-3）。

$$\text{IU/g} = E_{1cm}^{1\%} \times 1900 \tag{16-3}$$

③ 求维生素 A 醋酸酯占标示量的百分含量。见式（16-4）、式（16-5）。

$$标示量百分含量(\%) = \frac{E_{1cm}^{1\%} \times 1900 \times \overline{W}}{标示量} \times 100\% \tag{16-4}$$

即：

$$标示量百分含量(\%) = \frac{A \times D \times 1900 \times \overline{W}}{W \times 100 \times L \times 标示量} \times 100\% \tag{16-5}$$

式（16-4）、式（16-5）中：标示量为处方中规定的每粒软胶囊中含有的维生素 A 醋酸酯的国际单位数；A 为直接测得的 A_{328} 或校正后的 $A_{328(校正)}$；D 为供试品的稀释倍数；1900 为效价换算因数，即当供试品溶液 $E_{1cm}^{1\%}$ 等于 1 时，供试品的生物效价（IU/g）；$\overline{W}$ 为单位制剂中用于测定部分的平均重量（如胶丸，即为胶丸内容物的平均重量）；W 为供试品的取用量(如胶丸,即为胶丸内容物重量);100 为每 1mL 溶液中含有的维生素 A 重量换算成每 100mL 溶液中含有的维生素 A 的重量;L 为比色池厚度(cm)。

(3) A 值的选择

① 计算吸光度比值(即 A_i/A_{328})。分别与 ChP2015 规定的吸光度比值相减,即得到 5 个差值,判断每个差值是否超过规定的 ± 0.02,见表 16-4。

表 16-4　测定波长及各波长吸光度与波长 328nm 处吸光度的比值

| 波长/nm | 吸光度 | 吸光度比值 | | 两比值的差值 |
		药典规定值	计　算　值	(规定 ± 0.02)
300	A_0	0.555	A_0/A_2	
316	A_1	0.907	A_1/A_2	
328	A_2	1.000	A_2/A_2	
340	A_3	0.811	A_3/A_2	
360	A_4	0.299	A_4/A_2	

② 判断法。

A. 如果最大吸收波长在 326～329nm,分别计算 5 个波长下吸光度比值的差值,均不超过表中规定的 ± 0.02 时,则不用校正公式计算吸光度,而直接用 328nm 波长处测得的吸光度 A_{328} 求得 $E_{1cm}^{1\%}$。

B. 如果最大吸收波长在 326～329nm,分别计算 5 个波长下吸光度比值的差值,如超过表中规定的 ± 0.02,则应按以下方法判断:

计算校正吸光度与(实测)吸光度之差对(实测)吸光度的相对偏差,见式(16-6)。

$$X = \frac{A_{328(校正)} - A_{328}}{A_{328}} \times 100\% \tag{16-6}$$

若 X 不超过 $\pm 3.0\%$,则不用校正的吸光度,仍以未校正的吸光度计算含量,即用 A_{328} 代入求算;若 X 在 $-15\% \sim -3\%$,则以校正吸光度计算含量,即用 $A_{328(校正)}$ 代入计算;若 X 小于 -15% 或大于 3%,则不能用本法测定,而应采用第二法(皂化法)测定含量。

C. 如果最大吸收波长不在 326～329nm,也不能用本法测定,同样采用皂化法测定含量。上述判断方法的示意图见图 16-6。

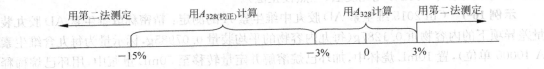

图 16-6　维生素 A 测定方法判断示意图

2) 第二法(皂化法)　皂化法适用于维生素 A 醇的含量测定。

(1) 方法:精密称取供试品适量(约相当于维生素 A 的总量 500IU 以上,重量不多于 2g),置皂化瓶中,加乙醇 30mL、50% 氢氧化钾溶液 3mL,置水浴中煮沸回流 30min,冷却后,得到的皂化液再经乙醚提取、洗涤、滤过、浓缩等处理后,迅速加异丙醇溶解并定量稀释成每 1mL 含维生素 A 为 9～15IU 的溶液,在 300nm、310nm、325nm、334nm 波长处分别测定吸光度,并确定最大吸收波长(应为 325nm)。

（2）计算

① 求 $E_{1cm}^{1\%}$。由 $A = E_{1cm}^{1\%} \cdot C \cdot L$ 公式，求得 $E_{1cm}^{1\%} = \dfrac{A}{C \cdot L}$。

式中的 A 值可能是 325nm 波长下测得的吸光度 A_{325}，也可能是用校正公式计算出的吸光度校正值 $A_{325(校正)}$，校正公式见式（16-7）。

$$A_{325(校正)} = 6.815A_{325} - 2.555A_{310} - 4.260A_{334} \tag{16-7}$$

② 求效价（IU/g）。IU/g $= E_{1cm}^{1\%} \times 1830$。

③ 求维生素 A 醇的标示量百分含量。见式（16-8）。

$$\begin{aligned} 标示量百分含量（\%） &= \frac{E_{1cm}^{1\%} \times 1830 \times \overline{W}}{标示量} \times 100\% \\ &= \frac{A \times D \times 1830 \times \overline{W}}{W \times 100 \times L \times 标示量} \times 100\% \end{aligned} \tag{16-8}$$

式（16-8）中，A 为直接测得的 A_{325} 或校正后的 $A_{325(校正)}$；1830 为换算因子；D、$\overline{W}$、W、100、L 与第一法计算式中的含义相同。

（3）A 值的选择

① 如果最大吸收波长在 323~327nm 之间，而且 A_{300}/A_{325} 的比值 $\leqslant 0.73$，按下法判断：计算校正吸光度与吸光度（实测）之差对吸光度（实测）的相对偏差 X，见式（16-9）。

$$X = \frac{A_{325(校正)} - A_{325}}{A_{325}} \times 100\% \tag{16-9}$$

若 X 在 $\pm 3\%$，则仍不用 A_{325}（校正），而直接用 A_{325} 代入求算；若 X 超过 $\pm 3\%$，则需用校正公式计算吸光度，用 A_{325}（校正）代入求算。

② 如果最大吸收波长不在 323~327nm 或 A_{300}/A_{325} 的比值 > 0.73 时，表示供试品中的杂质含量过高，应采用色谱等分离方法将未皂化的部分分离纯化后再测定。

7. 讨论

（1）采用三点校正法时，除其中一点是在吸收峰波长处测得外，其他两点分别在吸收峰两侧的波长处测定，仪器波长的不准确会引入较大的误差，因此在测定前应对仪器波长进行校正，同时测定应在半暗室中尽快完成。

（2）ChP2015 收载的维生素 A、维生素 A 软胶囊及维生素 AD 软胶囊中维生素 A 的含量测定均采用紫外-可见分光光度法（三点校正法）。

示例 16-1 ChP2015 维生素 AD 胶丸中维生素 A 的测定：精密称取维生素 AD 胶丸装量差异项下的内容物重 0.1287g（每丸内容物的平均装量 0.07985g，标示量为每丸含维生素 A 10000 单位），置 10mL 烧杯中，加环己烷溶解并定量转移至 50mL 量瓶中，用环己烷稀释至刻度，摇匀；精密量取 2mL，置另一 50mL 量瓶中，用环己烷稀释至刻度，摇匀。以环己烷为空白，测得最大吸收波长为 328nm，并分别于 300nm、316nm、328nm、340nm 与 360nm 波长处测得吸光度见表 16-5，计算胶丸中维生素 A 占标示量的百分含量。

表 16-5　不同波长处的吸光度值

波长/nm	300	316	328	340	360
吸光度/A	0.374	0.592	0.663	0.553	0.228

计算方法：

（1）计算各波长处吸光度与 328nm 波长处吸光度的比值，并与规定值比较，结果见表 16-6。

表 16-6　吸光度比值计算、比较结果

波长/nm	300	316	328	340	360
吸光度比	0.564	0.893	1.000	0.834	0.344
规定比值	0.555	0.907	1.000	0.811	0.299
比值之差	+0.009	−0.014	0.000	+0.023	+0.045

其中，360nm 波长处吸光度与 328nm 波长处吸光度之比与规定比值之差为 +0.045，超出了规定限度（±0.02），故需计算校正吸光度。

（2）计算校正吸光度，并与实测值比较。

$$A_{328(校正)} = 3.52(2A_{328} - A_{316} - A_{340})$$
$$= 3.52(2 \times 0.663 - 0.592 - 0.553) = 0.637$$

$$\frac{A_{328(校正)} - A_{328(实测)}}{A_{328(校正)}} \times 100\% = \frac{0.637 - 0.663}{0.663} \times 100\% = -3.92\%$$

校正吸光度与实测值之差超过实测值的 −3.0%（但未超过 −15%），故以 $A_{328(校正)}$ 计算含量。

（3）计算供试品的吸收系数 $E_{1cm(328nm)}^{1\%}$ 值。

$$E_{1cm(328nm)}^{1\%} = \frac{A_{328(校正)}}{100 \times \frac{m_x}{V}} = \frac{0.637}{100 \times \frac{0.1287}{1250}} = 61.87$$

其中 $A_{328(校正)}$ 为经过校正的 328nm 处的吸光度；m_x 为取样量；V 为稀释体积。

（4）计算供试品中维生素 A 效价（IU/g）及其占标示量的百分含量。

供试品中维生素 A 效价 $= E_{1cm(328nm)}^{1\%} \times 1900 = 61.87 \times 1900 = 117553$（IU/g）

$$标示量百分含量(\%) = \frac{维生素 A 效价(IU/g) \times 每丸内容物平均装量(g/丸)}{标示量(IU/丸)} \times 100\%$$
$$= \frac{117553(IU/g) \times 0.07985(g/丸)}{10000(IU/丸)} \times 100\%$$
$$= 93.9\%$$

（二）高效液相色谱法

高效液相色谱法（HPLC）适用于维生素 A 醋酸酯原料及其制剂中维生素 A 的含量测定。

示例 16-2　高效液相色谱法测定维生素 A 醋酸酯原料及其制剂中维生素 A 的含量测定。

1. 系统适用性溶液的制备　取维生素 A 对照品适量（约相当于维生素 A 醋酸酯 300mg），置烧杯中，加入碘试液 0.2mL，混匀，放置约 10min，定量转移至 200mL 量瓶中，用正己烷稀释至刻度，摇匀，精密量取 1mL，置 100mL 量瓶中，用正己烷稀释至刻度，摇匀。

2. 供试品和对照品溶液的制备　精密称取供试品适量（约相当于维生素 A 醋酸酯 15mg），置 100mL 烧杯中，用正己烷稀释至刻度，摇匀；精密量取 5mL，置 50mL 量瓶中，用正己烷稀释至刻度,摇匀,得供试品溶液。另精密称取维生素 A 对照品适量(约相当于维生素 A 醋酸酯 15mg),同法制成对照品溶液。

3. 仪器与色谱条件

(1) 仪器:高效液相色谱仪(配紫外检测器)。

(2) 色谱条件与系统适用性试验:以硅胶为填充剂,以正己烷-异丙醇(997:3,V/V)为流动相,检测波长为 325nm。取系统适用性试验溶液 10μL,注入高效液相色谱仪,调整色谱系统,维生素 A 醋酸酯主峰与其顺式异构体峰的分离度应大于 3.0。精密量取对照品溶液 10μL,注入高效液相色谱仪,连续进样 5 次,主成分峰面积相对标准偏差不得超过 3.0%。

4. 实验方法 精密量取供试品溶液与对照品溶液各 10μL,分别注入高效液相色谱仪。记录色谱图,按外标法以峰面积计算,即得。

5. 讨论 系统适用性试验中加入碘试液 0.2mL,目的是将对照品中的部分维生素 A 醋酸酯转化成其顺式异构体,进行分离度的考察。若为维生素 A 醋酸酯顺式异构体,则可直接用作系统适用性分离度考察。

(三) 三氯化锑比色法

1. 原理 维生素 A 与三氯化锑的无水三氯甲烷溶液作用,产生不稳定的蓝色,在 618~620nm 波长处有最大吸收,吸收符合朗伯-比尔定律。

2. 方法 取维生素 A 对照品,制成系列浓度的对照品三氯甲烷溶液,加入一定量的三氯化锑三氯甲烷溶液,在 5~10s 内,在 620nm 波长处测定吸光度,绘制标准曲线。同法测定供试品溶液的吸光度,根据标准曲线计算供试品含量。

3. 注意事项

(1) 时间:本法产生的蓝色不稳定,要求操作迅速,一般规定加入三氯化锑后应在 5~10s 内测定。

(2) 无水:反应需无水进行,否则三氯化锑水解产生 SbOCl 会使溶液浑浊,影响比色分析。

(3) 温度:对呈色强度的影响很大,样品测定时的温度与绘制标准曲线时的温度相差要求在 ±1℃ 以内。

(4) 干扰:三氯化锑比色反应并非维生素 A 的专属性反应,同条件下,某些有关物质均与三氯化锑显蓝色干扰测定,常使测定结果偏高。

(5) 安全:三氯化锑试剂有强的腐蚀性,易损坏皮肤和仪器。

第二节 维生素 B$_1$ 的分析

维生素 B$_1$(vitamin B$_1$)主要存在于种子的外皮和胚芽中,如米糠和麸皮中含量很丰富,酵母菌中含量也极丰富,瘦肉、白菜和芹菜中含量也较丰富。维生素 B$_1$ 还可来源于人工合成。本品有维持糖代谢及神经传导与消化正常的功能,主要用于治疗脚气病、多发性神经炎和胃肠道疾病。ChP2015 收载了维生素 B$_1$、维生素 B$_1$ 片和维生素 B$_1$ 注射液的质量标准。

一、结构与性质

（一）结构

维生素 B_1（亦称盐酸硫胺，thiamine hydrochloride）是由氨基嘧啶环和噻唑环通过亚甲基连接而成的季铵类化合物，噻唑环上的季铵及嘧啶环上的氨基为 2 个碱性基团，可与酸成盐，如盐酸、硝酸和氢溴酸。化学名称为氯化-4-甲基-3[（2-甲基-4-氨基-5-嘧啶基）甲基]-5-（2-羟基乙基）噻唑鎓盐酸盐。结构式如图 16-7 所示。

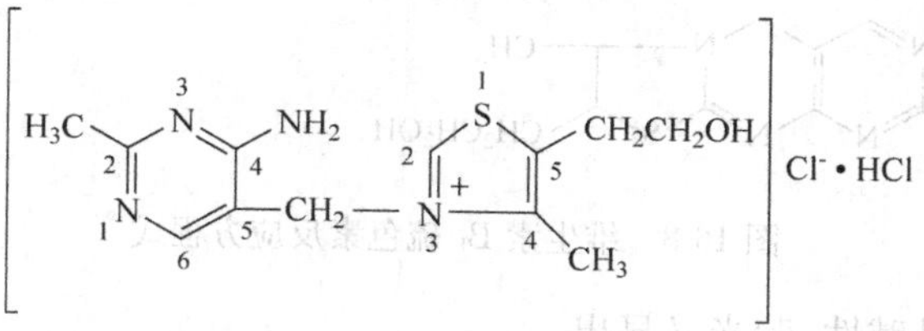

图 16-7　维生素 B_1 的化学结构式

（二）性质

1. 性状　维生素 B_1 为白色结晶或结晶性粉末，有微弱的特臭，味苦，其干燥品在空气中可迅速吸收 4% 的水分。

2. 溶解性　维生素 B_1 在水中易溶，在乙醇中微溶，在乙醚中不溶。

3. 酸性　维生素 B_1 是盐酸盐，故本品水溶液显酸性，且在酸性溶液中稳定，同时呈现氯化物的特征反应。

4. 硫色素反应　维生素 B_1 结构中噻唑环在碱性介质中可开环，再与嘧啶环上的氨基环合，经铁氰化钾等氧化剂氧化成具有荧光的硫色素，在正丁醇中呈蓝色荧光。

5. 与生物碱沉淀试剂反应　维生素 B_1 结构中含有 2 个杂环（嘧啶环和噻唑环），故可与某些生物碱沉淀试剂（如碘化汞钾、三硝基酚、碘溶液和硅钨酸等）反应生成组成恒定的沉淀，可用于鉴别和含量测定。

6. 紫外吸收特性　本品的 12.5ug/mL 盐酸溶液（9→1000）在 246nm 波长处吸收系数（$E_{1cm}^{1\%}$）为 406～436。

二、鉴别试验

（一）硫色素反应

1. 原理　维生素 B_1 在碱性溶液中可被铁氰化钾氧化成硫色素，硫色素溶于正丁醇（或异丁醇等）中，显蓝色荧光。

硫色素反应是维生素 B_1 的专属性鉴别反应，用于维生素 B_1 的鉴别（ChP2015），反应式见图 16-8。

2. 方法　取本品约 5mg，加氢氧化钠试液 2.5mL 溶解后，加铁氰化钾试液 0.5mL 与正丁醇 5mL，强力振摇 2min，放置使分层，上面的醇层显强烈的蓝色荧光，加酸使呈酸性，荧

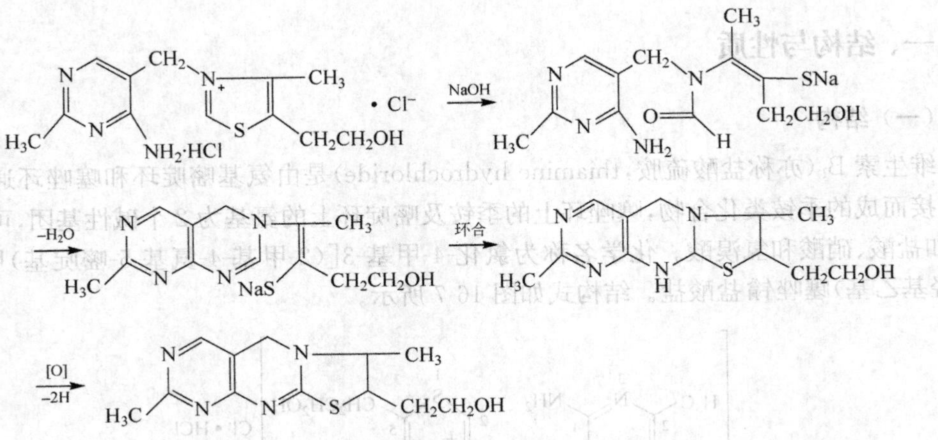

图 16-8　维生素 B₁ 硫色素反应方程式

光即消失,再加碱使呈碱性,荧光又显出。

(二)沉淀反应

维生素 B₁ 结构中具有嘧啶环和氨基,显生物碱的特性,可与多种生物碱沉淀或显色剂反应。

维生素 B₁ 与碘化汞钾生成淡黄色沉淀[B]·H_2HgI_4;

维生素 B₁ 与碘生成红色沉淀[B]·HI·I_2;

维生素 B₁ 与硅钨酸生成白色沉淀$[B]_2$·$SiO_2(OH)_2$·$12WO_3$·$4H_2O$;

维生素 B₁ 与苦酮酸生成扇形白色结晶,结构式见图 16-9。

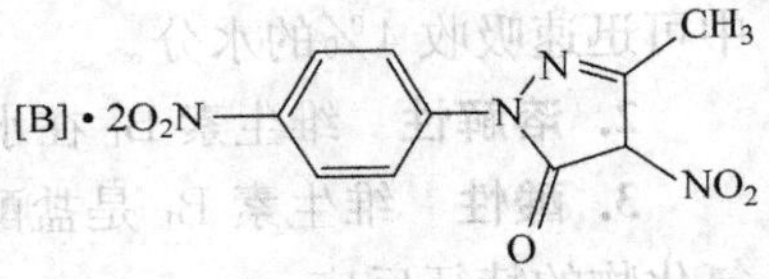

图 16-9　维生素 B₁ 与苦酮酸反应产物结构式

(三)硫元素反应

维生素 B₁ 与 NaOH 共热,分解产生硫化钠,硫化钠可与硝酸铅反应生成黑色硫化铅沉淀,此反应可供鉴别。

(四)氯化物反应

维生素 B₁ 的水溶液显氯化物的鉴别反应。

(五)红外分光光度法

取本品适量,加水溶解,水浴蒸干,在 105℃ 干燥 2h 测定。本品的红外光吸收图谱应与对照图谱(光谱集 1205 图)一致。

ChP2015 中,维生素 B₁ 的鉴别收载(一)(三)(五)法,维生素 B₁ 片剂及注射液的鉴别收载(一)(三)法。

三、含量测定

维生素 B₁ 及其制剂常用的含量测定方法有非水滴定法、紫外分光光度法和硫色素荧光法。ChP2015 用非水滴定法测定原料药,用紫外分光光度法测定片剂和注射液的含量。

（一）非水滴定法

1. 原理　维生素 B_1 分子中含有 2 个碱性的已成盐的伯胺和季铵基团,在非水溶液中均可与高氯酸作用,用电位滴定法指示终点,即可测定维生素 B_1 的含量。

2. 方法　取本品约 0.12g,精密称定,加冰乙酸 20mL 微热使溶解,放冷,加乙酸酐 30mL,照电位滴定法(通则 0701),用高氯酸滴定液(0.1mol/L)滴定,并将滴定的结果用空白试验校正。每 1mL 高氯酸滴定液(0.1mol/L)相当于 16.86mg 的 $C_{12}H_{17}ClN_4OS \cdot HCl$。

3. 讨论　本法适用于弱碱性药物及其盐类的含量测定。维生素 B_1 具有 2 个碱性基团,故与高氯酸反应的物质的量之比为 1:2。维生素 B_1 的相对分子质量为 337.27,可算出高氯酸滴定液(0.1mol/L)的滴定度(T)为 16.86mg/mL。

（二）紫外分光光度法

原理　维生素 B_1 分子中具有共轭双键结构,在紫外区有吸收,根据拉姆伯特·比尔(Lambert-Beer)定律,可由其最大吸收波长处的吸光度求含量。ChP2015 收载的维生素 B_1 片剂和注射液含量测定均采用本法测定。

示例 16-3　维生素 B_1 片的含量测定

(1) 方法:取本品 20 片,精密称定,研细,精密称取适量(约相当于维生素 B_1 25mg),置 100mL 量瓶中,加盐酸溶液(9→100)约 70mL,振摇 15min 使维生素 B_1 溶解,用上述溶剂稀释至刻度,摇匀,用干燥滤纸滤过,精密量取续滤液 5mL,置另一 100mL 量瓶中,再加上述溶剂稀释至刻度,摇匀。照紫外-可见分光光度法,在 246nm 波长处测定吸光度,按 $C_{12}H_{17}ClN_4OS \cdot HCl$ 的吸收系数($E_{1cm}^{1\%}$)为 421 计算,即得。

(2) 结果计算:

$$标示量百分含量(\%) = \frac{\dfrac{A}{E_{1cm}^{1\%}} \times \dfrac{1}{100} \times V \times D}{\dfrac{W}{\overline{W}} \times 标示量} \times 100\% \tag{16-10}$$

式(16-10)中:A 为供试品在 246nm 波长处测得的吸光度;$E_{1cm}^{1\%}$ 为百分吸光系数;V 为供试品溶液的体积;D 为供试品的稀释倍数;$\overline{W}$ 为维生素 B_1 片的平均片重;W 为所称取维生素 B_1 片粉的重量。

(3) 讨论:维生素 B_1 的紫外吸收峰随溶液 pH 的变化而不同,pH=2.0(0.1mol/L HCl)时,最大吸收波长在 246nm 处,吸收系数为 421;pH=7.0(磷酸盐缓冲液)时,有 2 个吸收峰,在 232~233nm 处的吸收系数为 345,在 266nm 处的吸收系数为 255。可以采用差示分光光度法测定维生素 B_1 片的含量,以消除背景和辅料的干扰。

（三）硫色素荧光法

硫色素荧光反应为维生素 B_1 的专属性反应,可用于维生素 B_1 及其制剂的含量测定。

1. 原理　维生素 B_1 在碱性溶液中被铁氰化钾氧化成硫色素,用异丁醇提取,用紫外光($\lambda_{ex}=365nm$)激发,呈现蓝色荧光($\lambda_{em}=435nm$),通过与对照品的荧光强度比较,即可测得供试品的含量。

2. 方法

(1) 氧化剂的制备:取新鲜配制的 1.0% 铁氰化钾溶液 4.0mL,加 3.5mol/L 氢氧化钠溶液制成 100mL（限 4h 内使用）。对照品溶液的制备：取维生素 B_1 对照品约 25mg，精密称定，溶于 300mL 稀醇溶液（1→5）中，用 3mol/L 的盐酸溶液调节 pH 至 4.0，加稀醇稀释成 1000mL，作为储备液，避光冷藏保存（有效期为 1 月）。取储备液适量，用 0.2mol/L 盐酸溶液逐步定量稀释至 $0.2\mu g/mL$ 的对照品溶液。

（2）供试品溶液的制备：取供试品适量，用 0.2mol/L 盐酸液溶解，制成 $100\mu g/mL$ 的溶液（若供试品难溶，可水浴加热助溶），精密量取 5mL，逐步定量稀释至 $0.2\mu g/mL$ 的供试品溶液。

（3）测定方法：取 40mL 具塞试管 3 支或 3 支以上，各精密加入对照品溶液 5mL，于其中 2 支（或 2 支以上）试管中迅速（1～2s 内）加入氧化试剂各 3.0mL，在 30s 内再加入异丁醇 20.0mL，密塞，剧烈振摇 90s。于另 1 支试管中加 3.5mol/L 氢氧化钠溶液 3.0mL 代替氧化试剂，并照上述方法操作，作为空白。另取 3 支或 3 支以上的相同试管，各精密加入供试品溶液 5mL，同法处理。向上述 6 支或 6 支以上试管中各加入无水乙醇 2mL，旋摇数秒钟，待分层后，取上层澄清的异丁醇溶液约 10mL，测定其荧光强度（$\lambda_{ex}=365nm$，$\lambda_{em}=435nm$）。

$$5mL \text{ 供试品溶液中维生素 } B_1 \text{ 量}(\mu g) = \frac{A-b_1}{S-b_2} \times 0.2 \times 5 \qquad (16\text{-}11)$$

式（16-11）中：A 和 S 分别为供试品溶液和对照品溶液测得的平均荧光读数；b_1 和 b_2 则分别为相应的空白读数；0.2 为对照品溶液的浓度（$\mu g/mL$）；5 为测定时对照品溶液的取样体积（mL）。

3. 讨论

（1）硫色素荧光反应为维生素 B_1 的专属性反应，虽非定量完成，但在一定条件下形成的硫色素与维生素 B_1 的浓度成正比，可用于维生素 B_1 及其制剂的含量测定。

（2）硫色素荧光法基于维生素 B_1 特有的硫色素反应，故不受氧化破坏产物的干扰，测定结果较为准确，但操作烦琐，且荧光测定时干扰因素较多。

（3）氧化剂除铁氰化钾外，还可用氯化汞钾或溴化氰。溴化氰能将维生素 B_1 完全定量地氧化成硫色素，在一定浓度范围内与荧光强度成正比，适用于临床体液分析。

第三节　维生素 C 的分析

维生素 C（vitamin C）又称 L-抗坏血酸（L-ascorbic acid），在化学结构上和糖类十分相似，有两个手性碳原子（C_4、C_5），有 4 种对映异构体，其中以 L-构型右旋体的生物活性最强。ChP2015 收载有维生素 C 原料及其片剂、泡腾片、泡腾颗粒、注射液和颗粒剂的质量标准。

一、结构与性质

（一）结构

维生素 C 的分子结构中具有烯二醇结构，具有内酯环，且有 2 个手性碳原子（C_4、C_5），维生素 C 的性质极为活泼且具有旋光性。维生素 C 结构式见图 16-10。

（二）性质

1. 性状　维生素 C 为白色结晶或结晶性粉末；无臭，味酸；久置色渐变微黄。

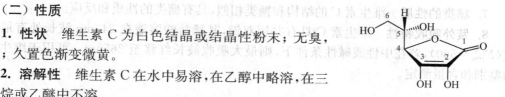

图 16-10　维生素 C 的结构式

2. 溶解性　维生素 C 在水中易溶，在乙醇中略溶，在三氯甲烷或乙醚中不溶。

3. 酸性　维生素 C 分子结构中的烯二醇基，使其水溶液呈酸性，尤其是 C_3 位的—OH 由于受共轭效应的影响，酸性较强（$pK_{a_1} = 4.17$）；C_2 位的—OH 由于形成分子内氢键，酸性极弱（$pK_{a_2} = 11.57$）。所以维生素 C 一般表现为一元酸，可与碳酸氢钠反应生成钠盐。

4. 旋光性　维生素 C 分子中有 2 个手性碳原子，因此有 4 个对映异构体。维生素 C 水溶液的比旋度为 $+20.5° \sim +21.5°$。

5. 还原性　维生素 C 分子结构中的烯二醇基具极强的还原性，易被氧化为二酮基而生成去氢维生素 C，去氢维生素 C 加氢又可还原为维生素 C。去氢维生素 C 在碱性溶液或强酸性溶液中能进一步水解为二酮古洛糖酸而失去活性，此反应为不可逆反应。反应方程式见图 16-11。

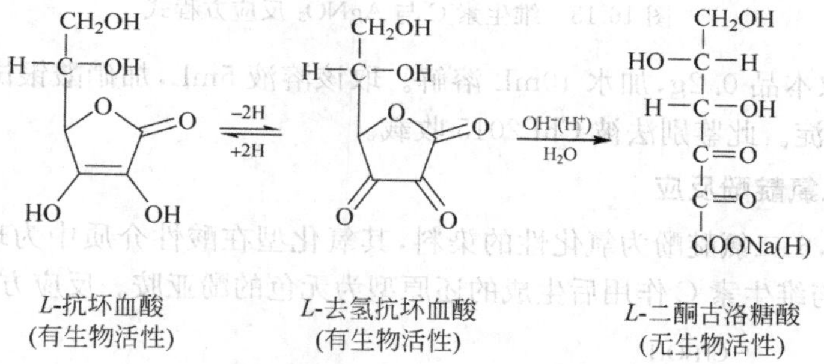

L-抗坏血酸
（有生物活性）

L-去氢抗坏血酸
（有生物活性）

L-二酮古洛糖酸
（无生物活性）

图 16-11　维生素 C 还原反应方程式

6. 水解性　维生素 C 分子结构中的双键使内酯环变得较为稳定，与碳酸钠作用不发生水解，可生成单钠盐。但在强碱中，内酯环开环，水解生成酮酸盐。反应方程式见图 16-12。

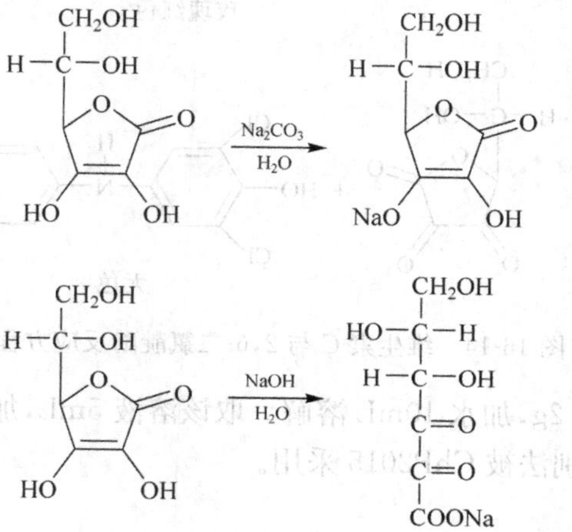

图 16-12　维生素 C 水解反应方程式

7. 糖类的性质 维生素 C 的结构和糖类相似,具有糖类的性质和反应。

8. 紫外吸收特性 维生素 C 具有共轭双键,其稀盐酸溶液在 243nm 波长处有最大吸收($E_{1cm}^{1\%}=560$),若在中性或碱性条件下,则最大吸收波长红移至 265nm。可用于维生素 C 的鉴别和含量测定。

二、鉴别试验

(一)与硝酸银反应

1. 原理 维生素 C 分子结构中有烯二醇基,具有极强的还原性,可被硝酸银氧化成去氢维生素 C,同时产生黑色的金属银沉淀。反应方程式见图 16-13。

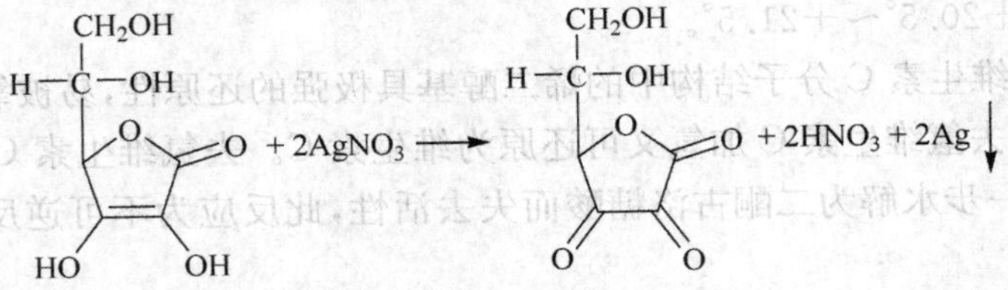

图 16-13　维生素 C 与 AgNO₃ 反应方程式

2. 方法 取本品 0.2g,加水 10mL 溶解。取该溶液 5mL,加硝酸银试液 0.5mL,即生成金属银黑色沉淀。此鉴别法被 ChP2015 收载。

(二)2,6-二氯靛酚反应

1. 原理 2,6-二氯靛酚为氧化性的染料,其氧化型在酸性介质中为玫瑰红色,在碱性介质中为蓝色,与维生素 C 作用后生成的还原型为无色的酚亚胺。反应方程式见图 16-14。

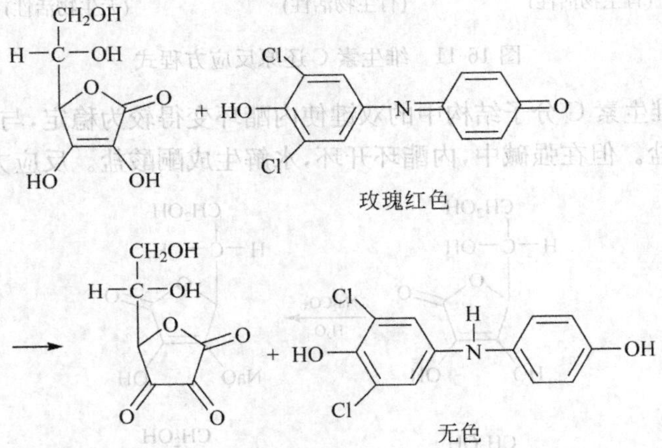

图 16-14　维生素 C 与 2,6-二氯靛酚反应方程式

2. 方法 取本品 0.2g,加水 10mL 溶解。取该溶液 5mL,加二氯靛酚试液 1～2 滴,试液的颜色即消失。此鉴别法被 ChP2015 采用。

（三）碱性酒石酸铜反应

维生素 C 具有还原性，与碱性酒石酸铜试液共热，可将 Cu^{2+} 还原，生成红色氧化亚铜沉淀。反应方程式见图 16-15。

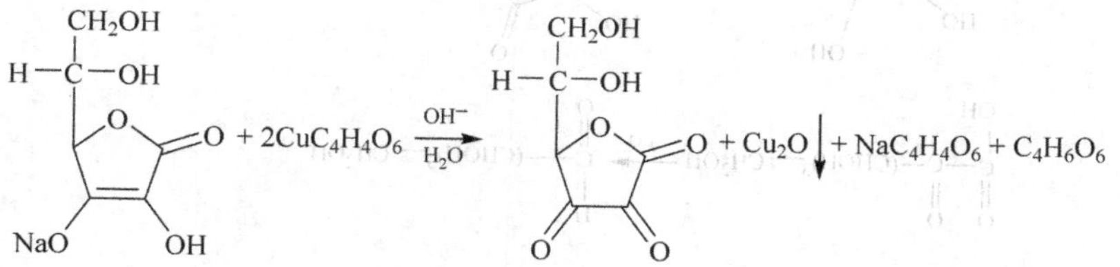

图 16-15 维生素 C 与碱性酒石酸铜反应方程式

鉴别方法：取维生素 C 钠水溶液（1→50）4mL，加盐酸溶液 1mL，加碱性酒石酸铜试液数滴，加热，生成红色沉淀。

（四）与其他氧化剂反应

维生素 C（抗坏血酸）还可被亚甲蓝、高锰酸钾、磷钼酸等其他氧化剂氧化为去氢维生素C，同时维生素 C 可使这些试剂褪色，产生沉淀或呈现颜色。

示例 16-4 ChP2015 维生素 C 注射液的鉴别：取维生素 C 注射液，用水稀释制成 1mL中含维生素 C 10mg 的溶液，取 4mL，加 0.1mol/L 盐酸溶液 4mL，混匀，加 0.05％亚甲蓝乙醇溶液 4 滴，置 40℃水浴中加热，3min 内溶液应由深蓝色变为浅蓝色或完全褪色。

（五）薄层色谱法

ChP2015 采用薄层色谱法对维生素 C 制剂进行鉴别。

示例 16-5 维生素 C 泡腾片的 TLC 鉴别：取本品细粉适量（约相当于维生素 C10mg），加水 10mL，振摇使维生素 C 溶解，滤过，取滤液作为供试品溶液；另取维生素 C 对照品，加水溶解并稀释成 1mL 中约含 1mg 的溶液，作为对照品溶液。照薄层色谱法试验，吸取上述两种溶液各 $2\mu L$，分别点于同一硅胶 GF_{254} 薄层板上，以乙酸乙酯-乙醇-水（5∶4∶1，V/V/V）为展开剂，展开，晾干，立即（1h 内）置紫外光灯（254nm）下验视。供试品溶液所显主斑点的位置和颜色应与对照品溶液的主斑点相同。

（六）糖类的反应

维生素 C 可在三氯醋酸或盐酸存在下水解，脱羧生成戊糖，再失水，转化为糠醛，加入吡咯，加热至 50℃产生蓝色。反应方程式见图 16-16。

（七）紫外光谱法

维生素 C 在 0.01mol/L 盐酸溶液中，在 243nm 波长处有唯一最大吸收，可采用此特征进行鉴别。BP2015 采用本法对维生素 C 进行鉴别，规定其吸收系数 $E_{1cm}^{1\%}$ 为 545～585。

三、杂质检查

ChP2015 规定应检查维生素 C 及其片剂、注射剂的澄清度与颜色，对维生素 C 原料中的铜、铁离子进行检查，对维生素 C 及其注射液进行草酸检查。

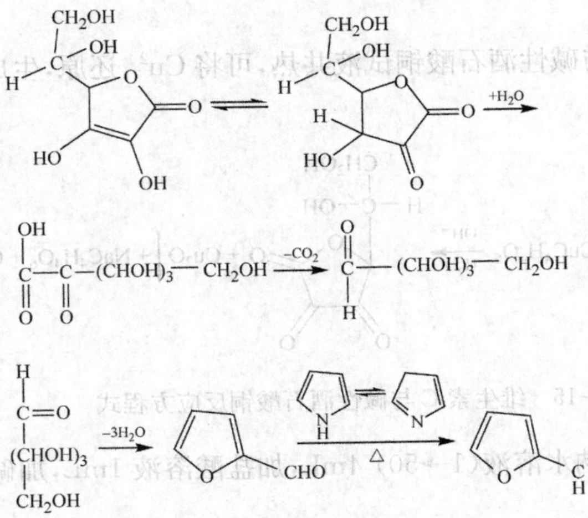

图 16-16　维生素 C 糖类反应方程式

（一）溶液的澄清度与颜色检查

维生素 C 及其制剂在储存期间易变色,且颜色随储存时间的延长而逐渐加深。因为维生素 C 水溶液的 pH 高于或低于 5.0～6.0 时受空气、光线和温度的影响,分子中的内酯环可发生水解,并进一步发生脱羧反应生成糠醛聚合呈色。为保证维生素 C 产品质量,须控制有色杂质的量,ChP2015 采用吸光度法进行限量检查。

示例 16-6　维生素 C(溶液的澄清度与颜色检查):取本品 3.0g,加水 15mL,振摇使溶解,溶液应澄清无色;如显色,将溶液经 4 号垂熔玻璃漏斗滤过,取滤液,在 420nm 波长处测定吸光度,不得超过 0.03。

示例 16-7　维生素 C 片(溶液的颜色检查):取本品的细粉适量(约相当于维生素 C 1.0g),加水 20mL,振摇使维生素 C 溶解,滤过,滤液在 440nm 波长处测定吸光度,不得超过 0.07。

示例 16-8　维生素 C 注射液(颜色检查):取本品,用水稀释制成 1mL 中含维生素 C 50mg 的溶液,在 420nm 波长处测定吸光度,不得超过 0.06。

维生素 C 制剂在加工过程中有色杂质增加,故限量比原料药稍宽一些。片剂和注射剂中所含的有色杂质的吸收峰略有不同,故测定限量时所用的波长也不同。

（二）铁、铜离子的检查

维生素 C 中可能存在一定限量的铁离子和铜离子,可采用标准添加的对照法进行检查。

示例 16-9　维生素 C(铁离子的检查):取本品 5.0g 两份,分别置 25mL 量瓶中,一份中加 0.1mol/L 硝酸溶液溶解并稀释至刻度,摇匀,作为供试品溶液(B);另一份中加标准铁溶液(精密称取硫酸铁铵 863mg,置 1000mL 量瓶中,加 1mol/L 硫酸溶液 25mL,用水稀释至刻度,摇匀;精密量取 10mL,置 100mL 量瓶中,用水稀释至刻度,摇匀)1.0mL,加 0.1mol/L 硝酸溶液溶解并稀释至刻度,摇匀,作为对照溶液(A)。照原子吸收分光光度法,在 248.3nm 波长处分别测定,应符合规定[若 A 和 B 溶液测得的吸光度分别为 a 和 b,则要

求 $b < (a-b)$]。

示例 16-10　维生素 C（铜离子的检查）：取本品 2.0g 两份，分别置 25mL 量瓶中，一份中加 0.1mol/L 硝酸溶液溶解并稀释至刻度，摇匀，作为供试品溶液（B）；另一份中加标准铜溶液（精密称取硫酸铜 393mg，置 1000mL 量瓶中，加水稀释至刻度，摇匀；精密量取 10mL，置 100mL 量瓶中，加水稀释至刻度，摇匀）1.0mL，加 0.1mol/L 硝酸溶液溶解并稀释至刻度，摇匀，作为对照溶液（A）。照原子吸收分光光度法，在 324.8nm 波长处分别测定，应符合规定［若 A 和 B 溶液测得的吸光度分别为 a 和 b，则要求 $b < (a-b)$ ］。

（三）草酸的检查

草酸与钙等金属离子作用易形成沉淀，所以维生素 C 原料特别是其注射液，ChP2015 规定对草酸进行检查和控制。

示例 16-11　维生素 C（草酸的检查）：取本品 0.25g，加水 4.5mL，振摇使维生素 C 溶解，加氢氧化钠试液 0.5mL、稀乙酸 1mL 与氯化钙试液 0.5mL，摇匀，放置 1h，作为供试品溶液；另精密称取草酸 75mg，置 500mL 量瓶中，加水溶解并稀释至刻度，摇匀，精密称取 5mL，加稀乙酸 1mL 与氯化钙试液 0.5mL，摇匀，放置 1h，作为对照溶液。供试品溶液产生的浑浊不得浓于对照溶液（0.3%）。

维生素 C 注射液中草酸的检查参照上述方法。

四、含量测定

维生素 C 的含量测定大多是基于其具有强的还原性，可被不同的氧化剂定量氧化而进行的。维生素 C 的含量测定法有碘量法、二氯靛酚法、铈量法等容量分析法，操作简便、快速，结果准确，被药典广泛采用。为测定复方制剂和体液中微量的维生素 C，先后发展了紫外-可见分光光度法、荧光法和高效液相色谱法等。

（一）碘量法

1. 原理　维生素 C 在乙酸酸性条件下可被碘定量氧化，利用碘标准液直接滴定可测定其含量。反应方程式如图 16-17 所示。

2. 方法　取本品约 0.2g，精密称定，加新沸过的冷水 100mL 与稀乙酸 10mL 使之溶解，加淀粉指示液 1mL，立即用碘滴定液（0.05mol/L）滴定，至溶液显蓝色并在 30s 内不褪色。每 1mL 碘滴定液（0.05mol/L）相当于 8.806mg 的 $C_6H_8O_6$。

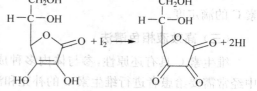

图 16-17　维生素 C 与 I_2 反应方程式

3. 注意事项

（1）滴定反应在酸性溶液（乙酸、硫酸或偏磷酸）中进行，可使维生素 C 受空气中氧的氧化速度减慢；加新沸过的冷水溶解，是为了减少水中溶解氧的影响。但样品溶于稀酸后也应立即测定。

（2）ChP2015 采用本法对维生素 C 原料、片剂、泡腾片、颗粒剂和注射液进行含量测定。为消除制剂中辅料的影响，滴定前要进行必要的处理。片剂应溶解后滤过，取续滤液测定；

注射液中有稳定剂焦亚硫酸钠（水解生成亚硫酸氢钠），需在测定前加入丙酮或甲醛做掩蔽剂生成加成产物，以消除其干扰，反应方程式见图 16-18。

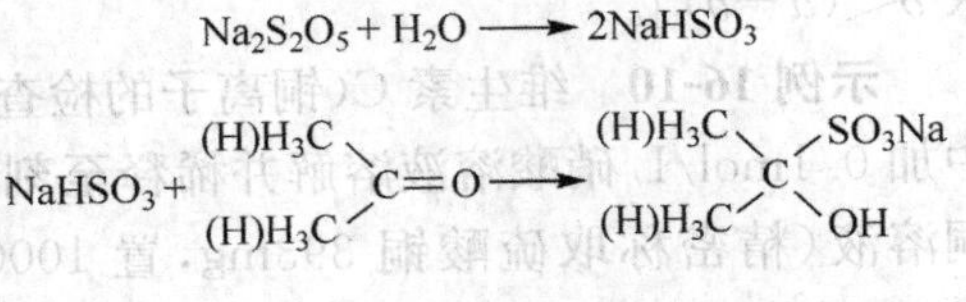

$$Na_2S_2O_5 + H_2O \longrightarrow 2NaHSO_3$$

$$NaHSO_3 + \begin{array}{c}(H)H_3C \\ (H)H_3C\end{array}\!\!C\!=\!\!O \longrightarrow \begin{array}{c}(H)H_3C \\ (H)H_3C\end{array}\!\!C\!\!\begin{array}{c}SO_3Na \\ OH\end{array}$$

图 16-18　维生素 C 中稳定剂焦硫酸钠前处理反应方程式

（二）2,6-二氯靛酚滴定法

1. 原理　维生素 C 的强还原性可使许多作为氧化-还原指示剂的染料从氧化型转变为还原型，并发生显著的颜色变化。2,6-二氯靛酚（2,6-二氯吲哚酚）氧化型在酸性溶液中显红色，在碱性溶液中为蓝色；当与维生素 C 反应后，转变为无色的酚亚胺（还原型）。维生素 C 可在酸性溶液中，用 2,6-二氯靛酚标准液滴定至溶液显玫瑰红色为终点，无需另加指示剂。本法的专属性较碘量法高，多用于维生素 C 制剂的含量分析。

2. 方法　精密量取本品适量（约相当于维生素 C 50mg，如有必要，先用水稀释），置100mL 量瓶中，加偏磷酸-乙酸试液 20mL，用水稀释至刻度，摇匀；精密量取稀释液适量（约相当于维生素 2mg），置 50mL 锥形瓶中，加偏磷酸-乙酸试液 5mL，用 2,6-二氯靛酚滴定液滴定至溶液呈玫瑰红色，并持续 5s 不褪色。另取偏磷酸-乙酸试液 5.5mL，加水 15mL，用 2,6-二氯靛酚滴定液滴定作为空白。以 2,6-二氯靛酚滴定液对维生素 C 的滴定度计算，即得。

3. 注意事项

（1）本法并非维生素 C 的专一反应，其他还原性物质对测定也有干扰。但由于维生素 C 的氧化速度远比干扰物质的快，故快速滴定可减少干扰物质的影响。

（2）也可用于 2,6-二氯靛酚进行剩余比色测定，即在加入维生素 C 后，在很短的时间内测定剩余染料的吸收强度，或利用乙酸乙酯或乙酸丁酯提取剩余染料进行比色测定。

（3）由于 2,6-二氯靛酚滴定液不够稳定，储存时易缓缓分解（储存期不宜超过一周），故须临用前配制并标定。配制方法：取碳酸氢钠 42mg，加水溶解并稀释至 50mL，加 2,6-二氯靛酚钠二水化合物 0.5g，用水稀释至 200mL，滤过，即得。标定方法：取经硅胶干燥器干燥 24h 的维生素 C 对照品，照上述含量测定方法操作，计算，即得 2,6-二氯靛酚滴定液对维生素 C 的滴定度。

（三）高效液相色谱法

维生素 C 具有还原性，参与体内多种成分的代谢与机体功能的正常发挥。所以，临床中经常需要给患者进行维生素 C 的补充和治疗，并需要对人血浆和尿液中的维生素 C 的浓度进行监测诊断。体液中维生素 C 浓度的测定通常采用 2,4-二硝基苯肼比色法和高效液相色谱法。

第四节　维生素 D 的分析

维生素 D(vitamin D)是一类抗佝偻病维生素的总称。目前已知的维生素 D 类物质有10 种之多，都是固醇的衍生物。维生素 D 家族成员中最重要的成员是维生素 D₂（骨化醇）

和 D₃（胆骨化醇）。ChP2015 主要收载有维生素 D₂、维生素 D₃ 原料药,维生素 D₂ 软胶囊和注射液,维生素 D₃ 注射液的质量标准。USP 收载有片剂、胶囊和口服液等剂型。

一、结构与性质

（一）结构

维生素 D₂ 为 9,10-开环麦角甾-5,7,10(19),22-四烯-3β-醇,又名骨化醇（calciferol）或麦角骨化醇（ergocalciferol）。维生素 D₃ 为 9,10-开环胆甾-5,7,10(19)-三烯-3β-醇,又名胆骨化醇（colecalciferol）。二者的化学结构十分相似,其差别仅是维生素 D₂ 比维生素 D₃ 在侧链上多一个双键,在 C₂₄ 上多一个甲基。维生素 D₂ 结构式见图 16-19,维生素 D₃ 结构式见图 16-20。

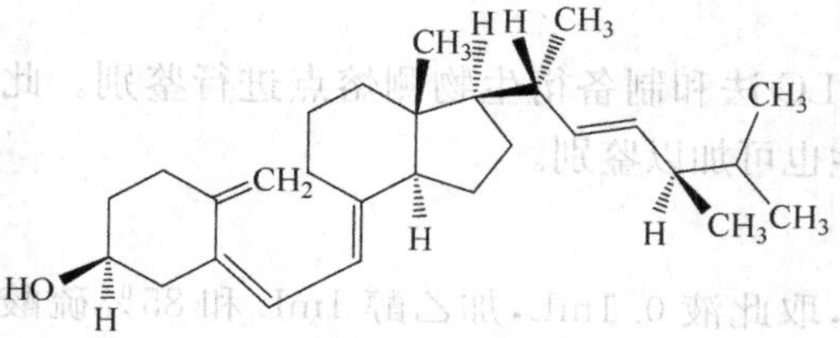

图 16-19　维生素 D₂ 的化学结构式 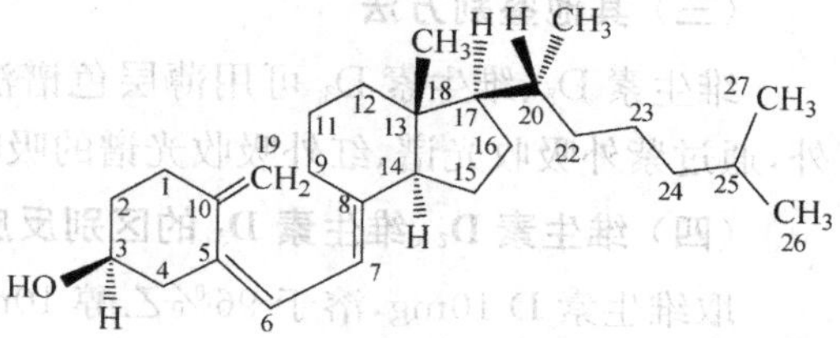　　　　　　　图 16-20　维生素 D₃ 的化学结构式

（二）性质

1. 性状　维生素 D₂、维生素 D₃ 均为无色针状结晶或白色结晶性粉末;无臭,无味。

2. 溶解性　维生素 D₂ 在三氯甲烷中极易溶解,在乙醇、丙酮或乙醚中易溶;维生素 D₃ 在乙醇、丙酮、三氯甲烷或乙醚中极易溶解;两者均在植物油中略溶,在水中不溶。

3. 不稳定性　维生素 D₂、维生素 D₃ 因含有多个烯键,性质极不稳定,遇光或空气及其他氧化剂均发生氧化而变质,使效价降低、毒性增强。且维生素 D₂、维生素 D₃ 对酸也不稳定。

4. 旋光性　维生素 D₂ 分子结构中具有 6 个手性碳原子,维生素 D₃ 分子结构有 5 个手性碳原子,故两者均具有旋光性。

5. 显色反应　本品的三氯甲烷溶液加乙酸酐与硫酸,有特殊的呈色反应。此反应为固醇类化合物的共有反应。

6. 紫外吸收特性　本品加无水乙醇溶解并定量稀释制成每 1mL 中约含 $10\mu g$ 的溶液,在 265nm 波长处测吸光度,维生素 D₂ 的吸收系数（$E_{1cm}^{1\%}$）为 460～490,维生素 D₃ 的吸收系数（$E_{1cm}^{1\%}$）为 465～495。

二、鉴别试验

（一）显色反应

1. 与乙酸酐-浓硫酸反应　取维生素 D₂ 或维生素 D₃ 约 0.5mg,加三氯甲烷 5mL 溶解后,加乙酸酐 0.3mL 与硫酸 0.1mL,振摇,维生素 D₂ 初显黄色,渐变红色,迅即变为紫色,最后呈绿色；维生素 D_3 初显黄色,渐变红色,迅即变为紫色、蓝绿色,最后变为绿色。

2. 与三氯化锑反应　取本品适量(约 1000IU),加 1,2-二氯乙烷 1mL 溶解,加三氯化锑试液 4mL,溶液即显橙红色,逐渐变为粉红色。

3. 其他显色反应　维生素 D 与三氯化铁反应呈橙黄色,与二氯丙醇和乙酰氯试剂反应显绿色,均可用于鉴别,但专属性不强。

(二) 比旋度鉴别

取维生素 D_2 适量,精密称定,加无水乙醇溶液并定量稀释制成每 1mL 中约含 40mg 的溶液,依法测定(通则 0621),比旋度为 +102.5°～+107.5°。

取维生素 D_3 适量,精密称定,加无水乙醇溶液并定量稀释制成每 1mL 中约含 5mg 的溶液,依法测定(通则 0621),比旋度为 +105°～+112°。

两者均应于容器开启后的 30min 内取样,并在溶液配制后的 30min 内测定。

(三) 其他鉴别方法

维生素 D_2、维生素 D_3 可用薄层色谱法、HPLC 法和制备衍生物测熔点进行鉴别。此外,通过紫外吸收光谱、红外吸收光谱的吸收特性也可加以鉴别。

(四) 维生素 D_2、维生素 D_3 的区别反应

取维生素 D 10mg,溶于 96% 乙醇 10mL 中,取此液 0.1mL,加乙醇 1mL 和 85% 硫酸 5mL。维生素 D_2 显红色,在 570nm 波长处有最大吸收；维生素 D_3 显黄色,在 495nm 波长处有最大吸收。

此反应也用于维生素 D_2 和维生素 D_3 的含量测定。

三、杂质检查

(一) 麦角固醇的检查

ChP2015 规定维生素 D_2 必须检查麦角固醇,而对维生素 D_3 则未做此项要求。

示例 16-12　维生素 D_2 中麦角固醇的检查：取本品 10mg,加 90% 乙醇 2mL 溶解后,加洋地黄皂苷溶液(取洋地黄皂苷溶液 20mg,加 90% 乙醇 2mL,加热溶解制成)2mL,混合,放置 18h,不得发生浑浊或沉淀。

(二) 前维生素光照产物的检查

D 族维生素都是固醇的衍生物,只是侧链有所不同。维生素 D_2、维生素 D_3 分别从各自的 5,7-二烯固醇前体 7-脱氢胆固醇和麦角固醇经光照而得。维生素 D_3 在皮肤上由 7-脱氢胆固醇光照合成。前维生素 D 的光照产物如图 16-21 所示。

(三) 有关物质检查

ChP2015 采用 NP-HPLC 检查维生素 D_2 和维生素 D_3 的有关物质,方法相似。

示例 16-13　ChP2015 维生素 D_3 有关物质检查：取本品约 25mg,置 100mL 棕色量瓶中,加异辛烷 80mL,避免加热,超声处理 1min 使完全溶解,放冷,用异辛烷稀释至刻度,摇匀,作为供试品溶液,精密量取 1mL,置 100mL 棕色量瓶中,用异辛烷稀释至刻度,摇匀,作为对照溶液,照含量测定项下的色谱条件,取对照溶液 100μL 注入液相色谱仪,调节检测灵

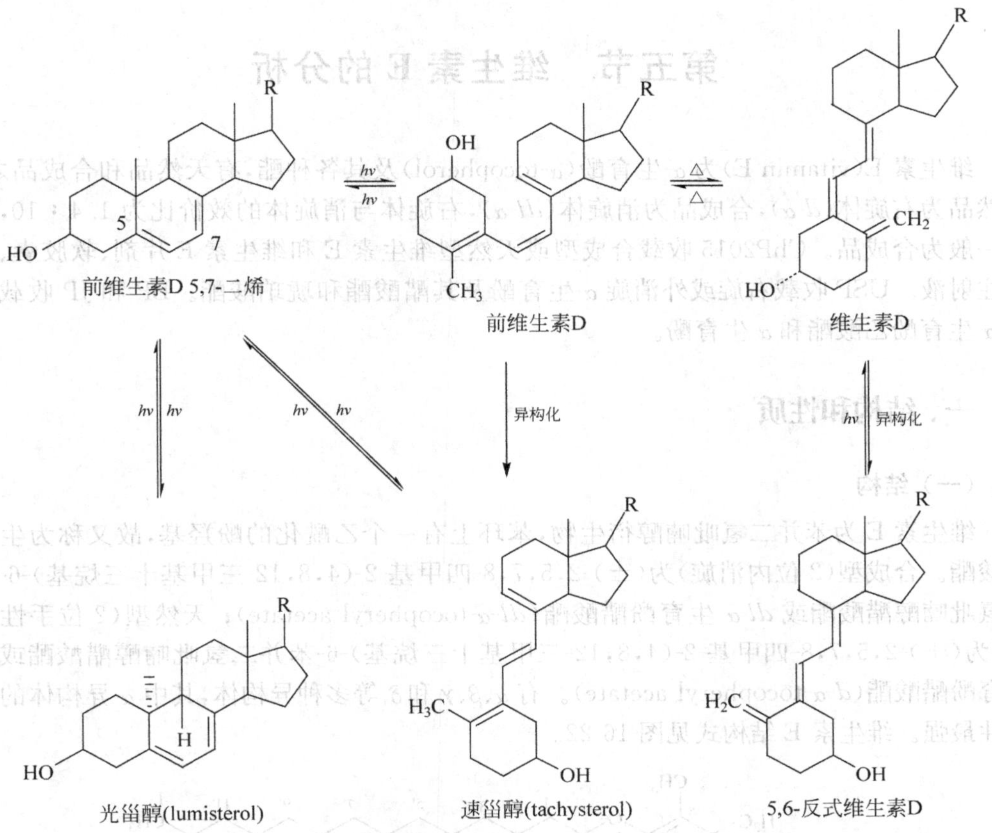

图 16-21　前维生素 D 的光照产物（光的波长为 280～320nm）

敏度,使主成分色谱峰的峰高约为满量程的 20%,再精密量取供试品溶液与对照溶液各 100μL,分别注入液相色谱仪,记录色谱仪峰至维生素 D_3,峰保留时间的 2 倍,供试品溶液的色谱图中如有杂质峰,除前维生素 D_3 峰外,单个杂质峰面积不得大于对照溶液主峰面积的 0.5 倍(0.5%),各杂质峰面积之和不得大于对照溶液主峰面积(1.0%)。

四、含量测定

各国药典收录的维生素 D 含量测定方法不尽相同,主要有化学法、光谱法、色谱法和微生物法。

ChP2015 采用 NP-HPLC 法测定:包括 3 种测定法(详见 ChP2015 通则 0722)。无维生素 A 醇及其他杂质干扰的供试品可用第一法测定,否则应按第二法处理后测定;如果按第二法处理后前维生素 D 峰仍受杂质干扰,仅有维生素 D 峰可以分离时,则应按第三法测定,测定应在半暗室中及避免氧化的情况下进行。

高效液相色谱法测定维生素 D:适用于测定维生素 D(包括维生素 D_2 和维生素 D_3)及其制剂、维生素 AD 制剂或鱼肝油中所含的维生素 D 及前维生素 D 经折算成维生素 D 的总量,以 IU 表示,每 1IU 相当于维生素 D 0.025μg。

第五节　维生素 E 的分析

维生素 E(vitamin E)为 α-生育酚(α-tocopherol)及其各种酯,有天然品和合成品之分,天然品为右旋体(d-α),合成品为消旋体(dl-α),右旋体与消旋体的效价比为 1.4∶10,药用品一般为合成品。ChP2015 收载合成型或天然型维生素 E 和维生素 E 片剂、软胶囊、粉剂与注射液。USP 收载右旋或外消旋 α-生育酚及其醋酸酯和琥珀酸酯。BP 和 JP 收载外消旋 α-生育酚乙酸酯和 α-生育酚。

一、结构和性质

（一）结构

维生素 E 为苯并二氢吡喃醇衍生物,苯环上有一个乙酰化的酚羟基,故又称为生育酚醋酸酯。合成型(2 位内消旋)为(±)-2,5,7,8-四甲基-2-(4,8,12-三甲基十三烷基)-6-苯并二氢吡喃醇醋酸酯或 dl-α-生育酚醋酸酯(dl-α-tocopheryl acetate);天然型(2 位手性光学纯)为(+)-2,5,7,8-四甲基-2-(4,8,12-三甲基十三烷基)-6-苯并二氢吡喃醇醋酸酯或 d-α-生育酚醋酸酯(d-α-tocopheryl acetate)。有 α、β、γ 和 δ 等多种异构体,其中 α-异构体的生理活性最强。维生素 E 结构式见图 16-22。

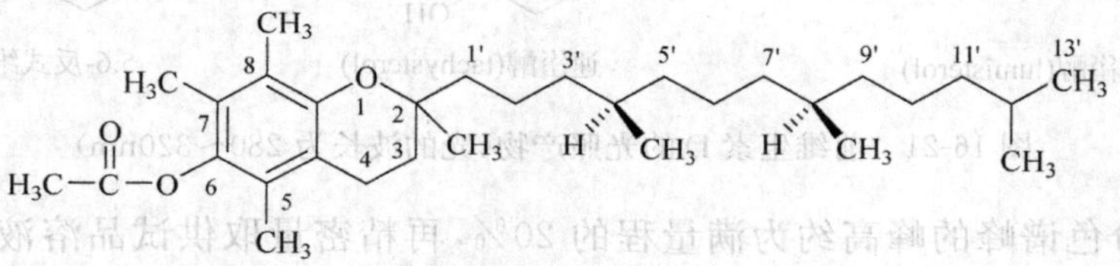

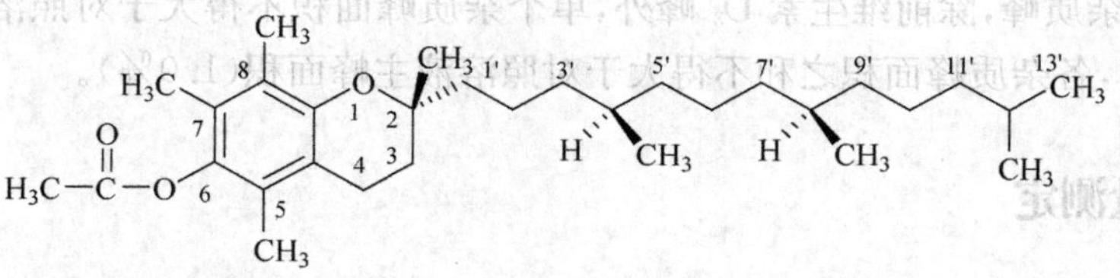

图 16-22　维生素 E 的结构式

（二）性质

1. 性状　维生素 E 为微黄色至黄色或黄绿色澄清的黏稠液体;几乎无臭;遇光色渐变深。天然型放置会固化,25℃左右熔化。

2. 溶解性　维生素 E 在无水乙醇、丙酮、乙醚或植物油中易溶,在水中不溶。

3. 水解性　维生素 E 的苯环上有乙酰化的酚羟基,在酸性或碱性溶液中加热可发生水解反应,生成游离生育酚。故常将生育酚作为本品中的特殊杂质进行检查。

4. 氧化性　维生素 E 在无氧条件下对热稳定,加热 200℃ 仍不被破坏,但对氧十分敏感,遇光、空气可被氧化,其氧化物为 α-生育酯(α-tocopherol quinone)和 α-生育酚二聚体。维生素 E 的水解产物游离生育酚在有氧或其他氧化剂存在时,可进一步被氧化生成有色的醌类化合物,尤其是在碱性条件下,氧化反应更易发生。所以本品应避光保存。

5. 紫外吸收特性　维生素 E 分子结构中含苯环和酚羟基,有紫外吸收特性,其无水乙醇液在 284nm 波长处有最大吸收,吸收系数($E_{1cm}^{1\%}$)为 41.0~45.0。

二、鉴别试验

ChP2015 维生素 E 的鉴别方法收载了硝酸呈色反应、气相色谱法、红外光谱法 3 种。

(一)硝酸反应

1. 反应原理　维生素 E 在硝酸酸性条件下发生水解反应生成生育酚,生育酚被硝酸氧化为邻醌结构的生育红而显橙红色。反应方程式见图 16-23。

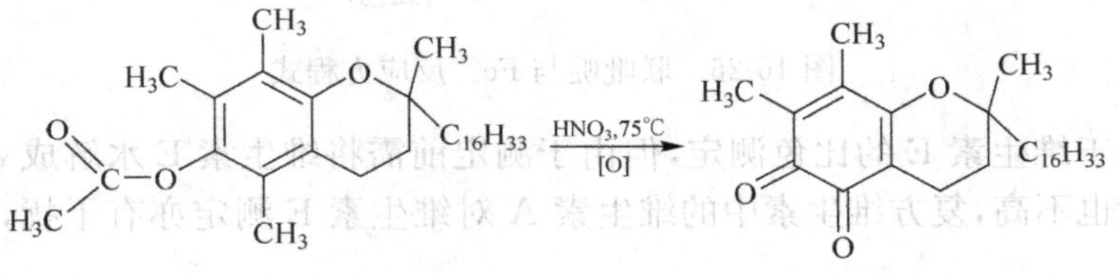

图 16-23　维生素 E 与硝酸反应方程式

2. 鉴别方法　取本品约 30mg,加无水乙醇 10mL 溶解后,加硝酸 2mL,摇匀,在 75℃ 加热约 15min,溶液显橙红色。

本方法简便、快速,呈色现象明显。ChP2015 和 JP16 均采用本法进行维生素 E 的鉴别。

(二)三氯化铁反应

1. 反应原理　维生素 E 在碱性条件下水解生成游离的生育酚(反应方程式见图 16-24),生育酚经乙醚提取后,可被 $FeCl_3$ 氧化成对-生育醌(反应方程式见图 16-25),同时 Fe^{3+} 被还原为 Fe^{2+},Fe^{2+} 与联吡啶生成红色的配位离子(反应方程式见图 16-26)。

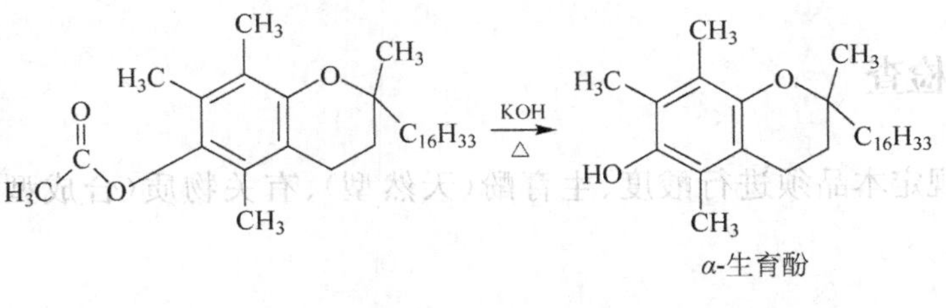

图 16-24　维生素 E 碱性条件下水解反应方程式

2. 鉴别方法　取本品约 10mg,加乙醇制氢氧化钾试液 2mL,煮沸 5min,放冷,加水 4mL 与乙醚 10mL,振摇,静置使分层,取乙醚液 2mL,加 2,2'-联吡啶的乙醇溶液(0.5→100)数滴和三氯化铁的乙醚液(0.2→100)数滴,应呈血红色。

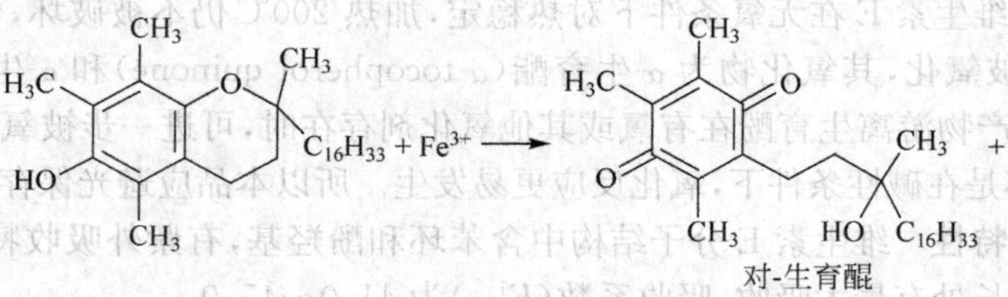

图 16-25　生育酚与 Fe^{3+} 反应方程式

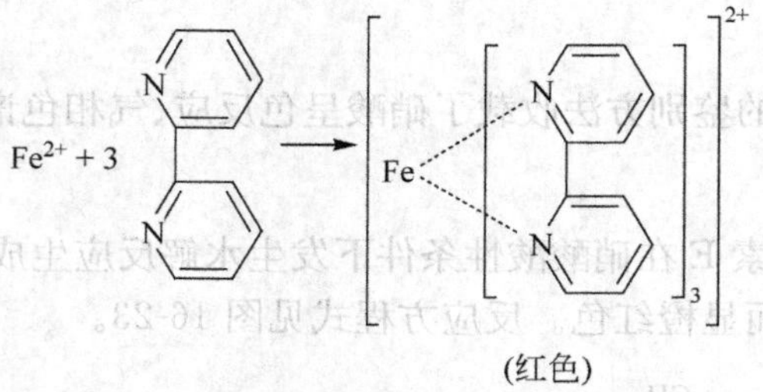

图 16-26　联吡啶与 Fe^{2+} 反应方程式

此法可用于维生素 E 的比色测定,但由于测定前需将维生素 E 水解成 α-生育酚,操作烦琐且专属性也不高,复方维生素中的维生素 A 对维生素 E 测定亦有干扰,故已被气相色谱法所取代。

（三）紫外光谱法

本品的 0.1% 无水乙醇液在 284nm 波长处有最大吸收(吸收系数 $E_{1cm}^{1\%}$ 为 41.0～45.0),在 254nm 波长处有最小吸收,可供鉴别。

（四）红外光谱法

ChP2015 采用红外光谱法鉴别维生素 E,其红外光吸收图谱应与对照图谱(光谱集1206 图)一致。

（五）气相色谱法

ChP2015 采用气相色谱法鉴别维生素 E 软胶囊和维生素 E 粉,按含量测定项下的方法试验,供试品主峰的保留时间应与原维生素 E 对照品主峰的保留时间一致。

三、杂质检查

ChP2015 规定本品须进行酸度、生育酚(天然型)、有关物质(合成型)和残留溶剂的检查。

（一）酸度

目的在于检查维生素 E 的制备过程中引入的游离乙酸。

示例 16-14　ChP2015 维生素 E 酸度的检查:取乙醇与乙醚各 15mL,置锥形瓶中,加酚酞指示液 0.5mL,滴加氢氧化钠滴定液(0.1mol/L)至微显粉红色,加本品 1.0g,溶解后,用氢氧化钠滴定液(0.5mol/L)滴定,消耗的氢氧化钠滴定液(0.1mol/L)不得超过 0.5mL。

（二）生育酚（天然型）

目的为检查制备过程中未酯化的生育酚，ChP2015 收录硫酸铈滴定法。

1. 原理 利用游离生育酚的还原性，药典以二苯胺为指示剂，以硫酸铈为标准液，进行滴定检查，反应方程式见图 16-27。

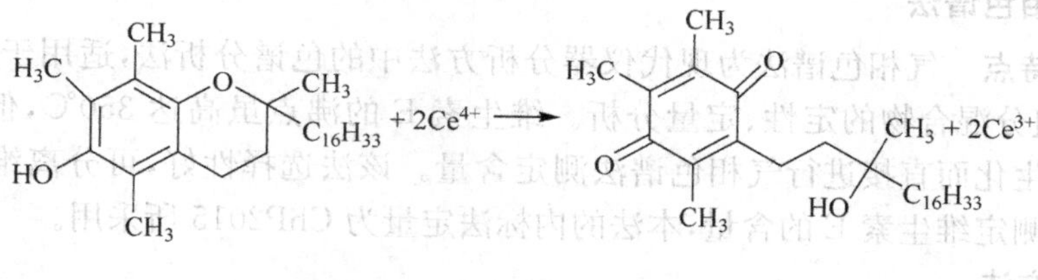

图 16-27 生育酚与 Ce^{4+} 反应方程式

游离生育酚失去 2 个电子，被氧化成生育醌，滴定反应的化学计量关系为 1：2，即 1mol 硫酸铈相当于 1/2mol 的生育酚（相对分子质量为 430.7）。

2. 方法 取本品 0.10g，加无水乙醇 5mL 溶解后，加二苯胺试液 1 滴，用硫酸铈滴定液（0.01mol/L）滴定，消耗的硫酸铈滴定液（0.01mol/L）不得超过 1.0mL。

3. 限量 维生素 E 中所含的游离生育酚的限量不得超过 2.15%，计算过程见式(16-12)。

$$L = \frac{T \times V}{S} \times 100\% = \frac{0.002154 g/mL \times 1.0 mL}{0.1g} \times 100\% = 2.15\% \quad (16\text{-}12)$$

（三）有关物质（合成型）

示例 16-15 ChP2015 合成型维生素 E 中有关物质检查：取本品，用正己烷稀释成每 1mL 中约含 2.5mg 的溶液，作为供试品溶液；精密量取适量，用正己烷定量稀释制成每 1mL 中含 25μg 的溶液，作为对照溶液。照含量测定项下的色谱条件，精密量取供试品溶液与对照溶液各 1μL，分别注入气相色谱仪，记录色谱图至主成分峰保留时间的 2 倍，供试品溶液的色谱图中如有杂质峰，α-生育酚（杂质 I）（相对保留时间约为 0.87）的峰面积不得大于对照溶液主峰面积（1.0%），其他单个杂质的峰面积不得大于对照溶液主峰面积的 1.5 倍（1.5%），各杂质峰面积的和不得大于对照溶液主峰面积的 2.5 倍（2.5%）。

（四）残留溶剂（正己烷）

示例 16-16 ChP2015 维生素 E 残留溶剂的检查：取本品，精密称定，加 N,N-二甲基甲酰胺溶解并定量稀释制成每 1mL 中约含 50mg 的溶液，作为供试品溶液；另取正己烷，加 N,N-二甲基甲酰胺溶解并定量稀释制成每 1mL 中约含 10μg 的溶液，作为对照品溶液。照残留溶剂测定法（通则 0861 第一法）试验，以 5% 苯基甲基聚硅氧烷为固定液（或极性相近的固定液），起始柱温为 50℃，维持 8min，然后以每 45℃/min 的速率升温至 260℃，维持 15min。正己烷的残留量应符合规定（天然型）。

四、含量测定

维生素 E 的含量测定方法很多，主要是利用维生素 E 的水解产物游离生育酚易氧化的特性,用硫酸铈滴定液直接滴定;或将铁(Ⅲ)还原成铁(Ⅱ)后,再与不同的试剂反应生成有色配位化合物进行比色测定;也可用硝酸氧化,与邻苯二胺缩合后进行荧光测定。ChP2015 和其他国家的药典多采用气相色谱法,该法专属性强、简便快速,适用于维生素 E及其制剂的含量测定。

(一)气相色谱法

1. 方法特点　气相色谱法为现代仪器分析方法中的色谱分析法,适用于热稳定性好、易挥发的多组分混合物的定性、定量分析。维生素 E 的沸点虽高达 350℃,但其热稳定性好,可不经衍生化而直接进行气相色谱法测定含量。该法选择性好,可分离维生素 E 及其异构体,准确测定维生素 E 的含量,本法的内标法定量为 ChP2015 所采用。

2. 测定方法

(1)色谱条件与系统适用性试验:用硅酮(OV-17)为固定液(涂布浓度为 2%)的填充柱,或用 100%二甲基聚硅氧烷为固定液的毛细管柱;柱温为 265℃。理论板数按维生素 E峰计算不低于 500(填充柱)或 5000(毛细管柱),维生素 E 峰与内标物质峰的分离度应符合要求。

(2)校正因子测定:取正三十二烷适量,加正己烷溶解并稀释成每 1mL 中含 1.0mg 的溶液,作为内标溶液。另取维生素 E 对照品约 20mg,精密称定,置具塞瓶中,精密加内标溶液 10mL,密塞,振摇使溶解,作为对照溶液,取 1~3μL 注入气相色谱仪,测定,计算校正因子。

(3)样品测定:取本品约 20mg,精密称定,置棕色具塞瓶中,精密加内标溶液 10mL,密塞,振摇使溶解,作为供试品溶液,取 1~3μL 注入气相色谱仪,测定,按内标法计算,即得。

维生素 E、维生素 E 片、维生素 E 琥珀酸聚乙二醇酯、维生素 E 软胶囊、维生素 E 粉和维生素 E 注射剂均采用气相色谱法测定含量。

(二)高效液相色谱法

JP16 采用高效液相色谱法测定维生素 E(指 dl-α-生育酚)的含量,以外标法定量。

1. 色谱条件　色谱柱为内径 4mm、长 15~30cm 的不锈钢柱。固定相为填充粒径 5~10μm 的十八烷基硅烷键合硅胶;流动相为甲醇-水(49:1,V/V);紫外检测器(检测波长为 292nm)。生育酚与乙酸生育酚两峰的分离度应大于 2.6,生育酚先出峰。峰高的 RSD 应小于 0.8%。

2. 方法　取维生素 E 供试品和生育酚对照品各约 0.05g,精密称定,分别溶于无水乙醇中,并准确稀释至 50.0mL,即得供试品溶液和对照品溶液;精密吸取两种溶液各 20μL,注入高效液相色谱仪,记录色谱图,分别测量生育酚的峰高 H_x 和 H_r,按照式(16-13)计算含量。

$$供试品中生育酚的量(mg) = m_r \times H_x/H_r \qquad (16-13)$$

式中,m_r 为生育酚对照品的量(mg),H_x 和 H_r 分别为供试品和对照品中生育酚的峰高。

第六节　复方制剂中多种维生素的分析

水溶性和脂溶性维生素是人体必需的营养物质,因其化学结构和性质不同,同时分离测定相对比较困难,因此需要选择合适的样品前处理方法和分析方法,才能达到消除干扰并同时准确测定的目的。目前应用较多的是 HPLC 法和 LC-MS 法。下面举例介绍多种维生素的同时分析方法。

一、HPLC 同时测定维生素 B 片中 4 种水溶性维生素的含量

多种水溶性维生素的同时分析,一般首选 HPLC 法,具体分为离子对 HPLC 法、胶束 HPLC 法和梯度 HPLC 法等。其中有文献报道采用 HPLC 实现了对维生素 B 片中维生素 B_1、B_2、B_3 和 B_6 的准确测定,各维生素色谱峰分离度良好,分析时间短,结果准确可靠,可用于复合维生素制剂中维生素 B_1、B_2、B_3 和 B_6 的含量测定。

示例 16-17　HPLC 同时测定维生素 B 片中 4 种水溶性维生素的含量

1. 药品与试剂　冰乙酸、乙酸铵(色谱纯,≥99.0%)、对照品维生素 B_1(AR,99.0%)、维生素 B_2(AR,98.0%)、维生素 B_3(HPLC,≥99.5%)、维生素 B_6(AR,99.0%),甲醇(色谱纯),供试品复方维生素 B 片、超纯水。

2. 仪器条件　色谱柱(C_{18},3.5μm,4.6mm×100mm),检测波长 270nm,柱温为 25℃,进样量为 5μL。流动相 A 为乙酸盐缓冲溶液,流动相 B 为甲醇,梯度洗脱条件:$t=0$min,流速为 0.4mL/min,$V_A:V_B=90:10$;$t=5$min,流速为 0.4mL/min,$V_A:V_B=90:10$;$t=9$min,流速为 0.6mL/min,$V_A:V_B=15:85$。

3. 分离效果　实验色谱图谱见图 16-28,样品峰不受辅料的干扰,维生素色谱峰分离度良好,分析时间短,具有较高的灵敏度和重现性,方法准确、实用,实现了维生素 B 片中 4 种

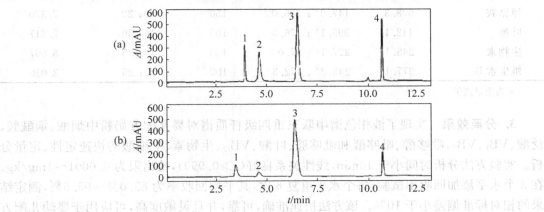

图 16-28　HPLC 分离 4 种维生素 B 色谱图
(a) 维生素 B 标准品;(b) 复合维生素 B 片样品
1. 维生素 B_1;2. 维生素 B_6;3. 维生素 B_3;4. 维生素 B_2

水溶性维生素 B 含量的同时测量。

二、液相色谱-串联质谱法同时测定婴幼儿配方奶粉中 12 种水溶性维生素

示例 16-18 液相色谱-串联质谱法同时测定婴幼儿配方奶粉中 12 种水溶性维生素

1. 实验对象

VB_1、VB_2、VB_3、VB_5、VB_6、VB_9（叶酸）、VB_{12}、VH、牛磺酸。

2. 主要仪器条件

1）色谱条件

色谱柱：C_{18}柱，5μm，2.0mm×150mm。

条件：流速 0.25mL/min，柱温 25℃，进样量 5μL，流动相：0.1％甲酸水溶液（A）和甲醇（B）。梯度洗脱：0～5min，B 由 5％线性递增至 95％，5～10min，B 保持 95％，10.0～10.1min，B 由 95％线性递减至 5％，10.1～15.0min，B 保持 5％。

2）质谱分析条件　离子源为电喷雾离子源（ESI）；扫描方式为正离子模式（牛磺酸为负离子模式）；检测方式为多反应检测；干燥气为 N_2；雾化气压力为 275.8kPa；干燥气流速为 8L/min；汽化温度为 340℃；其质谱参数和保留时间如表 16-7 所示。

表 16-7　质谱参数和保留时间

被测物质的名称	母离子(m/z)	子离子(m/z)	碎裂电压/V	碰撞能量/V	保留时间/min
维生素 B_1	265.1	144.1*；122.1	90	10；10	1.331
牛磺酸	124.0	80.0*	120	15	1.387
吡哆醛	168.0	150.1*；94.0	80	15；25	1.939
烟酸	124.1	80.1*；53.0	120	25；15	2.352
烟酰胺	123.1	80.1*；53.1	120	15；25	2.396
吡哆醇	170.1	152.1*；134.1	60	10；20	2.414
吡哆胺	169.0	134.0*；152.1	80	30；20	3.001
泛酸	220.1	202.1*；184.1	60	5；10	6.957
氰钴胺	678.3	147.0*；359.0	150	40；22	7.370
叶酸	442.1	295.1*；176.0	100	10；30	7.617
生物素	245.1	227.1*；97.0	100	10；35	8.007
维生素 B_2	377.1	243.3*；172.3	100	20；25	8.030

* 为定量离子。

3. 分离效果　实现了液相色谱串联三重四级杆质谱对婴儿配方奶粉中烟酸、烟酰胺、泛酸、VB_1、VB_2、吡哆醇、吡哆醛和吡哆胺、叶酸、VB_{12}、生物素、牛磺酸的快速定性、定量分析。实验方法分析时间小于 10min，线性关系良好（$r > 0.999$），检出限为 0.0001～1mg/kg。在 3 个水平添加回收率试验，每个水平重复 6 次，其平均回收率为 85.0％～95.5％，测定结果的相对标准偏差小于 10％。该方法快速准确，可靠，并且灵敏度高，可应用于婴幼儿配方奶粉中水溶性维生素含量的同步定性、定量测定。

第七节 体内维生素类药物的分析

体内维生素类药物的分析包括该类药物在生物体内的药动学、毒动学、生物等效性试验和临床治疗药物监测等方面的研究。由于体内药物分析的采样量少、待测物浓度低、体内干扰物质多的特点，一般要求分析方法须具有良好的分离能力和极高的检测灵敏度，也即须具有较高的专属性。常用的分析方法有 HPLC、LC-MS、LC-MS-MS、UPLC-MS-MS 等。下面举例介绍 HPLC 法测定人体内血清中维生素 A 的血药浓度。

示例 16-19 人体血清中维生素 A 的血药浓度 HPLC 测定

1. 色谱条件 C_{18}（4.6mm×250cm，5μm）色谱柱；甲醇：水（98：2，V/V）为流动相，流速为 1mL/min；检测波长为 325nm；柱温为室温（±25℃），进样量 20μL。

2. 血样处理 用一次性负压采血管取受试者空腹肘静脉血，避光静置 30min 后，以离心半径 30cm、转速 1500r/min 离心 10min，得血清样品，置于−20℃冰箱冷冻保存备用。

3. 血清样品处理 精密吸取血清样品 100μL，置于 15mL 离心管中，分别加入内标溶液（维生素 A 醋酸酯 3.944μg/mL）100μL 和正己烷 1mL，涡旋混匀 30s，以离心半径 3cm、转速 15000r/min 离心 10min。精密吸取上层清液 800μL，用氮气流吹干，残渣用无水乙醇 200μL 复溶，溶解后吸取上清液 20μL，进样分析。

4. 方法学考察 内源性物质对维生素 A 和内标的测定均无明显干扰，维生素 A 与内标分离完全，保留时间分别为 6.944min、9.945min。高效液相色谱图见图 16-29。

1）标准曲线与定量下限的考察：准确移取一定量标准溶液，分别加入空白血清和内标溶液各 100μL，配成不同浓度的维生素 A 血清样品，按标准方法（见 3. 血清样品处理）处理后，进样分析，记录色谱图。以维生素 A 质量分数（x）为横坐标，维生素 A 与内标的峰面积比值（y）为纵坐标，用最小加权二乘法（加权系数 $w=1/x^2$）进行线性回归，得回归方程为 $y=1.6893x-0.0136$（$r=0.9972$，$n=5$）。结果表明，维生素 A 的血药浓度在 0.01234～3.210μg/mL 范围内线性关系良好，定量下限为 0.0124μg/mL。

2）精密度考察：精密度以日内 RSD、日间 RSD 表示。分别配制高、中、低浓度的维生素 A 标准溶液，各样品每日重复进样 5 次，考察日内精密度；连续测定 5 天，考察日间精密度。结果显示，日内 RSD 为 1.66%～1.92%，日间 RSD 为 2.27%～2.97%，表明方法精密度良好。

3）准确度考察：准确度以加样回收率进行验证。取等量同一血清（含维生素 A），分别加入适量不同质量分数的维生素 A 标准品，配制成高、中、低质量分数的加标血清样品，每质量分数分别配制 5 份。分别测定，计算加样回收率，结果显示，高、中、低质量分数加标血清样品的加样回收率分别为 99.56%、98.18%、98.81%（平均加样回收率为 98.85%），RSD（$n=5$）分别为 3.27%、2.94%、3.01%。

4）提取回收率考察：取等量同一血清（含维生素 A），分别加入适量不同质量分数的维生素 A 标准品，配制成高、中、低质量分数的加标血清样品，每质量分数分别配制 5 份。分别测定，计算提取回收率，结果显示，高、中、低质量分数加标血清样品的提取回收率分别为 90.58%、89.59%、91.38%，RSD（$n=5$）分别为 3.27%、2.94%、3.01%。

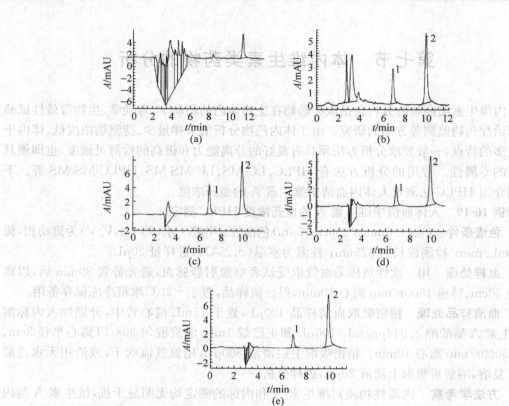

图 16-29 血清中维生素 A 的 HPLC 图谱

(a) 空白血清；(b) 空白血清＋维生素 A 标准溶液＋内标；(c) 维生素 A 标准溶液＋内标；(d) 健康受试者血清＋内标；(e) 肝硬化患者血清＋内标；1—维生素 A；2—内标

5) 稳定性考察：参照生物样品定量分析方法验证指导原则的要求，分别配制成高、中、低质量分数的加标血清样品，每质量浓度分别配制 5 份，于室温下放置，并分别于 0、2、4、6、8 小时进样测定，计算样品的实测质量分数。结果显示，样品中维生素 A 的血药浓度变化不大，$RSD(n=5)$ 为 0.93%～1.38%。

本试验建立的 HPLC 法简便、快速、稳定性好、灵敏度高、准确度高，可用于临床检测人血清中维生素 A 的浓度。

（赣南医学院 程庚金生）

课后习题

1. 维生素 A 具有什么样的结构特点？简述三点校正紫外-可见分光光度法测定维生素 A 含量的原理。

2. 试述用硫色素反应鉴别维生素 B_1 的反应原理、反应条件和反应现象。

3. 简述铈量法测定维生素 E 的原理。

4. 取标示量为 100mg 的维生素 C 片 10 片，称出总重为 1.5639g，研细，称出 0.3214g，按《中国药典》2015 年版方法，用碘滴定液（0.0982mol/L）滴定至终点，共用碘滴定液

（0.0982mol/L）22.85mL，按每 1mL 碘滴定液（0.1mol/L）相当于 8.806mg 的维生素 C 计算，求该片剂标示量的百分含量。

5. 维生素 AD 胶丸中维生素 A 醋酸酯的测定方法如下所述：取内容物 0.0410g，加环己烷溶解并稀释至 50mL，摇匀。取出 2mL，加环己烷溶解并稀释至 25mL，摇匀，在下列五个波长处测定吸光度值（表 16-8）。

表 16-8　五个波长处吸光度值及 ChP2015 规定的吸光度比值

波长/nm	吸光度 A 值	ChP2015 规定的吸光度比值
300	0.212	0.555
316	0.309	0.907
328	0.337	1.000
340	0.273	0.811
360	0.116	0.299

已知：平均丸重（平均内容物重）＝0.0910g，标示量＝10000IU/丸。

求：维生素 AD 胶丸中维生素 A 醋酸酯标示量的百分含量。

6. 根据下列物质的结构，设计碘量法测定其含量（包括反应方程式，使用溶剂或试剂及其目的，滴定剂，使用指示剂及滴定终点判断方法，取样量范围，并写出测定操作过程）。

$$C_6H_8O_6 \quad 176.13$$

参 考 文 献

[1]　杭太俊. 药物分析[M]. 8 版. 北京：人民卫生出版社，2015.

[2]　齐永秀. 药物分析[M]. 3 版. 北京：中国医药科技出版社，2012.

[3]　国家药典委员会. 中华人民共和国药典[S]. 2015 年版. 北京：中国医药科技出版社，2015.

[4]　于治国. 药物分析学习指导与习题集[M]. 北京：人民卫生出版社，2011.

[5]　张晓娜，校瑞，牛家华，等. HPLC 同时测定维生素 B 片中 4 种水溶性维生素的含量[J]. 河南大学学报（自然科学版），2016，46（5）：583-586，625.

[6]　耿健强，赵丽，潘红艳，等. 液相色谱-串联质谱法同时测定婴幼儿配方奶粉中 12 种水溶性维生素[J]. 中国乳品工业，2017，45（8）：43-46.

[7]　徐凤梅，于美丽，苏瑞，等. HPLC 法测定维生素 A 在健康受试者及肝硬化患者体内的血药浓度[J]. 中国药房，2016，27（35）：4927-4930.

甾体激素类药物分析

　　甾体激素类药物（steroid hormone）是一类含有环戊烷骈多氢菲（甾烷）母核结构（图 17-1）的药物，具有维持生命、调节性功能、促进机体发育、调节免疫等生理作用。临床上主要用于抗炎、抗过敏、皮肤疾病治疗及生育控制，是一类较为重要的药物。

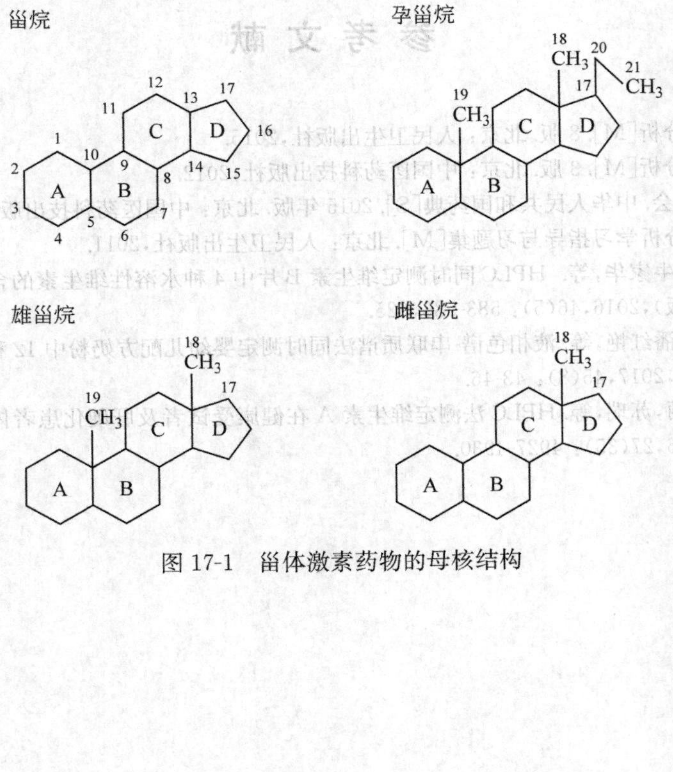

甾烷　　　　　　　　　　孕甾烷

雄甾烷　　　　　　　　　雌甾烷

图 17-1　甾体激素药物的母核结构

第一节　甾体激素类典型药物的结构与性质

甾体激素类药物依据其药理作用可分为肾上腺皮质激素和性激素两大类。性激素包括雄性激素和蛋白同化激素、雌性激素和孕激素等。常见典型甾体激素类药物的结构与物理性质见表 17-1。

表 17-1　典型甾体激素类药物的结构与物理性质[1]

药物名称	结构式、分子式、相对分子质量	物理性质
氢化可的松 hydrocortisone	$C_{21}H_{30}O_5$　362.47	白色或类白色的结晶性粉末,无臭,遇光渐变质。 在乙醇或丙酮中略溶,在三氯甲烷中微溶,在乙醚中几乎不溶,在水中不溶。 $[\alpha]_D$(10mg/mL 无水乙醇)(通则0621):$+162°\sim+169°$。 $E_{1cm}^{1\%}$(10μg/mL 无水乙醇,λ_{max} 242nm)(通则0401):422~448。
地塞米松 dexamethasone	$C_{22}H_{29}FO_5$　392.47	白色或类白色的结晶性粉末,无臭。 在甲醇、乙醇、丙酮或二氧六环中略溶,在三氯甲烷中微溶,在乙醚中极微溶解,在水中几乎不溶。 $[\alpha]_D$(10mg/mL 二氧六环)(通则0621):$+72°\sim+80°$。 $E_{1cm}^{1\%}$(10μg/mL 乙醇,λ_{max} 240nm)(通则0401):380~410。
地塞米松磷酸钠 dexamethasone sodium phosphate	$C_{22}H_{28}FNa_2O_8P$　516.41	白色至微黄色粉末,无臭,有引湿性。 在水或甲醇中溶解,在丙酮或乙醚中几乎不溶。 $[\alpha]_D$(10mg/mL 水)(通则0621):$+72°\sim+80°$。
醋酸去氧皮质酮 desoxycortone acetate	$C_{22}H_{32}O_4$　372.51	白色或类白色结晶性粉末,无臭。 在乙醇或丙酮中略溶,在植物油中微溶,在水中不溶。 熔点(通则0612):155~161℃。 $[\alpha]_D$(10mg/mL 乙醇)(通则0621):$+175°\sim+185°$。 $E_{1cm}^{1\%}$(10μg/mL 乙醇,λ_{max} 240nm)(通则0401):430~460。

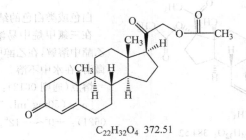

续表

药物名称	结构式、分子式、相对分子质量	物理性质
醋酸曲安奈德 triamcinolone acetonide acetate	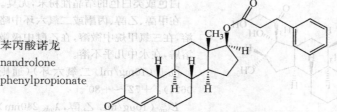 C₂₆H₃₃FO₇ 476.54	白色或类白色的结晶性粉末，无臭。 在三氯甲烷中溶解，在丙酮中略溶，在甲醇或乙醇中微溶，在水中不溶。 $[\alpha]_D$（10mg/mL 二氧六环）（通则 0621）：+92°～+98°。
甲睾酮 methyltestosterone	C₂₀H₃₀O₂ 302.46	白色或类白色结晶性粉末，无臭，无味，微有引湿性。 本品在乙醇、丙酮或三氯甲烷中易溶，在乙醚中略溶，在植物油中微溶，在水中不溶。 熔点（通则 0612）：163～167℃。 $[\alpha]_D$（10mg/mL 乙醇）（通则 0621）：+79°～+85°。
苯丙酸诺龙 nandrolone phenylpropionate	C₂₇H₃₄O₃ 406.57	白色或类白色结晶性粉末，有特殊臭。 本品在甲醇或乙醇中溶解，在植物油中略溶，在水中几乎不溶。 熔点（通则 0612）：93～99℃。 $[\alpha]_D$（10mg/mL 二氧六环）（通则 0621）：+48°～+51°。
黄体酮 progesterone	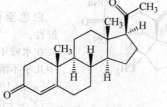 C₂₁H₃₀O₂ 314.47	白色或类白色的结晶性粉末，无臭。 本品在三氯甲烷中极易溶解，在乙醇、乙醚或植物油中溶解，在水中不溶。 熔点（通则 0612）：128～131℃。 $[\alpha]_D$（10mg/mL 乙醇）（通则 0621）：+186°～+198°。
醋酸甲地孕酮 megestrol acetate	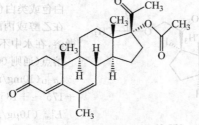 C₂₄H₃₂O₄ 384.52	白色或类白色的结晶性粉末，无臭。 在三氯甲烷中易溶，在丙酮或乙酸乙酯中溶解，在乙醇中略溶，在乙醚中微溶，在水中不溶。 熔点（通则 0612）：213～220℃。 $[\alpha]_D$（50mg/mL 三氯甲烷）（通则 0621）：+9°～+12°。

续表

药 物 名 称	结构式、分子式、相对分子质量	物 理 性 质
炔诺酮 norethisterone	$C_{20}H_{26}O_2$　298.43	白色或类白色粉末或结晶性粉末，无臭。 在三氯甲烷中溶解，在乙醇中微溶，在丙酮中略溶，在水中不溶。 熔点（通则 0612）：202～208℃。 $[\alpha]_D$（10mg/mL 丙酮）（通则 0621）：－32°～－37°。
左炔诺孕酮 levonorgestrel	$C_{21}H_{28}O_2$　312.47	白色或类白色结晶性粉末，无臭。 本品在三氯甲烷中溶解，在甲醇中微溶，在水中不溶。 熔点（通则 0612）：233～239℃，熔距在5℃以内。 $[\alpha]_D$（10mg/mL 三氯甲烷）（通则 0621）：－30°～－35°。
雌二醇 estradiol	$C_{18}H_{24}O_2$　272.39	白色或类白色结晶性粉末，无臭。 在丙酮中溶解，在乙醇中略溶，在水中不溶。 熔点（通则 0612）：175～180℃。 $[\alpha]_D$（10mg/mL 乙醇）（通则 0621）：＋76°～＋83°。
炔雌醇 ethinylestradiol	$C_{20}H_{24}O_2$　296.41	白色或类白色的结晶性粉末，无臭。 在乙醇、丙醇或乙醚中易溶，在三氯甲烷中溶解，在水中不溶。 熔点（通则 0612）：180～186℃。 $[\alpha]_D$（10mg/mL 吡啶）（通则 0621）：－26°～－31°。
炔雌醚 quinestrol	$C_{25}H_{32}O_2$　364.50	白色或类白色的结晶或结晶性粉末。 在乙醇、丙酮、乙酸乙酯或三氯甲烷中溶解，在水中几乎不溶。 熔点（通则 0612）：106～112℃。 $[\alpha]_D$（10mg/mL 二氧六环）（通则 0621）：0°～＋5°。

一、肾上腺皮质激素

肾上腺皮质激素（简称皮质激素）均具有孕甾烷母核结构，天然的为氢化可的松，通过对孕甾烷结构改造得到一系列的药物。临床上常用的除氢化可的松外,还有地塞米松、地塞米松磷酸钠、丙酸倍氯米松、醋酸曲安奈德等。该类药物的结构特征:

母核:含有 21 个 C 原子。

A 环:C_3 位有酮基;C_4 与 C_5 间有双键,并与 C_3 酮基共轭,简称为 Δ^4-3-酮结构,最大吸收波长在 240nm 附近。部分药物在 C_1 与 C_2,或 C_6 与 C_7 间有双键,最大吸收发生红移。

C_{17} 位:α-醇酮基(氢化可的松、地塞米松),有还原性;部分药物 α-醇酮基的醇羟基与酸成酯(地塞米松磷酸钠、醋酸曲安奈德等)。

部分药物 C_6 或 C_9 位引入卤素原子,如地塞米松 C_9 位引入 F 原子等。

部分药物 C_{11} 位上有羟基或羰基,如氢化可的松 C_{11} 位有羟基。

二、雄性激素与蛋白同化激素

睾酮为天然的雄性激素,具有雄甾烷的母核结构,甲睾酮、丙酸睾酮等均为睾酮的衍生物。将睾酮 C_{10} 位上去 19-角甲基,即以雌甾烷为母核,形成蛋白同化激素,如苯丙酸诺龙、葵酸诺龙等。该类药物的结构特征:

雄性激素母核:有 19 个 C 原子。

蛋白同化激素母核:含有 18 个 C 原子,在 C_{10} 上一般无角甲基。

A 环:Δ^4-3-酮结构。

C_{17} 位:有羟基,部分药物的羟基被酯化。

三、孕激素

孕激素类药物分子结构中均具有孕甾烷母核,天然的为黄体酮。临床上常用的主要是黄体酮、醋酸甲羟孕酮、炔诺酮、己酸羟孕酮等。该类药物的结构特征:

母核:有 21 个 C 原子。

A 环:Δ^4-3-酮结构。

C_{17} 位:有甲酮基(黄体酮、醋酸甲地孕酮)或乙炔基(炔诺酮、左炔诺孕酮);多数在 C_{17} 位上有羟基,部分药物的羟基被酯化(己酸羟孕酮)。

米非司酮(图 17-2)为抗孕激素,具有甾体的母核结构,C_{11} 位有对二甲胺基苯基,不仅具有甾体的性质,二甲氨基还具有碱性。

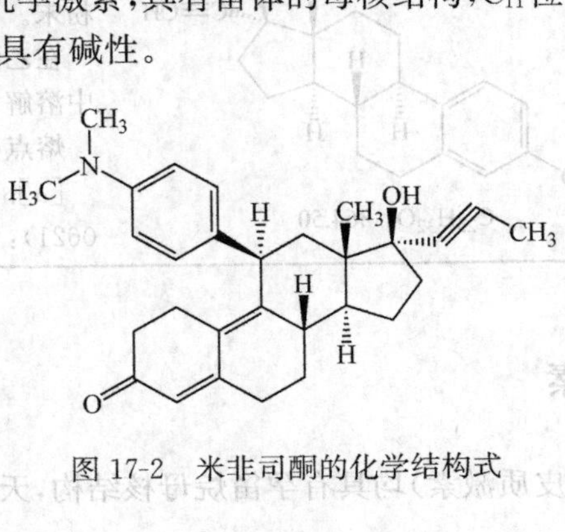

图 17-2 米非司酮的化学结构式

四、雌激素

雌激素类药物均具有雌甾烷母核结构,天然的为雌二醇。临床上常用的药物有雌二醇、戊酸雌二醇、苯甲酸雌二醇、炔雌醇、炔雌醚等。该类药物的结构特征:

母核:含有 18 个 C 原子。

A 环:苯环,C_3 位上有酚羟基,部分药物 C_3 位上的酚羟基被酯化(苯甲酸雌二醇)。

C_{17} 位:有羟基,部分药物的羟基被酯化(戊酸雌二醇);部分药物 C_{17} 位有乙炔基,构成 C_{19}-去甲孕甾烷母核(炔雌醇、炔雌醚)。

第二节　甾体激素类药物的鉴别试验

甾体激素类药物的鉴别试验主要是根据其物理性质、母核结构和各种官能团的特征反应进行。常用的鉴别方法有物理常数测定法、化学反应法、光谱法和色谱法等。

一、物理常数测定法

甾体激素类药物均为弱极性的有机化合物,除钠盐外均不溶于水,都具有旋光性和特征的紫外吸收。ChP2015 在该类药物的性状项下多收载有熔点、比旋度和吸光系数等物理常数(表 17-1),用以鉴别药物。

1. 性状与溶解性　如表 17-1 所示,该类药物大部分为白色或类白色的结晶或结晶性粉末;除钠盐外,大部分在三氯甲烷、甲醇、乙醇中溶解,在乙醚或植物油中极微溶解或略溶,在水中不溶或几乎不溶。

2. 熔点　大部分甾体激素类药物均具有特征的熔点。依据其熔点,既可用于药物的鉴别,还可反映药物的纯度。如 ChP2015 甲睾酮性状项下规定:本品的熔点(通则 0612)为 163～167℃;醋酸去氧皮质酮性状项下规定:本品的熔点(通则 0612)为 155～161℃。

3. 比旋度　本类药物多具有旋光性,可通过测定比旋度鉴别此类药物。

示例 17-1　ChP2015 地塞米松磷酸钠性状项下规定:取本品,精密称定,加水溶解并定量稀释制成约 10mg/mL 的溶液,依法测定(通则 0621),比旋度为＋72°～＋80°。

示例 17-2　ChP2015 炔雌醇性状项下规定:取本品,精密称定,加吡啶溶解并定量稀释制成约 10mg/mL 的溶液,依法测定(通则 0621),比旋度为－26°～－31°。

4. 吸光系数　本类药物均具有紫外吸收,利用其在特定溶剂中的最大吸收波长和对应的吸光系数可鉴别该类药物。

示例 17-3　ChP2015 地塞米松磷酸钠性状项下规定:取本品,精密称定,加乙醇溶解并定量稀释制 10μg/mL 的溶液,照紫外-可见分光光度法(通则 0401),在 240nm 的波长处测定吸光度,吸光系数($E_{1cm}^{1\%}$)为 380～410。

二、化学鉴别法

甾体激素药物化学鉴别法主要依据其母核结构和官能团的特征反应进行，常用的方法有呈色反应、沉淀反应、水解反应、测定生成物熔点等。

（一）与强酸的呈色反应

大部分甾体激素类药物由于其母核结构，可与硫酸、盐酸、高氯酸、磷酸等强酸发生呈色反应，其中与硫酸的呈色反应常被用于此类药物的鉴别。硫酸呈色反应的机制为：酮基先质子化，形成正碳离子，再与 HSO_4^- 作用呈色。ChP2015 收载的部分甾体激素类药物与硫酸的呈色反应见表 17-2。

表 17-2　部分甾体激素类药物与硫酸的呈色反应

药　品	呈　色	加水稀释后颜色变化
己烯雌酚	橙黄色	橙黄色即消失
己酸羟孕酮	微黄色	由绿色经红色至带蓝色荧光的红紫色
尼尔雌醇	玫瑰红色	蓝紫色
地塞米松	淡红棕色	颜色消失
炔雌醇	橙红色，在反射光线下出现黄绿色荧光	玫瑰红色絮状沉淀
炔雌醚	橙红色，在紫外光灯下观察显黄绿色荧光	红色沉淀
泼尼松	橙色	黄色，渐渐变为蓝绿色
泼尼松龙	深红色，无荧光	红色褪去，生成灰色絮状沉淀
氢化可的松	黄色至红色，并显绿色荧光	黄色至橙黄色，并微带绿色荧光，同时生成少量絮状沉淀
雌二醇	黄绿色荧光，加三氯化铁试液2滴，即显草绿色	红色
醋酸可的松	黄色或微带橙色	颜色即消失，溶液应澄清
醋酸泼尼松	橙色	黄色，渐渐变为蓝绿色
醋酸泼尼松龙	玫瑰红色	颜色消失并有灰色絮状沉淀

甾体激素类药物与硫酸的呈色反应，操作简便，灵敏度高，可依据不同药物形成的不同颜色或荧光而相互区别，被各国药典采用。

示例 17-4　ChP2015 氢化可的松的鉴别：取本品约 2mg，加硫酸 2mL 使溶解，放置 5min，显棕黄色至红色，并显绿色荧光；将此溶液倾入 10mL 水中，即变成黄色至橙黄色，并微带绿色荧光，同时生成少量絮状沉淀。

部分药物还以硫酸-乙醇为显色剂进行鉴别。如十一酸睾酮、醋酸甲羟孕酮、甲睾酮等的鉴别。

示例 17-5　ChP2015 十一酸睾酮的鉴别：取本品约 5mg，加硫酸-乙醇（2：1）1mL 使溶解，即显黄色并带有黄绿色荧光。

（二）官能团的特征反应

由于甾体激素类药物分子结构中均含有特征官能团,依据其官能团的特征反应可对各个药物进行鉴别。

1. C_{17}-α-醇酮基的反应　皮质激素类药物分子结构中 C_{17}-α-醇酮基具有还原性,能被碱性四氮唑试液、碱性酒石酸铜试液(斐林试液)、氨制硝酸银试液(多伦试液)等多种氧化剂氧化呈色或生成沉淀。

示例 17-6　ChP2015 醋酸泼尼松的鉴别:取本品约 1mg,加乙醇 2mL 使溶解,加 10% 氢氧化钠溶液 2 滴与氯化三苯四氮唑试液 1mL,即显红色。

示例 17-7　ChP2015 丁酸氢化可的松的鉴别:取本品约 10mg,加甲醇 1mL 溶解后,加碱性酒石酸铜试液 1mL,加热,即产生氧化亚铜的红色沉淀。

示例 17-8　ChP2015 醋酸去氧皮质酮的鉴别:取本品约 5mg,加乙醇 0.5mL 溶解后,加氨制硝酸银试液 0.5mL,即生成黑色沉淀。

2. 酮基的反应　皮质激素和孕激素分子结构中含有 Δ^4-3-酮或 C_{20}-酮基结构,均可与羰基试剂硫酸苯肼、异烟肼、2,4-二硝基苯肼等发生呈色反应。

示例 17-9　ChP2015 氢化可的松的鉴别:取本品约 0.5mg,加异烟肼约 1mg 与甲醇 1mL 溶解后,加稀盐酸 1 滴,即显黄色。反应式见图 17-3。

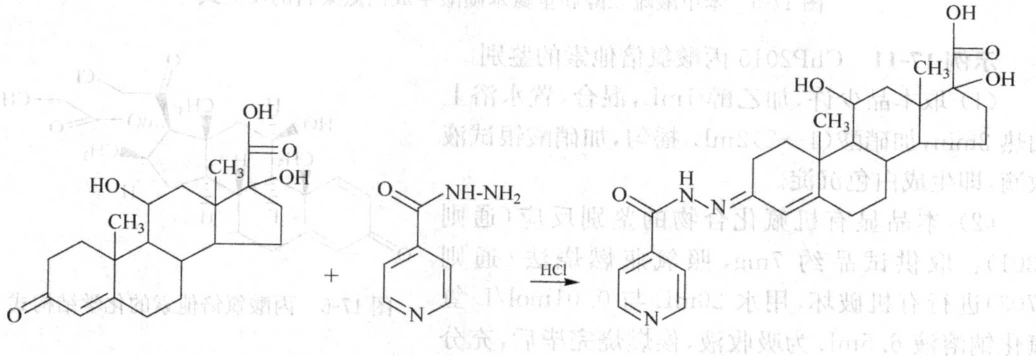

图 17-3　氢化可的松和异烟肼缩合反应式

3. C_{17}-甲酮基的反应　甾体激素类药物分子结构中的 C_{17}-甲酮基或活泼亚甲基,可与亚硝基铁氰化钠、间二硝基苯、芳香醛等反应呈色。黄体酮与亚硝基铁氰化钠的反应显蓝紫色;其他甾体激素类药物均与亚硝基铁氰化钠反应呈淡橙色或不显色。因此,C_{17}-甲酮基反应为鉴别黄体酮的灵敏、专属方法。

示例 17-10　ChP2015 黄体酮的鉴别:取本品约 5mg,加甲醇 0.2mL 溶解后,加亚硝基铁氰化钠的细粉约 3mg、碳酸钠与乙酸铵各约 50mg,摇匀,放置 10~30min,应显蓝紫色(图 17-4)。

4. 酚羟基的反应　雌激素类药物分子结构中 C_4 位上的氢(又称为芳香环的 α 位氢)受 C_3 位酚羟基的影响较为活泼,可与重氮苯磺酸反应生成偶氮化合物而呈红色,反应式如图 17-5。JP(14)利用此方法鉴别苯甲酸雌二醇[2],而从 JP15 版开始,不再收录此方法。

5. 卤素的反应　部分甾体激素类药物的 C_6 或 C_9 位引入了卤素原子,如丙酸倍氯米松(C_9-Cl)、丙酸氯倍他索(C_9-F、C_{21}-Cl)(化学结构式见图 17-6),具有氯化物或氟化物的反应。

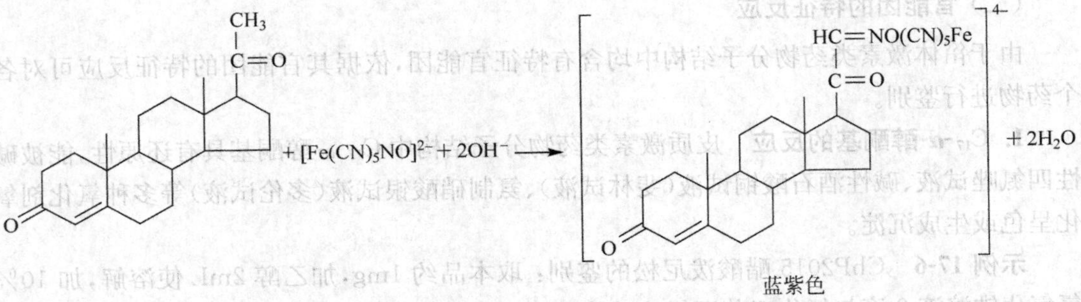

图 17-4 黄体酮和亚硝基铁氰化钠呈色反应式

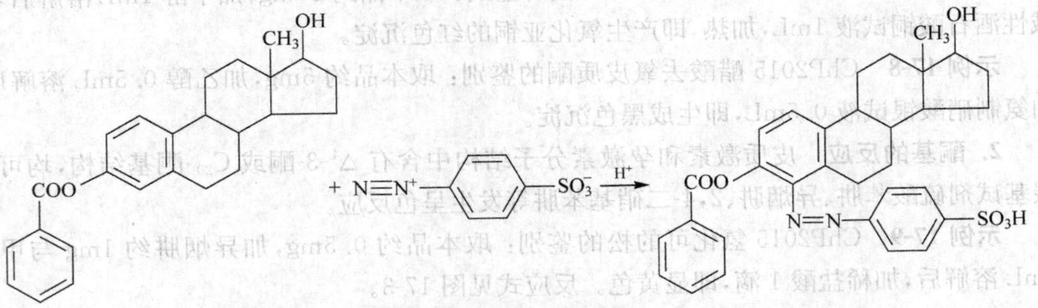

图 17-5 苯甲酸雌二醇和重氮苯磺酸生成偶氮染料的反应式

示例 17-11 ChP2015 丙酸氯倍他索的鉴别

（1）取本品少许，加乙醇 1mL，混合，置水浴上加热 2min，加硝酸（1→2）2mL，摇匀，加硝酸银试液数滴，即生成白色沉淀。

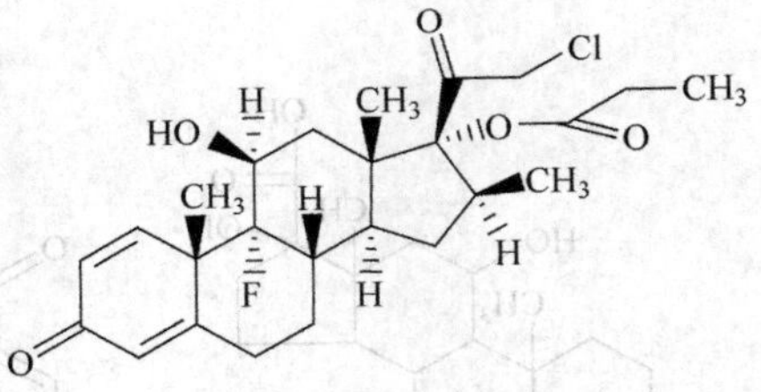

（2）本品显有机氟化合物的鉴别反应（通则 0301）：取供试品约 7mg，照氧瓶燃烧法（通则 0703）进行有机破坏，用水 20mL 与 0.01mol/L 氢氧化钠溶液 6.5mL 为吸收液，俟燃烧完毕后，充分

图 17-6 丙酸氯倍他索的化学结构式

振摇；取吸收液 2mL，加茜素氟蓝试液 0.5mL，再加 12% 乙酸钠的稀乙酸溶液 0.2mL，用水稀释至 4mL，加硝酸亚铈试液 0.5mL，即显蓝紫色；同时做空白对照试验。

丙酸氯倍他索中的氯原子与烃链 C 原子相结合，结合不牢固，酸性条件下加热水解成 Cl^-，根据氯化物的硝酸银反应进行鉴别。而氟原子与环上 C 原子直接相连，结合较为牢固，供试品需用氧瓶燃烧法进行破坏，使氟原子转化为 F^-，再依据 F^- 的特征反应——茜素氟蓝反应进行鉴别。

6. 炔基的沉淀反应 炔雌醇、炔诺酮等甾体激素类药物分子结构中含有乙炔基，与硝酸银试液作用，即生成白色沉淀。

示例 17-12 ChP2015 炔雌醇的鉴别：取本品 10mg，加乙醇 1mL 溶解后，加硝酸银试液 5～6 滴，即生成白色沉淀。反应式如图 17-7 所示。

7. 水解反应 部分甾体激素类药物分子结构中含有酯键，可将这类药物在一定条件下水解后，根据生成的羧酸性质进行鉴别。

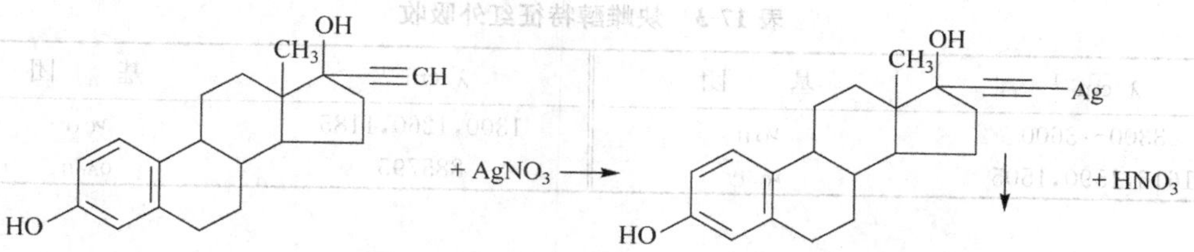

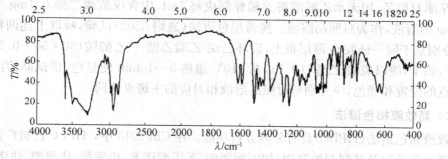

图 17-7　炔雌醇和硝酸银生成白色沉淀的反应式

示例 17-13　ChP2015 醋酸地塞米松的鉴别：取本品约 50mg，加乙醇制氢氧化钾试液 2mL，置水浴中加热 5min，放冷，加硫酸溶液(1→2)2mL，缓缓煮沸 1min，即发出乙酸乙酯的香气。

三、光谱法

（一）紫外-可见分光光度法

A 环为 Δ^4-3-酮结构的甾体激素类药物，在 240nm 附近有最大吸收；A 环为苯环的雌激素类药物，在 280nm 附近有最大吸收。因而，该类药物的紫外光谱鉴别法被美国、英国、日本等各国药典收载。ChP2015 采用规定最大吸收波长及该波长处的吸光度或百分吸光系数($E_{1cm}^{1\%}$)或 2 个最大吸收波长处的吸光度比值等方法进行鉴别。

示例 17-14　ChP2015 氯烯雌醚的鉴别：取本品，加乙醇溶解并稀释制成每 1mL 中约含 10μg 的溶液，照紫外-可见分光光度法（通则 0401）测定，在 247nm 与 307nm 的波长处有最大吸收，吸光度分别为 0.62～0.65 与 0.40～0.42。

示例 17-15　ChP2015 依普黄酮的鉴别：取本品，加无水乙醇溶解并稀释制成每 1mL 中约含 10μg 的溶液，照紫外-可见分光光度法（通则 0401）测定，在 249nm 与 298nm 的波长处有最大吸收，在 277nm 的波长处有最小吸收。

（二）红外分光光度法

甾体激素类药物结构复杂而相似，红外吸收光谱法因其较强的特征性，为鉴别该类药物提供了有效而可靠的技术保障。目前，红外光谱法为美国、英国、日本等国家药典收载的甾体激素类药物的主要鉴别方法之一。ChP2015 采用标准图谱对照法，药物的标准图谱收载于《药品红外光谱图集》中，图 17-8 为炔雌醇的标准红外光谱图[3]。表 17-3 为炔雌醇的特征吸收。

图 17-8　炔雌醇的红外吸收光谱

表 17-3　炔雌醇特征红外吸收

λ/cm^{-1}	基　团	λ/cm^{-1}	基　团
3300～3600	ν_{O-H}	1300,1260,1185	ν_{C-O}
1616,1590,1505	$\nu_{C=C}$	885795	δ_{Ar-H}

四、色谱法

(一)薄层色谱法

薄层色谱法(TLC)具有设备简单、操作方便、分离效能高等优点,是美国、英国、日本等各国药典鉴别甾体激素类药物制剂的主要方法之一,ChP2015 收载的品种有 10 余个,部分甾体激素类药物的 TLC 鉴别方法见表 17-4。

表 17-4　常用甾体激素类药物的薄层色谱鉴别法条件

药物品种	提取溶剂	薄层板	展　开　剂	显色、检视
苯甲酸雌二醇注射液	无水乙醇	硅胶 G	苯-乙醚-冰乙酸(50：30：0.5)	硫酸-无水乙醇(1：1)
苯丙酸诺龙注射液	冰醋酸-水(7：3)提取,丙酮溶解	硅胶 G	正庚烷-丙酮(2：1)	硫酸-乙醇(1：49)
炔诺孕酮炔雌醚片	三氯甲烷	硅胶 G	三氯甲烷-甲醇(9：1)	硫酸-无水乙醇(1：1)
哈西奈德软膏	三氯甲烷提取,三氯甲烷-甲醇(9：1)溶解	硅胶 G	三氯甲烷-乙酸乙酯(3：1)	碱性四氮唑蓝
醋酸泼尼松片	三氯甲烷	硅胶 G	二氯甲烷-乙醚-甲醇-水(385：60：15：2)	碱性四氮唑蓝
醋酸甲羟孕酮片	三氯甲烷	硅胶 G	三氯甲烷-乙酸乙酯(10：1)	硫酸-无水乙醇(1：1),UV 365nm
十一酸睾酮软胶囊	正己烷	硅胶 G	正己烷-丙酮(6：1)	2,4-二硝基苯肼
己酸羟孕酮注射液	三氯甲烷	硅胶 HF$_{254}$	环己烷-乙酸乙酯(1：1)	UV 254nm

示例 17-16　ChP2015 复方己酸羟孕酮注射液的鉴别:取本品,加无水乙醇稀释制成每 1mL 中含戊酸雌二醇 1mg 与己酸羟孕酮 5mg 的溶液,作为供试品溶液;另取戊酸雌二醇与己酸羟孕酮对照品,用无水乙醇溶解并稀释制成每 1mL 中含戊酸雌二醇 0.1mg 与己酸羟孕酮 5mg 的溶液,作为对照品溶液。照薄层色谱法(通则 0502)试验,吸取上述两种溶液各 20μL,分别点于同一硅胶 G 薄层板上,以环己烷-乙酸乙酯-三乙醇胺(50：50：0.5)为展开剂,展开,晾干,喷以硫酸-乙醇(1：1),在 110℃加热 5～10min 使显色,供试品溶液所显两个主斑点的位置和颜色,应分别与对照品溶液相对应的主斑点相同。

(二)高效液相色谱法

高效液相色谱法(HPLC)具有分离分析功能。在 ChP2015 中,HPLC 已被广泛地应用于甾体激素类药物及其制剂的鉴别,如丙酸睾酮、苯丙酸诺龙、甲睾酮、炔雌醇、炔诺酮、醋酸甲地孕酮、醋酸甲羟孕酮、醋酸可的松、地塞米松、地塞米松磷酸钠等原料药和制剂的鉴别。

示例 17-17 ChP2015 苯丙酸诺龙的鉴别：在含量测定项下记录的色谱图中,供试品溶液主峰的保留时间应与对照品溶液主峰的保留时间一致。

示例 17-18 ChP2015 苯丙酸诺龙注射剂的鉴别

(1) 取本品适量(约相当于苯丙酸诺龙 50mg),加石油醚(沸程 40～60℃)8mL 使苯丙酸诺龙溶解,用冰乙酸-水(7∶3)提取 3 次,每次 8mL,合并提取液,用石油醚(沸程 40～60℃)10mL 洗涤一次,弃去洗液,提取液用水稀释至溶液变浑有析出物后,置冰浴中放置 2h,滤过;沉淀用水洗净,置五氧化二磷干燥器中减压干燥后,得白色结晶性粉末。取此粉末与苯丙酸诺龙对照品适量,分别用丙酮溶解制成每 1mL 中含 5mg 的溶液,作为供试品溶液与对照品溶液。照薄层色谱法(通则 0502)试验,吸取上述两种溶液各 10μL,分别点于同一硅胶 G 薄层板上,以正庚烷-丙酮(2∶1)为展开剂,展开,晾干,喷以硫酸-乙醇(1∶49),在 110℃加热 15min。供试品溶液所显主斑点的位置和颜色应与对照品溶液的主斑点相同。

(2) 在含量测定项下记录的色谱图中,供试品溶液主峰的保留时间应与对照品溶液主峰的保留时间一致。

以上(1)、(2)两项可选做一项。

第三节 甾体激素类药物的杂质检查

甾体激素类药物大多由其他甾体化合物经结构修饰制得,因而可能引入原料、中间体、异构体、降解产物等结构相似的"其他甾体"、残留的试剂和溶剂等杂质。因此,甾体激素类药物的检查包括一般杂质和"有关物质"等特殊杂质检查。此外,根据该类药物的合成工艺及药物稳定性,还规定有残留溶剂、游离磷酸盐、硒等杂质检查项目以及氟、乙炔基等的有效性检查项目。

一、有关物质的检查

甾体激素类药物多由相关甾体化合物经结构改造制得,其有关物质包括在生产过程中引入的原料、中间体、异构体、降解产物等,与主成分具有相似的结构。ChP2015 收载的大多数甾体激素类药物的原料药需做"有关物质"检查。检查方法首选专属性高的色谱法,包括薄层色谱法和高效液相色谱法。

(一)薄层色谱法

1. 方法 供试品溶液自身稀释对照法。将供试品制成高、低二种浓度的溶液,低浓度溶液为对照溶液,高浓度溶液为供试品溶液。

2. 结果判定 供试品溶液图谱中杂质斑点的颜色(显示杂质的量)与对照溶液图谱的主斑点进行比较,同时规定供试品溶液图谱中杂质斑点数。即通过杂质"数"和各单一杂质的"量"进行控制。

示例 17-19 ChP2015 炔孕酮中有关物质检查：取本品适量,加溶剂[三氯甲烷-甲醇(3∶1)]溶解并稀释制成每 1mL 中约含 10mg 的溶液,作为供试品溶液,精密量取 1mL,置 200mL 量瓶中,用上述溶剂稀释至刻度,摇匀,作为对照溶液。照薄层色谱法(通则 0502)试验,吸取上述两种溶液各 10μL,分别点于同一硅胶 G 薄层板上,以三氯甲烷-甲醇(95:5)为展开剂,展开,晾干,喷以硫酸-乙醇(2:8),在 120℃加热 5min,置紫外光灯(365nm)下检视。供试品溶液如显杂质斑点,其荧光强度与对照溶液的主斑点比较,不得更深(0.5%)。

示例 17-20 ChP2015 丙酸倍氯米松中有关物质检查:取本品,加三氯甲烷-甲醇(9:1)溶解并稀释制成每 1mL 中约含 3mg 的溶液,作为供试品溶液;精密量取 1mL,置 50mL 量瓶中,用三氯甲烷-甲醇(9:1)稀释至刻度,摇匀,作为对照溶液。照薄层色谱法(通则0502)试验,吸取上述两种溶液各 5μL,分别点于同一硅胶 G 薄层板上,以二氯乙烷-甲醇-水(95:5:0.2)为展开剂,展开,晾干,在 105℃干燥 10min,放冷,喷以碱性四氮唑蓝试液,立即检视。供试品溶液如显杂质斑点,不得多于 2 个,其颜色与对照溶液的主斑点比较,不得更深。

(二)高效液相色谱法

1. 方法 不加校正因子的主成分自身对照法或峰面积归一化法。将供试品制成高、低二种浓度的溶液,低浓度溶液为对照溶液,高浓度溶液为供试品溶液。

2. 结果判定 供试品溶液图谱中单个杂质的峰面积,或几个杂质峰面积之和与对照溶液图谱的主成分峰面积进行比较,同时规定供试品溶液图谱中杂质峰数;或用归一化法计算相对含量。

示例 17-21 ChP2015 醋酸可的松中有关物质检查:①色谱条件与系统适用性试验:用十八烷基硅烷键合硅胶为填充剂;以乙腈-水(36:64)为流动相;检测波长 254nm。取醋酸可的松与醋酸氢化可的松,加乙腈溶解并稀释制成每 1mL 中各约含 10μg 的溶液,取 20μL 注入液相色谱仪,记录色谱图,理论板数按醋酸可的松峰计算不低于 3500,醋酸可的松峰与醋酸氢化可的松峰的分离度应大于 4.0。②检查法:取本品,加乙腈溶解并稀释制成每 1mL 中约含 1mg 的溶液,作为供试品溶液,精密量取 1mL 置 100mL 量瓶中,用乙腈稀释至刻度,摇匀,作为对照溶液。照含量测定项下的色谱条件,精密量取供试品溶液与对照溶液各 20μL,分别注入液相色谱仪,记录色谱图至主成分峰保留时间的 2.5 倍。供试品溶液色谱图中如有杂质峰,单个杂质峰面积不得大于对照溶液主峰面积的 0.5 倍(0.5%),各杂质峰面积之和不得大于对照溶液主峰面积的 1.5 倍(1.5%)。供试品溶液色谱图中小于对照溶液主峰面积 0.01 倍(0.01%)的峰忽略不计。

二、残留溶剂的检查

一些甾体激素类药物的生产过程中使用大量的甲醇与丙酮。甲醇和丙酮分别为 ChP2015 规定的第二类(0.3%,g/g)和第三类溶剂(0.5%,g/g),对人体有害,因此 ChP2015 规定须做甲醇与丙酮残留量检查,检查方法按 ChP2015 通则 0861 进行。

示例 17-22 ChP2015 地塞米松磷酸钠中残留溶剂检查:取本品约 1.0g,精密称定,置 10mL 量瓶中,加内标溶液[取正丙醇,用水稀释制成 0.02%(mL/mL)的溶液]溶解并稀释至刻度,摇匀,精密量取 5mL,置顶空瓶中,密封,作为供试品溶液;另取甲醇约 0.3g、乙醇约 0.5g 与丙酮约 0.5g,精密称定,置 100mL 量瓶中,用上述内标溶液稀释至刻度,摇匀,精密量取 1mL,置 10mL 量瓶中,用上述内标溶液稀释至刻度,摇匀,精密量取 5mL,置顶空瓶中,密封,作为对照品溶液。照残留溶剂测定法(通则 0861 第一法)试验,用 6%氰丙基苯基-94%二甲基聚硅氧烷毛细管色谱柱,起始温度为 40℃,以 5℃/min 的速率升温至 120℃,维持 1min,顶空瓶平衡温度为 90℃,平衡时间为 60min,理论塔板数按正丙醇峰计算不低于 10000,各成分峰间的分离度均应符合要求。分别量取供试品溶液与对照品溶液顶空瓶上层气体 1mL,注入气相色谱仪,记录色谱图。按内标法以峰面积计算,甲醇、乙醇与丙酮的残留量均应符合规定。

三、游离磷酸盐的检查

　　游离磷酸盐是一些肾上腺素类药物的磷酸盐(地塞米松磷酸钠、倍他米松磷酸钠等)在生产过程中,由 C_{21} 位羟基磷酸酯化时残存的过量磷酸盐,也可在此类药物的储存过程中,由酯键水解而产生。ChP2015 采用钼蓝比色法检查:在酸性溶液中磷酸盐与钼酸铵作用,生成磷钼酸铵,再经还原形成的磷钼酸蓝(钼蓝)在 740nm 波长处有最大吸收。反应式见图 17-9。

$$H_3PO_4 \xrightarrow[H^+]{\text{钼酸盐}} H_3[P(MoO_{10})_4] \cdot nH_2O$$

$$H_3[P(MoO_{10})_4] \cdot nH_2O \xrightarrow{\text{还原}} \text{钼蓝}$$

图 17-9　钼蓝比色法反应式

　　示例 17-23　ChP2015 地塞米松磷酸钠中游离磷酸盐的检查:精密称取本品 20mg,置 25mL 量瓶中,加水 15mL 使之溶解;另取标准磷酸盐溶液[精密称取经 105℃干燥 2h 的磷酸二氢钾 0.35g,置 1000mL 量瓶中,加硫酸溶液(3→10)10mL 与水适量使之溶解,用水稀释至刻度,摇匀,临用时再稀释 10 倍]4.0mL,置另一 25mL 量瓶中,加水 11mL,各精密加钼酸铵硫酸试液 2.5mL 与 1-氨基-2-萘酚-4-磺酸溶液[取无水亚硫酸钠 5g、亚硫酸氢钠 94.3g 与 1-氨基-2-萘酚-4-磺酸 0.7g,充分混合,临用时取此混合物 1.5g 加水 10mL 使之溶解,必要时滤过]1mL,加水至刻度,摇匀,在 20℃放置 30~50min。照紫外-可见分光光度法(通则 0401),在 740nm 的波长处测定吸光度。供试品溶液的吸光度不得大于对照溶液的吸光度,游离磷酸盐按磷酸计限量为 0.5%。

$$L(\%) = \frac{4.0\text{mL} \times \dfrac{0.35\text{g} \div 1000\text{mL}}{10} \times \dfrac{98}{136}}{0.02\text{g}} \times 100\% = 0.5\%$$

四、乙炔基的检查

　　一些甾体激素类药物中含有乙炔基。ChP2015 乙炔基的检查方法:硝酸银与乙炔基上的活泼氢作用,生成乙炔银化合物和一分子硝酸,用氢氧化钠滴定液滴定生成的硝酸,用电位法指示终点。

　　示例 17-24　ChP2015 炔诺孕酮中乙炔基的检查:取本品约 0.2g,精密称定,置 50mL 烧杯中,加四氢呋喃 20mL,搅拌使之溶解,加 5%硝酸银溶液 10mL,照电位滴定法(通则 0701),以玻璃电极为指示电极,饱和甘汞电极(套管内装硝酸钾饱和溶液)为参比电极,用氢氧化钠滴定液(0.1mol/L)滴定。每 1mL 氢氧化钠滴定液(0.1mol/L)相当于 2.503mg 的乙炔基(—C≡C)。含乙炔基应为 7.8%~8.2%。

五、氟的检查

部分甾体激素类药物中引入氟原子,如地塞米松、醋酸氟轻松等,可增强药物的抗炎作用。

ChP2015 氟的检查方法(通则 0805):将供试品氧瓶燃烧破坏,用水吸收,吸收液中加入茜素氟蓝、12％醋酸钠的稀乙酸溶液和硝酸亚铈,暗处反应 1h,在 610nm 的波长处测定吸光度;同法测定氟化钠对照品溶液的吸光度,计算即得。

六、硒的检查

部分甾体激素类药物如醋酸可的松、醋酸地塞米松等,在生产中使用二氧化硒脱氢工艺,药物中可能引入对人体有毒害的杂质硒,因此,这些药物中的硒要进行限量检查。

ChP2015 硒的检查方法(通则 0804):将供试品氧瓶燃烧破坏,用硝酸(1→30)吸收,吸收液中加盐酸羟胺,使 $Se^{6+} \rightarrow Se^{4+}$,在 pH 2 的条件下与二氨基萘作用,经环己烷提取后,在 378nm 波长处测定吸光度,供试品溶液的吸光度不得大于硒对照溶液的吸光度。

第四节　甾体激素类药物的含量测定

肾上腺皮质激素、雄性激素、孕激素类药物均具有 Δ^4-3-酮基结构,而雌激素含有苯环,在紫外区有特征吸收,因而,甾体激素类药物的含量测定方法主要有高效液相色谱法和紫外-可见分光光度法。

一、高效液相色谱法

高效液相色谱法因其专属性强,现已被美国、英国、日本等各国药典广泛应用于甾体激素类药物的含量测定,ChP2015 收载的主要是反相-高效色谱法(reverse phase high performance liquid chromatography,RP-HPLC)。因甾体激素类药物结构相近,用内标法测定时,可互为内标。

示例 17-25　ChP2015 地塞米松磷酸钠(相对分子质量 516.41)的含量测定:①色谱条件与系统适用性试验:用十八烷基硅烷键合硅胶为填充剂;以三乙胺溶液(取三乙胺 7.5mL,加水稀释至 1000mL,用磷酸调节 pH 值至 3.0±0.05)-甲醇-乙腈(55∶40∶5)为流动相;检测波长为 242nm。取地塞米松磷酸钠,加流动相溶解并稀释制成 1mg/mL 的溶液,另取地塞米松,加甲醇溶解并稀释制成约含 1mg/mL 的溶液。分别精密量取上述两种溶液适量,加流动相稀释制成各约 10μg/mL 的混合溶液,取 20μL 注入液相色谱仪,记录色谱图,理论板数按地塞米松磷酸钠峰计算不低于 7000,地塞米松磷酸钠峰与地塞米松峰的分离度应大于 4.4。②测定法:取本品约 20mg,精密称定,置 50mL 量瓶中,加水溶解并稀释至刻度,摇匀,精密量取适量,用流动相定量稀释制成约 40μg/mL 的溶液,作为供试品溶液,精密量取 20μL 注入液相色谱仪,记录色谱图;另取地塞米松磷酸酯(相对分子质量 472.43)对照品,同法测定。按外标法以峰面积乘以 1.0931 计算,即得。

该方法为反相离子对色谱法,三乙胺为离子对试剂。pH 为 3.0 时,三乙胺解离成[NH(C₂H₅)₃]⁺阳离子,与地塞米松磷酸钠解离形成的阴离子形成电中性的离子对,以利于分离测定。

示例 17-26 ChP2015 醋酸氟轻松乳膏的含量测定:①色谱条件与系统适用性试验:用十八烷基硅烷键合硅胶为填充剂;以甲醇-乙腈-水(60∶10∶30)为流动相,检测波长 240nm。取醋酸氟轻松对照品约 14mg,置 100mL 量瓶中,加甲醇 60mL 与乙腈 10mL 使溶解,置水浴上加热 20min,放冷,用水稀释至刻度,摇匀,取 20μL 注入液相色谱仪,调节流速,使醋酸氟轻松峰的保留时间约为 12min,色谱图中醋酸氟轻松峰与相对保留时间约为 0.59 的降解产物峰的分离度应大于 10.0。②测定法:取本品适量(约相当于醋酸氟轻松 1.25mg),精密称定,置 50mL 量瓶中,加甲醇约 30mL,置 80℃ 水浴中加热 2min,振摇使醋酸氟轻松溶解,放冷,精密加内标溶液(取炔诺酮适量,加甲醇溶解并稀释制成每 1mL 中约含 0.15mg 的溶液,即得)5mL 用甲醇稀释至刻度,摇匀,置冰浴中冷却 2h 以上,取出后迅速滤过,取续滤液放至室温,作为供试品溶液,取 20μL 注入液相色谱仪,记录色谱图;另取醋酸氟轻松对照品,精密称定,加甲醇溶解并定量稀释制成每 1mL 中约含 0.125mg 的溶液,精密量取 10mL 与内标溶液 5mL,置 50mL 量瓶中,用甲醇稀释至刻度,摇匀,同法测定。按内标法以峰面积计算,即得。

本品为乳膏剂,含有较多的脂溶性基质。供试品处理时,先加入甲醇,并加热使药物溶解,然后冰浴冷却,使基质凝固,滤过除去。采用内标法测定,内标物质为炔诺酮。

示例 17-27 ChP2015 复方己酸羟孕酮注射液的含量测定:①色谱条件与系统适用性试验:用十八烷基硅烷键合硅胶为填充剂;以甲醇-水(85∶15)为流动相,流速为 0.7mL/min,检测波长 225nm。己酸羟孕酮峰与戊酸雌二醇峰的分离度应符合要求。②测定法:用内容量移液管精密量取本品 1mL,置 25mL 量瓶中,用甲醇稀释至刻度,摇匀,精密量取 1mL,置 10mL 量瓶中,用甲醇稀释至刻度,摇匀,作为戊酸雌二醇供试品溶液;精密量取此液 1mL,置 50mL 量瓶中,用甲醇稀释至刻度,摇匀,作为己酸羟孕酮供试品溶液;取上述两种供试品溶液各 10μL,分别注入液相色谱仪,记录色谱图;另取戊酸雌二醇与己酸羟孕酮对照品,精密称定,加甲醇溶解并定量稀释制成每 1mL 中约含戊酸雌二醇与己酸羟孕酮各 20μg 的溶液,作为对照品溶液,同法测定,按外标法以峰面积计算,即得。

> **知识链接**:移液管、吸量管、内容量移液管
>
> **移液管**:胖肚吸管,有 1、2、5、10、15、25、50mL 等规格;
>
> **吸量管**:刻度吸管,有 1、2、5、10mL 等规格;
>
> **内容量移液管**:移液管里所有液体的体积和刻度一致,一般用于移取黏度大的液体。一般在移取液体时,先放出管内的液体,接着用溶剂冲洗移液管内壁。因此,内容量移液管刻度所标示的体积略小于常规的移液管。

二、紫外-可见分光光度法

(一)紫外分光光度法

甾体激素类药物在240nm或280nm附近有最大吸收,可用紫外分光光度法(对照品比较法、百分吸光系数法)直接测定含量,如ChP2015收载的泼尼松龙片、氢化可的松片等。

示例 17-28 ChP2015甲睾酮片溶出度检查:取本品,照溶出度与释放度测定法(通则0931第二法),以乙醇溶液(5→100)500mL为溶出介质,转速为100r/min,依法操作,经45min时,取溶液滤过,取续滤液,照紫外-可见分光光度法(通则0401),在249nm的波长处测定吸光度;另取甲睾酮对照品,精密称定,加乙醇溶液(5→100)溶解并定量稀释制成每1mL中约含10μg的溶液,同法测定,计算每片的溶出量。限度为标示量的75%,应符合规定。

示例 17-29 ChP2015氢化可的松片的含量测定:取本品20片,精密称定,研细,精密称取适量(约相当于氢化可的松20mg),置100mL量瓶中,加无水乙醇约75mL,振摇1h使氢化可的松溶解,用无水乙醇稀释至刻度,摇匀,滤过,精密量取续滤液5mL,置100mL量瓶中,用无水乙醇稀释至刻度,摇匀,照紫外-可见分光光度法(通则0401),在242nm的波长处测定吸光度,按$C_{21}H_{30}O_5$的吸光系数($E_{1cm}^{1\%}$)为435计算,即得式(17-1)。

$$标示量百分含量 \% = \frac{A}{E_{1cm}^{1\%} \times 100} \times \frac{D \times \overline{W}}{W \times 标示量} \times 100\%$$

$$D = 100mL \times \frac{100mL}{5mL} = 2000mL \tag{17-1}$$

式中:A为吸光度;D为稀释体积(mL);$\overline{W}$为平均片重(g);$E_{1cm}^{1\%}$为百分吸光系数;W为供试品取样量(g)。

(二)比色法

甾体激素类药物的比色法测定主要依据其分子中母核结构或特征基团的呈色反应进行。常用的方法有四氮唑比色法、柯柏反应比色法。

1. 四氮唑比色法 皮质激素类药物分子结构中C_{17}-α-醇酮基具有还原性,在碱性条件下可被四氮唑试液定量氧化显色。ChP2015收载的品种有地塞米松注射液、氢化可的松软膏等。

示例 17-30 ChP2015氢化可的松乳膏的含量测定:取本品适量(约相当于氢化可的松20mg),精密称定,置烧杯中,加无水乙醇约30mL,在水浴上加热使溶解,再置冰浴中冷却,滤过,滤液置100mL量瓶中,同法提取3次,滤液并入量瓶中,放至室温,用无水乙醇稀释至刻度,摇匀,作为供试品溶液;另精密称取氢化可的松对照品约20mg,置100mL量瓶中,加无水乙醇溶解并稀释至刻度,摇匀,作为对照品溶液。精密量取供试品溶液与对照品溶液各1mL,分别置干燥具塞试管中,各精密加无水乙醇9mL与氯化三苯四氮唑试液1mL,摇匀,各再精密加氢氧化四甲基铵试液1mL,摇匀,在25℃的暗处放置40~45min,照紫外-可见分光光度法(通则0401),在485nm的波长处分别测定吸光度,计算即得。

(1)四氮唑盐的种类

① 氯化三苯四氮唑(2,3,5-triphenyltetrazolium chloride,TTC):2,3,5-三苯基氯化四氮

唑,又称红四氮唑,其还原产物为不溶于水的深红色三苯甲𣵉,最大吸收波长在 480~490nm。

② 蓝四氮唑(3,3'-dianisole-bis[4,4'-(3,5-dipheny)tetrazolium chlorid],BT):3,3'-二甲氧苯基-双-4,4'-(3,5-二苯基)氯化四氮唑,其还原产物为暗蓝色的双甲𣵉,最大吸收波长在 525nm 附近。

(2) 反应原理:以氯化三苯四氮唑与醋酸地塞米松的呈色反应为例(反应式见图 17-10)。

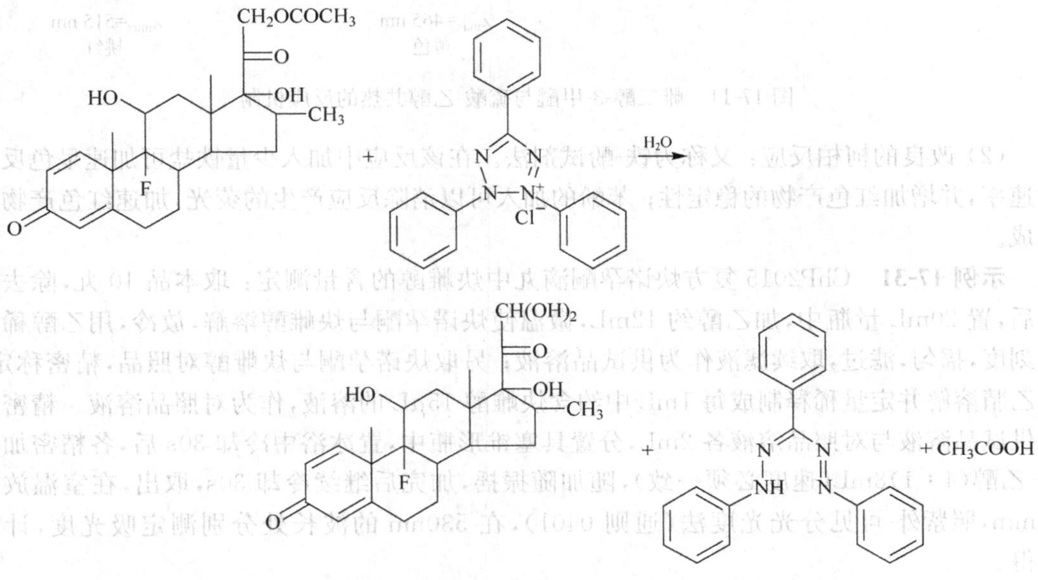

图 17-10 氯化三苯四氮唑与醋酸地塞米松的呈色反应式

(3) 注意事项

① 取代基的影响:一般认为,C_{11}-酮基比 C_{11}-羟基的反应速度快;C_{21}-羟基酯化后比其未酯化的母体羟基的反应速度慢;当酯化的基团是三甲基乙酸酯、磷酸酯、琥珀酸酯时,反应速度更慢。

② 水分的影响:随着反应介质中含水量的增加,呈色速度减慢,但含水量不超过 5% 时,对结果几乎无影响;醛具有一定的还原性,会使测定结果偏高,故一般应用无醛无水乙醇为溶剂。

③ 碱的种类及加入顺序的影响:通过试验,加入氢氧化四甲基铵所得的测定结果最理想。另外,按药物、四氮唑、碱的顺序加入试剂,可得到满意的测定结果。

④ 氧及光线的影响:反应及其产物对氧及光敏感。因此,该反应须用避光容器,并于暗处显色;而且在达到最大呈色时间后,立即测定。

⑤ 温度与时间的影响:呈色速度随温度增高而加快。但在室温或 30℃ 恒温条件下显色,易得重现性较好的结果。ChP2015 中 TTC 的反应条件为:25℃暗处反应 40~50min。

2. 柯柏(Kober)反应比色法 雌激素类药物与硫酸-乙醇共热呈色,再用水或稀硫酸稀释后重新加热发生颜色变化,并在 515nm 附近有最大吸收。

(1) 反应步骤:雌激素与硫酸-乙醇共热被氧化产生黄色产物,在 465nm 附近有最大吸收;再加水或稀硫酸稀释,并加热继续氧化,显桃红色,最大吸收波长红移至 515nm 附近。雌二醇-3-甲醚的反应机制如图 17-11 所示。

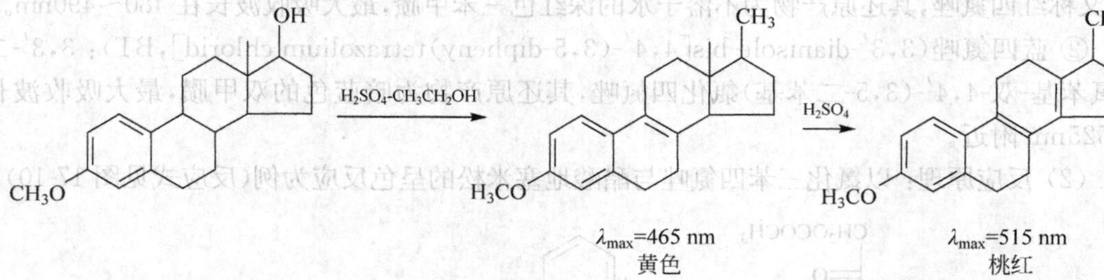

图 17-11　雌二醇-3-甲醚与硫酸-乙醇共热的反应机制

（2）改良的柯柏反应：又称为铁-酚试剂法。在该反应中加入少量铁盐可加速呈色反应的速率，并增加红色产物的稳定性；苯酚的加入可以消除反应产生的荧光，加速红色产物的形成。

示例 17-31　ChP2015 复方炔诺孕酮滴丸中炔雌醇的含量测定：取本品 10 丸，除去包衣后，置 20mL 量瓶中，加乙醇约 12mL，微温使炔诺孕酮与炔雌醇溶解，放冷，用乙醇稀释至刻度，摇匀，滤过，取续滤液作为供试品溶液；另取炔诺孕酮与炔雌醇对照品，精密称定，加乙腈溶解并定量稀释制成每 1mL 中约含炔雌醇 15μL 的溶液，作为对照品溶液。精密量取供试品溶液与对照品溶液各 2mL，分置具塞锥形瓶中，置冰浴中冷却 30s 后，各精密加硫酸-乙醇（4∶1）8mL（速度必须一致），随加随振摇，加完后继续冷却 30s，取出，在室温放置20min，照紫外-可见分光光度法（通则 0401），在 530nm 的波长处分别测定吸光度，计算即得。

柯柏反应是雌激素的专属反应，共存的炔诺孕酮不干扰。

第五节　体内甾体激素类药物的分析

体内甾体激素类药物的分析包括该类药物的药动学和生物利用度的研究；动物肌肉组织、奶制品和禽蛋中残留药物分析，以及违禁药物检测等。由于甾体激素类药物给药量低、血药浓度低、体内代谢产物多及内源性甾体激素的影响，要求分析方法具有较高的专属性和灵敏度。目前，常用的分析方法有 LC（GC）-MS、LC-MS-MS、UPLC-MS-MS 等。

同化甾体激素作为生长促进剂在畜牧业中使用已有 50 多年的历史，由于它能显著增强体内物质沉积和改善生产性能，经济利益的驱动导致该类物质的滥用并由此造成在食源性动物体内残留。长期摄入此类药物会导致机体代谢紊乱、发育异常或肿瘤。

丙酸睾酮、苯甲酸雌二醇等体外合成的外源性甾体激素对机体体能恢复、肌肉增长和神经兴奋状态有重要作用；睾酮、雄酮、孕酮、雌二醇等由机体生成的内源性甾体激素，在体内作为化学信使，和外源性激素有着相似的作用，均被国际反兴奋剂组织和国际奥林匹克委员会列为运动员禁用药物。

示例 17-32　超高效液相色谱-串联质谱法同时测定人尿中 5 种甾体激素[3]。

1. 尿样的采集和处理：28 份尿样由健康志愿者提供，所有尿样均以 10000r/min 离心5min。取 0.5mL 离心尿样，加入 10μL 睾酮-d3（内标）和 1.0mL 乙酸-乙酸钠缓冲液，加入

2000U 的 β-葡萄糖醛酸酶水溶液,置于 55℃水浴中孵育 3h,酶解液经 SampliQ ODS-C$_{18}$ 固相萃取小柱富集(固相萃取小柱预先经 10mL 甲醇和 10mL 水活化),用 2mL20％甲醇水溶液淋洗小柱,用真空泵抽干后,用 5mL 甲醇洗脱待测物,洗脱液在 60℃水浴中用氮气流吹干,加入 200μL 乙腈-水(体积比为 30∶70)溶解,漩涡后过 0.22μm 滤膜待测。

2. 色谱条件：Waters ACQUITY UPLC HSS T3 色谱柱(100mm×2.1mm,1.8μm),柱温 25℃；流动相 A 为含 0.1％甲酸-乙腈溶液,B 为 0.1％甲酸水溶液,梯度洗脱：0～0.5min,10％；0.5～5min,10％～80％；5～6min,100％；7～7.5min,100％～10％；流速 0.3mL/min,进样量 1μL。

3. 质谱条件：电喷雾正离子源(ESI$^+$),离子源温度 130℃；毛细管电压 3.5kV,射频透镜电压 0.3V；脱溶剂气和锥孔气均为氮气,溶剂脱气温度 400℃,溶剂脱气流量 600L/min,锥孔气流量 600L/min；碰撞气为高纯氩气,流量 0.10mL/min；多反应串联质谱(MSM)采集模式。在此条件下,样品的总离子流图见图 17-12。

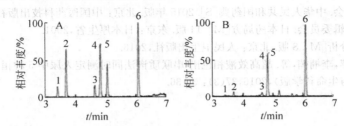

图 17-12　混合标准溶液和实际尿样的总离子流色谱图
A. 混合标准溶液(100mg/mL)；B. 实际尿样
1. 雌三醇；2. 氢化可的松；3. 17β-雌二醇；4. 睾酮-d3(内标)；5. 睾酮；6. 孕酮

4. 方法验证：雌三醇、氢化可的松、17β-雌二醇、睾酮和孕酮在 0.3～500.0ng/mL 范围内,峰面积与浓度线性关系良好(r 为 0.9964～0.9994)；检测限(limit of detection,LOD)(S/N=3)在 0.3～1.0ng/mL 范围内,定量限(limit of quantitation,LOQ)(S/N=10) 0.3～3.0ng/mL 范围内；日内和日间精密度均小于 15％；加样回收率在 85.3％～105.6％之间,说明方法的准确度和精密度较高。

（山东第一医科大学　李玉琴）

课后习题

1. 甾体激素类药物分为哪几类？各类药物与分析有关的主要结构特征是什么？
2. 如何鉴别氢化可的松、雌二醇及黄体酮？
3. 用紫外分光光度法测定甾体激素类药物含量是利用了它哪一部分结构特征？最大吸收波长分别在何处？
4. 简述四氮比唑法的反应原理、适用范围、主要的影响因素。
5. 氢化可的松片含量测定方法如下：取本品(规格：5mg)20 片,精密称重为 1.0563g,研细,精密称取细粉 0.1997g,置 100mL 量瓶中,加无水乙醇 75mL,振摇 1h,使氢化可的松溶解,加无水乙醇稀释至刻度,摇匀,滤过,精密量取续滤液 5mL,置 100mL 量瓶中,用无水乙醇稀释至刻度,摇匀,照紫外-可见分光光度法(通则 0401),在 242nm 的波长处测定吸光度为 0.398,按 $C_{21}H_{30}O_5$ 的吸光系数 $(E_{1cm}^{1\%})$ 为 435,试计算标示量百分含量。

6. ChP2015 地塞米松磷酸钠的 HPLC 含量测定法:

色谱条件与系统适用性试验:用十八烷基硅烷键合硅胶为填充剂;以三乙胺溶液(取三乙胺 7.5mL,加水稀释至 1000mL,用磷酸调节 pH 值至 3.0±0.05)-甲醇-乙腈(55:40:5)为流动相;检测波长为 242nm。根据"色谱条件与系统适用性试验"的内容,说明:①该方法采用的 HPLC 类型;②加入三乙胺的作用是什么?③三乙胺溶液的 pH 为什么要调节到3.0±0.05?

参 考 文 献

[1] 国家药典委员会. 中华人民共和国药典[S]. 2015 年版. 北京:中国医药科技出版社,2015.
[2] 日本药局方编辑委员会. 日本药局方[M]. 14 版. 东京:日本厚生省,2001.
[3] 杭太俊. 药物分析[M]. 8 版. 北京:人民卫生出版社,2016.
[4] 夏冰洋,马亚萍,李楠楠,等. 超高效液相色谱-串联质谱法同时测定人尿中 5 种甾体激素[J]. 扬州大学学报(农业与生命科学版),2016,37(3):30-36.

抗生素类药物的分析

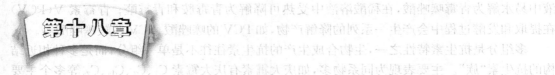

---学习要求---

1. 掌握 β-内酰胺类抗生素的结构、性质、鉴别、检查及含量测定；氨基糖苷类抗生素的结构特点、性质、鉴别及 HPLC 法在庆大霉素 C 组分测定中的应用；四环素类抗生素的结构、性质及特殊杂质的检查；大环内酯类抗生素的特殊杂质检查及组分分析。

2. 熟悉 抗生素类药物的分析特点；生物学法与理化法测定效价的特点；HPLC 法在氨基糖苷类药物含量测定中的应用及氨基糖苷类抗生素中特殊杂质的检查；四环素类抗生素的鉴别及 HPLC 法在其含量测定中的应用；大环内酯类抗生素的结构特点和性质，HPLC 法在大环内酯类抗生素含量测定中的应用。

3. 了解 体内抗生素类药物的分析。

第一节 概 述

一、抗生素类药物的特性

抗生素是生物（微生物、植物、动物）的次级代谢产物，或用化学、生物或生化方法衍生的产物，在低微浓度下即可对某些生物的生命活动有特异抑制作用的化学物质的总称。自青霉素应用于临床以来，抗生素的种类已达几千种，在临床上常用的也有几百种，大多数抗生素是从微生物的培养液中提取或者用合成、半合成方法制造，由于生产工艺特殊，抗生素主要有以下特性：

化学纯度较低，杂质多，降解物多。抗生素生产技术复杂，生物发酵过程不易控制，可能引入多种杂质，如无机盐、糖、脂肪、各种蛋白质及其降解产物、色素、热原、毒性物质等；另外由于抗生素的不稳定性，由水解、分解、聚合及异构化等变化而产生的杂质常常成为抗生素类药物中杂质的主要来源，如四环素类抗生素存在脱水、差向异构体；青霉素在碱性水溶液中易水解为青霉噻唑酸，在稀酸溶液中受热可降解为青霉胺和青霉醛；青霉素 V（PCV）在提取和发酵过程中会产生一系列的降解产物，如 PCV 的噻唑酸、PCV 脱羧噻唑酸等。

多组分是抗生素特性之一，生物合成生产的抗生素往往不是单一组分，而是多种相近结构的抗生素"族"。主要表现为同系物多，如庆大霉素有庆大霉素 C_1、C_2、C_{1a}、C_{2a} 等多个主要组分；异构体多，如半合成 β-内酰胺类抗生素均存在光学异构体。

稳定性差，多数抗生素性质都不稳定，分解产物常使其疗效降低或失效，有些甚至引起不良反应。如 β-内酰胺类抗生素的 β-内酰胺环容易水解，红霉素在酸性条件下易发生分子内的脱水环合，链霉素结构中的醛基易氧化。

抗生素中的杂质与药品安全性密切相关，如临床中 β-内酰胺类抗生素常见的不良反应为过敏反应，尤其是青霉素引发的过敏性休克反应危害极大。多年的研究证明，过敏反应并非药物本身所致，而是与药物中所含的微量高分子杂质有关。

二、抗生素类药物的分类

抗生素类药物种类繁多，结构比较复杂，根据其化学结构特征，主要分为九大类：

1. β-内酰胺类抗生素　这类抗生素的化学结构中都含有一个四元的内酰胺环，属于这类抗生素的有青霉素、头孢菌素以及它们的衍生物。临床常用的青霉素类药物有青霉素钠、青霉素钾、青霉素 V 钠、普鲁卡因青霉素、阿莫西林、阿莫西林钠、哌拉西林、哌拉西林钠、美罗培南、阿洛西林钠、氨苄西林、氨苄西林钠等；临床常用的头孢菌素类药物有头孢氨苄（先锋霉素Ⅳ）、头孢羟氨苄、头孢拉定（先锋霉素Ⅵ）、头孢唑林钠（先锋霉素 V）、头孢克肟、头孢克洛、头孢呋辛钠、头孢呋辛酯、头孢他啶、头孢地尼、头孢地嗪钠、头孢西丁钠、头孢曲松钠、头孢孟多酯钠、头孢泊肟酯、头孢哌酮、头孢哌酮钠、头孢唑肟钠、头孢替唑钠、头孢硫脒、头孢噻吩钠、头孢噻肟钠、拉氧头孢钠、盐酸头孢他美酯、盐酸头孢吡肟等。

2. 四环素类抗生素　这类抗生素的化学结构中都含有一个四并苯的母核，属于这类抗生素的有盐酸四环素、盐酸土霉素、盐酸多西环素、盐酸米诺环素、盐酸金霉素、盐酸美他环素等。

3. 氨基糖苷类抗生素　这类抗生素的化学结构中都有氨基糖苷和氨基环醇，属于这类抗生素的有硫酸链霉素、硫酸庆大霉素、硫酸卡那霉素、硫酸新霉素、妥布霉素、盐酸大观霉素、硫酸小诺米星、硫酸巴龙霉素、硫酸西索米星、硫酸阿米卡星、硫酸依替米星等。

4. 大环内酯类抗生素　这类抗生素的化学结构都以一个大环内酯为母体，通过内酯环上的羟基和去氧氨基糖或 6-去氧糖缩合成碱性苷。这类抗生素有红霉素、琥乙红霉素、硬脂酸红霉素、乳糖酸红霉素、乙酰螺旋霉素、吉他霉素、交沙霉素、麦白霉素、克拉霉素、阿奇霉素、罗红霉素、依托红霉素等。

5. 多烯大环类抗生素　这类抗生素的化学结构中不仅有大环内酯，而且在内酯结构中还存有共轭双键，本类抗生素有制霉菌素、两性霉素 B、戊霉素、曲古霉素、球红霉素、菲里平（菲律宾菌素）等。

6. 多肽类抗生素　这类抗生素是由多种氨基酸经肽键缩合成线状、环状或带侧链的环状多肽类化合物，本类抗生素有硫酸多黏菌素 B、盐酸万古霉素、盐酸去甲万古霉素等。

7. 酰胺醇类抗生素　本类抗生素有氯霉素、琥珀氯霉素、棕榈氯霉素、甲砜霉素等。

8. 抗肿瘤类抗生素　本类抗生素有丝裂霉素、盐酸平阳霉素、盐酸多柔比星、盐酸表柔比星、盐酸柔红霉素等。

9. 其他抗生素 不属于上述类型的其他抗生素,如盐酸林可霉素、盐酸克林霉素、美洛西林钠、丙酸交沙霉素、替考拉宁、氨丁三醇、磷霉素钙、磷霉素钠、磷霉素等。

三、抗生素类药物的分析特点

由于抗生素的性质以及生产方法的特殊性和复杂性,抗生素类药物的分析特点主要有:

1. 为保证临床用药的安全和有效,各国药典均对抗生素制定了严格的检查项目 抗生素除进行杂质检查外,还需进行组分分析及与临床安全性密切相关的检查项目,其检查项目包括:

(1)影响药物纯度的项目:溶液的澄清度与颜色、炽灼残渣、残留溶剂、有关物质等。

(2)影响药物稳定性的项目:酸碱度、水分等。

(3)影响药物有效性的项目:结晶性、异构体的相对含量、多组分抗生素的组分分析等。

(4)影响药物安全性的项目:细菌内毒素、无菌、可见异物、不溶性微粒、β-内酰胺类抗生素中的高分子聚合物、四环素类抗生素中的降解产物等。

(5)其他检查项目:如注射用普鲁卡因青霉素还规定了悬浮时间与抽针试验。

2. 抗生素的活性用效价单位表示 抗生素的效价单位是指每 1mL 或 1mg 中含有某种抗生素的有效成分的多少。单位是 U/mg 或 U/mL。

如:青霉素钠的效价:1mg=1670U,1U=0.5988μg 青霉素钠。

青霉素钾的效价=1670U/mg×356.4/372.5=1598U/mg。

庆大霉素的效价:1mg=590U。

3. 抗生素的效价或含量测定方法有生物学方法和理化分析方法 生物学方法是通过微生物检定法测定抗生素的效价,该法系在适宜的条件下,根据量反应平行线原理设计,通过检测抗生素对微生物的抑制作用,计算抗生素活性(效价)的方法。测定方法可分为管碟法和浊度法,管碟法是利用抗生素在琼脂培养基内的扩散作用,比较标准品与供试品两者对接种的试验菌产生抑菌圈大小,以测定供试品效价的一种方法。浊度法是利用抗生素在液体培养基中对试验菌生长的抑制作用,通过测定培养后细菌浊度值大小,比较标准品与供试品对试验菌生长抑制的程度以测定供试品效价的一种方法。微生物检定法的优点是测定原理和临床应用的要求较接近,更能反映抗生素的医疗价值;方法的灵敏度高,检品的用量甚微;既适用于较纯的精制品,也适用于纯度较差的制品;对已知成分或新发现的抗生素均能应用,对同一类的抗生素不需要分离,可一次测定总效价,是抗生素类药物效价测定的最基本方法。缺点是操作步骤繁多,测定时间较长,误差较大。随着抗生素类药物的发展和分析方法的进步,理化分析方法逐渐取代了生物学法,但对于分子结构复杂、多组分的抗生素,生物学法仍然是首选的效价测定方法。

理化分析方法是根据抗生素的分子结构特点,利用其特有的化学或物理化学性质及反应而进行的方法。主要适用于提纯的及化学结构已确定的抗生素,具有操作简单、省时、方法准确,并具有一定的专属性的特点。不足之处在于,当分析方法是利用某一类抗生素的共同结构部分反应时,且供试品中含有多种结构相近但生物活性又相差较大的同类抗生素时,所测得的结果往往只能代表这一类药物的总含量,而非生物效价。因此,只有当理化分析方法与微生物检定法比较后,二者的测定结果相吻合,才能用理化分析方法取代生物学方法。

目前世界各国药典所收载的抗生素的理化分析方法主要是 HPLC 法,如 β-内酰胺类、四环素类、大环内酯类等抗生素大多采用 HPLC 法测定含量。

本章主要讨论 β-内酰胺类、氨基糖苷类、四环素类及大环内酯类抗生素的分析。

第二节　β-内酰胺类抗生素的分析

β-内酰胺类主要包括青霉素类(penicillins)和头孢菌素类(cephalosporins),除此之外,还有硫霉素类(thienamycins)、单内酰环类(monobactams)、β-内酰胺酶抑制药(β-lactamaseinhibitors)、甲氧青霉素类(methoxypeniciuins)等非经典的 β-内酰胺类抗生素。它们分子中均含有 β-内酰胺环,故统称为 β-内酰胺类抗生素。

一、典型药物的结构与性质

1. 结构(图 18-1)

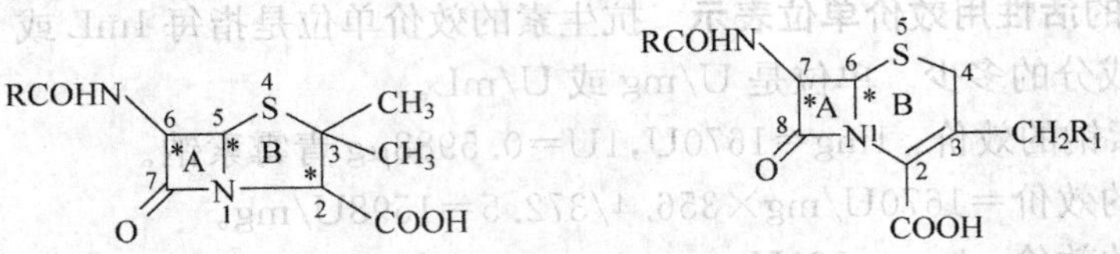

母核:6-氨基青霉烷酸(6-APA)　　　　母核:7-氨基头孢菌烷酸(7-ACA)
A:β-内酰胺环;B:氢化噻唑环　　　　A:β-内酰胺环;B:氢化噻嗪环

青霉素类　　　　　　　　　　　　头孢菌素类

图 18-1　β-内酰胺类抗生素基本结构

青霉素类分子的结构是由侧链 RCO—及母核 6-氨基青霉烷酸(6-aminopenicillanic acid,6-APA)两部分结合而成,母核是由 β-内酰胺环和氢化噻唑环并合而成双杂环。头孢菌素类分子是由侧链 RCO-及母核 7-氨基头孢菌烷酸(7-aminocephalosporanic,7-ACA)两部分结合而成,母核是由 β-内酰胺环和氢化噻嗪环并合而成双杂环。由于它们分子中的 R 和 R_1 不同,构成不同的青霉素类和头孢菌素类药物,常见的青霉素类和头孢菌素类药物及结构见表 18-1。

表 18-1　β-内酰胺类抗生素典型药物

药 物 名 称	结构式、分子式、相对分子质量	物 理 性 质
阿莫西林 amoxicillin	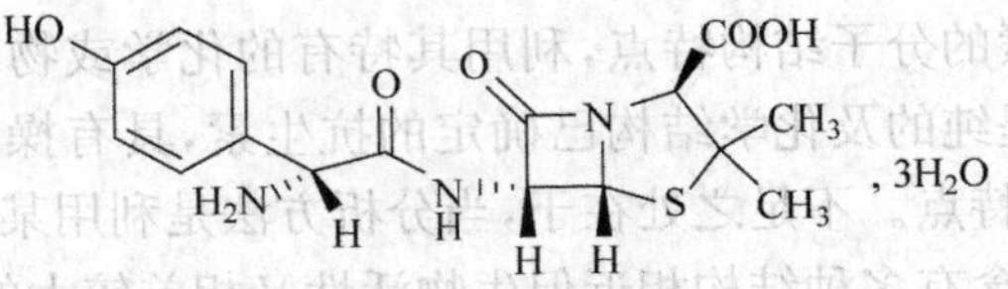 $C_{16}H_{19}N_3O_5S \cdot 3H_2O$　419.46	白色或类白色结晶性粉末。在水中微溶,在乙醇中几乎不溶。$[\alpha]_D^{20}$(水溶液)为 $+290° \sim +315°$

药 物 名 称	结构式、分子式、相对分子质量	物 理 性 质
青霉素 V 钾 phenoxymethyl- penicillin potassium	$C_{16}H_{17}KN_2O_5S$ 388.49	白色结晶或结晶性粉末；无臭或微臭。 在水中易溶，在乙醚或液状石蜡中几乎不溶。 $[\alpha]_D^{20}$（水溶液）为 $+215°\sim+230°$
青霉素钠 benzylpenicillin sodium	$C_{16}H_{17}N_2NaO_4S$ 356.38	白色结晶性粉末；无臭或微有特异性臭味；有引湿性；遇酸、碱或氧化剂等即迅速失效，水溶液在室温放置易失效。 在水中极易溶解，在乙醇中溶解，在脂肪油或液状石蜡中不溶
氨苄西林 ampicillin	$C_{16}H_{19}N_3O_4S \cdot 3H_2O$ 403.45	白色结晶性粉末；味微苦。 在水中微溶，在乙醇、乙醚或不挥发油中不溶；在稀酸溶液或稀碱溶液中溶解。 $[\alpha]_D^{20}$（水溶液）为 $+280°\sim+305°$
普鲁卡因青霉素 procaine benzylpenicillin	$C_{13}H_{20}N_2O_2 \cdot C_{16}H_{18}N_2O_4S \cdot H_2O$ 588.72	白色结晶性粉末；遇酸、碱或氧化剂等即迅速失效。 在甲醇中易溶，在乙醇中略溶，在水中微溶。 $[\alpha]_D^{20}$（水溶液）为 $+280°\sim+305°$
头孢他啶 ceftazidime	$C_{22}H_{22}N_6O_7S_2 \cdot 5H_2O$ 636.65	白色或类白色结晶性粉末；无臭或微有特臭。 在水或甲醇中微溶，在丙酮中不溶，在磷酸盐缓冲液（pH 6.0）中略溶。 $E_{1cm}^{1\%}$（磷酸盐缓冲液，pH 6.0）为 $400\sim430$
头孢克洛 cefaclor	$C_{15}H_{14}ClN_3O_4S \cdot H_2O$ 385.82	白色至微黄色的粉末或结晶性粉末，微臭。 在水中微溶，在甲醇、乙醇或二氯甲烷中几乎不溶。 $[\alpha]_D^{20}$（水溶液）为 $+105°\sim+120°$。 $E_{1cm}^{1\%}$（水溶液）为 $230\sim255$

药 物 名 称	结构式、分子式、相对分子质量	物 理 性 质
头孢呋辛酯 cefuroxime axetil	$C_{20}H_{22}N_4O_{10}S$ 510.48	白色或类白色粉末；几乎无臭。 在丙酮中易溶，在甲醇或乙醇中略溶，在乙醚中微溶，在水中不溶。 $E_{1cm}^{1\%}$（甲醇）为 390～420
头孢拉定 cephradine	$C_{16}H_{19}N_3O_4S$ 349.40	白色或类白色结晶性粉末；微臭。 在水中略溶，在乙醇或乙醚中几乎不溶。 $[\alpha]_D^{20}$（乙酸盐缓冲液，pH 4.6）为 $+80°\sim+90°$
头孢氨苄 cephalexin	$C_{16}H_{17}N_3O_4S \cdot H_2O$ 365.41	白色或乳黄色结晶性粉末；微臭。 在水中微溶，在乙醇或乙醚中不溶。 $[\alpha]_D^{20}$（水溶液）为$+149°\sim+158°$。 $E_{1cm}^{1\%}$（水溶液）为 220～245
头孢羟氨苄 cefadroxil	$C_{16}H_{17}N_3O_5S \cdot H_2O$ 381.41	白色或类白色结晶性粉末；有特异性臭味。 在水中微溶，在乙醇或乙醚中几乎不溶。 $[\alpha]_D^{20}$（水溶液）为$+165°\sim+178°$
头孢替唑钠 ceftezole	$C_{13}H_{11}N_8NaO_4S_3$ 462.47	白色至淡黄色的粉末或结晶性粉末；无臭；有引湿性。 在水中易溶，在甲醇中微溶，在乙醇和乙醚中几乎不溶。 $[\alpha]_D^{20}$（水溶液）为$-5°\sim-9°$。 $E_{1cm}^{1\%}$（水溶液）为 270～300
头孢噻吩钠 cefalotin sodium	$C_{16}H_{15}N_2NaO_6S_2$ 418.43	白色或类白色结晶性粉末；几乎无臭。 在水中易溶，在乙醇中微溶，在乙醚中不溶。 $[\alpha]_D^{20}$（水溶液）为$+124°\sim+134°$

2. 理化性质

（1）酸性：青霉素类和头孢菌素类分子中的游离羧基具有较强的酸性（大多青霉素类

的 pK_a 在 2.5～2.8 之间），能与无机碱或某些有机碱成盐，如青霉素钠（钾）、阿莫西林钠、普鲁卡因青霉素及头孢呋辛钠等。

（2）溶解性：游离的 β-内酰胺类不溶于水，其碱金属盐易溶于水，遇酸析出白色沉淀；而有机碱盐难溶于水，易溶于甲醇等有机溶剂。

（3）旋光性：青霉素类分子中有 3 个手性碳原子，头孢菌素类有 2 个手性碳原子，所以青霉素类和头孢菌素类都有旋光性。如氨苄西林的比旋度为 +280°～+350°，头孢噻吩钠的比旋度为 +124°～+134°。

（4）紫外吸收特征：青霉素类分子中的环状部分无紫外吸收，但其侧链部分由于具有苯环共轭体系，因而具有紫外吸收特性。如：青霉素在 257nm 和 264nm 处有吸收峰，是由苯乙酰基所引起。而头孢菌素由于母核部分的 O=C—N—C=C 结构，侧链部分有苯环等共轭体系，因此有紫外吸收，如头孢氨苄在 262nm 处有吸收，头孢唑林钠在 272nm 处有吸收。

（5）β-内酰胺环的不稳定性：青霉素类在干燥条件下较稳定，室温条件下密封保存可储存 3 年以上，而其水溶液于 25℃放置后会很快失活，水溶液在 pH 6～6.8 时较稳定，遇酸、碱、青霉素酶、羟胺及某些金属离子（铜、铅、汞和银）等作用，易发生水解和分子重排，导致 β-内酰胺环的破坏而失去抗菌活性，一系列降解产物为青霉噻唑酸、青霉酸、青霉二酸、青霉醛、青霉胺等；青霉素类如遇碱或特异性酶（青霉素酶），β-内酰胺环首先破裂，分解为青霉噻唑酸；如加氯化汞溶液或加热，也可进一步分解生成青霉胺和青霉醛。青霉素在酸性和碱性条件下的降解反应如图 18-2 所示。

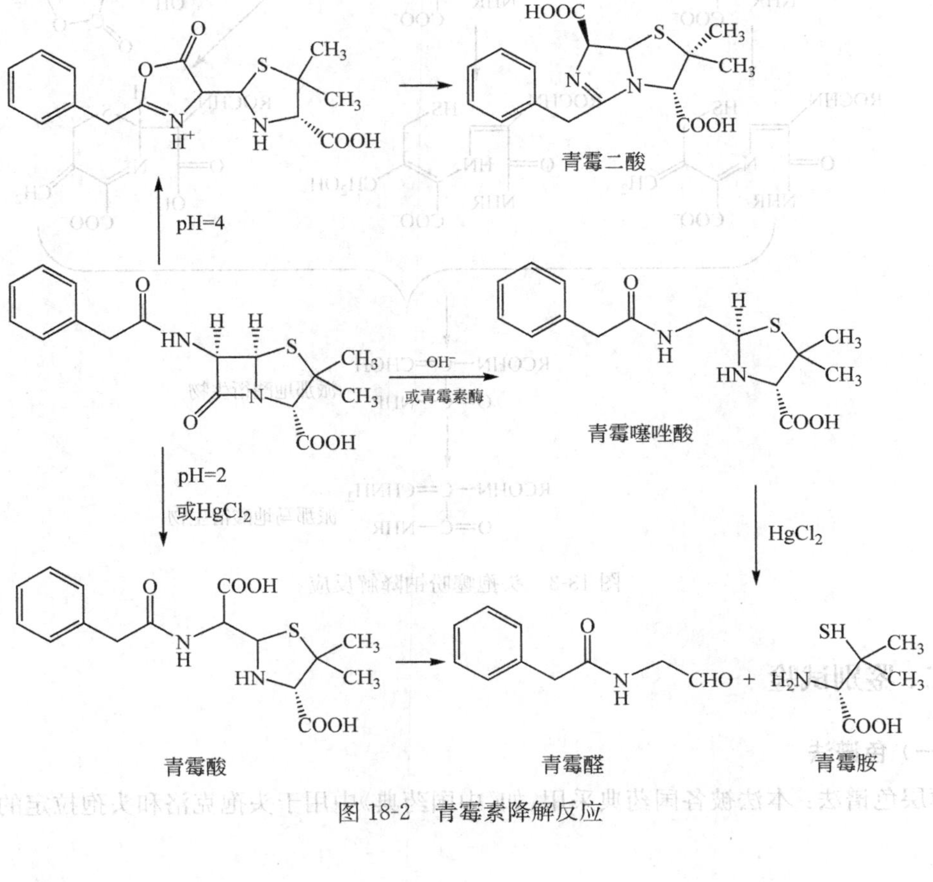

图 18-2 青霉素降解反应

　　头孢菌素类抗生素是由 β-内酰胺环和氢化噻嗪六元环并合的，由于氢化噻嗪环的张力比青霉素分子中的氢化噻唑环小，且 C_2 与 C_3 位双键可与 β-内酰胺环上氮原子未共用的电子对共轭，因此头孢菌素类比青霉素类稳定，但酸、碱介质、β-内酰胺酶、胺类（氨、氨基酸、羟胺等）也能使本品降解，图 18-3 为头孢噻吩钠在酸、碱和酶作用下的降解反应。

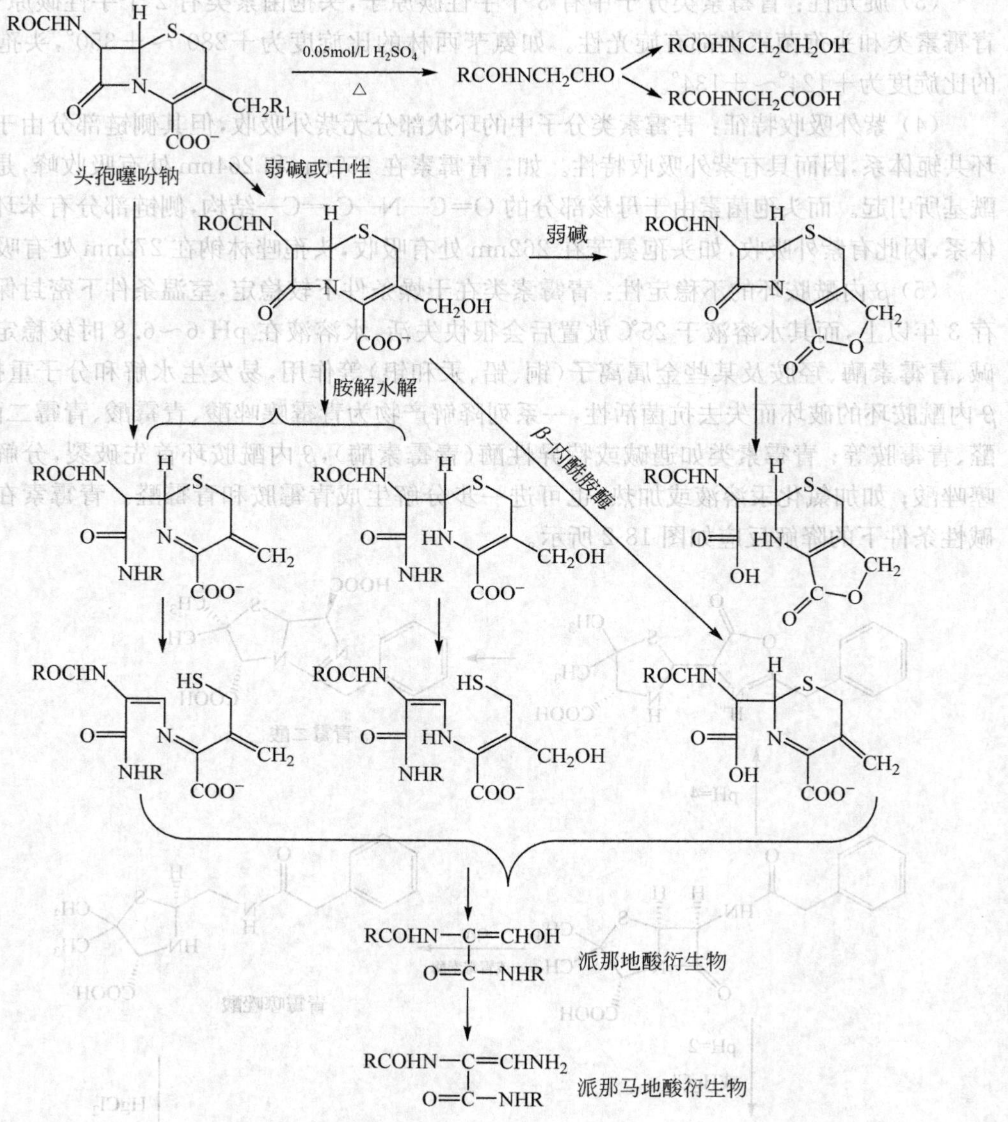

图 18-3 头孢噻吩钠降解反应

二、鉴别试验

（一）色谱法

薄层色谱法：本法被各国药典采用，如《中国药典》中用于头孢克洛和头孢拉定的鉴别。

高效液相色谱法：通过比较供试品与对照品色谱行为的一致性进行鉴别，一般都规定在含量测定项下的色谱图中，供试品和对照品主峰的保留时间应一致。

（二）光谱法

1. 红外光谱法　红外光谱可以反映分子的结构特征，专属性强，因而各国药典对收载的 β-内酰胺环类抗生素几乎均采用了本法进行鉴别。β-内酰胺环类抗生素共有的特征峰主要有：

β-内酰胺环羰基的伸缩振动：$1800 \sim 1750 \mathrm{cm}^{-1}$。

仲酰胺的氨基、羰基的伸缩振动：$3300 \mathrm{cm}^{-1}$（宽）、$1525 \mathrm{cm}^{-1}$、$1680 \mathrm{cm}^{-1}$。

羧酸离子的伸缩振动：$1600 \mathrm{cm}^{-1}$、$1400 \mathrm{cm}^{-1}$。

图 18-4 为《中国药品红外光谱集》收载的头孢氨苄红外光谱图。

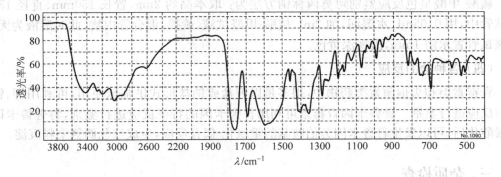

图 18-4　头孢氨苄红外光谱图（KBr 压片法）

$3410 \sim 2600 \mathrm{cm}^{-1}$：酰胺$_{N-H}$和胺盐 V_{N^+-H}；$1600, 1400 \mathrm{cm}^{-1}$：羧酸离子 V_{COO^-}；$1760 \mathrm{cm}^{-1}$：β-内酰胺环 $V_{C=O}$；$1250 \mathrm{cm}^{-1}$：酚羟基 V_{C-O}；$1690 \mathrm{cm}^{-1}$：仲酰胺 $V_{C=O}$。

2. 紫外光谱法　将供试品配成适当浓度的溶液，测定紫外吸收光谱，根据吸收光谱的特征数值进行鉴定。《中国药典》中，拉氧头孢钠、注射用拉氧头孢钠、盐酸头孢他美酯片、盐酸头孢他美酯胶囊、头孢替唑钠、注射用头孢替唑钠、头孢唑林钠、注射用头孢唑林钠、头孢孟多酯钠、注射用头孢孟多酯钠、头孢地尼胶囊、头孢泊肟酯干混悬剂、头孢泊肟酯片、头孢泊肟酯胶囊均用此法鉴定。

本类药物最常用的是最大吸收波长鉴定法，如头孢唑啉钠和头孢替唑钠均用此法鉴定，ChP2015 规定的方法为：取本品适量，加水制成每 $1 \mathrm{mL}$ 中约含 $16 \mu \mathrm{g}$ 的溶液，照紫外-可见分光光度法测定，在 $272 \mathrm{nm}$ 波长处有最大吸收。

（三）呈色反应

1. 异羟肟酸铁反应　青霉素及头孢菌素在碱性溶液中与羟胺作用，β-内酰胺环开环生成羟肟酸，在稀酸中与三价铁离子反应呈色。头孢哌酮、拉氧头孢钠、哌拉西林、哌拉西林钠、磺苄西林钠均用此法鉴别。反应原理见图 18-5。

2. 类似于肽键的反应　本类药物具有—CONH—结构，一些取代基有 α-氨基酸结构，可显双缩脲和茚三酮反应。如头孢拉定、头孢克洛侧链均为氨苄基，采用 TLC 鉴别、检查时，以茚三酮为显色剂。

3. 取代基的官能团反应　利用取代基 R 或 R_1 的官能团反应，可以鉴定一些特定的抗

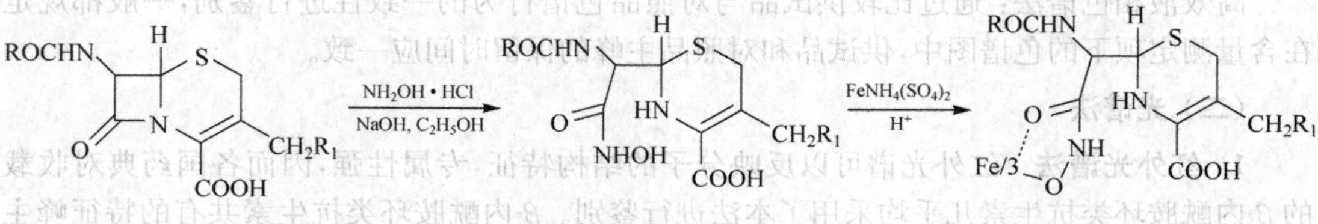

图 18-5 β-内酰胺环异羟肟酸铁反应

生素；如侧链含有—C_6H_5—OH 基团时，能与重氮苯磺酸试液产生偶合反应而显色。

4. 其他呈色反应 变色酸-硫酸呈色反应：阿莫西林加变色酸硫酸试剂混合后，于150℃加热 2～3min，因分解出甲醛与变色酸缩合而呈深褐色。

硫酸-甲醛呈色反应鉴别阿莫西林钠方法为：取本品约 2mg，置长 150mm、直径 15mm的试管中，用 0.05mL 水湿润，加 2mL 硫酸-甲醛试液，旋摇，混合管内物，此时溶液为无色，将该试管置水浴 1min，出现深黄色。

（四）各种盐的反应

青霉素类和头孢菌素类药物中，很多是以钾盐或钠盐形式供临床使用，可利用钾、钠离子的反应进行鉴别。普鲁卡因青霉素可利用普鲁卡因的特征反应进行鉴别，将普鲁卡因青霉素酸化后，可以发生普鲁卡因芳伯胺基的重氮化-偶合反应，生成红色偶氮染料沉淀。

三、杂质检查

β-内酰胺类抗生素的杂质主要有高分子聚合物、有关物质、异构体等，一般采用 HPLC法控制其限量，也有采用测定杂质的吸光度来控制杂质量的。此外，有的 β-内酰胺类抗生素还需进行结晶、抽针与悬浮时间等有效性试验，部分抗生素需检查有机溶剂残留量。

（一）聚合物

多年的研究证明，β-内酰胺类抗生素的过敏反应并非药物本身所致，而是与药物中所含的微量高分子杂质有关。高分子杂质的相对分子质量一般在 1000～5000，个别可至约10000。引起过敏反应的高分子杂质有外源性和内源性两种，外源性过敏原主要来自 β-内酰胺类抗生素在生物合成中引入的蛋白多肽类和青霉噻唑蛋白。内源性过敏原为 β-内酰胺环开环自身聚合，生成具有致敏性的高分子聚合物，聚合物既可来自生产过程，又可在储存过程中形成，甚至在用药时由于使用不当而产生，如阿莫西林干糖浆，当用开水冲服时，高分子杂质可增加 100 倍；随着现代生产工艺的不断改进和提高，目前产品中的外源性杂质日趋减少，因此对内源性杂质聚合物的控制是当前抗生素类药物高分子杂质研究的重点。

1. 聚合物的来源和结构

（1）青霉素聚合物：青霉素类抗生素在生产过程中，如制钠盐、冷冻，或喷雾干燥时，易引起 β-内酰胺环开裂，发生分子间聚合反应，形成高分子聚合物，青霉素的聚合反应有两种方式：一是母核参与反应；二是侧链参与反应。如侧链上无氨基等活泼基团的青霉素是以第一种方式发生聚合，其反应如图 18-6 所示。

β-内酰胺类抗生素的侧链若含有一个游离氨基，可直接进攻 β-内酰胺环的酰基，发生第

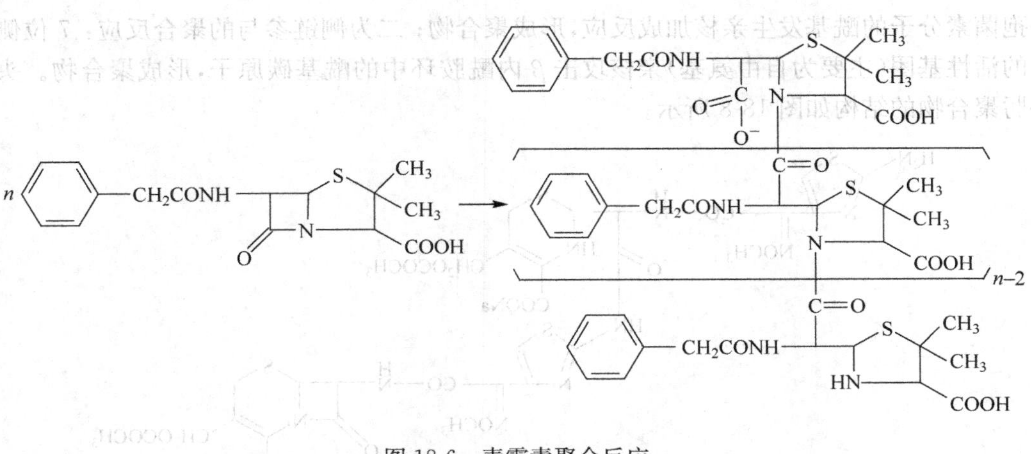

图 18-6　青霉素聚合反应

二种方式的聚合,聚合反应较青霉素更容易发生,如氨苄西林的聚合反应如图 18-7 所示。

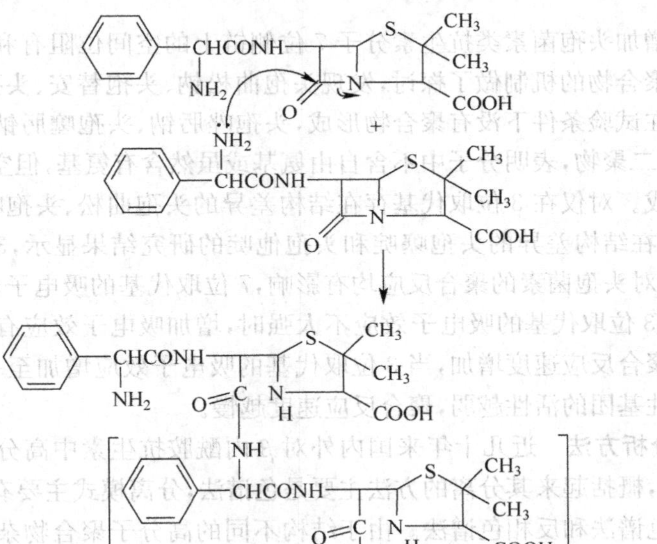

图 18-7　氨苄西林聚合反应

聚合速度除与结构有关外,还受 β-内酰胺环稳定性、游离氨基的碱性以及空间位阻的影响。通常在固体情况下与样品的水分有关,在溶液情况下与溶液的酸碱度密切相关。碱性条件下较中性、酸性条件下更易形成聚合物,水分、时间、温度对聚合物的形成有促进作用。

（2）头孢菌素聚合物:头孢菌素中高分子杂质类型与青霉素类似,一为与母核结构有关的聚合反应:首先,β-内酰胺环开环,形成具有亲核攻击能力的仲胺基结构,然后与另一头孢菌素分子的酰基发生亲核加成反应,形成聚合物;二为侧链参与的聚合反应:7 位侧链中的活性基团(主要为自由氨基)亲核攻击 β-内酰胺环中的酰基碳原子,形成聚合物。头孢噻肟聚合物的结构如图 18-8 所示。

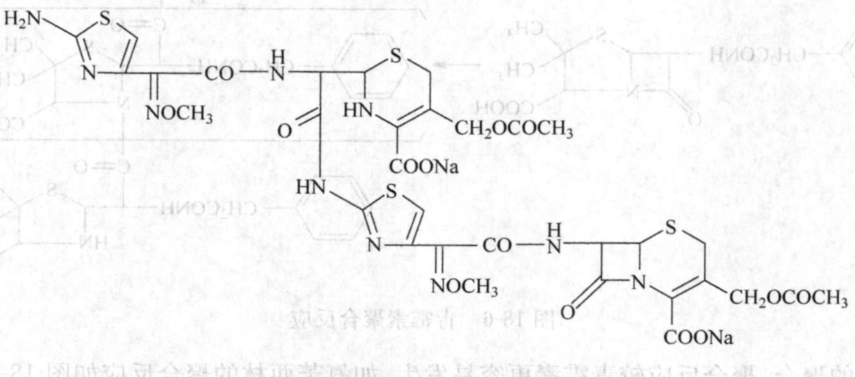

图 18-8　头孢噻肟聚合物结构

有研究发现,增加头孢菌素类抗生素分子 7 位侧链上的空间位阻有利于阻止聚合物的形成,并且对形成聚合物的机制做了探讨,发现头孢曲松钠、头孢替安、头孢孟多钠、头孢唑啉钠、头孢噻吩钠在试验条件下没有聚合物形成,头孢唑肟钠、头孢噻肟钠的水溶液在室温下放置几天可形成二聚物,表明分子中不含自由氨基或虽然含有氨基,但空间或电荷位阻大时,聚合物不易形成。对仅在 3 位取代基存在结构差异的头孢曲松、头孢噻肟、头孢甲肟和仅在 7 位取代基存在结构差异的头孢噻啶和头孢他啶的研究结果显示,3 位侧链结构和 7 位侧链结构的改变对头孢菌素的聚合反应均有影响,7 位取代基的吸电子效应越强,聚合反应速度越快[8];当 3 位取代基的吸电子效应不太强时,增加吸电子效应有利于形成更多的聚合活性基团,使聚合反应速度增加,当 3 位取代基的吸电子效应增加至一定程度,吸电子效应越强,聚合活性基团的活性越弱,聚合反应速度越慢。

2. 聚合物的分析方法　近几十年来国内外对 β-内酰胺抗生素中高分子聚合物的分离分析研究报道较多,概括起来其分离的方法主要是色谱法,分离模式主要有三类:凝胶滤过色谱法、离子交换色谱法和反相色谱法。由于结构不同的高分子聚合物杂质通常具有相似的生物学特性,在药品质量控制中一般只需控制药品中高分子聚合物杂质的总量而不必控制不同结构的杂质,因此根据样品分子质量差异进行分离的凝胶色谱法具有明显的优势,这也是目前在《中国药典》中控制抗生素类高分子聚合物的主要方法。

1) 凝胶色谱分离高分子杂质的原理和基本方法　凝胶色谱法也叫分子排阻色谱法,是根据分子大小进行分离的一种液相色谱技术,药物分子进入凝胶孔径内部,而高分子杂质则被排阻在外,在色谱过程中不被保留,最早被洗脱出来,保留时间较短,而药物被保留,保留时间较长,凝胶色谱的保留时间与分子大小成反比。传统的凝胶色谱分离效能较低,为克服这一缺点,人们发展了一个以葡聚糖凝胶 Sephadex G-10 和琼脂糖凝胶 Sepharose 等为填充剂的凝胶色谱分析系统,这些填充剂表面分布着不同孔径尺寸的孔,药物分子进入色谱柱后,它们中的不同组分按其分子大小进入相应的孔内,大于所有孔径的分子不能进入填充剂颗粒内部,在色谱过程中不被保留,最早被流动相洗脱至柱外,表现为保留时间较短;小于所有孔径的分子能自由进入填充剂表面的所有孔径,在色谱柱中滞留时间较长,表现为保留时间较长；其余分子则按分子大小依次被洗脱。

分子排阻色谱法所需的进样器和检测器与高效液相色谱法相同。液相色谱泵一般分常压、中压和高压。在药物分析中,尤其是分子质量或分子质量分布测定中,通常采用高效分子排阻色谱法。应选用与供试品分子大小相适应的色谱柱填充剂。使用的流动相通常为水溶液或缓冲液,其 pH 不宜超出填充剂的耐受力,一般 pH 为 2～8。流动相中可加入适量的有机溶剂,但不宜过浓,一般不应超过 30%,流速不宜过快,一般为 0.5～1.0mL/min。

在 Sephadex G-10 凝胶(排阻相对分子质量在 1000 左右)色谱系统中,理论上 β-内酰胺类抗生素三聚体以上的高分子杂质均集中在 K_{av}(有效分配系数)＝0 的色谱峰中,调节色谱条件,可使 β-内酰胺类抗生素的寡聚物(如二聚物等)和其他高分子杂质分离,也可使二者合一,因此可用于不同的分析目的。

Sephadex G-10 凝胶色谱系统可分为简单测定系统和 HPLC 系统两种。

(1) 简单测定系统:该系统由恒流泵、紫外检测器、色谱工作站和色谱柱组成。色谱柱为内径 1.3～1.6cm,长 30～40cm 的玻璃柱,内填葡聚糖凝胶(Sephadex) G-10(40～120μm)。

(2) HPLC 系统:通常以内填葡聚糖凝胶 G-10(40～120μm)的不锈钢柱为分析柱。

2) 系统适用性试验　分子排阻色谱法的系统适用性试验中,色谱柱的理论板数、分离度、重复性、拖尾因子的测定方法,在一般情况下与 HPLC 项下的方法相同。但在高分子杂质检查时,某些药物分子的单体与其二聚体不能达到基线分离时,其分离度(R)的计算见公式(18-1)。

$$R = \frac{\text{二聚体的峰高}}{\text{单体与二聚体之间的谷高}} \tag{18-1}$$

除另有规定外,分离度应大于 2.0。

实验发现不管是简单测定系统还是 HPLC 系统,当符合下列两个条件时,高分子杂质含量平行测定结果的 RSD 可控制在 ±5% 以内:①蓝色葡聚糖在高分子杂质分离系统中的理论板数>2500/m,拖尾因子为 0.75～1.5;②缔合峰峰面积的相对标准差(RSD)<5%。因此为保证不同实验室间测定精度符合要求,规定上述两个条件作为 Sephadex G-10 凝胶色谱系统自身对照外标法测定 β-内酰胺类抗生素高分子杂质含量的系统适用性条件。

3) 定量方法

(1) 主成分自身对照法:一般用于高分子杂质含量较低的品种。

(2) 面积归一化法:该法的应用有一定局限性,因凝胶色谱柱的柱效较低,而高分子杂质在样品中的含量通常较低,使药物峰与杂质峰相比显得十分宽大,用面积归一化法比较困难。

(3) 限量法:规定不得检出保留时间小于标准物质保留时间的组分,一般用于混合物中高分子物质的控制。

(4) 自身对照外标法:一般用于 Sephadex G-10 凝胶色谱系统中 β-内酰胺类抗生素中高分子杂质的检查。在该分离系统中,除部分寡聚物外,β-内酰胺类抗生素中的高分子杂质在色谱过程中均不保留,即所有的高分子杂质表现为单一的色谱峰,以供试品自身为对照品,按外标法计算供试品中高分子杂质的相对百分含量。

自身对照外标法是利用特定条件下 β-内酰胺类抗生素可以缔合成与高分子杂质有相似色谱行为的缔合物,即在 K_{av}＝0 处表现为单一的色谱峰。以药物自身为对照品,测定其在特定条件下缔合时的峰响应指标,然后改变色谱条件,测定样品,记录样品色谱图中 $K_{av}=0$ 处高分子杂质峰的响应指标,按外标法计算,即得样品中高分子杂质相当于药物本身的相对含量。

缔合物形成条件:在纯水环境下测定,各种 β-内酰胺类抗生素均可缔合,表现为表观分子质量增大,在 Sephadex G-10 凝胶色谱系统中 $K_{av}<0.1$,所以纯水可以作为缔合峰测定的基本洗脱液。但以纯水为流动相时,溶质和葡聚糖凝胶间也存在着一定的相互作用,导致缔合峰严重拖尾。故需在流动相中加入适当的抑制剂,以改善峰拖尾;研究表明,采用一定浓度的葡萄糖溶液或甘氨酸溶液作为流动相,可明显改善峰拖尾现象;这主要是因为葡萄糖与葡聚糖凝胶有相同的化学性质,葡萄糖与缔合物的相互作用抑制了缔合物与葡聚糖凝胶间的相互作用;而甘氨酸分子中含有氨基和羧基,可封闭葡聚糖凝胶中羟基等极性作用点,从而抑制了缔合物与葡聚糖凝胶间的相互作用。

示例 18-1 ChP2015 青霉素 V 钾中青霉素 V 聚合物的测定

色谱条件与系统适用性试验:以葡聚糖凝胶 G-10 (40～120μm)为填充剂,玻璃柱内径为 1.0～1.4cm,柱长 30～40cm。流动相 A 为 pH 7.0 的 0.1mol/L 磷酸盐缓冲液[0.1mol/L 磷酸氢二钠溶液-0.1mol/L 磷酸二氢钠溶液(61∶39)],流动相 B 为水,流速为 1.5mL/min;检测波长为 254nm。取 0.1mg/mL 蓝色葡聚糖 2000 溶液 100～200μL,注入液相色谱仪,分别以流动相 A、B 进行测定,记录色谱图。理论板数以蓝色葡聚糖 2000 峰计算均不低于 400,拖尾因子均应小于 2.0。在两种流动相系统中,蓝色葡聚糖 2000 峰保留时间的比值应在 0.93～1.07,对照溶液主峰和供试品溶液中的聚合物峰与相应色谱系统中蓝色葡聚糖 2000 峰的保留时间的比值均应为 0.93～1.07。称取本品约 0.4g,置 10mL 量瓶中,用 0.04mg/mL 的蓝色葡聚糖 2000 溶液溶解并稀释至刻度,摇匀。取 100～200μL 注入液相色谱仪,用流动相 A 进行测定,记录色谱图,高聚体的峰高与单体与高聚体之间的谷高比应大于 2.0;另以流动相 B 为流动相,精密量取对照溶液 100～200μL,连续进样 5 次,峰面积的相对标准偏差应不大于 5.0%。

对照溶液的制备:取青霉素 V 对照品适量,精密称定,加水溶解并定量稀释制成每 1mL 中约含青霉素 V 0.2mg 的溶液。

测定法:取本品约 0.4g,精密称定,置 10mL 量瓶中,加水溶解并稀释至刻度,摇匀,立即精密量取 100～200μL 注入液相色谱仪,以流动相 A 为流动相进行测定,记录色谱图;另精密量取对照品溶液 100～200μL 注入液相色谱仪,以流动相 B 为流动相进行测定,记录色谱图。按外标法以峰面积计算,含青霉素 V 聚合物以青霉素 V 计不得过 0.6%。

示例 18-2 ChP2015 头孢他啶中头孢他啶聚合物的测定

色谱条件与系统适用性试验:用葡聚糖凝胶 G-10(40～120μm)为填充剂,玻璃柱内径 1.0～1.4cm,柱长 45cm。以含 3.5% 硫酸铵的 pH 7.0 的 0.1mol/L 磷酸盐缓冲液[0.1mol/L 磷酸氢二钠溶液-0.1mol/L 磷酸二氢钠溶液(61∶39)]为流动相 A,以水为流动相 B,流速为每分钟 0.8mL,检测波长为 254nm。量取 1.5mg/mL 蓝色葡聚糖 2000 溶液 100～200μL,分别以流动相 A、B 进行测定,记录色谱图。理论板数以蓝色葡聚糖 2000 峰计算均不低于 500,拖尾因子均应小于 2.0。对照溶液主峰与供试品溶液中聚合物峰与相应色谱系统中蓝色葡聚糖 2000 峰的保留时间比值应为 0.93～1.07。称取头孢他啶约 0.2g 与碳酸钠 20mg,置 10mL 量瓶中,用 1.5mg/mL 蓝色葡聚糖 2000 溶液溶解并稀释至刻度,摇匀。取 $100\sim200\mu L$ 注入液相色谱仪,用流动相 A 进行测定,记录色谱图。高聚体的峰高与单体和高聚体之间的谷高比应大于 1.5。另以流动相 B 为流动相,精密量取对照溶液 $100\sim200\mu L$,连续进样 5 次,峰面积的相对标准偏差应不大于 5.0%。

对照溶液的制备:取头孢他啶对照品适量,精密称定,加水溶解并定量稀释制成每 1mL 中约含 0.1mg 的溶液。

测定法:精密称取本品约 0.2g 与碳酸钠 20mg,置 10mL 量瓶中,加水适量使溶解后,用水稀释至刻度,摇匀。立即精密量取 $100\sim200\mu L$ 注入液相色谱仪,以流动相 A 为流动相进行测定,记录色谱图。另精密量取对照溶液 $100\sim200\mu L$ 注入液相色谱仪,以流动相 B 为流动相进行测定。按外标法以头孢他啶峰面积计算,含头孢他啶聚合物的量不得过 0.3%。

(二) 有关物质和异构体

β-内酰胺类抗生素的有关物质主要来源于生产过程和储存过程。在生产过程中,由于分离不完全,产品中混有少量的原料和中间体,如头孢氨苄在合成过程中容易引入 α-苯甘氨酸和 7-氨基去乙酰氧基头孢烷酸,另外生产中的一些副反应产物也会混杂在产品中,一般需要分离检测;在储存过程中,由于外界条件的影响,会导致水解、分解、聚合及异构化等变化而产生杂质。如青霉素在碱性水溶液中易水解为青霉噻唑酸,在稀酸溶液中受热可降解为青霉胺和青霉醛;青霉素 V(PCV)在提取和发酵过程中会产生一系列的降解产物,如 PCV 的噻唑酸、PCV 脱羧噻唑酸等;本类药物中,部分还需检查异构体杂质。

示例 18-3 ChP2015 头孢呋辛酯中有关物质和异构体的检查

头孢呋辛酯是头孢呋辛的酯类前体药物,属半合成第二代头孢菌素,在体内,羧酸酯经酯酶水解后形成头孢呋辛起抗菌作用。头孢呋辛酯是由两个差向异构体头孢呋辛酯 A 和 B 组成的混合物。头孢呋辛酯的主要杂质是热降解产生的头孢呋辛酯 Δ^3-异构体,光解产生的头孢呋辛酯 E 异构体,以及合成中带入的各种副产物和其他杂质,其主要异构体结构式见图 18-9。

杂质对照品溶液的制备:

头孢呋辛酯 Δ^3-异构体对照品溶液:取头孢呋辛酯对照品适量,加流动相溶解并稀释制成每 1mL 中含 0.2mg 的溶液,在 60℃ 水浴中加热至少 1h,冷却,得含头孢呋辛酯 Δ^3-异构体的溶液。

头孢呋辛酯 E 异构体对照品溶液:取头孢呋辛酯对照品适量,加流动相溶解并稀释制成每 1mL 中约含 0.2mg 的溶液,经紫外光照射 24h,得含头孢呋辛酯两个 E 异构体的溶液。

色谱条件与系统适用性试验:以十八烷基硅烷键合硅胶为填充剂;以 0.2mol/L 磷酸二氢铵溶液-甲醇(62∶38)为流动相;检测波长为 278nm。取上述制得的两种异构体溶液各 $20\mu L$,分别注入液相色谱仪,记录色谱图。头孢呋辛酯 A、B 异构体、Δ^3-异构体及两个 E 异构体峰的相对保留时间分别约为 1.0、0.9、1.2 及 1.7 和 2.1。头孢呋辛酯 A、B 异构体之间,头孢呋辛酯 A 异构体与 Δ^3-异构体之间的分离度应符合要求。

测定法:取本品适量,精密称定(约相当于头孢呋辛酯 25mg),置 100mL 量瓶中,加甲醇 5mL 溶解,再用流动相稀释至刻度,摇匀,立即精密量取 $20\mu L$ 注入液相色谱仪,记录色谱图;另取头孢呋辛酯对照品适量,同法操作并测定。按外标法以头孢呋辛酯主峰峰面积计算供试品的含量。

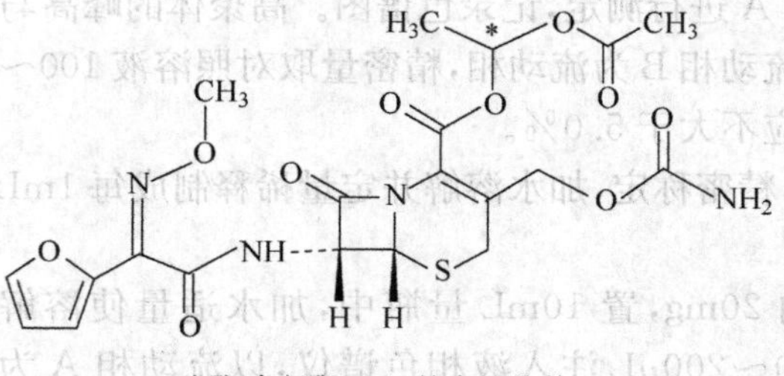

头孢呋辛酯A、B差向异构体

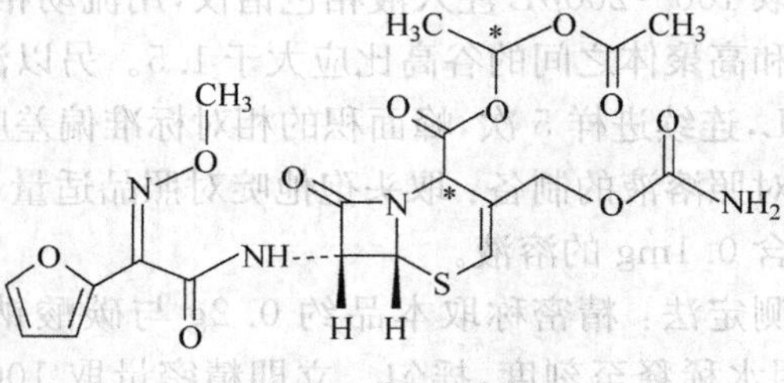

杂质1：Δ^3-异构体

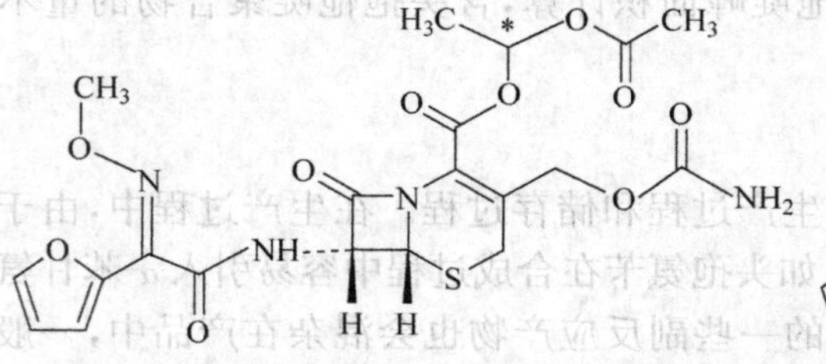

杂质2：E-异构体(两个E-异构体为C*的差向异构体)

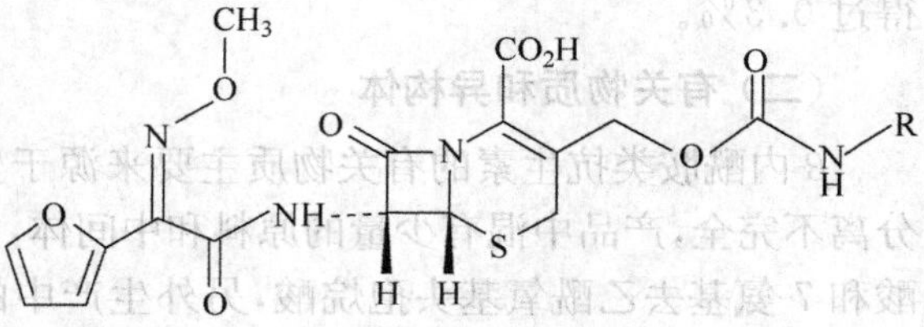

杂质3：R＝CO—CCl₃
杂质4：R＝H：头孢呋辛

图18-9　头孢呋辛酯主要异构体结构式

异构体：在含量测定项下记录的供试品溶液色谱图中，头孢呋辛酯 A 异构体的峰面积与头孢呋辛酯 A、B 异构体的峰面积和之比应为 0.48～0.55。

有关物质：取本品适量，精密称定（约相当于头孢呋辛酯 50mg），置 100mL 量瓶中，加甲醇 10mL，强力振摇溶解，再用流动相稀释至刻度，摇匀，作为供试品溶液；精密量取供试品溶液 1mL，置 100mL 量瓶中，用流动相稀释至刻度，摇匀，作为对照品溶液。照含量测定项下的色谱条件，立即精密量取供试品溶液与对照品溶液各 20μL，分别注入液相色谱仪，记录色谱图至头孢呋辛酯 A 异构体峰保留时间的 3.5 倍。供试品溶液色谱图中如有杂质峰，两个 E 异构体峰面积的和不得大于对照品溶液两个主峰面积之和（1.0%），Δ^3-异构体的峰面积不得大于对照溶液两个主峰面积之和的 1.5 倍（1.5%），其他单个杂质峰面积不得大于对照溶液两个主峰面积和的 0.5 倍（0.5%），各杂质峰面积的和不得大于对照溶液两个主峰面积和的 3 倍（3.0%）。供试品溶液色谱图中任何小于对照溶液两个主峰面积和 0.05 倍的峰忽略不计。

头孢呋辛酯异构体检查的色谱图见图 18-10。

（三）吸光度

药典也常采用测定杂质吸光度的方法来控制本类抗生素的杂质含量。

示例 18-4　ChP2015 青霉素钠（钾）的吸光度检查：取本品适量，精密称定，加水溶解并定量稀释制成每 1mL 中约含 1.80mg 的溶液，在 280nm 与 325nm 波长处测定，吸光度均不得大于 0.10；在 264nm 波长处有最大吸收，吸光度应为 0.80～0.88。

此法中 264nm 波长处的吸光度值用来控制青霉素钠（钾）的含量，280nm 与 325nm 波长处的吸光度值用来控制杂质的限量。

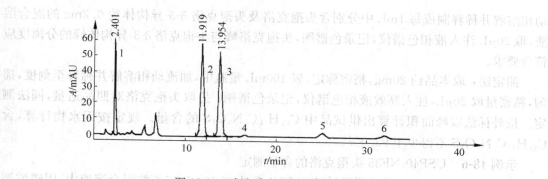

图 18-10　头孢呋辛酯的 HPLC 色谱图

1. 头孢呋辛；2. 异构体 B；3. 异构体 A；4. Δ^3-异构体；5、6. E 异构体

（四）有机溶剂

部分本类药物需检查有机溶剂，如氨苄西林钠需检查丙酮、乙酸乙酯、异丙醇、二氯甲烷、甲基异丁基酮、甲苯与正丁醇（GC 法）；头孢哌酮钠需检查丙酮、乙醇、异丙醇、正丙醇、正丁醇、乙酸乙酯、甲基异丁基酮、甲醇、环己烷、四氢呋喃、二氯甲烷与乙腈（GC 法）；头孢硫脒需检查甲醇、乙醇、丙酮与二氯甲烷（GC 法）；头孢他啶需检查吡啶（HPLC 法）。

（五）结晶性

固态物质分为结晶质和非结晶质两大类，ChP2015 用以下方法检查物质的结晶性。

1. 第一法偏光显微镜法　许多晶体具有光学各向异性，当光线通过这些透明晶体时会发生双折射现象。

取供试品颗粒少许，置载玻片上，加液状石蜡适量使晶粒浸没其中，在偏光显微镜下检视，当转动载物台时，应呈现双折射和消光位等各品种项下规定的晶体光学性质。

2. 第二法 X 线粉末衍射法　结晶质呈现特征的衍射图（尖锐的衍射峰），而非晶质的衍射图则呈弥散状。

ChP2015 对青霉素 V 钾、青霉素钠、头孢丙烯、头孢地尼、头孢曲松钠、头孢呋辛酯、头孢硫脒、头孢拉定、头孢唑肟钠、头孢羟氨苄、氟氯西林钠等规定了结晶性检查。

四、含量测定

利用本类药物 β-内酰胺环的不稳定性，《中国药典》曾采用降解后剩余碘量法、电位配位滴定法、硫醇汞盐法测定本类药物的含量，但这些方法容易受降解物的干扰。由于高效液相色谱法能较好地分离供试品中可能存在的降解产物、未除尽的原料及中间体等杂质，并能准确定量，是近年来分析 β-内酰胺类抗生素发展最快的方法。ChP2015 收载的本类抗生素中除磺苄西林钠采用微生物检定法测定含量外，其余均采用 HPLC 法测定含量。

示例 18-5　ChP2015 头孢克洛的含量测定

色谱条件与系统适用性试验：用十八烷基硅烷键合硅胶为填充剂；以磷酸二氢钾溶液（取磷酸二氢钾 6.8g，加水溶解并稀释成 1000mL，用磷酸调节 pH 至 3.4)-乙腈（92∶8）为流动相；检测波长为 254nm。取头孢克洛对照品及头孢克洛 δ-3-异构体对照品适量，加流动相溶解并稀释制成每 1mL 中分别含头孢克洛及头孢克洛 δ-3-异构体约 0.2mg 的混合溶液，取 20μL 注入液相色谱仪，记录色谱图，头孢克洛峰与头孢克洛 δ-3-异构体峰的分离度应符合要求。

测定法：取本品约 20mg，精密称定，置 100mL 量瓶中，加流动相溶解并稀释至刻度，摇匀，精密量取 20μL，注入高效液相色谱仪，记录色谱图；另取头孢克洛对照品适量，同法测定。按外标法以峰面积计算出供试品中 $C_{15}H_{14}C_1N_3O_4S$ 的含量。规定按无水物计算，含 $C_{15}H_{14}C_1N_3O_4S$ 不得少于 95.0%。

示例 18-6　USP40-NF35 头孢克洛的含量测定

流动相的制备：lg 1-戊烷磺酸钠溶于 780mL 水与 10mL 三乙胺混合溶液中，用磷酸调 pH 至 2.5±0.1，再加 220mL 甲醇，混匀。

标准溶液的制备：取头孢克洛对照约 15mg，精密称定，置 50mL 量瓶中，加流动相溶解并稀释至刻度（如标准溶液在室温保存，储存期为 8h；如标准溶液冷藏保存，储存期则为 20h）。

供试品溶液的制备：取头孢克洛约 15mg，精密称定，置 50mL 量瓶中，加流动相溶解并稀释至刻度（如样品溶液在室温保存，储存期为 8h；如样品溶液冷藏保存，储存期为 20h）。

分离度溶液的制备：取头孢克洛对照品及头孢克洛 δ-3-异构体对照品适量，加流动相溶解并稀释制成每 1mL 中分别含头孢克洛及头孢克洛 δ-3-异构体约 0.3mg 的混合溶液。

色谱条件与系统适用性试验：用十八烷基硅烷键合硅胶为填充剂（4.6mm×25cm，5μm），流动相的流速为 1.5mL/min；检测波长为 265nm。头孢克洛及头孢克洛 δ-3-异构体的相对保留时间约为 0.8 和 1.0，头孢克洛及头孢克洛 δ-3-异构体的分离度不小于 2.5，拖尾因子不大于 1.5，重复进样的相对标准偏差小于 2.0%。

测定法：分别精密量取对照品溶液和供试品溶液各 20μL，注入液相色谱仪，记录色谱图。按外标法以峰面积计算出供试品中 $C_{15}H_{14}C_1N_3O_4S$ 的含量。规定按无水物计算，含 $C_{15}H_{14}C_1N_3O_4S$ 应为 950~1020μg/mg。

USP40-NF35 与 ChP2015 方法相比，USP 方法更为严谨。

第三节　氨基糖苷类抗生素的分析

氨基糖苷类抗生素是由氨基环醇与氨基糖（单糖或双糖）形成的碱性苷，故称为氨基糖苷类抗生素（aminoglycosides antibiotics），主要有链霉素、庆大霉素、卡那霉素、巴龙霉素、奈替米星、西索米星、小诺霉素、核糖霉素、新霉素及巴龙霉素等，由于都具有碱性，大多数为硫酸盐。

一、典型药物的结构与性质

（一）结构

链霉素［streptomycin，即链霉素 A；*O*-2-deoxy-2-methylamino-α-*L*-glucopyranosyl-

(1→2)-O-5-deoxy-3-C-formyl-α-L-lyxofuranosyl-(1→4)-N,N'-diamidino-D-streptamine]
为一分子链霉胍和链霉双糖胺结合而成的碱性苷,其中链霉双糖胺由链霉糖与N-甲基-L-葡萄糖胺所组成。临床常用其硫酸盐。其化学结构见图18-11。

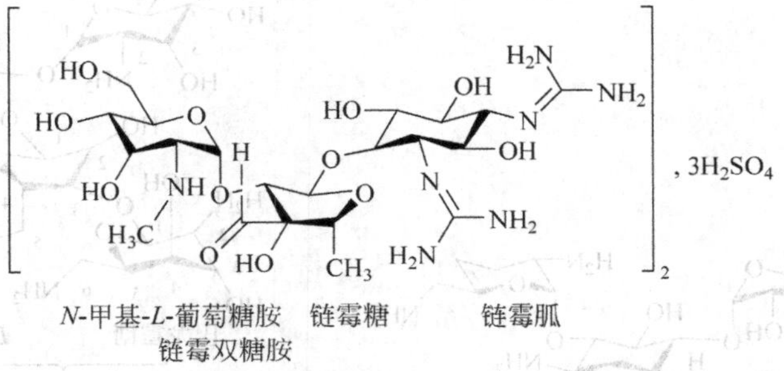

N-甲基-L-葡萄糖胺　链霉糖　　链霉胍
链霉双糖胺

图 18-11　硫酸链霉素结构

庆大霉素(gentamycin)是庆大霉素 C 复合物,这些组分的结构通式见图 18-12。

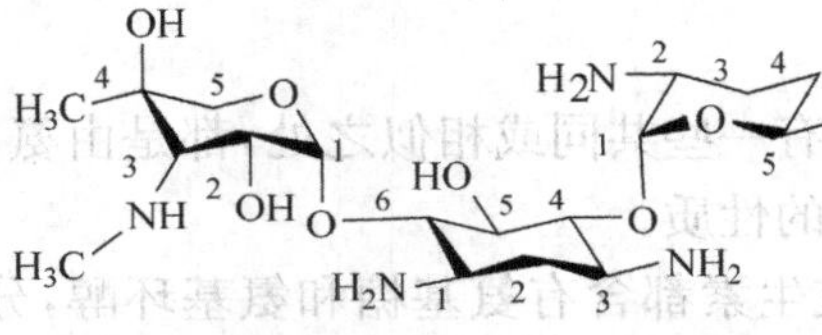

加洛糖胺　2-脱氧链霉胺　绛红糖胺

图 18-12　庆大霉素结构通式

庆大霉素主要成分包括庆大霉素 C_1、C_2、C_{1a}、C_{2a} 等,这些组分均是由绛红糖胺、脱氧链霉胺和加洛糖胺缩合而成的苷,各组分主要有不同的 R_1、R_2、R_3 取代基,其组成和分子式见表 18-2,药用为其混合物的硫酸盐,另外,组分 C_{2b}(小诺霉素主要组分)在其产品中也常出现。

表 18-2　庆大霉素组分

庆大霉素组分	R_1	R_2	R_3	分 子 式
C_1	CH_3	CH_3	H	$C_{21}H_{43}N_5O_7$
C_2	H	CH_3	H	$C_{20}H_{41}N_5O_7$
C_{1a}	H	H	H	$C_{19}H_{29}N_5O_7$
C_{2a}	H	H	CH_3	$C_{20}H_{41}N_5O_7$

庆大霉素 C_1、C_2 和 C_{1a} 三者的结构相似,仅在绛红糖胺 C-6 位及氨基上的取代基不同。C_{2a} 是 C_2 的异构体。

奈替米星(netilmicin)的分子结构与庆大霉素 C_{1a} 基本相同,主要差异在于结构中的绛红糖胺的 4,5 位,庆大霉素 C_{1a} 是单键,奈替米星是双键,其化学结构如图 18-13 所示。

巴龙霉素[paromomycin; O-2,6-diamino-2,6-dideoxy-β-L-idopyranosyl-(1→3)-O-β-D-ribofuranosyl-(1→5)-O-[2-amino-2-deoxy-α-D-glucopyranosyl-(1→4)]-2-deoxystreptamine]由巴龙胺和巴龙二糖胺结合而成的苷,其化学结构如图 18-14 所示。

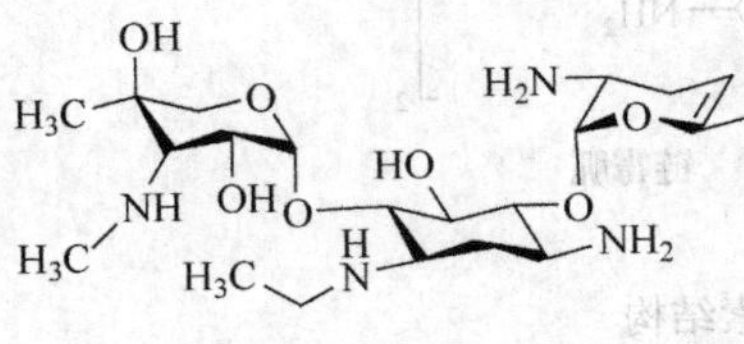

图 18-13　奈替米星结构

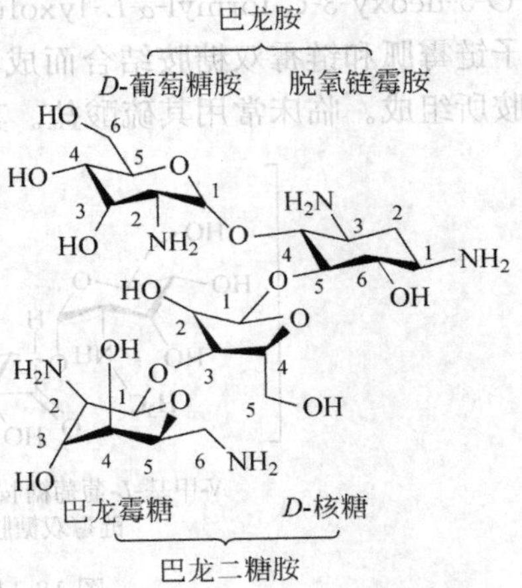

图 18-14　巴龙霉素结构

（二）理化性质

本类抗生素的分子结构具有一些共同或相似之处，都是由氨基环醇与氨基糖形成的碱性苷，因此，它们具有很多相似的性质。

1. 溶解度与碱性　本类抗生素都含有氨基糖和氨基环醇，分子中含有多个羟基，也称为多羟基抗生素；另外分子中有多个碱性基团，能和很多无机酸成盐，如链霉素分子中有三个碱性中心，其中两个是链霉胍的强碱性胍基（$pK_a=11.5$），一个是葡萄糖胺上的甲氨基（$pK_a=7.7$），庆大霉素分子中也有五个碱性基团。因此本类抗生素属于碱性、水溶性抗生素，都能以分子中的碱性基团与无机酸或有机酸成盐，临床上多用其硫酸盐。它们的硫酸盐易溶于水，不溶于乙醇、三氯甲烷、乙醚等有机溶剂。

2. 旋光性　本类抗生素分子中含有多个手性碳原子，具有旋光性，如硫酸阿米卡星的比旋度为 $+72°\sim+85°$（水）；硫酸庆大霉素的比旋度为 $+107°\sim+121°$（水）；奈替米星的比旋度为 $+88°\sim+96°$（水）；硫酸巴龙霉素的比旋度为 $+50°\sim+55°$（水）。

3. 稳定性　本类药物中不稳定的结构因素是分子中的苷键，含有二糖胺结构的抗生素（如链霉素、巴龙霉素、新霉素），分子中氨基葡萄糖与链霉糖或 D-核糖之间的苷键较强，而链霉胍与链霉双糖胺（苷元与二糖胺）之间的苷键结合较弱，一般的化学反应只能将它们分解为一分子苷元和一分子双糖；如链霉素在干燥状态下很稳定，干燥品在 pH 3.0～7.0，温度低于 25℃时最稳定。链霉素的硫酸盐水溶液，一般以 pH 5.0～7.5 最为稳定，过酸或过碱条件下易水解失效。在酸性条件下，链霉素首先水解为链霉胍和链霉双糖胺，进一步水解则得 N-甲基-L-葡萄糖胺，其水解反应见图 18-15。

碱性也能使链霉素水解为链霉胍及链霉双糖胺，并使链霉糖部分发生分子重排，生成麦芽酚（maltol），这一性质为链霉素所特有，可用于鉴别和定量。

由于链霉糖部分有醛基，可以与醛基起反应的试剂如半胱氨酸、羟胺等也可破坏链霉素，各种氧化剂如 $KMnO_4$、$KClO_4$、H_2O_2 等可以氧化醛基. 也可被还原剂如抗坏血酸、葡萄糖等还原成伯醇基，即成为双氢链霉素，使毒性增加。

硫酸庆大霉素、硫酸奈替米星等对光、热、空气均较稳定，水溶液亦稳定，pH 2.0～12.0

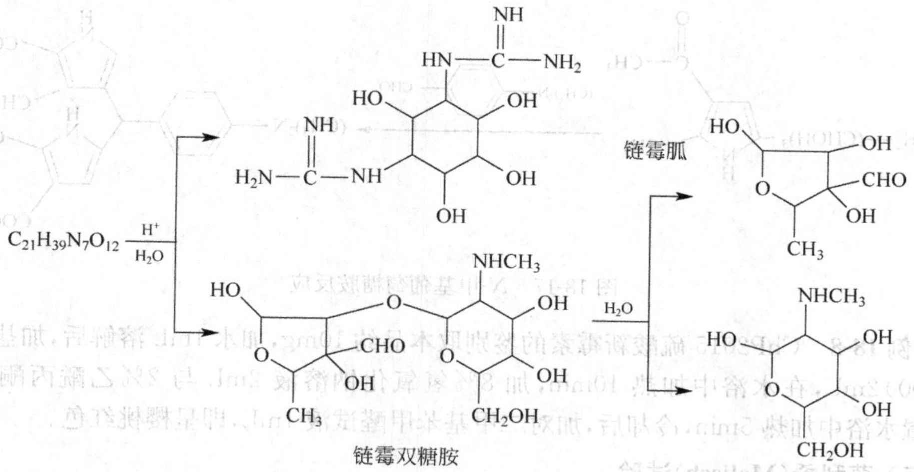

图 18-15　链霉素水解反应

时,100℃加热 30min 活性无明显变化。

4. 紫外吸收光谱　链霉素在 230nm 处有紫外吸收,庆大霉素、奈替米星等无紫外吸收。

二、鉴别试验

(一)茚三酮反应

本类抗生素为氨基糖苷结构,具有羟基胺和 α-氨基酸的性质,可与茚三酮缩合成蓝紫色化合物。其反应原理见图 18-16。

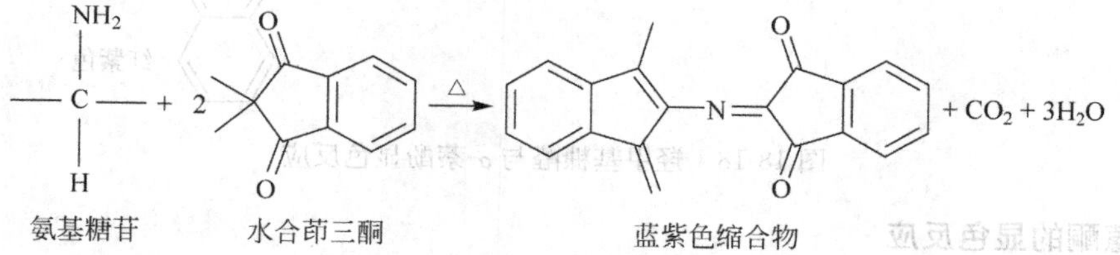

图 18-16　氨基糖苷类的茚三酮反应

示例 18-7　ChP2015 硫酸小诺霉素的鉴别:取本品约 5mg,加水 1mL 溶解后,加 0.1% 茚三酮的水饱和正丁醇溶液 1mL 与吡啶 0.5mL,在水浴中加热 5min,即呈蓝紫色。

(二)N-甲基葡萄糖胺反应(Elson-Morgan 反应)

本类药物经水解产生葡萄糖胺衍生物,在碱性溶液中与乙酰丙酮缩合成吡咯衍生物(Ⅰ),再与对二甲氨基苯甲醛的酸性醇溶液(Ehrlich 试剂),生成樱桃红色缩合物(Ⅱ),反应原理见图 18-17。

如链霉素中的 N-甲基葡萄糖胺,硫酸新霉素、硫酸巴龙霉素中的 D-葡萄糖胺,与乙酰丙酮在碱性溶液中,加入埃尔利希(Ehrlich)试剂,即生成红色。

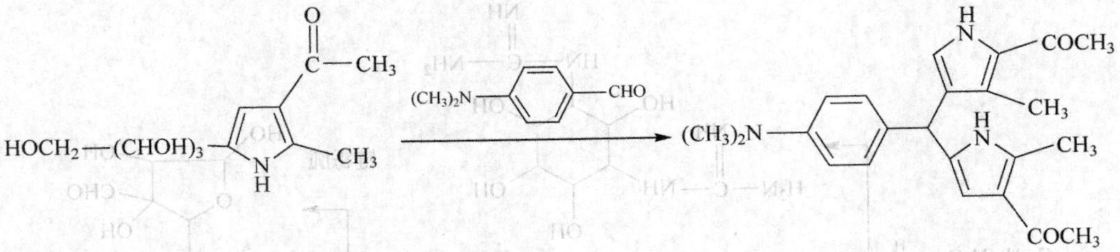

图 18-17　*N*-甲基葡萄糖胺反应

示例 18-8　ChP2015 硫酸新霉素的鉴别取本品约 10mg,加水 1mL 溶解后,加盐酸溶液 (9→100)2mL,在水浴中加热 10min,加 8％氢氧化钠溶液 2mL 与 2％乙酰丙酮水溶液 1mL,置水浴中加热 5min,冷却后,加对二甲基苯甲醛试液 1mL,即呈樱桃红色。

（三）莫利希（Molisch）试验

具有五碳糖或六碳糖结构的氨基糖苷类抗生素经酸水解后,在盐酸或硫酸作用下脱水生成糠醛（五碳糖）或羟甲基糠醛（六碳糖）。这些产物遇 α-萘酚（图 18-18）或蒽酮（图 18-19）发生显色反应。

1. α-萘酚显色反应

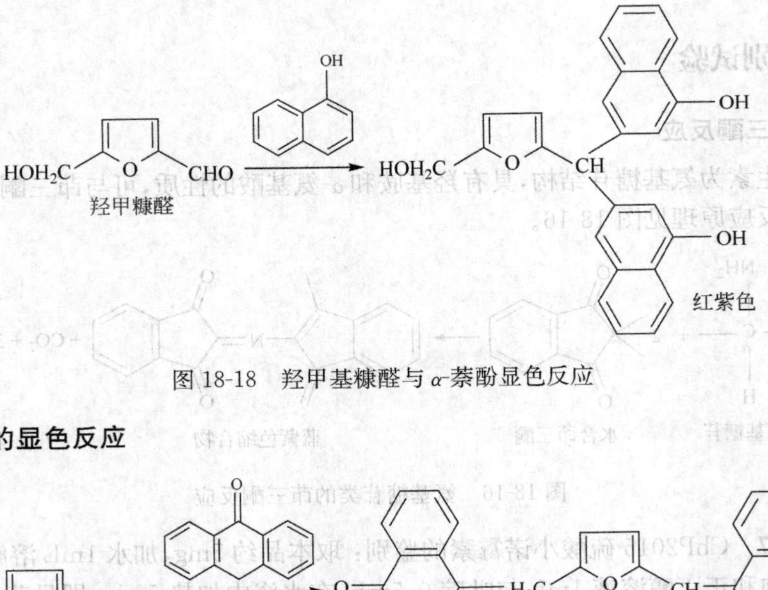

图 18-18　羟甲基糠醛与 α-萘酚显色反应

2. 蒽酮的显色反应

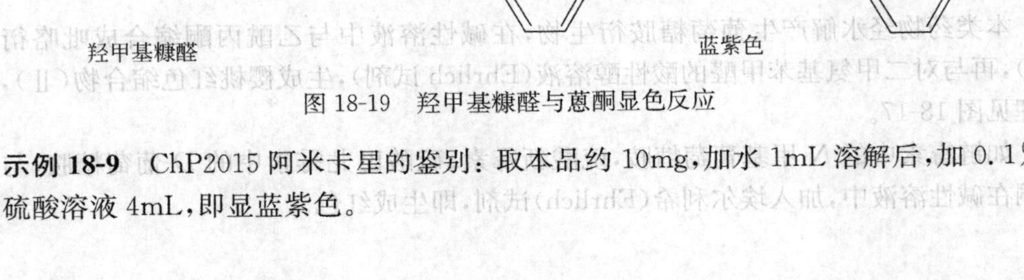

图 18-19　羟甲基糠醛与蒽酮显色反应

示例 18-9　ChP2015 阿米卡星的鉴别:取本品约 10mg,加水 1mL 溶解后,加 0.1％蒽酮的硫酸溶液 4mL,即显蓝紫色。

（四）麦芽酚（Maltol）反应

此为链霉素的特征反应，链霉素在碱性溶液中，经水解产生链霉糖，链霉糖经分子重排扩环为六元环，然后消除 N-甲基葡萄糖胺，再消除链霉胍生成麦芽酚（α-甲基-β-羟基-γ-吡喃酮），麦芽酚与三价铁离子在微酸性溶液中形成紫红色配位化合物。反应原理如图 18-20 所示。

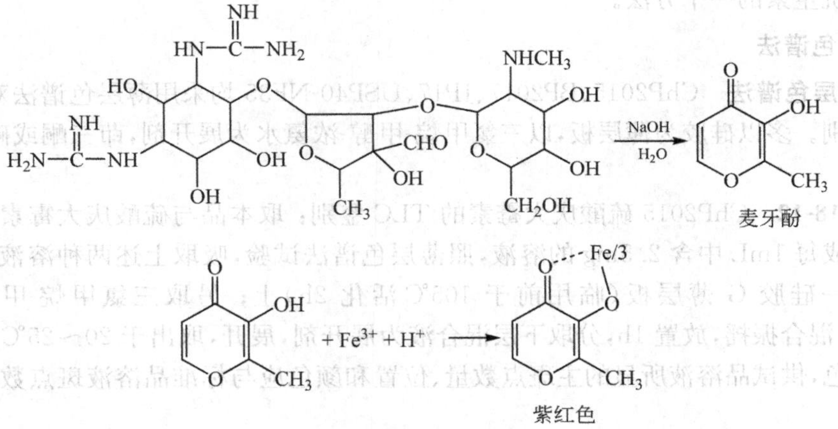

图 18-20 麦芽酚反应

示例 18-10 ChP2015 硫酸链霉素的鉴别：取本品约 20mg，加水 5mL 溶解后，加氢氧化钠试液 0.3mL，置水浴上加热 5min，加硫酸铁铵溶液（取硫酸铁铵 0.1g，加 0.5mol/L 硫酸溶液 5mL 使之溶解）0.5mL，即呈紫红色。

BP2017 利用麦芽酚反应原理，采用比色试验进行有效性检查，于 525nm 处测定供试品与标准品溶液的吸光度，规定供试品的吸光度不得低于标准品吸光度的 90%。

（五）坂口（Sakaguchi）反应

此为链霉素水解产物链霉胍的特有反应。链霉素的水溶液加氢氧化钠试液，水解生成链霉胍，链霉胍和 8-羟基喹啉（或 α-萘酚）分别同次溴酸钠反应，其各自产物再相互作用生成橙红色化合物。反应原理如图 18-21 所示。

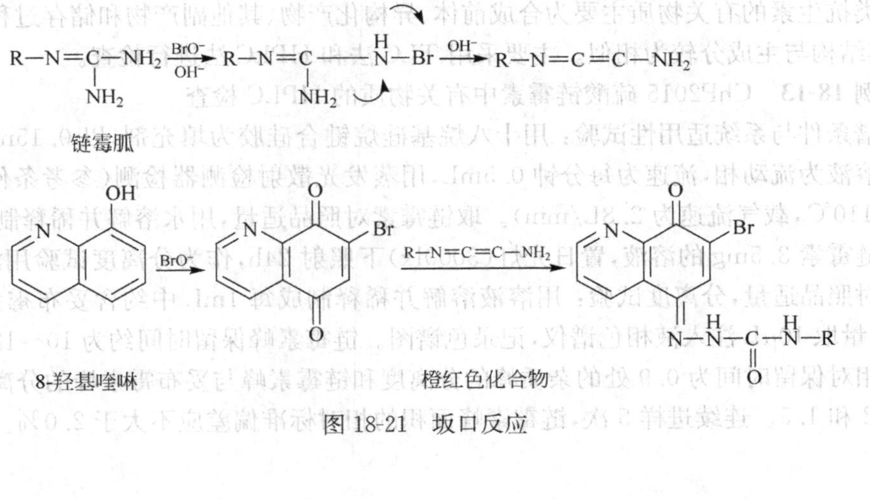

图 18-21 坂口反应

示例 18-11 ChP2015 硫酸链霉素的鉴别：取本品约 0.5mg，加水 4mL 溶解后，加氢氧化钠试液 2.5mL 与 0.1% 8-羟基喹啉的乙醇溶液 1mL，放冷至约 15℃，加次溴钠试液 3 滴，即显橙红色。

（六）硫酸盐反应

本类药物多为硫酸盐，ChP2015、BP2017、JP17、USP40-NF35 均将硫酸根的鉴定作为鉴别这类抗生素的一个方法。

（七）色谱法

1. 薄层色谱法 ChP2015、BP2017、JP17、USP40-NF35 均采用薄层色谱法对本类抗生素进行鉴别。多以硅胶为薄层板，以三氯甲烷-甲醇-浓氨水为展开剂，茚三酮或碘蒸气为显色剂。

示例 18-12 ChP2015 硫酸庆大霉素的 TLC 鉴别：取本品与硫酸庆大霉素标准品，分别加水制成每 1mL 中含 2.5mg 的溶液，照薄层色谱法试验，吸取上述两种溶液各 2μL，分别点于同一硅胶 G 薄层板（临用前于 105℃ 活化 2h）上；另取三氯甲烷-甲醇-氨溶液（1∶1∶1）混合振摇，放置 1h，分取下层混合液为展开剂，展开，取出于 20～25℃ 晾干，置碘蒸气中显色，供试品溶液所显的主斑点数量、位置和颜色应与标准品溶液斑点数量、位置和颜色相同。

2. 高效液相色谱法 本类药物通过组分检查或含量测定项下 HPLC 方法，通过比较供试品溶液和对照品溶液的色谱图进行鉴别。如 BP2017 利用本法鉴别庆大霉素，根据组分分析测得的色谱图，供试品溶液色谱图中庆大霉素 C_1、C_{1a}、C_2、C_{2a} 和 C_{2b} 五组分的色谱峰保留时间应与对照品溶液的色谱峰保留时间一致。

（八）红外光谱法

ChP2015、BP2017、JP17、USP40-NF35 均采用红外光谱法鉴别本类药物，如硫酸链霉素、硫酸巴龙霉素、硫酸阿米卡星、硫酸新霉素、硫酸庆大霉素、硫酸卡那霉素等。

三、有关杂质检查及组分分析

（一）有关物质检查

本类抗生素的有关物质主要为合成前体、异构化产物、其他副产物和储存过程中的降解产物，其结构与主成分较为相似。主要采用 TLC 法和 HPLC 法进行检查。

示例 18-13 ChP2015 硫酸链霉素中有关物质的 HPLC 检查

色谱条件与系统适用性试验：用十八烷基硅烷键合硅胶为填充剂，以 0.15mol/L 的三氟乙酸溶液为流动相，流速为每分钟 0.5mL，用蒸发光散射检测器检测（参考条件：漂移管温度为 110℃，载气流速为 2.8L/min）。取链霉素对照品适量，用水溶解并稀释制成每 1mL 中约含链霉素 3.5mg 的溶液，置日光灯（3000lx）下照射 24h，作为分离度试验用溶液，取妥布霉素对照品适量，分离度试验：用溶液溶解并稀释制成每 1mL 中约含妥布霉素 0.06mg 的溶液，量取 10μL 注入液相色谱仪，记录色谱图。链霉素峰保留时间约为 10～12min，链霉素峰与相对保留时间为 0.9 处的杂质峰的分离度和链霉素峰与妥布霉素峰的分离度分别应大于 1.2 和 1.5。连续进样 5 次，链霉素峰面积的相对标准偏差应不大于 2.0%。

取本品适量,精密称定,加水溶解并稀释制成每 1mL 中约含链霉素 3.5mg 的溶液,作为供试品溶液。精密量取适量,用水定量稀释制成每 1mL 中约含链霉素 $35\mu g$、$70\mu g$ 和 $140\mu g$ 的溶液,作为对照溶液(1)(2)(3)。量取对照溶液(1)$10\mu L$ 注入液相色谱仪,调节检测灵敏度,使主成分色谱峰的峰高约为满量程的 20%,精密量取对照溶液(1)(2)(3)各 $10\mu L$,分别注入液相色谱仪,记录色谱图。以对照溶液浓度的对数值与相应峰面积的对数值计算线性回归方程,相关系数(r)应不小于 0.99。另取供试品溶液,同法测定,记录色谱图至主成分峰保留时间的 2 倍,供试品溶液色谱图中如有杂质峰(硫酸峰除外),用线性回归方程计算,单个杂质不得过 2.0%,杂质总量不得过 5.0%。

示例 18-14　《欧洲药典》(EP9.0)硫酸链霉素中链霉素 B 的 TLC 检查

供试品溶液:取本品 0.2g,精密称定,置回流用圆底烧瓶中,加入新鲜配制的硫酸-甲醇溶液(3∶97)5mL 溶解,加热回流 1h,冷却,用甲醇冲洗冷凝管,合并冲洗液,并用甲醇稀释至 20mL,作为供试品溶液(每 1L 中含 10g 的溶液)。

对照品溶液:精密称取甘露糖对照品约 36mg,置回流瓶中,同法处理后定量制成每 1L 中含链霉素 B 相当于 0.3g 的溶液,作为对照溶液(1mg 甘露糖相当于 4.13mg 的链霉素 B)。

薄层操作:取上述两种溶液各 $10\mu L$,分别点于同一硅胶 G 薄层板上;以冰乙酸-甲醇-丙酮(25∶25∶50)为展开剂,展开 13~15cm,晾干;喷以新鲜配制的显色剂(取 2g/L 的 1,3-萘二酚乙醇溶液与 20% 硫酸溶液等体积混合),在 110℃加热 5min 显色。

限度:与对照溶液的主斑点比较,供试品溶液所显链霉素 B 斑点的颜色不得更深(3.0%)。

链霉素 B 是指甘露糖链霉素,它是由链霉素分子中 N-甲基葡萄糖胺的 C_4 位上的羟基连接一个 D-甘露糖组成的。链霉素 B 本身是在发酵中由菌种(球形孢子放线菌)产生的,其生物活性仅为链霉素的 20%~25%,能被甘露糖链霉素 B 苷酶水解成甘露糖和链霉素。因此,如果提取、精制不彻底,链霉素中很可能残存活性较低的链霉 B。除 EP9.0 外,BP2017、JP17 均规定了该项检查,均采用薄层色谱法测定。

(二)组分测定

本类抗生素多为同系物组成的多组分抗生素,各组分的比例不同,产品的效价和疗效也有差异,为保证用药的有效性和安全性,必须控制各组分的相对含量,如 ChP2015 对硫酸庆大霉素、硫酸小诺霉素等规定了组分分析方法。现以庆大霉素 C 组分测定为例,介绍其组分分析方法。由于发酵工艺或精制过程工艺的不同,导致庆大霉素 C 组分的比例不完全一致,这一差异对微生物的活性无明显影响,但不良反应和耐药性有所不同,从而影响产品的效价和临床疗效,因而需对庆大霉素 C 组分进行测定。

1. ChP2015 庆大霉素 C 组分 HPLC-ELSD 测定法　《中国药典》则从 1995 年版起采用 OPA 柱前衍生化-HPLC 法,2005 年版修订为 HPLC-蒸发光散射检测法(evaporative light-scattering detector,ELSD)并沿用至今。该方法基于氨基糖苷类抗生素在 ELSD 中的响应因子具有一致性的事实,用归一化法计算庆大霉素 C_1、C_{1a}、C_2 和 C_{2a} 的含量。

色谱条件与系统适应性试验:用十八烷基硅烷键合硅胶为填充剂(pH 值适应范围 0.8~8.0);以 0.2mol/L 三氟乙酸-甲醇(92∶8)为流动相;流速为 0.6~0.8mL/min;用蒸发光散射检测器(高温型不分流模式:漂移管温度为 105~110℃,载气流量为每分钟 2.5 L;低温型分流模式:漂移管温度为 45~55℃,载气压力为 350kPa)测定。取庆大霉素标准品、小诺米星标准品和西索米星标准品各适量,分别加流动相溶解并稀释制成每 1mL 中含庆大霉素总 C 组分 2.5mg、小诺米星 0.1mg 和西索米星 25μg 的混合溶液,分别量取 20μL 注入液相色谱仪,庆大霉素标准品溶液色谱图应与标准图谱一致,西索米星峰和庆大霉素 C_{1a} 峰之间,庆大霉素 C_2 峰、小诺米星峰和庆大霉素 C_{2a} 峰之间的分离度均应符合规定;西索米星对照品溶液色谱图中主成分峰峰高的信噪比应大于 20;精密量取小诺米星标准品溶液 20μL,连续进样 5 次,峰面积的相对标准偏差应符合要求。

测定法:取庆大霉素标准品,精密称定,加流动相溶解并定量稀释制成每 1mL 中约含庆大霉素总 C 组分 1.0mg、2.5mg 和 5.0mg 的溶液作为标准品溶液(1)(2)(3);精密量取上述三种溶液各 20μL,分别注入液相色谱仪,记录色谱图,计算标准品溶液各组分浓度的对数值与相应的峰面积对数值的线性回归方程,相关系数(r)应不小于 0.99;另取本品适量,精密称定,用流动相制成每 1mL 中约含庆大霉素 2.5mg 的溶液,同法测定,用庆大霉素各组分的回归方程分别计算供试品中对应组分的量(C_{tcx}),并按公式(18-2)计算出各组分的含量(%,mg/mL),并按下面公式计算出各组分的含量,C_1 应为 14%~22%,C_{1a} 应为 10%~23%,$C_{2a}+C_2$ 应为 17%~36%,四个组分总含量不得低于 50.0%。

$$C_x(\%) = \frac{C_{tcx}}{\dfrac{m_t}{V_t}} \times 100\% \tag{18-2}$$

式中:C_x 为庆大霉素各组分的含量(%,mg/mL);C_{tcx} 为由回归方程计算出的各组分的含量(mg/mL);m_t 为供试品重量(mg);V_t 为体积(mL)。

根据所得组分的含量,按公式(18-3)计算出庆大霉素各组分的相对比例,C_1 应为 25%~50%、C_{1a} 应为 15%~40%、$C_{2a}+C_2$ 应为 20%~50%。

$$C_x'(\%) = \frac{C_x}{C_1 + C_{1a} + C_2 + C_{2a}} \times 100\% \tag{18-3}$$

式中:C_x' 为庆大霉素各组分的相对比例。

讨论:(1)采用蒸发光散射检测器检测时,响应值 Y 与进样量之间并非线性关系而是指数关系[14],即 $Y=aX^b$(a、b 均为常数),故在采用蒸发光散射检测法分析多组分药物组成时,采用随行标准曲线校正法($\lg Y=b\lg X+\lg a$)在直接采用峰面积归一化法更合理。

(2)在庆大霉素 C 组分分析方面,ChP2015 的 HPLC-ELSD 方法较 HPLC-衍生化法有以下优点:①不需要衍生化,减少了样品前处理所耗的时间和精力,而且减少了衍生化反应带来的误差,提高了分析精密度。②庆大霉素不同组分在蒸发光散射检测器中的响应因子基本一致,消除了由衍生化产物吸光系数间差异带来的误差。③本法分离效果好,庆大霉素中各 C 组分及其他一些未知杂质间的分离度均大于 1.5,减少了杂质峰干扰带来的误差。

2. BP2017 庆大霉素 C 组分 HPLC-ECD 测定法 BP 从 1993 年版开始用 OPA 柱前衍生化-HPLC 法取代了 NMR 法,从 2005 年版开始与 EP(5.0)一起修订为 HPLC-脉冲安培电化学法测定庆大霉素 C 组分,以硫酸庆大霉素为对照,采用归一化法计算庆大霉素 C_1、C_{1a}、C_2、C_{2a} 和 C_{2b} 的含量;早期采用苯乙烯-二乙烯基苯共聚物为固定相,现行 BP 中改用辛烷基硅烷键合硅胶为固定相。

供试品溶液(a):称取硫酸庆大霉素 25.0mg,精密称定,加流动相溶解,并稀释至 25.0mL;供试品溶液(b):精密量取供试品溶液(a)5.0mL,加流动相稀释至 25.0mL。对照品溶液（a）：称取庆大霉素对照品（色谱峰鉴定用，含杂质 B）5mg，加流动相溶解并稀释至 25.0mL；对照品溶液（b）：称取硫酸西索米星对照品（杂质 A）20.0mg，加流动相溶解并稀释至 20.0mL；对照品溶液（c）：精密量取对照品溶液（b）1.0mL，加流动相稀释至 100.0mL；对照品溶液（d）：加供试品溶液（a）5mL 至 1mL 对照品溶液（b）中，用流动相稀释至 50.0mL。

色谱柱：以辛烷基硅烷键合硅胶为固定相（250mm×4.6mm，5μm），柱温为 35℃。

流动相：在 900mL 无二氧化碳水中加入 7.0mL 的三氟乙酸，250.0μL 五氟丙酸，4.0mL 无碳酸盐的氢氧化钠溶液，搅拌均匀后用稀释 25 倍的无碳酸盐氢氧化钠溶液调节 pH 2.6，添加 15mL 的乙腈并用无二氧化碳水稀释至 1000.0mL。流速：1.0mL/min。

柱后处理：将无碳酸盐的氢氧化钠溶液稀释 25 倍，预先脱气，使用 375μL 的聚合物混合线圈以小脉冲方式加入至柱后流出液中；柱后流速：0.3mL/min。

检测器：脉冲安培检测器，金电极为指示电极，银-氯化银电极为参比电极，检测电位＋0.05V、氧化电位＋0.75V 和还原电位−0.15V。

进样量：20μL

分析时间：色谱图记录至庆大霉素 C_1 保留时间的 1.2 倍。

色谱峰的鉴定：使用对照品溶液（a）的色谱图鉴别庆大霉素 C_1、C_{1a}、C_2、C_{2a} 和 C_{2b} 峰。参照杂质 A（保留时间约为 23min）的相对保留时间为：庆大霉素 C_{1a}≈1.1；庆大霉素 C_2≈1.8，庆大霉素 C_{2b}≈2.0；庆大霉素 C_{2a}≈2.3；庆大霉素 C_1≈3。

系统适用性试验：①对照品溶液（d）进样后所得色谱图中，杂质 A 峰和庆大霉素 C_{1a} 峰的分离度应不低于 1.2，庆大霉素 C_2 峰和庆大霉素 C_{2b} 峰的分离度应不低于 1.5。②信噪比用对照品溶液（c）获得的色谱图中主峰的最小值为 20。

限度：庆大霉素 C_1 为 25.0%～45.0%，庆大霉素 C_{1a} 为 10.0%～30.0%，庆大霉素 C_2、C_{2a}、C_{2b} 总和为 35.0%～55.0%。

讨论：（1）该方法用柱后衍生化法测定庆大霉素的组分，将具有电化学活性的庆大霉素的组分经过高效液相色谱柱分离后，与一定浓度的碱液在柱后反应管混合均匀，用电化学检测器准确检测，进而对庆大霉素的组分进行测定。

（2）本方法克服了柱前衍生法操作步骤繁琐，有损色谱柱及进样器的使用寿命，衍生条件难以控制，重复性差的缺点；采用在线技术，便于自动化测定。

（三）硫酸盐测定

因本类药物大多为硫酸盐，因此需测定硫酸盐含量。采用的方法有 EDTA 络合滴定法或 HPLC 法测定硫酸盐含量。

示例 18-15　ChP2015 硫酸依替米星中的硫酸盐测定方法：（HPLC 法）精密量取硫酸滴定液适量，用水定量稀释制成每 1mL 中含硫酸盐（SO_4）0.075mg、0.15mg、0.30mg 的溶液，作为对照溶液（1）（2）（3）。用十八烷基硅烷键合硅胶为填充剂（pH 范围 0.8～8.0）；以 0.2mol/L 三氟乙酸-甲醇（84∶16）为流动相；流速为每分钟 0.5mL；用蒸发光散射检测器检测（参考条件：漂移管温度 100℃，载气流速为每分钟 2.6 L）。取依替米星和奈替米星对照品各适量，加水溶解并稀释制成每 1mL 中各 0.2mg 的混合溶液，取 20μL 注入液相色谱仪，记录色谱图，依替米星峰和奈替米星峰的分离度应大于 1.2。精密量取对照溶液（1）、（2）、（3）各 20μL，分别注入液相色谱仪，记录色谱图，以对照品溶液浓度的对数值与相应的峰面积的对数值计算线性回归方程,相关系数(r)应不小于 0.99;另精密称取本品适量,加水溶解并定量稀释制成每 1mL 中约含 0.5mg 的溶液,作为供试品溶液,同法测定,用线性回归方程计算供试品中硫酸盐的含量。按无水物计算应为 31.5%~35.0%。

示例 18-16　ChP2015 硫酸卡那霉素中的硫酸盐测定方法(EDTA 络合滴定法):取本品约 0.18g,精密称定,加水 100mL 使溶解,加浓氨溶液调节 pH 值至 11 后,精密加氯化钡滴定液(0.1mol/L) 10mL,酞紫指示液 5 滴,用乙二胺四乙酸二钠滴定液(0.05mol/L)滴定,注意保持滴定过程中的 pH 值为 11,滴定至紫色开始消退,加乙醇 50mL,继续滴定至蓝紫色消失,并将滴定的结果用空白试验校正。每 1mL 氯化钡滴定液(0.1mol/L)相当于 9.606mg 硫酸盐(SO_4)。本品含硫酸盐的量按无水物计算应为 23.0%~26.0%。

四、含量测定

氨基糖苷类抗生素的效价测定方法主要有微生物检定法和 HPLC 法。

(一)微生物检定法

微生物检定法检测成本相对低廉,适于推广使用,目前仍然是 ChP2015、BP2017、JP17、USP40-NF35 测定该类抗生素含量的主要方法之一,但微生物法测定的是总效价,不能区分主成分和相关组分或有关物质的量,不能准确反应氨基糖苷类抗生素的内在质量。有报道称,国内硫酸阿米卡星注射液不同生产厂家产品间杂质 A 的含量可为 0.5%~13%不等,但杂质 A 具有抗菌活性,所以微生物效价测定时不能反映产品间的质量差别,对含抗菌活性的杂质或多组分的抗生素,应辅以控制组分及杂质的方法,以弥补效价法测定含量专属性不强的缺点。

(二)高效液相色谱法

氨基糖苷类抗生素的 HPLC 测定法可分为离子交换法(酸性条件下在阳离子交换柱上分离)、离子对法(以烷基磺酸盐为反离子)和反相 HPLC 法。由于氨基糖苷类抗生素无紫外吸收,不能直接用紫外检测器,故该类药物的 HPLC 法分为衍生化与非衍生化法二类。

1. 衍生化法　衍生化方法可分为柱前衍生和柱后衍生两种,采用的衍生化试剂有邻苯二醛(OPA)、2,4-二硝基氟苯(DNFB)、2,4-二硝基苯磺酸(TNBS)和异氰酸苯酯(PIC)等;衍生化方法是利用氨基糖苷类抗生素结构中的活泼基团(如氨基、羰基)与衍生化试剂形成紫外区有吸收或有荧光的物质,再进行紫外检测或荧光检测。柱前衍生化方法较简单,不需要特殊的设备;柱后衍生化采用在线技术,可便于自动化测定,但需要有特殊的衍生化反应装置,因此柱前衍生化方法较多被采用。由于衍生化法供试品制备步骤繁琐;色谱条件多选用含盐较多的流动相,必要时需加入离子对试剂,长期使用有损色谱柱及进样器的使用寿命;另外影响衍生化法试验结果因素较多,重现性差;因此,非衍生化方法的开发更具有实用价值。

2. 非衍生化法　氨基糖苷类抗生素的非衍生化分析通常采用了新的检测技术:如示差折光检测法、UV 末端吸收法、间接测定法、脉冲电化学检测器法、质谱检测法和蒸发光散射检测法等。新型检测器的使用扩大了 HPLC 非衍生化方法在氨基糖苷类抗生素中的应用。各类检测技术各有特点,示差折光检测器受温度和流动相组成影响大,色谱系统平衡需较长时间,已较少采用;UV 末端吸收法对仪器及试剂色谱纯度要求高;间接测定法要选用适宜的有紫外吸收或荧光的物质作检测剂,方法不易建立;脉冲电化学检测器(ECD)灵敏度较高,但对实验条件要求高,通用性差;质谱检测器灵敏度高,但仪器昂贵;蒸发光散射检测器(ELSD)是一种通用型质量检测器,对任何挥发性低于流动相的样品均能检测,并且在一定条件下物理性质相似的物质其响应因子基本一致。ChP2015 提供了 HPLC-ECD 法(第一法)和 HPLC-ELSD 法(第二法)两种方法测定硫酸依替米星含量。

示例 18-17　HPLC-ECD 法(ChP2015 第一法)测定硫酸依替米星含量

色谱条件与系统适用性试验:用十八烷基硅烷键合硅胶为填充剂($4.6mm \times 250mm$,$5\mu m$ 或效能相当的色谱柱),以 $0.2mol/L$ 三氟乙酸溶液(含 0.05% 五氟丙酸,$1.5g/L$ 无水硫酸钠,0.8% (V/V)的 50% 氢氧化钠溶液,用 50% 氢氧化钠溶液调节 pH 至 3.5)-乙腈(96:4)为流动相,柱温为 $35℃$,流速为每分钟 $1.0mL$,用积分脉冲安培电化学检测器检测,检测电极为金电极(推荐使用 3mm 直径),参比电极为 Ag/AgCl 复合电极,钛合金对电极,四波形检测电位(表 18-3),柱后加碱(50% 氢氧化钠溶液 $1\rightarrow 25$,推荐流速每分钟 $0.5mL$)。分别取依替米星对照品和奈替米星标准品各适量,加流动相溶解并稀释制成每 $1mL$ 中各约含 $0.025mg$ 的混合溶液,作为系统适用性溶液,取系统适用性溶液 $25\mu L$ 注入液相色谱仪,依替米星峰和奈替米星峰间的分离度应大于 4.0。另取依替米星对照品适量,加流动相溶解并稀释制成每 $1mL$ 中约含 $0.0025mg$ 的溶液,作为灵敏度溶液,取灵敏度溶液 $25\mu L$,注入液相色谱仪,依替米星峰峰高的信噪比应大于 10。

表 18-3　四波形检测电位

时间/s	电位/V	积　分
0.00	+0.10	
0.20	+0.10	开始
0.40	+0.10	结束
0.41	-2.00	
0.42	-2.00	
0.43	+0.60	
0.44	-0.10	
0.50	-0.10	

测定法:取本品适量,精密称定,加流动相溶解并稀释制成每 $1mL$ 中约含依替米星 $0.025mg$ 的溶液,作为供试品溶液,精密量取 $25\mu L$ 注入液相色谱仪,记录色谱图;另取依替米星对照品,精密称定,同法测定。按外标法以峰面积计算,即得。

示例 18-18　HPLC-ELSD 法(ChP2015 第二法)测定硫酸依替米星含量

色谱条件与系统适用性试验:用十八烷基硅烷键合硅胶为填充剂(pH 范围 $0.8\sim 8.0$);以 $0.2mol/L$ 三氟乙酸-甲醇(84:16)为流动相;流速为每分钟 $0.5mL$;用蒸发光散射检测器检测(参考条件:漂移管温度 $100℃$,载气流速为每分钟 $2.6L$),分别称取依替米星和奈替米星对照品各适量,用水溶解并定量稀释制成每 $1mL$ 中各含 $0.2mg$ 的混合溶液,取 $20\mu L$ 注入液相色谱仪,记录色谱图,依替米星峰和奈替米星峰之间的分离度应大于 1.2。

测定法:取依替米星对照品适量,精密称定,分别用水溶解并定量稀释制成每 $1mL$ 中约含依替米星 $1.0mg$、$0.5mg$ 和 $0.25mg$ 的溶液作为对照品溶液(1)(2)(3)。精密量取上述三种溶液各 $20\mu L$,分别注入液相色谱仪,记录色谱图,以对照品溶液浓度的对数值对相应的峰面积的对数值计算线性回归方程,相关系数(r)应不小于 0.99;另取本品适量,精密称定,用水溶解并定量稀释制成每 1mL 中约含依替米星 0.5mg 的溶液,同法测定,用线性回归方程计算供试品中 $C_{21}H_{43}N_5O_7$ 的含量。

第四节　四环素类抗生素的分析

本类抗生素都有氢化并四苯环的基本结构,因此统称为四环素类抗生素(tetracycline antibiotics)。

一、典型药物的结构与性质

(一)结构(图 18-22)

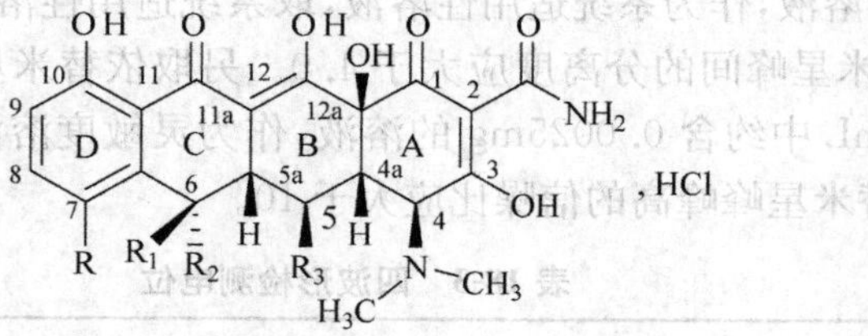

图 18-22　四环素类抗生素基本结构

四环素类抗生素都是由 A、B、C、D 四个环组成,环上的取代基 R_1、R_2、R_3 及 R_4 不同,构成不同的四环素,四环素类典型药物的结构见表 18-4。

表 18-4　四环素类典型药物

药物名称	取代基				分子式、相对分子质量	物理性质
	R	R_1	R_2	R_3		
盐酸土霉素 Oxytetracycline hydrochloride	H	OH	CH_3	OH	$C_{22}H_{24}N_2O_9 \cdot HCl$ 496.90	黄色结晶性粉末;无臭,有引湿性;在日光下颜色变暗,在碱溶液中易被破坏失效。 在水中易溶,在甲醇或乙醇中略溶,在乙醚中不溶。 比旋度为$-188°\sim-200°$。
盐酸四环素 Tetracycline hydrochloride	H	OH	CH_3	H	$C_{22}H_{24}N_2O_8 \cdot HCl$ 480.90	黄色结晶性粉末;无臭,略有引湿性;遇光色渐变深,在碱性溶液中易破坏失效。 在水中溶解,在乙醇中略溶,在乙醚中不溶。 比旋度为$-240°\sim-258°$。

续表

药物名称	取代基				分子式、相对分子质量	物理性质
	R	R₁	R₂	R₃		
盐酸多西环素 Doxycycline hydrochloride	H	H	CH₃	OH	$C_{22}H_{24}N_2O_8 \cdot HCl \cdot$ $1/2C_2H_5OH \cdot 1/2 H_2O$ 512.93	淡黄色至黄色结晶性粉末;无臭。 在水或甲醇中易溶,在乙醇或丙酮中微溶。 比旋度为$-105°\sim-120°$。
盐酸米诺环素 Minocycline hydrochloride	N(CH₃)₂	H	H	H	$C_{23}H_{27}N_3O_7 \cdot HCl$ 493.94	黄色结晶性粉末;无臭;有引湿性。 在甲醇中溶解,在水中略溶,在乙醇中微溶,在乙醚中几乎不溶。
盐酸金霉素 Chlortertracyclie hydrochloride	Cl	OH	CH₃	H	$C_{22}H_{23}ClN_2O_8 \cdot HCl$ 515.35	金黄色或黄色结晶;无臭;遇光色渐变暗。 在水或乙醇中微溶,在丙酮或乙醚中几乎不溶。 比旋度为$-235°\sim-250°$。
盐酸美他环素 Metacycline hydrochloride	H	=CH₂		OH	$C_{22}H_{22}N_2O_8 \cdot HCl$ 478.89	黄色结晶性粉末;无臭。 在水或甲醇中略溶。

(二)理化性质

这类抗生素不仅有相似的抗菌谱,理化性质也很相近。均为黄色结晶性粉末,味苦,在水中溶解度很小。其溶解度与溶液的 pH 有关,在 pH 4.5~7.2 之间时难溶于水;当 pH 高于 8 或低于 4 时,水中溶解度增加。

1. 酸碱性 四环素类抗生素的母核上 C_4 位上的二甲氨基[—N(CH₃)₂]显弱碱性;C_{10} 位上的酚羟基(—OH)和两个含有酮基和烯醇基的共轭双键系统显弱酸性,因而四环素类抗生素是两性化合物。遇酸及碱,均能生成相应的盐,临床上多应用它们的盐酸盐。其盐酸盐易溶于水,并溶于碱性或酸性溶液中,而不溶于三氯甲烷、乙醚等有机溶剂。

2. 旋光性 四环素类抗生素分子中具有不对称碳原子,因而具有旋光性。如四环素有 5 个手性中心,分别是:C-4、-4a、-5a、-6 和-12a;通过测定该类抗生素的比旋度可以进行定性或定量分析,如 ChP2015 规定盐酸土霉素在盐酸(9→1000)溶液中的比旋度为$-200°\sim-188°$;盐酸四环素的比旋度为$-258°\sim-240°$(0.01mol/L 盐酸溶液);盐酸多西环素的比旋度为$-120°\sim-105°$[盐酸溶液(9→1000)的甲醇溶液(1→100)]。

3. 紫外吸收和荧光性质 四环素类抗生素分子中有共轭双键系统,在紫外光区有吸收。如 ChP2015 规定盐酸多西环素的酸性甲醇溶液在 269nm 和 354nm 波长处有最大吸收,在 234nm 和 296nm 波长处有最小吸收;BP 规定土霉素的酸性溶液在 353nm 处的 $E_{1cm}^{1\%}$ 为 270~290;多西环素的酸性甲醇溶液在 349nm 处的 $E_{1cm}^{1\%}$ 为 300~335。

四环素类抗生素在紫外光照射下产生荧光,它们的降解产物也具有荧光。如四环素经碱降解后呈黄色荧光;金霉素经碱降解后在紫外光下呈蓝色荧光;土霉素经酸降解后,在紫外光下呈绿色荧光。在 TLC 鉴别法中常将这一性质用于斑点检出。

4. 稳定性 四环素类抗生素在干燥状态下较稳定,能耐热,可在室温下保存。但遇光变色,应避光密闭保存。其水溶液会随 pH 的改变而发生差向异构化、降解等反应,尤其是碱性水溶液特别容易氧化,颜色很快变深,形成色素。

(1)差向异构化:在酸性 pH 2～6 条件下,四环素类药物 A 环手性 C_4 位上的二甲氨基易发生可逆性的差向异构化,生成无抗菌作用或抗菌作用极小的差向异构体,其差向异构化反应见图 18-23,该反应是可逆的,达到平衡时,溶液中差向化合物的含量可达 40%～60%。一些阴离子如磷酸根、枸橼酸根、醋酸根等离子,可加速差向异构化反应。

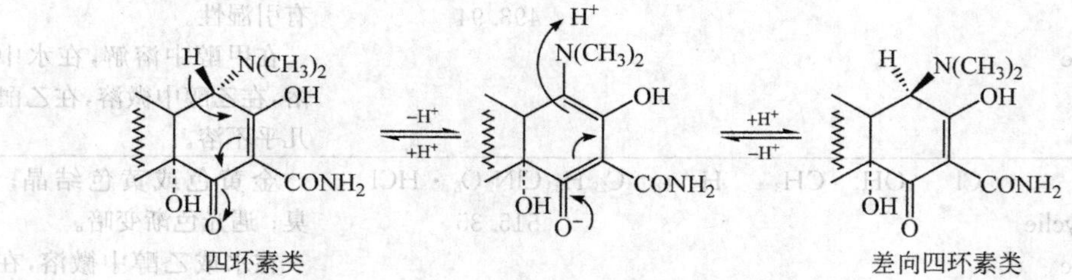

图 18-23 四环素差向异构化反应

四环素、金霉素很容易差向异构化,产生差向四环素(4-epitetracyline,ETC)和差向金霉素(具有蓝色荧光)。因金霉素的 C_7 上的氯原子具空间排斥作用,使差向异构化反应比四环素更易发生。而土霉素、多西环素、美他环素的 C_5 上羟基与 C_4 二甲氨基之间能形成氢键,C_4 差向异构化比四环素难。

(2)酸性降解:在酸性 pH<2 条件下,四环素 C_6 上的羟基和相邻 C_{5a} 的氢发生反式消除反应,生成橙黄色脱水四环素(anhydrotetracycline,ATC),使效力降低,反应如图 18-24所示。

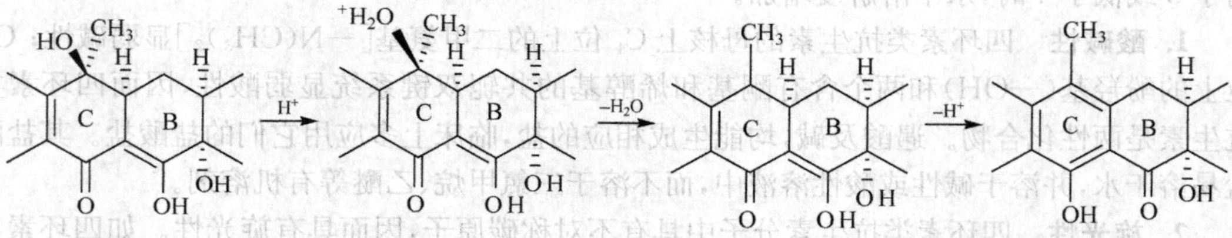

图 18-24 四环素酸性降解反应

金霉素在酸性溶液中也能生成脱水金霉素。在脱水四环素类分子中,共轭双键增加,色泽加深,对光的吸收程度增大。如脱水四环素为橙黄色,因其不稳定又易变成黑色。脱水金霉素或脱水四环素,分别在 435nm 及 445nm 处有最大吸收。

脱水四环素亦可形成差向异构体,称差向脱水四环素(4-epianhydro-tetracycline,EATC),差向脱水四环素为砖红色。

(3)碱性降解:在碱性条件下,四环素 C_6 上羟基在 OH^- 的作用下形成氧负离子,向 C_{11} 发生分子内亲核进攻,经电子转移,C 环破裂,生成具有内酯结构的异四环素类,反应如图 18-25 所示。

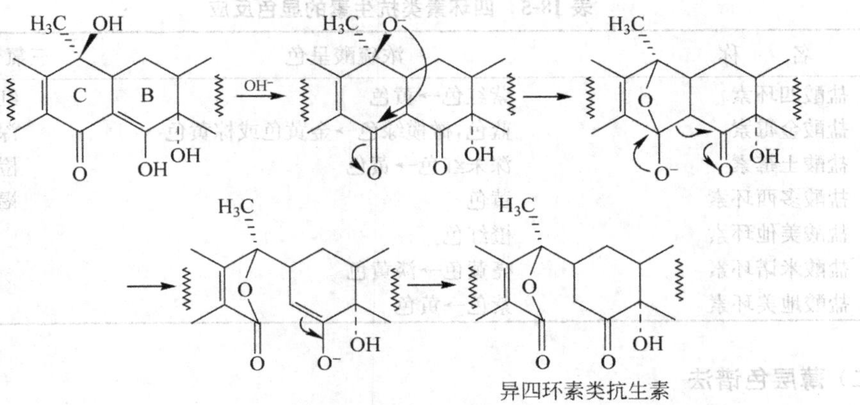

图 18-25 四环素碱性降解反应

多西环素和米诺环素 C₆ 位上不存在—OH，所以不发生脱水和开环反应，稳定性更强。

5. 与金属离子形成配位化合物 四环素类分子中 B 环和 C 环的氧能与很多金属离子形成不溶性的螯合物，尤其是在金属离子、磷酸盐、柠檬酸盐及水杨酸盐的共存下，很容易与 Fe^{3+}、Fe^{2+}、Cu^{2+}、Ni^{2+}、Co^{2+}、Zn^{2+}、Mn^{2+}、Mg^{2+}、Ca^{2+}、Al^{3+} 等金属离子络合。如与钙或镁离子形成不溶性的黄色钙盐或镁盐；与铁离子形成红色螯合物。

如土霉素与钙离子的络合物的结构见图 18-26。

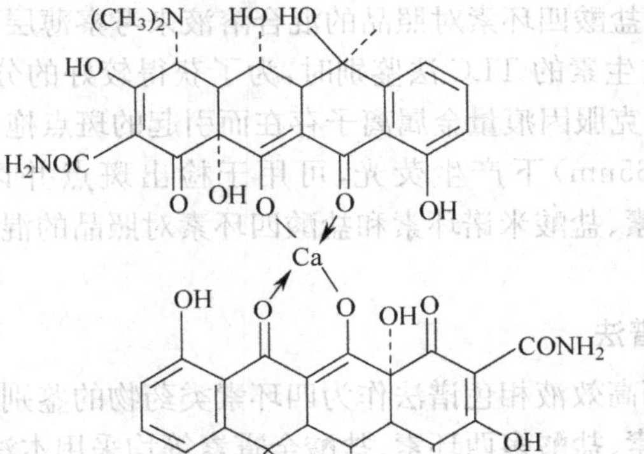

图 18-26 四环素钙结构

二、鉴别试验

（一）呈色反应

四环素类抗生素与硫酸反应，立即产生不同颜色，据此可区别各种四环素类抗生素。另外本类抗生素分子结构中具有酚羟基，遇三氯化铁试液即显色，以上呈色反应见表 18-5。

表 18-5　四环素类抗生素的显色反应

名　　称	浓硫酸呈色	三氯化铁呈色
盐酸四环素	紫红色→黄色	红棕色
盐酸金霉素	蓝色,橄榄绿色→金黄色或棕黄色	深褐色
盐酸土霉素	深朱红色→黄色	橙褐色
盐酸多西环素	黄色	褐色
盐酸美他环素	橙红色	
盐酸米诺环素	亮黄色→淡黄色	
盐酸地美环素	紫色→黄色	

（二）薄层色谱法

薄层色谱法设备简单,操作容易,分离效果较好,ChP2015、BP2017 都采用本法鉴别四环素类抗生素。如 ChP2015 中盐酸土霉素的鉴别方法。

示例 18-19　ChP2015 盐酸土霉素的 TLC 鉴别:取本品与土霉素对照品,分别加甲醇溶解并稀释制成每 1mL 中约含 1mg 的溶液,作为供试品溶液与对照品溶液;另取土霉素与盐酸四环素对照品,加甲醇溶解并稀释制成每 1mL 中各约含 1mg 的混合溶液,吸取上述 3 种溶液各 1μL,分别点于同一硅胶 G（H）F_{254} 薄层板上,以水-甲醇-二氯甲烷（6:35:59）溶液作为展开剂,展开,晾干,置紫外光灯（365nm）下检视,混合溶液应显示两个完全分离的斑点,供试品溶液所显主斑点的位置和荧光应与对照品溶液主斑点的位置和荧光相同。

讨论:以土霉素和盐酸四环素对照品的混合溶液来考察薄层系统的有效性。用硅藻土作担体进行四环素类抗生素的 TLC 法鉴别时,为了获得较好的分离,在黏合剂中加有中性的 EDTA 缓冲液,可以克服因痕量金属离子存在而引起的斑点拖尾现象。本类抗生素及其降解产物在紫外光（365nm）下产生荧光,可用于检出斑点并以对照品对照进行鉴别。BP2017 则以盐酸土霉素、盐酸米诺环素和盐酸四环素对照品的混合溶液来考察薄层系统的有效性。

（三）高效液相色谱法

国内外药典都采用高效液相色谱法作为四环素类药物的鉴别方法。《中国药典》收载的盐酸土霉素、盐酸四环素、盐酸多西环素、盐酸金霉素等均采用本法进行鉴别,均规定在含量测定项下记录的色谱图中,供试品主峰的保留时间应与对照品主峰的保留时间一致。

（四）紫外光谱法

利用紫外吸收特征进行四环素类药物鉴别时,ChP2015 多以最大吸收波长、最小吸收波长等特征参数进行鉴别,USP40-NF35 采用标准品对照法计算样品的效价。如盐酸美他环素的鉴别方法:ChP2015 规定将供试品制成 10μg/mL 的水溶液,在 345nm、282nm 和 241nm 波长处有最大吸收,在 264nm 和 222nm 波长处有最小吸收;USP40-NF35 规定在 345nm 处分别测定供试品和对照品的盐酸甲醇溶液（20μg/mL）的吸光度,以干燥品计算,样品的效价应为对照品效价的 88.4%~96.4%。

（五）红外光谱法

《中国药典》收载的四环素类抗生素中,除土霉素外均采用了红外光谱法鉴别。图 18-27

为《中国药品红外光谱集》收载的盐酸美他环素的红外光谱图。

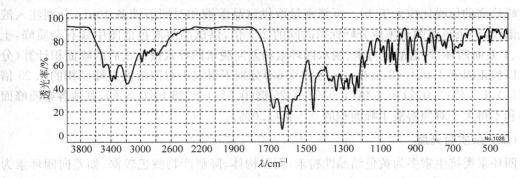

图 18-27 盐酸美他环素红外光谱图

（六）氯化物的鉴别试验

本类抗生素多为盐酸盐，其水溶液显氯化物的鉴别反应。

三、杂质检查

（一）有关物质

四环素类抗生素中的有关物质主要是指在生产和储存过程中易形成的异构化杂质和降解杂质，包括差向四环素（ETC）、脱水四环素（ATC）、差向脱水四环素（EATC）等，这些杂质不仅使抗菌活性降低，而且使有些患者出现恶心、呕吐、糖尿、蛋白尿及酸中毒等急性或亚急性不良反应，是引起临床上不良反应的主要物质。因而需对本类药物中有关物质的限量进行控制。

示例 18-20 ChP2015 盐酸四环素中有关物质的 HPLC 检查

色谱条件：用十八烷基硅烷键合硅胶为填充剂；醋酸铵溶液[0.15mol/L 乙酸铵溶液-0.01mol/L 乙二胺四乙酸二钠溶液-三乙胺（100∶10∶1），用乙酸调节 pH 至 8.5]-乙腈（83∶17）为流动相；检测波长为 280nm。

取本品，加 0.01mol/L 盐酸溶液溶解并稀释制成每 1mL 中约含 0.8mg 的溶液（临用现配），作为供试品溶液；精密量取 2mL，置 100mL 量瓶中，用 0.01mol/L 盐酸溶液稀释至刻度，摇匀，作为对照溶液。取对照溶液 2mL，置 100mL 量瓶中，用 0.01mol/L 盐酸溶液稀释至刻度，摇匀，作为灵敏度溶液。照含量测定项下的色谱条件试验，用十八烷基硅烷键合硅胶为填充剂；以乙酸铵溶液[0.15mol/L 乙酸铵溶液-0.01mol/L 乙二胺四乙酸二钠溶液-三乙胺（100∶10∶1），用乙酸调节 pH 至 8.5]-乙腈（83∶17）为流动相；检测波长为 280nm。取 4-差向四环素对照品、土霉素对照品、差向脱水四环素、盐酸金霉素对照品及脱水四环素对照品各约 3mg 与盐酸四环素对照品约 48mg，置 100mL 量瓶中，加 0.1mol/L 盐酸溶液10mL 使溶解后，用水稀释至刻度，摇匀，作为系统适用性溶液，取 10μL 注入液相色谱仪，记录色谱图，出峰顺序为 4-差向四环素、土霉素、差向脱水四环素、盐酸四环素、盐酸金霉素、脱水四环素，盐酸四环素峰的保留时间约为 14min。4-差向四环素峰、土霉素峰、差向脱水四环素峰、盐酸四环素峰、盐酸金霉素峰间的分离度均应符合要求，盐酸金霉素峰及脱水四环素峰的分离度应大于 1.0。量取灵敏度溶液 $10\mu L$ 注入液相色谱仪,记录色谱图,主成分色谱峰峰高的信噪比应大于 10。再精密量取供试品溶液和对照溶液各 $10\mu L$,分别注入液相色谱仪,记录色谱图至主成分峰保留时间的 2.5 倍,供试品溶液色谱图中如有杂质峰,土霉素、4-差向四环素、盐酸金霉素、脱水四环素和差向脱水四环素按校正后的峰面积计算(分别乘以校正因子 1.0、1.42、1.39、0.48 和 0.62)分别不得大于对照溶液主峰面积的 0.25 倍(0.5%)、1.5 倍(3.0%)、0.5 倍(1.0%)、0.25 倍(0.5%)、0.25 倍(0.5%),其他各杂质峰面积的和不得大于对照溶液主峰面积的 0.5 倍(1.0%)。

(二)杂质吸光度

四环素类抗生素多为黄色结晶性粉末,而异构体、降解产物颜色较深,如差向四环素为淡黄色,因其不稳定又易变成黑色;脱水四环素为橙红色;差向脱水四环素为砖红色。因而异构体、降解杂质越多,其外观色泽越深,杂质的吸光度越大。因此通过控制一定条件下杂质的吸光度来控制杂质的限量。ChP2015 对几种四环素类药物杂质吸光度的规定见表 18-6。

表 18-6 ChP2015 中几种四环素类药物杂质吸光度要求

药　　物	浓度 /(mg/mL)	溶　　剂	波长	吸光度(限度)
盐酸土霉素	2.0	0.1mol/L HCl—CH_3OH	430nm	$A<0.50$(1h 内*)
	10		490nm	$A<0.20$
盐酸四环素(供注射用)	10	8% NaOH	530nm	$A<0.12$(5min 内*)
盐酸金霉素	5	H_2O	460nm	$A<0.40$
盐酸美他环素	10	1mol/L HCl—CH_3OH	490nm	$A<0.20$
盐酸多西环素	10	HCl—CH_3OH	490nm	$A<0.12$

* 时间以加入溶剂起计。

表 18-6 中,430nm 波长处的吸光度,除表示差向四环素及差向脱水四环素的总量外,还包括一部分其他杂质的吸收。试验表明,如果差向四环素及差向脱水四环素的总量在 1% 以内,430nm 波长处的吸收将小于 0.5;530nm 波长处的吸光度用于控制碱性降解物的含量。由于测定时温度越高,加盐酸或氢氧化钠溶液后放置时间越长,溶液的吸光度越高,因此有些四环素类药物的测定要求严格控制测定温度和时间。

(三)残留有机溶剂

一些四环素类药物需要控制残留有机溶剂,如 ChP2015 和 BP2017 规定盐酸多西环素检查乙醇,限量均为 4.3%~6.0%。

四、含量测定

目前各国药典多采用高效液相色谱法测定四环素类抗生素的含量。

示例 18-21　ChP2015 盐酸四环素的 HPLC 含量测定方法

色谱条件与系统适用性试验:用十八烷基硅烷键合硅胶为填充剂;乙酸铵溶液[0.15mol/L 乙酸铵溶液-0.01mol/L 乙二胺四乙酸二钠溶液-三乙胺(100∶10∶1),用乙酸调节 pH 至 8.5]-乙腈(83∶17)为流动相;检测波长为 280nm。取 4-差向四环素对照品、土霉素对照品、差向脱水四环素对照品、盐酸金霉素对照品及脱水四环素对照品各约 3mg 与盐酸四环素对照品约 48mg,置 100mL 量瓶中,加 0.1mol/L 盐酸溶液 10mL 使溶解后,用水稀释至刻度,摇匀,作为系统适用性试验溶液,取 10μL 注入液相色谱仪,记录色谱图,出峰顺序为 4-差向四环素、土霉素、差向脱水四环素、盐酸四环素、盐酸金霉素、脱水四环素,盐酸四环素峰的保留时间约为 14min。4-差向四环素峰、土霉素峰、差向脱水四环素峰、盐酸四环素峰、盐酸金霉素峰间的分离度均应符合要求,盐酸金霉素及脱水四环素峰间的分离度应大于 1.0。

测定法:取本品约 25mg,精密称定,置 50mL 量瓶中,用 0.01mol/L 盐酸溶液溶解并稀释至刻度,摇匀,精密量取 5mL,置 25mL 量瓶中,用 0.01mol/L 盐酸溶液稀释至刻度,摇匀,精密量取 10μL 注入液相色谱仪,记录色谱图;另取盐酸四环素对照品适量,同法测定。按外标法以峰面积计算出供试品中盐酸四环素的含量。

第五节　大环内酯类抗生素的分析

大环内酯类抗生素是由链霉菌产生的一类弱碱性抗生素,其结构特征是以一个大环内酯为母体,通过内酯环上的羟基和去氧氨基糖或 6-去氧糖缩合成碱性苷。按内酯环大小,一般分为十四元环和十六元环两个系列。十四元环的抗生素有红霉素及其衍生物;十六元环的抗生素有柱晶白霉素、麦迪霉素、螺旋霉素及交沙霉素等。

一、典型药物的结构与性质

(一)结构

红霉素(erythromycin)是由红霉内酯与去氧氨基糖和红霉糖缩合而成的碱性苷。包括红霉素 A、B 和 C 三种。A 为抗菌的主要成分,C 的活性低,只为 A 的 1/5,而毒性则为 5倍,B 活性低且毒性大。通常所说的红霉素即指红霉素 A,其他两个组分 B 和 C 则被视为杂质。其化学结构如图 18-28 所示。

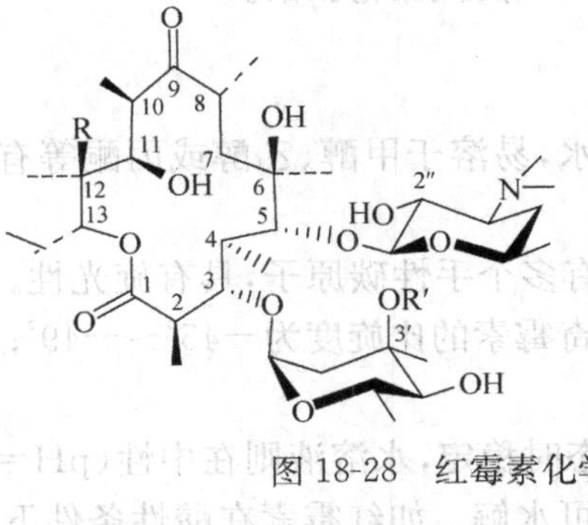

红霉素A:R=OH, R'=CH₃
红霉素B:R=H, R'=CH₃
红霉素C:R=OH, R'=H

图 18-28　红霉素化学结构

克拉霉素是对红霉素 C-6 位羟基甲基化后的产物,其化学结构如图 18-29 所示。

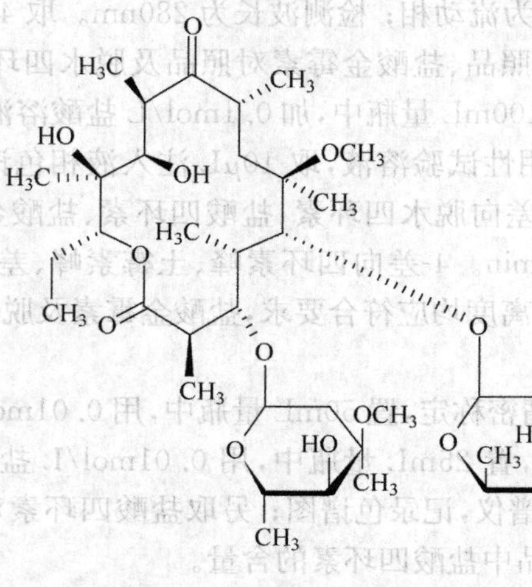

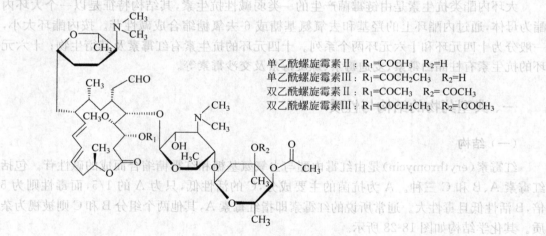

图 18-29　克拉霉素化学结构

螺旋霉素（spiramycin）含有螺旋霉素Ⅰ、Ⅱ、Ⅲ三种成分，国外生产的螺旋霉素以Ⅰ为主，国产螺旋霉素以Ⅱ和Ⅲ为主。乙酰螺旋霉素是对螺旋霉素三种成分乙酰化的产物。其化学结构如图 18-30 所示。

单乙酰螺旋霉素Ⅱ：$R_1=COCH_3$　$R_2=H$
单乙酰螺旋霉素Ⅲ：$R_1=COCH_2CH_3$　$R_2=H$
双乙酰螺旋霉素Ⅱ：$R_1=COCH_3$　$R_2=COCH_3$
双乙酰螺旋霉素Ⅲ：$R_1=COCH_2CH_3$　$R_2=COCH_3$

图 18-30　螺旋霉素化学结构

（二）理化性质

1. 溶解度　本类抗生素均难溶于水，易溶于甲醇、乙醇或丙酮等有机溶剂中；水溶液呈中性或弱碱性反应；能与酸成盐。

2. 旋光性　本类抗生素分子中均有多个手性碳原子，具有旋光性。如 BP2017 规定琥乙红霉素的比旋度为 $-70°\sim-82°$；阿奇霉素的比旋度为 $-45°\sim-49°$；克拉霉素的比旋度为 $-94°\sim-49°$。

3. 稳定性　本类抗生素在干燥状态时稳定，水溶液则在中性（pH＝7 左右）时稳定，过酸、过碱或遇热，分子中内酯环、苷键均可水解。如红霉素在酸性条件下 C-6 位上的羟基与 C-9 位的羰基形成半缩酮的羟基，再与 C-8 位上的氢消去一分子水，形成脱水物，脱水物

C-12 位上的羟基与 C-8 位及 C-9 位双键加成,得螺旋酮,然后其 C-11 位羟基与 C-10 位上的氢消去一分子水,同时水解成红霉胺和克拉定糖(cladinose),其酸性降解反应见图 18-31。

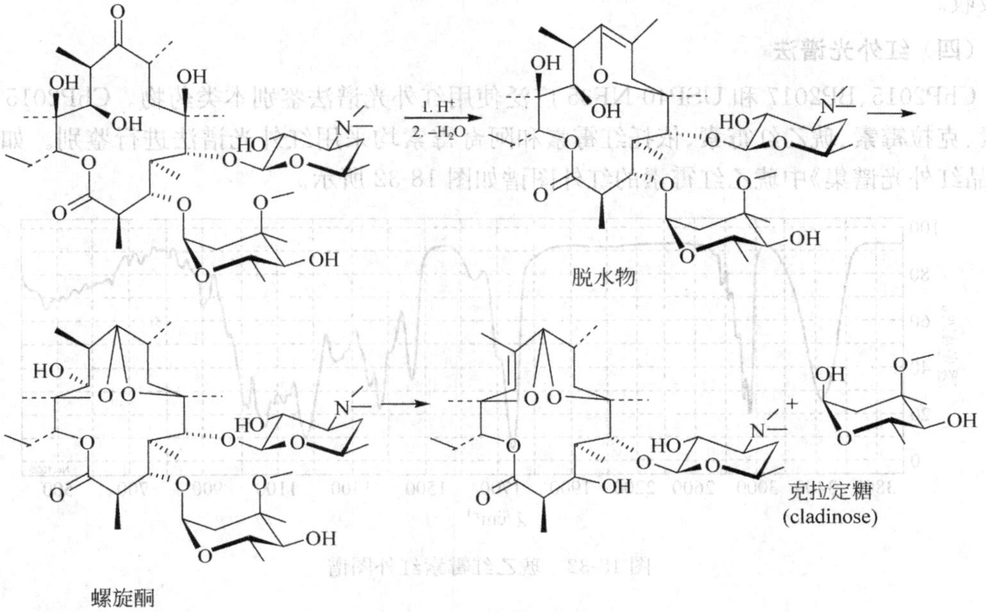

脱水物

螺旋酮

克拉定糖
(cladinose)

图 18-31　红霉素酸性降解反应

二、鉴别试验

(一)高效液相色谱法

根据组分检查或含量测定项下的 HPLC 方法,通过比较供试品溶液和对照品溶液的保留时间进行鉴别。如 ChP2015 红霉素的 HPLC 鉴别方法为:在红霉素组分项下记录的色谱图中,供试品溶液主峰的保留时间应与红霉素标准品溶液中 A 峰的保留时间一致。

(二)薄层色谱法

ChP2015 对琥乙红霉素、阿奇霉素和乙酰螺旋霉素均采用 TLC 法鉴别。

示例 18-22　ChP2015 乙酰螺旋霉素的 TLC 鉴别法:取供试品与乙酰螺旋霉素标准品,分别加甲醇制成每 1mL 中含 5mg 的溶液,作为供试品溶液和标准品溶液。吸取上述两种溶液各 10μL,分别点于同一薄层板上(取硅胶 G 0.6g,加 0.1mol/L 氢氧化钠溶液 2.5mL,研磨成糊状,搅匀后,涂布于 20cm×5cm 玻璃板上,晾干后,置 105℃活化 30min),以甲苯-甲醇(9∶1)为展开剂,展开后,晾干,置碘蒸气中显色。供试品溶液所显的四个主斑点的颜色和位置应与标准品溶液的四个主斑点的颜色和位置相同。

(三)紫外光谱法

分子中有共轭双键的麦白霉素和乙酰螺旋霉素在 232nm 波长处有最大吸收,可用紫外光谱法进行鉴别。

示例 18-23　ChP2015 乙酰螺旋霉素片的紫外光谱鉴别法:取乙酰螺旋霉素片的细粉

适量(约相当于乙酰螺旋霉素 0.1g),加甲醇 10mL,振摇,使乙酰螺旋霉素溶解,滤过,量取续滤液 1mL,再加甲醇溶液(1→5)制成每 1mL 中含 20μg 的溶液,在 232nm 的波长处有最大吸收。

(四) 红外光谱法

ChP2015、BP2017 和 USP40-NF35 广泛使用红外光谱法鉴别本类药物。ChP2015 对红霉素、克拉霉素、琥乙红霉素、依托红霉素和阿奇霉素均采用红外光谱法进行鉴别。如中国《药品红外光谱集》中琥乙红霉素的红外图谱如图 18-32 所示。

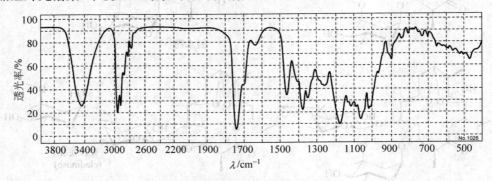

图 18-32　琥乙红霉素红外图谱

三、组分分析及有关杂质检查

大环内酯类抗生素在微生物合成过程中往往产生结构近似、理化性质相近的多种成分,不同组分之间的活性和不良反应往往有较大差异,需通过组分分析来控制产品的质量。大环内酯类抗生素的有关物质主要来源于生物发酵过程及复杂的合成过程中,组成较为复杂且种类较多,HPLC 及 TLC 法为大环内酯类抗生素有关物质的常用检查方法。

(一) 红霉素组分分析及有关物质检查

1. 组分分析　国产红霉素由于菌种和发酵工艺与国外产品不同,最后产品以红霉素 A 为主要组分,还含有少量的红霉素 B 和红霉素 C 组分。ChP2015 采用 HPLC 法进行红霉素组分分析,其分析方法如下:

色谱条件与系统适用性试验:用十八烷基硅烷键合硅胶为填充剂(X Terra RP C18 柱,4.6mm×250mm,3.5μm 或效能相当的色谱柱);以乙腈-0.2mol/L 磷酸氢二钾溶液(用磷酸调节 pH 至 7.0)-水(35∶5∶60)为流动相 A,以乙腈-0.2mol/L 磷酸氢二钾溶液(用磷酸调节 pH 至 7.0)-水(50∶5∶45)为流动相 B,先以流动相 A 等度洗脱,待红霉素 B 洗脱完毕后立即按表 18-7 进行线性梯度洗脱,流速为每分钟 1.0mL,检测波长为 210nm,柱温为65℃。精密称取红霉素标准品约 40mg,置 10mL 量瓶中,加甲醇 4mL 使溶解,用有关物质检查项下的 pH 8.0 磷酸盐溶液稀释至刻度,摇匀,量取 100μL 注入液相色谱仪,记录色谱图,红霉素 A 峰的拖尾因子应不大于 2.0。取红霉素系统适用性对照品 40mg,置 10mL 量瓶中,加甲醇 4mL 使溶解,用上述 pH 8.0 磷酸盐溶液稀释至刻度,摇匀,量取 100μL 注入色谱仪,记录色谱图,应与红霉素系统适用性对照品的标准图谱一致(图 18-33),红霉素 A

表 18-7 红霉素组分分析梯度洗脱表

时间/min	流动相 A/%	流动相 B/%
0	100	0
t_g	100	0
t_g+2	0	100
t_g+9	0	100
t_g+10	100	0
t_g+20	100	0

注：t_g 为红霉素 B 的保留时间

峰的保留时间约为 23min，杂质 A、杂质 B、杂质 C、杂质 D、杂质 E 和杂质 F 的相对保留时间分别约为 0.4、0.5、0.9、1.6、2.3 和 1.8，红霉素 B 和红霉素 C 的相对保留时间分别约为 1.7 和 0.55，杂质 B 峰和红霉素 C 峰、红霉素 B 峰和杂质 F 峰之间的分离度应不小于 1.2，杂质 C 峰和红霉素 A 峰之间的分离度应符合要求。

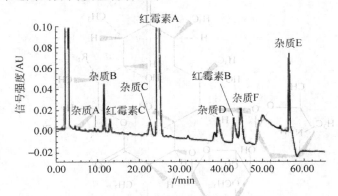

图 18-33 红霉素组分参考色谱图

测定法：精密称取供试品约 40mg，置 10mL 量瓶中，加甲醇 4mL 使溶解，用上述 pH 8.0 磷酸盐溶液稀释至刻度，摇匀，作为供试品溶液；精密称取红霉素标准品约 40mg，置 10mL 量瓶中，加甲醇 4mL 使溶解，用上述 pH 8.0 磷酸盐溶液稀释至刻度，摇匀，作为标准品溶液（1）；精密量取标准品溶液（1）1mL，置 100mL 量瓶中，用上述 pH 8.0 磷酸盐溶液-甲醇（3∶2）稀释至刻度，摇匀，作为标准品溶液（2）。精密量取供试品溶液与标准品溶液（1）、标准品溶液（2）各 100μL，分别注入液相色谱仪，记录色谱图。按外标法以标准品溶液（1）中红霉素 A 的峰面积计算供试品中红霉素 A 的含量，按无水物计，不得少于 93.0%；按外标法以标准品溶液（2）中红霉素 A 的峰面积计算供试品中红霉素 B 和红霉素 C 的含量，按无水物计，均不得过 3.0%。

2. 有关物质检查 红霉素中的有关物质主要来源于发酵过程中的副产物及脱水后产生的脱水产物等，包括红霉素 F（erythromycin F）、N-去甲基红霉素 A（N-demethylerythromycin A）、红霉素 E（erythromycin E）、脱水红霉素 A（anhydroerythromycin A）、红霉素 A 烯醇醚（erythromycin A enol ether）、表红霉素 A 烯醇醚（pseudoerythromycin A enol ether），ChP2015 列出了 6 个有关物质的结构（图 18-34），并采用 HPLC 法控制有关物质的限量，其检查方法如下：

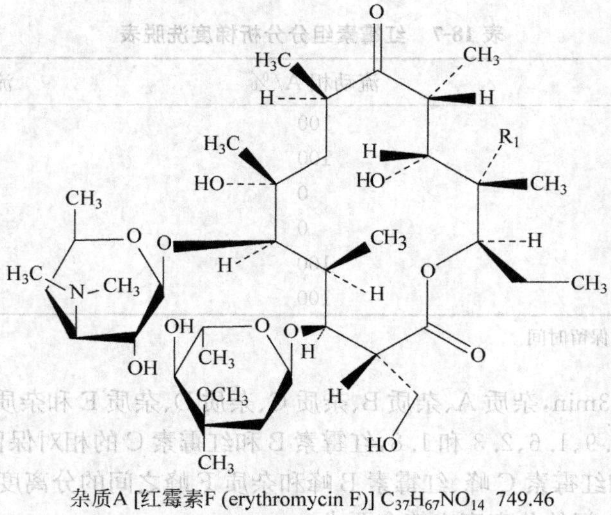

杂质A [红霉素F (erythromycin F)] C$_{37}$H$_{67}$NO$_{14}$ 749.46

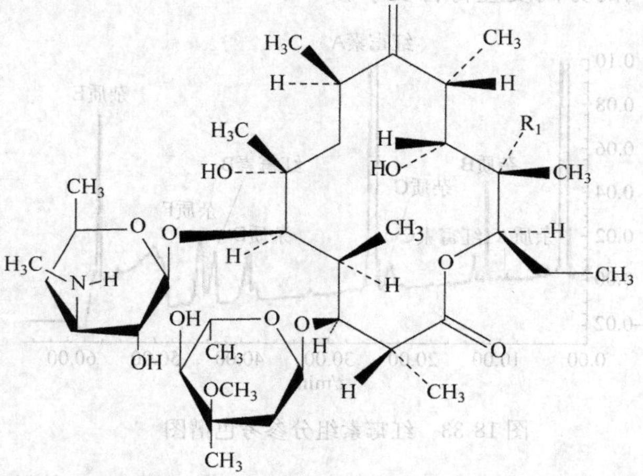

杂质B [N-去甲基红霉素A (N-demethylerythromycin A)] C$_{36}$H$_{65}$NO$_{13}$ 719.45

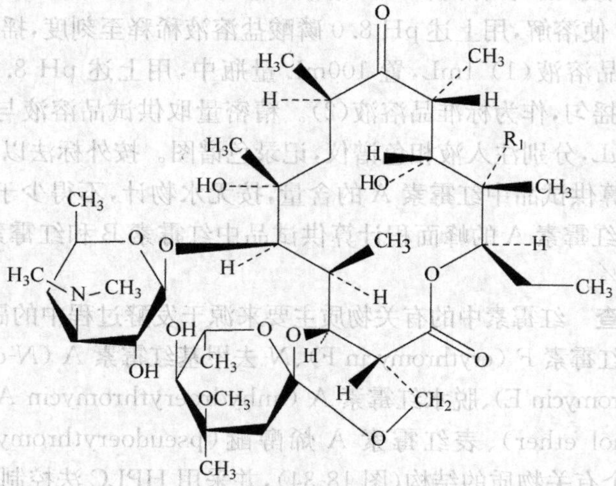

杂质C [红霉素E (erythromycin E)] C$_{37}$H$_{65}$NO$_{14}$ 747.44

图 18-34 红霉素有关物质结构

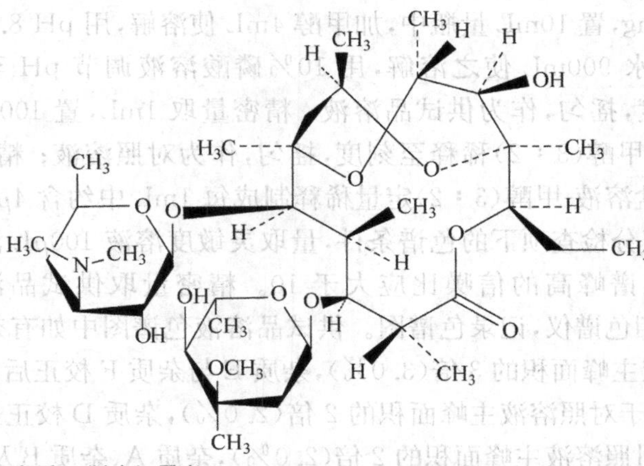

取此试品约40mg，置10mL量瓶中，加甲醇适量，加热溶解；用pH 5.6醋酸盐缓冲液（取醋酸二钠11.5g，加水 900mL，用冰醋酸溶液调节至pH 至 8.0，再水稀释成 1000mL）浴稀释度，摇匀。作为供试品溶液。精密量取1mL，置100mL量瓶中，用上述pH 8.6缓冲溶液 甲醇溶液定量稀释，分别制成每1mL对照溶液；精密量取此对照溶液，用上述 pH 8.6 醋酸盐溶液稀释；出此溶液5；分别配成相邻色谱中各 1μg 的溶液。作为对照溶液。照前法测定下的色谱准；供试品溶液相应位置的峰。其杂量不得大于对照制品量。

此试品中每分含量度的限量计；在此试验下的最大量取药品溶液和对照溶液溶解面最100μL，分别注入色谱仪，若采用主峰面积按前述色谱峰面积计算；杂质C峰面积不得大于对照溶液主峰面积的25%（0.5%），者若以对照溶液主峰面积为正向于0.08）不得大于对照溶液主峰面积的2倍（2.0%），者若 D 峰正常的峰面积（峰以相比不大于可比对照溶液主峰面积的 2 倍（2.0%），者若 A 各杂质及其单个各杂的峰面积不得大于对照溶液主峰面积的 3 倍（2.0%），者药剂A 及其他各杂间对之和不相大于，下列杂质主峰面积的 7 倍（7.0%），供试品各峰面积在图中小于对照溶液主峰的峰面积容解不符。

杂质D [脱水红霉素A (anhydroerythromycin A)] $C_{37}H_{65}NO_{12}$ 715.45

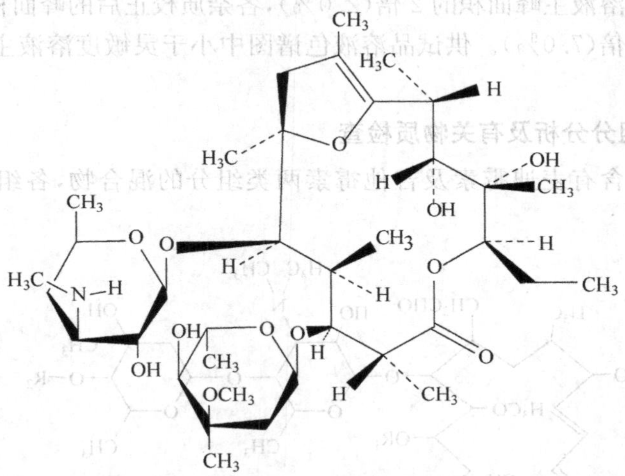

杂质E [红霉素A烯醇醚(erythromycin A enol ether)] $C_{37}H_{65}NO_{12}$ 715.45

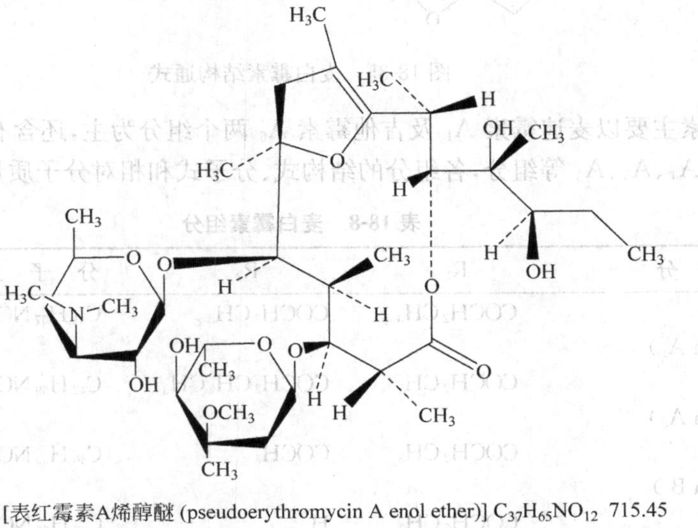

杂质F [表红霉素A烯醇醚 (pseudoerythromycin A enol ether)] $C_{37}H_{65}NO_{12}$ 715.45

图 18-34　（续）

取供试品约 40mg,置 10mL 量瓶中,加甲醇 4mL 使溶解,用 pH 8.0 磷酸盐溶液(取磷酸氢二钾 11.5g,加水 900mL 使之溶解,用 10％磷酸溶液调节 pH 至 8.0,用水稀释成 1000mL)稀释至刻度,摇匀,作为供试品溶液;精密量取 1mL,置 100mL 量瓶中,用上述 pH 8.0 磷酸盐溶液-甲醇(3∶2)稀释至刻度,摇匀,作为对照溶液;精密量取对照溶液适量,用 pH 8.0 磷酸盐溶液-甲醇(3∶2)定量稀释制成每 1mL 中约含 4μg 的溶液,作为灵敏度溶液。照红霉素组分检查项下的色谱条件,量取灵敏度溶液 100μL 注入液相色谱仪,记录色谱图,主成分色谱峰高的信噪比应大于 10。精密量取供试品溶液和对照溶液各 100μL,分别注入液相色谱仪,记录色谱图。供试品溶液色谱图中如有杂质峰,杂质 C 峰面积不得大于对照溶液主峰面积的 3 倍(3.0％),杂质 E 与杂质 F 校正后的峰面积(乘以校正因子 0.08)均不得大于对照溶液主峰面积的 2 倍(2.0％),杂质 D 校正后的峰面积(乘以校正因子 2)不得大于对照溶液主峰面积的 2 倍(2.0％),杂质 A、杂质 B 及其他单个杂质的峰面积均不得大于对照溶液主峰面积的 2 倍(2.0％),各杂质校正后的峰面积之和不得大于对照溶液主峰面积的 7 倍(7.0％)。供试品溶液色谱图中小于灵敏度溶液主峰面积的峰忽略不计。

(二) 麦白霉素组分分析及有关物质检查

麦白霉素为主要含有麦迪霉素及吉他霉素两类组分的混合物,各组分的结构通式如图 18-35 所示。

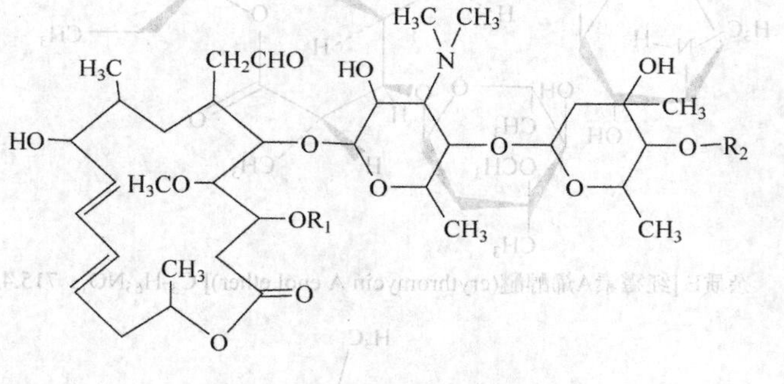

图 18-35 麦白霉素结构通式

麦白霉素主要以麦迪霉素 A_1 及吉他霉素 A_6 两个组分为主,还含有麦迪霉素 A_2、B_2、D 及吉他霉素 A_4、A_6、A_8 等组分,各组分的结构式、分子式和相对分子质量见表 18-8。

表 18-8 麦白霉素组分

组 分	R_1	R_2	分 子 式	相对分子质量
麦迪霉素 A_1 (midecamycin A_1)	$COCH_2CH_3$	$COCH_2CH_3$	$C_{41}H_{67}NO_{15}$	813
麦迪霉素 A_2 (midecamycin A_2)	$COCH_2CH_3$	$COCH_2CH_2CH_3$	$C_{42}H_{69}NO_{15}$	827
麦迪霉素 B_2 (midecamycin B_2)	$COCH_2CH_3$	$COCH_3$	$C_{40}H_{65}NO_{15}$	799
麦迪霉素 D (midecamycin D)	$COCH_2CH_3$	H	$C_{38}H_{63}NO_{14}$	757

续表

组　分	R_1	R_2	分　子　式	相对分子质量
吉他霉素 A_6 （leucomycin A_6）	$COCH_3$	$COCH_2CH_3$	$C_{40}H_{65}NO_{15}$	799
吉他霉素 A_4 （leucomycin A_4）	$COCH_3$	$COCH_2$ CH_2CH_3	$C_{41}H_{67}NO_{15}$	813
吉他霉素 A_8 （leucomycin A_8）	$COCH_3$	$COCH_3$	$C_{39}H_{63}NO_{15}$	785

1. 麦迪霉素及吉他霉素 A 系列组分分析　ChP2015 规定麦迪霉素 A_1 应不低于 48%，吉他霉素 A_6 应不低于 12%，A_1、A_2、A_4、A_6、A_8 之和应不低于 70%，测定方法为高效液相色谱法。

色谱条件与系统适用性试验：用十八烷基硅烷键合硅胶为填充剂，以 0.2mol/L 甲酸铵溶液（用三乙胺调节 pH 至 7.6）-乙腈（62∶38）为流动相，柱温 30℃，检测波长为 232nm，流速为 1.5mL/min。取麦白霉素标准品适量，加流动相溶解并定量稀释制成每 1mL 中约含 2mg 的溶液，取 $10\mu L$ 注入液相色谱仪，记录的色谱图应与标准图谱一致。各 A 组分的出峰顺序为 A_8、A_6、A_1、A_4、A_2（图 18-36）。

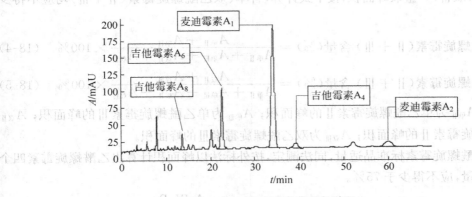

图 18-36　麦白霉素典型色谱图

测定法：取本品适量，精密称定，加流动相溶解并定量稀释制成每 1mL 中约含 2mg 的溶液；精密量取 $10\mu L$，注入液相色谱仪，记录色谱图。另取麦白霉素标准品，同法测定。按外标法以麦迪霉素 A_1 的峰面积计算，按干燥品计，麦迪霉素 A_1 应不低于 48%，吉他霉素 A_6 应不低于 12%，A_1、A_2、A_4、A_6、A_8 之和应不低于 70%。

2. 有关物质　照麦迪霉素及吉他霉素 A_1、A_2 和吉他霉素 A_4、A_6、A_8 组分项下的方法测定，A 系列组分以外的其他有关物质按外标法以麦迪霉素 A_1 的峰面积计算，总量不得过 25%，供试品溶液色谱图中小于标准品溶液中麦迪霉素 A_1 峰面积 0.05% 的峰可忽略不计。

（三）乙酰螺旋霉素组分分析

乙酰螺旋霉素为单乙酰螺旋霉素Ⅱ、单乙酰螺旋霉素Ⅲ、双乙酰螺旋霉素Ⅱ和双乙酰螺旋霉素Ⅲ四种成分为主的混合物。ChP2015 按高效液相色谱法测定各组分含量。

色谱条件与系统适用性试验：用十八烷基硅烷键合硅胶为填充剂；以乙腈-0.1mol/L

醋酸铵溶液(60：40)(用乙酸调节 pH 至 7.2±0.1)为流动相；检测波长为 232nm,取乙酰螺旋霉素标准品溶液 10μL 注入液相色谱仪,记录的色谱图应与标准图谱一致(图 18-37)。

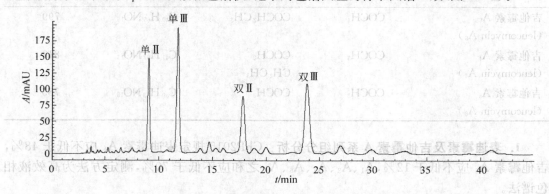

图 18-37 乙酰螺旋霉素标准品组分典型色谱图

测定法：取本品适量,精密称定,加流动相制成每 1mL 中约含 1mg 的溶液,作为供试品溶液,精密量取 10μL 注入液相色谱仪,记录色谱图,乙酰螺旋霉素各组分的保留时间依次为单乙酰螺旋霉素Ⅱ(单Ⅱ)、单乙酰螺旋霉素Ⅲ(单Ⅲ)、双乙酰螺旋霉素Ⅱ(双Ⅱ)、双乙酰螺旋霉素Ⅲ(双Ⅲ)。量取峰面积,按下式计算,含单、双乙酰螺旋霉素(Ⅱ＋Ⅲ)均应不得少于 35%。

$$单乙酰螺旋霉素（Ⅱ＋Ⅲ）含量（\%）＝\frac{A_{单Ⅱ}＋A_{单Ⅲ}}{A_{单Ⅱ}＋A_{单Ⅲ}＋A_{双Ⅱ}＋A_{双Ⅲ}}×100\% \quad (18\text{-}4)$$

$$双乙酰螺旋霉素（Ⅱ＋Ⅲ）含量（\%）＝\frac{A_{双Ⅱ}＋A_{双Ⅲ}}{A_{单Ⅱ}＋A_{单Ⅲ}＋A_{双Ⅱ}＋A_{双Ⅲ}}×100\% \quad (18\text{-}5)$$

式中：$A_{单Ⅱ}$ 为单乙酰螺旋霉素Ⅱ的峰面积；$A_{单Ⅲ}$ 为单乙酰螺旋霉素Ⅲ的峰面积；$A_{双Ⅱ}$ 为双乙酰螺旋霉素Ⅱ的峰面积；$A_{双Ⅲ}$ 为双乙酰螺旋霉素Ⅲ的峰面积。

另取乙酰螺旋霉素标准品适量,同法测定,按外标法以峰面积计算出乙酰螺旋霉素四个组分的总含量,应不得少于 75%。

$$乙酰螺旋霉素四个组分总含量（\%）＝\frac{A_{T}W_{S}P}{A_{S}W_{T}}×100\% \quad (18\text{-}6)$$

式中：A_{T} 为供试品色谱图中乙酰螺旋霉素四个组分的总面积；A_{S} 为标准品色谱图中乙酰螺旋霉素四个组分的总面积；W_{T} 为供试品的重量；W_{S} 为标准品的重量；P 为标准品四个组分的百分含量总和。

四、含量测定

ChP2015 对该类抗生素的含量测定仍以微生物效价法为主。大环内酯类抗生素大多为多组分抗生素,虽然效价的测定结果是表示产品总的活力水平,但由于各组分的生物反应性常有较大差异,组分比例不同,生物效价也有明显的差别,且生产菌株不同,各厂产品的组分比例也不同。这时用同一种比例组分的标准品测定不同厂家不同比例组分的样品就会有误差,此时效价就不足以完全正确反映药品有效组分的含量,因此用微生物效价法就不能完全达到监测药品质量的目的。另外,微生物检定法操作步骤繁琐,实验时间长,要求技术熟练,操作细致,在实际工作中很难满足半成品分析及快速分析的需要,它被 HPLC 法逐渐替代是发展趋势。

示例 18-24　ChP2015HPLC 法测定罗红霉素含量

色谱条件与系统适用性试验:以十八烷基硅烷键合硅胶为填充剂;以 0.067mol/L 溶液磷酸二氢铵溶液(用三乙胺调节 pH 至 6.5)-乙腈(65∶35)为流动相;检测波长为 210nm。取罗红霉素对照品和红霉素标准品适量,加流动相溶解并稀释制成每 1mL 中各约含 1mg 的混合溶液,取 20μL 注入液相色谱仪,罗红霉素峰的保留时间约为 14min,其与红霉素峰的分离度应不小于 15.0,罗红霉素峰与相对保留时间约为 0.95 处杂质峰的分离度应不小于 1.0,与相对保留时间约为 1.2 处杂质峰的分离度应不小于 2.0。

测定法:取本品适量,精密称定,加流动相溶解并定量稀释制成每 1mL 中约含 1.0mg 的溶液,精密量取 20μL,注入液相色谱仪,记录色谱图;另取罗红霉素对照品,同法测定。按外标法以峰面积计算供试品中 $C_{41}H_{76}N_2O_{13}$ 的含量。

讨论:大环内酯类抗生素为弱碱性化合物,由于 ODS 填料上未完全硅烷化的残留硅醇基与碱性物质相互作用,在反相色谱中,不易得理想的色谱峰形,因而在色谱系统流动相中加入三乙胺既可调节 pH 又具有扫尾剂的功能,可以有效地改变该类药物的强保留现象,改善色谱峰型,提高柱效。

五、溶出度测定

由于大环内酯类抗生素水溶性较差,因此该类药物片剂和胶囊剂通常需进行溶出度或释放度的检查。测定方法有紫外-可见分光光度法和 HPLC 法。因大环内酯类抗生素无明显紫外吸收,如直接测定紫外吸收灵敏度极低,达不到溶出测定要求,故用紫外-可见分光光度法测定该类药物的溶出度时,可采用间接比色法即硫酸显色法测定,如红霉素肠溶片和红霉素肠溶胶囊均采用此法测定。

示例 18-25　ChP2015 克拉霉素片溶出度测定

色谱条件与系统适用性试验:用十八烷基硅烷键合硅胶为填充剂,以磷酸盐缓冲液(取磷酸二氢钾 9.11g,加水溶解并稀释至 1000mL,加三乙胺 2mL,用磷酸调节 pH 至 5.5)-乙腈(600∶400)为流动相,检测波长为 210nm;柱温为 45℃,克拉霉素峰的拖尾因子不得过 2.0;克拉霉素峰与相邻杂质峰的分离度应符合要求。

取本品,照溶出度测定法第一法,以乙酸盐缓冲液(pH5.0)(取 0.1mol/L 乙酸钠溶液,用冰乙酸调节 pH 至 5.0)900mL 为溶出介质,转速为 100r/min,依法操作。经 30min 时,取溶液适量滤过,精密量取续滤液适量,用溶出介质稀释制成每 1mL 中约含克拉霉素 55μg 的溶液,作为供试品溶液;另取克拉霉素对照品适量,精密称定,加少量乙腈溶解后,用溶出介质稀释制成每 1mL 中约含 55μg 的溶液,作为对照品溶液。精密量取供试品溶液与对照品溶液各 50μL,分别注入液相色谱仪,记录色谱图,按外标法计算每片的溶出量。限度为标示量的 80%,应符合规定。

第六节　体内抗生素类药物的分析

一、β-内酰胺类抗生素的体内分析

β-内酰胺类抗生素对各种球菌和革兰氏阳性菌均有作用,为临床上广泛应用的一类抗生素,其体内药物分析包括体内药物浓度监测、体内代谢物和降解产物的研究等,这些研究对β-内酰胺类抗生素的临床合理用药及不良反应研究有重要意义。

β-内酰胺类抗生素的体内分析方法有传统的微生物法和免疫法,在抗生素残留检测中应用广泛;从20世纪90年代以后,HPLC法在β-内酰胺类抗生素分析中广泛使用,尤其是LC-MS联用技术集分离、定量和定性于一体,灵敏度高,适用于体内β-内酰胺类抗生素的结构确定。

β-内酰胺类抗生素类结构中的β-内酰胺环化学性质不稳定,对酸碱度和温度十分敏感,这给此类样品的前处理带来了一定困难,通常需采用较温和的样品前处理方法;水或酸化的有机溶剂可以同时达到脱蛋白和萃取β-内酰胺类抗生素的目的,脱蛋白常用的溶剂有乙腈、三氯乙酸、酸化乙腈等。在早期的样品净化过程中,通常采用液液萃取的方法;与液液萃取相比,固相萃取具有选择性强、使用有机溶剂少、操作步骤少、不乳化、回收率高等优点,因而近年来也广为使用。

示例 18-26　高效液相色谱法和微生物法测定人血浆中头孢克洛浓度的比较[15]:头孢克洛为临床上广泛应用的第二代头孢菌素类抗生素,适用于敏感菌所致的呼吸系统、泌尿系统、皮肤、软组织感染等的治疗。为了比较 HPLC 法和微生物法两种方法在测定头孢克洛血药浓度上的差异,对两种方法进行了考察,并分别应用于 8 例健康志愿者单剂量口服头孢克洛胶囊的药物动力学研究。

1. HPLC 法测定血药浓度

色谱条件:分析柱为 Hypersil C_{18}(4.6mm×200mm,5μm);流动相采用甲醇-四氢呋喃-水(1L 水中含庚烷磺酸钠 0.5g,三乙胺 7.5mL,磷酸 6mL,pH 2.5)(18:4:78),流速 1.0mL/min;检测波长 265nm。

血浆药品处理:取血浆样品 250μL,置塑料离心管中,加入 100μL 10%三氯乙酸沉淀蛋白,振荡 60s,离心(10000r/min)5min,取上清液 20μL 进样,外标法峰面积定量。

标准曲线制作:取健康人混合空白血浆共 6 份,依次加入头孢克洛标准溶液使成 0.25、0.5、1.0、5.0、10.0、25.0μg/mL 的不同浓度,按前述方法处理后进样,以峰面积对浓度进行线性回归。结果表明,头孢克洛在 0.25～25.0μg/mL 范围内线性良好,回归方程为 $A=737.46+2985.59C$,$r=0.9997$,以信噪比 S/N 为 3 计,血浆最低检测浓度为 0.1μg/mL。

精密度和回收率:空白血浆加入头孢克洛标准溶液,使成 0.25、1.0、25.0μg/mL,按血浆样品处理后进样,血浆标准曲线上求得的浓度与实际浓度相比得到回收率。配制不同浓度的血浆标准溶液,一日内测定 5 次,连续测定 5 天,计算方法的日内及日间精密度,结果符合生物样本测定的有关规定。

2. 微生物法测定血药浓度

操作方法：取藤黄八叠球菌斜面培养物 1 支，用 10mL 灭菌生理盐水洗下，得菌悬液。取已灭菌的Ⅱ号培养基适量，加热融化，待温度冷却到 50℃时加入菌悬液 700μL 铺碟。菌碟直径 15cm，用直径 6mm 的打孔器在菌碟内打孔，分别点入头孢克洛血浆标准溶液和样品，点样量为 35μL，然后将菌碟置 37℃恒温箱内培养 18 天，用游标卡尺量取抑菌圈直径。

标准曲线制作：精密称取头孢克洛标准品适量，用 pH 6.0 的磷酸盐缓冲液溶解成 1mg/mL 的储备液，再用健康人混合空白血浆稀释成 0.1、0.25、0.5、1.0、1.5、2.0μg/mL 系列浓度。按上述方法测定，以抑菌圈直径（D）与浓度对数（$\lg C$）回归，得标准曲线为 $D=23.63+13.07 \lg C$，$r=0.9982$（$n=12$），最低检测浓度为 0.1μg/mL。

精密度和回收率：精密配制浓度为 0.25、1.0、2.0μg/mL 的血浆标准液，按上述方法操作，每一碟内做一条标准曲线，由标准曲线方程求算浓度、回收率、日内和日间 RSD，结果符合生物样本测定的有关规定。

应用实例 男性健康志愿者 8 名，年龄（30.8±4.4）岁，体重（68.1±3.5）kg。受试前体检结果表明：血常规、尿常规、肝功能、肾功能、X 线和心电图检查正常，均签署知情同意书，在试验前一周及试验期间禁止使用其他任何药物。禁食 12 天后单剂量口服头孢克洛胶囊 3 粒，200mL 温开水送服。用药后 3 天进食统一餐。于给药前及给药后的 0.25、0.5、0.75、1、1.5、2、2.5、3、4、5、6h 分别取静脉血 2mL，肝素抗凝后以 3500r/min 转速离心，分离血浆，置−40℃冰箱保存待测。

分别采用上述两种方法测定 8 名健康志愿者单剂量口服 750mg 头孢克洛胶囊血浆中头孢克洛的浓度，绘制平均血药浓度-时间曲线。经 3P87 程序统计矩法处理得到药动学参数，c_{max}、t_{max} 分别由实测值计算得到，梯形法计算血药浓度-时间曲线下面积。两种方法得到的受试者口服 750mg 头孢克洛的主要药动学参数见表 18-9，配对 t 检验结果表明两者差异均无显著性（$p>0.05$）。

表 18-9 受试者单剂量口服 750mg 头孢克洛胶囊的主要药动学参数

参　　数	单　　位	HPLC 法	微 生 物 法	p 值
c_{max}	μg/mL	15.4±3.7	16.4±3.7	0.52
t_{max}	h	0.72±0.16	0.69±0.18	0.76
T1/2Ke	h	0.57±0.11	0.58±0.16	0.87
MRT	h	1.32±0.24	1.29±0.18	0.62
VRT	h	0.75±0.15	0.76±0.29	0.94
AUC	h/(μg·mL)	21.7±3.7	22.7±3.6	0.44

微生物法测定头孢克洛血药浓度的仪器简单，而且微生物法直观反映药效，是一种测定抗生素血药浓度的有效方法。与其他头孢类抗生素测定一样，检定菌方法具有普遍性，样品不必预处理，直接点样，省时省力，费用低廉。但本法线性范围为 0.1～2.0μg/mL，对健康志愿者进行单剂量口服 750mg 头孢克洛胶囊药动学研究时，其峰时附近的血药浓度已超过线性范围上限，高浓度时样品需要稀释，从而影响测定的准确性。另外，微生物法影响因素多，方法变异大，必须采取有效的质量控制措施，测定时加入质量控制品来保证测定结果的准确性，适用于临床常规治疗时血及组织药物浓度测定。

健康志愿者单剂量口服 750mg 头孢克洛胶囊后,HPLC 法和微生物法所得头孢克洛胶囊主要药动学参数差异无显著性,说明两种方法有较好的相关性。

二、氨基糖苷类抗生素的体内分析

氨基糖苷类抗生素是一类浓度依赖性抗生素,即药物的杀菌速度及程度取决于药物浓度,浓度越高,杀菌作用越强,故氨基糖苷类抗生素需进行治疗药物监测,因此,建立本类抗生素快速、灵敏、准确的分析方法是非常必要的。本类药物早期的体内分析方法主要为微生物学测定法。微生物学测定法虽然设备简单,成本低廉,但操作繁琐、费时,影响因素复杂,不能满足快速分析的需要,已逐渐被淘汰;在 20 世纪 70 年代后期,随着色谱技术的发展,尤其在 80 年代结合衍生化法的联合应用,HPLC 得到了最为广泛的应用,并占主导地位。与此同时,免疫分析法(IA)也逐渐被应用,随着试剂盒的商品化,各种免疫分析法得到了迅速发展,80 年代主要是以均相酶免疫分析法(EMIT)为主,90 年代开始荧光免疫分析法(FIA)逐步取代均相酶免疫分析法。其中,在氨基糖苷类的临床用药监测中应用最为广泛的荧光免疫分析法是荧光偏振免疫分析法(FPIA)。随着自动分析仪的普及,荧光偏振免疫分析法已成为氨基糖苷类药物临床用药监测的首选方法。近年来,随着高效毛细管电泳(HPCE)技术的不断改进和色谱联用技术的成熟与设备的普及,HPCE 及 LC-MS、CE-MS 等联用技术不断应用于氨基糖苷类抗生素的药动学研究领域,逐渐成为该领域研究的主要方法。

示例 18-27 固相柱 FDNB 衍生化 LC-UV/MS 测定血浆和尿中庆大霉素(Gentamycin,GM) C_1、C_{1a} 和 C_2[16,17]

1. 色谱与质谱条件

(1) 色谱条件:色谱柱,Symmetry™ C_{18}(100mm×4.6mm,3.5μm),连接 C_{18} 预柱。流动相,乙腈-8.3mmol/L Tris 缓冲液(用盐酸调节 pH 至 7.0)(68:32);流速,1.2mL/min。柱温,25℃。检测,UV,365nm。

(2) 质谱条件:离子肼质谱,电离方式,APCI;检测方式,正离子检测。APCI 离子源温度,400℃。毛细管出口电压,100V;离子源(skimmer 1)电压,30V。截止质荷比(m/z),50。鞘气,氮气;碰撞气,氦气。

检测离子(m/z):GMC_{1a}:450 [M+H]$^+$;GMC_2,464 [M+H]$^+$;GMC_1,478 [M+H]$^+$。质谱数据见表 18-10,GMC_1 质谱图见图 18-38。

表 18-10 庆大霉素各组分质谱数据

组　分	M_r	离子(相对丰度)
C_{1a}	449	450(55),322(50),321(100)
C_2	463	464(100),322(90),160(5)
C_1	477	478(100),322(25)

2. 衍生化试剂 取 0.17mol/L Tris 缓冲液(pH 12.0)0.5mL,加水 0.5mL 和乙腈 2mL,混匀,于 3℃ 保存,临用前加入 FDNB 50mg(溶于 0.2mL 乙腈)。

3. 样品测定 取血浆或尿液 1.0mL,加 Tris 缓冲液(氢氧化钠调节至 pH 12.0)5mL,

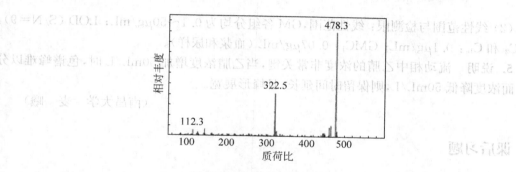

图 18-38 庆大霉素 C₁ 质谱图

涡旋混合,注入(流速<0.3mL/min) Oasis™ SPE 柱[反相聚合物 SPE,预先用甲醇和 0.17mol/L Tris 缓冲液(pH 10.0)各 1mL 平衡],弃去流出液,用 0.17mol/L Tris 缓冲液 (pH 10.0) 2mL 洗涤、干燥,注入 FDNB 衍生化试剂 300μL,SPE 柱的一端用聚丙烯移液器头(pipette tip,5~200μL)封堵以减少蒸发,于 100℃ 保持 1h,用乙腈 5mL 通过重力洗脱 GM 衍生物至离心管中,洗脱液蒸干后用乙腈 300μL 溶解,转移至自动进样用容器中,进样 20μL。色谱图见图 18-39,保留时间:GMC₁ₐ,7.7min;GMC₂,9.1min;GMC₁,9.7min。

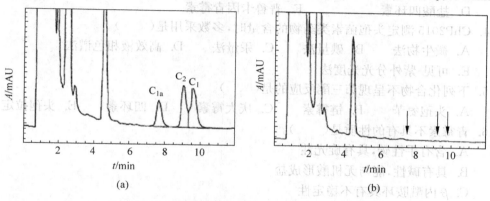

图 18-39 狗血浆 GM 衍生物 HPLC 色谱图

(a) 静脉注射 GM (Gentamicin C₁ₐ:0.39mg/L;Gentamicin C₂:1.36mg/L;Gentamicin C₁:0.74mg/L) 2h 后的血浆样品;(b) 空白血浆样品(箭头所指为 GM 各组分保留时间)

4. 方法学验证

(1)方法准确度与精密度:回收率,72%(血浆)和 98%(尿);批内与批间 RSD 结果见表 18-11。

表 18-11 方法验证批内与批间 RSD 结果

组分	批内 RSD(%)(n=10)				批间 RSD(%)(n=10)			
	血浆		尿		血浆		尿	
	50μg/mL	0.1μg/mL	50μg/mL	0.1μg/mL	50μg/mL	0.1μg/mL	50μg/mL	0.1μg/mL
C₁ₐ	2.1	7.7	6.1	10	4.8	13	8.7	12
C₂	4.2	10	4.2	3.1	6.3	12	16	14
C₁	4.1	11	7.8	8.1	2.0	7.7	16	12

（2）线性范围与检测限：线性范围，GM 各组分均为 0.1~50μg/mL；LOD（S/N＝9）：GMC$_2$ 和 C$_{1a}$：0.1μg/mL；GMC$_1$：0.07μg/mL（血浆和尿样）。

5. 说明　流动相中乙腈的浓度非常关键，当乙腈浓度增加 50mL/L 时，色谱峰难以分离；而浓度降低 50mL/L，则保留时间延长，且峰形展宽。

（南昌大学　麦　曦）

课后习题

一、单项选择题（每题的备选答案中只有一个最佳答案）

1. β 内酰胺抗生素类药物分子结构中最不稳定的部分是（　　）。
   A. 噻唑环　　　B. 噻嗪环　　　C. 内酰胺环　　　D. 芳环　　　E. 侧链

2. 下列哪个药物会发生异羟肟酸铁反应（　　）。
   A. 青霉素　　　B. 庆大霉素　　　C. 红霉素　　　D. 链霉素　　　E. 维生素 C

3. 能发生重氮化-偶合反应的药物是（　　）。
   A. 青霉素　　　B. 庆大霉素　　　C. 苄星青霉素
   D. 盐酸四环素　　　　　　E. 普鲁卡因青霉素

4. ChP2015 测定头孢菌素类药物的含量时，多数采用是（　　）。
   A. 微生物法　　　B. 碘量法　　　C. 汞量法　　　D. 高效液相色谱法
   E. 可见-紫外分光光度法

5. 下列化合物不呈现茚三酮反应的是（　　）。
   A. 头孢氨苄　　　B. 链霉素　　　C. 庆大霉素　　　D. 四环素　　　E. 头孢拉定

6. 青霉素不具有的性质是（　　）。
   A. 含有手性碳，具有旋光性
   B. 具有碱性，能与无机酸形成盐
   C. β-内酰胺环具有不稳定性
   D. 分子中的环状部分无紫外吸收，但其侧链部分有紫外吸收
   E. 水解、降解后生成青霉醛和青霉胺

7. 链霉素中链霉糖特有的鉴别反应是（　　）。
   A. 茚三酮反应　　B. 硫色素反应　　C. 羟肟酸铁反应　　D. 坂口反应　　E. 麦芽酚反应

二、问答题

1. β-内酰胺类抗生素分子结构中的哪些官能团的分析特性能用于鉴别和含量测定？

2. 简述 β-内酰胺类抗生素药物中聚合物的来源和产生原因，如何进行分析？

3. 在头孢呋辛酯的生产、储存及使用过程中如何减少 Δ^3-异构体、头孢呋辛酯 E 异构体及有关物质的产生？

4. 在系统适用性试验中，规定头孢呋辛酯 A、B 异构体、Δ^3-异构体及 E 异构体峰的相对保留时间能达到什么目的？

5. ChP2015 和 BP2017 各采用什么方法测定庆大霉素 C 组分含量？各有何特点？

6. 四环素类抗生素有哪些特殊杂质需要检查？如何进行检查？这些杂质对药物的含量测定是否有影响？应如何克服？

7. 大环内酯类抗生素的有关物质主要来源途径有哪些？用什么方法进行检查？试举例说明。

8. 对于多组分的大环内酯类抗生素，其组分分析主要采用什么方法？试举例说明。

参 考 文 献

[1]　国家药典委员会. 中华人民共和国药典[S]. 2015 年版. 北京：中国医药科技出版社，2015.

[2]　THE UNITE STATES PHARMACOPEIAL CONVENTIONAL. USP40-NF35 (U. S. Pharmacopeia 40-National Formulary 35)[S]. Rockville, Maryland：United Book Press，2017.

[3]　THE BRITISH PHARMACOPEIAL COMMISSION. British Pharmacopeial[S]. 2017 ed. Landon：The Stationery Office，2017.

[4]　EUROPEAN DIRECTORATE FOR THE QUALITY OF MEDICINE & HEALTHCARE. European Pharmacopeial[S]. 9th ed. Strasbourg：Council of Europe.

[5]　杭太俊. 药物分析[M]. 7 版. 北京：人民卫生出版社，2011.

[6]　杭太俊. 药物分析[M]. 8 版. 北京：人民卫生出版社，2016.

[7]　宋粉云，傅强. 药物分析[M]. 北京：科学出版社，2010.

[8]　尹燕杰，顾觉奋. β-内酰胺类抗生素中特殊杂质的分析研究进展[J]. 江苏药学与临床研究，2003，11(4)：8-11.

[9]　江晓玲，刘昆，邓俊丰，等. 头孢菌素类抗生素中高分子杂质的研究进展[J]. 国外医药抗生素分册，2007，28(6)：264-269.

[10]　胡昌勤，孙学兰，金少鸿. 离子对凝胶色谱分离头孢菌素中高分子杂质实验条件的选择[J]. 中国抗生素杂志，1991，16(4)：276-280.

[11]　胡昌勤，金少鸿，孙学兰，等. 头孢菌素结构和其聚合反应关系的探讨 Ⅱ. 结构对反应速度的影响[J]. 中国抗生素杂志，1991，16(1)：30-34.

[12]　李玮，胡昌勤，王明娟. 高效液相色谱法测定庆大霉素 C 组分的不同检测方式测定结果的比较[J]. 色谱，2007. 25(4)：557-561.

[13]　王明娟，胡昌勤，金少鸿. 高效液相色谱—蒸发光散射检测法分析庆大霉素 C 组分[J]. 药物分析杂志，2002，22(6)：461-464.

[14]　吴燕，郭成明，袁雯玮. 氨基糖苷类抗生素分析方法进展[J]. 天津药学，2005，17(1)：46-48.

[15]　李珍，范国荣，宋洪杰，等. 高效液相色谱法和微生物法测定人血浆中头孢克洛浓度的比较[J]. 中国医院药学杂志，2000，20(3)：131-133.

[16]　NINA ISOHERRANEN, STEFAN SOBACK. Determination of gentamicins C1，C1a，and C2 in plasma and urine by HPLC[J]. Clinical Chemistry，2000，46 (6)：837-843.

[17]　李好枝. 体内药物分析[M]. 2 版. 北京：中国医药科技出版社，2012.

第十九章

毛细管电泳技术

 —— 学习要求 ——

1. 掌握 毛细管电泳技术的原理。
2. 熟悉 毛细管电泳技术的应用。
3. 了解 毛细管电泳技术的发展。

随着我国医药市场的发展,人们对药品质量的要求日益提高,自主创新药物的研制需求日渐迫切,传统的分析技术已不能满足需求。毛细管电泳有多种分离模式,且仪器可自动化操作,分析成本低,分离效率高,是一种很有前途的可用于药物含量测定和杂质检查及血药浓度测定的方法。《中国药典》2015 版四部通则 0542 收载了毛细管电泳法[1]。

第一节　毛细管电泳概述

一、毛细管电泳

毛细管电泳(capillary electrophoresis,CE)又称高效毛细管电泳(high performance capillary electrophoresis,HPCE),是指以弹性石英毛细管为分离通道,以高压直流电场为驱动力,根据供试品中各组分淌度(单位电场强度下的迁移速度)和(或)分配行为的差异而实现分离的一种分析方法。它是经典的电泳技术与微柱分离技术相结合的产物。毛细管电泳仪操作简便,样品和试剂的消耗量低,是一种比高效液相色谱法分析速度更快,分离效率更高的新方法。现在,毛细管电泳已被广泛用于生物、化学和药学等领域。

毛细管电泳仪的主要组成部分为一个高压电源、两个缓冲液贮液槽、一根毛细管和一个检测器,这些部件与其他精密部件(如自动进样器、程序控制电源、计算机接口等)组合,即为现代毛细管电泳仪器。

(一) 电泳和电泳淌度

1. 电泳与电泳速度　电泳(electrophoresis)是在电场作用下,带电粒子在电解质溶液中,向电荷相反的电极方向迁移的现象。根据电学定律可知,当带电粒子在电场中运动时,所受的电场力 F_E 是粒子所带的有效电荷 q 与电场强度 E 的乘积:$F_E = qE$;根据流体力学得知,带电粒子运动时所受的阻力,即为摩擦力 F_f。F_f 是摩擦系数 f 与粒子在电场中的迁移速度 u_{ep} 的乘积:$F_f = fu_{ep}$。

当平衡时,电场力 F_E 和摩擦力 F_f 大小相等而方向相反,即:

$$qE = fu_{ep} \tag{19-1}$$

则

$$u_{ep} = qE/f \tag{19-2}$$

f 的大小与带电粒子的大小、形状以及介质黏度有关。对于球形粒子,$f = 6\pi\eta\gamma$;对于棒状粒子,$f = 4\pi\eta\gamma$。其中 γ 是粒子的表观液态动力学半径;η 是电泳介质的黏度。所以

$$u_{ep} = qE/6\pi\eta\gamma \tag{19-3a}$$

或

$$u_{ep} = qE/4\pi\eta\gamma \tag{19-3b}$$

由式(19-3a)和式(19-3b)可知,带电粒子的电泳速度除与场强成正比外,还与其有效电荷成正比,与其表观液态动力学半径以及介质黏度成反比。

2. 电泳淌度　电泳淌度(electrophoresis mobility)μ_{ep} 是单位电场强度下,带电粒子的电泳速度。即

$$\mu_{ep} = u_{ep}/E \tag{19-4}$$

由式(19-3a)或式(19-3b)及式(19-4)可得:

$$\mu_{ep} = q/6\pi\eta\gamma \tag{19-5a}$$

或

$$\mu_{ep} = q/4\pi\eta\gamma \tag{19-5b}$$

式(19-5a)或式(19-5b)表明,电泳淌度与带电粒子的有效电荷成正比,与其表观液态动力学半径以及介质黏度成反比。

中性粒子电泳淌度为零。

3. 有效淌度　在实际溶液中,离子活度系数、溶质分子的解离程度均对带电粒子的电泳淌度有影响,这时的电泳淌度称为有效淌度 μ_{ef},可表示为:

$$\mu_{ef} = \sum_i \alpha_i \gamma_i \mu_{ep} \tag{19-6}$$

α_i 为样品分子第 i 级离解度;γ_i 为活度系数或其他平衡离解度。

由此可知,带电粒子在电场中的迁移速度,除与电场强度和介质特性有关外,还与带电粒子的离解度、电荷数及其大小和形状有关。不同物质在同一电场中,由于它们的有效电荷、形状及大小的差异,使得它们的电泳速度不同,这构成了电泳分离的基础。

(二) 电渗和电渗流

1. 电渗现象　当固体与液体接触时,固体表面由于某种原因带一种电荷,因静电引力使其周围液体带有相反电荷,在液-固界面形成双电层,两者之间存在电位差。

当在液体两端施加电压时,就会发生液体相对于固体表面的移动,这种液体相对于固体

表面移动的现象叫电渗现象。

2. 电渗流 电渗现象中整体移动着的液体叫电渗流(electroosmotic flow,EOF)。

由于毛细管制作材料石英的等电点约为 1.5,因此在常用缓冲溶液 pH(pH>3)下,管壁带负电,并吸引溶液中的水合阳离子形成双电层。当在毛细管两端施加电压时,双电层中的阳离子向阴极移动,由于离子是溶剂化的,所以带动了毛细管中整体溶液向阴极移动。

3. 电渗流的大小与方向 电渗流的大小用电渗流速度 u_{os} 表示,取决于电渗淌度 μ_{os} 和电场强度 E。

$$u_{os} = \mu_{os}E = \frac{\varepsilon\zeta_{os}}{\eta}E \qquad (19\text{-}7)$$

ε 和 η 分别为缓冲液的介电常数和黏度;ζ_{os} 为管壁的 Zeta 电势。

在通常的毛细管区带电泳条件下,电渗流从阳极流向阴极,其大小受电场强度、Zeta 电势和介质黏度的影响。一般 Zeta 电势越大,介质黏度越小,电渗流值越大。

在实际毛细管电泳分析中,可在实验测定相应参数后,按下式计算电渗流速度 u_{os}:

$$u_{os} = L_{ef}/t_{os} \qquad (19\text{-}8)$$

其中:L_{ef} 为毛细管有效长度,即进样口到检测器的距离;t_{os} 为电渗流标记物的迁移时间。

毛细管电泳中电渗流的方向取决于毛细管内表面电荷的性质。如内表面带负电荷,则电渗流流向阴极;内表面带正电荷,则电渗流流向阳极。

4. 电渗流的流型 毛细管电泳中的电渗流的流型为平面流型,这是因为引起流动的推动力在毛细管的径向上均匀分布,所以管内各处流速基本相等。其优点是径向扩散对谱带扩展的影响非常小,峰型尖锐。与此形成鲜明对照的是高压泵驱动的抛物线流型,比如高效液相色谱,管壁处流速为零,管中心处的速度为平均速度的 2 倍,使得谱带峰型变宽。这也是与高效液相色谱相比,毛细管电泳具有更高分离效率的一个重要原因[2]。

5. 电渗流的作用 在一般情况下,电渗流速度是电泳速度的 5~7 倍,因此在毛细管电泳中,可一次性完成阳离子、阴离子和中性分子的分离。倘若电渗流的大小和方向改变,将会影响分离的效率和选择性。电渗流微小的变化都会对分离结果和重现性产生影响,因此在毛细管电泳中,控制电渗流是非常重要的。

(三)表观淌度和权均淌度

在毛细管电泳中,粒子被观测到的淌度是其有效淌度 μ_{ef} 和缓冲液的电渗淌度 μ_{os} 的矢量和,称为表观淌度(apparent mobility)μ_{ap},即:

$$\mu_{ap} = \mu_{ef} + \mu_{os} \qquad (19\text{-}9)$$

实验中可通过所施加的电压 V 或测量电场强度 E、毛细管的总长度 L 及有效长度 L_{ef} 和粒子迁移时间 t 等,计算得到表观淌度:

$$\mu_{ap} = \frac{u_{ap}}{E} = \frac{L_{ef}/t}{V/L} \qquad (19\text{-}10)$$

当在毛细管的正极端进样和负极端检测时,由于表观淌度不同,分离后出峰的先后次序是:阳离子($\mu_{ap} = \mu_{ef} + \mu_{os}$)、中性分子($\mu_{ap} = \mu_{os}$)、阴离子($\mu_{ap} = \mu_{ef} - \mu_{os}$)。由于样品中不同中性分子的表观淌度 μ_{ap} 都等于电渗流速度 μ_{os},故不能互相分离。

在毛细管内一旦灌入缓冲液,就可能形成固-液界面,这就有了相分配的基础条件或可能。

如果特意在毛细管内引入另一相(例如胶束、高分子团等准固定相或色谱固定相)P,那么样品完全有机会在溶液相与P相之间进行分配。这样,当样品组分在电泳迁移过程中同时发生相间分配,其迁移速度或淌度将发生变化。这种改变的迁移速度和淌度,称之为加权平均速度和加权平均淌度,简称为权均速度(u)和权均淌度(μ)。假设相分配过程快于电泳过程,则有:

$$k_p = n_p/n_s \tag{19-11}$$

需特别注意的是,P相在电场中可静止,也可迁移,运动方向可正可负,这一点与纯色谱不同。利用两相分配,使中性组分产生不同的权均淌度,达到分离的目的,这是传统电泳技术做不到的。

(四) 柱效和分离度

1. 理论塔板数和塔板高度　如 CE 中无固定相,则速率理论方程中不存在涡流扩散项和传质阻力项,而且流型又是扁平的,于是只有纵向扩散项,即塔板高度 H 为:

$$H = 2D/u_{ap} = \frac{2D}{\mu_{ap}E} \tag{19-12}$$

将式(19-10)代入式(19-12),则理论塔板数 n 为:

$$n = \frac{L_{ef}}{H} = \frac{\mu_{ap}VL_{ef}}{2DL} = \frac{\mu_{ap}EL_{ef}}{2D} \tag{19-13}$$

由式(19-13)可知,理论塔板数 n 与外加电压 V 成正比,与组分的扩散系数 D 成反比。分子越大,扩散系数 D 越小,所以 CE 特别适合分离生物大分子。

毛细管电泳的理论塔板数也可以直接从电泳谱图中求得:

$$n = 5.54 \left(\frac{t}{W_{\frac{1}{2}}}\right)^2 \tag{19-14}$$

式中: t 为迁移时间; $W_{1/2}$ 为电泳峰的半峰宽。

在毛细管电泳中,由理想的扁平流型导出的柱效方程(19-14)可知,增加速度是减少谱带展宽、提高柱效的重要途径。而在电泳条件下,速度一般靠增加电场强度来实现,但是充满毛细管的电介质在高电场下会产生焦耳热,在传统电泳中这种焦耳热已经成为其实现快速、高效分离的重大障碍,研究表明,管径是影响焦耳热的一个重要因素。诺克斯(Knox)等人指出,如果毛细管直径满足下述方程,那么焦耳热就不会导致由于严重的谱带展宽带来的柱效损失。

$$Edc^{1/3} < 1500 \tag{19-15}$$

式中: d 为管径; c 为介质浓度。在 $E=50\text{kV/m}, c=0.01\text{mol/L}$ 的常规条件下,求得 d 值小于 $140\mu m$。实验结果较此值还略小一些,因此目前采用较多的毛细管为 $25 \sim 75\mu m$。毛细管之所以能够实现快速高效分离,很大程度与采用极细的毛细管密不可分。

2. 分离度　在毛细管电泳中,分离度是指将电泳淌度相近的组分分开的能力。毛细管电泳分离度仍沿用色谱分离度 R 的计算公式,也是表示柱效的函数。

$$R = \sqrt{n}/4 \cdot \Delta u / \bar{u} \tag{19-16}$$

式中: n 为平均理论塔板数; Δu 为两组分迁移速度的差值; $\bar{u}$ 为平均迁移速度。

二、毛细管电泳历史背景

早在 19 世纪末,人们就在各种凝胶和自由溶液中实现了电泳分离。很多初期的实验在带有电极且两极分别与管两臂相连的各种管中完成。

实验中使用高达几百伏的直流电,研究了各种类型样品(例如离子、同位素、毒素和蛋白质)的分离。自由溶液电泳分离时经常遇到对流混合的问题,为了解决这一问题,一种办法是使用稳定介质,例如琼脂、纤维素、玻璃棉、纸、硅胶和丙烯酰胺等,另外一种办法就是使用小内径柱。这些小内径柱或毛细管分散热量的能力强,并能够提供一种更均匀的样品截面。如果能保持理想条件,样品快速迁移就如同一个扁平塞,分离度只受扩散的影响。因此,这种技术具有实现高效率分离的潜力。

在发展初期,毛细管电泳被说成毛细管中的自由溶液电泳。耶尔藤(Hjerten)在 1967 年使用了 3mm 内径的毛细管,在自由溶液电泳中采用了高场强,他提供了最早的例证。1974 年,福奈(Virtenen)阐述了使用小直径柱的诸多优点。米克斯(Mikkers)等使用了 200μm 内径的聚四氟乙烯(poly tetra fluoroethylene,PTFE)柱。这些初期的研究,由于样品过载的原因,都没能证明毛细管电泳可实现高分离效率。

关于毛细管电泳能力的最初证明,普遍认为是由乔根森(Jorgenson)和卢卡斯(Lukacs)完成的。在他们所完成的关于现代毛细管电泳的先驱论文中,包含了关于分散的简单理论,并提供了使用高场、窄毛细管柱(小于 100μm 内径)可获得高分离效率的首次报道。

特雷贝(Terabe)等人发明的胶束电动色谱,代表着毛细管电泳发展中的另一巨大进步。这种技术是将表面活性剂加到电泳缓冲液中形成胶束,从而可扩展到对中性物质的分离。此后,人们就对提高毛细管电泳分离选择性的各种类型的改性剂进行了研究。

20 世纪 80 年代末期,凝胶填充毛细管柱和涂敷柱的发展,进一步拓展和提高了毛细管电泳技术的范围和效率。凝胶填充柱的毛细管电泳分离,可获得数百万范围内的理论塔板数。

20 世纪 90 年代初期,商用毛细管电泳仪器出现。随着时代的发展,科学技术的进步,毛细管电泳技术仍在不断地创新、发展,现已越来越多地作为一种可供选择的分析工具,广泛应用于各个领域。毛细管电泳技术的发展历史见表 19-1[3]。

表 19-1 毛细管电泳技术的发展历史

年　代	研　究　者	发　展
1886 年	洛奇(Lodge)	H^+ 在酚酞"冻胶"中迁移
1892 年	史密瑙(Smirnow)	白喉(diptheria)毒素液的电馏分
1899 年	哈蒂(Hardy)	电场作用下球蛋白在"场作"形管中运动
1905 年	哈蒂	用各种"各"形管详细研究了球蛋白
1907 年	菲尔德(Field)和帝格(Teague)	用水和样品间的琼脂管桥分离了毒素/抗生素
1923 年	肯德尔(Kendall)和赫里藤(Crittenden)	在琼脂 U 形管中,制备分离同位素
1930 年	迪赛尔利斯(Tiselius)	溶液中蛋白质的移动边界研究
1937 年	迪赛尔利斯	改进了移动边界研究的仪器
1939 年	库利奇(Coolidge)	在玻璃棉中电泳分离了血清蛋白
1946 年	夯斯登(Consden)等	硅胶凝胶平板上氨基酸和肽的"离子电泳"
1950 年	哈隆德(Haglund)和第塞德斯(Tisedlius)	玻璃粉柱电泳
1956 年	波拉斯(Porath)	使用纤维素粉的柱电泳
1964 年	奥恩斯坦(Ornstein)	用于柱"片"电泳的仪器设计

续表

年　代	研　究　者	发　展
1965 年	迪赛尔利斯	在 3mm 内径旋转毛细管中,病毒微粒的"自由区带"电泳
1965 年	耶尔藤等	聚丙烯酰胺凝胶柱上,核糖体的"微粒筛分"电泳
1967 年	耶尔藤	3mm 柱内的自由溶液电泳
1974 年	福奈(Virtene)	证明了小内径柱的优越性
1979 年	米克斯等	聚合物毛细管中的电泳
1981 年	乔根森和卢卡斯	玻璃毛细管中实现高分离度的理论和方法
1983 年	耶尔藤	十二烷基硫酸钠聚丙烯酰胺凝胶电泳(SDS-PAGE)
1984 年	特雷贝等	实现了毛细管凝胶电流,实现了胶束电动色谱分离中性化合物
1987 年	科恩(Cohen)和卡尔格(Karger)	在毛细管凝胶电泳中,证明了小内径柱的高效率
1989 年		商用仪器出现

三、毛细管电泳特点

1. 高效　理论板数为每米几十万,高者可达几百万甚至几千万,而高效液相色谱一般为几千到几万。

2. 高速　毛细管电泳最快可在约 1min 内甚至几秒完成分离。有文献报道,毛细管电泳技术可在 4min 内分离 10 种蛋白质、1.7min 内分离 19 种阳离子及 3min 内分离 30 种阴离子。

3. 微量　毛细管电泳进样量为纳升级,仅为高效液相色谱进样量的几百分之一。

4. 低消耗　毛细管电泳仅需要微量试剂和价格低廉的毛细管。

CE 和 HPLC 优缺点的比较见表 19-2。

表 19-2　毛细管电泳与高效液相色谱优缺点比较

方　法		毛细管电泳	高效液相色谱
优点	柱效	理论板数为每米几十万,高者可达几百万甚至几千万	理论板数为每米几千到几万
	分析速度	1min 内甚至几秒完成分离。有 4min 内分离 10 种蛋白质、1.7min 内分离 19 种阳离子及 3min 内分离 30 种阴离子的文献报道	一般需要几十分钟
	进样量	纳升(nL)	微升(μL)
	消耗	微量流动相和价格低廉的毛细管	流动相消耗大,色谱柱较贵
缺点	灵敏度	低	高
	精密度	低	高

毛细管电泳使用的检测器主要为紫外-可见光检测器,此外还有激光诱导荧光检测器、电化学检测器和质谱检测器等。

第二节 毛细管电泳的分离模式

一台标准的毛细管电泳仪器,可实现不同的毛细管电泳分离模式。当以毛细管空管为分离载体时,毛细管电泳有以下几种模式:

一、毛细管区带电泳

毛细管区带电泳(capillary zone electrophoresis,CZE)也称为毛细管自由溶液电泳,是毛细管电泳最基本、应用最广泛的一种分离模式,特别适合分离带电化合物,包括无机阴离子、无机阳离子、有机酸、胺类化合物、氨基酸、蛋白质等,不能分离中性化合物。

毛细管区带电泳的原理是分析溶液被引入毛细管进样一端后,施加直流电压,样品中各组分因各自表观淌度的不同实现分离。

二、胶束电动毛细管色谱

胶束电动毛细管色谱(micellar electrokinetic capillary chromatography,MECC 或 MEKC)是毛细管区带电泳技术结合色谱原理而形成的技术。其主要用于非离子状态的样品,亦称电中性物质的分离分析。胶束电动毛细管色谱的分离主要依赖于溶质在胶束相和溶液相的分配。这种技术提供了一种分离中性物质和带电粒子的方法。胶束电动毛细管色谱原理是:在缓冲液中加入离子型表面活性剂,如十二烷基硫酸钠(SDS),形成胶束,被分离物质在水相和胶束相(准固定相)之间发生分配,各溶质因分配系数不同而实现分离。通常疏水性较强的物质与胶束的作用亦较强,结合较稳定,在两相之间的分配系数大,相对于疏水性较弱的物质迁移亦较慢,未结合物质则随电渗流流出。因此,中性物质因分配系数的不同而实现分离。

胶束电动毛细管色谱既可用于中性物质的分离,也可用于带电物质的分离。

三、毛细管等速电泳

毛细管等速电泳(capillary isotachophoresis,CITP)使用前导电解质和尾随电解质。在毛细管中充入前导电解质后进样,在电极槽中换用尾随电解质进行电泳分析,根据样品有效淌度的差别进行分离。在毛细管等速电泳达到稳态时,各样品组分区带具有相同的泳动速度且相互连接。由于毛细管等速电泳具有浓缩痕量组分的作用,常用于毛细管区带电泳的浓缩进样。

四、毛细管等电聚焦电泳

毛细管等电聚焦电泳(capillary isoelectric focusing,CIEF)是将供试品和两性电解质混合进样,两个电极槽中分别为酸液和碱液,当在毛细管两端加上直流电压时,毛细管内两性电解质在毛细管内形成一定范围的 pH 梯度,样品组分依据其所带电性向阴极或阳极移动,柱内 pH 值与该组分的等电点相同时,溶质分子的净电荷为零,宏观上该组分将聚焦在该点而不再迁移,形成明显区带,聚焦后用压力或改变检测器末端电极槽贮液的 pH 值,使溶质通过检测器。毛细管等电聚焦电泳需要通过对毛细管内壁进行动态涂层或静态涂层处理,使电渗流减到最小。

五、亲和毛细管电泳

亲和毛细管电泳(affinity capillary electrophoresis,ACE)通过在毛细管内壁涂覆或在缓冲液中加入亲和配基,根据亲和力的不同达到分离目的。亲和毛细管电泳是研究药物和蛋白质作用的一种简便可行方法,它在新药筛选方面具有应用前景。

六、毛细管凝胶电泳

毛细管凝胶电泳(capillary gelelectrophoresis,CGE)是毛细管中装入单体和引发剂引发聚合反应生成凝胶作支持物进行的电泳。毛细管凝胶电泳主要根据待测物的分子质量大小进行分离。由于凝胶黏度大,可减少溶质的扩散,限制谱带展宽,因此被分离组分的峰形尖锐,达到毛细管电泳中最高的柱效。该方法主要用于蛋白质、DNA 等生物大分子的分析。

七、毛细管电色谱

毛细管电色谱(capillary electrochromatography,CEC)是将高效液相色谱的固定相填充到毛细管中或在毛细管内壁涂覆固定相,以电渗流为驱动力的分离模式。毛细管电色谱兼具电泳和液相色谱的分离机制,利用样品与固定相之间的相互作用,同时结合一般毛细管电泳的分离机制,增加分离的选择性,同时大大提高了分离效率。柱制备技术是毛细管电色谱研究领域的一个重要方向,主要柱类型有:开管柱、填充柱、整体柱。柱制备技术直接决定了毛细管电色谱应用的广度。毛细管电色谱的分析对象扩展至蛋白、多肽类药物以及中药复杂成分。

八、微芯片毛细管电泳

微芯片毛细管电泳(microchip electrophoresis,MCE)是近年来快速发展和具有广泛应用前景的新技术。该技术是在常规毛细管电泳原理的基础上发展起来的,利用微电子机械系统技术在玻璃、聚合物、硅等基片上制作一系列微管道等结构单元,利用微芯片体积小、热传导效率高等优点,实现对生化样本更加高速、高效的分离分析,具有微型化、高效的特点。微芯片毛细管电泳近年来得到了快速发展,然而依旧存在许多尚未解决的问题,如微芯片毛细管电泳微芯片标准化工艺制作及成品率、样本进样方法优化等问题。微芯片毛细管电泳在临床诊断方面的应用研究已引起了人们的重视。

九、毛细管阵列电泳

毛细管阵列电泳(capillary array electrophoresis,CAE)是将多根毛细管组成阵列,一次可以分析多个样品。毛细管阵列电泳仪主要采用激光诱导荧光检测。

在以上分离模式中,毛细管区带电泳和胶束电动毛细管色谱模式在药物分析中应用最广。胶束电动毛细管色谱和毛细管电色谱两种模式的分离机制以色谱为主,但对荷电溶质则兼有电泳作用。

在操作缓冲液中加入不同添加剂可获得多种分离效果。如加入环糊精、衍生化环糊精、冠醚、血清蛋白、多糖、胆酸盐或某些抗生素等可拆分手性化合物;加入有机溶剂可使电渗流变小,进而改善某些组分的分离效果,甚至可在非水溶液中进行分析,使得非水毛细管电泳与质谱联用成为可能。

第三节 毛细管电泳仪的一般要求与基本操作

一、毛细管电泳仪的主要部件及其性能要求

(一)毛细管

内径为 $50\mu m$ 和 $75\mu m$ 的两种弹性石英毛细管使用较多(毛细管电色谱有时用内径更大些的毛细管)。小内径分离效果好,且焦耳热小,允许施加较高电压;但若采用柱上检测,则因光程较短,其检测限比较大内径管要差。毛细管长度称为总长度,根据分离度的要求,可选用 $20\sim100cm$ 长度;进样端至检测器间的长度称为有效长度。毛细管常盘放在管架上,在一定温度下操作,以控制焦耳热,操作缓冲液的黏度和电导率,对测定的重复性很重要。

(二)直流高压电源

采用 $0\sim30kV$ 可调节直流电源,可供应约 $300\mu A$ 电流,有稳压和稳流两种方式可供选择。

(三)电极和电极槽

两个电极槽里放入操作缓冲液,分别插入毛细管的进口端、出口端以及铂电极;铂电极连接至直流高压电源,正负极可切换。多种型号的仪器将试样瓶同时用做电极槽。

(四)冲洗进样系统

每次进样之前,毛细管要用不同溶液冲洗,选用自动冲洗进样仪器较为方便。进样方法

有压力(加压)进样、负压(减压)进样、虹吸进样和电动(电迁移)进样等。进样时通过控制压力或电压及时间来控制进样量。

（五）检测系统

CE 检测器主要有紫外-可见光检测器、激光诱导荧光检测器、电化学检测器、质谱检测器、核磁共振检测器、化学发光检测器、LED 检测器、共振瑞利散射光谱检测等。其中以紫外-可见分光光度检测器应用最广，包括单波长、程序波长和二极管阵列检测器。将毛细管接近出口端的外层聚合物剥去约 2mm 长的一段，使石英管壁裸露，毛细管两侧各放置一个石英聚光球，使光源聚焦在毛细管上，透过毛细管到达光电池。对无紫外(或荧光)吸收的样品的检测，可选用适当的紫外或荧光衍生试剂与被检测样品进行柱前、柱上或柱后化学反应来实现样品的分离与检测。还可采用间接测定法，即在操作缓冲液中加入对紫外(或荧光)有吸收的添加剂，在样品到达检测窗口时出现倒峰。

（六）数据处理系统

与一般色谱数据处理系统基本相同。

二、系统适用性试验

为考察所配置的毛细管分析系统和设定的参数是否适用，系统适用性的测试项目和方法与高效液相色谱法或气相色谱法相同，相关的计算式和要求也相同。如重复性(相对标准偏差，RSD)、容量因子(k')、理论塔板塔数(n)、分离度(R)、拖尾因子(T)、线性范围、检测限(LOD)和定量限(LOQ)等，可参照测定。

三、毛细管电泳仪的基本操作

（1）按照仪器操作手册开机，预热、输入各项参数，如毛细管温度、操作电压、检测波长和冲洗程序等。操作缓冲液需滤过和脱气。冲洗液、缓冲液等放置于样品瓶中，依次放入进样器。

（2）毛细管处理的好坏对测定结果影响很大。未涂层的新毛细管要用较浓碱液在较高温度(例如用 1mol/L 氢氧化钠溶液在 60℃)下冲洗，使毛细管内壁生成硅羟基，再依次用 0.1mol/L 氢氧化钠溶液、水和操作缓冲液分别冲洗数分钟。两次进样中间可用缓冲液冲洗，但若发现分离性能改变，则开始须用 0.1mol/L 氢氧化钠溶液冲洗，甚至要用浓氢氧化钠溶液升温冲洗。凝胶毛细管、涂层毛细管、填充毛细管的冲洗则应按照所附说明书操作。冲洗时将盛溶液的试样瓶依次置于进样器，设定顺序和时间进行。

（3）操作缓冲液的种类、pH 和浓度，以及添加剂的选定对测定结果的影响也很大，应根据预实验的结果进行调整、优化。

（4）将待测供试品溶液瓶置于进样器中，设定操作参数，如进样压力(电动进样电压)、进样时间、正极端或负极端进样、操作电压或电流、检测器参数等，开始测试。根据预实验的电泳谱图调整仪器参数和操作缓冲液，以获得优化结果，而后用优化条件正式测试。

（5）测试完毕后用水冲洗毛细管，注意将毛细管两端浸入水中保存，如果长久不用应将毛细管用氮气吹干，最后关机。

(6) 定量测定以采用内标法为宜。用加压或减压法进样时，供试品溶液黏度会影响进样体积，应注意保持试样溶液和对照溶液黏度一致；用电动法进样时，因电歧视现象和溶液离子强度会影响待测组分的迁移量，也要注意其影响。

第四节 影响毛细管电泳分离效率的因素

由于毛细管电泳分离中存在着高场强、大比表面积和低黏度的支持电解质，毛细管电泳分离效率受到极大的影响，主要影响因素为焦耳热、电渗流和区带扩散。适当地控制这些因素将有利于改善分离效率，以更加有效地利用这种有力的分析技术。

一、缓冲液组成的影响

不同种类的缓冲液导致不同的 ε、η、ζ_{os} 值，其关系详见式（19-7），因而电渗流速度 u_{os} 不同。在碱金属乙酸盐缓冲液中，u_{os} 随 Li^+、Na^+、K^+、Rb^+、Cs^+ 半径递增而逐渐减小，u_{os} 与这五种离子的晶格半径倒数近似成正比。对于不同的阴离子缓冲液，u_{os} 变化无明显规律。测量乙酸盐、磷酸盐、柠檬酸盐、碳酸盐、硝酸盐、硼酸盐、亚硝酸盐等七种缓冲液的 u_{os} 值发现，在前四种阴离子缓冲液中，u_{os} 大致相同，在硼酸盐缓冲液中，u_{os} 较小。

（一）浓度的影响

通常 u_{os} 随缓冲液浓度增加而减小，但对于 u_{os} 与缓冲液浓度的关系，不同的研究者得出不同的结论。阿尔特里（Altria）等发现，当磷酸盐缓冲液的浓度 c 从 0.0002mol/L 增加到 0.02mol/L，u_{os} 与 $\log 1/c$ 存在直线关系。伊萨克（Issaq）等指出，u_{os} 与缓冲液浓度 c 的平方根倒数 $\sqrt[2]{\dfrac{1}{c}}$ 成正比，他们认为分散层厚度 k^{-1} 与 $\sqrt{\dfrac{1}{c}}$ 成正比，而 ζ_{os} 电势与 k^{-1} 成正比，故 u_{os} 与 $\sqrt[2]{\dfrac{1}{c}}$ 成正比。

（二）pH 的影响

缓冲液的 pH 能明显改变 u_{os}。对于石英毛细管，pH 增加，u_{os} 逐渐增大，原因是缓冲液 pH 影响石英毛细管内壁—SiOH 基团的解离。随着缓冲液 pH 增加，SiO^- 数目增多，ζ_{os} 电势变负，u_{os} 变大；反之，pH 减小，u_{os} 减小。阿尔特里等认为 u_{os} 随 pH 呈线性增加，而多数研究者发现，u_{os} 随 pH 的变化类似于强碱滴定弱酸的滴定曲线，即在 pH<3 或 pH>8 时，u_{os} 随 pH 变化较平缓，在 pH 为 5~6 时，变化很快，呈现"突跃"。

（三）有机溶剂

当在缓冲液中加入某些有机溶剂后，可以增加某些分析物的溶解度，扩大 CZE 应用范围。通常加入有机溶剂后，u_{os} 减小，有机溶剂对 ε、η、θ_{os} 均有影响，总的结果是 u_{os} 下降。

（四）表面活性剂

将少量表面活性剂加入缓冲液，能明显改变电渗流大小，甚至使其改变方向。表面活性剂的作用是它能够特异性吸附于毛细管内表面，使 ζ_{os} 电势大小和符号发生改变，如阳离子型表面活性剂能使 ζ_{os} 电势减小至零，甚至使 ζ_{os} 电势变成正值。缓冲液中加入 0.02mol/L

的 S^- 苄硫脲盐能完全消除电渗流,溴化十二、十四、十六烷基三甲基铵这三种阳离子表面活性剂均能改变电渗流的方向。

二、毛细管内壁改性的影响

对毛细管内壁进行涂层改性是提高毛细管电泳的分离效果和重现性,抑制分析物与毛细管内壁间吸附作用的最有效、最常用的方法。毛细管内壁改性主要是指通过物理涂层或化学涂层的方式把聚合物或其他材料涂布在毛细管内壁表面,使毛细管内壁的性质改变。物理涂层是指涂层材料通过静电作用、疏水作用、范德华力、氢键或离子键等非共价键吸附结合到毛细管内壁上形成的非永久性涂层。其制备过程简单,只需将经过前处理的毛细管浸泡在涂层溶液中即可。此外,也可在背景电解质中加入低浓度的涂层试剂,以达到及时更新涂层、提高分离效率的效果。制备非共价键合毛细管涂层的材料包括聚合物、表面活性剂、离子液体、纳米粒子、胺类和手性添加剂等。化学涂层的核心是利用毛细管内表面上硅羟基的化学性质,使之与涂层材料分子共价成键。毛细管的化学涂层技术包括毛细管预处理、活性基团引入、目标涂层试剂接入 3 个步骤。相对于物理涂层,化学涂层制备过程复杂,主要通过硅烷化等一系列反应完成。制备化学涂层的材料包括聚合物、蛋白质、表面活性剂、离子液体、手性添加剂和碳纳米管等。

三、缓冲液温度和焦耳热的影响

u_{os} 应与电场强度 E 成正比,但当 E 超过某一数值后,u_{os} 明显增加而偏离线性关系,这是由于毛细管电流产生了明显的焦耳热,使缓冲液温度升高,黏度降低的结果,在 ε、η、ζ_{os} 三个量中,ε 和 ζ_{os} 随温度变化很小,而 η 受温度影响较大,每升高 $1℃$,η 值可减小 2%。

第五节　毛细管电泳实例解析

现如今,毛细管电泳已成为全世界药物分析的一种重要工具。下面,让我们通过对毛细管电泳示例的学习,加深对毛细管电泳的了解。

示例 19-1　测定奶制品、鱼饲料及鱼肉中三聚氰胺的毛细管区带电泳方法[5]

标准溶液的制备:$400\mu g/mL$ 三聚氰胺(melamine, MEL)标准品储备液用甲醇/水($2:8$,V/V)制备,于 $4℃$ 冰箱中保存。将 $10g$ 三氟乙酸(trifluoroacetic acid,TCA)用水溶解并稀释至 $100mL$,得到 10% TCA 溶液。MEL 操作液由 $400\mu g/mL$ MEL 标准品储备液经 1% TCA 稀释得到。

电泳条件:$30mmol/L$ NaH_2PO_4,pH 3.2。检测波长 $202nm$,样品进样:$3.45kPa\times 3s$,毛细管总长 $50.2cm$,有效长度 $40cm$,内径 $75\mu m$。

样品制备:牛奶和酸奶的处理方法:将 $2.0mL$ 的样品与 $1mL$ 10% TCA、$7mL$ 去离子水和 $1mL$ 氯仿在 $15mL$ 离心管中混合均匀。该混合物超声萃取 $10min$ 后以 $4000r/min$ 转速离心 $2min$。所得到的上清液用 $0.45\mu m$ 微孔滤膜滤过后,直接用毛细管电泳进行分析。全脂奶粉、鱼饲料和鱼肉的处理方法:使用组织搅拌器对鱼肉进行匀浆化处理,得到的鱼肉匀浆在-20℃保存。分别将 1.0g 全脂奶粉、鱼饲料、鱼肉匀浆样品与 1mL 10％TCA、9mL 去离子水和 1mL 氯仿在 15mL 离心管中混合均匀。混合、萃取、离心以及滤过步骤与处理牛奶和酸奶的步骤相同。

标准品以及样品的图谱见图 19-1。

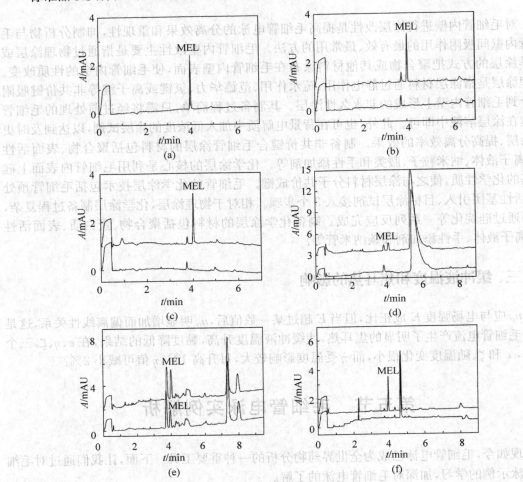

图 19-1　标准品及样品的毛细管电泳图
(a) 标准品；(b) 牛奶样品；(c) 酸奶样品；(d) 全脂奶粉样品；(e) 鱼饲料样品；(f) 鱼肉样品

示例 19-2　用 Cu^{2+} 配位毛细管电泳法直接测定啤酒和酱油中的氨基酸[6]。

电泳条件：50mmol/L 硫酸铜溶液，pH 4.40；运行电压：22.5kV；毛细管内径 $50\mu m$，总长 73cm，有效长度 65cm；进样 70s，进样高度为 10cm。

标准溶液制备：制备氨基酸标准品的储备溶液（1.00mg/mL）。

样品制备：啤酒样品经 $0.22\mu m$ 滤膜滤过后作为供试品。4mL 酱油加入 2mL 四氯化碳涡旋 2min 后，以 3000r/min 转速离心 10min。取上清液，经 $0.22\mu m$ 滤膜滤过后作为供试品。

标准品以及样品的图谱见图 19-2 和图 19-3。

示例 19-3　分子印迹杂化硅胶开管毛细管电色谱柱分离普萘洛尔对映异构体新方法研究[7]。

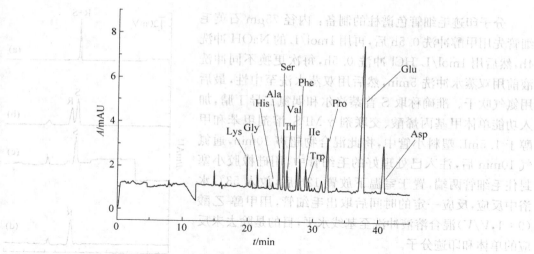

图 19-2　酱油样品图谱

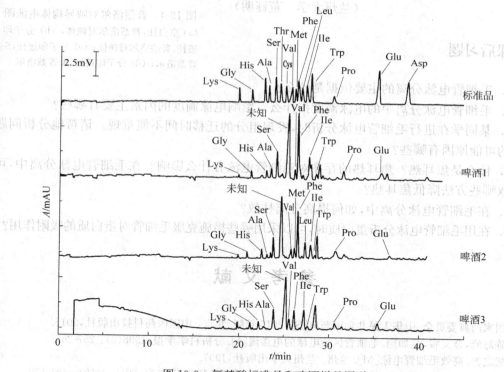

图 19-3　氨基酸标准品和啤酒样品图谱

标准溶液制备：精密称取标准品 0.0010g，加少量甲醇使溶解，加蒸馏水稀释至 1.0mg/mL，摇匀，作为标准品储备液，置 4℃ 冰箱中保存，使用时取适量稀释至 50μg/mL 中保存作为标准供试品溶液。

电泳条件：毛细管总长度 35cm(有效长度：27.5cm)；缓冲液：乙腈-硼砂缓冲液(70：30，V/V)，pH=6.90；电压：15kV；温度：室温；紫外检测波长：215nm；进样方式：压力×进样时间(压力高度差 12cm)。

分子印迹毛细管色谱柱的制备：内径 $75\mu m$ 石英毛细管先用甲醇冲洗 0.5h 后,再用 1mol/L 的 NaOH 冲洗 4h,然后用 1mol/L HCl 冲洗 0.5h,每次更换不同冲洗液前用双蒸水冲洗 5min,然后用双蒸水洗至中性,最后用氮气吹干。准确称取 S-普萘洛尔和偶氮二异丁腈,加入功能单体甲基丙烯酸、交联剂 γ-MPS、溶剂甲苯和甲醇于 1.5mL 塑料小管中,将此混合物超声 10min,通氮气 10min 后,注入已处理好的毛细管中,用硅橡胶小塞封住毛细管两端,置于室温下放置 12h 后,放入 53℃ 水浴中反应,反应一定的时间后取出毛细管,用甲醇-乙酸 (9:1,V/V) 混合溶液冲洗至基线水平,目的是除去未反应的单体和印迹分子。

普萘洛尔对映异构体分离的电泳图见图 19-4。

(兰州大学　董钰明)

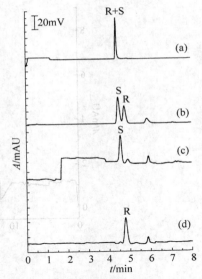

图 19-4　普萘洛尔对映异构体电泳图
(a) 空白柱,普萘洛尔对映体；(b) 分子印迹柱,普萘洛尔对映体；(c) 分子印迹柱,S-普萘洛尔；(d) 分子印迹柱,R-普萘洛尔

课后习题

1. 毛细管电泳分离的主要依据是什么？

2. 毛细管电泳分离中的电泳淌度指什么？影响电泳淌度的因素主要有哪些？

3. 某同学在进行毛细管电泳分析时,发现组分的迁移时间不能重现。请帮他分析问题出现的可能原因有哪些？

4. 什么是焦耳热？焦耳热的存在对毛细管电泳有什么影响？在毛细管电泳分离中,可以采取哪些方法降低焦耳热？

5. 在毛细管电泳分离中,如何提高分离柱效？

6. 在用毛细管电泳分析蛋白质时,可以采用哪些措施克服毛细管对蛋白质的吸附作用？

参 考 文 献

[1] 国家药典委员会. 中华人民共和国药典[S]. 2015 年版. 北京：中国医药科技出版社,2015.
[2] 陈海峰,金文睿,全如翔. 毛细管区带电泳的电渗流[J]. 分析科学学报,1998(3)：257-261.
[3] 胡之德. 高效毛细管电泳[M]. 兰州：兰州大学出版社,1997.
[4] 王晓倩,赵新颖,刘品多,等. 2015 年毛细管电泳技术年度回顾[J]. 色谱,2016,34(2)：121-129.
[5] 燕娜. 检测食品中痕量营养物、非法添加剂及农药残留物的高灵敏毛细管电泳法[D]. 兰州：兰州大学,2010.
[6] TIAN LUO, JING KE, YUMING DONG. Determination of underivatized amino acids to evaluate nutritional value and flavor of beer by capillary electrophoresis with online sweeping technique[J]. Journal of food and drug analysis,2017,25(4)：789-797.
[7] GUONING CHEN, NING LI, YUMING DONG. Enantiomers recognition of propranolol based on organic-inorganic hybrid open-tubular MIPs-CEC column using γ-MPS as cross-linking monomer[J]. Journal of chromatographic science,2017,55(4)：471-476.

第二十章

色 谱 技 术

色谱技术是几十年来分析化学中最富有活力的领域之一[1]。色谱技术是从混合物中分离组分的重要技术之一，能够分离物理和化学性能差别很小的化合物。色谱法（chromatography）是一种分离并分析复杂样品的方法，在化学和生物学等领域有着广泛的应用[2]。

色谱技术发展过程中的诸多理论推动了色谱技术的不断发展。主要有塔板理论、平衡色谱理论、速率理论、双膜理论和轴向扩散理论。随着研究的不断进展，越来越多的证据显示轴向扩散和传质影响其实是一对相互影响的关键因子，二者有着复杂的相互关系，若揭示色谱过程的本质，需要同时考虑轴向扩散和传质速率的相互影响，进而提出了最新的双膜理论，认为色谱分离过程的固定相和流动相是相互紧密接触的平衡薄膜，分离组分在相互分离的界面处达到瞬时的分离平衡。

色谱有多种[3]，按照分离相和固定相的状态，常规的色谱高效分离技术可分为气相色谱法（气-固色谱法、气-液色谱法）和液相色谱法（液-固色谱法、液-液色谱法）。

色谱分析法适用于较低分子质量和低沸点、热稳定性好的中小分子化合物的分析[4]，如白酒、有机物烃类、挥发性农药等，对于难挥发的物质可以采用衍生化法使其沸点降低，如高级醇、高沸点酸可以通过醋化使其生成对应的醋。该技术被广泛应用于食品检测、环境监测、化工产品、医药分析、材料科学、公安刑侦等多个方面。

基于色谱技术的新方法不断涌现，其代表性技术为超高效液相色谱、手性高效液相色谱和超临界流体色谱。

第一节 超高效液相色谱

液相色谱至今已有 100 多年的历史,但它只是最近 30 年内迅速发展起来的,而且已经发展得相当成熟[5]。在 20 世纪 60 年代,人们将气相色谱的理论和实践经验应用到液相色谱领域,这对液相色谱的发展起了很大的促进作用。1969 年出现了高性能液相色谱仪,它是由薄壳型固定相填充的高效分离柱、高压输液泵和紫外检测器组装而成的,它在分离效率、分析速度和灵敏度等方面都远远超过早期的液相色谱,它的优越性得到了广泛的重视,液相色谱从此得到极为迅速的发展。为了和早期的液相色谱相区别,人们先后称之为现代液相色谱、高速液相色谱、高压液相色谱和高效液相色谱,现在普遍使用高效液相色谱这一术语。

高效液相色谱法(high performance liquid chromatography,HPLC)具有分析速度快、分离效率高等优势,是目前药物分析领域重要的检验手段和分析技术[6]。然而随着科学技术的不断进步和人们对药物分析要求的提高,超高效液相色谱技术(ultra performance liquid chromatography,UPLC)应运而生,它由高压输液泵、高效固定相、信息化、机械化以及高灵敏度的检测机械构成,结合了超高压系统和小颗粒填料色谱的新型液相色谱技术,其检测灵敏度、色谱峰分离度分别是高效液相色谱技术的 3 倍和 1.7 倍,而且极大地缩短了样品分析周期,减少了溶剂用量,降低了分析成本[7]。因此,该技术将是药品分析新的发展方向。

UPLC 借助于 HPLC 的理论及原理,涵盖了小颗粒填料、极低系统体积及快速检测手段等全新技术,增加了分析的通量、灵敏度及色谱峰容量。目前,超高效液相色谱仪已经开始逐渐地投入到液相实验中。UPLC 的流程与 HPLC 类似,如图 20-1 所示。

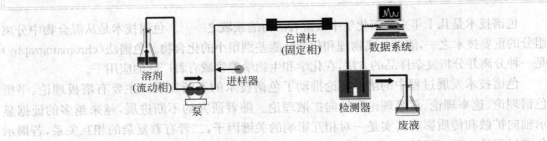

图 20-1 超高效液相色谱流程示意图

一、基本原理

UPLC 和 HPLC 都以范德米特(VanDeemeter)方程为理论基础[8],其简化方程为:$H = A + B/u + Cu$。其中:H 表示理论塔板高度(cm);A 表示涡流扩散系数(cm²/s);B 表示分子纵向扩散系数;C 表示传质阻抗系数。三者的单位分别为 cm、cm²/s 及 s。u 表示流动相线速度(cm/s)。涡流扩散系数 $A = 2\lambda d_p$,式中 λ 为填充不规则因子(简称填充因子),其大小与填料颗粒大小及其分布和均匀性大小有关。d_p 为填料(固定相)颗粒的平均直径。由该方程可知:颗粒度越小,柱效越高;每一颗粒度尺寸有各自的最佳柱效流速;更小的颗粒度使最高柱效点向更高流速(线速度)方向移动,并且有更宽的线速度范围(见图 20-2)。因此降低颗粒度不仅能提高柱效,还同时能提高速度。从图中可以看出,在使用小颗粒的固定相时,会使压力差大大增加,使用流速受固定相的机械强度和色谱仪系统耐压性能的限制[9]。然而,只有很小粒度的固定相,并且达到最佳线速度时,其具有的高柱效和快速分离的特点才能显现出来。因此要实现超高效液相色谱分析,除应制备出装填粒度小于 $2\mu m$ 固定相的色谱柱外,还必须具备高压溶剂输送单元、低死体积的色谱系统、快速的检测器、快速自动进样器以及高速数据采集、控制系统等[10]。

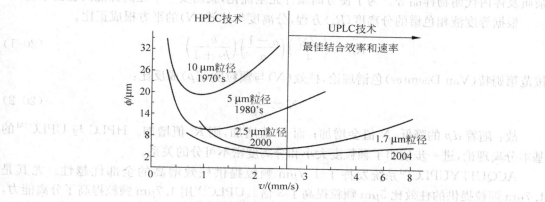

图 20-2 液相色谱塔板高度与填料粒径及流速的关系

二、特点及影响因素

(一)仪器特点

1. 高效色谱柱中装填固定相的粒度是对色谱柱性能产生影响的最重要的因素 采用杂化颗粒技术(hybrid particlete technology, HPT)合成了新型全多孔球形、耐高压的 $1.7\mu m$ 反相固定相,运用新设计的装填技术和筛板,制备了高柱效的 UPLC 色谱柱。其优越性在于采用 $1.7\mu m$ 颗粒,柱长可缩短至常规 $5\mu m$ 颗粒色谱柱长的 $1/3$,其提供的柱效比 $5\mu m$ 颗粒提高了 3 倍,分离度提高了 70%,并加快了分离过程,获得更窄的色谱峰和峰容量[12]。因此,UPLC 比 HPLC 具有更高的分离度、分析速度和灵敏度。

2. 超高压输液泵装备了独立柱塞驱动 可进行 4 种溶剂切换的二元高压梯度泵,对柱长 10cm、填充 $1.7\mu m$ 固定相的色谱柱,其达到最佳柱效时,流速为 $1.0mL/min$,可耐 105MPa 高压。溶剂输送系统可在很宽压力范围内补偿溶剂压缩性的变化,从而在等度或梯度分离条件下保持流速的稳定性和重现性。集成改进的真空脱气技术,可使流动相溶剂和进样器洗针溶剂同时得到良好的脱气[13]。

3. 高速检测器新型光纤导流通池 使用 10mm 光程,虽与普通 HPLC 相同,但池体积仅为 $500\ nL$,约为 HPLC 池体积的 $1/20$,且利用聚四氟乙烯池壁的全折射性能,不损失光能量,采样速率达 20-40 点/s,满足 UPLC 高速、高分辨的要求,检测灵敏度比 HPLC 有极大的提高[14]。

4. 低污染自动进样器设置"针内针"进样探头 使用聚醚醚酮(peek)材质的液相色谱管路充当进样针以减小死体积,而"外针"是一小段硬管,用来扎破样品瓶盖;采用一强、一弱的双溶剂进样针清洗步骤,降低了交叉污染,保证了仪器长时间运行自动进样的快速性、可靠性和重现性[15]。

5. 优化的技术系统有效的系统管路和连接　使 UPLC 系统的死体积远低于常规 HPLC,更小的系统体积减少了色谱柱的平衡时间。

(二) 技术特点及影响因素

1. 超高分离度[16]　色谱工作者正面临着分离十分复杂混合物的挑战,如肽的消解产物、杂质及体内代谢物样品等。为了使分离条件完全优化,就需要一个超高性能的色谱系统。

根据等度液相色谱的分离度(R_s)方程,分离度与柱效(N)的平方根成正比。

$$R_s = \left(\frac{\sqrt{N}}{4}\right)\left(\frac{\alpha-1}{\alpha}\right)\left(\frac{k_2}{k_2+1}\right) \tag{20-1}$$

按范第姆特(Van Deemter)色谱理论,柱效(N)与颗粒度(dp)成反比:

$$N \propto \frac{L}{dp} \tag{20-2}$$

故:随着 dp 的降低,N 值会增加;而 N 值增加,则 R_s 值增加。HPLC 与 UPLC™ 的基本分离理论,进一步证明了颗粒度大小和分离度密不可分的关系。

ACQUITYUPLC™ 系统发挥了 1.7μm 颗粒提供柱效增高的全部优越性。尤其是 1.7μm 颗粒提供的柱效比 5μm 颗粒提高了 3 倍。UPLC™ 用 1.7μm 颗粒提高了分离能力,可以分离出更多的色谱峰(见图 20-3),从而对样品提供的信息达到了一个新的水平,而且又缩短了开发方法所需的时间。

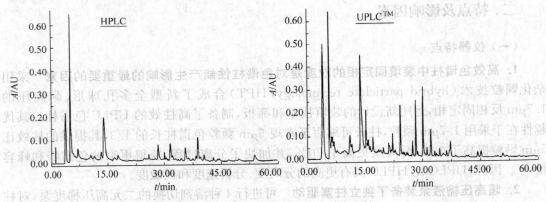

图 20-3　UPLC 与 HPLC 分离度比较

HPLC 色谱柱粒径 4.8μm,峰数 45;UPLC 色谱柱粒径 1.7μm,峰数 98,增加约 2 倍,由此可见:UPLC 分离出更多的峰。

2. 分析速度快[17]　相对比 5μm 颗粒,采用 1.7μm 颗粒可以在柱效不变的情况下使得柱长缩短 3 倍,保证分离在 3 倍的流速下进行,使分离时间缩短而分离度保持不变。

较小的颗粒能更好地提高分析速度而不降低分离度。因为颗粒度减小后,柱长可以按比例缩短而保持柱效不变[见式(20-3)],而且范第姆特理论表明最佳流速与粒度成反比[见式(20-4)]。柱长缩短会加快分离速度,而颗粒度越小,最佳流速也越大,进而可以通过提高流速来进一步加快分离速度。

$$N \propto \frac{L}{dp} \tag{20-3}$$

$$流量 \propto \frac{L}{dp} \tag{20-4}$$

由于 ACQUITYUPLC™ 系统用 1.7 μm 颗粒，柱长可以比用 5 μm 颗粒时缩短 3 倍而保持柱效不变（见图 20-4），而且使分离在高 3 倍的流速下进行，结果使分离过程快了 9 倍而分离度保持不变。

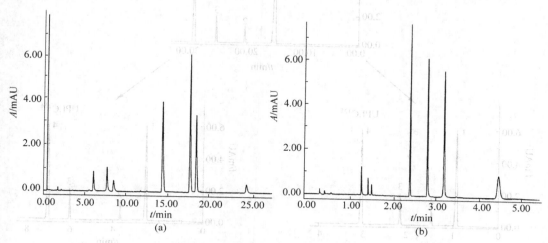

图 20-4　HPLC 与 UPLC™ 的速度比较

3. 检测灵敏度[18]　提高检测灵敏度的方法有很多，如浓缩样品、采用较高灵敏度的检测器等。UPLC 通过减小粒度，增大信噪比（S/N）使得色谱峰值更窄，灵敏度更高。

在 UPLC™ 中可得到较高的灵敏度。UPLC™ 使用小颗粒技术可以得到更高的柱效（因而改善了分离度）、更窄的色谱峰宽（W）[见式（20-5）]，即更高的灵敏度。

$$N \propto \frac{1}{W^2} \tag{20-5}$$

$$峰高 \propto \frac{1}{W} \tag{20-6}$$

$$峰高 \propto \frac{1}{L} \tag{20-7}$$

N 因为色谱峰变得更窄，峰高也就更高了[见式（20-6）]；同样，当 UPLC™ 用于快速分析、用较短色谱柱而使柱效不变时，色谱峰高会相应增加[见式（20-7）]。因此，使用 UPLC™ 技术，不仅可以在保持与 HPLC 相同分离度时提高峰高，而且在改善分离度的同时亦可提高峰高即灵敏度（见图 20-5）。

4. 最佳质谱入口[19]　质谱技术与液相色谱技术的强强结合，使 UPLC™ 的设计能够充分考虑到质谱检测器的诸多特点和需求，成为质谱检测器的最佳液相色谱入口。UPLC™ 与质谱联用，可以实质性地改善质谱检测结果的质量，使质谱检测器的性能首次得以充分体现。

UPLC 在具有这些优点的同时也存在着一些不足。主要是以下几个方面：①仪器的费用相对比传统的 HPLC 昂贵得多；②有能力生产高质量色谱柱的企业不多，推广扩展过程中存在一些障碍；③色谱柱的填料颗粒小，必须对样品提出更高的要求来避免堵塞。

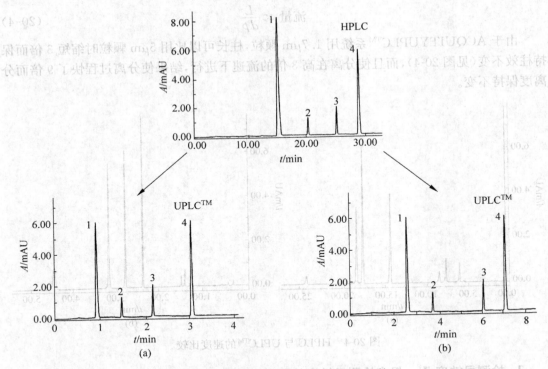

图 20-5　HPLC 和 UPLC™ 灵敏度的比较

1. 没食子酸；2. 甘草苷；3. 甘草酸铵；4. 迷迭香酸

第二节　手性高效液相色谱技术

　　立体异构体，是指由分子中原子在空间上排列方式不同所产生的异构体，它可以分为顺反异构体、对映异构体和构象异构体三种，也可以分为对映异构体和非对映异构体两大类。利用手性固定相或者含有手性添加剂的流动相可以实现立体异构体的分离，这种分析立体异构体的色谱分析方法称为手性分离色谱。

　　手性分离色谱法分离对映异构体的方法主要分为直接法和间接法两种[20]。高效液相色谱法不会因为高温而使溶质构型发生变化和失去生物活性，且柱容量高，具有发展成实验室和工业规模对映体制备分离的巨大潜力[21]。

　　临床应用的手性药物，除天然和半合成药物外，人工合成的手性药物仍以外消旋体供药用为主，约占全部合成手性药物的 87% 以上。而近 20 年以来随着药学研究工作的深入，已表明药物对映体具有不同的药动学和药效学[22]，普萘洛尔（propranolol）L-异构体的药物活性比 D-异构体大一百倍；（－）美沙酮是强镇痛药，而（＋）美沙酮无效。另外药物对映体的毒性也存在差别，如沙利度胺（thalidomide）的两个对映体对小鼠的镇静作用相近，但只有S（－）异构体及其代谢物才有胚胎毒及致畸作用。由此可见，建立和发展快速而灵敏的分离（或拆分）和测定对映体药物的方法是十分重要和必要的，主要包括以下四个方面的工作：①某些手性药物进行对映体的纯度检查；②生物体液中药物对映体的分离分析研究可探索血药浓度与临床疗效的关系；③研制手性药物，可分别评价单个对映体的效价、毒性、不良反应以及药动学性质；④可进行手性药物对映体的制备分离（或拆分）。

一、基本原理

（一）"三点相互作用"理论

对映体化合物之间除了对偏振光的偏转方向恰好相反外，其理化性质是完全相同的，因而难以分离。科学家曾经提出过多种手性识别模型，这些模型多是基于达格利什（Dalgliesh）[23]1952 年提出的"三点相互作用"（three-point interaction）理论。根据这一理论，在一对对映体和手性选择剂之间，为了形成稳定性不同的非对映体分子络合物（molecule associates）而达到手性分离的目的，至少需要三个同时发生的分子之间的相互作用力起作用。而且，三点作用力中至少有一个必须是立体化学相互作用力（图 20-6）。这种稳定性或形成自由能差 $\Delta(\Delta G)$ 越大，则相互分离的可能性就越大[24]。在手性液相色谱中，根据手性固定相或手性选择剂的不同，在对映体选择吸附过程中主要存在下列几种键合作用类型：①过渡金属离子的手性配位相互作用；②π-π 电荷转移相互作用；③包结络合作用；④氢键相互作用；⑤立体契合作用。

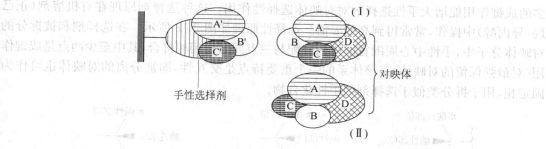

图 20-6 三点相互作用模式示意图

图中，对映体（Ⅰ）与 CSP（chiral stationary phase）相互作用的部位为 A···A′、B···B′ 和 C···C′；而它的对映体（Ⅱ）缺少 C···C′ 作用部位。如果 C···C′ 是相互吸引部位，则对映体（Ⅰ）比（Ⅱ）在柱上的保留时间长；如果 C···C′ 是相互排斥部位，则对映体（Ⅰ）可被先洗脱；如果 C···C′ 之间相互作用极弱或完全没有作用，则观察不到分离。这就是三点模型的关键概念。

（二）过渡金属配合物

过渡金属如 Cu（Ⅱ）、Ni（Ⅱ）、Co（Ⅱ）、Zn（Ⅱ）具有空的内壳层轨道，可以由给予电子到这些空轨道的配位体生成过渡金属配合物。生成的配合物具有很好的确定的几何形状，所以配位体在空间处于一定的位置。在配合过程中，给体配位原子被固定在距金属原子一定的距离和确定的方位，通常称为配位球。

这种原理已在气相色谱和液相色谱中应用。除了非对映的配合物的稳定性存在差异之外，另一必要条件是生成的配合物应当有足够的动态可变性，即配合物的生成和解离对色谱时间标度来说应当是足够快的。配合物的稳定性也与使用的过渡金属密切相关，通常 Cu（Ⅱ）配合物最为稳定，特别适用于液相色谱配体交换过程，如图 20-7 所示。

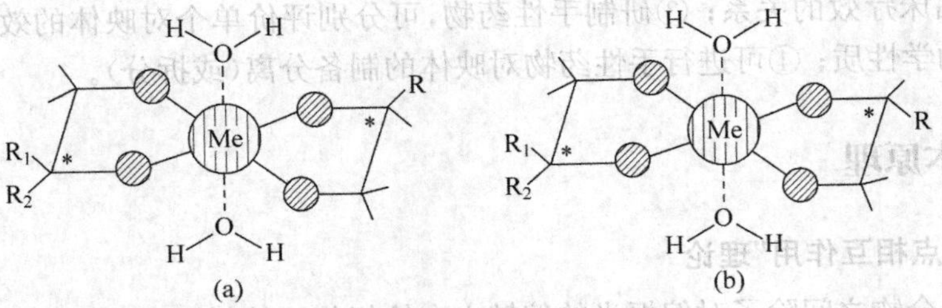

图 20-7　色谱光学拆分手性配体交换原理示意图

Me 为金属离子；（a）手性选择剂；（b）对映体

（三）电荷转移作用

这种特殊类型的作用需要 π 电子体系。在作为电子给体和受体组分的芳香环之间常常生成稳定的电荷传递配合物。芳族 π-π 作用与另外的极性作用（氢键，偶极作用）一起构成用于液相色谱很有效的手性选择剂的基础。

带有电子释放取代基（如氨基、烷氧基）的芳香环是相当好的 π 电子给体。带有硝基取代基的芳香环是很好的 π 电子受体。

虽然仅采用 π-π 电子作用选择性原理对平面稠合芳烃的光学拆分已经足够好，但是更多的成键作用能增大手性选择剂对对映体选择性作用。这种选择剂原理在有机溶剂（正己烷/异丙醇）中操作，常常得到高的 α 值。选择性原理如图 20-8 所示。在选择剂和被拆分的对映体分子中，手性中心周围官能团的匹配与三点同时作用相符合，其中至少两点是成键作用（对最强保留的对映体）。该体系的一个重要特点是交互性，即被分离的对映体也可作为固定相，用于拆分类似于选择剂的手性化合物。

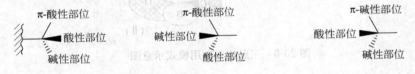

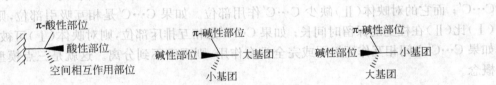

图 20-8　电荷转移手性选择剂的选择性[25]

（四）包合作用

人们早就认识到，某些特殊结构的化合物能够包合适当的客体分子。经典的具有主体特性的例子是尿素和淀粉。

生成"主-客体"配合物有严格的空间要求，意味着这种现象应该有高度的立体选择性。因此通过使用手性主体，实现对映体客体分子的分离是完全可能的。这种拆分光学异构体的原理在液相色谱中已得到广泛地应用。下面就对映体-识别相中包合现象的存在做一简要介绍。

有两种不同类型的主体分子,一种具有亲水的内腔和疏水的外部,另一种的极性构形则相反,即具有疏水性的内腔和亲水性的外部(图20-9)。在反相液相色谱中,促进包合的疏水作用和内腔入口处手性结构取代基的空间效应是对映体选择的决定性因素。

手性冠醚对有机胺离子显示出极好的对映体选择性,在这种情况下,胺离子通过氢键被疏水内腔的氧化原子握住(图20-10)。

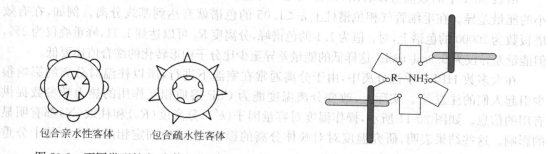

图20-9　不同类型的主-客体包合模型　　　　图20-10　冠醚手性固定相示意图

(五) 温度效应

温度对手性光学特性旋光的影响。因为液体的比重及许多物质的光学活性都受温度的影响,所以在给出旋光和比重值时必须标明测定旋光和相对密度的温度。

温度对分离的影响还有以下因素:①改变手性溶质的振动能和旋转能;②使溶质-溶剂平衡发生位移;③使构象平衡发生位移;④手性溶质的聚集和微晶作用。

在一般情况下,温度变化10℃,旋光[α]变化大约1%～2%。然而有时却变化很大,甚至符号都会发生改变。例如,5%的天冬氨酸溶液的[α]值,200℃时为4.4,750℃时为0,在900℃时则为−1.86。对映体的色谱分离受热力学控制。在光学活性手性固定相(CSP)上,分析物非对映体缔合配合物的生成可由公式(20-8)和公式(20-9)表示[26]:

$$CSP + A_R \xrightarrow{K_R} CSP - A_R \tag{20-8}$$

$$CSP + A_S \xrightarrow{K_S} CSP - A_S \tag{20-9}$$

式中,A_R 和 A_S 分别为分析物的 R 和 S 构型。

如果该对映体能够被拆分,缔合常数 k_R 和 k_S 的值就有差异。自由能的差异 $\Delta(\Delta G)$ 可用公式(20-10)计算:

$$-\Delta(\Delta G) = RT\ln\frac{k_R}{k_S} \tag{20-10}$$

式中,R=气体常数,T=温度。

但是,在大多数情况下,对 k_R 和 k_S 的测定难以进行,$-\Delta(\Delta G)$ 可由分离因子 α 近似计算:

$$-\Delta(\Delta G) = RT\ln\alpha \tag{20-11}$$

由色谱数据 k_1'(首先出峰的对映体的容量因子)和 k_2'(后面出峰的对映体的容量因子),依据 $\alpha = k_2'/k_1'$,可计算出 α,再由公式(20-11)很容易地计算出给出 α 值的缔合自由能差异[27]。表20-1列出了得到分离因子 $\alpha>1$ 时需要的自由能差异 $-\Delta(\Delta G)$。

表 20-1　得到一定 α 值需要的自由能差异

α	1.05	1.10	1.50	2.00	10.0
$-\Delta(\Delta G)/(\text{cal/mol})$	29	56	240	410	1364

由表 20-1 中的数值可以看出,在合理柱效的色谱柱上对光学异构体的完全分离仅需很小的能量差异。在毛细管气相色谱柱上 $\alpha < 1.05$ 的色谱就有达到基线分离。例如,在有效塔板数为 20000 的色谱上,对 α 值为 1.1 的色谱峰,分离度 R_s 可以达到 1.11,峰重叠仅为 2%,但能量差异仅为 5.9cal/mol。这样低的能量差异至少比分子构形转化的缔合值还要低。

在大多数 HPLC 手性分离中,由于分离通常在室温下进行,所以柱温对分离的影响很少引起人们的注意[28]。实际上,改变分离温度能为 CSP-溶质相互作用的热力学参数提供有用的信息。如图 20-11 所示,操作温度对容量因子(k')、分离度(R_s)和柱效(N)都有明显的影响。这些结果表明,研究温度对对映体分离的影响,在手性固定相的评价中是十分重要的。

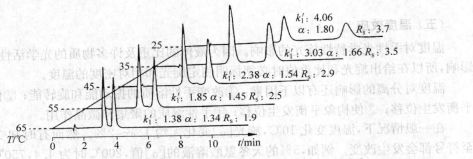

图 20-11　温度对酰氨化合物对映体分离 k'、α 和 R_s 的影响[29]

二、手性色谱法的特点和影响因素

液相色谱法手性拆分依据原理可分为以下三种类型:

(一)手性衍生化法(chiral derivatization reagent,CDR)

利用待分离的两个对映体反应生成一对非对映体,然后在普通色谱柱(非手性柱)上实现分离。对映异构体与手性试剂反应,如醇类与手性酸或酰氯酯类、胺类或氨基酸与手性异硫氰酸酯类或硫脲等反应,其产物为相应的非对映异构体(diastereoisomer,DSTM),所以也称为非对映异构化衍生。

$$(R)-SE + \begin{cases} (R)-SA \rightarrow (R)-SE-(R)-SA \\ (S)-SA \rightarrow (R)-SE-(S)-SA \end{cases}$$

SE 为光学活性试剂,也称"选择器",SA 为手性溶质,也称"选择靶"。本法需要高光学纯度的手性衍生化试剂,衍生化反应往往比较繁琐费时,且各对映体反应的速率有时也有不同。但是由于可以采用价格便宜、柱效较高的非手性柱和通过适当的衍生化反应提高检测灵敏度,以及衍生化过程中可伴随样品的纯化等优点,柱前衍生化的方法仍然是当前手性药物拆分,尤其是生物样品中药物对映体分离和测定的常用方法。

（二）手性流动相法（chiral mobile phase，CMP）

将手性添加剂加入到流动相中，与溶质的对映体生成一对非对映络合物，在普通色谱柱上进行分离。手性添加剂与溶质生成的络合物虽然不及衍生化法形成的衍生物牢固，但所依据的手性识别作用络合物的非对映异构体性质却基本相同。常用的手性添加剂有环糊精、配体交换型添加剂等。

常用的手性添加剂为：

1. 配基交换型手性添加剂（chial ligand-exchange complexes，CLEC） 在众多的手性添加剂中，以光学活性氨基酸（amino acid，AA）或其衍生物为主。它们和二价金属离子螯合，以适当的浓度分布于流动相中，遇到药物消旋体，共同形成配位络合物对，然后在反相或正相柱上完成拆分。

2. 环糊精类添加剂 环糊精（cyclodextrins，CD）是由吡喃葡萄糖通过 α-(1,4) 糖苷键连接构成的环状低聚糖，CD 分子呈截头圆锥体状，边缘排列有许多羟基，内部则是相对疏水的空腔。如果待分析化合物的分子大小与空腔相符合，则可形成 CD 包合物。常用的 CD 主要为 β-CD、γ-CD 和新型改性 CD。对溶质分子集团体积（直径）的选择性及其手性识别作用，亦颇有应用前景。

3. 手性离子对络合剂（chiral ion pair complex，CIPC） 荷电药物能与手性离子对缔合成电中性络合物，即离子对分布于固定相上，其保留特征（k'）可采用手性离子对浓度及其种类调节外，同时还可由外加的手性络合剂控制。常用的手性离子对络合剂有（＋）-10-樟脑磺酸、奎宁和奎宁定等。

除了上述两类添加剂外，环糊精对溶质分子集团体积（直径）的选择性及其手性识别作用，颇有应用价值。

（三）手性固定相法（CSP）

手性固定相法是基于样品与固定相表面的手性选择剂形成暂时的非对映体配体化合物的能量差异或稳定性不同而达到手性分离，是不经过转变成非对映体的直接拆分的方法。手性固定相仍是目前最具优势的光学异构体拆分方法，截至目前这种方法已分离出约 7000 种手性化合对映体构体的综合。根据拆分过程中固定相与对映体之间的相互作用，可分为吸附型、电荷转移型、配体交换型等；根据固定相的材料，又可分为：Pirkle 型（"刷型"）手性固定相；蛋白质手性固定相；手性聚合物固定相；环糊精类手性固定相；冠醚手性固定相等。下面将主要对四种常用的手性固定相进行讨论。

1. Prikle 型手性固定相 刷型手性色谱柱的出现和发展源于比尔·普里克尔（Bill Prikle）及其同事的卓越工作。20 世纪 70 年代，比尔·普里克尔将手性核磁共振中的成果运用到手性 HPLC 固定相研究中，通过不断实践，发明了应用范围较广、柱效很好的手性色谱柱。刷型手性色谱柱是根据三点识别模式设计的，主要有 π-碱型（带推电子取代基）手性固定相、π-酸型（带吸电子取代基）以及氨基酸类固定相等。其中前两种手性固定相在手性识别过程中，固定相与化合物对映体分子之间发生 π-π 电荷转移相互作用，均为电荷转移型手性固定相。最常见的 π 电子接收型固定相是由 (R)-N-3,5-二硝基苯甲酰苯基甘氨酸（dinitrobenzyl phenylglycin，DNBPG）键合到 γ-氨丙基硅胶上制成，即 Pirkle 型 DNBPG-CSP 柱。

2. 蛋白质型手性固定相 蛋白质为高分子量聚合物，分离依赖于疏水相互作用和极性相互作用。已经有多种蛋白质用于此类手性色谱柱。目前使用较多的是 α_1-酸性糖蛋白（α-acid glycoprotein，AGP）和卵类黏蛋白（ovomucoid，OV）。其中 α_1-酸性糖蛋白手性色谱柱为以人血清白蛋白（human serum albumin，HSA），牛血清白蛋白（bovine serum albumin，BSA）中主要成分 AGP 分子通过氨基酸键合到微粒硅胶上制成。商品名为 resolvosol、chiral AGP 等。如 enantio pac 色谱柱可以对酸类、胺类和 β-氨基醇类药物如萘普生、麻黄碱、可卡因等几十种药物对映体进行有效的拆分，该柱稳定性良好，对温度和有机溶剂有较好的耐受性。

3. 环糊精型手性固定相　环糊精是通过浸麻芽孢杆菌（bacillus macerans）淀粉酶或环糊精糖基转移酶水解淀粉得到的环型低聚糖。通过控制环糊精转移酶的水解反应条件可得到不同尺寸的环糊精。市售的环糊精主要是 α、β、γ 三种类型。其在 HPLC 中可将其键合到合适的载体上制备 CSP，人们根据化合物的结构特点有目的地合成或选择相应的 CD-CSP，如氢键作用、π-π 相互作用、静电作用、偶极堆积等，或者引入手性官能团来分离更大范围的光学活性物质。目前发展已较为成熟，并为当今色谱领域的研究热点。

4. 手性聚合物固定相　手性聚合物固定相[30]包括两类不同来源的聚合物：一类是天然的多糖衍生物，包括纤维素和直链淀粉；另一类是合成的高分子化合物。其中纤维素和直链淀粉可直接或经衍生后用作 HPLC 的固定相，主要通过吸引和包合作用实现对映异构体的拆分。

纤维素类手性固定相按其物理形态可分为整体微球固定相、涂敷型固定相和键合型固定相三类。适用于多种手性药物的拆分，尤其是含芳香环的药物拆分，对醇、酸、酮、酯、含 P或 S 的药物或手性中间体均有良好的手性识别能力。

还有其他的手性高分子聚合物也可以用作手性 HPLC 的固定相，常见的有聚酰胺类、聚氨酯类及聚甲基丙烯酸酯等，适用于酯、烃类、酰胺等手性药物的拆分。

（四）手性色谱法的影响因素

除上述的原理中的影响因素，一些研究文献也发现还有 pH 值以及有机改性剂对分离效果有影响。

1. 流动相 pH 值对分离的影响　流动相 pH 值对分离的影响很大，一般来说碱性介质为络合物的形成提供最佳的 pH 值范围，碱性缓冲液作为流动相比酸性时的容量因子和分离度要高，但分离时间延长，会出现显著的峰加宽现象，还会影响色谱柱寿命。中性或酸性缓冲液做流动相，虽然可以改善峰形，但会导致容量因子和分离度的降低。

2. 有机改性剂的影响　乙腈、甲醇、四氢呋喃、1,4-二氧六环的加入会缩短保留时间[31]，其中以用乙腈所得到的立体选择性为最大[32]。降低流动相中有机改性剂含量会促进溶质与吸附剂之间的疏水作用，延长保留时间并提高异构体的分离度。四氢呋喃不同于其他改性剂[26]，它在氧原子上含有一对孤电子对，络合物中的金属离子在轴向位置较小络合。

三、手性高效液相色谱的解析及应用

1. 柱前衍生化法

示例 20-1　仲丁胺又名 2-氨基丁烷，是一种保护性杀菌剂，R-异构体具有 β-阻断，中枢神经镇痛等良好的药理和生物活性，同时还具有杀菌作用，对蔬菜、果树、花卉的霉菌有较好的防治效果。对其进行手性拆分不仅可以准确测定仲丁胺光学纯度,也可制备高纯度手性仲丁胺。衍生化反应见图 20-12。

用 3,5-二硝基苯甲酸对仲丁胺衍生化后得到衍生化产物。色谱条件为色谱柱[26]: Chiralcel OD-H(250mm×4.6mm)流动相: V(正己烷):V(乙醇)=80:20;流速 1.5mL/min;柱温 25℃;检测波长 254nm。其色谱图见图 20-13。

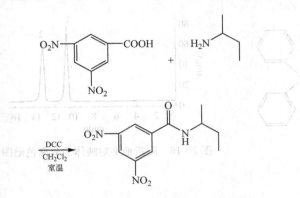

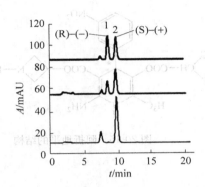

图 20-12　仲丁胺对映体衍生化反应图　　图 20-13　(S)-(+)仲丁胺衍生物的 HPLC 图

2. 手性流动相拆分

示例 20-2　高效液相色谱手性流动相添加法拆分 2-苯丙酸对映体 2-苯丙酸(2-phenylpropionic acid,2-PPA)。光学活性的 2-苯丙酸是一种非常重要的非甾体抗炎药,而且抗炎成分主要存在于 S 型异构体中。建立快速、灵敏、分离性能好的 2-苯丙酸对映体测定方法,对对映体进行手性拆分研究具有理论及实际意义。

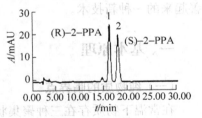

色谱条件[33] 色谱柱:YMC-Pack ODS-A C_{18}(150mm×4.6mm,5μm);流动相:pH 4.0 的 0.5% 乙酸-三乙胺缓冲液(含 25mmol/L 羟丙基-β-环糊精)-甲醇(85:15);流速:0.8mL/min;柱温:45℃;检测波长:254nm;进样量:15μL。色谱条件下进行 2-苯丙酸对映体的拆分,色谱图如图 20-14 所示。

图 20-14　苯丙酸对映体拆分的高效液相色谱图

示例 20-3　ChP2015 左氧氟沙星右旋体的检查采用配基交换手性流动相添加剂 D-苯丙氨酸 Cu^{2+} 进行手性分离,可以快速而简便的拆分 R,S-氧氟沙星,而且可用于 S-氧氟沙星中对映体杂质 R-氧氟沙星的限量检查。

3. 手性固定相拆分示例

示例 20-4　高效液相色谱手性固定相法拆分阿折地平对映体,阿折地平(azelnidipine)是由日本三共制药研发,2003 年上市的一种新型的长效钙拮抗药,适用于缓解心衰和高血压等症状。其药效作用迅速,不良反应小,是一种非常具有开发前途的抗高血压药物。阿折地平的分子结构中 1,4-二氢吡啶环的 4 位碳原子为一个手性中心(图 20-15),具有 R、S 型两个对映异构体。目前,应用于临床的阿折地平为外消旋体。研究阿折地平的手性拆分方法对其安全用药和新药研发具有重要意义。

色谱条件[34]：Chiralpak AD-H 手性固定相色谱柱(250mm×4.6mm,5.0μm,Daicel 公司)；该类手性柱应用广泛,尤其适用于含酰胺基、芳香基、羰基、羟基和羧酸基等基团的手性化合物的拆分,以直链淀粉氨基甲酸酯为填充剂,流动相：正己烷-异丙醇(90：10,V/V)；流速：0.8mL/min；检测波长：254nm；柱温：20℃；进样量：20μL。典型的系统适应性试验色谱图见图 20-16,阿折地平对映体的分离度为 3.3。

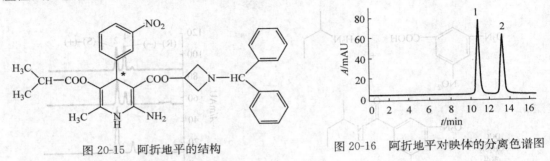

图 20-15　阿折地平的结构　　　　　图 20-16　阿折地平对映体的分离色谱图

第三节　超临界流体色谱

超临界流体色谱法(supercritical fluid chromatography,SFC)是以超临界流体作为流动相,依靠流动相的溶剂化能力来进行分离、分析的色谱过程,是 20 世纪 80 年代发展和完善起来的一种新技术。

一、基本原理

(一) 纯物质的临界点

在常温下物质存在三种聚集状态,即固态、液态和气态。当流体的温度和压力处于它的临界温度和临界压力以上时,称该流体处于超临界状态。图 20-17 是纯流体的典型压力-温度图。图中线 AT 表示气-固平衡的升华曲线,线 BT 表示液-固平衡的熔融曲线,线 CT 表示气-液平衡的饱和液体的蒸气压曲线。点 T 是气-液-固三相共存的三相点。当纯物质沿气-液饱和线 T 点升温,当到达图中点 C 时,气-液的分界面消失,体系的性质变得均一,不再分为气体和液体,是一种气液不分的状态。C 点称为临界点。与该点相对应的温度和压力分别称为临界温度(T_C)和临界压力(p_C)。图中高于临界温度和临界压力的阴影区域属于超临界流体状态,此状态的物质称为超临界流体。

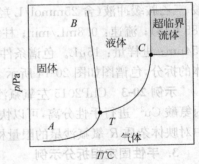

图 20-17　纯流体的典型压力-温度图

(二) 超临界流体的特性

超临界流体是物质在高于临界压力和临界温度时的一种状态,它具有气体和液体的某些性质,具有气体的低黏度、液体的高密度以及介于气、液之间较高的扩散系数等特征。SFC 是 GC 和 LC 的补充,SFC 可以解决气液色谱分析的难题,它可以分析气相色谱难汽化的不挥发性样品,同时比高效液相色谱效率高,分析时间短。表 20-2 是不同状态下流体某些性质的比较。

表 20-2　气体、液体和超临界流体物理性质的比较

流 动 相	密度/(g/cm³)	扩散系数/(cm²/s)	黏度/(Pa·s)
气体	$(0.2 \sim 2) \times 10^{-3}$	$(1 \sim 4) \times 10^{-2}$	$(1 \sim 3) \times 10^{-4}$
超临界流体	$0.2 \sim 0.95$	$10^{-3} \sim 10^{-4}$	$(1 \sim 3) \times 10^{-5}$
液体	$0.6 \sim 2$	$(0.2 \sim 2) \times 10^{-5}$	$(0.2 \sim 3) \times 10^{-3}$

(三) 超临界流体的传递性质

传递属性是指流体分子传递的三个性质:黏度系数、热导率和扩散系数。超临界流体技术在不同于通常的流体状态之下操作,它的三个分子传递性质的值也与常态下的值有很大的差别,表 20-3 列出了超临界流体和通常的气体、液体的这三种性质数值间的差别。

表 20-3　超临界流体与其他流体的传递性质

状 态	密度/(g/cm³)	黏度/(MPa·s)	扩散系数/(cm²/s)
气体 ($p=101.3\text{kPa}$) ($T=288 \sim 303\text{K}$)	$0.6 \sim 2$	$(1 \sim 3) \times 10^{-4}$	$(0.1 \sim 0.4) \times 10^{-4}$
液体 ($T=288 \sim 303\text{K}$)	$600 \sim 1600$	$(0.2 \sim 3) \times 10^{-2}$	$(0.2 \sim 2) \times 10^{-9}$
超临界流体 ($T=T_c, p=p_c$)	$200 \sim 500$	$(1 \sim 3) \times 10^{-4}$	0.7×10^{-7}
($T=T_c, p=4p_c$)	$400 \sim 900$	$(3 \sim 9) \times 10^{-4}$	0.2×10^{-7}

(四) SFC 的基本原理

SFC 是以超临界流体为流动相的新型色谱分离技术,其分离原理和气相色谱(GC)及液相色谱(LC)相同,是溶质在流动相和固定相之间进行连续多次的交换过程,并利用溶质在两相间的分配系数的差别使不同溶质分离。

二、超临界流体色谱特点及影响因素

(一) 超临界流体色谱特点

下面通过分析超临界流体的各种性质讨论 SFC 的特点。

1. 流动相的溶剂化能力和溶解度参数　超临界流体色谱依靠流动相的溶剂化能力使气相色谱不能分离分析的高沸点、低挥发性样品的分离分析成为可能。因此流动相的溶剂化能力对整个色谱过程有着十分重要的意义。

吉丁斯(Giddings)认为,溶剂化能力主要由状态效应(state effect)和化学效应(chemical effect)组成。溶解度参数 δ 与临界参数的关系可表示为:

$$\delta = 1.25 p_C^{0.5} (\rho_{RG}/\rho_{RL})$$

式中：p_C 为临界压力；ρ_{RG} 为流动相气体的对比密度：$\rho_{RG} = \rho_G/\rho_C$；$\rho_{RL}$ 为流动相液体的对比密度：$\rho_{RL} = \rho_L/\rho_C$。$1.25 p_C^{0.5}$ 为化学效应项，它和分子中的内部作用力（如极性、酸碱性、氢键亲和力等）有关；ρ_{RG}/ρ_{RL} 为状态效应项，它和分子的摩尔体积有关。由上式可以看出溶解度参数 δ 随着密度的增加而增加，当 $\rho_G = \rho_L$ 时，δ 有最大值。经验表明，两组分溶解度参数差的绝对值小于等于 $2.04\text{MPa}^{1/2}$ 时，二者的互溶性最好，这就是说，两组分溶解度参数的数值越接近，它们之间的互溶性就越好。

2. 扩散 溶质在超临界流体中的扩散系数大于在液相中的扩散系数。与 HPLC 相比，在超临界流体中，被分析物质较高的扩散系数使其具有较窄的色谱峰，较窄的色谱峰又使检测器的灵敏度增高。同时被分析物质较高的扩散系数使最佳平均线速度（u_{opt}）增高，从而使 SFC 分析速度高于 HPLC。

3. 黏度 超临界流体的黏度近似于气体，但低于液体。因此，采用同一根色谱柱进行 HPLC 和 SFC 分离分析时，SFC 的柱压较低，使每米的理论塔板数增高，在毛细管超临界色谱（CSFC）中，可用增加柱长度的方法来提高色谱柱的效率。

4. 密度 超临界流体的特性参数，如溶解度参数、扩散系数和黏度等都是密度的函数。因此，可通过改变流体的密度使其性质从类似气体变化到类似液体，无须经过气液平衡线。

因此，超临界流体色谱与其他分析方法相比有很多优点：①SFC 的使用范围广，既适用于高挥发性物质，也适用于低挥发性和热稳定性差的物质。②SFC 可用细长的色谱柱增加柱效。因为超临界流体比液体的黏度低，可降低柱压。③分析速度比 LC 快。④可通过调节压力等参数改变超临界流体的密度，调节流动相的溶解能力、扩散系数及黏度，改进分离效能。⑤可与大多数通用性 HPLC、GC 检测器匹配，能与质谱仪、傅里叶变换红外光谱仪等大型仪器连用，大大提高了检测的灵敏度和分辨率，拓宽了应用范围，为分析热敏性、低挥发性、极性化合物和相对分子质量高的化合物提供了重要手段。

（二）影响因素

由于 SF 兼有气体和液体的优点，即扩散速度快、黏度低及溶解能力强等。使得其在气相色谱条件下不能分离分析的高沸点、低挥发性样品的分离分析成为可能。但 SFC 也只能分离分析那些在流动相中有一定溶解度的样品，因此，流动相及改性剂的选择和优化是 SFC 研究中首先解决的问题。

1. 流动相 从理论上讲，任何一种在其临界点以上热稳定的物质均可作为 SFC 的流动相。但是实际上既需要考虑在临界条件下流动相的溶剂强度、溶剂的选择性以及流动相的化学活性等因素，又要考虑其在操作温度下的稳定性。克莱斯博（Klesper）等在早期研究中，使用碳氢化合物，如乙烷、戊烷、丁烷等作为 SFC 的流动相。常用的 SFC 流动相可分为两类：第一类临界温度 $T_C < 190℃$，这类物质在常温下大部分是气体，如 CO_2、乙烯、乙烷、丙烯等，它们通常用于分离热稳定性差的物质；第二类临界温度 $T_C > 190℃$，这类物质常温下为液体，如正戊烷、正己烷、异丙醇等，它们通常用于挥发度低、分子质量大的化合物。表 20-4 给出了可作为 SFC 流动相的物质，其中 CO_2、正戊烷、正己烷、异丙醇等已在 SFC 中应用。

表 20-4 用作 SFC 流动相的化合物的性质

化 合 物	沸点/℃	临界性质		
		T_C/℃	p_C/atm	ρ_C/(g/cm³)
二氧化碳	−78.3	31.3	72.9	0.448
氨气	−33.4	132.3	111.3	0.240
甲醇	64.7	240.0	78.9	0.272
水	100	374.4	226.8	0.344
乙醇	78.4	243.4	63.0	0.276
异丙醇	82.5	235.3	47.0	0.273
乙烷	−88	32.4	48.3	0.230
n-丙烷	−44.5	96.8	42.0	0.220
n-丁烷	−0.5	152.0	37.5	0.228
n-戊烷	36.3	196.6	33.3	0.232
n-乙烷	69.0	234.2	29.6	0.234
n-庚烷	98.4	267.0	27.0	0.235
2,3-二甲基丁烷	58.0	226.8	31.0	0.241
苯	80.1	288.9	48.3	0.302
二氯二氟甲烷	−29.8	111.7	39.4	0.558
二氯一氟甲烷	8.9	178.5	51.0	0.522
三氯一氟甲烷	3.7	196.6	41.7	0.554
1,2-二氯四氟乙烷	3.5	146.1	35.5	0.582
一氯三氟甲烷	−81.4	28.8	39.0	0.580
二氧化氮	−89	36.5	71.4	0.457
乙醚	34.6	193.6	36.3	0.267
乙基乙醚	7.6	164.7	43.4	0.272
六氟化硫	−63.8	45.5	37.6	0.738
氙气	−107.1	16.6	58.4	1.113

CO_2 是最常用的 SFC 流动相,它具有无色、无味、无毒、不易燃、临界条件适中($T_C =$ 31.3℃,$p_C = 72.9$atm)、环境友好等特点,特别适用于分离分析热敏性物质。此外,用 CO_2 做流动相,易与 FID 检测器联用。大多数 SFC 仪器都采用 CO_2 作为流动相,其缺点是不利于对极性物质及能与 CO_2 起化学反应的物质(如烷基伯胺等)洗脱。极性化合物可用 N_2O 或 NH_3 作为流动相,高分子质量的烃类化合物常用正己烷作为流动相。

2. 改性剂 由于 CO_2 的极性较差,因此,在用超临界 CO_2 作为流动相分离分析极性化合物或高分子质量化合物时,常需加入有机改性剂,如甲醇、乙腈等,以改善流动相对极性样品的溶解能力,扩大 CO_2 对样品的适用范围。作为改性剂除了要求有较强的极性外,还要有与 CO_2 的互溶性好,在实验条件下稳定等特点。

改性剂对流动相的影响,对于不同的柱型是不同的:

(1) 对于色谱毛细管柱超临界流体色谱,改性剂对洗脱液强度的影响与其浓度成正比。只有改性剂的浓度较高时,才能改变流动相主体的性质,进而达到改善溶解性能的目的。

(2) 对于填充柱超临界流体色谱,即使很小量的改性剂也能改善其分离效果。在毛细管超临界流体色谱中,改性剂改变洗脱液主体的性质;而在填充柱 SFC 中,改性剂降低固定相表面的活性。

值得注意的是,改性剂的加入亦改变超临界流体混合物的性质,可用下列方程近似表示这种临界性质的变化:

$$T_C = y_a T_a + y_b T_b$$
$$p_C = y_a P_a + y_b P_b$$

式中:T_C、p_C 为表示混合物的临界性质的产数;T_a、T_b、p_a、P_b 分别为 a 及 b 纯组分的临界温度和临界压力;y_a、y_b 为 a 及 b 在化合物中的摩尔分数。

最常用的超临界流体改性剂为甲醇,其他常用的改性剂及 CO_2 添加改性剂后与检测器的匹配情况见表 20-5。

表 20-5 改性剂及其检测方法

改 性 剂	检 测 方 法	改 性 剂	检 测 方 法
甲醇	UV,MS,FID	二甲亚砜	UV
脂肪醇	UV,MS	乙腈	UV,MS
四氢呋喃	UV,MS	二氢甲烷	UV,MS
2-甲氧基乙醇	UV	二硫化碳	UV,MS,FID
脂肪醚	UV	水	UV,MS,FID

注:MS—质谱检测器;UV—紫外检测器;FID—氢火焰离子化检测器

佩吉(Page)等报道了加入改性剂有可能造成超临界流体混合物的相分离,然而要确定改性剂的浓度达到何值会出现这种现象,是非常难的。因此用改性剂时,应特别注意其加入量,否则会使分析效果变差。

3. 色谱柱和固定相 在 SFC 中,通常使用化学键合的固定相,如将固定相聚硅氧烷用自由基胶联方法键合至石英柱上。SFC 常用的色谱柱有填充柱及毛细管柱,由于超临界流体的扩散速率低于气体,开口管柱的内管一般在 $50\sim100\mu m$,以保证较高的分离效率。

(1) 色谱柱 填充柱一般选用商品化的液相色谱柱。这类色谱柱具有较高的选择性,适用于强极性分子的拆分。填充柱的填料一般是以 $5\sim10\mu m$ 的硅胶作为载体。

(2) 固定相 在超临界流体色谱中,使用最多的固定相是甲基聚硅氧烷,如 OV-1、OV-101;苯基聚硅氧烷,如 DB-5、SB-phenyL-5;二苯基聚硅氧烷,如 SB-biphenyL-25、SB-phenyL-30;乙烯基聚硅氧烷,如 SE-33、SE-54;正辛基聚硅氧烷、正壬基聚硅氧烷,如 SB-OctyL-50 等;以及二酰胺类交联手性固定相等。SFC 用于分离分析手性对映体是近年来 SFC 应用的一个热点。SFC 的手性固定相是在 HPLC 和 GC 手性固定相的基础上发展起来的,近年来也出现了专门为 SFC 所设计的手性固定相,例如帕克尔(Pirkle)型手性固定相、环糊精类手性固定相、聚糖类手性固定相、氨基酸和酰胺类手性固定相等。通常手性固定相,可不经过任何预处理直接用于 SFC。

三、超临界流体色谱仪

SFC 具有超临界流体溶解能力强、传质速度快、配置检测器方便、易与大型分析仪联用等优点。文献中有关 SFC 理论与应用的研究以采用各自实验室改制的气相色谱或高效液相色谱仪居多,直到 20 世纪 80 年代才逐渐有商品化的仪器。

虽然各 SFC 厂商推出的 SFC 仪器,在结构、性能、操作条件及应用范围等方面不尽相同,但其基本原理是一致的,图 20-18 为 SFC 的一般流程图。

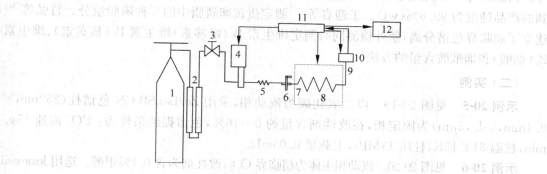

图 20-18 SFC 的流程图

1. 气源;2. 净化管;3. 开关阀;4. 高压泵;5. 热平衡柱;6. 进样阀;
7. 分流器;8. 色谱柱;9. 限流器;10. 检测器;11、12. 控制及处理系统

高压 CO_2 由气源 1 流经净化管 2。净化管内装入已活化的硅胶、活性炭等吸附剂以除去其中的杂质(如用 SFC 专用 CO_2,则可省去此步)。净化后的气体经开关阀 3 进入高压泵 4,由高压泵压缩至所需压力,然后经热平衡柱 5 到进样阀 6,样品由进样阀导入系统。一部分经分流器 7 分流,另一部分经色谱柱 8 分离后,经过限流器 9 进入检测器 10,整个系统由微处理机 11 控制。微处理机控制柱温、检测器温度、流动相的压力或密度,同时采集检测器的信息进行定性、定量分析计算,并由显示打印装置 12 给出色谱峰谱图和定性、定量报告[35]。

(一)SFC 流动相输送系统

流动相输送系统是 SFC 的重要组成部分,其主要部件是高压泵系统。对泵的设计要求相当严格:泵体大、精密控压、无脉冲、快速升压(100～150atm/min)、适用于各种超临界流体等。

(二)SFC 进样系统

一般适用于 LC 的进样器都适用于 SFC。常见的进样阀包括手动注射阀和气动转动注射阀。

(三)SFC 分离系统

SFC 分离系统包括柱温箱、色谱柱、限流器及连接器等。这里重点讨论柱温箱和限流器。

1. 柱温箱 一般 GC 的柱温都能满足 SFC 的要求。在分离过程中,柱温随组分的保留作用较复杂,所以在不同的温区需要设置不同的温度程序。

2. 限流器 为保证分离过程中超临界流体为流体状态,在使用 MS、FID、NPD、FPD时,柱子与检测器之间必须有一个限流器,以保证压力缓慢降至常压。当使用 UV、荧光检测器时,可在高压下操作,所以限流器可以接在检测器出口处。

四、超临界流体色谱应用及实例

(一)超临界流体色谱的应用

随着色谱技术的发展,SFC 分析的应用领域逐渐扩大。适用于从苯酚到多元酸的酸性物质及苯胺到多元脂肪胺的碱性物质的分析。在天然产品及药物的分离分析中,SFC 的利用技术已经比较成熟,大豆磷脂提取物中6个重要成分的分离定性,茶叶中咖啡因的测定等。吕惠生等[36]采用超临界流体色谱法(SFC)直接从柠檬酸发酵液中提纯制备柠檬酸,得到的产品纯度为 99.6%(wt)。王迎春等[37]测定蛋黄卵磷脂中的8种磷脂组分。竹弘等[38]建立了超临界色谱分离,紫外检测同时测定维生素 B_6(吡哆素)维生素 B_2(核黄素)、维生素 B_3(烟酸)和烟酰胺含量的方法。

(二)实例

示例 20-5 见图 20-19。以二氧化碳为流动相,采用 ZorBaxSB-CN 色谱柱(250mm×9.4mm,i.d.,5μm)为固定相,在改性剂含量约 0~16%,色谱提纯条件为:CO_2 流速 15g/min,柱温 313.15K,柱压 13MPa,上载量 0.05mL。

示例 20-6 见图 20-20。流动相主体为超临界 CO_2,改性剂为含 0.1%甲醇。选用 kromasil 60-5 CN 色谱柱(250mm×4.6mm,i.d)流速 2.5mL/min,紫外检测,检测波长为 254nm。

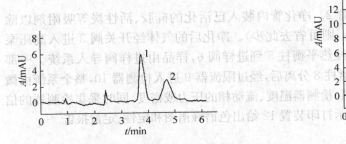

图 20-19　加入甲醇改性剂时柠檬酸发酵
液样品 SFC 分离色谱图
1. 乌头酸;2. 柠檬酸

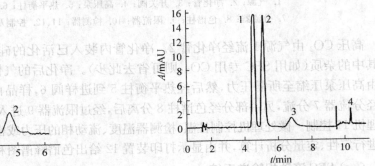

图 20-20　超临界流体色谱同时测定4种
水溶性维生素色谱图
1. 烟酰胺;2. 烟酸;3. 吡哆素;4. 核黄素

第四节　高速逆流色谱

一、逆流色谱基础

(一)逆流色谱的概念

任何一种分离方法都是基于混合物中被分离组分某种物理特性的不同而实现的。例如液液萃取是根据化合物在两相溶剂中的分配系数不同进而进行分离。硅胶柱层析色谱是根据混合物的极性差异与硅胶柱的亲和力不同而实现成功分离。逆流色谱(countercurrent chromatography,CCC),是一种简单的液-液分配色谱技术,它不用固体支撑体来保留固定相,因而避免了像硅胶柱层析色谱存在的样品的不可逆吸附、失活和变性等问题。近年来,逆流色谱技术逐步发展成为一种备受关注的新型色谱分离技术。

逆流色谱可以广义的定义为:①任何利用两相不混溶液体的色谱技术;②其中一相以一种相对均匀的方式纵向分布在一根空管或一系列的腔体中;③同时另一相以一定的速度

通过第一相并与之混合[38]。一个简单的定义很难覆盖所有被称之为逆流色谱的技术和仪器。这主要是因为逆流色谱仪为一种多功能性仪器,它还可以进行一些与色谱无关的分离工作,如逆流泡沫浮选、逆流萃取等。本章主要阐述色谱工作者在分离分析中比较常用的高速逆流色谱(high-speed countercurrent chromatography,HSCCC)技术[39]。

(二)高速逆流色谱分离机理

HSCCC 是在 20 世纪 80 年代,由伊藤洋一郎(Yoichiro Ito)教授首先研究和发展起来的一种现代色谱分离技术,也是目前为止,应用范围最为广泛的 CCC。HSCCC 是建立在一种特殊的流体动力学基础上,利用螺旋管的高速行星式运动产生的不对称离心力场,实现两相溶剂体系的充分保留和有效混合及分配,从而实现物质在两相溶剂中的高效分离。

1. 重力场中旋转螺旋管内流体动力分布 图 20-21(a)展示了在相互平衡的两相溶剂的相同实验。在图 20-21(a),在螺旋管中注满轻相,将一小段重相从尾端引入。然后,重相的小液滴将待在螺旋管的底部并向首端迁移。同样,在图 20-21(b),悬浮在重相中的小体积轻相向螺旋管首端迁移。而在图 20-21(c),在螺旋管中注满差不多相同体积的两相溶剂,螺旋管的转动使两相竞争性地向首端迁移。不久,两相螺旋管的首端建立起一种流体动力学平衡。在每一圈螺旋管两侧两相都占据几乎相同的体积,任何一相的超量都会被推向螺旋管的尾端一侧。一旦建立了这种稳定的流体动力学平衡,螺旋管继续转动,会使两相在每一圈螺旋管内前后混合,同时两相在螺旋管内的总体分布保持不变。

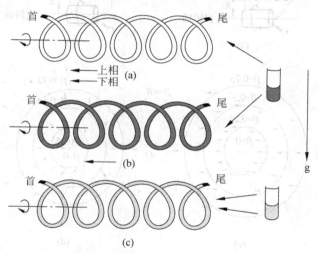

图 20-21 重力场中慢速转动的螺旋管内物体的运动

2. 不用旋转密封接头的流通式离心分离仪 上述介绍这种简单的 CCC 体系所需要的分离时间较长,这主要是因为固定相的保留仅仅依赖于由重力产生的微弱的阿基米德螺旋力。这个问题可以通过利用离心力场代替重力场,使螺旋管在自转的同时,围绕另一个离心轴转动,加强作用在螺旋管上阿基米德螺旋力来解决。但是这种离心力会带来反压,在流动相流速较高的情况下,容易造成溶剂在密封旋转接头处的泄漏。为了解决这个问题,伊藤(Ito)教授设计了一系列不用旋转密封接头的流通式离心分离仪系统(CPC)样机,这些系统能够容许流动相连续通过旋转的螺旋管柱而不需要传统的旋转密封装置。图 20-22 为一系列为 CCC 设计的没有旋转密封接头的同步离心分离仪示意图。在 J 型的同步行星式运动中,垂直支持件绕自身轴线自转和中心轴线公转的角速度相同,而且转动方向也相同,故称之为同向同步行星式运动。

3. 同步行星式运动旋转螺旋管内流体动力分布

图 20-23(a)与(b)分别为 I 型和 J 型同步行星式运动,图 20-23(c)和(d)则显示了其对应离心力矢量。I 型同步行星式运动产生一个各向同性的离心力场,支持件上的任何一个点都承受着相同的离心力作用。这个作用与点所在的位置无关。而 J 型同步行星式运动产生一个各向异性的离心力场的作用,螺旋管的每一圈都有一对节点,在这两个节点处离心力的大小也不同。远节点的力总大于近节点的力。这种离心力场的不对称性是各种两相溶剂体系单向流动动力分布的基础。

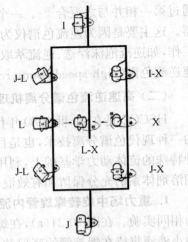

图 20-22 一系列为 CCC 设计的没有旋转密封接头的同步离心分离仪示意图

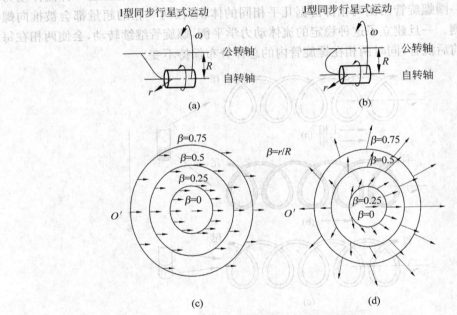

图 20-23 两种同步行星式运动和它们的离心力场

其中建立在 J 型同步行星式运动基础上的 CPC,就是通常所称为的高速逆流色谱仪。

二、高速逆流色谱工作方法

作为一种色谱分离方法,HSCCC 与 HPLC 最大的不同在于其柱分离系统。如果用一台 HSCCC 的螺旋管式离心分离仪代替一套大家所熟知的制备型 HPLC 系统的色谱柱部分,即可构建一套 HSCCC 色谱分离系统,如图 20-24 所示,它包括储液罐、泵、色谱柱、检测器、色谱工作站和馏分收集器。

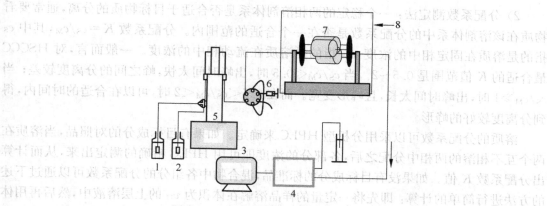

图 20-24　HSCCC 色谱分离系统的构成

1. 流动相；2. 固定相；3. 工作站；4. 检测器；5. 泵；6. 进样器；7. 高速逆流主机；8. 柱温箱

与 HPLC 色谱柱不同，HSCCC 的柱系统由高速行星式运动的螺旋管内的两相互不相溶液体构成，其中一相作为固定相，另一相作为流动相。物质根据其在两相中分配系数的不同进行分离。分离效果与所选的溶剂体系、固定相和流动相的选择、洗脱的方式、仪器的转向及转速、样品的浓度和进样方式及柱温等有密切的关系。因而，在采用逆流色谱法分离时，要对其一般工作方法和一些注意事项进行大致了解。

（一）溶剂体系的准备

1. 溶剂体系的选择原则　溶剂体系是任何逆流色谱分离的核心，它构成了逆流色谱柱的固定相和流动相。溶剂体系的选择是逆流色谱分离的首要的关键环节。在准备溶剂体系之前，应该了解哪些溶剂能够形成稳定的两相溶剂体系。什么样的溶剂体系合适于物质的分离。对于用于 HSCCC 分离的溶剂体系，应该满足以下几个方面的条件：①不造成样品的分解与变性；②足够高的样品溶解度；③样品在体系中有合适的分配系数值；④固定相能够形成足够高的保留。

以上四点中，前两点是对所有逆流色谱都适用的，而后两项对于 HSCCC 特别重要。

2. 几种常用的溶剂体系选择方法

1) 参比已知的溶剂体系：已有一些文献提供了各种逆流色谱的溶剂体系应用实例，分析并参照这些文献，是寻找合适溶剂体系最快捷的方法。从所要分离的物质出发去寻找类似的分离实例，再根据具体情况做出一些调整和试验，就可以拟定出一个符合实际情况的分离溶剂体系。表 20-6 根据被分离物质的极性列出了一些可供参考的溶剂体系。

表 20-6　高速逆流色谱常用基本溶剂体系

被分离物质种类	基本两相溶剂体系	辅助溶剂
非极性或弱极性物质	正庚(己)烷-甲醇	氯烷烃
中等极性物质	正庚(己)烷-乙腈	氯烷烃
	正庚(己)烷-甲醇(或乙腈)-水	
	氯仿-水	甲醇，正丙醇，异丙醇
	乙酸乙酯-水	正己烷，甲醇，正丁醇
极性物质	正丁醇-水	甲醇，乙酸

2）分配系数测定法：一个稳定的两相溶剂体系是否合适于目标物质的分离，通常要看物质在该溶剂体系中的分配系数是否在一个合适的范围内。分配系数 $K=c_S/c_M$，其中 c_S 指的是溶质在固定相中的浓度，c_M 指的是溶质在流动相中的浓度。一般而言，对 HSCCC 最合适的 K 值范围是 $0.5\sim2$。当 $c_S/c_M\ll0.5$ 时，出峰时间太快，峰之间的分离度较差；当 $c_S/c_M\gg1$ 时，出峰时间太长，且峰形变宽。而在 $0.5<c_S/c_M<2$ 时，可以在合适的时间内，得到分离度较好的峰形。

溶质的分配系数可以采用分析型 HPLC 来确定。如果有目标成分的对照品，当溶质在两个互不相溶的两相中分配之后，各部分的浓度即可用 HPLC 精确的测定出来，从而计算出分配系数 K 值。如果没有目标成分的标准品，混合物中各组分的分配系数可以通过下述的方法进行简单的计算：即先将一定量的样品溶解在体积为 v_U 的上层溶液中，然后再用体积为 v_L 的下层溶液进行分配，分别测定分配前和分配后上层溶液中各个组分的响应值。然后计算分配系数。同样，也可采用薄层色谱法测定各组分的分配系数。

3）分析型 HSCCC 法：用分析型 HSCCC 法来选择制备型分离时所用的溶剂体系是一种很实用的方法。由于其柱体积小，所需要溶剂量少，在很短的时间内即可获得合适溶剂体系的信息。溶剂体系的选择和优化是一项复杂而艰巨的工作，目前有关溶剂体系的选择方法和评价体系较多，但是系统性和理论性较差，实际操作起来较为困难。

3. 溶剂体系的平衡　溶剂体系及其配比选定之后，要在使用前将其配置好并给予足够的时间使两相达到充分的平衡。同时，由于溶剂在混合过程中会产生温度的变化，故需要对混合溶剂进行脱气。配置好的两相溶剂建议最好在使用前再进行分离，因为不同溶剂的蒸气压不同，溶剂的蒸发会引起相组成的变化，因此需要封闭的容器来储存液体。也可以在使用时一直保持两相溶剂在一起。另外还要考虑到溶剂的稳定性，比如乙酸乙酯是一种高速逆流色谱常用的溶剂，但是在水存在的情况下，乙酸乙酯会发生水解，使溶剂的 pH 值发生变化，从而影响结果的重现性。

4. 温度的影响　对于大多数两相溶剂而言，两相之间的相互溶解度随着温度的升高而升高，而溶液的黏度随温度升高而降低，这些变化会对固定相的保留率和分离效率造成影响。这种温度的变化对于非水两相溶剂体系的影响较大，对于含水的溶剂体系，在等度洗脱条件下，温度的变化对分离重现性的影响不大。但是，对于线性或步进梯度洗脱的重现性影响较大。

（二）柱系统的准备

首先在仪器不旋转的状态下，以较高的流速将固定相泵入到螺旋管柱内（高速逆流主机），泵入的方式随着固定相的不同而有变化。如果下相为固定相，则需要采取尾→头洗脱的方式；如果上相为固定相，要采取头→尾洗脱的方式。注满固定相后停泵，然后将流动相以合适的流速泵入柱内，并同时打开仪器主机慢慢上升转速至选定的转速时开始转动。在到达平衡之前，出口处流出的是固定相，用量筒在出口处接液并测定流出的固定相体积 V_C。在流动相开始流出时，表明此时已达到流体动力学平衡，此时可以通过前面测得流出的固定相体积计算固定相保留率。当一切包括检测器基线都稳定时，该柱系统即准备就绪，可以进样了。

（三）样品溶液的准备与进样

在 HSCCC 分离中，通常将样品混合物溶解在分离所需要的溶剂体系中制备成样品溶液。当样品量较小时,可以将样品溶解在任意一相溶剂中,最好在流动相中。但是当样品量较大时,建议将样品溶解到相同体积的上相和下相溶剂的混合液中。因为当大量样品溶解在溶剂中时,两相溶剂体系的物理性质发生了实质性的变化。样品溶液进入到分离柱后,会导致固定相的严重流失。如果采用两相溶剂溶解样品,就可以避免这种情况的发生。

此外,当进入色谱柱的样品浓度过高时,可能导致固定相会被高浓度的样品栓推出柱外[40]。这种情况下要对样品进行适当的稀释。有时在出现固定相流失的情况下,可以将流动相反冲几分钟,这样产生一个固定相的回流,使样品得到稀释,并且使固定相和流动相重新建立起平衡[41]。在处理样品时,可以通过滤过或者是离心的方法除去不溶性的杂质颗粒,避免样品中的不溶性颗粒带来的固定相的流失,有利于改善分离的效果。

（四）洗脱方式

HSCCC 与 HPLC 相同,等梯度洗脱的方式只能给出一定极性范围的组分的信息。图 20-25 为苦荞麦乙醇提取物在不同组成流动相等梯度洗脱下的 HSCCC 色谱图。从图中可以清楚地看到,随着流动相对高保留物质洗脱强度的增加,极性相似的 3 种化合物被逐渐分离开。在 HSCCC 中,可以通过梯度洗脱和双向洗脱两种方式来实现相当大极性范围内混合物的一次性分离。

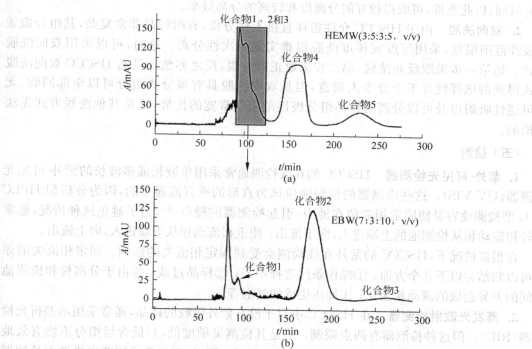

图 20-25 苦荞麦乙醇提取物在不同组成流动相等梯度洗脱下得到的 HSCCC 色谱图

注:HEMW($3:5:3:5,V/V$)表示正己烷、乙酸乙酯、甲醇、水的体积比为 $3:5:3:5$;EBW($7:3:10,V/V$)表示乙酸乙酯、正丁醇、水的体积比为 $7:3:10$

1. 梯度洗脱 在 HPLC 中,很容易通过改变流动相的极性进行梯度洗脱,使得极性范围很宽的混合样品实现一次性色谱分离,由于其固定相不受到流动相变化产生影响。所以其梯度溶剂的选择是相对容易。而在 HSCCC 中,流动相的变化对固定相的影响非常大。

这就使得梯度溶剂的选择更加复杂。

1) 三元溶剂体系及多元溶剂体系：对于三元的两相溶剂体系，可以选择溶剂1和溶剂2为互溶溶剂，而溶剂3与其都不互溶。这样可以让溶剂3作为固定相，而溶剂1和溶剂2作为梯度洗脱剂，进行梯度洗脱。多元溶剂体系如四元溶剂体系，是HSCCC中非常有用的溶剂体系，但是用这些体系进行梯度洗脱，情况比较复杂。例如正己烷-乙酸乙酯-甲醇-水构成的两相溶剂体系中，随着甲醇比例的增加，乙酸乙酯越倾向于水相中。会导致固定相的流失，当甲醇到达一定量还可能使两相变为一相，HSCCC过程不能继续。另外，在这种复杂体系中，梯度溶剂一般总是使固定相体积减小。否则，如果固定相体积在梯度过程中逐渐增强，那么将观察到固定相不断地被从柱中推出，使得分离过程受到损害或使流出物的连续检测不再可能。

2) 线性梯度和步进梯度：在HSCCC梯度洗脱中，可以用两个泵来实现流动相组成的线性梯度变化，两个流动相都预先用他们各自的固定相配制和饱和。线性梯度已经在很多方面得到了成功的应用，包括从未经处理的植物提取物中一步分离出新的生物活性物质。在HSCCC分离中，也可以采取步进梯度的方式进行洗脱。预先配制好不同的流动相，并将固定相饱和，在用第一流动相洗脱预定的体积后，把泵的入口端插入到第二流动相中洗脱一定的时间，以此类推，可取得较好的分离度和较高的分离效率。

2. 双向洗脱　由于HSCCC允许粗样直接上样分离，有时样品非常复杂，其组分覆盖的极性范围很宽，采用等度或梯度洗脱很难实现一次性分离。这时，可以采用双向洗脱模式。如第一步采取反向洗脱，第二步采取正向洗脱，反之亦然。虽然HSCCC双向洗脱方式得到的选择性并不十分令人满意，但是双向洗脱具有被分离组分可以全部回收、无不可逆性吸附以及可以分离的样品组分极性范围非常宽的优势，这是其他洗脱方式无法比拟的。

（五）检测

1. 紫外-可见光检测器　HSCCC的在线检测通常采用单波长或多波长的紫外-可见光检测器（UV-VIS）。这些检测器的检测池应该为直形的垂直流通型的，因为分析型HPLC的U型检测池容易使固定相滞留在池中，引起检测器的噪声[42]，为了避免这种情况，通常使轻相流动相从检测池的上端进入，向下流出；使重相流动相从下端进入，向上流出。

在很多情况下，HSCCC的紫外在线检测会受到固定相流失的影响。固定相流失的原因可以归结为以下几个方面：①操作条件选择不当；②样品过载；③由于分离柱和检测池之间的差异造成的流动相浊化；④卸压生成的气泡等。

2. 蒸发光散射检测器　在HSCCC中对于没有紫外吸收的样品，通常采用示差折光检测器（RID）。但这种检测器有两点限制：一是其检测灵敏度低，对低含量组分不能有效地响应；二是对溶剂的变化较敏感，不能进行梯度洗脱。所以，现通常采用蒸发光散射检测器（ELSD）作为RID的代替品[43]。ELSD由雾化、蒸发和检测三个独立且连续的部分组成。它是一种质量型检测器，它的响应值是通过检测器的溶质质量函数。

3. 薄层色谱检测器　如上所述，紫外和蒸发光散射均可作为HSCCC的在线检测方法，为分离组分提供非常有用结构信息，但缺乏对被分离组分纯度的检测。薄层色谱检测器（TLC）是一种经典而有效的分析检测仪器。但采用点样的方式对各种色谱分离组分进行分析是一项十分繁琐的工作。

三、高速逆流色谱法应用实例

（一）生物碱类的分离

生物碱是指存在于生物体（主要为植物）中的一类除蛋白质、肽类、氨基酸及维生素 B 以外含有氮碱基的有机物，有类似碱的性质，能与酸成盐。生物碱是人类最早研究的动植物有效成分，在植物分布非常广泛。在较常用的 400 多味来源于植物的中药中，至少有 40 多味中药中含有生物碱，且大多数是主要活性成分。下面以黄连生物碱为例说明 HSCCC 在天然生物碱分离中的应用实例。

黄连生物碱 中药黄连为毛茛科植物黄连、三角叶黄连、云连的干燥根茎。具有清热燥湿、泻火解毒的功效。生物碱是黄连中的主要活性物质。Yang[44]等应用分析型 HSCCC 对黄连中的四种生物碱的分离条件进行了摸索，首先以氯仿-甲醇-水（4：3：2）为初始溶剂体系，此系统在 2.5h 内未出现吸收峰。进而以 0.05mol/L 的 HCl 溶液代替水，可使四种生物碱在 2h 内流出，但是分离效果不理想。作者同时对氯仿-甲醇-盐酸水溶液[（4：3：2）～（4：1.5：2）]几种甲醇相对含量不同的溶剂体系以及不同浓度盐酸（0.3～0.1mol/L）进行了考察。不同溶剂体系分析型 HSCCC 色谱图如图 20-26 所示。

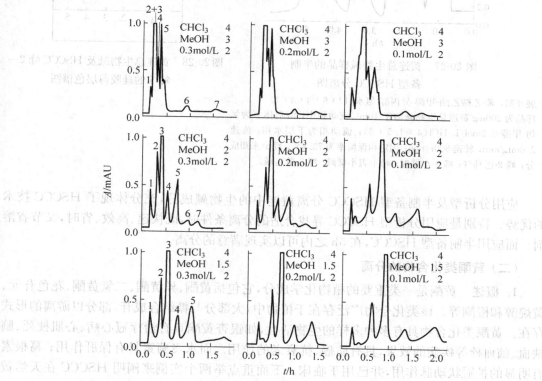

图 20-26 黄连总生物碱的 9 种不同溶剂体系的分析型 HSCCC 图

样品为 2.5mg 黄连总生物碱；溶剂体系标于色谱图上方；流动相为下层水相；流速 1.0mL/min；转速 1500r/min；固定相保留率在溶剂体系是氯仿-甲醇-HCl 水溶液（4：3：2）下为 77%；氯仿-甲醇-HCl 水溶液（4：2：2）下为 80%；氯仿-甲醇-HCl 水溶液（4：1.5：2）下为 77%。

在所选的溶剂体系中,氯仿-甲醇-0.2mol/L 盐酸水(4∶1.5∶2)系统在 1.5h 内可有效分离四种主要的生物碱。因此这一体系被应用于半制备型的 HSCCC 分离。图 20-27 所示为黄连总生物碱样品半制备型 HSCCC 的分离图。经过一次分离,在 5h 之内,从 200mg 的黄连总生物碱样品中分离得到了 4 个主要的生物碱成分。并得到一个未知化合物。为了鉴定化合物,所得的峰 2～峰 5 应用薄层色谱进行分析。硅胶薄层色谱所用的展开剂为:苯∶乙酸乙酯∶甲醇∶异丙醇∶氨水(12∶6∶3∶3∶1),以碘化铋钾为显色剂,经薄层色谱检验,HSCCC 分离的 4 个峰分别为 4 个不同的生物碱。薄层色谱图如图 20-28 所示。

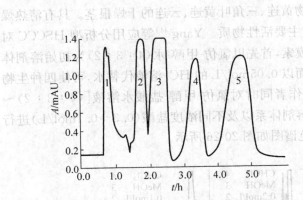

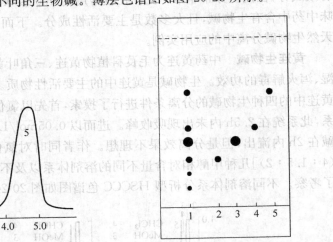

图 20-27 黄连总生物碱样品的半制备型 HSCCC 分离图

图 20-28 黄连总生物碱及 HSCCC 峰 2～峰 5 的硅胶薄层色谱图

展开剂:苯-乙酸乙酯-甲醇-异丙醇-氨水(12∶6∶3∶3∶1)
样品为 200mg 黄连总生物碱溶于 10mL 流动相中;溶剂体系为氯仿-甲醇-0.2mol/L HCl(4∶1.5∶2);流动相为下层水相;流速 2.0mL/min;转速 800r/min;固定相保留率为 73.3%;峰 1-未知成分;峰 2-巴马汀;峰 3-小檗碱;峰 4-表小檗碱;峰 5-黄连碱。

应用分析型及半制备型 HSCCC 分离黄连中的生物碱成分,充分体现了 HSCCC 技术的优势。特别是应用分析型 HSCCC 寻找合适的分离条件时,既快速、高效、省时,又节省溶剂。而应用半制备型 HSCCC,在 5h 之内可以实现满意的分离。

(二) 黄酮类化合物的分离

1. 概述 黄酮是一类重要的植物化学成分,它包括黄酮、异黄酮、二氢黄酮、花色苷元、黄烷醇和橙酮等。该类化合物广泛存在于植物中,大部分与糖结合成苷,部分以游离的形式存在。黄酮类化合物具有多种多样的生物活性,如银杏黄酮具有治疗冠心病、心肌梗死、脑缺血、脑血栓等疾病的效果,具有防癌、抗衰老的作用。而水飞蓟素具有保肝作用;葛根素有明显的扩冠状动脉作用,并已用于临床。下面重点举两个实例来阐明 HSCCC 在天然黄酮分离中的应用实例。

2. 木蝴蝶黄酮 木蝴蝶(*Oroxylum Indicum*)为紫葳科植物,是中国的传统中药。别名千层纸、土黄柏。具有清热凉血,润肺止咳的功效。近年来对木蝴蝶中黄酮成分研究表明黄酮类成分具有抗炎、抗过敏、抗氧化和抗癌的功效。最主要的活性成分为:黄芩素-7-O-

葡萄糖苷、黄芩苷、黄芩素、5,7-二氢黄酮等化合物。

　　Chen 等[45]应用 HSCCC 对木蝴蝶的分离条件进行了研究。所选的溶剂体系为氯仿-甲醇-水,并对各溶剂的不同体积比的分离效果进行了考察。表 20-7 所列为不同比例的溶剂体系中五种木蝴蝶的黄酮在上下相中的分配系数比。结果显示,氯仿-甲醇-水(6∶10∶5)、(7∶10∶5)、(8∶10∶5)、(9∶10∶5)都可以对样品实现分离。经过优选,氯仿-甲醇-水(8∶10∶5)对于木蝴蝶中黄酮类成分具有最好的分离效果。分离步骤为:将 250g 木蝴蝶种子以 600mL 70%甲醇提取 3 次,提取液滤过后蒸干溶剂,再溶于 200mL 水,以 200mL 异丙醇提取 3 次,在浓缩得到 25g 总黄酮提取物。此粗提物直接进样,应用于 HSCCC 分离,如图 20-29所示。HPLC 检验结果显示:5 种化合物的纯度分别为:90%、85%、96%、98%、95%。

表 20-7　5 种木蝴蝶中的黄酮在不同的氯仿-甲醇-水溶剂体系中的分配系数值

氯仿-甲醇-水体积比	化合物 1	化合物 2	化合物 3	化合物 4	化合物 5
5∶3∶5	58.40	3.58	35.00	0.00	0.00
5∶5∶5	43.10	4.45	12.60	0.09	0.02
5∶6∶5	16.28	5.43	2.09	0.09	0.03
5∶7∶5	12.21	7.41	1.71	0.13	0.05
6∶10∶5	2.60	8.79	1.06	0.31	0.14
7∶10∶5	3.28	12.64	1.10	0.25	0.18
8∶10∶5	3.26	16.85	0.98	0.22	0.13
9∶10∶5	3.68	19.25	1.10	0.27	0.11
10∶10∶5	4.00	22.35	1.12	0.19	0.09

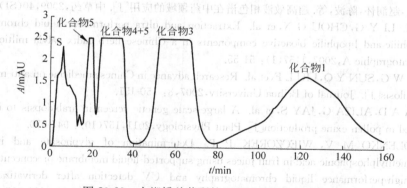

图 20-29　木蝴蝶总黄酮的 HSCCC 分离色谱图

溶剂体系为氯仿-甲醇-水(8∶10∶5);流动相为下层有机相;流速 1.0mL/min;转速 800r/min;固定相保留率 70%;样品 20mg 木蝴蝶粗提物溶于 1mL 流动相。

(石河子大学　唐　辉)

课后习题

1. 超高效液相色谱法的特点是什么?
2. 简述超临界流体色谱的特点。
3. 简述高速逆流色谱法的特点。

参 考 文 献

[1] 陈佑宁. 色谱分离技术及其应用研究进展[J]. 广州化工,2013,12(41):19.

[2] 万燕平. 色谱分离技术应用研究进展[J]. 价值工程,2014,7(12):205-206.

[3] 刘桂荣. 色谱技术研究进展及应用[J]. 山西化工,2006,26(1):22.

[4] 郭静婕,陈智理,李健,等. 色谱技术的发展及应用[J]. 农产品加工,2013,4(313):66.

[5] 刘世科. 反相高效液相色谱法在药物分析中的应用研究[D/OL]. 重庆:西南大学,2007[2018-12-11]. http://kns. cnkj. nt/KCMS/detail/detail. aspx? dbcode = CMFD&abname = CMFD2007&file-name = 2017132211. nh&v = MzA1MDNMdXh2UzdEaDFUM3FUddNMOZyQ1VSTE1mWmVkdU-25L21XNzNJVjEyNOdiSzdITIBOCnBFYIBJUjhWDE=.

[6] 李翠翠. 超高效液相色谱法在西药分析中的应用探讨[J]. 科学与财富,2014,(4):361-362.

[7] 印成霞. 超高效液相色谱法在药物分析中的应用研究[J]. 中国实用医药,2013,8(23):231.

[8] 陈海英,彭少逸. 柱色谱理论板高度的通用表达式[J]. 中国科学,1986(12):1242-1250.

[9] SALOMÃO. EMILIANNE MIGUEL, COTTER P D, NIAWEERA K N, et al. High resolution electron transfer dissociation studies of unfractionated intact histones from murine embryonic stem cells using online capillary LC separation: determination of abundant histone isoforms and post-translational modifications[J]. Molecular and Cellular Proteomics,2010,9(5):824-837.

[10] 郝桂明,唐素芳. 超高效液相色谱在药物分析中的应用[J]. 天津药学,2009,21(6):64-69.

[11] UNGER K K,SKUDAS R,SCHULTE M M. Particle packed columns and monolithic columns in high-performance liquid chromatography-comparison and critical appraisal[J]. J Chromatographic A,2008,1184(1):393-415.

[12] 吴剑威,赵润怀,陈波,等. 超高效液相色谱在中药领域的应用[J]. 中草药,2009,40(S1):79-81.

[13] LIU M. LI Y G, CHOU G X, et al. Extraction and ultra performance liquid chromatography of hydrophilic and lipophilic bioactive components in a Chinese herb radix salvia miltiorrhizae[J]. J Chromatographic A,2007,1157(1):51-55.

[14] SONG W G,SUN Y Q,LIU L F,et al. Research advance in Chinese medicine on anti-mycobacterium tuberculosis[J]. Journal of Beihua University,2007,8:150-151.

[15] ANNA A D,ALIZA G,JAY S,et al. A large-scale genetic screen in arabidopsis to identify genes involved in pollen exine production[J]. Plant Physiology,2011,157(10):947-970.

[16] KHROLENKO M V, WIECZOREK P P. Determination of glyphosate and its metabolite aminomethylphosphonic acid in fruit juices using supported-liquid membrane preconcentration method with high-performance liquid chromatography and UV detection after derivatization with p-toluensulphonyl chloride[J]. Journal of Chromatography A,2005,1093(1-2):111-117.

[17] 曾祥林,曾智. 超高效、高分离度快速、超快速液相色谱技术在分析领域中的应用[J]. 医药导报,2010,29(7):909-914.

[18] 胡海燕,朱馨乐,胡昊,等. 超高效液相色谱简介及应用比较[J]. 中国兽药杂志,2010,44(4):48-50.

[19] 杨乔森. 超高效液相色谱的特点分析及在药物领域的应用[J]. 中国石油和化工标准与质量,2012,9(33):230.

[20] 陈立仁. 液相色谱手性分离[M]. 北京:科学出版社,2006.

[21] SEEBACH D, HOFFMANN M, STING A R, et al. Chromatographic resolution of synthetically useful chiral glycine derivatives by high-performance liquid chromatography[J]. Journal of Chromatography A,1998,796(2):299-307.

[22] 安登魁. 现代药物分析选论[M]. 北京:中国医药科技出版社,2000.

[23] DALGLISH C E. The optical resolution of aromatic amino-acids on paper chromatograms[J]. Journal

of Chemical Society,1952,756：3940-3942.

[24] MEYER V R,RAIS M. A vivid model of chiral recognition[J]. Chirality,1989,1(2)：167.

[25] PIRKLE W H,MYUNG H H,BANK B. A rational approach to the design of highly-effectivechiral stationary phases[J]. J Pharm Biomed Anal,1984,316(2)：585-604.

[26] 郑烨,颜继忠,童胜强,等. 高效液相色谱手性流动相添加法拆分 2-苯丙酸对映体[J]. 药物分析杂志,2013(5)：827-830.

[27] ALLENMARK S G. Chromatographic enantioseparation：methods and application[M]. New York：Ellis Horwood,1988.

[28] STEVENSON D,WILSON I D. Chiral separations[J]. 1988,28(5)：447-498.

[29] 赵敬丹,狄斌,冯芳. 纤维素类高效液相色谱手性固定相的研究进展[J]. 药学进展,2008,32(10)：447-453.

[30] DUCHATEAU A,CROMBACH M,AUSSEMS M,et al. Determination of the enantiomers of alpha-amino acids and alpha-amino acid amides by high-performance liquid chromatography with a chiral mobile phase[J]. J Chromatogr,1989,461(1)：419-428.

[31] VAND H J,KIP J,KRAAK J C. Effect of the mobile phase composition and ligand structure on the separation of *D*-and *L*-dansylamino acids, as mixed metal complexes, by reversed-phase high-performance liquid chromatography[J]. Journal of Chromatography,1988,445(1)：219-240.

[32] 张义文,杨丹,谢永美,等. 柱前衍生化 HPLC 测定仲丁胺对映体的纯度[J]. 分析试验室,2009,28(5)：72-75.

[33] 翟明罕. HPLC 手性流动相添加剂法拆分药物对映体[D/OL]. 齐齐哈尔：齐齐哈尔大学,2012.[2018-12-17]. http://kns.cnki.net/KCMS/detail/detail.aspx?dbcode=CMFD&abname=CMFD-201301&filename=1012493112.nh&v=mTgDNjzpzip1ZHVGeS9oVjdyTIZGMjZITGV4SGRET-nJaKWJQSV142VgxTHV4WVM3RGgxVDNxVHJXTTEGCKNVUKW=.

[34] 张恺,薛娜,李林,等. 高效液相色谱手性固定相法拆分阿折地平对映体[J]. 色谱,2010,28(2)：215-217.

[35] 苏立强. 色谱分析方法[M]. 北京：清华大学出版社,2009.

[36] 吕惠生,莫绪飞,张敏华,等. 超临界流体色谱纯化柠檬酸[J]. 食品工业科技,2012,33(7)：271-274.

[37] 王迎春,郑璐侠,许旭,等. 超临界流体色谱法测定蛋黄卵磷脂中的 8 种磷脂组分[J]. 药物分析杂志,2016(2)：267-272.

[38] 竹弘,梁初燕,陈新雷. 超临界流体色谱同时测定 4 种水溶性维生素[J]. 广东化工,2013,40(12)：187-188.

[39] CONWAY W D. Overview of countercurrent chromatography[J]. Modern Countercurrent,1995,1：1-14.

[40] BERTHOD A, BROWN L, GEOFFROY S, et al. Operating a countercurrent chromatography machine[J]. Comprehensive Analytical Chemistry,2002,38(2)：21-47.

[41] BERTHOD A,BILLARDELLO B,GEOFFROY S. Polyphenols in countercurrent chromatography. an example of large scale separation [J]. Analysis,1999,27(9)：750-757.

[42] BEUTLER J A, ALVARADO A B, SCHAUFELBERGER D E, et al. Dereplication of phorbol bioactives：*Lyngbya majuscula* and *Croton cuneatus* [J]. Journal of Natural Products, 1990, 53(4)：867.

[43] SCHAUFELBERGER D E, MCCLOUD T G, BEUTLER J A. Laser-light-scattering detection for high-speed countercurrent chromatography[J]. Journal of Chromatography,1991,538(1)：87-90.

[44] YANG F,ZHANG T,ZHANG R,et al. Application of analytical and preparative high-speed counter-current chromatography for separation of alkaloids from *Coptis chinensis* Franch. [J]. Journal of Chromatography A,1998,829(1-2)：137-141.

[45] CHEN L J, SONG H, LAN X Q, et al. Comparison of high-speed countercurrent chromatography instruments for the separation of the extracts of the seeds of *Oroxylum indicum* [J]. Journal of Chromatography A,2005,1063(1-2)：241-245.

第二十一章

色谱联用分析法

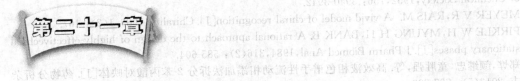

学习要求

1. 掌握　气相色谱-质谱联用和液相色谱-质谱联用的原理和组成；喷射式接口的工作原理；电喷雾电离接口和大气压化学离子化接口的结构和工作原理；总离子流色谱图、差项质谱图、质量色谱图。

2. 熟悉　气相色谱-质谱联用分类；全离子扫描、选择性离子扫描；液相色谱-质谱联用的接口类型和流动相；液相色谱-质谱联用的应用范围。

3. 了解　气相色谱-红外光谱联用；液相色谱-核磁共振联用。

第一节　概　　述

随着生命科学的不断发展，分析对象越来越复杂，单一分析方法难以满足分析要求，常常需要两种或两种以上分析方法联用。例如，色谱法是一种良好的分离手段，可以将复杂混合物中各个组分分离开。自 20 世纪 60 年代色谱-光谱联用法产生，70 年代高效液相色谱法崛起，80 年代毛细管电泳法诞生，色谱法已经成为分析化学中最重要的分析方法，并广泛应用于科研和生产。色谱法是分析化学领域中发展最快、应用最广的分析方法之一。

但色谱法定性、定结构的能力较差，一般只能通过各组分的保留行为与标准品比对保留时间来定性，它也不具备对未知化合物的结构解析能力，而且一种色谱分离模式有时很难将一些复杂体系的组分完全分离，而现代结构分析仪器如质谱(MS)、红外光谱(IR 或 FTIR)、核磁共振波谱(NMR)等在结构鉴定方面的技术已经成熟，但它们都不具备样品分离能力。因此，通过"接口"技术将色谱仪器与一些定性、定结构的分析手段(质谱、红外光谱、紫外光谱、原子吸收光谱、核磁共振波谱)串联使用，使色谱仪器分离开的各种组分逐一送入后续仪器中进一步分析，能弥补色谱法分析的局限性，协同作用，扩大适用范围，从而获得各仪器单独使用时所不具备的功能。在众多联用分析方法中，尤以色谱联用分析方法最为常见。色谱联用分析方法经过多年的发展，其成熟度、自动化程度较高，因此，本章重点介绍与色谱分析相关的联用方法。

　　色谱联用技术是将色谱与定性、结构分析仪器通过适当接口相结合，借助计算机技术进行联用分析的技术，色谱之间的联用也属色谱联用技术。将两种方法有机结合而实现在线联用，获得两种方法单独使用时不具有的更快、更有效的功能。

　　1957年，霍姆斯和莫瑞尔首次成功地将气相色谱与质谱结合起来，实现了气相色谱与质谱的联用。在此后的半个多世纪里，联用技术的发展日新月异。目前常见的已经实现商品化的色谱联用仪器有：气相色谱-质谱联用技术（gas chromatography/mass spectrometry，GC/MS）；气相色谱-傅里叶变换红外光谱联用技术（gas chromatography/fourier transform infrared spectrometry，GC/FTIR）；气相色谱-原子光谱联用技术（gas chromatography/atomic spectrometry，GC/AS）；液相色谱-质谱联用技术（liquid chromatography/mass spectrometry，LC/MS）；液相色谱-傅里叶变换红外光谱联用技术（liquid chromatography/fourier transform infrared spectrometry，LC/FTIR）；液相色谱-核磁共振波谱联用技术（liquid chromatography/nuclear magnetic resonance spectrometry，LC/NMR）以及全二维气相色谱联用技术（gas chromatography/gas chromatography，GC/GC）和液相色谱联用技术（liquid chromatography/liquid chromatography，LC/LC）等。在这些色谱联用技术中，最为成熟、应用最为广泛的是色谱与质谱联用技术，本章将着重介绍气相色谱质谱联用和液相色谱质谱联用技术。

第二节　气相色谱-质谱联用技术

　　气相色谱-质谱联用技术（gas chromatography/mass spectrometry，GC/MS），是将气相色谱仪与质谱仪通过适当的接口组件进行连接，辅以相应的数据采集与控制系统构建而成的一种色谱-质谱联用技术。气相色谱-质谱联用技术是开发最早、迄今为止最成熟的色谱联用技术，已成为一种常规的分析手段。气相色谱-质谱联用系统结构如图21-1所示。

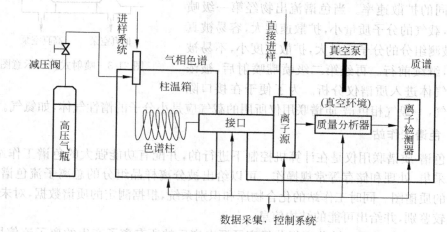

图21-1　气相色谱-质谱联用系统结构图

一、气相色谱-质谱联用仪器

气相色谱-质谱联用系统中,气相色谱仪相当于一个分离和进样装置,质谱仪则相当于检测器。由于前者的出口处于常压并含有大量的载气,而后者必须在高真空条件下工作。所以,将两者相互匹配地连接起来的"接口"技术是气相色谱-质谱联用的关键技术。气相色谱-质谱联用是分析和确证组织中微量或痕量药物的有力工具,在很大程度上弥补了普通气相色谱法的不足和缺陷。

气相色谱-质谱联用仪主要由色谱系统、接口、质谱系统和色谱工作站组成。典型的气相色谱-质谱联用仪如图 21-2 所示,其中色谱系统和质谱系统的功能与单独的气相色谱仪和质谱仪相同,本节主要简单介绍接口和色谱工作站。

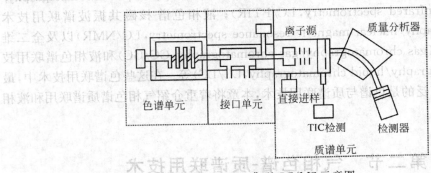

图 21-2 典型 GC/MS 示意图

(一)喷射式接口

接口是在气相色谱仪和质谱仪的连接处设计的一个过渡装置。接口的形式很多,喷射式接口是其中常用的一种(图 21-3)。基本工作原理是:基于在膨胀的超声喷射气流中,不同分子质量的气体有不同的扩散速率。当色谱流出物经第一级喷嘴喷出后,载气的分子质量小,扩散速度大,容易被真空抽走,被测组分的分子质量大,扩散速度小,不易被真空抽走,继续前行。再经第二级喷嘴喷射后,被浓缩的组分气体进入质谱仪分析。为了便于在接口除

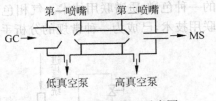

图 21-3 喷射式接口示意图

去大量载气,一般气相色谱-质谱联用仪所用的载气应是小分子的惰性气体,如氦气。

(二)色谱工作站

气相色谱-质谱联用仪是在计算机控制下进行的,并配有功能强大的色谱工作站,自动进行数据采集、处理和储存等常规操作。可以给出被分离样品组分的总离子流色谱图和其中各组分的质谱图。同时工作站的化合物库和识别系统,根据测定的质谱数据,对未知化合物进行比较鉴别,并给出可能的结构信息。

1. 总离子流色谱图 被分离组分经离子源电离后的所有离子产生的离子流信号,经放大后与组分的流出时间所做的色谱图,与普通的气相色谱图类似,称为总离子流(total ion current,TIC)色谱图。由图 21-4 可见,在气相色谱-质谱联用仪的离子源出口狭缝设有总离

子流检测器,当某一组分出现时,总离子流检测器发出触发信号,同时启动质谱仪开始扫描而获得该组分的质谱图。

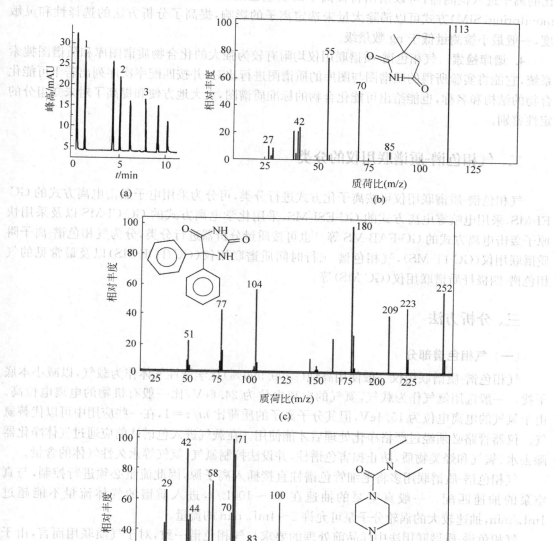

图 21-4　3 种抗惊厥药物的总离子流色谱图及其质谱图

(a) 3 种抗惊厥药物的总离子流色谱图;(b) 乙琥胺的质谱图;(c) 苯妥因的质谱图;(d) 乙胺嗪的质谱图

2. 差项质谱图　对总离子流色谱图中的某一色谱峰,用其峰顶的质谱图数据减去峰谷的数据,然后在显示器上显示出这一色谱峰的差项质谱图。利用这种方式可以部分地消除其他因素造成的杂峰。

3. 质量色谱图 当组分离子流进入质量分析器时,只允许选定的一个或几个特征质荷比的离子进入检测器,可以给出特征离子的质量色谱图。利用选择性离子监测(select ion monitoring,SIM)方式可以消除大量未选定离子的影响,提高了分析方法的选择性和灵敏度,一般最小检测量低于 ng 数量级。

4. 谱库检索 气相色谱-质谱联用仪均附有较为强大的化合物质谱图库和质谱图搜索系统,它能将实验所得的质谱图与图库的质谱图进行比对,并按匹配率次序列出若干可能化合物的结构和名称,也能给出可能化合物的标准质谱图,大大地方便和提高了对未知组分的定性鉴别。

二、气相色谱-质谱联用仪的分类

气相色谱-质谱联用仪可按离子化方式进行分类,可分为采用电子轰击电离方式的 GC-EI-MS,采用电喷雾电离方式的 GC-ESI-MS,采用化学电离方式的 GC-CI-MS 以及采用快原子轰击电离方式的 GC-FAB-MS 等。也可按质量分析器进行分类,分为气相色谱-离子阱质谱联用仪(GC-IT-MS),气相色谱-飞行时间质谱联用仪(GC-TOF-MS)以及最常见的气相色谱-四极杆质谱联用仪(GC-MS)等。

三、分析方法

(一)气相色谱部分

气相色谱-质谱联用仪一般使用高纯(>99.999%)化学惰性气体作为载气,以减小本底干扰。一般选用氦气作为载气,氦气的电离电位为 24.6eV,比一般有机物的电离电位高。由于氢气的电离电位为 15.4eV,但其分子离子的质荷比 $m/z=1$,在一些应用中可以代替氦气。仪器管路必须经过严格净化处理后才能使用。在载气进入色谱柱前应通过气体净化器除去水、氧气和烃类物质,防止损害色谱柱,并设法控制氮气、氩气等永久性气体的含量。

气相色谱-质谱联用多将毛细管色谱柱直接插入离子源,因此流量必须进行控制,与真空泵的抽速匹配。一般真空泵的抽速在 $60\sim100L/s$,进入质谱的气体流量不能超过 1mL/min,抽速较大的涡轮分子泵可允许 $2\sim4mL/min$ 的流量。

气相色谱-质谱联用法中样品前处理的要求与气相色谱一致,对于气质联用而言,由于质谱检测器很灵敏,最重要的是要避免前处理带来的本底干扰和离子源污染,因此样品的基质应越简单越好,制样溶剂最好使用色谱纯。

气相色谱-质谱联用仪一般使用窄口径毛细管色谱柱,最好是质谱专用型色谱柱,选择时应保证柱效高、惰性好、热稳定性好,以保证低流失和较高的分离效率。

(二)质谱部分

质谱属于精密的分析技术,质谱仪从进样、离子化、离子质量分离到检测需要控制的参数和条件很多,与气相色谱联用后还涉及接口、真空系统维护等单纯质谱分析中没有的问题。下面以四极杆质谱为例对联用时的质谱技术要领做简单介绍。

1. 仪器的调谐 是通过调节离子源、质量分析器、离子检测器的参数对仪器进行校准,达到所需要的分辨率、灵敏度、准确度和正确的离子丰度比,提高质谱库检索的准确性。

2. 质谱图本底干扰的来源及消除　质谱真空系统的洁净是获得高质量质谱图的保证。真空系统的残余气体是本底干扰的主要来源，并且这种残余气体的产生是不可避免的。其主要来源是色谱柱的固定相流失、进样口硅橡胶隔垫残渣，它们主要是硅氧烷聚合物的残渣。这些流失物会源源不断地进入离子源，造成色谱图和质谱图的基线噪声增大，硅氧烷聚合物的碎片一般分子量较大，并且质谱图特征明显。其质荷比范围分布较宽（$m/z=73\sim503$），大部分分布在常规分析所检测的质量扫描范围内，会对灵敏度和准确度产生干扰，可能造成图谱失真。

其他污染物的来源还包括：气相色谱载气不纯、进样针污染、样品污染、溶剂污染、离子源清洗剂污染、真空泵油蒸发等。

3. 质谱的扫描方式　从气相色谱流出的组分不断进入质谱，质谱对组分离子的质荷比分布和相对丰度进行快速反复扫描并采集数据。不同的扫描方式所监测的离子不同，获得的色谱图的意义也不同，最常见的两种扫描方式是全离子监测（total ion monitoring，TIM）和选择性离子监测。全离子扫描是将每张质谱图中所有的离子强度相加，所获得的质量色谱图为总离子流色谱图，反映总离子流强度随扫描时间的变化情况。选择性离子扫描是扫描某一个或几个质荷比的离子的强度，再将其叠加得到选择性离子流色谱图（SIC），反映特定离子的强度随扫描时间变化的情况。将每次全离子扫描得到的质谱图中某一个质荷比的离子的强度叠加得到的离子流强度作为纵坐标，以时间为横坐标，即得到被监测离子流强度随扫描时间变化的曲线，这就是质量色谱图。质量色谱图可以反映色谱流出的特定组分的浓度随时间变化的情况。选择性离子扫描的灵敏度要比全离子扫描高 $2\sim3$ 个数量级，峰形及重现性也较好，可以利用化合物特征离子质量色谱图上的保留差异检测共流出色谱峰的纯度。如果各组分特征离子质量色谱图的保留时间有差异，则表明全离子扫描中的同一个色谱峰可能存在不止一个化合物。但选择离子扫描不能进行未知物的鉴定，需要事先知道化合物的离子质量。

4. 质谱图谱库检索　利用质谱解析，比对质谱库中的质谱图即可快速分析化合物的结构等信息。美国国家标准与技术局（national institute of standards and technology，NIST）的谱库检索系统和威立（Wiley）数据库是现今应用最广泛的质谱库系统，各厂商的质谱库多参照该系统编撰，NIST 谱库检索系统集成了分子量、同位素丰度计算、元素组成、图谱解析、自动鉴别质谱数据、分离气相色谱共流出色谱峰等功能。应注意这些参考图谱不可避免地会有疏漏，一个化合物也可能存在多张图谱，而且应注意实测谱图的来源、所用仪器类型以及操作条件的差异。

气相色谱-质谱联用的应用范围很广，通常的用途有：复杂混合物的成分分析，杂质成分的鉴定和定量分析，目标化合物残留的定量分析。气相色谱的操作参数可以直接用于气相色谱-质谱联用仪上，质谱条件除了电离电压、扫描速度、质量范围、信号放大电流等外，还应注意溶剂峰扣除时间的设定。由于质谱为了自我保护通常在信号过饱时会中断信号采集，而气相色谱-质谱联用仪的进样量相对于样品溶剂量来说很小，溶剂沸点又很低，在气相色谱中将首先流出色谱柱。因此如不设定溶剂峰扣除时间，使质谱在溶剂出峰后再进行检测（通常 $2\sim5\mathrm{min}$ 后），则溶剂峰很容易使质谱检测器饱和而采集不到待测组分的色谱峰。

在实际分析中应注意以下问题：应收集保存与样品相关的所有信息，包括样品性质与前期制样操作过程；尽可能收集各种标准品或对照品备用，应对可能出现的问题；根据分

析需要选择合适的色谱柱和操作条件；根据样品性质选择合适的离子化方式；选择适当的
数据记录、处理方法。

第三节　气相色谱-红外光谱联用技术

气相色谱-红外光谱联用技术或气相色谱-傅里叶变换红外光谱联用技术（gas
chromatography/infrared spectrometry，GC/IR 或 gas chromatography/fourier transform
infrared spectrometry，GC/FTIR），即将气相色谱仪与红外光谱仪通过适当的接口组件进
行连接，以气相色谱作为样品分离、制备的手段，将红外光谱仪作为在线检测手段进行定性
分析，辅以相应的数据转换、采集与控制系统构建而成的一种色谱-光谱联用技术。气相色
谱-红外光谱联用技术于 20 世纪 60 年代末首次实现，随着技术手段的进步，其灵敏度、分辨
率、响应速度都有了很大的提高，广泛应用于医药、化工、环保等领域，是一种重要的混合组
分分离及定性鉴定的手段。

本节主要介绍气相色谱-红外光谱联用技术的概念、结构、特点，使读者对这一分析方法
能有一个概括性的认识。

一、概论

气相色谱与红外光谱的离线联用技术在 20 世纪 50 年代已经实现，但离线处理样品易
造成样品变质或污染。而且当时的红外光谱仪为色散型光路设计，扫描速度慢，灵敏度低。
由于气相色谱保留时间短，色谱峰宽仅几秒钟，所以不能进行实时扫描，也不能进行微量样
品检测。20 世纪 60、70 年代傅里叶转换技术、汞镉碲光导检测器（mercury cadmium
telluride detector，NCTD）出现后，红外光谱仪的响应速度、灵敏度、频谱范围有了很大进
步，加上计算机技术、软件技术的进步使扫描速度大大提高，在线气相色谱-红外光谱联用技
术才真正得以实现。

气相色谱-红外光谱联用技术的优势在于气相色谱的流动相是小分子气体，在红外光谱
的检测波数范围内基本没有红外吸收，不需要在接口处去除流动相。红外光谱一般只能检
测纯物质的样品，与气相色谱联用使其可以分析混合物样品，拓展了其样品适应性。

气相色谱-红外光谱联用的一般检测过程如下：

样品混合物在气相色谱的进样装置中挥发后在载气的带动下进入色谱柱，由于不同组
分在流动相和固定相上的分配系数不同，故可按照流经色谱柱的速率不同实现分离。最后
被分开的组分随载气一起流出色谱柱并被导入接口，同时经迈克尔逊干涉仪调制的干涉红
外光汇聚到接口，与各组分作用后的干涉信号被汞镉碲检测器（MCT）采集，由计算机系统
进行傅里叶转换后根据各组分保留时间不同输出为色谱图以及各组分的气态红外图谱。

二、气相色谱-红外光谱联用仪的结构

气相色谱-红外光谱联用仪的结构主要是气相色谱单元、接口、傅里叶转换红外光谱仪

和数据采集与控制系统(图 21-5)。

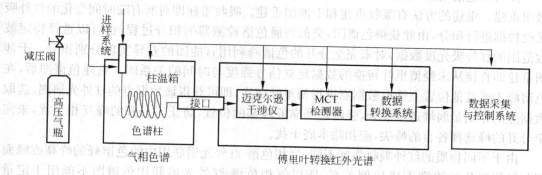

图 21-5　气相色谱-傅里叶转换红外光谱仪结构示意图

目前最常见的气相色谱-红外光谱联用接口是光管气体池接口,其结构简单,成本低廉,操作方便,基本不需要维护,但是只能得到待测组分挥发态的红外光谱。光管气体池接口是将气相色谱柱导入一个长 10~40cm,内径 1mm,内壁镀金的硬质玻璃管装气体池,管两端装有 KBr 盐窗并密封,接近盐窗处分别引入和导出从气相色谱柱流出的气体,导出的气体还可以导入其他的气相色谱检测器。红外干涉光束透过气体池一端的盐窗射入,在管壁的镀金层之间来回反射并与色谱柱的各流出组分相互作用,再透过另一端的盐窗射出,汇聚到汞镉碲检测器上进行在线扫描。为了保证馏分在管内不会冷凝,一般直接将该气体池安装在气相色谱的柱温箱内,惰性的镀金反射层可以保证样品不被催化分解,并使红外光在管壁内传播过程中的能量损失减到最小。检测限约为 ng 级。

另外气相色谱-红外光谱接口还有冷冻捕集接口和直接沉积接口,这两种接口可以得到待测组分凝聚态的红外光谱,但需要液氦和液氮冷却及真空环境,价格昂贵,结构和操作复杂。其原理都是将载气携带的流出组分喷射到一个冷却装置的表面(温度 10~100 K),使组分冷凝到一个很小的点上,然后红外干涉光聚焦到凝聚点,与组分相互作用后再反射到汞镉碲检测器上进行扫描。由于待测组分高度聚集(相对于光管气体池),故灵敏度很高,检测限约为 pg 级。

现有的红外光谱图库多为凝聚态标准物质的图谱,挥发态标准物质的图谱不多。而采用光管气体池接口时得到都是挥发态物质的图谱,冷冻捕集接口和直接沉积接口可以提供凝聚态物质的图谱,结构鉴定更为方便。

汞镉碲检测器可扫描 4000~450cm^{-1} 的范围,但是信噪比较低,需要在液氮冷却下工作。

三、气相色谱-红外光谱联用仪数据采集与处理

傅里叶转换红外光谱的数据采集有两种形式,一种是连续采集模式,即采集所有的信号;第二种是阈值模式,即只采集色谱峰在检测器上产生的超过已设定的阈值的信号;第三种是化学窗口模式,即只采集特定的一个或多个波数范围内的信号,可以显示特定的官能团信息。

在采集信号的同时,数据转换系统可以进行实时傅里叶转换,在三维图谱上直接显示时间、红外光谱和吸光度的三维信息。

在气相色谱-红外光谱联用中为了得到类似普通气相色谱检测器的色谱图,需要进行色谱图重建。重建的方法有吸收重建和干涉图重建。吸收重建即对所有随时间变化的红外吸光度数据进行积分,由此获得色谱图,类似普通色谱检测器的积分过程,也可以选择特定波数范围的红外吸光度数据,对未完全分开的色谱峰利用官能团的差异实现分别积分。干涉图重建即直接从未经傅里叶转换的数据建立信号强度与时间的关系图。重建色谱图后,在色谱峰尖或其他位置上选取数据点进行傅里叶变换,即可获得该数据点的红外光谱图,选取数据点的原则是弱峰选峰尖处,强峰选择靠近峰基的位置,防止未分开的峰互相干扰,未完全分开的峰选择各自的峰尖,应扣除本底干扰。

由于不同物质的红外吸收强度不同,气相色谱-红外光谱联用中的色谱峰的峰高或峰面积与被测组分的浓度不成比例关系,所以气相色谱-红外光谱联用色谱图不能用于定量分析。

商品化的气相色谱-傅里叶转换红外光谱都配置了红外图谱检索软件用于对气相色谱馏分的定性分析,将实测获得的图谱与谱库中的标准图谱进行比对可提供被测物结构方面的信息。但是红外光谱不能作为结构鉴定的唯一手段,应结合其他手段如质谱、核磁共振等进一步确证。

第四节　液相色谱-质谱联用法

液相色谱-质谱联用技术(liquid chromatography/mass spectrometry,LC/MS),是将液相色谱仪与质谱仪通过适当的接口组件进行连接,辅以相应的数据采集与控制系统构建而成的一种色谱-质谱联用技术。液相色谱-质谱联用技术的研究始于 20 世纪 70 年代,与气相色谱-质谱联用技术不同的是液相色谱-质谱联用技术经历了一个更长的实践、研究过程,直到 90 年代才出现可被广泛接受的商品接口及成套仪器。

由于待测组分从液相色谱柱后流出时,同时伴随有大量的液体流动相流出,若直接送入质谱仪,将会远远超出质谱仪真空系统能力,一些比较复杂的液相色谱流动相中的成分,还会导致质谱数据的混乱。另外,被分析样品用通常的电子轰击电离法和化学电离法也并不适用。因此,既能满足液相色谱-质谱联用的真空匹配要求,又能实现被分离组分电离的接口是液相色谱-质谱联用技术的关键。

一、液相色谱-质谱联用的接口

(一) 直接液体导入接口

直接液体导入(direct liquid introduction,DLI)接口出现于 20 世纪 70 年代,但这一技术始终停留在实验室使用阶段,没能真正形成商品化仪器。直接液体导入接口是在真空泵的承载范围内,以细小的液流直接导入质谱,液相色谱的柱后流出物经分流,在负压的驱动下经喷射作用进入脱溶剂室形成细小的液滴,并在加热作用下脱去溶剂。脱溶剂的同时没有离子产生,其离子化过程出现在离子源内,是被分析物分子和溶剂作用的结果,因此它应归于化学电离一类技术。其碎片依然是靠 EI 源的电子轰击产生。

(二)移动带技术

移动带(moving belt，MB)接口技术早在 20 世纪 70 年代中期就已经有了最初的设计，所谓移动带是在液相色谱柱后增加了一个移动速度可调整的流出物的传送带，柱后流出物滴落在传送带上。经红外线加热除去大部分溶剂后进入真空室，传送带的调整依据流动相的组成进行，流动相流量大或含水较多时传送带的移动速度要相应地慢些。在真空中溶剂被进一步脱去，同时出现被分析物分子的挥发。离子化是以电子电离源(electron ionization，EI)或化学电离源(chemical ionization，CI)进行，有的仪器也曾使用快原子轰击电离源(fast atom bombardment ionization，FAB)。由于使用了 EI 源，用移动带技术可以得到与气相色谱-质谱联用相同的质谱图，这样就可使用多年研究积累的 EI 质谱数据库进行检索。

(三)热喷雾接口

热喷雾(thermospray，TS)接口出现于 20 世纪 80 年代中期，是一个能够与液相色谱在线联机使用的液相色谱-质谱联用"软"离子化接口，得到了比较广泛的应用，获得了大量的成功分析的实例。热喷雾接口设计中喷雾探针取代了直接进样杆的位置，流动相经过喷雾探针时被加热到低于流动相完全蒸发点 5~10℃ 的温度，体积膨胀后以超声速喷出探针形成由微小的液滴、粒子和蒸气组成的雾状混合物。被分析物分子在此条件下可以生成一定份额的离子进入质谱系统以供检出。热喷雾接口的主要特点是可以适应较大的液相色谱流动相流速(约 1.0mL/min)，强的加热蒸发作用可以适应含水较多的流动相，这是其他液相色谱-质谱联用接口甚至包括某些新近研发的接口不具备的特点。

(四)粒子束接口

20 世纪 80 年代出现的另一种应用比较广泛的液相色谱-质谱联用接口，又称为动量分离器(momentum separator)。粒子束接口研制成功后，很快在很大程度上取代了移动带技术。在动量分离器操作中，流动相及被分析物被喷雾成气溶胶，脱去溶剂后在动量分离器内产生动量分离，而后经一根加热的转移管进入质谱。在此过程中被分析物形成直径为 μm 或小于 μm 级的中性粒子或粒子集合体。由喷嘴喷出的溶剂和被分析物可以获得超声膨胀并迅速降低为亚声速。由于溶剂和被分析物的分子质量有较大的区别，二者之间会出现动量差；动量较大的被分析物进入动量分离器，动量较小的溶剂和喷射气体(氦气)则被抽气泵抽走。动量分离器一般由两个反向安置的锥形分离器构成，可以重复进行上述过程，以保证分离效率。

(五)快原子轰击接口

用加速的中性原子(快原子)撞击以甘油(底物)调和后涂在金属表面的有机化合物而导致这些有机化合物电离的方法称之为快原子轰击电离。快原子轰击电离是在用于无机化合物表面分析的离子轰击源的基础上发展起来的，是 20 世纪 80 年代中期发展的一种新型"软"离子化电离源。

在快原子轰击基础上发展起来的连续流动快原子轰击至今作为液相色谱-质谱联用接口有着较为广泛的使用。作为联机使用技术，它的主要缺点是只能在低流量下工作($<5\mu L/min$)，严重限制了液相柱的分离效果。流动相中含有的 1%~5% 的甘油会使离子源很快变脏。

(六) 电喷雾电离接口

电喷雾技术是芬恩(Fenn)等人在 1984 年提出的。在其后的十几年中开发出的电喷雾电离(electrospray ionization, ESI)及大气压化学电离(atmospheric pressure chemical ionization, APCI)商品接口是一项非常实用、高效的"软"离子化技术,被人们称为液相色谱-质谱联用技术乃至质谱技术的革命性突破。随后的十年中,配套于各种类型质谱的接口乃至液质专用机纷纷被开发上市。目前的电喷雾接口已经可安装在四极杆质谱、磁质谱和飞行时间质谱上。

(七) 电喷雾接口技术及相应的术语

电喷雾技术在发展过程中出现了多种接口,代表着发展的各个阶段及技术上各自的特点。

1. 电喷雾电离 在喷口与金属毛细管之间施加数千伏特的高电压,此高电压是起关键作用的离子化条件,ESI 接口因此而得名。初期的接口在没有使用辅助气体的情况下,仅靠此高电压也可以对喷雾产生的液体微粒做进一步的分散并有效地完成离子化过程。

2. 大气压电离(atmospheric pressure ionization, API) 一般意义上是指在常压下完成离子化;指接口技术包括所有在大气压下进行离子化的接口:电喷雾,气体辅助电喷雾或离子喷雾,其中气体辅助电喷雾在早期仅有喷雾气体的设计,又称为雾化辅助电喷雾(nebulization-assisted electrospray),后期的设计兼有喷雾气体和干燥气体。

3. 大气压化学电离(APCI) 用于液相色谱-质谱联用技术的 APCI 技术与传统的化学电离接口不同,它并不采用诸如甲烷一类的反应气体,而是借助电晕放电启动一系列气相反应以完成离子化过程。也可被称为放电电离或等离子电离。

4. nano-ESI 早期的 ESI 接口与此类似,它适合于蛋白质、肽类的多电荷离子测定,进样速度可以为 $10\sim100$ nL/min 并因此而得名为 nano-ESI。nano-ESI 接口可用于毛细管电泳和微径柱 HPLC 与质谱的连用。

5. Z-喷雾(Z-spray) 是一种带有加热干燥气体的接口,干燥气体以逆流方向或垂直方向设置。喷雾为双正交 Z 型喷雾方式。其他方面与 ESI 接口相同。

6. 涡流离子喷雾(turboinospray) 是一种较老的、高效率的设计,即进样喷口与毛细管入口处在不同轴的位置上(一般为 $30°\sim45°$)。由于在喷口周围有保护气体,可以有效地降低对毛细管入口的污染。

7. 正交电喷雾(orthogonal spray) 较新的电喷雾接口多采用正交喷雾方向,即喷口与质谱入口毛细管相互垂直。这类接口设计中,干燥气体多是以帘状挡在毛细管入口前,以避免大量的中性分子进入毛细管并防止非挥发物质污染毛细管入口。

二、电喷雾电离接口的结构和工作原理

电喷雾电离(ESI)接口主要由两个功能部分组成:接口本身以及由气体加热,附加机械泵开关组成的控制单元。较新的设计中,接口操作包含在系统的整体控制之内。

接口主要由大气压离子化室和离子聚焦透镜组件构成,喷口(nebulizing needle)一般由双层同心管组成,外层通入氮气作为喷雾气体,内层输送流动相及样品溶液。某些接口还增加了套气设计,其主要作用为改善喷雾条件以提高离子化效率。例如采用六氟化硫为套气,

使用水溶液做负离子测定时可以有效地减少喷口放电。

离子化室和聚焦单元之间由一根内径为 0.5mm 的,带惰性金属(金或铂)包头的玻璃毛细管相通。它的主要作用为形成离子化室和聚焦单元的真空差,造成聚焦单元对离子化室的负压,传输由离子化室形成的离子进入聚焦单元并隔离加在毛细管入口处的 $3\sim8kV$ 的高电压。此高电压的极性可通过化学工作站方便地切换以造成不同的离子化模式,适应不同的需要。离子聚焦部分一般由两个锥形分离器和静电透镜组成,并可以施加不同的调谐电压。

较新的接口设计采用六极杆或八极杆作为离子导向器,取代或部分取代了原先的锥形分离器和静电透镜组件。六极杆或八极杆被供给约 5MHz 的射频电压以有效地提高离子传输效率($>90\%$),灵敏度有了较大幅度的提高。

ESI 接口在不同的设计中一般都有两到三个不同的真空区,由附加的机械泵抽气形成第一个的真空度为 $200\sim400Pa$,第二个约为 $20\sim40Pa(0.1\sim0.2Torr)$,这两个区域与喷雾室的常压及质谱离子源的真空(前级 $10^{-4}Pa$;后级 $10^{-6}Pa$)形成真空梯度并保证稳定的离子传输。接口中设有两路氮气,一路为不加热的喷雾气,另一路为加热的干燥气,有时也因不同的输气方式被称为气帘(curtain gas)或浴气(bath gas)。其作用是使液滴进一步分散以加速溶剂的蒸发;形成气帘阻挡中性分子进入玻璃毛细管,有利于被分析物离子与溶剂的分离,减少由于溶剂快速蒸发和气溶胶快速扩散所促进的分子-离子聚合作用。

以一定流速进入喷口的样品溶液及液相色谱流动相,经喷雾作用被分散成直径约为 $1\sim3\mu m$ 的细小液滴。在喷口和毛细管入口之间设置的几千伏特的高电压的作用下,这些液滴由于表面电荷的不均匀分布和静电引力而被破碎成为更细小的液滴。在加热的干燥氮气的作用下,液滴中的溶剂被快速蒸发直至表面电荷增大到库仑排斥力大于表面张力而爆裂,产生带电的子液滴。子液滴中的溶剂继续蒸发引起再次爆裂。此过程循环往复直至液滴表面形成很强的电场,而将离子由液滴表面排入气相中。离子化过程完成。

进入气相的离子在高电场和真空梯度的作用下进入玻璃毛细管,经聚焦单元聚焦,被送入质谱离子源进行质谱分析。在没有干燥气体设置的接口中,离子化过程也可进行,但流量必须限制在数 $\mu L/min$,以保证足够的离子化效率。如接口具备干燥气体设置,则此流量可大到数百 $\mu L/min$ 乃至 $1000\mu L/min$ 以上,这样可满足常规液相色谱柱良好分离的要求,实现与质谱的在线联机操作。

三、APCI 接口的结构及工作原理

(一)APCI 接口的构成与 ESI 接口的区别在于

1. 增加了一根电晕放电针,并将其对共地点的电压设置为 $\pm1200\sim2000V$,其功能为发射自由电子并启动后续的离子化过程;

2. 对喷雾气体加热,同时也加大了干燥气体的可加热范围。由于对喷雾气体的加热以及 APCI 的离子化过程对流动相的组成依赖较小,故 APCI 操作中可采用组成较为简单的,含水较多的流动相。

(二)APCI 接口工作原理

放电针所产生的自由电子首先轰击空气中 O_2、N_2、H_2O,产生如 O_2^+、N_2^+、NO^+、H_2^+O

等初级离子(primary ion),再由这些初级离子与样品分子进行质子或电子交换而使其离子化并进入气相。

四、流动相

液相色谱-质谱联用分析中流动相的组成可以在100%的水到100%的有机溶剂范围内变化。但在离子化过程中,大量水的存在由于其所需较大的汽化热,而使得脱溶剂困难,从而会大幅度地降低离子化效率,因此实际操作中要尽可能地优先考虑使用较高比例的有机溶剂。确定流动相的组成及溶解样品所用的溶剂时要考虑如下几个方面的问题:

1. 离子在溶液中的预形成 当被分析物分子是可以明确定义的酸或碱时,可根据所采用的测定模式 ESI(+)或 ESI(-),在样品溶液和流动相中加入一定比例的(0.1%～0.01%)有机酸或碱,以促使离子在溶液中的预形成。被分析物分子固有的酸碱性和有机溶剂的质子自递作用可用来预测和解释离子的预形成。离子预形成的一般原则和相应的测定模式为:①酸性化合物＋有机碱(三乙胺)M⁻,采用 ESI(-)测定;②碱性化合物＋有机酸(乙酸)-M⁺,采用 ESI(+)测定;③酸性或碱性化合物＋两性溶剂(水,甲醇)－M⁺或 M⁻。

2. 流动相的选择 乙腈、甲醇、水以及乙酸、甲酸及其铵盐缓冲液是最为常用的流动相,由于乙腈有较强的电子交换作用,在 APCI 分析中优先考虑使用。

3. 难挥发盐组成的缓冲液 难挥发盐的缓冲液,如磷酸盐的缓冲液不宜在 ESI 和 APCI 操作中使用,尤其是在较高浓度下更不能使用。在蛋白质和肽类的液相分离中经常使用的三氟乙酸(离子对试剂)对离子化有严重的抑制,要以柱后补偿(通常使用异丙醇)的方法抵消其影响方可获得较高的离子化效率。

4. 分子的加成作用 在选择流动相时也要考虑到某些离子对被分析分子的加成作用,如(M-H)⁺,(M＋Na)⁺,(M＋NH₄)⁺等。作为(M＋H)⁺出现的准分子离子峰是一个质子加成产物,对绝大多数化合物的离子形成都是必要的;(M＋Na)⁺峰的出现对某些特定的化合物是很难避免的;(M＋NH₄)⁺则在大多数情况下由人为加入而产生。加成离子的产生对有些碎片较少的化合物可以起到增加质谱特征性的作用,但同时也使得一些化合物的质谱数据的使用变得复杂,如蛋白质和肽类的质谱识别和分子量计算。

五、液相色谱-质谱联用技术的应用

电喷雾为接口的液相色谱-质谱联用技术已经在药物、化工、临床医学、分子生物学等许多领域中获得了广泛的应用。下面以电喷雾为接口的液相色谱-质谱联用技术为例介绍液相色谱-质谱联用技术的应用。

(一) 小分子化合物药物及其代谢物的分析

药物在体内要经过一个复杂的生物转化过程,它包括药物在体内的吸收、分布、代谢转化以及母体药物及其代谢物在体内的消除。对药物的代谢物而言,经过氧化、还原、水解、异构化反应的 I 相代谢物在结构上改变较小。经过葡萄糖醛酸化、乙酰化、糖基化、硫酸化的 II 相代谢物的结构和极性都会有较大的改变,其热稳定性也较差。

（二）大分子化合物

1. 利用多重电荷离子测定肽类、蛋白质大分子的分子质量 肽类和蛋白质中均含有数量不等的质子化的位置，这些质子化位置一般是分子中赖氨酸（Lys），精氨酸（Arg）和组氨酸（His）残基所贡献的碱性位点。天然蛋白和肽类中平均每 10 个氨基酸中就含有 1 个碱性氨基酸，平均每 1000U 可形成 1 个质子。在酸性条件下，由于这些位置的质子化，使得肽类和蛋白可产生多个带有不同数量电荷的离子。ESI-MS 分析中这些离子沿着质量轴表现为不同丰度的分布，这个分布在正常情况下应接近正态分布。离子所带的最高电荷数一般随着分子量的增加而增大，但也同分子的构象和测定条件有密切关系。

2. 多电荷离子用于蛋白质酸诱导构象变化的观察 蛋白质由于环境 pH 的变化、加热等因素会出现构象上的改变。许多方法可在溶液中用于蛋白的这一变性行为研究，如酸碱滴定、光度、荧光以及核磁共振等方法。

以 ESI 为接口的液相色谱-质谱联机分析可有效地分辨出由同一蛋白质分子产生的多个多电荷离子，离子所带的电荷数可反映出蛋白质的表面可质子化的位点数，这些"暴露"在蛋白质表面的位点数一般是由碱性氨基酸残基提供的，并与蛋白质在一定 pH 环境中的构象变化相关。

3. 蛋白质的一级结构测定 由 20 世纪 80 年代开始，质谱在肽类和蛋白质的一级结构测定中是重要的手段。在此之前埃德曼（Edman）降解法是公认的，被广泛使用的方法。尽管 EI 质谱在个别情况下有一些应用，如确认被封阻的 N-端序列，但也仅仅是作为 Edman 方法的补充。目前的 LC-MS 由于 ESI 接口，碰撞诱导裂解（collision induced dissociation，CID）技术和串联质谱的使用，已经在蛋白质的一级结构测定中成为一个有广泛用途的实用技术。对分子量的准确测定和对质谱裂解产物的解析可以获得大量的一级结构的信息。

质谱裂解过程中，由肽类或蛋白的主链所决定的特定质谱裂解产物是人们所熟悉的。除此之外，在低能量碰撞时也会由一级裂解产物再脱去水分子或胺分子（中性小分子）产生二级离子。如果发生高能碰撞，则会发生侧链的断裂，侧链断裂的产物有可能用于区分异构体如亮氨酸和异亮氨酸等。这些都是一级结构测定的应用依据。

4. 分子生物学与液相色谱-质谱联用技术 分子生物学和基因工程的迅速发展使得人类已经能够大量地模拟生产天然蛋白质并用于人类疾病的诊断、预防和治疗。如人胰岛素、生长因子、干扰素、乙肝疫苗、促红细胞生成素、表皮生长因子和粒状白细胞-巨噬细胞克隆刺激因子等。这些生物制品大部分已经在国内外获得生产许可并投放市场。不仅如此，科学家们还能够通过改变基因的核酸序列生产出被称为"第二代"蛋白的改性蛋白质。一般而言，改性蛋白质要比母体蛋白质小，作为药物，有较长的血清半衰期、高效、低毒和较好的生物化学稳定性。这些蛋白质在改性后除了维持原有的药理作用外也往往会出现一些非预期的、人们所不希望有的生理活性。这些生理活性来源于某些潜在的化学修饰和/或酶修饰位置，如糖基化位置和未形成双硫键的半胱氨酸等。

肽类合成是一个历史较长的，也是近年来得到加速发展的领域。现在已经可以人工合成许多有应用价值的药物肽如人胰岛素、促肾上腺皮质激素、促胃液激素、胰高血糖素等。这些成功的合成促进了药物功能模式的研究，也为相关领域的研究提供了珍贵的原材料。分子生物学的研究中，肽类合成曾在小分子蛋白质的异质（heterologous）细胞表达中起到了重要的作用，特别是在对分子进行结构功能研究时更是如此。在发现抗原决定簇（epitope）

的研究中,可以根据特定蛋白中抗原决定簇氨基酸序列的已知部分进行相应的肽类合成并用于抗体的生产中。生产的抗体又可用来探查该种蛋白的特定部分与功能的关系并可能进而发展成诊断试剂。

无论是改性或是合成的产物,当它们被使用于人体之前必须对其进行"身份"确认并对它们的纯度、药效及安全可靠性做出全面的评价,这些工作以及对产品生产过程的跟踪和产品的质量控制是分析工作所面临的一个新的、巨大的挑战。

重组产品的结构描述和纯度测定对生物化学分析往往是一个比较困难的课题,其原因在于:重组过程是通过发酵或细胞培养而产生的,其间要经过复杂的、多步骤的分离和纯化以便除去其中可能含有的 DNA、内毒素(endoxins),宿主细胞蛋白、蛋白聚合物以及病毒。严酷的分离条件可以改变蛋白的结构,如脱酰胺产物和氨基酸残基的氧化。蛋白质的转录后修饰(pose-translational modification)也是一个带有普遍性的问题。已知的这种共价修饰约有 150 种以上,其中比较常见的有:糖基化、羟基化、羧基化、磷酸化、N-端乙酰化、甲基化以及二硫键的形成等。蛋白的水解也可以成为一种转录后修饰,它易出现在蛋白的两端(N端,C-端),由存在于介质中的或由宿主细胞分泌的特定酶所催化,其结果可能是 N-端或C-端产生错误并引发一系列其他的问题。

至于肽类合成,由于每一步的产率都不可能为 100%,最初产品中极有可能出现被截断的或被延长的形式,被堵塞的或被修饰的链以及对映体杂质。同时,还有可能出现某些非肽类的产物。在发现、鉴别这些非预期成分时,分析工作就显得特别重要。

有时合成中的这些肽类或非肽类的副产物并不总是完全无用的,有时也会发现它们具有某些有价值的生理活性。这样的肽类一旦被分析确认,可能会产生出更大的实用和商业价值,因为它们可能在合成上更为容易、更廉价。

由于蛋白质一般具有较大的分子量(1000~100000Da),它们会给用传统的分析方法如 X 晶体衍射和核磁共振分析去获得高分辨率的,清晰可见的结构信息带来很大的困难。而运用软电离接口的液相色谱-质谱联用技术,结合上述传统的方法以及 Edman 降解和氨基酸分析可以比较快速、准确地解决肽类和蛋白的结构测定问题,包括氨基酸测序,对转录后修饰的定位和结构解释以及合成肽类的非预期的氨基酸序列问题。

肽类和蛋白的 N-端酶促酰化是常见的转录后修饰,如豆蔻酸等长链脂肪酸会酰化 N-端,造成对它的封阻。这种后修饰可以通过液相色谱-质谱联用的准确测定值(分子质量+后修饰基团)和这个蛋白的分子质量计算值的差异很容易地发现。如同一级结构测定一样,实际分析经常是以酶解(如胰蛋白酶)或化学切割的方法(如氰溴,CNBr)将蛋白质分割成大小不等的片段,经液相色谱-质谱联用的分离和准确的质量测定,以及 CID 质谱(或串级质谱)的碎片分析,通过"拼接"、推测来完成对修饰的定位及其属性确定。工作中也可以通过蛋白序列数据库来进行检索对照,以发现问题。无论是自建库还是商品化的数据库都有自己的切割方法乃至指定的切割酶(或化学试剂),所以蛋白或肽类的检索前的各种分析条件要尽可能地标准化以便提高检索的"命中率"。

无论是何种目的的液相色谱-质谱联用测定,都要必须保证测定的精度,方可得到有价值的结果。目前的几种液相色谱-质谱联用商品仪器在经过调谐和校正后的测定误差一般为 0.01%左右,可以满足大部分工作的要求。

有关分子生物学中的液相色谱-质谱联用方面的工作虽然是一个全新的领域,但近年来已有大量的、不同角度的报道,可通过这些报道做进一步的了解。

六、液相色谱-质谱联用技术定量分析的特点

任何一种仪器技术,都必须同时具备定性分析和定量分析的功能,方可被认为是一种完整的分析技术,液相色谱-质谱联用技术也一样。目前的仪器设计所达到的重现性和线性范围指标可以满足一般的定量分析的精度要求。

与气相色谱-质谱联用技术相比,液相色谱-质谱联用技术定量的优势在于它的分析速度和相对简单的前处理。这表现在:①大多数样品无需衍生化。②液相柱的样品出峰时间较短,一般可以调整到几分钟,而气相色谱-质谱联用分析中仅溶剂延迟时间就要 1min 左右。如果是单一组分或 2～3 个组分的同时定量,则一个样品的液相色谱-质谱联用定量分析可以在几分钟内完成,这比较适合于进行批量样品分析的实验室。

液相色谱-质谱联用在定量分析中要解决的主要问题是化学基质和生物学基质的干扰,这也是所有定量和定性分析中,在提高精确度和灵敏度时所面临的共同课题。

化学基质和生物学基质的干扰在液相色谱-质谱联用定量分析中可以体现为两个方面,即未知基质对被分析组分离子化效率的影响和在低分辨率仪器上相同质量数共存干扰离子的不可分辨。前者是主要的,经常碰到的,后者则出现的较少。由于化学基质和内源性的生物学基质对于被测定化合物来说可能是数十倍甚至更高的量,其干扰的严重程度是不言而喻的,在低浓度组分的分析中常常是导致定量误差的主要因素。化学基质和生物学基质对定量分析影响只能通过采用选择性更好的萃取方法和更好的柱上分离来缩小,达到尽可能好的程度。

来源于不同人或动物的样品(血样、尿样),其基质的种类和量都会有不同。来源于同一个人或动物的,但处在不同时间段的样品,其基质的种类和量也会有或多或少的变化。要根据定量测定的不同目的和具体要求对具体样品的生物学基质的影响做出评价,如果为单纯的含量测定,基质的影响主要体现在批间差、日间差上。如果是与其他研究相关的定量,如历时较长的药动学试验中所涉及的定量测定,则会对试验的整体结论产生一定的影响。此时要对基质和离子化效率的关系作全面的考察和评价,对它的影响做到心中有数,以便得到准确、可靠的试验结果。

在采用内标方法测定时还要注意基质对被测定组分和内标物的离子化影响的区别,尤其是内标物和被测定物的化学性质有区别时,基质的影响往往是不同的。

化学基质的影响主要体现在缓冲液的种类、浓度以及溶剂的纯度上。此时要特别注意难挥发盐(如磷酸盐)的累积效应(指难挥发盐在喷口和其他附件上的沉积)。具体操作中要特别注意离子化区的电流变化,一旦发现较大的电流波动要及时调整或更换缓冲液。

第五节　液相色谱-核磁共振联用技术

核磁共振波谱是当今应用于溶液、固态及晶体分子结构分析的最为有效的方法之一。混合物的结构测定通常需要预先将混合物分离成较纯的单体,然后再测试每个组分的谱学数据。这样就会遇到诸多的问题,比如样品处理时间太长,分离所得到的样品量太少以及普通制备用的分离手段达不到分离要求或分离中易变质,使核磁共振波谱的应用受到一定的限

制。而高效液相色谱则是分离复杂混合物最为有效的工具。基于这种考虑,如果把高效液相色谱和核磁共振波谱成功联用,就会为复杂混合物成分鉴定提供一种新的快速有效的方法。

但是,高效液相色谱和核磁共振波谱的在线联用要比高效液相色谱和质谱在线联用更加困难。高效液相色谱和核磁共振波谱在线联用的困难有两个:一是高效液相色谱的洗脱液对核磁共振波谱测定的干扰;另一个是核磁共振波谱中存在的弛豫过程和为提高检出限的累加都使核磁共振波谱的测定需要较长的时间(一般要数秒至数十秒或更长一些),这与高效液相色谱洗脱液的流速(常用流速为 1mL/min)相矛盾。傅里叶变换核磁共振波谱仪的出现,使这些困难的解决成为可能:利用脉冲序列可以抑制洗脱液对谱峰测定的干扰;傅里叶变换核磁共振的脉冲作用仅为微秒数量级,一个样品的测量一般只需要几秒,这可大大减少测量时间,并大大提高测定的灵敏度。这也是高效液相色谱和核磁共振波谱近几年得到快速发展的原因之一。目前高效液相色谱和核磁共振波谱的硬件和软件已商品化,技术日臻完善,并已在许多领域中得到应用。下面对近年来 HPLC-^{1}H NMR 联用技术的发展做一个简要的介绍。

一、HPLC-^{1}H NMR 联用的运行模式

在 HPLC-^{1}H NMR 联用分析中,当 HPLC 将样品分离后,对待分析组分进行^{1}HNMR分析时,可采用两种运行模式:一种是在流模式(on-flow),另一种是停流模式(stop-flow)。在停流模式中,目前也有两种运行模式。一种是在欲分析组分到达^{1}H NMR 的样品池时,停止 HPLC 泵的运行,即停止洗脱液的流动,此时欲分析组分在样品池中静止,被^{1}H NMR的探头检测。另一种是借助存储环(storage loops)将 HPLC 分离后的每个欲分析组分陆续用存储环分别收集、存储下来(此时的 HPLC 运行可以不停止,泵继续运行,流动相继续流动,只是将每一份含有欲分析组分的洗脱液分别收集到不同的存储环中,而不含欲分析组分的洗脱液可直接排放到废液瓶中)。然后依次将存储环中含有欲分析组分的流出液转移到^{1}H NMR 样品池中,在样品静止状态下被^{1}H NMR 的探头分别检测。以上运行模式都很容易与^{1}H NMR 直接联用,停流运行模式适合只分析混合样品中某一种组分,而不适合分析混合样品中的多种组分,因为在停止泵运行后,洗脱液的流动也停止了,此时,未进入^{1}H NMR 样品池的欲分析组分,由于停流时的扩散,造成色谱峰的展宽,这将降低 HPLC 的分辨率和^{1}H NMR 检测的灵敏度。这种情况下最好采用使用存储环的停流运行模式,它可以在一次 HPLC 分离中用^{1}H NMR 检测多种组分,而不降低 HPLC 的分辨率和^{1}H NMR 检测的灵敏度。目前的 HPLC-^{1}H NMR 联用仪器都配有这种存储环收集接口。

(一)在流运行模式

在流运行模式是将 HPLC 的输出直接连接到^{1}H NMR 的检测池,^{1}H NMR 的测定是在 HPLC 流出的洗脱液刚进入其检测池时开始,直到洗脱液最后流出其检测池为止,连续进行的。在这种运行模式下,HPLC 和^{1}H NMR 的运行是各自独立进行的,^{1}H NMR 成为 HPLC 的检测器,此时的 HPLC 可不使用其他检测器。与 HPLC-MS 联用时,MS 作为 HPLC 检测器,可以得到整个 HPLC 分离过程的色谱图(时间-总离子流图)和运行过程每一时刻的质谱图(质量数-离子强度图)一样,^{1}H NMR 作为 HPLC 的检测器时,在计算机的帮助下,HPLC-^{1}H NMR 联用也可以得到整个 HPLC 分离过程的色谱图(时间-^{1}H核磁共振总强度图)和运行过程每一时刻的^{1}H核磁共振谱图(化学位移-^{1}H核磁共振强度图)。因

此,HPLC-^{1}H NMR 联用的在流运行模式得到的是二维谱图,这只有在计算机技术迅速发展,采数速度足够快时才能实现。

当 HPLC 采用标准的分析条件(4.6mm 内径的分析柱,1.0mL/min 的洗脱液流速)时,典型的峰宽应为 10~30s,由于弛豫时间很小,采数的时间也小于 1s,为了得到一个 HPLC 峰的 ^{1}H NMR 谱图,该峰在 ^{1}H NMR 检测池滞留期间的采数(累加)次数可以达到 8~24 次。低的累加次数限制了在流运行模式的检出限,在流运行模式可检测的每一组分化合物的量为 5~10μg。

标准的 ^{1}H NMR 谱图采集是在样品处于静态时进行的,而 HPLC-^{1}H NMR 在流运行模式,^{1}H NMR 谱图采集是 HPLC 洗脱液在 ^{1}H NMR 检测池中流动的情况下采集的。洗脱液的流动将引起磁场的不均匀,这将导致 ^{1}H NMR 谱图分辨率变坏。当 HPLC 使用梯度洗脱时,溶剂和样品的 ^{1}H NMR 信号的化学位移将随洗脱液的组成变化而有所变化。如使用乙腈和重水作洗脱液时,当乙腈含量为 50% 时,乙腈的 ^{1}H NMR 信号的化学位移为 1150Hz;而当乙腈含量为 60% 时,乙腈的 ^{1}H NMR 信号的化学位移为 1300Hz。实验发现,每分钟变化 1%~2% 的小梯度变化,就可以引起需要考虑的样品信号化学位移的改变,就是在一个峰的洗脱时间内,这一变化也需要考虑,因为该变化不仅影响 ^{1}H NMR 谱图质量,也影响如何对溶剂信号的抑制。

(二)直接停流运行模式

直接停流运行模式(direct stop-flow)也是将 HPLC 的输出直接连接到 ^{1}H NMR 的检测池,通过连接(串联或并联)在 HPLC 上的检测器(如 UV-Vis 检测器)得知欲测组分的准确保留时间后,可通过连接管路的长度和内径,准确得知欲测组分到达 ^{1}H NMR 的检测池的时间。当欲测组分一旦到达 ^{1}H NMR 的检测池,马上将 HPLC 的泵停止,洗脱液的流动也将停止。这时,在 ^{1}H NMR 检测池内就是洗脱液和欲测组分,可采用预饱和的方法来抑制洗脱液中各种溶剂的信号,并可用常规的 ^{1}H NMR 检测的所有方法(如各种二维 ^{1}H NMR 方法)进行测定,来提供尽可能多的结构信息。

当第一个欲测组分的 ^{1}H NMR 谱图测定完了之后,可再启动 HPLC 的泵,让洗脱液将第二个欲测组分带到 ^{1}H NMR 的检测池,此时再将 HPLC 的泵停止,对第二个欲测组分进行 ^{1}H NMR 谱图的测定。如此继续,可对 HPLC 分离后的所有欲测组分依次进行 ^{1}H NMR 测定。当然,所有这一切都是在计算机的控制下进行的。

由于 ^{1}H NMR 检测池的体积较大,一般为 30~240μL,要比一般 HPLC 所用的检测池体积大很多(如:HPLC 最常用的 UV 检测器的检测池仅为 8μL),所以,在流运行模式和直接停流运行模式时,直接将 ^{1}H NMR 检测池联在 HPLC 柱出口,用 ^{1}H NMR 作为 HPLC 的检测器,将导致 HPLC 系统死体积增加,降低 HPLC 的柱效,使色谱峰展宽。

(三)环存储运行模式

在环存储(loop storage)运行模式中,HPLC 的洗脱液是直接与环存储装置相连接,与环存储装置并联一个 HPLC 的检测器(一般使用 UV 检测器),以监视 HPLC 的分离情况(出峰的情况),并据此准确计算 HPLC 分离出的每一个欲测组分(峰)到达存储环的时间,同时控制有关阀门的开闭,使含有每一欲测组分的洗脱液进入相应的存储环,而无需进行 ^{1}H NMR 测定的洗脱液,可直接排放到废液装置中。每一个存储环中含有欲测组分的洗脱液,都可以通过阀的开闭,在设定的时间被转移到 ^{1}H NMR 检测池中,进行 ^{1}H NMR 测定。这种运行方式可以不干扰 HPLC 的分离过程,是将在流运行模式和直接停流运行模式相结合的一种运行模式,即可避免由于停流引起的 HPLC 峰展宽的出现,又可使 HPLC 分离出来的欲测组分可以在不流动状态(静态)下进行 ^{1}H NMR 测定,这样使用预饱和抑制溶剂峰、进行 1D 和 2D 的 ^{1}H NMR 谱图测定等各种常规 ^{1}H NMR 测定方法都可以实现。所以,目前的商品 HPLC-^{1}H NMR 联用仪器都配有环存储接口。

二、HPLC-^{1}H NMR 联用的应用

(一) HPLC-^{1}H NMR 在天然产物分析中的应用

HPLC-^{1}H NMR 在天然产物分析中主要用于天然产物粗提物微量组分的分离和结构鉴定。HPLC-^{1}H NMR 最早用于天然产物的研究是鉴定样品的光照分解产物结构。随后从确定菊科植物 *Zaluzania grayana* 的粗提物中倍半萜内酯成分的结构开始,HPLC-^{1}H NMR 在天然产物分析中逐渐显示出高效、快速、微量的优势。HPLC-^{1}H NMR 结合 HPLC/UV-MS 联用技术,已成为天然产物粗提取物组分筛选的最主要方法。

(二) HPLC-^{1}H NMR 在药物及药物代谢分析中的应用

HPLC-^{1}H NMR 在药物及药物代谢分析中主要用于药物中杂质的分析、手性药物的分析、药物代谢的产物分析等。

HPLC 使用手性柱可以很好地分离手性化合物,分离后可直接与 ^{1}H NMR 联用,利用 ^{1}H NMR 谱图来鉴定这些手性异构体。

在研究药物在人体内的代谢过程时,也经常使用 HPLC-^{1}H NMR,主要是利用 HPLC 将代谢产物分离,然后用 ^{1}H NMR 确定这些代谢产物的结构。

(三) HPLC-^{1}H NMR 在环境分析中的应用

在我们周围的环境中——大气、水和土壤中存在着大量由工农业生产产生的有机污染物,影响着人们的生活。为此,我们要及时地分析和监测大气、水和土壤中存在的各种有机污染物。对于可挥发性和半挥发性有机污染物一般采用 GC-MS 分析,对于不挥发性有机污染物,就只能使用 HPLC-MS 分析了。但不论 GC-MS,还是 HPLC-MS,对一些同分异构体的确认存在着很大的困难,这时就要借助 NMR 分析,HPLC-^{1}H NMR 联用技术将会起很大作用。

在环境分析中,一般可分为已知污染物的分析(target analysis)和未知污染物的分析(non-target analysis),前者是要分析已知污染物的含量,通常使用 GC(或 GC-MS)和 HPLC(或 HPLC-MS)就可以了;而后者是要分析这些未知污染物的结构,要知道这些未知污染物是什么,以便寻找这些未知污染物的来源,当这些未知污染物存在同分异构体时,往往要使用 HPLC-^{1}H NMR 联用技术。

第六节 应 用 实 例

食品药品中农药残留是影响人们身体健康的一个重要因素,由于 GC/MS 具有快速、简单、准确等特点,被广泛应用于各类食品农药残留检测[1-2]。有机氯类广谱杀虫剂曾是各国

使用最为广泛的农药类别,其化学性质稳定、脂溶性大、残留期长,已被禁用多年。但部分农产品中仍能检出有机氯类农药残留。以生菜为基质,采用 GC/MS 对有机氯类农药残留进行测定[3]。

测(S/N=3)为 0.0030~0.0175mg/kg,定量限(S/N=10)为 0.010~0.610mg/kg。回收率在 83.0%~100.5%范围内,相对标准偏差(RSD)在 0.2%~5.8%之间,方法精密合符合农残检测要求。

一、实验材料

Agilent 7890B-5977 气质联用仪(EI 离子源,质谱库 NIST11);生菜、有机氯类农药标准品(100mg/mL)。

二、实验步骤

(1)配制 11 种农药标准品储液并稀释各标准品溶液成浓度梯度,并对生菜样品进行前处理。

(2)色谱-质谱条件:HP-5MS(30m×0.25mm,0.25μm);进样口温度 280℃;柱升温程序:起始温度 70℃,保持 2min,以 25℃/min 速率升至 150℃,以 3℃/min 速率升至 200℃,再以 8℃/min 速率升至 280℃,保留 4min;载气:氦气(纯度≥99.999%),1.5mL/min;进样模式:不分流;进样量:1μL。

离子源(EI)温度:230℃;四级杆温度:150℃;色谱-质谱接口温度:280℃;溶剂延迟:10min。采集方式:先对混合对照品溶液进行全扫描检测,得到 11 种有机氯类农药的保留时间,然后再利用农药保留时间选择离子检测。

三、实验结果

通过全扫描模式对 11 种标品的混合溶液进行检测,得到各标品的离子监测参数(表 21-1)。

表 21-1　11 种有机氯类农药的 SIM 方法

序号	农　药	保留时间/min	定量离子的质荷比	定性离子的质荷比	起始监测时间/min
1	α-六六六	12.276	219	181,183,254	12.20
2	β-六六六	13.378	219	181,183,254	13.10
3	γ-六六六	13.631	219	181,217	13.50
4	五氯硝基苯	13.862	295	237,249	13.75
5	δ-六六六	14.703	219	217,181,254	14.60
6	百菌清	14.900	266	264,268	14.80
7	p,p-DDE	23.911	246	318,176,248	23.80
8	o,p-DDD	25.502	318	316,246,248	25.00
9	o,p-滴滴涕	25.588	235	237,246,165	25.54
10	p,p-滴滴涕	26.739	235	237,165,199	26.50
11	三氯杀螨醇	28.456	139	141,250,251	28.30

在生菜样品中添加不同浓度的混合标品溶液,按样品前处理方法平行操作测定。生菜样品添加混合标品溶液的 SIM 图如图 21-6 所示,方法学考察结果如表 21-2 所示,得到检测限(S/N=3)为 0.0030～0.0125mg/kg,定量限(S/N=10)为 0.010～0.040mg/kg,回收率在 83.9%～109.5%范围内,相对标准偏差(RSD)在 0.9%～5.8%之间。方法符合农药残留检测要求。

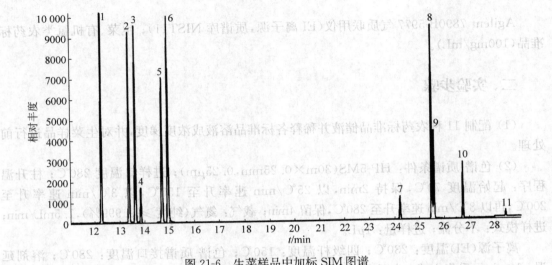

图 21-6　生菜样品中加标 SIM 图谱

表 21-2　方法的检出限、定量限、回收率和相对标准偏差

序号	农　药	检出限/(mg/kg)	定量限/(mg/kg)	回收率/%	相对标准偏差/%
1	α-六六六	0.0063	0.020	97.2	1.1
2	β-六六六	0.0060	0.020	102.3	1.2
3	γ-六六六	0.0060	0.020	96.4	2.3
4	五氯硝基苯	0.0125	0.040	89.8	5.2
5	δ-六六六	0.0063	0.020	105.9	4.0
6	百菌清	0.0030	0.010	109.5	4.4
7	p,p-DDE	0.0080	0.027	107.7	4.3
8	o,p-DDD	0.0063	0.020	99.6	2.1
9	o,p-滴滴涕	0.0063	0.020	98.3	0.9
10	p,p-滴滴涕	0.0053	0.018	96.0	1.2
11	三氯杀螨醇	0.0125	0.040	83.9	5.8

对生菜样品进行农药残留检测,全扫描图谱如图 21-7 所示,通过保留时间及质谱图确定生菜中有百菌清残留,根据百菌清标准曲线计算出其质量分数为 2.887mg/kg。根据 GB 2763—2014,生菜中百菌清最大残留量值为 5mg/kg,得到该生菜样品百菌清残留不超标,判定合格。

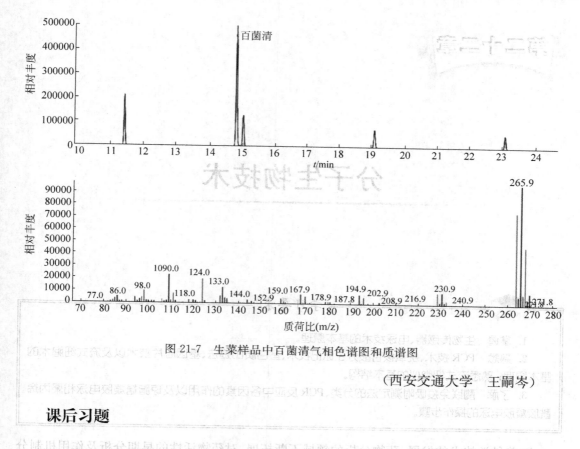

图 21-7　生菜样品中百菌清气相色谱图和质谱图

（西安交通大学　王嗣岑）

课后习题

1. 气相色谱-质谱联用系统由哪些单元组成？各组成单元的功能是什么？
2. 电喷雾电离接口的结构和工作原理是什么？
3. 如何选择液相色谱-质谱联用系统的流动相？

参 考 文 献

[1] 龚红升,廖列文,胡文斌,等.气质联用技术在食品残留检测中的应用研究进展[J].食品与机械, 2013,29(5)：245-248.
[2] 韩璐,黄大波.气相色谱-质谱法快速测定蔬菜中甲拌磷残留量[J].化学工程师,2017,6：35-37.
[3] 陈双,陈雪梅,温清华,等.气质联用法测定生菜中有机氯类农药残留[J].现代农药,2016,15(4)： 48-50.

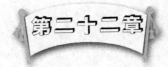

分子生物技术

— 学习要求 —

1. 掌握　生物传感器、电泳技术的基本原理。
2. 熟悉　PCR技术、脱氧核苷酸分子标记技术、蛋白质印迹法、基因芯片技术以及流式细胞术的基本原理；熟悉流式细胞仪的基本结构。
3. 了解　酶联免疫吸附测定法的分类、PCR反应中各因素的作用以及琼脂糖凝胶电泳和聚丙烯酰胺凝胶电泳的操作步骤。

随着科学技术的发展，药物分析的领域不断拓展，对药物活性的早期分析及作用机制分析已拓展到分子水平。ChP2010首次分为三部，第三部收载生物制品。ChP2015增加了酶联免疫法等分子生物学方法。为了拓展知识面，本章主要介绍在药物及生命分析中常用的分析技术，如生物传感器技术、酶联免疫吸附测定法、聚合酶链式反应技术、电泳技术、脱氧核苷酸分子标记技术、蛋白质印迹法、基因芯片技术以及流式细胞术等。主要介绍各种分析技术的基本原理、基本概念以及分析方法。

第一节　生物传感器技术

生物传感器（biosensor）是一门集化学、生物学、医学、电子学和光学等多领域相互交叉发展形成的一门新型技术。它是将生物敏感材料如酶、抗原/抗体、核酸、微生物、组织、细胞等生物活性物质作为分子识别物质固定在适当的理化换能器（如电极、光敏管、场效应管、压电晶体等），将被测物质的浓度转换为电检测信号的小型化分析器件。生物传感器是由化学传感器衍生而来，具有高选择性、高灵敏度、快速分析、低成本、便于现场分析等优点，可以在生物复杂样品环境中，实现目标离子、小分子、核酸、蛋白质及细胞等被测组分的快速、灵敏、准确分析检测。21世纪以来，伴随着生命科学、信息科学、材料科学等学科的迅速发展，生物传感器越来越受到人们的重视和青睐，被广泛应用于药物分析、食品检验、医疗卫生和环境监测等领域。

一、基本原理

生物传感器通过分子识别物质作为生物敏感元件，换能器作为信号转换器将被感知物质的物理或化学变化转换成可测量的电信号[1]。因此，一个典型的生物传感器是由分子识别物质和换能器组合构成[2]，如图 22-1 所示。

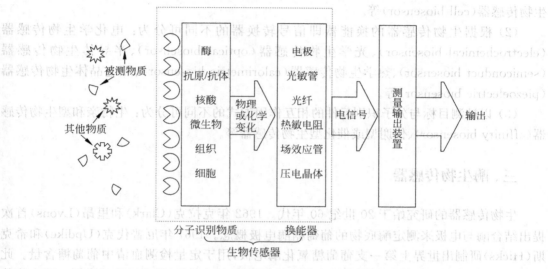

图 22-1　生物传感器结构原理示意图

分子识别物质是生物传感器对被测物质高效、准确、选择性识别的基础。现已发现生物体内的许多物质如酶、抗体、激素等，都具有优异的分子识别功能，都可用于制备传感性能特异的生物传感器[3]。此外，作为这些生物体物质的集合体，如生物组织或细胞，甚至生物体本身（如某些微生物），也可作为分子识别物质。随着合成化学、材料学、仿生学和基因工程等学科的发展，通过人工方法合成生物识别物质，并用于制备各种生物传感器的优势开始凸显。人工合成的生物识别物质受外界环境干扰小，可根据需要进行适当的功能化修饰，同时保持对被测物的选择性识别特性。

生物识别物质对被测物选择性识别后产生的物理、化学或生物的变化，需要适当的理化换能器将这些响应信号转换成可测量的电信号，实现被测物的定性、定量分析。常见的换能器有电极、光敏管、光纤、热敏电阻、场效应管和压电感应装置等。换能器的选择主要根据目标分析物与生物敏感元件作用后产生的信号种类进行选择。选择合适的换能器制备生物传感器有利于降低检测限，提高检测灵敏度，减少不相关信号干扰。随着科学技术的不断发展，可供选择的换能器越来越多。

针对不同的目标分析物，选择合适的分子识别物质与换能器制备生物传感器，利于提高生物传感器的选择性和检测灵敏度、降低检测限，扩大生物传感器的应用范围，同时可以简化检测程序，降低检测成本。

二、分类与命名

生物传感器根据不同的分类方法主要有下面三种分类命名方式：

（1）根据生物传感器中分子识别物质即敏感元件的不同可分为：酶生物传感器（enzyme biosensor）、免疫生物传感器（immunol biosensor）、基因生物传感器（gene biosensor）、微生物传感器（microbial biosensor）、组织生物传感器（tissue biosensor）和细胞生物传感器（cell biosensor）等。

（2）根据生物传感器的换能器即信号转换器的不同可分为：电化学生物传感器（electrochemical biosensor）、光学生物传感器（optical biosensor）、半导体生物传感器（semiconduct biosensor）、热学生物传感器（calorimetric biosensor）、压电晶体生物传感器（piezoelectric biosensor）等。

（3）以被测目标与分子识别元件的相互作用方式的不同可分为：生物亲和型生物传感器（affinity biosensor）、代谢型或催化型生物传感器等。

三、酶生物传感器

生物传感器的研究始于 20 世纪 60 年代。1962 年克拉克（Clark）和里昂（Lyons）首次提出结合酶与电极来测定酶底物的葡萄糖酶电极概念。1967 年厄普代克（Updike）和希克斯（Hicks）研制出世界上第一支葡萄糖氧化酶电极，用于定量检测血清中葡萄糖含量。此后，酶生物传感器引起了各领域科学家的高度重视和广泛研究，得到了迅速发展。酶生物传感器是将固定化的酶膜作为生物敏感元件，通过基体电极作为信号转换器，当酶膜上发生酶促反应时，产生的电活性物质由基体电极对其响应，基体电极的作用是使化学信号转变为电信号，从而实现对目标物的定量测定。与传统分析方法相比，酶生物传感器是由固定化的生物敏感膜和与之密切结合的换能器组成，它把固化酶和电化学传感器结合在一起，因而具有独特的优点：①它既有不溶性酶体系的优点，又具有电化学电极的高灵敏度；②由于酶的专属反应性，使其具有高的选择性，能够直接在复杂试样中对目标物进行测定。因此，酶生物传感器在生物传感器领域中占有非常重要的地位。

酶生物传感器根据酶与电极间电子传递机制的不同大致可将其发展分为三个阶段：第一代酶生物传感器是以溶解氧为电子媒介体的电催化阶段，以葡萄糖氧化酶（glucose oxidase，GOD）催化葡萄糖为例：

$$酶层：葡萄糖 + O_2 \xrightarrow{GOD} 葡萄糖酸 + H_2O_2$$
$$电极：H_2O_2 \longrightarrow O_2 + 2H^+ + 2e$$

如上述酶层发生的酶促反应所示，反应结果，O_2 浓度减小，H_2O_2 浓度增大。通过电极反应检测 H_2O_2 浓度的变化或 O_2 的消耗来测量底物。该方法存在的缺点是：溶解氧的变化可能引起电极响应的波动；由于 O_2 的溶解度有限，当溶解氧缺乏时，电极响应电流明显下降，从而影响传感器的检出限；电极的响应性能受溶液的 pH 值及温度影响较大。

在第一代酶生物传感器研究的基础上，现在普遍采用的是第二代酶生物传感器即介体

型酶生物传感器,它是以人工修饰的电化学活性物质为电子媒介体的电化学催化。以葡萄糖氧化酶催化葡萄糖为例:

酶层:葡萄糖 + GOD(O_x) $\longrightarrow$ 葡萄糖酸 + GOD(Red)

修饰层:GOD(Red) + M(O_x) $\longrightarrow$ GOD(O_x) + M(Red)

电极:M(Red) $\longrightarrow$ M(O_x) + ne

式中 GOD(O_x)和 GOD(Red)为葡萄糖氧化酶的氧化态和还原态,M(O_x)和 M(Red)为电子媒介体的氧化态和还原态。上述电子媒介体循环过程产生的电流与葡萄糖的浓度相关。

第二代酶生物传感器增加了化学修饰层。引入这类能够传输电子的介质进行电化学检测可以大大减小对氧气压强的依赖性,并且可以促进电子传递过程,使电极反应可以在较低电位下进行,从而避免体系中共存电活性物质引起的不良反应干扰。为更好地发挥作用,电子介体与还原态的酶应该迅速反应(减小溶解氧的竞争)、具有较好的电化学活性、水溶性差且无毒、化学稳定性好。目前商品化的血糖检测仪通常以铁氰化物或二茂铁为电子介体,由于介质的电位浸出和毒性,大多数体内检测装置仍采用无介体检测。

第三代酶生物传感器是以酶与电极之间直接电子传递即酶在电极上的直接电催化来实现的。它利用酶与电极的直接电子转移,无需加入其他试剂,操作步骤简单,是真正意义上的无试剂生物传感器。以葡萄糖氧化酶催化葡萄糖为例:

酶层:葡萄糖 + GOD(O_x) $\longrightarrow$ 葡萄糖酸 + GOD(Red)

电极:GOD(Red) $\longrightarrow$ GOD(O_x) + ne

实现酶的直接电化学一直是生物电化学科学家们努力探索的研究方向,这对于研制非媒介质的酶生物传感器是很有意义的。由于酶通常具有较大的分子量,其电活性中心深埋在分子的内部,且在电极表面吸附后易发生构型的变化,所以酶与电极间难以直接进行电子转移。目前,仅有过氧化物酶、氧化酶、氢化酶和脱氢酶、超氧化物歧化酶等少数几种分子量相对较小的酶,能够在电极上直接进行有效的电子转移。酶作为一类典型的生物大分子和特殊催化剂,在生命过程中扮演着极其重要的角色。因此,寻找高效的方法和手段实现更多酶的直接电化学,以满足生物医药、环境监测和工业快速分析的需要,必将成为这个领域的发展趋势。

四、生物传感器的发展趋势

生物传感器正朝着多学科、多领域综合交叉方向发展。微电子技术、系统工程等技术在生物传感器领域中的应用实现了生物传感器自动化、人性化操作;生物学、仿生学、物理学、化学在生物传感器领域中的应用为生物传感器研究提供了先进的理论支撑;材料科学特别是纳米材料科学在生物传感器领域中的应用为生物传感器灵敏度提高、微型化生产提供了可能。高通量核酸测序仪就是在多学科、多领域综合交叉应用的基础上研制出的先进生物传感器。

生物传感器正朝着微型化、集成化和自动化方向发展。随着芯片技术、纳米技术和微加工技术的发展,生物传感器设计更微小,拇指大小的生物传感器可以同时实现成千上万个不同样品的高通量、自动化分析检测。微流控生物芯片、基因芯片、蛋白生物芯片就是其中的杰出代表。

生物传感器正朝着专业化、经济化、简约化方向发展。随着检测需求的增加，检测领域的拓宽，生物传感器应用更专业、更简约，可实现对某一领域、特定目标物的灵敏、快速、低成本检测。例如，便携式葡萄糖检测仪可随时携带，操作简单，使用方便，可为糖尿病患者进行实时血糖浓度监测；便宜的农药试纸可快速检测蔬菜中的农药残留，可为农户检测蔬菜安全提供便利；高效的人类免疫缺陷病毒（human immunodeficiency virus，HIV）检测试纸可特异性检测血液中 HIV 病毒感染，可为病毒感染者控制病情提供帮助。

生物传感器是一门多学科、多领域相互融合的新学科、新领域，是一项传统技术与现代科技融会贯通、具有广泛发展前途和应用价值的高新技术，是现代科技的前沿技术，是科学技术研究的热点之一。在未来知识经济发展中，生物传感器技术必将成为介于生物技术和信息技术之间的新增长点。

第二节　酶联免疫吸附测定法

一、概述

1971 年恩格瓦尔（Engvall）和佩尔曼（Perlmann）发表了酶联免疫吸附剂测定（enzyme linked immunosorbent assay，ELISA）用于免疫球蛋白 G（immunoglobulin G，IgG）定量测定的文章，使得 1966 年开始用于抗原定位的酶标抗体技术发展成液体标本中微量物质的测定方法。该方法的基本原理是：①使抗原或抗体结合到某种固相载体表面，并保持其免疫活性。②使抗原或抗体与某种催化酶连接成酶标抗原或抗体，这种酶标抗原或抗体既保留其免疫活性，又保留催化底物活性。在测定时，把受检标本（测定其中的抗体或抗原）和酶标抗原或抗体与固相载体表面的抗原或抗体起反应。用洗涤的方法使固相载体上形成的抗原抗体复合物与其他物质分开，最后结合在固相载体上的酶量与标本中受检物质的量成一定的比例。加入酶反应的底物后，底物被酶催化变为有色产物，产物的量与标本中受检物质的量直接相关，故可根据颜色反应的深浅定性或定量分析。由于酶的催化效率高，故可放大催化反应结果，从而使测定方法达到很高的敏感度。

二、原理

ELISA 的基础是抗原或抗体的固相化及抗原或抗体的酶标记。结合在固相载体表面的抗原或抗体仍保持其免疫活性，酶标记的抗原或抗体既保留其免疫学活性，又保留酶的活性。在测定时，受检标本（测定其中的抗体或抗原）与固相载体表面的抗原或抗体起反应。用洗涤的方法使固相载体上形成的抗原抗体复合物与液体中的其他物质分开。再加入酶标记的抗原或抗体，也通过反应而结合在固相载体上。此时固相上的酶量与标本中受检物质的量呈正比。加入酶反应的底物后，底物被酶催化成为有色产物，产物的量与标本中受检物质的量直接相关，故可根据呈色的深浅进行定性或定量分析。由于酶的催化效率很高，间接地放大了免疫反应的结果，使测定方法达到很高的敏感度。

三、分类

ELISA 可用于测定抗原,也可用于测定抗体。在这种测定方法中有三个必要的试剂:①固相的抗生素原或抗体,即免疫吸附剂(immunosorbent);②酶标记的抗原或抗体,称为结合物(conjugate);③酶反应的底物。根据试剂的来源和标本的情况以及检测的具体条件,可设计出各种不同类型的检测方法。用于临床检验的 ELISA 主要有以下几种类型:

(一) 双抗体夹心法测抗原

双抗体夹心法是检测抗原最常用的方法,操作步骤如下:

1)将特异性抗体与固相载体联结,形成固相抗体。洗涤除去未结合的抗体及杂质。

2)加受检标本,保温反应。标本中的抗原与固相抗体结合,形成固相抗原抗体复合物。洗涤除去其他未结合物质。

3)加酶标抗体,保温反应。固相免疫复合物上的抗原与酶标抗体结合。彻底洗涤未结合的酶标抗体。此时固相载体上带有的酶量与标本中受检抗原的量相关。

4)加底物显色。固相上的酶催化底物成为有色产物。通过比色,测知标本中抗原的量。在临床检验中,此法适用于检验各种蛋白质等大分子抗原,例如乙肝表面抗原(hepatitis B surface antigen,HBsAg)、乙型肝炎 E 抗原(hepatitis be antigen,HBeAg)、甲胎蛋白(alpha fetoprotein,AFP)、人绒毛膜促性腺激素(human chorionic gonadotropin,hCG)等。只要获得针对受检抗原的特异性抗体,就可用于包被固相载体和制备酶结合物而建立此法。如抗体的来源为抗血清,包被和酶标记的抗体最好分别取自不同种属的动物。如应用单克隆抗体,一般选择两个针对抗原上不同决定簇的单抗,分别用于包被固相载体和制备酶结合物。这种双位点夹心法具有很高的特异性,而且可以将受检标本和酶标抗体一起保温反应,做进一步检测。

双抗体夹心法适用于测定二价或二价以上的大分子抗原,但不适用于测定半抗原及小分子单价抗原,因其不能形成两位点夹心。

(二) 双抗原夹心法测抗体

反应模式与双抗体夹心法类似。用特异性抗原进行包被和制备酶结合物,以检测相应的抗体。与间接法测抗体的不同之处为以酶标抗原代替酶标抗体。此法中受检标本不需稀释,可直接用于测定,因此其敏感度相对高于间接法。乙肝标志物中抗 HBs 的检测常采用本法。本法关键在于酶标抗原的制备,应根据抗原结构的不同,寻找合适的标记方法。

(三) 间接法测抗体

间接法是检测抗体常用的方法。其原理为利用酶标记的抗体(抗人免疫球蛋白抗体)以检测与固相抗原结合的受检抗体,故称为间接法。操作步骤如下:

1. 将特异性抗原与固相载体联结,形成固相抗原 洗涤除去未结合的抗原及杂质。

2. 加稀释的受检血清,保温反应 血清中的特异抗体与固相抗原结合,形成固相抗原抗体复合物。经洗涤后,固相载体上只留下特异性抗体,血清中的其他成分在洗涤过程中被洗去。

3. 加酶标抗体 可用酶标抗人 Ig 以检测总抗体,但一般多用酶标抗人 IgG 检测 IgG

抗体。固相免疫复合物中的抗原与酶标抗体结合，从而间接地标记上酶。洗涤后，固相载体上的酶量与标本中受检抗体的量正相关。

4. 加底物显色 本法主要用于对病原体抗体的检测而进行传染病的诊断。间接法的优点是只要变换包被抗原就可利用同一酶标抗体建立检测相应抗体的方法。

间接法成功的关键在于抗原的纯度。虽然有时用粗提抗原包被也能取得实际有效的结果，但应尽可能予以纯化，以提高试验的特异性。特别应注意除去能与一般健康人血清发生反应的杂质，例如以大肠杆菌(escherichia coli, E. Coli)为工程酶的重组抗原，如其中含有 E. Coli 成分，很可能与受过 E. Coli 感染者血清中的抗 E. Coli 抗体发生反应。抗原中也不能含有与酶标抗人 Ig 反应的物质，例如来自人血浆或人体组织的抗原，如不将其中的 Ig 去除，试验中也发生假阳性反应。另外如抗原中含有无关蛋白，也会因竞争吸附而影响包被效果。

间接法中另一种干扰因素为正常血清中所含的高浓度的非特异性抗体。病人血清中受检的特异性 IgG 只占总 IgG 中的一小部分。IgG 的吸附性很强，非特异 IgG 可直接吸附到固相载体上，有时也可吸附到包被抗原的表面。因此在间接法中，抗原包被后一般用无关蛋白质（例如牛血清蛋白）再包被一次，以封闭(blocking)固相上的空余间隙。另外，在检测过程中标本须先行稀释(1：40～1：200)，以避免过高的阴性本底影响结果的判断。

（四）竞争法测抗体

当抗原材料中的干扰物质不易除去，或不易得到足够的纯化抗原时，可用此法检测特异性抗体。其原理为标本中的抗体和一定量的酶标抗体竞争与固相抗原结合。标本中抗体量越多，结合在固相上的酶标抗体愈少，因此阳性反应呈色浅于阴性反应。如抗原为高纯度的，可直接包被固相。如抗原中会有干扰物质，直接包被不易成功，可采用捕获包被法，即先包被与固相抗原相应的抗体，然后加入抗原，形成固相抗原。洗涤除去抗原中的杂质，然后再加标本和酶标抗体进行竞争结合反应。竞争法测抗体有多种模式，可将标本和酶标抗体与固相抗原竞争结合，抗 HBc 的 ELISA 一般采用此法。另一种模式为将标本与抗原一起加入到固相抗体中进行竞争结合，洗涤后再加入酶标抗体，与结合在固相上的抗原反应。抗 HBe 的检测一般采用此法。

（五）竞争法测抗原

小分子抗原或半抗原因缺乏可作夹心法的两个以上的位点，因此不能用双抗体夹心法进行测定，可以采用竞争法模式。其原理是标本中的抗原和一定量的酶标抗原竞争与固相抗体结合。标本中抗原量含量愈多，结合在固相上的酶标抗原愈少，最后的显色也愈浅。小分子激素、药物等 ELISA 测定多用此法。

第三节 聚合酶链式反应技术

聚合酶链式反应(polymerase chain reaction, PCR)技术于 1985 年由美国科学家凯利·穆利斯(Kary Banks Müllis)发明。该技术可在体外快速扩增特定基因或脱氧核苷酸

(deoxyribonucleic acid,DNA 脱氧核苷酸)片段。这项新技术是根据生物体内脱氧核苷酸序列能进行快速复制的特点,实现在体外对特定脱氧核苷酸序列进行快速扩增,可在短时间内在试管中获得数百万个特异脱氧核苷酸序列拷贝。聚合酶链反应技术操作简便、结果可靠,并被世界各国广泛应用于药学、医学等各个领域的基因研究和分析,对分子生物学的发展产生了革命性的影响。发明人凯利·穆利斯也因此荣获 1994 年度诺贝尔化学奖。

一、基本原理

聚合酶以单链脱氧核苷酸为模板,借助一小段双链脱氧核苷酸来启动合成,通过一个或两个人工合成的寡核苷酸引物与单链核苷酸模板中的一段互补序列结合,形成部分双链。在适宜的温度和环境下,聚合酶将脱氧单核苷酸加到引物 3'-OH 末端,并以此为起始点,沿模板 5'→3' 方向延伸,合成一条新的核苷酸互补链。聚合酶链反应合成的特定的核苷酸序列产量随着循环次数呈指数增加,从而达到对特定脱氧核苷酸片段的快速、大量扩增。

二、基本成分

聚合酶链反应的基本成分包括:脱氧核苷酸(待扩增脱氧核苷酸)模板、17～28 个碱基核苷酸引物、4 种脱氧核苷三磷酸(deoxyribonucleoside triphosphate,dNTP)、聚合酶和缓冲液。聚合酶链反应中,包括双链脱氧核苷酸模板高温变性(denaturation)、引物与模板低温退火(annealing)和适温延伸(extension)这三步反应步骤。每一循环中所合成的新链,又都可作为下一循环中的模板。

1. 脱氧核苷酸模板　聚合酶链反应的模板可以是单链或双链脱氧核苷酸片段,也可以是基因组来源的双链脱氧核苷酸片段或单链核苷酸片段,如:互补脱氧核苷酸(complementary deoxyribonucleic acid,cDNA)可作为模板,只需用逆转录酶把信使核苷酸逆转录为互补脱氧核苷酸即可。由于聚合酶链反应的特异性由寡聚核苷酸引物决定,模板不需要高度纯化,但应避免任何蛋白酶、核酸酶、聚合酶抑制剂、能结合核苷酸的蛋白质及多糖类物质的污染,模板分子应保存于 10mmol/L Tris-HCl (pH 7.6)、0.1mmol/L 乙二胺四乙酸(pH 8.0)缓冲液中。选用纯化的脱氧核苷酸做模板,可显著提高聚合酶链反应扩增的特异性和有效性。通常聚合酶链反应所需模板分子的量极微小(通常在纳克级范围内),适宜模板分子浓度为 30～50ng,不到 1 纳克的基因组脱氧核苷酸序列就足以用来进行扩增分析,甚至用 1 个模板分子就能扩增出特定的核苷酸序列。利用该技术可以从石蜡包埋 40 多年的宫颈癌活检组织中检测出人乳头瘤病毒,可以用多年前的血斑分析苯丙酮尿症基因片段信息,甚至从几千年的埃及木乃伊中分离出来的核苷酸片段也可用作模板。

2. 引物　聚合酶链反应引物是一段与待扩增的目标模板分子特异序列互补的寡核苷酸片段,长度大多为 17～28 个碱基。通常,一对引物包含 5' 端与正义链互补的寡核苷酸片段和 3' 端与反义链互补的寡核苷酸片段,这两个寡核苷酸片段在模板分子上的结合位置之间的距离决定扩增片段的长度。根据统计学计算,长约 17 个碱基的寡核苷酸序列在人类基因组中可能出现的概率为 1 次。因此,只要引物不少于 16 个核苷酸,就能保证扩增序列的特异性。引物过长往往会降低其与模板分子的识别效率,从而减低扩增反应效率。聚合酶链反应成功的关键是设计最佳的引物序列。引物设计的先决条件是与引物结合的靶核苷酸序列必须是已知的,与两个引物结合的序列之间的靶核苷酸序列则未必清楚。设计引物时应尽可能选择碱基随机分布的序列,尽量避免多嘌呤、多聚嘧啶或其他异常序列出现。简并引物是由多种寡核苷酸片段组成的混合物,彼此间有一个或数个核苷酸差异。简并引物的设计是通过对氨基酸序列或对相关基因的同源序列的推测进行的。通常一条引物中的简并碱基不能超过 4 处,简并碱基数过多,会造成反应体系中有效引物量相对较少,而增加引物的使用量,易引起非特异性扩增。简并引物与模板错配产生的非特异扩增可通过提高退火温度或"热启动"方法来克服。由于引物设计涉及的因素较多,因此常常借助引物设计软件如 PCGENE 进行辅助设计,然后用核苷酸合成仪合成。合成的寡核苷酸引物一般用层析法或聚丙烯酰胺凝胶电泳法进行纯化,纯化的引物在 Tris-EDTA 溶液中 4℃ 下短暂保存或在 -20℃ 下中长期保存,冻干后则可保存 1～2 年以上。在聚合酶链反应中,引物的适宜浓度为 0.1～1mol/L。引物浓度过高,容易形成非特异性扩增,引物浓度过低,不足以完成 30 个循环,降低聚合酶链反应的产量。通常模板脱氧核苷酸的量较多或高度复杂脱氧核苷酸如人类基因组脱氧核苷酸作模板时,引物浓度应低一些;模板脱氧核苷酸的量较少或低度复杂脱氧核苷酸如质粒脱氧核苷酸做模板时,引物浓度应高一些。

3. 脱氧核苷三磷酸　脱氧核苷三磷酸包括 dATP、dCTP、dGTP 和 dTTP,是模板分子序列扩增的原料。在扩增反应中每种脱氧核苷三磷酸的浓度以 50～200μmol/L 为宜,不能低于 10～15μmol/L。浓度过高易引起非特异性扩增产物,当脱氧核苷三磷酸浓度高于 200mmol/L 时还会抑制聚合酶的活性;浓度过低则影响扩增产量。4 种脱氧核苷三磷酸的摩尔浓度应相同,不平衡的浓度会导致碱基错配率上升,降低合成速度,导致反应过早终止。

4. 核苷酸聚合酶　最初的核苷酸聚合酶来源于大肠杆菌中提取的核苷酸聚合酶 I 的克列诺(Klenow)片段。该片段具有聚合酶活性和 $3' \rightarrow 5'$ 外切核酸酶活性,能识别和消除错配的引物末端,以校正复制过程中错配的核苷酸。但 Klenow 片段对热敏感,核苷酸变性温度即可使聚合酶失活,因此在每次变性步骤后都必须重新加入新的聚合酶,造成该技术操作十分繁琐、耗时费力、反应低效及费用增加。后来,从美国黄石国家公园的温泉中发现的嗜热菌—水生栖热菌(thermus aquatics,Taq)中分离出了分子质量为 60～68kDa 核苷酸聚合酶,其比活性为 2000～8000U/mg。以后又分离出分子质量约 94kDa,比活性为 200000U/mg 的核苷酸聚合酶,该酶基因全长为 2496 个碱基,编码 832 个氨基酸。由于这些聚合酶具有 95℃ 以上的耐热性,只需在扩增反应开始时一次性加入足量聚合酶,就能在整个扩增循环中保持扩增活性,大大简化了操作程序,提高了扩增效率、省时省力,从而使该技术得到了进一步完善。

5. 缓冲液　聚合酶链反应的标准缓冲液通常含有 10mmol/L Tris-HCl(pH 8.3),50mmol/L KCl 和 1.5mmol/L $MgCl_2$。这种标准缓冲液在 72℃ 温育时,反应体系的 pH 值会下降约 1 个单位,使缓冲液的 pH 接近 7.2,基本适用于各种模板、寡核苷酸引物,但对某种模板与引物的特定组合就不一定最佳,用时需再作适当调整。

6. Mg^{2+} 及其他成分　聚合酶链反应体系中 Mg^{2+} 的浓度十分重要,适宜的 Mg^{2+} 浓度应为高于脱氧核苷三磷酸总浓度的 0.5～2.5mmol/L。当脱氧核苷三磷酸浓度为 0.2mmol/L 时,建议 Mg^{2+} 的浓度为 1mmol/L。Mg^{2+} 浓度过高,容易生成非特异性扩增产物;反之,浓度过低会使聚合酶链反应产量降低。Mg^{2+} 的有效浓度受到高浓度的螯合剂如

EDTA、高浓度的带负电荷离子基团如磷酸根的影响，它们可与 Mg^{2+} 结合从而降低 Mg^{2+} 的有效浓度。因此，每当首次使用靶序列、引物、脱氧核苷三磷酸（含磷酸根）的新组合时，都要将 Mg^{2+} 浓度调至最佳。通常的方法是设置一组反应，每一反应的 KCl（50mmol/L）和 Tris-HCl（10mmol/L）浓度相同，而 $MgCl_2$ 浓度不同（0.05-5mmol/L，每次增加 0.5mmol/L），反应结束后，通过琼脂糖凝胶电泳或聚丙烯酰胺凝胶电泳来比较各反应扩增产物的量，从中选出最佳的 Mg^{2+} 浓度。常用的 Mg^{2+} 为六水氯化镁（$MgCl_2 \cdot 6H_2O$），由于 $MgCl_2$ 极易潮解，应选购小瓶装，启用后勿长期存放。

三、操作步骤

标准的聚合酶链式反应过程分为三步：

1. 脱氧核苷酸变性（90～96℃）　双链脱氧核苷酸模板在热作用下，氢键断裂，形成单链脱氧核苷酸。

2. 退火（60～65℃）　系统温度降低，引物与脱氧核苷酸模板结合，形成局部双链。

3. 延伸（70～75℃）　在水生栖热菌酶（在72℃左右，活性最佳）的作用下，以脱氧核苷三磷酸为原料，从引物的 $3'$ 端开始从 $5'\rightarrow 3'$ 端的方向延伸，合成与模板互补的脱氧核苷酸链。每一循环经过变性、退火和延伸，脱氧核苷酸含量即增加一倍。现在有些聚合酶链反应因为扩增区很短，即使水生栖热菌酶活性不是最佳也能在很短的时间内复制完成，因此可以改为两步法，即退火和延伸同时在 60～65℃ 间进行，以减少一次升降温过程，提高了反应速度。

四、应用

聚合酶链反应技术结合逆转录技术可用于：①mRNA 构建互补脱氧核苷酸库；②核酸的基础研究：基因组克隆；③不对称聚合酶链反应制备单链脱氧核苷酸用于脱氧核苷酸测序；④反向聚合酶链反应用于测定未知脱氧核苷酸区域；⑤逆转录聚合酶链反应用于检测细胞中基因表达水平、RNA 病毒量以及直接克隆特定基因的互补脱氧核苷酸；⑥荧光定量聚合酶链反应用于对聚合酶链反应产物实时监控；⑦医学应用：检测细菌、病毒类疾病；诊断遗传疾病；诊断肿瘤；应用于法医物证学。

第四节　电泳技术

在电场作用下，带电颗粒向其对应的电极方向以一定的速度进行泳动，使组分分离成狭窄的区带称为电泳，在小离子的情况下，称为离子导电性现象。这是一种不完全的电解现象，所需的产物不是直接释放在电极上，而是使它们不同的运动同步受阻在两个电极间的中间位置上。

电泳技术对解决当前人类所面临的药品、食品、能源、环境和疾病等一系列迫切问题，都有积极作用。因此电泳技术正越来越多地为人们所重视，广泛应用于各个领域。

根据在电泳室中使用的电解质系统,可以把电泳作如下分类:①自由界面电泳;②自由溶液中的区带电泳;③在不同支持物上的区带电泳;④在有机溶剂中的凝胶电泳;⑤亲和电泳;⑥等速电泳;⑦等电聚焦;⑧免疫电泳。也可按照不用支持体和用支持体来区别电泳技术,分为自由电泳(无支持体)及区带电泳(有支持体)两大类。或者根据它的操作方法,分为二维电泳、交叉电泳、连续或者不连续电泳、电泳-层析相结合技术等。在药物研发及药物分析中常用的方法有:琼脂糖凝胶电泳、聚丙烯酰胺凝胶电泳和等电聚焦,先简单介绍其原理及操作。

一、基本原理

电泳是指混悬于溶液中的样品(有机的或无机的,有生命的或无生命的)电荷颗粒,在电场影响下向着与自身带相反电荷的电极移动的现象。核酸(包括脱氧核糖核酸和核糖核酸)可降解成片段,还可进一步降解成核苷酸;蛋白质(包括酶和同工酶)多肽和氨基酸等都具有可电离的基团,基团在溶液中能吸收或者给出氢离子,从而成为带电粒子;又由于带电粒子的电荷多少不等以及具有相同电荷的分子有大有小,于是在不同的介质中,在电场影响下,它们移动的速度也不相同。利用这种特性,用电泳的方法对上述物质进行定性及定量分析,或者将一定的混合物分离成各个组分以及做少量电泳制备。由于电泳技术的这种独特功能,已成为分子生物学研究工作中不可缺少的分析手段之一,被广泛应用于基础理论研究、农业科学、医药卫生、工业生产、国防科研、法医学和商检等许多领域。

1. 琼脂糖凝胶电泳 琼脂糖凝胶电泳是用琼脂糖做支持介质的一种电泳方法。其分析原理与其他支持物电泳最主要区别是:它兼有"分子筛"和"电泳"的双重作用。

2. 聚丙烯酰胺凝胶电泳 聚丙烯酰胺凝胶电泳中聚丙烯酰胺凝胶为网状结构,具有分子筛效应。它有两种形式:非变性聚丙烯酰胺凝胶电泳(Native-PAGE)及十二烷基磺酸钠-聚丙烯酰胺凝胶(SDS-PAGE);非变性聚丙烯酰胺凝胶,在电泳的过程中蛋白质能够保持完整状态,并依据蛋白质的分子量大小、蛋白质的形状及其所附带的电荷量而逐渐呈梯度分开。而十二烷基磺酸钠-聚丙烯酰胺凝胶电泳仅根据蛋白质亚基分子量的不同就可以分开蛋白质。

3. 等电聚焦电泳 等电聚焦电泳是利用特殊的一种缓冲液(两性电解质)在凝胶(常用聚丙烯酰胺凝胶)内制造一个 pH 梯度,电泳时每种蛋白质就将迁移到等于其等电点(pI)的pH 处(此时此蛋白质不再带有净的正或负电荷),形成分离的蛋白质区带。

二、操作步骤

(一)琼脂糖凝胶电泳

1. 制备琼脂糖凝胶 称取 0.7g 琼脂糖置于锥形瓶中,加入 70mL 1 倍电泳缓冲液,瓶口倒扣小烧杯。微波炉加热煮沸 3 次至琼脂糖全部融化,摇匀,即成 1.0%琼脂糖凝胶液。

2. 胶板制备 取电泳槽内的有机玻璃内槽(制胶槽)洗干净,晾干,放入制胶玻璃板。取透明胶带将玻璃板与内槽两端边缘封好,形成模子。将内槽置于水平位置,并在固定位置放好梳子。将冷却到 65℃左右的琼脂糖凝胶液混匀小心地倒入内槽玻璃板上,使胶液缓慢展开，直到整个玻璃板表面形成均匀胶层。室温下静置直至凝胶完全凝固，垂直轻拔梳子，取下胶带，将凝胶及内槽放入电泳槽中。添加 1 倍电泳缓冲液至没过胶板为止。

3. 加样　在点样板上混合脱氧核苷酸样品和上样缓冲液，上样缓冲液的最终稀释倍数应不小于 1 倍。用 $10\mu L$ 微量移液器分别将样品加入胶板的样品小槽内，每加完一个样品，应更换一个加样头，以防污染，加样时勿碰坏样品孔周围的凝胶面。（注意：加样前要先记下加样的顺序）。

4. 电泳　加样后的凝胶板立即通电进行电泳，电压 60～100V，样品由负极（黑色）向正极（红色）方向移动。电压升高，琼脂糖凝胶的有效分离范围降低。当溴酚蓝移动到距离胶板下沿约 1cm 处时，停止电泳。电泳完毕后，取出凝胶，用含有 $0.5\mu g/mL$ 的溴化乙锭 1 倍电泳缓冲溶液染色约 20min，再用清水漂洗 10min。

5. 观察照相　在紫外灯下观察，脱氧核苷酸存在则显示出红色荧光条带，采用凝胶成像系统拍照保存。

（二）聚丙烯酰胺凝胶电泳

1. 清洗玻璃板　一只手扣紧玻璃板，另一只手蘸点洗衣粉轻轻擦洗。两面都擦洗过后用自来水冲，再用蒸馏水冲洗干净后立在筐里晾干。

2. 灌胶与上样

（1）玻璃板对齐后放入夹中卡紧：然后垂直卡在架子上准备灌胶（操作时要使两玻璃对齐，以免漏胶）。

（2）按前面的方法配 10％分离胶，加入四甲基乙二胺（TEMED）后立即摇匀即可灌胶：灌胶时，可用 10mL 移液器吸取 5mL 胶沿玻璃放出，待胶面升到绿带中间线高度时即可。然后胶上加一层水，液封后的胶凝的更快。（灌胶时开始可快一些，胶面快到所需高度时要放慢速度。操作时胶一定要沿玻璃板流下，这样胶中才不会有气泡。加水液封时要很慢，否则胶会被冲变形。）

（3）当水和胶之间有一条折射线时，说明胶已凝固：再等 3min 使胶充分凝固就可倒去胶上层水并用吸水纸将水吸干。

（4）按前面方法配 4％的浓缩胶，加入四甲基乙二胺后立即摇匀即可灌胶：将剩余空间灌满浓缩胶然后将梳子插入浓缩胶中。灌胶时也要使胶沿玻璃板流下以免胶中有气泡产生。插梳子时要使梳子保持水平。由于胶凝固时体积会收缩减小，从而使加样孔的上样体积减小，所以在浓缩胶凝固的过程中要经常在两边补胶。待到浓缩胶凝固后，两手分别捏住梳子的两边竖直向上轻轻将其拔出。

（5）用水冲洗一下浓缩胶，将其放入电泳槽中：小玻璃板面向内，大玻璃板面向外。若只跑一块胶，那么槽另一边要垫一块塑料板且有字的一面向外。

（6）测完蛋白含量后，计算含 50ng 蛋白的溶液体积即为上样量：取出上样样品至 0.5mL 离心管中，加入样品总体积 1/5 的 5 倍十二烷基磺酸钠上样缓冲液（每孔上样总体积一般不超过 15mL，加样孔的最大限度可加 20mL 样品）。上样前要将样品于沸水中煮 5min 使蛋白变性。

（7）加足够的电泳液后开始准备上样，电泳液至少要漫过内侧的小玻璃板：用微量进样器贴壁吸取样品，将样品吸出不要吸进气泡。将加样器针头插至加样孔中缓慢加入样品。（加样太快可使样品冲出加样孔，若有气泡也可能使样品溢出。加入下一个样品时，进样器需在外槽电泳缓冲液中洗涤 3 次,以免交叉污染)。

3. 电泳 电泳时间一般 4～5h,电压为 40V 较好,也可用 60V。电泳至溴酚蓝刚跑出即可终止电泳。

三、应用

聚丙烯酰胺凝胶电泳因易于操作,而具有广泛的用途,是许多研究领域的重要的分析技术:①蛋白质纯度分析;②蛋白质分析量的测定,根据迁移率大小测定蛋白质亚基的分子量;③蛋白质浓度的测定;④蛋白质水解的分析;⑤免疫沉淀蛋白的鉴定;⑥免疫印迹的第一步;⑦蛋白质修饰的鉴定;⑧分离和浓缩用于产生抗体的抗原;⑨分离放射性标记的蛋白质;⑩显示小分子多肽。

琼脂糖凝胶电泳分离核酸的技术主要是在具有一定浓度的琼脂糖凝胶介质中,脱氧核苷酸分子的电泳迁移率与分子量的常用对数成反比,并且分子的构型也和迁移率有一定的关系。如果琼脂糖凝胶的浓度过高时,凝胶孔径就会变小,就会导致环状的脱氧核苷酸不能进入胶中,因此相对的迁移率就会变为 0,如果同等大小的直线脱氧核苷酸可以根据长轴的方向迁移,其相对迁移率就会大于 0。琼脂糖凝胶电泳主要用途:①适合分离大片段的脱氧核苷酸;②可以提取大分子脱氧核苷酸;③聚合酶链反应产物在琼脂糖凝胶上的电泳检测。

第五节 脱氧核苷酸分子标记技术

分子标记(molecular markers),是以个体间遗传物质内核苷酸序列变异为基础的遗传标记,是脱氧核苷酸水平遗传多态性的直接的反映。与其他几种遗传标记——形态学标记、生物化学标记、细胞学标记相比,脱氧核苷酸分子标记具有的优越性有:大多数分子标记为共显性,对隐性的性状的选择十分便利;基因组变异极其丰富,分子标记的数量几乎是无限的;在生物发育的不同阶段,不同组织的脱氧核苷酸都可用于标记分析;分子标记揭示来自脱氧核苷酸的变异;表现为中性,不影响目标性状的表达,与不良性状无连锁;检测手段简单、迅速。随着分子生物学技术的发展,脱氧核苷酸分子标记技术已有数十种,广泛应用于遗传育种、基因组作图、基因定位、物种亲缘关系鉴别、基因库构建、基因克隆等方面。

一、脱氧核苷酸分子标记技术的类型

脱氧核苷酸分子标记从它诞生之日起,就引起了生物科学家极大的兴趣,在经历了短短几十年的迅猛发展后,分子标记技术日趋成熟,现已出现的脱氧核苷酸分子标记技术有几十种,部分分子标记技术所属类型如下。

(1) 建立在 southern 杂交基础上的分子标记技术,如限制性内切酶片段长度多态性标记(restriction fragment length polymorphism,RFLP),染色体原位杂交(chromosome in situ Hybridization,CISH)。

（2）以重复序列为基础的分子标记技术，如卫星脱氧核苷酸（satellite DNA），小卫星脱氧核苷酸（minisatellite DNA），简单序列重复，即微卫星 DNA（simple sequence repeat，SSR）。

（3）以聚合酶链反应为基础的分子标记技术，如随机扩增多态性脱氧核苷酸（randomly amplified polymorphic DNA，RAPD），扩增片段长度多态性（amplified fragment length polymorphism，AFLP），单键构象多态性（single strand conformation polymorphism，SSCP），互补脱氧核苷酸-扩增片段长度多态性（cDNA-amplified fragment length polymorphism，cDNA-AFLP），靶位区域扩增多态性（target region amplified polymorphism，TRAP），序列特征化扩增区域（sequence characterized amplified region，SCAR），相关序列扩增多态性（sequence-related amplified polymorphism，SRAP）。

（4）以 mRNA 为基础的分子标记技术，如表达序列标签（expressed sequence tags，ESTs），差异显示（differential dislay，DD），逆转录聚合酶链反应（reverse transcription PCR，RT-PCR），差异显示逆转录聚合酶链反应（differential display reverse transcription PCR，DDRT-PCR），特征性差异分析（representative difference analysis，RAD），基因表达系列分析（serial analysis of gene expression，SAGE）。

（5）以单个核苷酸的变异为核心的分子标记技术，如单核苷酸多态性标记（single nucleotide polymorphism，SNP）。

（6）以特定序列为核心的分子标记技术，如线粒体脱氧核苷酸分子标记（mitochondrial DNA，mtDN）。

二、典型的分子标记技术

1. 限制性片段长度多态性　限制性片段长度多态性（restriction fragment length polymorphism，RFLP）作为最早的分子标记技术由格罗兹迪克（Grozdicker）创立，并于 1980 年由博斯坦因（Bostein）再次提出。其原理是限制性内切酶能识别并切割基因组脱氧核苷酸分子中特定的位点。如果因碱基的突变、插入或缺失，或者染色体结构的变化而导致生物个体或种群间该酶切位点的消失或新的酶切位点的产生。利用特定的限制性内切酶切割不同个体的基因组脱氧核苷酸，就可以得到长短、数量、种类不同的限制性脱氧核苷酸片段，通过电泳和 southern 杂交转移到硝酸纤维素膜或尼龙膜上，选用一定的脱氧核苷酸标记探针与之杂交，放射自显影后就可得到反映个体特异性的脱氧核苷酸限制性片段多态性图谱。限制性片段长度多态性分析中所使用的探针通常是随机克隆的与被检测物具有一定同源性的单拷贝或低拷贝基因组片段或 c 脱氧核苷酸片段。其中互补脱氧核苷酸探针保守性较强，许多同科物种互补脱氧核苷酸探针都可以作为通用探针。限制性片段长度多态性标记技术的优点是：①标记广泛存在于生物体内，不受组织、环境和发育阶段的影响。②限制性片段长度多态性标记的等位基因是共显性的，不受杂交的影响，可区分纯合基因与杂合基因。③可产生的标记数目很多，可覆盖整个基因组。但是限制性片段长度多态性标记技术需要酶切，对脱氧核苷酸质量要求高；由于编码基因具有相当高的保守性，限制性片段长度多态性的多态性程度偏低；分子杂交时会用到放射性同位素，对人体和环境都有害；探针的制备、保存和发放也很不方便。此外，分析程序复杂、技术难度大、费时、成本高。所以，限制性片段长度多态性标记技术的应用受到一定限制。目前限制性片段长度多态性标记技术已经在基因突变分析、基因定位、基因诊断、个体识别、亲缘鉴定、物种分类和进化关系研究,以及组建高密度的遗传图谱和育种操作等方面都有一定的应用和重要的使用价值。

2. 染色体原位杂交   染色体原位杂交(chromosome in situ hybridization,CISH)最早是由高(Gall)和帕杜(Pardue)利用标记的 r 脱氧核苷酸探针与非洲爪蟾细胞核杂交建立起来的。其中染色体原位杂交在原位杂交技术中应用最广泛,它是一种基于 southern 杂交的分子标记技术。该技术利用特异性核酸片段作探针,直接同染色体脱氧核苷酸片段杂交,在染色体上显示特异脱氧核苷酸。可采用同位素标记探针,杂交后通过放射自显影显示杂交信号,也可以采用非放射性大分子如生物素、地高辛等标记特异核酸片段,杂交信号经酶联显色或荧光显色得以显示。原位杂交的优点是准确、直观,缺点是技术非常复杂。

3. 简单序列重复   简单序列重复(simple sequence repeat,SSR)是指以少数几个核苷酸(1~6 个)为单位多次串联重复的脱氧核苷酸序列。这种序列存在于几乎所有真核生物的基因组中,含量丰富,且呈随机均匀分布。该技术是基于基因组脱氧核苷酸重复序列的差异进行检测,不受组织,器官种类、环境条件等因素影响。

4. 随机扩增多态性脱氧核苷酸   随机扩增多态性(randomly amplified polymorphic DNA,RAPD)是建立在聚合酶链反应基础上的一种可对整个未知序列的基因组进行多态性分析的脱氧核苷酸分子标记技术,其基本原理是利用一个随机引物(一般为 10 个碱基)通过聚合酶链反应非定点地扩增脱氧核苷酸片段,然后扩增片段经琼脂糖凝胶电泳或聚丙烯酰胺电泳分离后配合溴化乙锭染色或银染等专一性染色技术即可记录随机扩增多态性指纹,进行脱氧核苷酸多态性分析。随机扩增多态性所用的一系列随机引物其序列各不相同,但对于每个特定的引物来讲,它同目标基因组的脱氧核苷酸序列都有其特定的结合位点、扩增脱氧核苷酸特定的区域片断,如果基因组的这些区域发生脱氧核苷酸片断或碱基的插入、缺失等突变,就可能导致这些特定结合位点、扩增片断发生相应的变化,而使随机扩增多态性扩增产物在电泳图谱中脱氧核苷酸带数增加、减少或片断长度发生相应变化,从而可以检测出基因组脱氧核苷酸在这些区域的多态性。

与限制性片段长度多态性相比,随机扩增多态性技术优点有:①技术简单,实验周期短,信息量大,检测速度快;②脱氧核苷酸用量少;③实验设备简单,不需脱氧核苷酸探针,设计引物也不需要预先克隆标记或进行序列分析;④不依赖于种属特异性和基因组的结构,合成一套引物可以用于不同生物基因组分析;⑤用一个引物就可扩增出许多片段,几乎覆盖整个基因组,而且不需要同位素,安全性好。因此,随机扩增多态性技术广泛应用于天然居群内及居群间的遗传变异、种质资源搜集、品种鉴定、种间或属间遗传关系、遗传图谱构建、基因定位与分离等方面的研究。但是,随机扩增多态性技术受许多因素影响,实验的稳定性和重复性差。首先是显性遗传,不能识别杂合子位点,这使得遗传分析相对复杂,在基因定位、做连锁遗传图时,会因显性遮盖作用而使计算位点间遗传距离的准确性下降;其次,随机扩增多态性对反应条件相当敏感,包括模板浓度、Mg^{2+} 浓度,所以实验的重复性差。

5. 单核苷酸多态性标记   单核苷酸多态性标记(single nucleotide polymorphism,SNP)主要是指在基因组水平上由于单个核苷酸的变异所引起的脱氧核苷酸序列多态性。即单核苷酸多态性标记是同一物种不同个体间染色体上遗传密码单个碱基的变化,主要表现为基因组核苷酸水平上的变异引起的脱氧核苷酸序列多态性,包括单碱基的转换或颠换,以及单碱基的插入或缺失等。它是继限制性片段长度多态性之后的又一种新的分子标记。单核苷酸多态性标记具有数量多且分布广泛和检测快速、易于实现自动化等优点,而且具有更高的遗传稳定性,尤其是处于编码区的单核苷酸多态性标记。但是,单核苷酸多态性标记作为遗传标记也存在缺点:它改变了基因原来的结构和连锁率,表现为生物对外界反应的不适应,随着单核苷酸多态性标记的增加,相应会导致致命性疾病的增加。此外,制作单核苷酸多态性标记图理论上需要约 500 个有代表性的个体,以开发一套密度至少在 100000 左右的单核苷酸多态性标记。即使多重聚合酶链反应和单核苷酸多态性标记芯片取得了很大进展,仍需要大量单个扩增反应对每个单核苷酸多态性标记进行靶扩增。但由于成本太高,一般实验室难以开展该工作。统计学上的准确性需要增加单核苷酸多态性标记的密度,但是大批量扩增和检测反应所产生的错误信号也随之增加。

三、应用

随着分子生物学的快速发展,脱氧核苷酸分子标记技术作为一种新的遗传标记技术越来越广泛地应用于药用植物研究的许多领域中。分子标记技术可用于药用植物种质资源鉴定、药用植物遗传多样性、药用植物亲缘关系鉴定等方面。脱氧核苷酸分子标记技术与传统药用植物鉴定方法相比,可更直接地反映出品种或个体本身的遗传特性,且不受环境条件、生长发育阶段等因素的影响,结果更加可靠、稳定、特异性强。所以,它具有良好的应用前景,已被广泛地应用于药用植物研究的很多领域。尽管脱氧核苷酸分子标记的各种技术有自己的优势,但也有各自的不足。所以实验效果也会受到技术和参数选择不同的影响,因此选择合适的技术与参数非常重要。当然,进行具体的分子标记技术选择时,需要根据实际工作中具体的实验材料、实验目的以及实验室具备的实验条件等多种因素综合考虑和确定。随着分子标记技术的运用和进一步发展,它们会更加的成熟,其中一些技术会得到改良,同时也会出现更多新的分子标记技术。

第六节 蛋白印迹法

一、概述

免疫印迹(immunoblotting)又称蛋白质印迹(western-blot),是根据抗原抗体的特异性结合检测复杂样品中的某种蛋白的方法。该法是在凝胶电泳和固相免疫测定技术基础上发展起来的一种新的免疫生化技术。由于免疫印迹具有 SDS-PAGE 的高分辨力和固相免疫测定的高特异性和敏感性,现已成为蛋白分析的一种常规技术。免疫印迹常用于鉴定某种蛋白,并能对蛋白进行定性和半定量分析。结合化学发光检测,可以同时比较多个样品同种蛋白的表达量差异。

蛋白质印迹的发明者是美国斯坦福大学的乔治·斯塔克(George Stark)。尼尔·伯奈特(Neal Burnette)1981 年在《分析生物化学》中首次将其称为 Western-blot。

免疫印迹法分三个阶段进行:第一阶段为 SDS-聚丙烯酰胺凝胶电泳(SDS-PAGE);抗

原等蛋白样品经 SDS 处理后带负电荷,在聚丙烯酰胺凝胶中从阴极向阳极泳动,分子量越小,泳动速度就越快。此阶段分离效果肉眼不可见(只有在染色后才显出电泳区带)。第二阶段为电转移:将在凝胶中已经分离的条带转移至硝酸纤维素膜上,选用低电压(100V)和大电流(1~2A),通电 45min,转移即可完成。此阶段分离的蛋白质条带肉眼仍不可见。第三阶段为酶免疫定位:将印有蛋白质条带的硝酸纤维素膜依次与特异性抗体和酶标抗体作用后,加入能形成不溶性显色物的酶反应底物,使区带染色。常用的 HRP 底物为 3,3′-二氨基联苯胺(呈棕色)和 4-氯-1-萘酚(呈蓝紫色)。阳性反应的条带清晰可辨,并可根据 SDS-PAGE 时加入的标准分子量蛋白,确定各组分的分子量。本法综合了 SDS-PAGE 的高分辨力和抗原抗体的高特异性和敏感性,是一个有效的分析手段,不仅广泛应用于分析抗原组分及其免疫活性,而且可用于疾病的诊断。在艾滋病病毒感染中此法作为确诊试验。抗原经电泳转移在硝酸纤维素膜上后,将膜切成小条,配合酶标抗体及显色底物制成的试剂盒,可方便地在实验室中供检测用。根据出现显色线条的位置可判断有无针对病毒的特异性抗体。

二、原理

与 Southern 或 Northern 杂交方法类似,但免疫印迹法(Western-blot)采用的是聚丙烯酰胺凝胶电泳,被检测物是蛋白质,"探针"是抗体,"显色"用酶标记的抗体。经过 PAGE 分离的蛋白质样品,转移到固相载体(如硝酸纤维素薄膜)上,固相载体以非共价键形式吸附蛋白质,且能保持电泳分离的多肽类型及其生物学活性不变。以固相载体上的蛋白质或多肽作为抗原,与对应的抗体起免疫反应,再与酶标记的第二抗体反应,经过底物显色以检测电泳分离的特异性目的蛋白成分。该技术也广泛应用于检测蛋白水平的表达。

三、SDS-聚丙烯酰胺凝胶电泳(SDS-PAGE)

聚丙烯酰胺凝胶是由丙烯酰胺单体 Acr. 聚合成长链并通过与甲叉双丙烯酰胺 Bis. 交联,形成三维网状结构凝胶。聚丙烯酰胺凝胶的机械性、弹性、透明度、黏着度取决于凝胶中丙烯酰胺的总浓度,总浓度越大,平均孔径越小,机械强度越高。T 是 Acr. 与 Bis. 的总百分浓度,C 是 Acr.∶Bis. 的重量百分比,T 恒定,C 为 4% 时,有效孔径最小,C 大于或小于 4% 时,有效孔径均变大;C 恒定,T 增加,有效孔径降低。聚合过程由四甲基乙二胺(tetramethylethylenediamine,TEMED)和过硫酸铵激发。

阴离子去垢剂 SDS 能破坏蛋白质中的氢键和疏水键,按一定比例和蛋白质分子结合成复合物,使蛋白质带负电荷的量远远超过其本身原有的电荷量,掩盖了各种蛋白质分子间的天然电荷差异;加入巯基乙醇使电泳的迁移率不再受原有分子形状的影响。蛋白质的迁移率将主要取决于其分子量的大小。

基本步骤如下:

1. 收集蛋白样品 使用适当的裂解液,裂解贴壁细胞、悬浮细胞或组织样品。对于某些特定的亚细胞蛋白,例如细胞核蛋白、细胞质蛋白、线粒体蛋白等,用 SDS 上样缓冲液,裂解能力强,能提取细胞总蛋白,可用来检测多种蛋白,包括磷酸化蛋白。另外,常用的还有非离子去垢剂缓冲液裂解法，低渗缓冲液裂解法。

2. 蛋白质浓度测定　收集完蛋白样品后，为确保每个蛋白样品的上样量一致，需要测定每个蛋白样品的蛋白浓度。根据所使用的裂解液的不同，需要采用适当的蛋白浓度测定方法。因为不同的蛋白浓度测定方法对于一些去垢剂和还原剂等的兼容性差别很大。更方便的方法是选用成套的裂解液和定量试剂盒测定蛋白质。如果浓度过高，可按比例稀释，读出蛋白浓度后，再折算回原样品浓度。

3. 电泳　配制 SDS-PAGE 凝胶，在收集的蛋白样品中加入适量浓缩的 SDS-PAGE 蛋白上样缓冲液。例如 2 倍或 5 倍的 SDS-PAGE 蛋白上样缓冲液。使用 5 倍的 SDS-PAGE 蛋白上样缓冲液可以减小上样体积，在相同体积的上样孔内可以上样更多的蛋白样品。

注意：Acr. 和 Bis. 单体对神经系统和皮肤有毒性作用，TEMED 对黏膜和上呼吸道组织及皮肤有很大的破坏作用。

4. 电泳结果检查　考马斯亮蓝使用简便快速，可以分辨 $1\mu g$ 左右的条带，是经济通用的蛋白 PAGE 胶电泳染色方法。银染操作复杂一些但分辨率高很多，可以分辨 $2\sim5ng$ 蛋白。可是由于考马斯亮蓝染色或者银染经过固定不可逆结合，会干扰后面的免疫印迹实验，很多人会选择省略掉这一步——同样的样品跑 2 块胶，一块染色一块转膜，一般也可以说明问题。

四、电转移

通常有两种方法：毛细管印迹法和电泳印迹法。毛细管法转移效率较低。现在多用电泳印迹法，这种方法是用有机玻璃板将凝胶和硝酸纤维素膜夹成"三明治"状，而后浸入两个平行电极中间的缓冲液中进行电泳，选择适当的电泳方向就可以使蛋白质离开凝胶结合在硝酸纤维素膜上。

转移膜的选择：免疫印迹法常用的转移膜主要是硝酸纤维素膜（nitrocellulose blotting membranes，NC）和偏二氟乙烯膜（polyvinylidene-fluoride，PVDF），此外，也可使用尼龙膜、DEAE 纤维素膜做蛋白印迹。膜的选择要根据：①膜与目的蛋白分子的结合能力（也就是单位面积的膜能结合蛋白的载量），以及膜的孔径（也就是拦截蛋白的大小）；②不影响后续的显色检测（也就是适和用于所选的显色方法，信噪比好）；③如果后继实验有其他要求，比如要做蛋白测序或者质谱分析，还要根据不同目的来挑选不同的转移膜。

几种膜的特点：

1. 硝酸纤维素（NC）膜　硝酸纤维素膜是蛋白印迹最广泛使用的转移介质，其优点是对蛋白结合能力强，适用于各种显色方法，包括同位素、化学发光、常规显色、染色和荧光显色；背景低，信噪比高；使用也很简便，不需要甲醛预处理，只需要在去离子水面浸润排出膜内气泡，再在电泳缓冲液中平衡；容易封闭，不需要特别严谨的清洗条件。转移到 NC 膜上的蛋白在合适的条件下可以稳定保存很长时间，但是纯的硝酸纤维膜比较脆，容易卷，不适合用于需要多次重复清洗的用途。选择硝酸纤维膜时要注意的是选择合适的孔径，通常 20KD 以上的大分子蛋白用 $0.45\mu m$ 孔径的膜，小于 20KD 建议选择 $0.2\mu m$ 的膜，如果小于 7KD 最好选择 $0.1\mu m$ 的膜。另外，由于 NC 膜上结合的蛋白会因为一些去污剂而被代替，因此在封闭时最好使用较温和的 tween 20，且浓度应低于 0.3%（0.05% 效果较好）。

2. 尼龙膜　它更多用于核酸的转移，也有用于蛋白印迹。与 NC 相比，优点是结合力强，结实，柔软不易卷曲，机械强度大，便于操作。缺点是背景高，而且当转移缓冲液中存在有 SDS 时蛋白质容易从尼龙膜上泄漏（通过甲醛固定可以缓解这一情况）。另外，不能直接染色。

但是有些公司的产品保留尼龙膜高灵敏度的优点和摒弃背景影响大的缺点，采用了合适的信噪比比例来调整，从而达到了 $200\mu g/cm^2$ 的蛋白结合能力，同时有比大多数尼龙膜甚至比一些 NC 膜都要小的低背景。

3. 聚偏二氟乙烯（PVDF）膜　它作为基质的转印膜由密理博（Millipore）公司在 1985 年首先推出。与硝酸纤维素膜相比，PVDF 膜在蛋白质截留能力，机械强度和化学相容性上都具有更优越的性能。市售硝酸纤维素膜的典型结合量是 $80\sim100\mu g/cm^2$，而 PVDF 膜结合量是 $100\sim200\mu g/cm^2$。在人类免疫缺陷病毒（HIV）血清学检验中直接比较 PVDF 和硝酸纤维素膜，PVDF 膜具有更好的截留总 HIV 抗原能力，并提高抗体检测糖基化被膜抗原的性能。而且 PVDF 膜最大的优点是具有更好的机械强度和化学耐受性。这使 PVDF 膜在各种染色应用和多重免疫检测中成为理想选择；而且单个凝胶的泳道复本可用于多种目的，如考马斯亮蓝染色后切出条带并进行 N-末端测序、蛋白消化，肽分离，内部测序和免疫检测。特别是需要做 N 端蛋白测序，能经得起多次清洗，所以 PVDF 是蛋白测序的唯一选择。此外，一些强疏水蛋白用 PVDF 膜效果会更好一些。PVDF 膜适用的检测方法也不少，如化学发光、常规显色、同位素和标准染色，但不适合荧光。PVDF 膜特别注意的是需要使用 100% 甲醇预处理（不超过 15s）再用缓冲液平衡。PVDF 膜同样分 $0.45\mu m$ 和 $0.2\mu m$，后者孔径小，对小分子蛋白有较好的拦截吸附，背景可能会比前者稍高。

五、酶免疫定位

1. 封闭　脱脂奶是最常用的经济配方。但这种封闭剂由于里面可能有痕量的生物素和碱性磷酸酶，会造成背景污染而不适合生物素—亲和素的检测，脱脂奶也不适合碱性磷酸酶的检测。如果采用碱性磷酸酶检测系统，封闭剂最好用 6% 酪蛋白$+1\%$聚乙烯吡咯烷酮$+10mmol/L$ EDTA 磷酸缓冲盐，于 $65℃$加热 1h，确保碱性磷酸酶失活（可以加 0.05% 叠氮化钠）。由于叠氮钠（NaN_3）对辣根过氮化物酶（horseradish peroxidase，HRP）有灭活作用，若采用 HRP 检测系统则封闭液不要加叠氮化钠为好。如果选用 AP 作为显色方法，封闭时就要选择 Tris 缓冲体系。

2. 抗体的选择　一般而言，一抗的说明书上若注明 wb 则可用于免疫印迹法（Western-blot）。虽然单克隆抗体专一性高，但是经过 SDS-PAGE 变性胶电泳后，蛋白质原来的识别位点构象会发生改变，有可能不会被识别。因此多抗虽然不如单抗专一性高，但更容易得到结果。目前商品化抗体里单抗主要是鼠单抗、兔单抗，多抗主要是兔多抗、山羊多抗等，其他种属来源抗体较少。选择二抗必须注意对应一抗的来源种属。

3. 标记的选择　蛋白质印迹法一般都选择酶促反应作为检测方法。酶促反应可以搭配不同的底物从而实现不同的显色方法，如化学发光（chemiluminescent）和底物显色（colormetric/chromogen）。前者灵敏度很高，灵敏度已经达到 pg 级别，甚至还有毫微微（femto）级别的，灵敏度超过了同位素；而后者由于直接显色而操作简便且成本低。最常用的有辣根过氧化物酶 HRP 和碱性磷酸酶 AP(alkaline phosphatase)，此外还有葡萄糖氧化酶(glucose oxidase)、β-半乳糖苷酶 β-Galactosidase。

第七节 基因芯片技术

随着人类基因组计划(human genome project，HGP)的完成以及分子生物学相关学科的迅猛发展，极大地带动了人类疾病相关基因以及病原微生物基因的定位、克隆、结构与功能研究，基因芯片(gene chip)就是在这个背景下发展起来的一项分子生物学新技术。基因芯片是平面载体和载体上按照某种预先设计的位置高密度有序排列的成千上万核酸探针(如寡核苷酸或基因片段)的称谓。基因芯片技术融合了生命科学、化学、微电子学、计算机科学、统计学和生物信息学等诸多学科领域的成就，具有高通量、高集成、微型化、平行化、多样化和自动化等特点。该技术的出现为生命科学、医学、化学等领域的研究提供了一个强有力的工具。

一、基本原理

基因芯片是按特定的排列方式固定有大量基因探针/基因片段的硅片、玻片、塑料片[4]。探针脱氧核糖核酸是指被有序地点样固定在玻片或硅晶片上的脱氧核糖核酸片段，这些片段可通过聚合酶链式反应扩增细菌质粒上插入的基因组片段或用通过引物从 cDNA 文库中扩增得到。这些大小和序列不同的片段分别经过纯化后，被高密度有序地点样固定在玻片或硅晶片上从而制备成微阵列，用于检测待测样品中是否有与之互补的序列。待测样品中的信使核糖核酸被提取后，通过反转录反应过程获得标记荧光的探针，与包含上千个基因的微阵列进行杂交反应，将玻片上未互补结合反应的片段洗去，再对玻片进行激光共聚焦扫描，测定微阵列上各点的荧光强度，推算出待测样品中各种基因的表达水平。若要比较不同的两个细胞系或不同组织来源的细胞中基因表达的差异，则从不同的两个细胞系或不同的组织来源中提取信使核糖核酸。反转录反应过程中标记上不同颜色的荧光，等量混合后，与包含上千个基因的微阵列进行杂交反应，对玻片进行激光共聚焦扫描。比较两种荧光在各点阵上的强度，推算出各基因在不同细胞系中的相对表达水平。

二、基本成分

1. **固相介质** 制备芯片的固相介质有玻片、硅片、聚丙烯酸胺凝胶、尼龙膜等。在选择固相介质时，应考虑其荧光背景的大小、化学稳定性、介质对化学修饰作用的反应，介质表面积及其承载能力以及非特异吸附的程度等因素。目前较为常用的支持介质是玻片。

2. **探针** 信使核糖核酸，或是以核糖核酸为模板的 cDNA。

3. **靶片段** 脱氧核糖核酸、寡核苷酸、核糖核酸等。

4. **标记物** 常采用荧光剂，如 Cy3、Cy5、放射性核素、地高辛等。

的底物是联苯胺，HRP 和碱性磷酸酶（ALP，alkaline phosphatase）此二种酶被精制成酶（glucose oxidase），β-半乳糖苷酶β-Galactosidase。

三、操作步骤

基因芯片是多学科相融合产物，其技术包含三个基本要点：方阵构建、样品制备和生物分子反应、反应图谱检测和分析。

1. 方阵构建　目前制备芯片主要采用表面化学或组合分类化学方法处理片芯，然后使脱氧核糖核酸片段或蛋白分子按顺序排列在芯片上。芯片制备方法基本上可以分为原位合成与微矩阵点样两大类，其中原位合成法又可分为光引导原位合成、喷墨打印和分子印迹原位合成三种。由于短核酸探针阵列具有密度高、速度快、效率高等优点，原位合成微点阵适于进行突变检测、多态性分析、杂交序列等大量探针和高杂交严谨性试验。微矩阵点样法是将得到生物分子用针点或喷射方法直接排列到载体上，该方法在多聚物设计方面与前者相似，合成工作用传统脱氧核糖核酸或用多肽固相合成仪完成，只是合成后用特殊自动化微量点样装置将其以较高密度涂布于芯片载体上。

2. 样品制备和生物分子反应　生物样品是复杂生物分子混合体，一般不能直接与芯片反应，必须将样品进行生物处理。对于基因芯片，组织中获取样品在标记成为探针以前必须扩增以提高阅读灵敏度。当引物和脱氧核糖核酸样品及聚合酶链式反应试剂相混时，如果样品包含靶序列，就从引物两头开始合成，并在引物之间形成双链环。生物分子反应是基因芯片技术中除方阵构建外最重要的一步，其复杂程度和具体控制条件由芯片中基因片断长短和芯片本身用途而定。

3. 反应图谱检测和分析　基因芯片在与荧光标记的目标脱氧核糖核酸或核糖核酸杂交后或与荧光标记的目标抗原或抗体结合后必须用激光共聚焦扫描芯片和电荷偶合器件图像传感器（charge coupled device, CCD）芯片扫描仪将芯片测定结果转变成可供分析处理图像数据。基因芯片还需一个专门系统处理芯片数据，一个完整芯片数据处理系统应包括芯片图像分析和数据提取及芯片数据统计学分析和生物学分析；另外还要做芯片数据库管理、芯片表达基因互联网检索。

四、基因芯片的种类

1. 根据功能分类　根据功能主要可分为基因表达谱芯片和脱氧核糖核酸测序芯片两类。基因表达图谱芯片可以将克隆的成千上万个基因特异的探针或其 cDNA 片段固定在一块芯片上，对于来源不同的个体、组织、细胞周期、发育阶段、分化阶段、病变、刺激（包括不同诱导、不同治疗手段）下的细胞内信使核糖核酸或反转录后产生的 cDNA 进行检测，从而对这个基因表达的个体特异性、组织特异性、发育阶段特异性、分化阶段特异性、病变特异性、刺激特异性进行综合的分析和判断，迅速将某个或某几个基因与疾病联系起来，极大地加快这些基因功能的确定，同时可进一步研究基因与基因间相互作用的关系。脱氧核糖核酸测序芯片则是基于杂交测序发展起来的，其原理是任何线状的单链脱氧核糖核酸或核糖核酸序列均可裂解成一系列碱基数固定、错落而重叠的寡核苷酸，如能把原序列所有这些错落重叠的寡核苷酸序列全部检测出来，就可据此重新组建出新序列。

2. 根据制备方法分类　芯片制备的方法主要是原位合成和直接点样。原位合成适用于寡核苷酸；直接点样法多用于大片段脱氧核糖核酸，有时也用于寡核苷酸。原位合成有两种途径，一是光刻法；二是喷印法。原位光刻合成：光刻法主要是利用半导体技术，在合成碱基单体的 5′羟基末端连接上一个光敏保护基，利用光照射使固体表面上的羟基脱保护，固体表面与光敏保护基保护、亚磷酰胺活化的碱基单体接触进行合成，合成只在那些脱保护基的地方进行。在生长的链上加上一个碱基，这个过程反复进行直至合成完毕，该方法可在成千上万个位点同时进行合成。原位喷印合成：芯片原位喷印合成原理与喷墨打印类似，不过芯片喷印头和墨盒有多个，墨盒中装的是四种碱基等液体而不是碳粉。喷印头可在整个芯片上移动并根据芯片上不同位点探针的序列需要将特定的碱基喷印在芯片上特定位置。该技术采用的化学原理与传统的脱氧核糖核酸固相合成一致，因此不需要特殊制备的化学剂。点样法：点样法是与微阵列的表面直接接触，利用由微点样针、毛细管或镊子组成的打印头将准备好的样品从样品槽中转移到固相的表面，一个三维移动装置直接控制寡核苷酸、cDNA 和其他生物分子微阵列的制备。

五、应用

对药物作用机制及靶点的探索和研究是药物筛选过程中的重要环节。利用基因芯片技术筛选药物作用的靶点，就是通过对基因表达的分析或测序，找出药物作用的靶点，指导药物开发。施畅等通过基因芯片分析构建不同诱导机制的典型诱导剂的效应数据库，将 Bay41-4109 引起的肝药物代谢酶基因表达谱与数据库中参考物的药物代谢酶基因表达谱进行比对，确认该药对 CYP450 可能的诱导作用及诱导机制。

（一）实验材料

1. 人肝癌细胞（HepG2，human hepatocellular carcinoma cell line）。
2. 人全基因组 Oligo 库：购自 Qiagen 公司。

（二）实验步骤

1. 采用 MTT 比色法，测定 Bay41-4109 对 HepG2 细胞毒性　计算 Bay41-4109 对 HepG2 细胞的 20％抑制浓度（IC_{20}）和 50％抑制浓度（IC_{50}）。

2. 计算得到的 Bay41-4109 IC_{20} 和 IC_{50} 值作为 HepG2 细胞染毒终浓度　对细胞作用 48h 后，收集细胞，提取细胞总 RNA。同时设对照组，与实验组处理条件一致，提取细胞总 RNA。

3. 将 IC_{20} 染毒组的 RNA 样品和 IC_{50} 染毒组的 RNA 样品分别与对照的 RNA 样品配对杂交，各组分别进行荧光交换　芯片用双通道激光扫描仪进行扫描，用图像分析软件进行分析。

（三）实验结果

经过图像分析软件分析将图像信号转化为数字信号，再对芯片上的数据进行归一化处理，计算所有基因调整后的比值（Cy5/Cy3）。以比值大于 2 或小于 0.5 作为判断基因差异表达的条件。如彩图 22-2 所示，样品标记 Cy3 用绿色表示，标记 Cy5 则用红色表示。对于某一点的信号，若 Cy3 信号较强，该点多显示绿色，若 Cy5 信号较强，该点多显示红色，若强度相似，则显示黄色。图（a）为 IC_{20} 染毒组与对照组配对杂交扫描结果，图（b）为 IC_{50} 染毒组与对照组配对杂交扫描结果,对照组均显示绿色荧光,染毒组均显示红色荧光。

彩图 22-3 散点图中可以直观地看出在两个样品之间基因表达的差异情况。其中 X 轴和 Y 轴分别以两个样品的荧光信号强度值为坐标,途中每一个数据点代表芯片上一个基因点的杂交信号,红色标记和绿色标记的数据点分别表示 Y/X 的比值 $\geqslant 2$ 和 $\leqslant 0.5$,可能是属于表达有差异的基因,黑色标记表示 Y/X 的比值在 0.5 和 2 之间,表达基因无差异。

(四) 实验结论

经过两次重复实验,在 IC_{20} 浓度下共有 1185 个基因表达差异在 2 倍以上,其中表达下调的基因有 719 个,表达上调的基因有 466 个;在 IC_{50} 浓度下共有 1124 个基因表达差异在 2 倍以上,其中表达下调的基因有 601 个,表达上调的基因有 523 个。在两种浓度下发生一致改变的基因有 547 个,其中表达下调的基因有 318 个,表达上调的基因有 229 个。

第八节　流式细胞技术

流式细胞技术是利用流式细胞仪进行的一种单细胞定量分析和分选技术。流式细胞术是单克隆抗体及免疫细胞化学技术、激光和电子计算机科学等高度发展及综合利用的高技术产物。流式细胞仪(flow cytometer,FCM),又称荧光激活的细胞分选器(fluorescence activated cell sorter,FACS),作为进行流式细胞分析的仪器,它集电子技术、计算机技术、激光技术、流体力学、图像技术、细胞生物学、免疫学理论于一体,是一种非常先进的检测仪器。流式细胞术已经成为一种用途最广泛和最先进的细胞分析技术,在细胞生物学、血液学、肿瘤学、免疫学等基础和临床医学领域发挥着重要作用。

一、基本原理

流式细胞技术是在细胞分子水平上通过单克隆抗体或染料对单个细胞或其他生物粒子进行多参数、快速的定量分析。它可以高速分析上万个细胞,并能同时从一个细胞中测得多个参数,具有速度快、精度高、准确性好的优点,是当代最先进的细胞定量分析技术之一。光源、液流通路、信号检测传输和数据的分析系统是流式细胞仪的主要组成。流式细胞仪的工作原理是当待测定标本被制成单细胞悬液,经过染色后进入流动室,流动室充满流动的鞘液,鞘液压力与样品流压力是不同的,当两者的压力差异达到一定程度时,鞘液裹挟的样品流中的细胞排成单列逐个经过激光聚焦区。被标记的细胞通过激光检测区时受激发产生特定波长的荧光,通过一系列信号转换、放大、数字化处理,就可以在计算机上直观地统计染上各种荧光染料的细胞各自的百分率。选择不同的单克隆抗体及染料,可以利用流式细胞仪的分选功能将其分选出来,以便进一步培养、研究。目前,流式细胞术不仅被应用于临床检测(如进行外周血白细胞、骨髓细胞以及肿瘤细胞等的检测),还被应用于药学的研究如多种耐药基因的研究。

二、基本成分

1. 细胞样品的准备　流式细胞技术对细胞检测的分析是基于单细胞的基础上,因此样本制备环节要求分散细胞的方法既要使细胞成为单个细胞,又能保持细胞的固有生物化学成分及生物学特性。在样本制备时注意以下几点:①使各种液体和悬浮细胞样本新鲜,尽快完成样本制备和检测;②针对不同的细胞样本进行适当洗涤、酶消化处理,以清除杂质,使黏附的细胞彼此分离而形成单细胞状态;③对新鲜实体瘤组织可选用或联用酶消化法、机械打散法和化学分散法来获得足够数量的单细胞悬液;④对石蜡包埋组织应先切成若干 $40\sim50\mu m$ 厚的蜡片,经二甲苯脱蜡至水后,再用前述方法制备单细胞悬液;⑤单细胞悬液的细胞数不应少于 10000 个。

2. 荧光染料　流式细胞仪测定常用的染料有多种,他们分子结构不同,激发光谱和发射光谱也各异。流式细胞仪器所配备的激光器和探测器的型号和数量决定了仪器的光学系统能否激发某个荧光染料,并能否正确地检测某个荧光素组合。如氩离子气体激光管,其发射波长 488nm,氦氖离子气体激光管发射波长 633nm。488nm 激光光源常用的荧光染料有异硫氰酸荧光素(fluorescein isothiocyanate,FITC)、藻红蛋白(p-phycoerythrin,PE)、碘化丙啶(propidium iodide,PI)等。

此外,光学系统的设计还会影响某个特殊染料的检测效率,同样也会影响仪器的设置,包括 PMT 的电压。因此,荧光染料的选择上要注意以下原则:①针对您特定的仪器配置,选择最亮的荧光素;②选择荧光素要尽量降低光谱叠加的可能;③保留最亮的荧光素给弱表达的抗体,反之亦然。④要避免把高亮度群体的荧光渗漏到需要保持高敏感性的测试通道中去;⑤尽量避免偶联染料的降解,否则影响测定结果。

3. 封闭抗体　抗 Fc 受体抗体。免疫细胞表面一般表达有 Fc 受体,能和抗体的 Fc 段结合。封闭抗体的作用就是阻断荧光标记的单克隆抗体的 Fc 段与免疫细胞表面 Fc 受体结合所产生的非特异性的结果。

4. FACS 缓冲液　1 倍磷酸盐缓冲液 950mL,FCS 40mL,10％叠氮钠 10mL。

5. FACS 清洁液和 FACS 洗净液　这两种液体一般由仪器厂家提供。

三、流式细胞仪的基本结构

流式细胞仪主要由四部分组成:流动室和液流系统;激光源和光学系统;光电管和检测系统;计算机和分析系统。这四大部件共同完成了信号的产生、转换和传输的任务。

1. 流动室和液流系统　流动室有样品管、鞘液管和喷嘴等,是液流系统的心脏。样品管贮放样品,单个细胞悬液在液流系统的液流压力下从样品管射出,鞘液由鞘液管从四周流向喷孔,包围在样品外周后从喷嘴射出。

2. 激光源和光学系统　激光源是氩离子气体激光管,发射 488nm 波长激光,激发经荧光染色的细胞发出荧光信号,强弱与激光强度和照射时间相关。光学系统由透镜、小孔、滤光片等组成,分为流动室前和流动室后两组。流动室前光学系统将激光束聚焦成横截面较小的椭圆形,以使通过激光检测区的细胞受照强度一致。流动室后的光学系统将不同波长的荧光信号送到不同的光电倍增管。

3. 光电管和检测系统 光电管为光电倍增管,将荧光染色细胞的荧光通过光电转换器转变成电信号传输到检测系统放大器。放大器有两类,一类放大器输出信号幅度与输入信号成线性关系,适用于在较小范围内变化的信号以及代表生物学线性过程的信号。另一类是对数放大器,输出信号和输入信号之间成常用对数关系,在免疫学分析测量中常用。

4. 计算机和分析系统 经放大后的电信号被送往计算机多道分析器,多道道数和电信号的脉冲高度相对应,也和光信号强弱相关,对应道数纵坐标代表发出该信号的细胞相对数目。由多道分析器出来的信号,再经模-数转换器输往微机处理器编成数据文件进行计算机存储,可脱机进行数据处理和分析。

数据一般通过图形显示,最常用的是单参数直方图、二维点图、三维图形等。在单参数直方图中,横坐标 X 表示被检测的细胞数量,纵坐标 Y 表示被检测到的荧光强度;在二维点图中,横坐标 X 可以根据被测参数自己决定,图上的点的位置表示细胞或者颗粒具有的两个被测参数的数值。

四、应用

随着流式细胞术的不断发展和完善,应用领域也从细胞生物学基础研究扩展到肿瘤学、血液学、免疫学、药物学、临床检验等各方面。检测的内容包括:①测定细胞内脱氧核糖核酸的变异系数较小,一般在 2% 以下;②能准确地进行脱氧核糖核酸倍体分析;③借助于荧光染料进行细胞内蛋白质和核酸的定量研究;④快速进行细胞分选和细胞收集;⑤医学应用:免疫功能研究各种干细胞的检测,癌症患者的多药耐药性,细胞功能及药动学研究,血小板分析(心血管疾病),流式细胞术与分子生物学研究。

实例:PLA2G7-EGFP 的质粒转染 ECA-109 细胞与 PK-15 细胞后 EGFP 蛋白的表达。

(一)实验材料

1. 细胞 ECA-109 细胞、PK-15 细胞。

2. 其他 脂质体,PLA2G7-EGFP 质粒。

(二)实验步骤

(1) 将 ECA-109 细胞及 PK-15 细胞接种到 12 孔细胞培养板中,细胞密度达到 70% 左右使用无抗生素培养液培养 24h 后,进行转染实验。细胞用 1mL 无血清培养液漂洗 1 次,再加入 $300\mu L$ 无血清培养液。

(2) 取转染液混合液 $15\mu L$ 缓慢加到 12 孔板中,摇匀,37℃ 培养 4h 后,更换含 10% 血清的 DMEM 培养液继续培养。

(3) 转染 24h 后,胰酶消化,收获细胞,PBS 漂洗一次,并重悬于 PBS 中,使细胞密度为 $5\times10^5 \sim 1\times10^6$ 个/mL。

(4) 流式检测,阴性对照为未转染质粒的 ECA-109 细胞及 PK-15 细胞。

(三)实验结果

绿色荧光蛋白(GFP)是一种天然荧光蛋白,它在细菌、真菌、动物细胞中表达时能发出绿色荧光蛋白,是一种比较理想的荧光标记蛋白。增强型绿色荧光蛋白(EGFP)是在野生型 GFP 的基础上对其基因进行改造,大大增强了该报告分子的灵敏度,为确定脂质体转染法在不同细胞中的转染效率,分别将含有报告基因 EGFP 的质粒 PLA2G7-EGFP 转染 ECA-109 细胞与 PK-15 细胞。FSC(前向散射光)和 SSC(侧向散射光)是流式分析中的第一道门,这两个通道反映的是细胞的物理特性,是流式中两个非常基本的参数。FSC 的值能代表细胞的大小,细胞的体积越大,其 FSC 就越大。SSC 则代表细胞的颗粒度,细胞不规则,细胞内细胞器和颗粒度越大,则 SSC 越大。可以利用 FSC 和 SSC 的特性对一些细胞进行区分展示和细胞分群。通常我们会根据细胞在这个门中的大体位置圈门再进行后续的分析。彩图 22-4 中,(a)(c)图中"P1"门中所选中的部分分别为 PK-15 细胞群和 ECA-109 细胞群。(b)(d)图分别为(a)(c)图所对应的细胞群的单参数直方图。在(b)(d)图中,横坐标代表荧光强度,纵坐标为细胞数。"P2"门为表达 EGFP 阳性细胞的情况,实验结果表明转染后的 ECA-109 细胞中荧光信号强度(46.1%)明显高于 PK-15 细胞(14.6%)。

(四)实验结论

脂质体转染法在 ECA-109 细胞上的转染效率高于 PK-15 细胞。

(西安交通大学　王嗣岑)

课后习题

1. 生物传感器通常由哪几个部分组成?
2. 酶联免疫吸附测定法的基本原理是什么?
3. Western-blot 法的基本原理是什么?

参 考 文 献

[1] HIERLEMANN A,BALTES H. CMOS-based chemical microsensors [J]. Analyst,2003,128(1):15-28.

[2] NAKAMURA H,KARUBE I. Current research activity in biosensors [J]. Analytical Bioanalytical Chemistry,2003,377(3):446-68.

[3] VO-DINH T,CULLUM B. Biosensors and biochips:advances in biological and medical diagnostics [J]. Fresenius' Journal of Analytical Chemistry,2000,366(6):540-51.

[4] MARAZUELA M, MORENO-BONDI M. Fiber-optic biosensors—an overview [J]. Analytical Bioanalytical Chemistry,2002,372(5):664-82.

附录　各章课后习题参考答案

第一章　绪论

参考答案：①GLP 是 good laboratory practice 的简称，意为药物非临床研究质量管理规范（或药品试验管理规范），是关于诊断和防治人体的各种药品申报审批前所进行的非临床安性研究的规定。②GCP 是 good clinical practice 的简称，即药物临床试验质量管理规范，是关于在人体上进行生物医学研究的准则。③GMP 是 good manufacture practice 的简称，中文意思为药品生产质量管理规范，是药品生产企业管理生产和质量管理的基本准则。20 世纪六七十年代的欧美发达国家以法令形式加以颁布，要求制药企业广泛采用。中国自1988 年正式推广 GMP 标准以来，先后于 1992 年和 1998 年进行了两次修订。目前正加速进行全国药品生产企业的 GMP 认证工作。④GSP 是 good supply practice 的简称，意为药品经营质量管理规范，是药品经营企业保障药品质量所实施的基本准则。我国目前已开始全面推行 GSP 的认证工作，2004 年年底前将全面完成全国药品经营企业的 GSP 改造和GSP 认证工作。

第二章　药品质量研究与药典概况

1. **参考答案**：《中国药典》2015 年版由一部、二部、三部、四部及其增补本组成。一部收载中药，二部收载化学药品，三部收载生物制品，四部收载通则和药用辅料。

2. **参考答案**：药品质量研究涉及的学科范围包括药品质量控制学、临床药学、中药与天然药物分析学、药物代谢分析学、法医毒物分析学、兴奋剂检测和药物制剂分析学等。

3. **参考答案**：（一）取样：取样系指从一批产品中，按取样规则抽取一定数量具有代表性的样品，供检验用。取样时，应先检查品名、批号、数量、包装等情况，符合要求后方可取样。取样应具有代表性，应全批取样，分部位取样，生产规模的固体原料药要用取样探子取样。除另有规定外，一般为等量取样，混合后作为样品进行检验。一次取得的样品至少可供3 次检验用。取样时必须填写取样记录，取样容器和被取样包装上均应贴上标签。

（二）检验：检验是根据药品质量标准对样品进行检测，首先查看性状是否符合要求，再进行鉴别、检查、含量测定。药品质量标准中的检验项目是相互联系的，判断药品是否符合要求，也应综合考虑检品的性状、物理常数、鉴别、检查和含量测定的检验结果。

（三）记录和报告：检验的记录应真实、完整、简明、具体；字迹应清晰，色调一致，不得任意涂改，若写错时，在错误的地方划上单线或双线，在旁边改正重写，并签名盖章。检验记录的内容和记录顺序如下：①品名、规格、批号、数量、来源、检验依据；②取样日期、检验日期；③检验项目、数据、计算、结果；④判定；⑤检验人、复核人签名或盖章。检验记录作为检验的第一手资料，应妥善保存、备查。检验后出具的检验报告书的内容如下：品名、规格、批号、数量、来源、检验依据；取样日期、报告日期；检验项目、结果；结论；检验人、复核人、负责人签名或盖章。检验报告是对药品质量检验结果的证明书,判定必须明确、肯定、有依据。检验报告上必须有检验者、复核者和部门负责人的签章及检验机构公章,签章应写全名,否则该检验报告无效。

第三章　药物的鉴别

1. **参考答案**：药物的鉴别试验可分为一般鉴别试验和专属鉴别试验。药物一般鉴别试验以药物的化学结构及其物理化学性质为依据,通过化学反应来鉴别药物真伪。一般鉴别只能证实是某一类药物,而不能证实是哪一种药物。专属鉴别试验是在一般鉴别试验的基础上,根据每一种药物化学结构的差异及其所引起的物理化学特性的不同,选用某些特有的反应来鉴别药物真伪的试验。它是证实某一种药物的依据。

2. **参考答案**：鉴别试验必须在规定条件下完成,否则会影响结果的判断。影响鉴别试验结果的条件包括溶液浓度、溶液温度、试验时间、溶液酸碱度等。

3. **参考答案**：化学鉴别法是依据某一类药物的化学结构或物理性质的特征,通过化学反应来鉴别药物的真伪。化学鉴别法包括测定生成物熔点,在反应条件下产生颜色、荧光或使试剂褪色,发生沉淀,生成气体。用于化学鉴别的试验要求反应快速,现象明显。在使用过程中,要注意结构相似药物之间可能会发生类似反应。另外化学鉴别试验还需要进行验证,并明确反应原理。

4. **参考答案**：测定最大吸收波长或最小吸收波长；测定一定浓度的供试液在最大吸收波长处的吸光度；测定特定波长及其吸光度比值。

5. **参考答案**：将浓度相同的对照品溶液和供试品溶液在同一块薄层板上点样、展开与检视,供试品溶液所显主斑点的位置(R_f)与颜色(或荧光)应与对照品溶液的主斑点一致,而且两斑点的大小、颜色的深浅也应大致相同。有时化学药品可采用供试品溶液与标准溶液混合点样、展开,与标准物质相应斑点应为单一、紧密斑点。选用与供试品化学结构相似的药物对照品或者杂质对照品,两者的比移值应不同,将上述两种溶液等体积混合,应显示两个清晰分离的斑点。

6. **参考答案**：根据同一种物质在相同色谱条件下保留时间相同的原理进行定性,在条件相同的情况下,分别测得已知样品和未知样品各组分的保留值,然后将已知样品与未知样品的色谱图进行比较,若在已知样品的保留值位置上未知样品出现色谱峰,则可能含有已知样品相同组分,反之则不存在。在面对较难准确测定保留值,如复杂的检测样品,色谱峰间距过近,或者操作稳定性差的情况下,可以采用在测定的试样中加入对照品进行混合后再进样,而在面对两种或两种以上物质在同一色谱柱上出现相同保留值无法定性时,可采用性质差别较大的双柱进行定性,若两柱色谱峰高均增加,则可能是同一物质。

第四章　药物的杂质检查

1. **参考答案**：因为药品在临床使用中产生的不良反应除了与药品本身的药理活性有关外,有时与药品中存在的杂质也有很大关系。因此,规范地进行杂质的研究,并将其控制在一个安全、合理的限度范围之内,将直接关系到药物质量的可控性及安全性。杂质研究是药品研发的重要环节,贯穿于药品研究的始终。

2. **参考答案**:药物中的杂质按来源可分为一般杂质和特殊杂质。一般杂质是指在自然界中分布较广泛,在多种药物的生产和贮藏过程中均容易引入的杂质,如酸、碱、水分、铁盐、铵盐、氯化物、硫酸盐、砷盐、重金属、残留溶剂等。

特殊杂质系指在特定药物的生产和贮藏过程中引入的杂质,因其与主药的化学结构类似或具有渊源关系,故常称为有关物质,如阿司匹林中的游离水杨酸、盐酸普鲁卡因中的对氨基苯甲酸等生产工艺中引入的杂质(如:反应原料、中间体、副产物)和贮藏中的降解产物。

3. **参考答案**:$L=\dfrac{C\times V}{S}\times 100\%$,

$$S=\frac{C\times V}{L}=\frac{10\mu g/mL\times 2mL\times \frac{32mL+8mL}{20mL}}{10\times 10^{-6}}=4.0\times 10^{6}\mu g=4g$$

4. **参考答案**:$\dfrac{A_{限度}}{A_{杂质对照品}}=\dfrac{C}{C_{杂质对照品}}$,$C=\dfrac{A_{限度}\times C_{杂质对照品}}{A_{杂质对照品}}=\dfrac{0.05\times 10\mu g/mL}{0.420}$

$$L(\%)=\frac{C}{C_{样}}\times 100\%=\frac{0.05\times 10^{-3}\times 10mg/mL}{0.420\times 2.0mg/mL}\times 100\%=0.06\%$$

5. **参考答案**:HPLC用于杂质检查包括四种方法:外标法(杂质对照品法)、加校正因子的主成分自身对照法、不加校正因子的主成分自身对照法和面积归一化法。前两种方法可对杂质做定量测定,后两种方法均为限量检查。

(1)外标法:适用于杂质结构明确、且能获得杂质对照品的情况。

(2)加校正因子的主成分自身对照法:该法仅适用于结构已知杂质的控制。

(3)不加校正因子的主成分自身对照法:适用于杂质结构未知,或尚未获得杂质对照品、抑或校正因子可以忽略(即,杂质与主成分响应因子相近)的情况。

由于该法操作简便,无需杂质对照品;且多数有关物质结构与主成分相近,在同一色谱条件下具有相近的响应因子,因而不加校正因子的主成分自身对照法是目前最常用的有关物质检查和控制方法。但由该法求得的杂质量的百分率并非真正意义上的杂质含量,仅是色谱峰面积比的相对值。

(4)面积归一化法:适用于供试品中结构与主成分相似、相对含量较高的杂质量的粗略考察。这种杂质控制方法要求主成分峰面积线性范围较宽。

第五章 药物的含量测定与分析方法验证

1. **参考答案**:容量分析法的特点为:①简便、易行。所用仪器价廉易得,操作简单、快速;②准确度较高。通常情况下测定的相对误差在0.2%以下;③耐用性好。影响本法测定的试验条件与环境因素较少;④专属性差。与待测物质结构相近的杂质或其他共存成分通常会干扰本法测定。因此,容量分析法主要适用于化学原料药的含量测定。

紫外-可见分光光度法的特点为:①简便、易行。所用仪器价格较低廉,操作简单,易于普及;②灵敏度高。可达$10^{-4}\sim 10^{-7}g/mL$,可用于较低浓度试样的测定;③精密度和准确度较高。测定的相对误差通常在2%以下,可满足药物的常规分析;④专属性较差。该法本身不具有分离功能,供试品会受到结构相近的杂质干扰。因而,紫外-可见分光光度法可用于药物制剂的含量测定,以及样本数量大的定量检查,如溶出度和含量均匀度等。个别情况下,也用于原料药的含量测定。

高效液相色谱法的特点为:①高专属性。HPLC可将复杂混合物中的待测物质组分与结构相近的干扰物质分离开,从而能选择性地对待测物进行测定;②高灵敏度。根据色谱柱后连接的检测器类型不同,HPLC的最低检出浓度可达 $10^{-9} \sim 10^{-12}$ g/mL;③快速高效。HPLC通常在 $10 \sim 20$ min 内完成化学药物的含量测定;60min 内可完成化学药物的有关物质检查。因此,HPLC常用于药物制剂,尤其是复方制剂的含量测定;也用于部分原料药(如抗生素类药物)的含量测定;在药物及其制剂的有关物质检查中,HPLC是首选方法。气相色谱法适用于受热稳定、加热易气化的物质的分析,因此,本法主要用于本身易气化或经衍生化处理后可气化的药物及其有关物质和其他杂质(如残留溶剂)的测定。

2. **参考答案**:需验证的指标包括准确度、精密度(包括重复性、中间精密度和重现性)、专属性、线性、范围和耐用性。

3. **参考答案**:凯氏定氮法系依据含氮有机物经硫酸消化后,生成的硫酸铵被氢氧化钠分解释放出氨,后者借水蒸气被蒸馏入硼酸液中生成硼酸铵,最后用强酸滴定,依据强酸消耗量可计算出供试品的氮含量。该法是测定总有机氮的最准确和操作较简便的方法之一,在国内外被普遍应用,目前主要用于蛋白质的含量以及其他含有氨基或酰胺(氨)基的药物的含量测定。

4. **参考答案**:氧瓶燃烧法系将分子中含有卤素或硫等元素的有机药物在充满氧气的燃烧瓶中进行燃烧,待燃烧产物被吸入吸收液后,再根据待测元素的性质,采用适宜的分析方法进行鉴别、检查或含量测定。适用于含卤素或硫、磷等元素的有机药物的鉴别、限度检查或含量测定,也可用于药物中杂质硒的检查时的样品制备。

5. **参考答案**:色谱系统的适用性试验通常包括理论板数、分离度、灵敏度、拖尾因子和重复性五个参数。

第六章　药物制剂分析概论

一、简答题

1. **参考答案**:药物制剂分析较原料药分析复杂;药物制剂分析项目与原料药分析的项目和要求不同;药物制剂含量测定表示方法和限度要求与原料药不同。

2. **参考答案**:溶出度是固体制剂质量控制的一个重要指标,对难溶性药物一般都应做出溶出度的检查。由于药物的溶出在很大程度上影响药物的吸收,因此控制和改善影响药物溶出的因素,即可改善药物的吸收,从而提高其生物利用度。药物的溶出度已经成为药品质量控制方面的一个重要工具。

3. **参考答案**:外观性状、重量差异或含量均匀度、崩解时限或溶出度、释放度、发泡量、分散均匀性等。

4. **参考答案**:一般能检测药物性质发生变化的物理化学方法均可以。常用的方法有热分析法、高效液相色谱法、紫外光谱法、红外光谱法、X线粉末、联用技术等。

二、计算题

参考答案：标示量百分含量(%)$= \dfrac{F \times T \times V \times \overline{W}}{W \times 标示量} \times 100\%$

$$= \dfrac{\dfrac{0.01635\text{mol/L}}{0.01667\text{mol/L}} \times 3.429\text{mg/mL} \times 16.10\text{mL} \times \dfrac{100\text{mL}}{25\text{mL}} \times \dfrac{2.1250\text{g}}{20\text{ 片}}}{0.2125 \times 10^{3}\text{mg} \times 0.1\text{g/片}} \times 100\% = 108.3\%$$

第七章　中药分析概论

1. **参考答案**：①将被测成分有效地从样品中提取出来，并制成适于分析测定的稳定试样；②除去杂质、纯化样品，以提高分析方法的重现性和准确度；③富集、浓缩或进行衍生化，以测定低含量的被测成分。衍生化不仅可提高检测器的灵敏度，还可以提高分析方法的选择性；④使试样的形式及所用溶剂符合分析测定的要求。

2. **参考答案**：包括安全性检查、有效性检查、制剂通则检查与纯度检查(杂质检查)等。

3. **参考答案**：中药常用的含量测定方法主要包括高效液相色谱法、气相色谱法、薄层色谱扫描法、分光光度法和化学分析法等。

高效液相色谱法对含有众多成分的复杂体系具有强大的分离功能，且分析速度快，应用范围广，其重现性和准确度均优于薄层色谱扫描法，是中药含量测定的首选方法；气相色谱法主要用于测定药材、饮片及制剂中挥发油及其他挥发性组分的含量；薄层色谱扫描法具有分离效能高、简便快速等特点，其准确度和精密度虽不及高效液相色谱法，但可以作为高效液相色谱法的补充，用于无紫外吸收或不能采用高效液相色谱法分析的组分；分光光度法由于容易受到共存组分的干扰，其使用受到一定限制；化学分析法的准确度高，但不及色谱法等仪器分析法灵敏、专属，多用于中药组方简单、组分含量较高时的测定。

4. **参考答案**：①首选君药及贵重药、剧毒药建立含量测定方法，对于中药和化学药品组成的复方制剂，除君药外所含化学药品也必须建立含量测定项目；②有毒药物必须建立含量测定项目，若含量太低无法测定时，应规定限度检查项，或制订含量限度范围；③应选专属性强的有效成分或指标成分测定含量；④测定成分应与中医理论、用药的功能主治相近；⑤测定成分应与生产工艺和功效相关；⑥检测成分应归属某单一药味；⑦确实无法测定含量的，可测定药物的总固体量。

第八章　生物药物分析概论

1. **参考答案**：生物药物是指利用微生物、细胞组织、动物毒素、寄生虫等一些生物体作为原始材料，通过生物化学技术或者生物工程工艺(如基因工程、细胞工程、蛋白质工程、DNA 重组技术、发酵工程或其他生物技术)生产出来的用于预防、治疗、诊断的具有生物活性的中间产物或制剂。按照化学本质分类，生物药物可分为：氨基酸、多肽与蛋白质类；酶类；多糖类；脂类；维生素；核酸及其降解产物、衍生物类；有机酸、醇酮类；抗体类；抗生素类生物药物；生物技术类；生物制品等。

2. **参考答案**：生物药物中的杂质主要有两个来源：一是由生产过程引入；二是在储存过程中受外界条件的影响，药物理化特性发生改变而产生。质量检查的内容包括：杂质检查、安全性检查及微生物限度检查。ChP2015 附录中规定了一般杂质检查的项目有氯化物、硫化物、硫酸盐、硒、氟、氰化物、铁盐、重金属、砷盐、铵盐、酸、碱、水分、易碳化物、干燥失重、炽灼残渣、和有机溶剂的残留量等；生物药物的安全性检查包括细菌内毒素检查、热原检查、异常毒素检查、无菌检查、升压和降压物质检查、致敏物质检查、残余 DNA 检查及抗体检测等；微生物限度检查对不同生物制剂中微生物限度做了明确规定。

3. **参考答案**：对生物药物进行微生物限度检查的原因有两点：(1)生物药物原料、生产设备、制备工艺、空气、操作人员和包装材料等易受微生物污染,所以必须进行微生物限度检查；(2)微生物限度检查对评价药品生产工艺的科学性、合理性、药品的质量差异和保证药品质量具有重要意义。

第九章 体内药物分析

一、名词解释

参考答案：①TDM：治疗药物监测,为英文"therapeutic drug monitoring"的缩写。②生物转化：主要指体内代谢反应。③血浆：全血加抗凝剂(肝素等),经离心后的上清液。④血清：全血经离心后的上清液。⑤RSD：相对标准偏差,即精密度的一种表示方法。

二、单选题

参考答案：1. C 2. D 3. D 4. A 5. E 6. A 7. C 8. E 9. D 10. E

三、简答题

1. **参考答案**：体内药物分析旨在通过各种分析手段,了解药物在体内的数量与质量变化。获得药物代谢动力学的各种参数和信息,从药品生产、临床医疗、实验研究等方面对所研究药物做出估计和评价。与常规药物分析相比,体内药物分析具有干扰杂质多,样品量少且浓度变化大,不能再度获得完全相同的样品,有时要求较快提供结果,要有一定的仪器设备,工作量大等特点。

2. **参考答案**：①机体因素：生理(年龄、性别、妊娠)、病理、遗传；②药物因素：剂型因素、手性药物对映体相互作用；③环境因素：化学物质、合并用药；④人体昼夜节律、营养和精神状态。

3. **参考答案**：常用生物样本有血样(血浆、血清和全血)、尿样、唾液。
采集与储存：①血浆：全血加抗凝剂,离心,取上清液。②血清：全血离心,取上清液。采血后必须尽快离心分离出血浆或血清,置－20℃或－80℃以下冷冻保存。③尿样：收集服药后一定时间内尿样,记录体积,混合均匀后取一定量,测定尿中药物浓度,计算一定时间内尿中药物的累积量。④唾液：漱口 15min 后收集口内自然流出或经舌在口内搅动后流出的混合唾液,离心后取上清液。样本采集后不能及时测定,可置 4℃冷藏,若放置时间较长,则需－20～－80℃冷冻保存。

第十章 计算机辅助药物分析概论

1. **参考答案**：化学计量学由瑞典于默奥大学 S. 沃尔德教授 1971 年首先提出,是一门利用统计学或数学方法将化学体系测量值与体系状态建立联系的化学分支学科。

2. **参考答案**：多元校正是化学计量学中重要的多变量分析方法,常用于建立物质浓度或者其他化学和物理性质与分析仪器响应值之间关系。多元校正分为直接校正和间接校正。直接校正一般用于解决含有一种或少量组分的分析问题,常用的是多元线性回归方法。在多重分析物之间的相互作用会引起量化误差时,采用间接校正方法一般会产生较好的分析结果。间接校正常用的方法包括经典最小二乘法、逆最小二乘法、主成分分析、主成分回归、偏最小二乘法等,详见本章第二节"多元校正化学计量学方法"部分内容。

3. **参考答案**：在多组分分析中,特别是结构相似的物质,存在各组分信号严重重叠以及组分之间的相互干扰的问题。利用化学计量学手段可以实现对多组分复杂体系的重叠信号进行解析或者直接利用复杂信号进行定量分析。特别是化学计量学-光谱法在药物分析中的应用,主要体现在药物所具有的光谱严重重叠特征的多组分成分的识别,建立的相应化学计量学-光谱法可不经分离直接进行混合物中多个组分的恰当分类和同时测定,为多组分混合药物的快速、准确测定。

4. **参考答案**：代谢组学是通过研究生物体中一套完整小分子(小于 1000Da)理解正常或疾病状态下的生物过程的科学。它最初由英国帝国理工学院杰里米·尼科尔森教授提出。常见的代谢组学分析方法可以分为两大类：靶向代谢组学和非靶向代谢组学。非靶向代谢组学包括代谢物轮廓分析和代谢指纹分析。靶向代谢组学是指对某些特定的代谢物群进行有针对性地检测和分析,或者说是研究疾病的某些特定的代谢通路。而代谢物轮廓分析和代谢指纹分析则是对样本内全部代谢物进行检测分析,包括一些未知的化合物。

5. **参考答案**：代谢组学分析的流程一般包括生物样本的制备、数据采集、数据预处理、数据统计学分析、代谢标志物的识别、代谢关键通路分析以及生物学实验验证。举例详见本章第三节"代谢组学分析在生物医药领域的应用"部分内容。

第十一章 巴比妥类药物的分析

一、单选题
参考答案：1. E 2. D 3. A 4. D 5. A 6. C
二、简答题
1. **参考答案**：巴比妥类药物的紫外吸收光谱特征和其电离的程度有关。在酸性溶液中,5,5-二取代和 1,5,5-三取代巴比妥类药物因不电离,几乎无明显的紫外吸收。在碱性溶液中,因电离为具有共轭体系的结构,故产生明显的紫外吸收。其吸收光谱随电离的级数不同而变化。如：在 pH＝2 的溶液中因不电离无吸收；在 pH＝10 的溶液中发生一级电离有明显的紫外吸收；在 pH＝13 的强碱性溶液中发生二级电离有明显的紫外吸收。

2. **参考答案**：取一滴温热的 1‰巴比妥类药物的酸性水溶液,放置在载玻片上,即刻析出固定形状的结晶,可在显微镜下观察,巴比妥为长方形结晶,而苯巴比妥为花瓣状结晶。

三、计算题

参考答案：含量(％)$=\dfrac{V \times T \times F}{W} \times 100\%$

$$=\dfrac{16.88\text{mL} \times 23.22\text{mg/mL} \times \dfrac{0.1025\text{mol/L}}{0.1\text{mol/L}}}{0.4045 \times 10^3 \text{mg}} \times 100\% = 99.32\%$$

第十二章 芳酸类药物的分析

一、选择题

参考答案：1. C 2. A 3. B 4. A 5. D 6. D 7. B 8. C 9. C 10. A

二、判断题

参考答案：1. × 2. √ 3. × 4. √ 5. √

三、简答题

1. 参考答案：①阿司匹林中的主要杂质为水杨酸。②检查的原理是利用阿司匹林结构中无酚羟基,不能与 Fe^{3+} 作用,而水杨酸则可与 Fe^{3+} 作用成紫堇色,与一定量水杨酸对照液生成的色泽比较,控制游离水杨酸的含量。

2. 参考答案：水杨酸结构中的羟基位于苯甲酸的邻位,不仅对羧基有邻位效应,还由于羟基中的氢能与羧基中的碳氧双键的氧形成分子内氢键,更增加了羧基中氢氧键的极性,使酸性增强。因此水杨酸的酸性($pK_a = 2.95$)比苯甲酸($pK_a = 4.26$)强得多。

四、计算题

参考答案：

$$百分含量(\%) = \frac{V \times T \times F}{W} \times 100\% = \frac{22.91\text{mL} \times 21.11\text{mg/mL} \times \dfrac{0.1023\text{mol/L}}{0.1\text{mol/L}}}{0.4982 \times 1000\text{mg}} \times 100\%$$

$$= 99.3\%$$

第十三章 胺类药物的分析

一、单项选择题

参考答案：1. A 2. B 3. A 4. B 5. B 6. C 7. B 8. A 9. B 10. E

二、简答题

1. 参考答案：对氨基苯甲酸酯类药物的基本结构为：

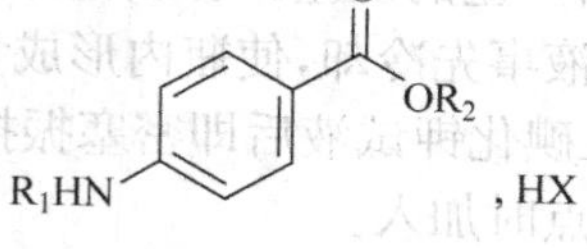

主要分析特性：①芳伯胺基特性：除盐酸丁卡因外,均具有芳伯胺基,故显重氮化-偶合反应；与芳醛缩合成希夫(Schiff)碱反应；易氧化变色等。②水解特性：分子中含有酯键,易水解。利用其水解产物的特性或与某些试剂的反应可进行鉴别。③弱碱性：除苯佐卡因外,分子中的脂烃胺侧链为叔胺氮原子,具有一定碱性,能与生物碱沉淀剂发生沉淀反应；在水溶液中不能用标准酸直接滴定,只能在非水溶剂体系中滴定。④吸收光谱特性：分子结构中含有苯环等共轭结构,具有紫外吸收与红外吸收光谱特征。

2. **参考答案**：如盐酸普鲁卡因重氮化-偶合反应的原理为：

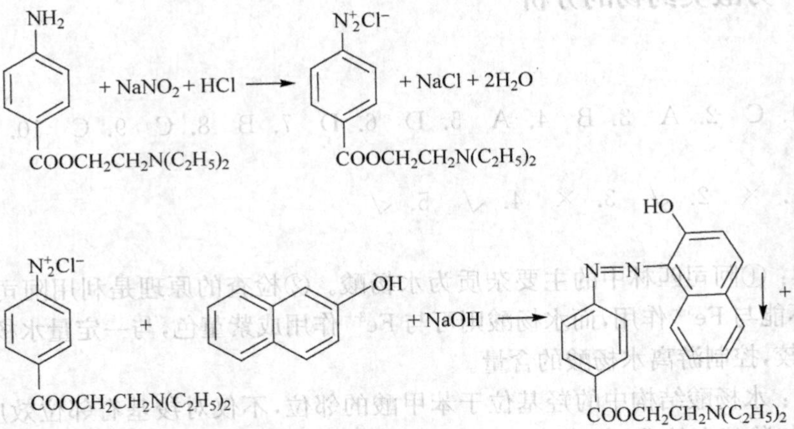

3. **参考答案**：重酒石酸间羟胺、盐酸去氧肾上腺素分子中的苯酚结构，在酸性溶液中酚羟基的邻、对位活泼氢能与过量的溴定量发生溴代反应，再以碘量法测定剩余的溴，根据所耗的硫代硫酸钠滴定液的量计算药物的含量。以盐酸去氧肾上腺素为例，溴量法含量测定的反应原理如下：

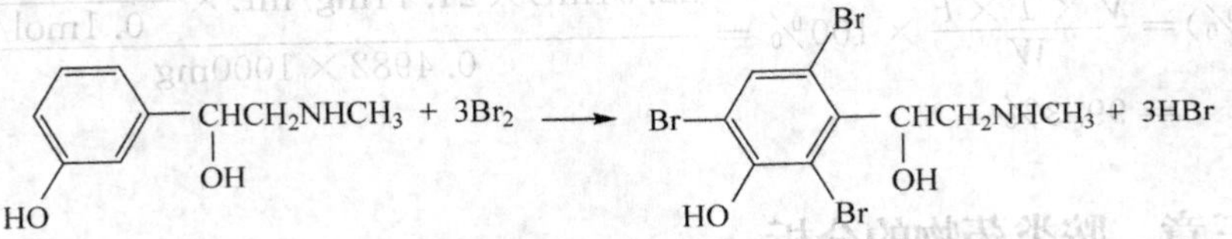

$$Br_2 + 2KI \longrightarrow 2KBr + I_2$$

$$I_2 + 2Na_2S_2O_3 \longrightarrow 2NaI + Na_2S_4O_6$$

应用范围：溴量法主要用来测定能和 Br_2 发生溴代反应或能被溴氧化药物的含量，适用于还原性药物的含量测定。

注意事项：①测定过程中防止溴、碘的挥发。②在碘瓶中进行测定，并通过平行做空白试验去除溴、碘挥发等各种因素所产生的误差。③碘化钾要配成溶液加入，这样可使取量更准确。④加碘化钾试液前应将溶液事先冷却，使瓶内形成负压，使溴蒸汽冷凝；然后微开瓶塞，使水或碘化钾试液吸入；加入碘化钾试液后即密塞振摇片刻，使液面溴蒸汽与碘化钾作用完全。⑤淀粉指示剂须在近终点时加入。

4. **参考答案**：凡 N^4 没有被取代的磺胺类药物其芳伯胺基显示弱碱性；磺酰胺基的氢原子显示一定的酸性；

利用磺胺类药物的酸碱两性特点，通过其溶解度的变化进行磺胺类药物的初步鉴别，其可溶于酸性或碱性溶液（氢氧化钠和碳酸钠溶液）；但由于其酸性小于碳酸的酸性，所以其钠盐的水溶液遇 CO_2 会析出沉淀。

5. **参考答案**：(1) 该药物的分析特性和鉴别方法有：①芳伯胺基特性：能发生重氮化-偶合反应；与芳醛缩合成希夫(Schiff)碱反应；易氧化变色。②水解特性：分子中含有酯键，易水解。利用其水解产物的特性或与某些试剂的反应可进行鉴别。③弱碱性：分子中的脂烃胺侧链为叔胺氮原子，具有一定碱性，能与生物碱沉淀剂发生沉淀反应。④吸收光谱特性：分子结构中含有苯环等共轭结构，具有紫外吸收与红外吸收光谱特征。能用紫外特征吸收和红外光谱进行鉴别。

（2）该药物在水溶液中不稳定，容易水解，水解后生成 4-氨基-2-氯苯甲酸杂质，可用 HPLC 法进行该杂质的检查。

（3）该药物可用非水碱量法、亚硝酸钠滴定法、紫外分光光度法、HPLC 法测定含量。

三、计算题

1. 参考答案：

$$盐酸布比卡因(\%)=\frac{T\times F\times V}{W}\times100\%=\frac{32.49\text{mg/mL}\times\dfrac{0.1003\text{mol/L}}{0.1\text{mol/L}}\times7.01\text{mL}}{0.2145\times1000\text{mg}}\times100\%$$
$$=106.5\%$$

2. 参考答案：

$$盐酸普鲁卡图(\%)=\frac{T\times F\times V}{W}\times100\%=\frac{27.28\text{mg/mL}\times\dfrac{0.09603\text{mol/L}}{0.1\text{mol/L}}\times20.23\text{mL}}{0.5404\times1000\text{mg}}\times100\%$$
$$=98.1\%$$

第十四章　生物碱类药物分析

1. 参考答案：

$$硫酸奎宁片的标示量百分含量(\%)=\frac{T\times F\times(V_s-V_0)}{W}\times\overline{W}\times\frac{1}{B}\times100\%$$

$$=\frac{19.57\text{g/mL}\times10^{-3}\times\dfrac{0.1018\text{mol/L}}{0.1\text{mol/L}}\times(7.42\text{mL}-0.03\text{mL})}{0.3150\text{g}\times\dfrac{25\text{mL}}{50\text{mL}}}\times$$

$$\frac{6.2460\text{g}}{20}\times\frac{1}{0.3\text{g}}\times100\%$$
$$=97.3\%$$

2. 参考答案：

标准品溶液浓度 $C_R=\dfrac{25.5\text{mg}\times5\text{mL}}{25\text{mL}\times100\text{mL}}=0.051(\text{mg/mL})$；

平均片重 $\overline{W}=\dfrac{4.0168\text{g}}{20}=0.2008\text{g}$；

稀释体积 $D=50\text{mL}$；

质量校正因子 $RF=\dfrac{694.83}{676.81}=1.027$；

$$硫酸阿托品的标示量百分含量(\%)=\frac{\dfrac{A_X}{A_R}\times C_R\times D\times RF\times\overline{W}}{W\times B}\times100\%$$

$$=\frac{\dfrac{0.370}{0.350}\times0.0510\text{mg/mL}\times50\text{mL}\times1.027\times0.2008\text{g}}{1.6950\text{g}\times0.3\text{mg}}\times100\%=109.3\%$$

3. 参考答案：生物碱药物在采用 TLC 法进行鉴别时，首先必须以游离形式存在才能顺利迁移,若是以盐的形式存在,则容易在硅胶薄层板上造成强吸附,致使色斑严重拖尾;其次薄层色谱的吸附剂多为硅胶,因其表面呈弱酸性,所以分离生物碱时必须加碱中和硅胶表面的弱酸性,否则少量生物碱与酸反应生成盐,在硅胶薄层板上吸附太牢,致使严重拖尾。因此,为使生物碱呈游离状态且不拖尾,方便进行薄层色谱的分离鉴别,常用三种方法中和硅胶表面的弱酸性。①硅胶板用碱处理;②展开剂中加入少量的碱性试剂如二乙胺或氨水,以便中和与碱结合的酸和硅胶的弱酸性,使生物碱游离;③在展开容器内放一盛有氨水的小杯。

4. **参考答案**:①非水溶液滴定法测定氢卤酸盐时,氢卤酸在冰乙酸中的酸性较强,影响滴定进行;须先加入过量的乙酸汞冰乙酸溶液,生成难解离的卤化汞,而氢卤酸盐转化为乙酸盐,然后用高氯酸滴定液滴定,反应可进行完全。②非水溶液滴定法测定硫酸盐时,由于硫酸为二元酸,在水溶液中能完成二级离解,但在非水介质中只显示一元酸,只能离解为 HSO_4^- ,不再发生二级离解,所以生物碱的硫酸盐在冰乙酸中,只能滴定至硫酸氢盐。同时,硫酸盐滴定时,目视终点常常灵敏度较差;以电位滴定法指示终点时,电位突跃也不够明显,因此用较大量的乙酸酐代替冰乙酸作为溶剂,可以提高终点的灵敏度。③非水溶液滴定法测定硝酸盐时,硝酸在冰乙酸介质中酸性不强,滴定反应可以进行完全。但是硝酸具有氧化性,可将指示剂氧化变色,所以在非水溶液滴定法测定生物碱硝酸盐时,一般不用指示剂法而用电位法指示终点。④非水溶液滴定法测定磷酸盐时,磷酸虽是无机酸,但在冰乙酸介质中酸性很弱,被高氯酸置换出来的磷酸对滴定无干扰,可按常法滴定。

5. **参考答案**:非水溶液滴定法滴定生物碱硫酸盐时,硫酸在非水介质中只显示一元酸,只能离解为 HSO_4^- ,不再发生二级离解,所以生物碱的硫酸盐在冰乙酸中,只能滴定至硫酸氢盐。硫酸奎宁分子中有两个氮原子,在水溶液中,奎宁结构中喹核碱的碱性较强,可与硫酸成盐,而喹啉环的碱性较弱,不能与硫酸成盐而成游离状态,所以需要 2mol 奎宁才能与 1mol 的硫酸成盐。但在冰乙酸中喹啉环的碱性变强了,用高氯酸滴定时,也能和质子结合,1mol 奎宁可与 2mol 质子结合。因此,滴定 1mol 的硫酸奎宁需消耗 4mol 质子,其中 1mol 质子是硫酸提供的,其余 3mol 质子是由滴定液高氯酸提供的,即 1mol 硫酸奎宁原料药消耗 3mol 的高氯酸。而在硫酸奎宁片的含量测定中,片剂中硫酸奎宁经强碱溶液碱化,生成奎宁游离碱,再与高氯酸反应;测定中 1mol 硫酸奎宁可转化为 2mol 奎宁,每 1mol 奎宁消耗 2mol 高氯酸,故 1mol 硫酸奎宁片消耗 4mol 高氯酸。

6. **参考答案**:在提取酸碱滴定法中,三氯甲烷是最常用和最有效的提取溶剂。但是应注意,碱与三氯甲烷长时间共热,或接触,将使三氯甲烷分解,产生盐酸,使测定结果不准。为避免三氯甲烷加热分解成盐酸,一般是将三氯甲烷提取液蒸发至少量或近干,立即加入滴定液,然后再加热将三氯甲烷赶尽,以防三氯甲烷分解后,与生物碱生成盐,影响测定结果。

7. **参考答案**:在提取酸碱滴定法中,合适的提取溶剂是准确滴定的关键。一般对于提取溶剂有以下四点要求:①与水不相混溶,沸点低。②对生物碱的溶解度大,而对其他物质的溶解度尽可能最小。有时,单一溶剂达不到要求,可采用混合溶剂。③对生物碱或者碱化试剂化学惰性。④共存物的含量应极少,而且易溶于水或在酸性水液中可被有机溶剂提取除去。根据以上条件,三氯甲烷是最常用和最有效的提取溶剂、乙醚是常用溶剂,三氯甲烷与乙醚或醇类的混合溶剂、二氯甲烷、二氯乙烷等也是常用而有效的提取溶剂。

8. **参考答案**:酸性染料比色法原理:在适当 pH 的水溶液中,生物碱类药物(B)可与氢离子结合成盐(BH$^+$),而一些酸性染料(HIn)能解离为阴离子(In$^-$);阳离子 BH$^+$ 和阴离子 In⁻ 定量结合,即生成具有吸收光谱明显红移的有色离子对化合物($BH^+ \cdot In^-$),这一化合物可以被有机溶剂萃取而由水相进入有机相,对供试品和对照品的有机相溶液分别进行比色测定,由对照品比较法即可求算出生物碱的含量。基于本法中使用的阴离子系酸性染料,因此该方法称为酸性染料比色法。影响定量的关键因素:从酸性染料比色法的原理可以看出:生物碱能否定量生成盐 BH^+,酸性染料能否解离产生足够的阴离子 In⁻,以及它们是否定量形成离子对化合物并进一步转移进入有机相,是该方法可否用于生物碱含量分析的关键。决定这些步骤的主要因素包括水相的 pH、酸性染料的种类、有机溶剂的种类与性质、有机相中的水分及酸性染料中的有色杂质等,其中水相的 pH 在酸性染料比色法中极为重要。

9.**参考答案**:采用 RP-HPLC 分析生物碱类药物时,固定相由于受空间位阻的影响,烷基硅烷键合硅胶表面的硅醇基并未全部硅烷化。生物碱中的—N 基可与填料上残余—Si—OH 基结合而造成色谱峰拖尾、分离效能下降、保留时间过长、甚至不能被洗脱。为了改善分离条件,可以采取以下措施:①在流动相中加入含氮碱性竞争试剂(扫尾剂),抑制碱性药物与硅醇基作用造成的色谱峰拖尾。目前常用的碱性试剂有醋酸铵、三乙胺、二乙胺、乙腈等。②采用端基封尾柱,经特别封端处理的化学键合固定相用于有机碱性药物 HPLC 分析时,流动相中不加扫尾剂也能获得相对较好的色谱峰。③调整流动相的 pH 值,抑制生物碱类药物的解离,改变它们的色谱保留行为。

第十五章　杂环类药物分析

一、单选题

参考答案:

1. D　2. A　3. A　4. B　5. D　6. C　7. D　8. B　9. E　10. B　11. C　12. E　13. B　14. A　15. D　16. C　17. D　18. A　19. B　20. E

二、简答题

1.**参考答案**:吩噻嗪类药物硫氮杂蒽母环未被氧化的硫能与金属钯离子形成有色络合物,可采用钯离子比色法测定吩噻嗪类药物制剂的含量。该反应不受硫氮杂蒽母核氧化产物砜和亚砜的影响,专属性强,可消除氧化产物的干扰。

2.**参考答案**:①10 位取代基烃胺基的弱碱性用非水溶液滴定法测含量。②由于结构中具有不饱和共轭双键,用 UV 法定量。③在适当的 pH 介质中,吩噻嗪类药物与金属钯离子形成有色络合物,进行比色测定。④HPLC 法测定。

3.**参考答案**:ChP2015 采用 HPLC 法,以十八烷基硅烷键合硅胶为固定相,配合交换手性流动相测定,其原理为在流动相中添加手性试剂,与手性药物生成一对可逆的非对映异构体配合物,因配合物的稳定性、在流动相中的溶解性以及与固定相的键合力差异而分离。

4.**参考答案**:硝苯地平与硫酸铈以 1∶2 的摩尔比发生氧化还原反应。终点时,微过量的 Ce^{4+} 将指示剂中的 Fe^{2+} 氧化成 Fe^{3+},使橙红色配合物离子呈淡蓝色或无色配位化合物离子,以指示终点的到达。邻二氮菲指示液应临用新配制。

5. **参考答案**：双氢青蒿素的10位羟基在溶剂中易发生差向异构化，生成 α-双氢青蒿素和 β-双氢青蒿素。在溶解后的30min内，溶液中主要是 β 异构体峰，随着放置时间的增加，β 异构体逐渐减少，α 异构体逐渐增加，最后达到相对稳定的平衡状态。HPLC 分析中两者分离良好，分离度可达 5~6，所以双氢青蒿素对照溶液中出现两个峰。测定时应注意在 8h 内完成，否则药物有可能进一步发生异构体转化以外的其他变化。

6. **参考答案**：反相离子对高效液相色谱法通常是在极性流动相中加入与待测组分离子电荷相反的离子对试剂，使之在洗脱过程中与待测组分离子生成不带电荷的中性离子对，以增强待测组分在非极性固定相中的保留，从而使分配系数增加，改善分离效果。反相离子对试剂的性质与浓度、流动相的组成、pH 及离子强度等均会影响离子对的形成，从而影响待测组分的保留行为及测定结果。

三、计算题

参考答案：标示量百分含量$(\%) = \dfrac{A \times D \times \overline{W}}{E_{1cm}^{1\%} \times 100 \times W \times 标示量} \times 100\%$

$$= \frac{0.435 \times 100\text{mL} \times \dfrac{500\text{mL}}{5\text{mL}} \times \dfrac{2.4120\text{g}}{20\ \text{片}} \times 1000\text{mg}}{915 \times 100\text{mL/g} \times 0.2368\text{g} \times 25\text{mg/片}} \times 100\% = 96.85\%$$

第十六章 维生素类药物的分析

1. **参考答案**：(1)维生素 A 的结构特点为：①具有一个共轭多烯醇侧链的环己烯，含有 4 个共轭双键，理论上具有多个异构体；②具有紫外吸收特性，在 325~328nm 范围内有最大吸收；③共轭多烯醇侧链易发生氧化变质。(2)为了得到准确的含量测定结果，消除非维生素 A 物质的吸收所引入的误差，可采用"三点校正法"测定，即在三个波长处测得吸光度后，在规定的条件下以校正公式进行校正，消除杂质干扰，再计算维生素 A 的真实含量。三点校正 UV 法测定维生素 A 含量的原理基于以下两点理由：①利用了物质对光的吸收具有加和性的原理，在样品的吸收曲线中，各波长的吸光度是维生素 A 与杂质吸光度的代数和，吸收曲线也是维生素 A 的吸收曲线与杂质的吸收曲线的叠加；②杂质的无关吸收在 310~340nm 范围内几乎呈一条直线，且随波长的增大，吸光度下降。

2. **参考答案**：①反应原理：维生素 B_1 在碱性溶液中可被铁氰化钾氧化成硫色素，硫色素溶于正丁醇(或异丁醇等)中显蓝色荧光。②反应条件：为碱性溶液。③反应现象：为醇层呈现蓝色荧光，加酸使呈酸性，荧光即消失，再加碱使呈碱性，荧光又显出。

3. **参考答案**：维生素 E 用硫酸加热回流生成还原性的生育酚，可与硫酸铈定量反应，以二苯胺为指示剂指示滴定终点。

4. 参考答案：

$$标示量百分含量(\%) = \frac{V \times T \times F \times \overline{W}}{W \times 标示量} \times 100\%$$

$$= \frac{22.85\,\text{mL} \times 8.806\,\text{mg/mL} \times \dfrac{0.0982\,\text{mol/L}}{0.1\,\text{mol/L}} \times \dfrac{1.5396\,\text{g}}{10\,\text{片}}}{0.3214 \times 10^3\,\text{mg} \times \dfrac{100 \times 10^{-3}\,\text{g}}{1\,\text{片}}} = 94.65\%$$

5. 参考答案：

（1）计算吸光度比值，并计算比值与《中国药典》规定的比值之差（附表1）。

附表1　吸光度比值与规定比值及比值差

波长/nm	300	316	328	340	360
吸光度比	0.629	0.917	1.000	0.810	0.344
规定比值	0.703	0.927	1.000	0.809	0.389
比值之差	−0.074	−0.010	0.000	+0.001	−0.045

其中，360nm波长处吸光度与328nm波长处吸光度之比与规定比值之差为−0.045，超出了规定限度（±0.02），故需计算校正吸光度。

（2）计算校正吸光度，并计算与未校正值的相对偏差

$$\begin{aligned}
A_{328(校正)} &= 3.52(2A_{328} - A_{316} - A_{340}) \\
&= 3.52(2 \times 0.337 - 0.309 - 0.273) \\
&= 0.324
\end{aligned}$$

$$\frac{A_{328(校正)} - A_{328(实测)}}{A_{328(校正)}} \times 100\% = \frac{0.324 - 0.337}{0.324} \times 100\% = -3.9\%$$

（超出±3.0%，但不超出±15%，以 $A_{328(校正)}$ 来计算标示量百分含量）

（3）计算供试品的吸收系数 $E_{1cm(328nm)}^{1\%}$ 值。

$$E_{1cm(328nm)}^{1\%} = \frac{A_{328(校正)}}{100 \times \dfrac{m_x}{V}} = \frac{0.324}{100\,\text{mL/g} \times \dfrac{0.0410\,\text{g}}{625\,\text{mL}}} = 49.39$$

（4）计算供试品中维生素A效价（IU/g）及占标示量的百分含量。

供试品中维生素A效价 $= E_{1cm(328nm)}^{1\%} \times 1900 = 49.39 \times 1900(\text{IU/g}) = 93841(\text{IU/g})$

$$\begin{aligned}
标示量百分含量(\%) &= \frac{维生素A效价(\text{IU/g}) \times 每丸内容物平均装量(\text{g/丸})}{标示量(\text{IU/丸})} \times 100\% \\
&= \frac{93841(\text{IU/g}) \times 0.0910(\text{g/丸})}{10000(\text{IU/丸})} \times 100\% = 85.4\%
\end{aligned}$$

6. 参考答案：

（1）原理

（2）溶剂、试剂及目的

① 新沸过的冷蒸馏水：为了减少水中氧对测定的影响。

② 稀乙酸：在稀 HAc 酸性下进行滴定的目的是使维生素 C 受空气中氧气氧化的速度减慢。

（3）滴定剂：I_2（0.05mol/L）。

（4）指示剂及终点：淀粉指示液。终点至溶液显蓝色且 30s 内不褪色。

（5）取样量计算：$T = [0.05\text{mol/L} \times 1 \times 10^{-3}\text{L} \times 176.13 \times 10^3\text{mg/mol}] \div 1\text{mL}$
$= 8.806\text{mg/mL}$

按消耗滴定液 20～30mL 计算：

$$W_1 = V \times T = 20\text{mL} \times 8.806\text{mg/mL} = 176.1\text{mg} = 0.1761\text{g}$$
$$W_2 = V \times T = 30\text{mL} \times 8.806\text{mg/mL} = 264.2\text{mg} = 0.2642\text{g}$$

即取样范围为 0.1761～0.2642g

（6）测定操作过程：

取本品 0.1761～0.2642g，精密称定，加入新沸过的冷蒸馏水 100mL 与稀乙酸 10mL，使本品溶解，加淀粉指示液 1mL，立即用碘滴定液（0.05mol/L）滴定，至溶液显蓝色且 30s 内不褪色。

第十七章 甾体激素类药物分析

1. **参考答案：**

（1）甾体激素类药物包括肾上腺皮质激素和性激素两大类药物。性激素又分为雄性激素和蛋白同化激素、孕激素、雌激素。

（2）各类药物与分析有关的主要结构特征：①肾上腺皮质激素：A 环 Δ^4-3-酮结构，C_{17}-α-醇酮基。②雄性激素和蛋白同化激素：A 环 Δ^4-3-酮结构，C_{17}-β-羟基。③孕激素：A 环 Δ^4-3-酮结构，C_{17}-甲酮基或乙炔基。④雌激素：A 环为苯环，C_3 位酚羟基，C_{17}-β-羟基或乙炔基。

2. **参考答案：** ①氢化可的松＋氯化三苯四氮唑＋碱：呈红色。②雌二醇＋硫酸-乙醇：呈黄色荧光，再加三氯化铁后呈草绿色，加水稀释后呈红色。③黄体酮＋亚硝基铁氰化钠：呈蓝紫色。

3. **参考答案：** ①肾上腺皮质激素、雄性激素、蛋白同化激素和孕激素：A 环 Δ^4-3-酮结构，最大吸收波长在 240nm 附近。②雌激素：A 环为苯环，最大吸收波长在 280nm 附近。

4. **参考答案：**（1）四氮唑法的反应原理：利用分子结构中 C_{17}-α-醇酮基的还原性，在碱性溶液中将四氮唑盐还原为有色甲䐶，后者在可见光区有最大吸收。（2）适用范围：肾上腺皮质激素类药物。（3）主要的影响因素：基团影响、溶剂和水分、碱的种类：氢氧化四甲基铵、空气中的氧和光线、温度与时间。

5. **参考答案：**

$$\text{标示量百分含量}(\%) = \frac{\dfrac{A}{E_{1cm}^{1\%}} \times \dfrac{1}{100} \times D \times \overline{W}}{W \times B} \times 100\%$$

$$= \frac{\frac{0.398}{435} \times \frac{1}{100} \times 100\text{mL} \times \frac{100\text{mL}}{5\text{mL}} \times \frac{1.0563\text{g}}{20}}{0.1997\text{g} \times \frac{5\text{mg}}{1000}} \times 100\% = 96.79\%$$

6. **参考答案**：①反相离子对高效液相色谱法；②三乙胺为离子对试剂；③在 pH 值为 3.0±0.05 时,三乙胺解离成 $[\text{NH}(\text{C}_2\text{H}_5)_3]^+$ 阳离子,与地塞米松磷酸钠解离形成的阴离子形成电中性的离子对,便于分离测定。

第十八章　抗生素类药物的分析

一、单项选择题

参考答案：1. C　2. A　3. E　4. D　5. D　6. B　7. E

二、问答题

1. **参考答案**：①β-内酰胺环开环后发生异羟肟酸铁反应,能用于 β-内酰胺类抗生素的鉴别。②具有—CONH—结构能发生双缩脲和茚三酮反应,可用于 β-内酰胺类抗生素的鉴别。③侧链含有—C_6H_5—OH 基团时,能与重氮苯磺酸试液产生偶合反应而显色。④分子中的手性碳原子,利用其比旋度可鉴别 β-内酰胺类抗生素。⑤侧链部分的苯环共轭体系具有紫外吸收特性,可用于 β-内酰胺类抗生素的鉴别和含量测定。

2. **参考答案**：(1) 来源和产生原因：①生产过程：由于 β-内酰胺环不稳定,在制备工艺过程中,受水分和温度等的影响,易引起 β-内酰胺环开裂,发生分子间聚合反应,形成高分子聚合物。②在储存过程中形成,甚至在用药时由于使用不当而产生。

(2) 分析方法：采用凝胶色谱法,通常用葡聚糖凝胶 G-10 为固定相,磷酸盐缓冲溶液为流动相进行分析,定量的方法采用自身对照外标法,即利用特定条件下 β-内酰胺类抗生素可以缔合成与高分子杂质有相似色谱行为的缔合物,即在 $K_{av}=0$ 处表现为单一的色谱峰。以药物自身为对照品,测定其在特定条件下缔合时的峰响应指标,然后改变色谱条件,测定样品,记录样品色谱图中 $K_{av}=0$ 处高分子杂质峰的响应指标,按外标法计算,计算样品中高分子杂质相当于药物本身的相对含量。

3. **参考答案**：头孢呋辛酯的主要杂质是热降解产生的头孢呋辛酯 Δ^3-异构体、光解产生的头孢呋辛酯 E 异构体以及合成中带入的各种副产物和其他杂质,因此受热、光照容易使其异构体杂质增加,另外酸、碱介质、β-内酰胺酶也能使本品的 β-内酰胺环降解而产生有关物质,因此在生产过程中,需注意水分、温度及光照的影响,在储存和使用过程中需遮光密封,置阴凉处。

4. **参考答案**：化学组分在色谱柱上的保留行为受很多因素影响,即使在同一色谱条件、同一时间条件下,绝对保留时间也会有较大的波动,而理论上相对保留时间是固定的。因此,规定头孢呋辛酯 A、B 异构体、Δ^3-异构体及 E 异构体峰的相对保留时间能比较准确地定位各色谱峰。

5. **参考答案**：ChP2015 采用 HPLC-ELSD 法测定庆大霉素 C 组分含量,该方法用十八烷基键合硅胶为填充剂,以 0.2mol/L 三氟乙酸-甲醇(92∶8)为流动相,用 ELSD 为检测器进行测定,基于氨基糖苷类抗生素在 ELSD 中的响应因子具有一致性的事实,用归一化法计算庆大霉素 C_1、C_{1a}、C_2 和 C_{2a} 的含量。该法的特点是：①与 ChP2005 以前使用的 OPA 柱前衍生化-高效液相色谱法相比,HPLC-ELSD 法不需要衍生化,减少了样品前处理所耗的时间和精力,而且减少了衍生化反应带来的误差,提高了分析精度。②庆大霉素不同组分在蒸发光散射检测器中的响应因子基本一致,消除了由衍生化产物吸光系数间差异带来的误差。③本法的分离效果好,庆大霉素中各 C 组分及其他一些未知杂质间的分离度均大于 1.5,减少了由杂质峰干扰带来的误差。④由于采用蒸发光散射检测器检测时,响应值 Y 与进样量之间并非线性关系而是指数关系,故采用随行标准曲线校正法($\lg Y = b \lg X + \lg a$)较直接采用峰面积归一化法合理。

BP2017 采用 HPLC-ECD 法测定庆大霉素 C 组分含量,用辛烷基硅烷键合硅胶为固定相,各组分采用柱后衍生化以后,通过脉冲安培电化学法进行检测,采用归一化法计算庆大霉素 C_1、C_{1a}、C_2、C_{2a} 和 C_{2b} 的含量。该法的特点是:①采用柱后衍生化法测定庆大霉素的组分,将具有电化学活性的庆大霉素的组分经过高效液相色谱柱分离后,与一定浓度的碱液在柱后反应管混合均匀,经过电化学检测器被准确检测,进而对庆大霉素的组分进行测定。②本方法克服了柱前衍生法操作步骤繁琐,有损色谱柱及进样器的使用寿命,衍生条件难以控制,重复性差的缺点;采用在线技术,便于自动化测定。③采用相对保留时间鉴定各组分峰,能够更准确对各组分进行定位。

6. **参考答案**:四环素类抗生素中的特殊杂质主要是在生产和储存过程中形成的异构化杂质和降解杂质,包括差向四环素(ETC)、脱水四环素(ATC)、差向脱水四环素(EATC)等。这些杂质的检查可以采用 HPLC 法、TLC 法和控制吸光度的方法来进行检查。在这些杂质中,异构体、降解产物颜色较深,如差向四环素为淡黄色,因其不稳定又易变成黑色;脱水四环素为橙红色;差向脱水四环素为砖红色。因而异构体、降解杂质越多,其外观色泽越深,吸光度越大;因而对比色法或分光光度法测定四环素类药物的含量会产生干扰,目前通常采用 HPLC 法测定四环素类药物的含量,通过系统适用性试验确定各杂质峰和主峰分离度达到要求后才能进行主成分的定量分析。

7. **参考答案**:大环内酯类抗生素的有关物质主要来源于生物发酵过程及复杂的合成过程中,组成较为复杂且种类较多,通常采用 HPLC 及 TLC 法进行检查。

如红霉素中的有关物质主要来源于发酵过程中的副产物及脱水后产生的脱水产物等,包括红霉素 F、N-去甲基红霉素 A、红霉素 E、脱水红霉素 A、红霉素 A 烯醇醚、表红霉素 A 烯醇醚。ChP2015 用 HPLC 法控制有关物质的限量,其检查方法为:用十八烷基硅烷键合硅胶为填充剂;以乙腈-0.2mol/L 磷酸氢二钾溶液(用磷酸调节 pH 至 7.0)-水(35:5:60)为流动相 A,以乙腈-0.2mol/L 磷酸氢二钾溶液(用磷酸调节 pH 至 7.0)-水(50:5:45)为流动相 B,先以流动相 A 等度洗脱,待红霉素 B 洗脱完毕后进行线性梯度洗脱,流速为1.0mL/min,检测波长为 210nm,柱温为 65℃;采用自身对照法对有关物质的限量进行控制。

8. **参考答案**:多组分的大环内酯类抗生素主要采用 HPLC 法进行组分分析。

如 ChP2015 麦迪霉素及吉他霉素 A 系列组分分析方法为:用十八烷基硅烷键合硅胶为填充剂,以 0.2mol/L 甲酸铵溶液为流动相,柱温 30℃,检测波长为 232nm,流速为1.5mL/min。取麦迪霉素标准品适量,加流动相溶解并定量稀释制成每 1mL 中约含 2mg的溶液,取 10μL 注入液相色谱仪,记录的色谱图应与标准图谱一致。各 A 组分的出峰顺序为 A_8、A_6、A_1、A_4、A_2。

测定法：取本品适量，精密称定，加流动相溶解并定量稀释制成每 $1mL$ 中约含 $2mg$ 的溶液；精密量取 $10\mu L$，注入液相色谱仪，记录色谱图。另取麦迪霉素标准品，同法测定。按外标法以麦迪霉素 A_1 的峰面积计算，按干燥品计，麦迪霉素 A_1 应不低于 48%，吉他霉素 A_6 应不低于 12%，A_1、A_2、A_4、A_6、A_8 之和应不低于 70%。

第十九章　毛细管电泳技术

1. 参考答案：电泳分离的主要依据是各组分淌度的差异和分配系数的不同。毛细管电泳是指以弹性石英毛细管为分离通道，以高压直流电场为驱动力，根据供试品中各组分淌度（单位电场强度下的迁移速度）和（或）分配行为的差异而实现分离的一种分析方法。

2. 参考答案：电泳淌度又称为有效淌度，其计算式为：$\mu_{ep}=\dfrac{u_{ep}}{E}=\dfrac{q}{6\pi\eta\gamma}$。

电泳淌度是指单位电场强度下的电泳速度。影响电泳淌度的因素主要有离子的有效电荷、大小、形状以及介质的黏度。

3. 参考答案：毛细管电泳分析迁移时间的重现性受毛细管的使用时间、内表面的化学性质、使用前的预处理、所加电压、毛细管的柱温和运行缓冲溶液的组成等因素影响。毛细管电泳分析中以被分析物的迁移时间进行定性。以上因素很小的变化都会导致迁移时间很大的变化，通常以降低毛细管内焦耳热和管壁对溶质的吸附提高分析的重现性。通过控制缓冲液的电导值可提高迁移时间的重现性。缓冲液变化影响毛细管壁上的硅羟基的电离，因此需选择合理的冲洗程序使硅羟基的电离达到平衡，以提高迁移时间的重现性。毛细管入口端缓冲液是影响溶质迁移行为的主要因素，其在电泳中发生的变化是影响电泳重现性的重要原因。目前在实验中可通过提高运行缓冲液的更换频率来保证迁移时间的重现性。提高迁移时间重现性的措施还有：控制柱温、选择进样方式、改良毛细管柱、添加内标物质、优化冲洗程序和缓冲液组成。

问题出现的可能原因：①毛细管内产生的焦耳热过高；②毛细管壁与溶质间吸附较强；③进样方式不正确；④没有提高运行缓冲溶液的更换频率；⑤没有优化冲洗程序和缓冲液组成；⑥实验人员操作不规范。

4. 参考答案：焦耳热是指电流通过电泳介质而产生的热量。焦耳热的存在对毛细管电泳产生的影响有：使电泳分离介质温度分布不均匀，引起溶液对流，从而导致区带展宽，降低分离效率。焦耳热随电压的升高而增大，柱内径是影响焦耳热的一个重要因素，内径越小，焦耳热的影响越小，缓冲溶液的浓度增加，焦耳热也越大，故可以采取降低焦耳热的措施有：使用较低的操作电压，采取尽可能小的柱内径，使用较低浓度的缓冲溶液和控制散热。

5. 参考答案：影响毛细管电泳分离柱效的因素主要是区带展宽：①进样的影响：当进样塞长度太大时，引起的峰展宽大于纵向扩散，分离效率明显下降；实际操作时进样塞长度小于或等于毛细管总长度的 $1\%\sim2\%$；②焦耳热与温度梯度的影响：散热过程中，在毛细管内形成温度梯度（中心温度高），破坏了塞流，导致区带展宽，改善方法为减小毛细管内径和控制散热；③纵向扩散的影响：在高效毛细管电泳中，纵向扩散引起的峰展宽：$\sigma^2=2Dt$由扩散系数和迁移时间决定。大分子的扩散系数小，可获得更高的分离效率，这也是大分子生物试样分离的依据；④溶质与管壁间的相互作用，存在吸附与疏水作用，造成谱带展宽，如蛋白质、多肽带电荷数多，有较多的疏水基，吸附问题特别严重，是目前分离、分析该类物质的一大难题。

提高毛细管分离柱效的方法：①适宜的分离电压；②适宜的分离温度；③控制散热以降低焦耳热；④应尽量选与试样淌度相匹配的背景电解质；⑤进样塞长度小于或等于毛细管总长度的1%～2%。

6. **参考答案**：吸附指的是毛细管壁对被分离物质粒子的作用，是由于阳离子溶质和带负电的管壁离子相互作用、疏水作用引起的，吸附作用与毛细管表面积与体积之比有关，内径越细，吸附越严重。对蛋白质而言，有较多的疏水基，吸附问题特别严重。

减小毛细管对蛋白质的吸附作用的方法和途径：①增加缓冲溶液浓度；②加入两性离子物质代替强电解质，两性离子一端带正电，另一端带负电，带正电一端与管壁负电中心作用，浓度约为溶质的100～1000倍时，抑制毛细管内壁对蛋白质的吸附，又不增加溶液电导，对电渗流影响不大；③在极端 pH 下电泳；④对毛细管内壁改性。

第二十章　色谱技术

1. **参考答案**：

(1) 技术特点：①采用新型的色谱填料及装填技术解决了小颗粒填料的耐压问题和小颗粒填料的装填问题，包括颗粒度的分布以及色谱柱的结构。大幅度提高色谱柱的性能。使 UPLC 色谱柱的性能及质量比目前的 HPLC 色谱柱有了质的飞跃。使样品所能提供的信息达到了一个新的水平，而且又极大地缩短了开发方法所需的时间。②高压溶剂输送单元(超过 15000psi)。③完善的系统整体性设计，降低整个系统的体积，特别是死体积，并解决超高压下的耐压及渗漏问题。④快速自动进样器，降低进样的交叉污染。⑤高速检测器，优化流动池以解决高速检测及扩散问题。⑥系统控制及数据管理，解决高速数据的采集、仪器的控制问题。

(2) 分析特点：①分离度：分离度与粒度的平方根成反比，UPLC 运用新型全多孔球形耐高压的 1.7μm 的颗粒，相对比 5μm 的颗粒柱长缩短至以前的 1/3，柱效提高了 3 倍。分离度提高了 70%。②分析速度：由于采用 1.7μm 颗粒，相对比 5μm 颗粒可以在柱效不变的情况下柱长缩短 3 倍，可以保证分离在 3 倍的流速下进行，使分离时间缩短而分离度保持不变。③检测灵敏度：提高检测灵敏度的方法有很多，如浓缩样品、采用高灵敏度的检测器等，而 UPLC 是通过粒度的减小来使色谱峰值变窄，增大信噪比(S/N)额外提升了灵敏度。

2. **参考答案**：①流动相的溶剂化能力和溶解度参数，超临界流体色谱依靠流动相的溶剂化能力使气相色谱不能分离分析的高沸点、低挥发性样品的分离分析成为可能。②扩散，溶质在超临界流体中的扩散系数大于在液相中的扩散系数。③黏度，超临界流体的黏度近似于气体，但低于液体。④密度，超临界流体的特性参数，如溶解度参数、扩散系数和黏度等都是密度的函数。因此，可通过改变流体的密度使其性质从类似气体变化到类似液体，无需经过气液平衡线。

3. **参考答案**：无不可逆吸附。聚四氟乙烯管中的固定相无需载体，为液-液色谱系统，故而消除了气-液和固-液色谱中因使用载体而带来的吸附现象，特别适用于分离极性物质和生物活性物质。

　　（1）高回收率。由于流动相与固定相均为液体,样品可全部回收,分离纯化与制备可同步完成,故特别适用于制备性分离。

　　（2）操作简便。因固定相为液体,所以体系更换与平衡方便、快捷。与 HPLC 相比,HSCCC 的进样量较大,是 HPLC 的数百倍;与常压、低压色谱相比,HSCCC 的分离能力强,有些样品经一次分离就可以得到 1 个或数个单体。

第二十一章　色谱联用分析法

　　1. **参考答案**：气相色谱-质谱联用仪主要由色谱系统、接口、质谱系统和色谱工作站组成。

　　色谱系统和质谱系统的功能与单独的气相色谱仪和质谱仪相同,气相色谱仪相当于一个分离和进样装置,质谱仪则相当于检测器。色谱工作站可自动进行数据采集、处理和储存等常规操作,可以给出被分离样品组分的总离子流色谱图和其中各组分的质谱图。同时工作站的化合物库和识别系统,根据测定的质谱数据,对未知化合物进行比较鉴别,并给出可能的结构信息。接口是在气相色谱仪和质谱仪的连接处设计的一个过渡装置。由于前者的出口处于常压并含有大量的载气,而后者必须在高真空条件下工作,故接口是将两者匹配的关键组成。

　　2. **参考答案**：电喷雾电离接口主要由两个功能部分组成：接口本身以及由气体加热,真空度指示,附加机械泵开关组成的控制单元。较新的设计中,接口操作包含在系统的整体控制之内。

　　接口主要由大气压离子化室和离子聚焦透镜组件构成,喷口一般由双层同心管组成,外层通入氮气作为喷雾气体,内层输送流动相及样品溶液。离子化室和聚焦单元之间由一根带惰性金属包头的玻璃毛细管相通。其主要作用为形成离子化室和聚焦单元的真空差,造成聚焦单元对离子化室的负压,传输由离子化室形成的离子进入聚焦单元并隔离加在毛细管入口处的 $3\sim8kV$ 的高电压。离子聚焦部分一般由两个锥形分离器和静电透镜组成,并可以施加不同的调谐电压。

　　以一定流速进入喷口的样品溶液及液相色谱流动相,经喷雾作用被分散成直径约为 $1\sim3\mu m$ 的细小液滴。在喷口和毛细管入口之间设置的几千伏特的高电压的作用下,这些液滴由于表面电荷的不均匀分布和静电引力而被破碎成为更细小的液滴。在加热的干燥氮气的作用下,液滴中的溶剂被快速蒸发直至表面电荷增大到库仑排斥力大于表面张力而爆裂,产生带电的子液滴。子液滴中的溶剂继续蒸发引起再次爆裂。此过程循环往复直至液滴表面形成很强的电场,而将离子由液滴表面排入气相中,完成离子化。

　　3. **参考答案**：常用的流动相为甲醇、乙腈、水及其不同比例的混合物和一些易挥发盐的缓冲液,如甲酸铵、乙酸铵等,还可以加入易挥发酸碱如甲酸、乙酸和氨水等调节 pH。

　　LC/MS 接口避免进入不挥发的缓冲液,避免含磷和氯的缓冲液,含钠和钾的成分必须 $<1mmol/L$,(盐分太高会抑制离子源的信号和堵塞喷雾针及污染仪器),含甲酸(或乙酸) $<2\%$,含三氟乙酸 $\leqslant0.5\%$,含三乙胺 $<1\%$,含乙酸铵 $<5\sim10mmol/L$。

　　进样前一定要确定好 LC 条件,能够基本分离,缓冲体系符合 MS 要求。

第二十二章　分子生物技术

1. **参考答案**：生物传感器是用生物质作为敏感元件的一种传感器,其主要部件为固定化的生物敏感膜和与之密切结合的换能器。生物敏感膜是生物传感器的关键元件,直接决定传感器的功能和质量,换能器的作用是将各种生物、化学和物理的信息转化成电信号。

2. **参考答案**：酶联免疫吸附测定法的基础是抗原或抗体的固相化及抗原或抗体的酶标记。结合在固相载体表面的抗原或抗体仍保持其免疫活性,酶标记的抗原或抗体既保留其免疫原活性,又保留酶的活性。在测定时,受检标本(测定其中的抗体或抗原)与固相载体表面的抗原或抗体起反应。用洗涤的方法使固相载体上形成的抗原抗体复合物与液体中的其他物质分开。再加入酶标记的抗原或抗体,也通过反应而结合在固相载体上。此时固相上的酶量与标本中受检物质的量呈正比。加入酶反应的底物后,底物被酶催化成为有色产物,产物的量与标本中受检物质的量直接相关,故可根据呈色的深浅进行定性或定量分析。由于酶的催化效率很高,间接地放大了免疫反应的结果,使测定方法达到很高的敏感度。

3. **参考答案**：Western-blot 的基本原理是通过特异性抗体对凝胶电泳处理过的细胞或生物组织样品进行着色,通过分析着色的位置和着色的深度获得特定蛋白质在所分析的细胞或组织中表达情况的信息。

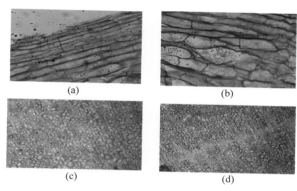

彩图 3-9　人参各部位的显微鉴别图

（a）人参木栓层；（b）人参簇晶；（c）人参导管；（d）人参形成层

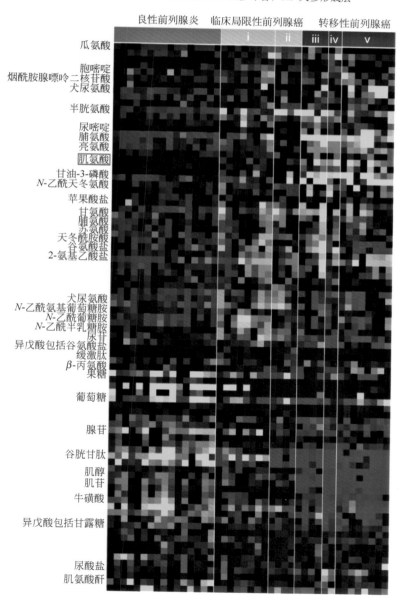

彩图 10-10　组织样品存在差异的 87 种不同代谢物的热图显示

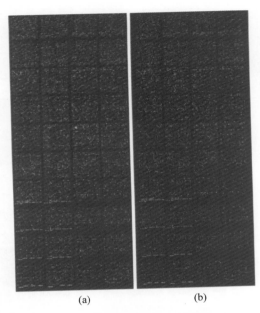

(a)   (b)

彩图 22-2   Bay41-4109 处理 HepG2 细胞基因芯片杂交扫描图

（a）IC_{20}，对照-绿色，IC_{20}-红色；（b）IC_{50}，对照-绿色，IC_{50}-红色

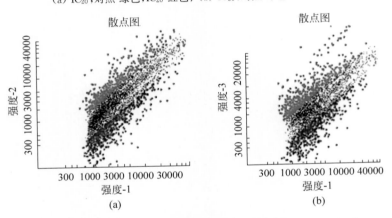

彩图 22-3   Bay41-4109 处理 HepG2 细胞基因芯片杂交散点图

（a）IC_{20}，对照-绿色，IC_{20}-红色；（b）IC_{50}，对照-绿色，IC_{50}-红色

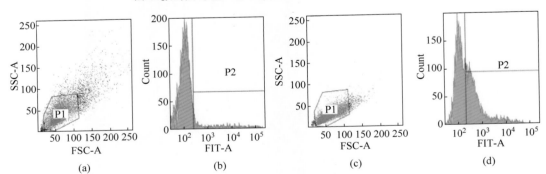

彩图 22-4   流式细胞术检测 EGFP 蛋白转染结果

（a）PK-15 FSC-SSC 物理参数图；（b）EGFP 转 PK-15 单参数直方图；

（c）ECA-109 FSC-SSC 物理参数图；（d）EGFP 转 ECA-109 单参数直方图